高等学校"十四五"医学规划新形态教材

(供临床、基础、预防、护理、检验、口腔、药学等专业用)

内科学 （第2版）

Neikexue

主 编 姜泊

中国教育出版传媒集团

高等教育出版社·北京

内容简介

　　本书邀请一批富有临床经验并工作在教学一线的知名内科学专家和教授,在《内科学》第1版的基础上,立足本科教学大纲基本要求,针对内科学学科特点和教学要求编写而成。本书内容精当,重点讲授了内科学各系统疾病临床实用知识,内容深入简出。配有数字课程,包括章节摘要、教学PPT、拓展阅读、自测题等丰富的数字资源,有利于培养学生独立思辩和自主学习能力。

　　本书主要作为临床、基础、预防、护理、检验、口腔、药学等专业本科生的教科书,还可以作为各级临床医师的参考书,也是参加国家执业医师资格考试,研究生入学考试的必备用书。

图书在版编目（ＣＩＰ）数据

　　内科学 / 姜泊主编 . -- 2版 . -- 北京 : 高等教育出版社，2023.7
　　供临床、基础、预防、护理、检验、口腔、药学等专业用
　　ISBN 978-7-04-060052-0

　　Ⅰ．①内… Ⅱ．①姜… Ⅲ. ①内科学 - 高等学校 - 教材 Ⅳ. ①R5

　　中国国家版本馆CIP数据核字(2023)第036186号

策划编辑	杨 兵 初 瑞	责任编辑	初 瑞	封面设计	张 楠
责任绘图	于 博	责任印制	赵义民		

出版发行	高等教育出版社	网　址	http://www.hep.edu.cn	
社　址	北京市西城区德外大街4号		http://www.hep.com.cn	
邮政编码	100120	网上订购	http://www.hepmall.com.cn	
印　刷	北京中科印刷有限公司		http://www.hepmall.com	
开　本	787 mm×1092 mm　1/16		http://www.hepmall.cn	
印　张	35.5			
字　数	1050 千字	版　次	2012 年 12 月第 1 版	
			2023 年 7 月第 2 版	
插　页	1			
购书热线	010-58581118	印　次	2023 年 7 月第 1 次印刷	
咨询电话	400-810-0598	定　价	118.00 元	

本书如有缺页、倒页、脱页等质量问题，请到所购图书销售部门联系调换
版权所有　侵权必究
物 料 号　60052-00

学术秘书

任渝棠 清华大学附属北京清华长庚医院　　　　郭晓娟 清华大学附属北京清华长庚医院

编写秘书

谢 珊 清华大学附属北京清华长庚医院　　　　张明君 清华大学附属北京清华长庚医院
李 钊 南方医科大学顺德医院

学术秘书

任渝棠 清华大学附属北京清华长庚医院　　　　郭晓娟 清华大学附属北京清华长庚医院

数字课程（基础版）

内科学

（第2版）

主编 姜 泊

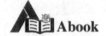

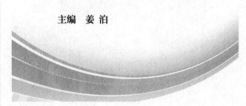

内科学（第2版）
主编 姜 泊

内科学（第2版）

内科学（第2版）数字课程与纸质教材一体化设计，紧密配合。数字课程内容有章节摘要、教学PPT、拓展阅读、自测题等，充分运用多种形式的数字资源，极大地丰富了知识的呈现形式，拓展了教材内容。在提升课程教学效果同时，为学生提供思维与探索的空间。

| 用户名： | 密码： | 验证码： | 7422 | 点记密码？ | 登录 | 注册 □ |

记住我(30天内免登录)

http://abook.hep.com.cn/60052

扫描二维码，下载Abook应用

"内科学（第2版）"数字课程编委会

前言

《内科学》第 1 版于 2012 年 12 月由高等教育出版社出版发行。该教材最早采用纸质教材与数字课程相结合的创新模式,立足于"内科学"本科教学大纲的基本要求,注重教材的系统性、理论性和实用性,数字课程包括注重反映学科的前沿进展,以及教学课件和学习资源推荐等数字资源,增强了学生自主学习的能力。教材纸质内容和数字资源相得益彰,受到了高校医学生的广泛欢迎。对于刚刚进入临床医学及相关医学专业领域的学生是一部奠定内科学学习基础的重要教材。

近 10 年来,随着临床医学和医疗技术快速发展,生物 – 心理 – 社会医学模式的推广实践,以及新型药物在临床的广泛使用,《内科学》第 1 版已不能满足医学教育教学的需求,教材内容需要推陈出新,新兴交叉学科的内容需要加入,个别表述谬误之处需要更正。因此,高等教育出版社组织全国内科学领域的权威专家教授在 2021 年开始启动《内科学》教材修订再版工作。2021 年 5 月,在清华大学主楼召开《内科学》(第 2 版)编写启动会,经过《内科学》(第 2 版)近百名编委的共同努力,历时 2 年,教材终于付梓。

《内科学》(第 2 版)在第 1 版教材的基础上,秉承传承创新的理念,针对内科学学科特点和教学重点,系统、简明地讲授内科学常见疾病的临床知识,介绍了内科常见疾病的病因和发病机制、病理、临床表现、辅助检查、诊断和鉴别诊断、治疗。数字课程包括章节摘要、教学 PPT、拓展阅读和自测题等数字资源,既有利于提高学生的自学能力,又有利于学生更加广泛、深入地掌握内科学知识。

《内科学》(第2版)汇集了一批在内科学临床和教学一线的骨干专家,尤其是清华大学的内科学专家广泛参与了各个章节重要内容的编写工作。感谢来自全国内科学领域各位专家和所在单位的支持,尤其是清华大学和北京清华长庚医院各级领导的大力支持,感谢高等教育出版社领导和编辑的辛勤付出,感谢全体编委们的共同努力,使本教材能够高质量地完成编写及出版。

尽管我们在编写工作中力求做到尽善尽美,但不足之处仍在所难免。欢迎各位同道和广大师生在使用本教材时提出宝贵意见并予以批评指正。

姜泊

2023 年 6 月

目　录

第一篇　绪　论

第二篇　呼吸系统疾病和危重症医学治疗原则

第三篇　心血管系统疾病

第四篇　消化系统疾病

第五篇　泌尿系统疾病

第六篇　血液系统疾病

一、学好内科学的重要性

临床医学是研究疾病的诊断、治疗和预防的学科。21世纪，人类对医学的期望可概括为医学能为提高人类的生命质量提供全方位的服务。内科学是临床医学的基础，医学生是在完成基础医学和诊断学课程学习之后进入内科学课程学习。传统的内科学将疾病分为呼吸系统疾病、消化系统疾病、循环系统疾病、泌尿系统疾病、血液系统疾病、内分泌及代谢疾病、风湿性疾病和理化学因素所致疾病。随着医学的发展，老年医学、精神病学、微生物学、免疫学、分子生物学等与内科学密切相关的内容也渗透到上述疾病之中。医学生系统掌握内科学的理论知识，不仅为学好内科学各个三级学科奠定基础，也为学习和掌握其他临床学科奠定重要的基础。医学生学好内科学，可为将来成为一名医技高超、医德高尚的好医生奠定坚实的基础。

二、如何学好内科学

古人云：行医如履薄冰、如临深渊。充分显示出医生职业风险和重大责任。既然选择了医学这一行业，立志做一名医生，就要本着对生命负责的态度，具备"敬业"精神。在繁重的内科学学习面前由"要我学"变为"我要学"，在审视学习态度，完善学习方法，不断总结学习经验，提高学习效率的基础上，注重临床思维的培养及重视临床实践，就一定能将内科学学好。

（一）培养科学的临床思维方法

1. 运用哲学思想培养临床思维方法 在内科学的学习过程中，可运用哲学思想培养临床思维。注意主观与客观的关系，每位医师在诊病的过程中要做到主观认识尽量与患者实际情况相一致，避免主观臆测；避免片面化，不要"只见树木不见森林"，而是以点带面，注意整体与局部的关系。

内科疾病的特点往往涉及多个系统，尤其是老年患者，常共患多系统疾病。专科医师必须有坚实的大内科基础，整合的思想，才能在疾病诊断、鉴别诊断上做到全面、准确。患者的病变可能发生在某一局部的器官或组织，然后局部病变可以影响全身，而主要症状不一定提示病变所在。例如心绞痛，典型症状应该是心前区压榨样疼痛，向左肩、左臂内侧放射，但有少数患者表现为上腹部的疼痛，易误诊为消化系统疾病。一个系统发生病理变化，必然会影响另一系统，甚至数个系统发生变化。例如尿毒症，除泌尿系统有症状和体征外，还会影响呼吸、循环、消化、神经等系统。因此，这要求医学生在学习过程中，思路要广一些，全面一些。注意共性与个性的关系。一种疾病的临床表现有一定的特点和规律，但是同一疾病发生时，其表现常因患者不同而表现出差异，即异病同形，同病异形，如消化性溃疡和胃恶性肿瘤可能会出现相同的症状，消化性溃疡也可能表现为上腹痛或仅为黑便。因此，医学生需逐步掌握科学的思维方法，在见习和实习中初步树立系统性、全面性、发展与联系的观念。

2. 利用标准化患者的教学模式 标准化患者（standardized patient, SP）又称模拟患者或患者演员，指经过训练能恒定、逼真地模仿临床患者情况，在临床技能训练或考试中扮演患者、教师和评估者等多重角色的人。主要用于临床技能的教学、评估及职业态度培养。在教学中通过形象、具体的情景，给学生设置临床诊治疾病的现场氛围，激发学生的参与激情，把课堂的知识传授由静态变为动态，讲授变为演示，被动变为主动，提高学生的参与意识，提高教学互动；以达到学习知识、临床实践、提高临床思维的目的。

3. 培养循证医学的思维方法 传统临床医学教育模式强调以传授知识、经验和技能为目的，以培养知识经验和技能型人才为目标。近年临床医学模式发生了深刻的变化，从以经验和推论为基础的经验医学，转变为以随机对照试验（randomized controlled trial, RCT）、系统性评价（systemic review, SR）和荟萃分析（meta-analysis）提供的临床证据为基础的新的医学模式，即循证医学（evidence-

based medicine,EBM)。循证医学的核心思想是在医疗决策中将临床证据、个人经验与患者的实际情况和意愿相结合。循证医学不是对传统医学的彻底否定，而是对传统医学的进一步丰富和发展。循证医学同样重视理论基础知识、临床经验和专家意见，同时结合科学证据进行医疗决策、尊重患者意愿的基本思想，不断寻求最佳科学证据，做出最佳医疗决策。循证医学模式取代传统的经验医学模式是临床医学发展的必然趋势。在临床医学教育中引进循证医学模式，培养学生实践循证医学的过程，实际上就是让学生不断学习和提高的自我教育过程。只有掌握以问题为导向的循证医学技巧和方法，才能成为一名终身的自我学习者。教师和学生在实践循证医学教育中需要更新4个观念：①从传播临床知识转变为教会学习，由知识的被动吸收者转变为学习的设计者和主动者。②变死学为巧学，在有限的时间内，以临床问题查阅文献学习，掌握最核心的知识。③从被动接受转变为主动求索，改变学习过程中的被动地位，由获取知识转变为探究知识。④从短期的"充电"转变为终身教育，循证医学教育要求养成不断学习的习惯和能力，从终结性教育转变为终身教育。

（二）重视临床实践

在学习中，务必扎实掌握内科学的基础理论、基本知识及基本技能，以利于更好地进行医疗实践和提高临床水平，这对一名医师是非常重要的。在临床实践中发现并提出临床中需要解决的问题是践行循证医学的关键。在临床实践中，才能通过对患者的病史、体征及各种检查发现，针对性地提出有关疾病诊断、治疗等方面需要解决的问题。临床实习是每一位医学生将教材上学到的理论用于临床实践的一个重要环节，也是从医学生到临床医生必

经的一个重要阶段，经过实践、认识、再实践、再认识，从而不断总结经验，提高理论知识水平，以及发现问题、分析问题、解决问题的综合能力。患者的临床表现往往与书本不完全一致，可以随病情变化而改变。正确的诊断只能从医学实践中来，正确的诊断是进行正确的治疗和预防的基础。对疾病的诊断要求从病史采集中找出主要特征，在分析疾病时要结合病理生理变化的过程。这样，从理论到实践再到回到理论，就可以不断积累临床经验，提升临床水平。

三、如何跟踪内科学的进展

终身学习已经成为世界教育的一大趋势。信息能力和创新能力是医学生处于知识变革中的必备能力。高等医学院校应注重培养医学生的信息能力和创新能力。信息能力包括信息的获取、处理、利用和转化。充分利用文献信息中心及网络平台，以补充课堂学习。创新能力培养是使学生学会独立思考，学会探索和发现。医学生只有不断接受新的医学信息和知识，才能突破常规，实现创新。

内科学所涉及的范围相当广泛，随着生物医学和基础科学的迅速发展，内科学所探讨的内容也不断扩展，各种内科疾病的基本观念、发病机制、病理生理、治疗方法等方面的认识都在不断丰富和更新。出现新的疾病，如新型冠状病毒感染和身心疾病；新的诊疗技术也不断发展，如消化内镜诊疗技术日新月异。在平时学习中，要学会不断积累和更新知识，才能跟踪了解内科学的进展，更好地做好临床诊疗工作。

（姜　泊　任渝棠）

第二篇
呼吸系统疾病和危重症医学治疗原则

第一部分

呼吸系统疾病概述

一、呼吸系统疾病是对人类健康造成重大威胁的疾病

从患病率和临床就医的角度来看,呼吸系统疾病是最常见的疾病群。急性上呼吸道感染和咳嗽是最常见的门诊就医原因。从死亡原因构成的角度来看,在我国2021年的统计中,呼吸系统疾病的肺癌、慢性阻塞性肺疾病分别排在死亡原因的第3、第4位。

慢性气道疾病(包括支气管哮喘、慢性阻塞性肺疾病和支气管扩张等)、肺部感染性疾病、肺癌等,都是常见的疾病。以慢性阻塞性肺疾病为例,我国40岁以上人群的患病率为13.7%,全国患者数将近1亿,被国家列为四大慢病之一。近年来,肺癌的发病率有明显的增加。肺结核发病率有所下降,《2022年全球结核病报告》中我国估算的结核病新发患者数约78万,但我国结核病(主要是肺结核)患者人数居全球第3位。肺部感染性疾病始终是威胁人类健康的重大问题。免疫功能低下人群(获得性免疫缺陷综合征、化疗、免疫抑制治疗和器官或骨髓移植后等)的增加,使得肺部条件致病病原体的感染明显增加。在医院获得性肺炎中,革兰氏阴性菌占优势,产β-内酰胺酶(可分解β-内酰胺类抗生素)菌株明显增多。在革兰氏阳性球菌中,耐甲氧西林的菌株亦明显增加。

从2002年底开始的严重急性呼吸综合征(传染性非典型肺炎,SARS)疫情,以及随后出现的禽流行性感冒和新型甲型流行性感冒(简称甲流),特别是2019年底开始出现传播的新型冠状病毒感染疫情,对医疗、经济、社会等各方面造成了巨大的影响。新发、突发重大呼吸道传染病由于其极强的传染性和重症病例的病死率高,对公众健康和社会都造成重大的威胁,更加凸显重视呼吸系统疾病的意义。

其他肺部疾病如弥漫性间质性肺疾病、全身性疾病的肺部表现等,仍然是对呼吸系统疾病诊断和治疗的重大挑战。呼吸系统疾病的防、诊、治、管及研究,任重而道远。

二、呼吸系统的结构功能及其与疾病的关系

呼吸系统的结构和功能是决定呼吸系统疾病发生的重要内在因素。

(一)呼吸道和肺泡与外界开放接触

呼吸系统是外呼吸发生的场所,呼吸运动使呼吸道和肺泡与体外环境沟通,是外界环境中致病因素入侵人体的重要部位,容易导致感染性疾病、变应性疾病、吸入性损伤等疾病。健全的呼吸系统防御功能对抵抗疾病起到至关重要的作用。

呼吸系统防御功能包括物理作用(鼻部加温、鼻纤毛过滤、打喷嚏、会厌对气道的保护功能、咳嗽、支气管收缩、支气管黏膜屏障、黏液-纤毛清除系统等)、化学作用(溶菌酶、乳铁蛋白、蛋白酶抑制剂、抗氧化的谷胱甘肽、超氧化物歧化酶等)、细胞吞噬作用(肺泡巨噬细胞、多形核粒细胞)及免疫作用(B淋巴细胞分泌IgA、IgM等,T淋巴细胞介导的IV型超敏反应等)。当由各种原因引起的防御功能降低(如会厌功能障碍引起误吸,中枢神经系统疾病引起咳嗽反射消失,长期吸烟引起气道黏膜屏障和黏液纤毛装置破坏,后天免疫功能低下引起的免疫功能障碍等)或外界的刺激过强(各种微生物感染,吸入特殊变应原,生产性粉尘,高水溶性气体如二氧化硫、氨、氯等及低水溶性气体如氮氧化物、光气、硫酸二甲酯及高温气体等),均可引起呼吸系统的损伤及病变。

(二)肺部的血液供应和肺循环的特点

肺有双重血管供应,包括肺循环和支气管循环。右心系统接受体循环所有的静脉回流血液,经过肺动脉瓣进入肺动脉,通过肺毛细血管网进行气体交换,变成氧合后的动脉血,经过肺静脉回流到左心系统。肺循环的特点决定了其与疾病的关系。其一,肺循环属于低压力高容量的系统,对血容量的变化起到一定的调节作用。当左心功能不全导致肺静脉血液回流受阻时,肺循环血容量增加而起到缓冲的作用。当肺静脉压力过高时,将会导致肺水肿和肺

出血。全身性液体容量增加时,也可以导致间质性或肺泡水肿。其二,肺循环是气体交换的场所,其病变可以导致肺的氧合功能异常,引起低氧血症。其三,肺循环作为全身静脉回流血液的"过滤网",受到全身疾病的影响。例如,静脉的血栓脱落后,导致肺动脉栓塞;身体其他部位感染的菌栓进入循环后,可以导致血源性肺部感染;其他系统的恶性肿瘤的血行性转移也常见在肺部。

支气管循环为体循环的血液供应系统,是供应气道和脏胸膜的营养血管。其压力与体循环一致。当疾病(如支气管扩张、肺脓肿等)导致支气管动脉损伤时,可以导致严重的大咯血。支气管循环与肺循环系统的异常交通,可以导致肺动脉高压和右心功能不全等。

(三) 肺部包含丰富多样的组织

肺部有丰富的结缔组织、血管与内皮、淋巴组织、支气管与肺泡,以及一些具有特殊功能的细胞或结构。因此,全身性疾病,尤其是免疫性疾病(如结节病、红斑狼疮、类风湿关节炎)和淋巴系统疾病,也常累及肺部。这是肺部容易作为全身性疾病(如血管炎等)的局部表现部位之一的组织解剖学基础。同时,由于肺组织结构的多样性,肺还有免疫功能、神经内分泌功能、再生功能等。

三、呼吸系统疾病的评估方法

呼吸系统疾病的诊断与评估方法包括病史采集、体格检查、一般检查和特殊检查。详细的病史和细致的体格检查是诊断呼吸系统疾病的基础;一般检查指一般医院都能实施的、非创伤性的检查,如血液常规、痰液检查、胸部X线检查和肺功能检查等;特殊检查指存在创伤性、风险或价格昂贵的检查,需要根据患者的情况和一般检查的结果来选择应用,包括动脉血气分析、胸部计算机体层摄影(computerized tomography,CT)、支气管镜检查和肺活检等,对于疾病的确诊有重要意义。此外,呼吸系统病变可能为全身系统性疾病的局部表现,故还应结合病情特点进行相应的检查(可参阅其他章节)。评估的结果需要结合患者的临床情况,去伪存真,综合分析,才能得到更准确的疾病诊断与评估。

(一) 病史采集

病史询问需要注意疾病发生、发展过程的时间和演变规律,以及症状的特点,包括性质、持续时间、严重程度和缓解或加剧因素等,对判断疾病所累及的部位、范围、性质和形成初步临床诊断很有帮助。

在病史采集时,除了主要症状外,还要注意伴随症状、诊治经过、对治疗的反应和全身状态的询问,为诊断与鉴别诊断提供依据。

此外,病史的采集还要注意发病的季节、环境因素和家族史。流行季节和接触史对传染性疾病有重要的诊断和鉴别诊断的价值。生活环境和职业接触史对诊断和鉴别诊断外源性变应性肺泡炎和肺尘埃沉着病(尘肺)有重要价值。有未煮熟的蝲蛄、蛇胆等食用史提示肺部寄生虫病的可能性。一些特殊药物的使用史对某些疾病有鉴别诊断的意义,如肺间质纤维化的患者,需询问是否曾使用如博来霉素、胺碘酮等导致肺部病变的某些药物;慢性咳嗽患者需询问是否有血管紧张素转换酶抑制药的服用史。某些疾病有遗传倾向,家族史有利于鉴别诊断。

(二) 主要症状

呼吸系统的主要症状有:咳嗽、咳痰、咯血、呼吸困难与喘息和胸痛等,它们在不同的肺部疾病中常有不同的特点。

1. 咳嗽(cough) 是一种气道保护性反射。同时,咳嗽也是最常见的呼吸道症状,可以是唯一的表现或伴随症状。询问咳嗽时,需要了解咳嗽的性质、时间、节律、频率、严重程度、诱发或加重因素、演变规律和伴随症状等。根据咳嗽的发病时间可以分为急性咳嗽(3周以内)、亚急性咳嗽(3~8周)和慢性咳嗽(8周以上)。根据是否有痰可以分为干咳和湿咳。急性发作的刺激性干咳伴有发热、声嘶常为急性喉、气管、支气管炎。长年咳嗽,秋冬季加重提示慢性支气管炎。体位改变时咳嗽、咳痰加剧,常见于支气管扩张或肺脓肿。以咳嗽为主要或唯一的症状,常规的体格检查和胸部X线等检查无明显异常的慢性咳嗽,其常见病因是上气道咳嗽综合征、咳嗽变异性哮喘(cough variant asthma,CVA)、嗜酸性粒细胞性支气管炎(eosinophilic bronchitis,EB)和胃食管反流性咳嗽(gastroesophageal reflux cough,GERC)。

2. 咳痰(expectoration) 是借助咳嗽动作将呼吸道内的分泌物或进入气道的异物排出体外,痰液来源于气道黏膜分泌的黏液、毛细血管的渗出液、炎性渗出物和吸入物。

问诊时需要注意痰液的颜色、性状、黏稠度、气味和量等,直接观察新鲜的痰液有助于准确判断。铁锈色痰提示肺炎链球菌肺炎,红棕色胶冻样痰提示肺克雷伯菌感染。粉红色泡沫痰提示心源性肺水肿;肺脓肿或支气管扩张常咳大量黄色脓性痰,痰量多时痰液静置后可出现分层现象(上层为泡沫,中层为浆液或脓性浆液,下层为坏死物质)。脓性痰有恶臭多提示肺部厌氧菌感染。咳大量浆液泡沫痰需考虑肺泡癌的可能。痰量的减少通常提示病情改善。但如患者痰量减少,病情反而加重,多提示支气管痰液引流不畅。

3. 咯血(hemoptysis) 是指喉及喉以下的呼吸道出血,经咳嗽排出。咯血需要与鼻、咽、口腔出血及呕血鉴别。咯血的常见病因有:肺结核、支气管扩张、原发性支气管癌和肺炎。不同疾病所致的咯血性质有一定的区别。支气管肺癌以晨间陈旧性血痰、痰中带血或少量血丝痰为多见;支气管扩张、支气管动脉病变、肺结核空洞壁动脉瘤破裂、肺侵袭性曲霉菌病等,可引起突发的大量咯血;咯血时间与月经期相吻合,则需考虑子宫内膜异位至肺。

4. 呼吸困难与喘息 呼吸困难(dyspnea)是指感觉呼吸费力和不适,表现为呼吸频率加快、呼吸用力和辅助呼吸肌动用等。如果呼吸困难同时伴有哮鸣音,称为喘息。其生理学机制是各种病因引起的呼吸通气量不能与相应的呼吸中枢驱动水平相匹配。严重时可出现张口呼吸、鼻翼扇动、端坐呼吸,甚至发绀。呼吸困难的病因繁多,可以由呼吸系统、循环系统、血液系统疾病和神经精神性疾病所致。常见的呼吸系统病因有:支气管哮喘、慢性阻塞性肺疾病、气胸、胸腔积液、重症肺炎、肺结核、气道或肺部肿瘤等。

5. 胸痛 因支气管、肺和脏胸膜没有痛觉神经支配,所以胸痛(chest pain)提示壁胸膜、胸壁、纵隔、心脏等受累。肺部的病变合并胸痛时,通常提示胸膜受累。询问胸痛时,需要注意其部位、性质、诱因、持续时间、发作频率、缓解因素、伴发症状、放射痛及与呼吸、咳嗽、体位的关系。

急性胸痛伴高热提示肺炎。肺癌侵及壁胸膜或骨,出现持续隐痛,逐渐加剧,乃至刀割样痛。突发性胸痛伴咯血和(或)呼吸困难,应考虑肺血栓栓塞症。胸膜炎常在胸廓活动较大的两侧出现胸痛,与咳嗽、深吸气有关。突发的一侧胸痛伴呼吸困难提示自发性气胸。局部的胸痛伴有局部的压痛提示胸壁本身的病变。同时,还要注意与非呼吸系统疾病引起的胸痛鉴别,如心绞痛,纵隔、食管、膈和腹腔疾患所致的胸痛。

(三) 体格检查

全面的体格检查(physical examination)常常能发现一些重要线索,是临床诊断的重要组成部分,有利于诊断和病情的判断。胸部的体格检查应该遵循视诊、触诊、叩诊和听诊的次序。

1. 视诊 呼吸困难时,表现为呼吸增快、费力和辅助呼吸肌动用。胸廓呼吸运动的双侧不对称提示一侧的胸肺部病变。胸廓畸形和强直性脊柱炎可以通过视诊明确诊断。

2. 触诊 可扪及气管向健侧移位,同时伴有胸廓膨隆、呼吸动度下降和触觉语颤下降,提示存在一侧的胸腔积液或气胸;气管向患侧移位,同时伴有胸廓塌陷、呼吸动度下降和触觉语颤下降,则提示存在一侧的胸膜增厚或肺不张等;触觉语颤增强提示局部的肺实变。

3. 叩诊 正常时叩诊为清音。肺实变或胸腔积液导致叩诊音下降,表现为浊音或实音;肺气肿和气胸导致叩诊音增加,表现为过清音或鼓音。

4. 听诊 闻及肺泡呼吸音减弱提示通气量的下降或传导的减弱,如气道阻塞或胸膜病变等。在外周肺部听到支气管呼吸音增强,通常提示传导的增强或气管或较大的支气管狭窄导致的支气管呼吸音的产生增加。听诊也可以通过听觉语音传导进一步证实触觉语颤的变化。常见的异常呼吸音包括湿啰音、喘鸣音和干啰音。附加音的评估需要注意其部位、范围、性质、时相及其与咳嗽、深呼吸等的关系。湿啰音在吸气相明显,提示肺泡、细支气管和肺间质液体或渗出增加的病变,如肺炎、肺水肿等。喘鸣音常在呼气相明显,提示气道的狭窄和流速受限,如哮喘发作时的气道痉挛。干啰音的出现提示黏性分泌物在气道内,常见于各种原因导致的支气管的炎症。其他的附加呼吸音包括:特发性肺纤维化等肺间质病变时在吸气相末出现的高调爆裂音(velcro 啰音),会厌声门和气管病变导致的上气道狭窄时出现的吸气相音调低而响亮的鼾音,胸膜病变导致粗糙的脏胸膜与壁胸膜之间的摩擦所致的胸膜摩擦音。

(四) 辅助检查

1. 血液检查

(1) 血常规 中性粒细胞计数和比例增高,同时可伴有中毒颗粒,提示呼吸系统感染;嗜酸性粒细胞增加,提示过敏性疾病、寄生虫感染或肺部嗜酸细胞增多性疾病(如过敏性肺炎、慢性嗜酸性粒细胞性肺炎、变应性肉芽肿性血管炎等);而严重的肺部疾病导致慢性缺氧者,可出现继发性红细胞增多症。

(2) 动脉血气分析和酸碱平衡测定 是评估呼吸衰竭、肺的氧合功能和代谢与通气量平衡的准确判断方法。测定时需要注意尽可能在患者相对稳定的状态下按照操作规程采集动脉血。呼吸衰竭的动脉血气的判断标准是在海平面正常大气压、静息状态、呼吸空气的条件下,动脉血氧分压(PaO_2)<8 kPa(60 mmHg,1 mmHg=0.133 kPa),或伴有二氧化碳分压($PaCO_2$)>6.67 kPa(50 mmHg)。PaO_2与吸入氧分数(FiO_2)的比值(PaO_2/FiO_2)是评估肺氧合功能的重要指标。

（3）其他血液检查　血清学检查涉及众多的项目，包括针对感染病原体的抗体或抗原的检测、炎症标志物的检测、肿瘤标志物的检测等众多内容。例如，病程 14 d 后出现针对病毒、支原体等的抗体阳转或 4 倍以上增加，有助于诊断。总体 IgE 和特异性 IgE 检测有助于过敏性疾病的诊断和寻找变应原。血清中真菌抗原检测 [隐球菌抗原、1,3-β-D- 葡聚糖抗原（G 试验）、半乳甘露聚糖抗原检测（GM 试验）] 有助于侵入性真菌感染的诊断。D- 二聚体（D-dimer）是筛查和鉴别深静脉血栓（deep vein thrombosis，DVT）和肺血栓栓塞症（pulmonary thromboembolism，PTE）的常用指标。自身抗体的检测有助于判断风湿病肺损害。肿瘤标志物，如癌胚抗原（carcinoembryonic antigen，CEA）等，有助于提示肿瘤的诊断。

2. 痰液检查　包括多方面的内容。常规检查包括涂片进行抗酸染色检查分枝杆菌，革兰氏染色检查细菌，找真菌、肿瘤细胞等；培养检测细菌、真菌和结核分枝杆菌。必要时，还可以进行病毒培养、核酸检测和抗原检测。此外，诱导痰细胞学检查是判断慢性咳嗽病因、评价气道炎症水平的重要手段，逐渐成为临床常规检查。

3. 胸腔积液检查和胸膜活检　胸腔积液的常规检查和生化检查是胸腔积液病因分析的基础检查。首先需要判断是漏出液还是渗出液。胸腔积液中的蛋白含量、乳酸脱氢酶（lactate dehydrogenase，LDH）增高有助于渗出液的判断；根据 Light 标准，符合下面两项之一的积液考虑为渗出性积液。

（1）胸腔积液中的蛋白质含量 / 血清蛋白质含量 >0.5。

（2）胸腔积液 LDH/ 血清 LDH>0.6 或胸腔积液 LDH> 200 U/L。

腺苷脱氨酶增高提示结核感染的可能，癌胚抗原的明显增高提示肿瘤相关的胸腔积液。胸腔积液的病原学培养结果阳性具有确定感染病原体的意义。脱落细胞和胸膜的活检有助于建立病理诊断。

4. 抗原皮肤试验和血清抗体检测　变应原皮肤试验和特异性抗体检测常用于哮喘或其他过敏性疾病的变应原检测和变应体质的判断，指导相应变应原的避免接触和脱敏治疗。结核菌素试验强阳性提示结核感染或曾经感染。

5. 胸部影像学及内镜检查　现代医疗中常用的胸部影像学检查方法包括透视、摄片（影）、CT、磁共振成像（magnetic resonance imaging，MRI）、造影（支气管、支气管动脉、肺血管、淋巴管）及介入放射学技术。以摄片（后前位、侧位）为最常用。CT 配合增强扫描能进一步明确病变部位、性质及气管、支气管和肺血脉通畅程度。MRI 对纵隔疾病诊断有较大帮助。透视可以了解病变的动态变化（随呼吸或心脏搏动等）。肺血管造影用于肺血栓栓塞症和各种先天性或获得性血管病变，支气管动脉造影可以了解支气管动脉的异常，支气管动脉栓塞术用于大咯血的介入治疗。

（1）胸部超声检查　可以准确评估胸腔积液、胸膜病变和贴近胸壁的肺部病灶的位置和大小。也可于超声引导下行胸腔积液定位穿刺抽液或病灶穿刺活检。心脏、血管超声检查可协助诊断肺源性心脏病和肺动脉高压。心脏彩色多普勒超声可以评估心脏的功能、邻近心脏的肺动脉栓子等，在危重症患者的床旁评估中具有较大的价值。此外，胸部超声也可以发现纵隔囊肿等病变。

（2）胸部核素检查　常用于评估肺通气、肺灌注功能及两者的匹配情况，从而评估肺动脉栓塞（肺灌注与肺通气不匹配高度提示肺动脉栓塞可能性）、区域肺功能和血流供应情况（预测手术部位对肺功能的影响）等。

（3）肺动脉造影（pulmonary arteriography，PA）　是通过介入技术把导管置入肺动脉，注入造影剂，从而显示肺动脉的影像，以发现肺动脉的病变。近年来，CT 和 MRI 肺动脉造影技术已能通过无创的技术显示肺动脉的影像。例如，肺栓塞时可以观察到肺血管腔内造影剂充盈缺损、血管中断等直接征象，以及肺动脉内造影剂流动缓慢、局部低灌注、静脉回流延迟等间接征象。由于传统的肺动脉造影具有创伤性，目前常用无创的 CT 肺动脉造影方法。传统的肺动脉造影仅用于经无创检查不能确诊或拟行急性肺栓塞介入治疗者。

（4）支气管镜　用于观察气道内病变和进行取材、治疗等操作。目前常用的可弯曲玻璃纤维导光支气管镜（纤维支气管镜）或微型电子支气管技术（电子支气管镜），能深达亚段支气管甚至更远的气道，直接窥视管腔通畅性、气道的黏膜病变和进行刷检或活检以获得病理诊断；也可采用支气管肺泡灌洗技术获取支气管肺泡灌洗液，进行病原学、细胞学、免疫学、炎症介质等检查。近 20 多年来，多种气道内介入操作技术有了很大的进展，并形成了专门的学科——介入肺病学。这些技术包括外周肺组织的活检、超声引导的气道外病变的针穿活检、气道内异物的摘取、高频电刀、激光、微波、氩等离子凝固术、药物注射、球囊扩张、支架置入、单向活瓣置入、支气管成形术等，通过气道皮肤和血管等方式进行肺和气道疾病的诊断和治疗。此外，也可以借助支气管镜观察声门等上气道病变，引导进行经鼻气管插管等。硬质支气管镜因在聚硅氧烷(硅酮)支架、困难异物、复杂气道病变处理方面具有优势,近年来在不少单位开展起来。

(5) 半硬质胸腔镜(semi-rigid thoracoscopy) 又称内科胸腔镜,其操作通常是在局部麻醉下,胸壁上行单点穿刺,将胸膜腔镜插入胸膜腔内观察和进行活检等,用于临床常规方法无法明确病因的胸腔积液等胸膜疾病的病因诊断,同时也可进行简单的治疗操作。

6. 肺功能检查 用于评估疾病对呼吸系统功能的影响,包括通气功能、肺容量、弥散功能、气道反应性(支气管激发试验)和气道阻塞的可逆性(支气管舒张药吸入试验)等。特殊的检查还包括心肺运动试验、呼吸肌肉功能试验等。在多数呼吸系统疾病的评估中都需要肺功能检查。例如,肺功能检查是慢性阻塞性肺疾病早期发现和确定诊断的关键检查。支气管激发试验评估气道反应性增高是哮喘早期诊断的重要方法。此外,病情严重程度评估、呼吸困难的原因分析,评估肺功能对手术的耐受力或劳动强度耐受力,评估治疗的效果等方面,肺功能检查均有重要的作用。

疾病对肺通气功能的损害分成 3 种类型:阻塞性、限制性和混合性,混合性是指同时有阻塞性和限制性通气功能障碍,三者的比较见表 2-1-1 和图 2-1-1,不同的损害类型提示不同的病因。

7. 经皮穿刺肺活检术(percutaneous lung biopsy, PCLB) 是一种经皮将专用的穿刺针通过胸壁获取肺实质病变部位的组织,从而进行细胞学、组织学及微生物学检查的技术。PCLB 可以在 CT 或超声引导下比较准确地获得肺内病灶的组织标本,其诊断的敏感性在 68%~96%,特异性可接近 100%。

表 2-1-1 阻塞性、限制性和混合性通气功能障碍的通气功能和肺容量的变化

检测指标	阻塞性	限制性	混合性
VC	早期正常,严重者减低	减低	减低
RV	增加	减低	不定
TLC	正常或增加	减低	不定
RV/TLC	明显增加	正常或略增加	增加
FEV_1	减低	减低	减低
FEV_1/FVC	减低	正常或增加	减低或正常
MMFR	明显减低	减低	减低

注:VC 为肺活量,RV 为残气量,TLC 为肺总量,FEV_1 为第一秒用力呼气容积,FVC 为用力肺活量,MMFR 为最大呼气中期流速。

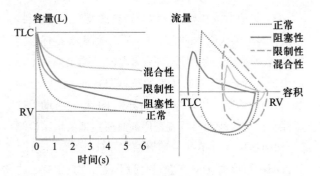

图 2-1-1 不同类型通气功能障碍的时间容量曲线和流量容积曲线特征

(五) 综合分析

对有呼吸系统症状的患者的评估,首先是详细的病史询问和认真系统的体格检查,建立初步的印象。对于病程短、症状较轻的患者,可以做出临时的诊断和给予相应的治疗,然后根据治疗的反应决定是否需要进一步检查。然而,对于病程长、病情严重或初始治疗无效的患者,应该通过系统的检查来评估病因。常用的第一线的评估方法是胸部影像学、常规的血液检查和肺功能检查,结合临床情况分析结果,多数患者可以获得诊断。仍然无法明确诊断的患者,可以选择进一步的检查,如 CT、可弯曲支气管镜检查和取材等。昂贵和有创伤的检查,需要综合考虑,权衡利弊,合理应用。不同类型的疾病,其主要的临床表现不同,需要采用的检查方法有别。气道的疾病,通常以临床表现和肺功能变化为主要表现。例如,慢性阻塞性肺疾病患者早期就有肺功能的异常,但影像学可能完全正常。相反,肺实质的病变(如肺结核等),影像学改变明显,但早期没有肺功能的变化。所有的检查结果,包括病理诊断,都应结合临床情况进行综合分析。只有当临床表现、影像学改变、病理变化和治疗的反应都比较一致时,才有理由相信诊断的准确性,否则应该反复论证诊断。动态随访疾病的进程和治疗的反应,通常可以使含糊不清的诊断变得明确清晰。

四、呼吸系统疾病的治疗

1. 药物治疗

(1) 支气管舒张药 为呼吸系统疾病的常用药物,包括 β 受体激动剂(长效、短效)、胆碱能受体拮抗剂(长效、短效)、茶碱类药,主要作用扩张支气管,用于慢性阻塞性肺疾病、哮喘等气流受限性疾病的治疗,根据患者及病情等情况选择支气管舒张药的药物、制剂及剂型。

(2) 抗炎药物 糖皮质激素、白三烯受体拮抗剂等。对慢性气道疾病,糖皮质激素常用吸入剂型。

（3）止咳祛痰药物　根据病情不同选用不同作用机制、剂型的止咳祛痰药。

（4）抗生素　原则是明确病原微生物和根据药物敏感性选用，详见相关章节。

2. 氧疗和呼吸支持治疗　是呼吸衰竭患者药物治疗外重要的治疗手段，详见相关章节。

3. 呼吸介入治疗　包括经气道、经皮、经血管等路径对呼吸系统疾病进行局部的治疗，已显示出良好的应用前景，也是现代呼吸病学的重要治疗手段之一。

4. 手术治疗　包括肺移植等，是呼吸系统疾病的重要治疗手段。

5. 呼吸康复治疗　对慢性阻塞性肺疾病等慢性疾病是综合治疗的重要组成部分。

五、呼吸系统疾病防治的展望

由于呼吸系统疾病的高发病率、高病死率、高疾病负担等因素，特别是重大、突发呼吸道传染病对公众健康、经济及社会的影响，以及大气污染、庞大的吸烟人群、人口老龄化、新发和耐药致病原等问题，呼吸系统的防治形势越发严峻，并且呼吸学科作为大学科发展相对滞后，更需要加强对呼吸系统疾病的重视。

（1）加强呼吸与危重症医学科（PCCM）的规范化建设。

（2）构建多学科立体交融的现代呼吸病学体系。

（3）建立呼吸系统疾病一、二、三级预防体系。

（李时悦）

数字课程学习……

▶ 章节摘要　　💻 教学 PPT　　📋 拓展阅读　　📝 自测题

第二部分

呼吸系统感染性疾病

第一章　急性上呼吸道感染和急性气管－支气管炎

急性上呼吸道感染

急性上呼吸道感染(简称上感)又称普通感冒,由病原体所致的上呼吸道(鼻腔、咽或喉部)急性感染性疾病,是一种主要由病毒引起的急性、自限性疾病。常见流涕、鼻塞等鼻部症状,伴或不伴咽痛、咳嗽。

一、病因与发病机制

70%~80% 的急性上呼吸道感染由病毒引起,其中主要为鼻病毒和冠状病毒,此外有副流感病毒、呼吸道合胞病毒、腺病毒、柯萨奇病毒和埃可病毒等。病毒造成的鼻咽黏膜细胞破坏及炎症级联反应是引起急性上呼吸道感染症状的两大可能机制。20%~30% 由细菌感染引起,以溶血性链球菌最常见,其次为流感嗜血杆菌、肺炎链球菌和葡萄球菌等。

二、临床表现

(一)临床症状和体征

流涕、鼻塞、咽痒和咽痛是成人急性上呼吸道感染的常见临床表现。发病初期常为流清涕,之后可转变为白色或黄绿色涕。部分患者可出现乏力、干咳、打喷嚏、鼻塞、声嘶等症状。体征包括不同程度的鼻黏膜和咽部充血。成人急性上呼吸道感染罕见 38 ℃以上的发热,一旦出现往往提示流感或并发细菌感染。症状常在5~7 d缓解。婴儿和儿童急性上呼吸道感染常见颈前淋巴结肿大,并且可伴有发热,症状的持续时间通常较长。

(二)并发症

急性上呼吸道感染的并发症包括化脓性中耳炎、鼻窦炎和肺炎等多种继发性细菌感染,其中肺炎较少见。另一个重要并发症是诱发哮喘发作或慢性阻塞性肺疾病、支气管扩张急性加重。

三、辅助检查

外周血白细胞总数和分类计数等实验室检查往往正常,并发细菌感染者可出现外周血白细胞增高。

四、诊断与鉴别诊断

急性上呼吸道感染可以根据流涕、鼻塞等症状进行诊断。鉴别诊断包括鼻腔异物和变应性鼻炎。通常无需进行病原学检查,如有需要,鼻腔分泌物 PCR 检测呼吸道病毒将有助于病毒鉴定。

五、治疗

因为目前尚无针对急性上呼吸道感染的抗病毒药,其治疗主要为对症治疗,例如,阿司匹林、对乙酰氨基酚、布洛芬等可缓解不适,口服伪麻黄碱或局部应用羟甲唑啉可缓解鼻塞,口服氯苯那敏(扑尔敏)等第一代抗组胺药可缓解打喷嚏和流涕等。小儿感冒忌用阿司匹林,以防 Reye 综合征。

抗生素治疗既不改变病程,也不降低继发细菌性感染的风险,因此急性上呼吸道感染不宜给予抗生素治疗。鼻分泌物呈黏稠不透明或变色,仍可能是病毒性鼻窦炎,无需用抗生素,除非这种症状持续 7~10 d 无改善,或反而加重,或伴发热、白细胞增高、C 反应蛋白增高等细菌感染表现时,才考虑加用抗生素。

急性气管－支气管炎

急性气管－支气管炎是气管支气管树的急性炎症性

疾病,其症状主要是咳嗽,伴或不伴咳痰,可出现气急、喘息、胸部不适,疼痛等。

一、病因与发病机制

本病的病原体主要是病毒、细菌和非典型病原体。1/2 以上的患者检测不出病原体。通常认为,病毒为主要的病原体,除了新生儿、建立人工气道或免疫抑制患者,细菌相对少见。此外,非感染性因素如烟尘和变应原也是急性气管 – 支气管炎的重要原因。气道高反应性可能是急性支气管炎患者咳嗽迁延不愈的原因之一。

二、临床表现

起病往往先有上呼吸道感染的症状,如鼻塞、流涕、咽痛、声嘶等。在成人,流感病毒、腺病毒和肺炎支原体感染可有发热,伴乏力、头痛、全身酸痛等全身毒血症症状,而鼻病毒等引起的急性支气管炎常无这些表现。

咳嗽是急性支气管炎的主要表现,开始为刺激性干咳,3~4 d 后鼻咽部症状减轻,咳嗽转为持续并成为突出症状,受凉、吸入冷空气、晨起晚睡或体力活动时咳嗽加剧。

咳嗽可为阵发性或持续性,剧咳时可伴恶心、呕吐及胸、腹肌疼痛。咳嗽可持续 2~3 周,吸烟者则更长。约1/2 的患者有咳痰,痰为黏液性,随病程发展可转为脓性痰,偶可痰中带血。气管受累时,深呼吸及咳嗽时可有胸骨后疼痛。伴发支气管痉挛时,可有喘鸣、气急和程度不等的胸部紧缩感。有慢性阻塞性肺疾病及其他损害肺功能的基础疾病者可有发绀和呼吸困难。胸部体检发现两肺呼吸音粗,黏液分泌物潴留于较大支气管时可闻及粗的干啰音,咳嗽后啰音消失。支气管痉挛时,可闻及哮鸣音。

三、辅助检查

胸部影像检查无异常或仅有肺纹理增粗。对轻、中度患者,常规病原检查并无必要,而对重症、继发细菌感染则应积极做细菌学检查和药敏试验,以指导临床正确选用抗菌药物。

四、诊断与鉴别诊断

急性支气管炎通常根据症状、体征、胸部 X 线影像学表现、血常规检查即可做出临床诊断。需与肺结核、肺脓肿、肺炎、肺癌、麻疹、百日咳、急性扁桃体炎等疾病鉴别。

五、治疗

一般患者无需住院治疗。有慢性心、肺基础疾病者,流感病毒引起的支气管炎导致严重通气不足时,需住院接受呼吸支持和氧疗。

对症治疗主要是止咳祛痰,剧烈干咳患者可适当应用镇咳药。伴支气管痉挛时可用茶碱或 $β_2$ 受体激动剂。全身不适及发热为主要症状者应卧床休息,注意保暖,多饮水,服用阿司匹林等退热药。

对于未明确病原者,抗生素不宜作为常规使用。在老年人、患有心肺基础疾病者及有细菌感染证据者,可以应用大环内酯类、β– 内酰胺类或喹诺酮类口服抗菌药物。

(陈 愉)

第二章　肺部感染性疾病概述

肺部感染指感染性病原体引起的肺炎。发生肺部感染与否取决于侵入下呼吸道的病原体的毒力和数量及机体的机械屏障和免疫功能状态等因素。

微生物入侵下呼吸道和肺的途径有:①环境空气中的微生物被吸入到达下呼吸道。②口咽部分泌物误吸。③肺外感染灶的血行种植(如三尖瓣心内膜炎的并发症)。④纵隔或膈下区域感染直接蔓延。

进入下呼吸道的病原体只有到达一定数量才会导致感染。正常情况下,防止下呼吸道微生物增殖的机制有:①支气管黏液捕获病原体,再经纤毛上皮细胞摆动和咳嗽动作将黏液排出到咽部。②溶菌酶、乳铁蛋白、免疫球蛋白和补体等呼吸道分泌物中的体液免疫因子,可杀死细菌或抑制黏附,一些分泌蛋白有抑制呼吸道病毒的作用。③肺泡巨噬细胞等具有细胞免疫功能。在下列病理生理情况下这些机制可受到损害,相应地发生肺部感染的可能性大大增加,主要包括:①纤毛系统异常,如纤毛运动功能失调综合征中呼吸道纤毛运动紊乱可导致黏液淤滞,无法将病原体排出。②咳嗽反射受损。③病毒感染、理化损伤、气管插管等导致支气管黏膜破损,从而病原体易于黏附和定植。④支气管扩张等结构损害。⑤贫血、肿瘤、肝肾衰竭、营养不良、大创伤、大手术等严重的全身性疾病及应用糖皮质激素和免疫抑制剂的情况下免疫功能受损。⑥原发性免疫功能缺陷病、人类免疫缺陷病毒(human immunodeficiency virus,HIV)感染等各种固有免疫和获得性免疫受损。此外,体内潜伏微生物在免疫功能下降时也可导致肺部感染。例如,在细胞免疫功能受损的患者,可发生结核分枝杆菌或肺孢子菌等潜伏在体内的病原体活动造成的感染。

不同感染途径及不同宿主的肺炎在病原学上具有不同的分布规律,临床亦各具特点,其临床表现、诊断及治疗详见第三、四章。

(陈 愉)

第三章 社区获得性肺炎与医院获得性肺炎

第一节
社区获得性肺炎

社区获得性肺炎(community acquired pneumonia,CAP)指在医院外罹患的感染性肺实质炎症,包括具有明确潜伏期的病原体感染在入院后于潜伏期内发病的肺炎,同时需要排除在医院内感染而于出院后发病者。

一、病因与发病机制

(一)病原学变迁和耐药情况

细菌、真菌、衣原体、支原体、病毒、寄生虫等病原微生物均可引起CAP,其中以细菌性肺炎最为常见。CAP致病原的组成和耐药特性在不同国家、地区之间存在着明显差异,且随时间的推移而发生变迁。近年来,CAP病原谱变迁的总体情况和趋势是:①肺炎链球菌是我国成人CAP的主要致病菌,其他细菌包括流感嗜血杆菌、肺炎克雷伯菌及金黄色葡萄球菌,而铜绿假单胞菌和鲍曼不动杆菌少见。在重症CAP中,肺炎链球菌、肠杆菌科细菌、军团菌是重要病原体。常规检测技术阴性或"病原体未明"的CAP中仍以肺炎链球菌最为常见。耐青霉素肺炎链球菌(penicillin resistant Streptococcus pneumoniae,PRSP)增加,肺炎链球菌对青霉素耐药(包括中介株)、大环内酯类耐药均在增加,对新喹诺酮类药物亦出现耐药。②非典型病原体所占比例在增加,其中肺炎支原体是CAP最常见的病原体,且常与肺炎链球菌共同引起混合感染。我国肺炎支原体对大环内酯类药物表现为高耐药率,但仍对多西环素、米诺环素和喹诺酮类药物敏感。③流感嗜血杆菌和卡他莫拉菌也是CAP的重要病原体,特别是合并慢性阻塞性肺疾病基础疾病者。④高龄、存在基础疾病、免疫抑制和结构性肺病(肺囊性纤维化、支气管扩张)等患者革兰氏阴性杆菌(Gram negative bacillus,GNB)增加,在结构性肺病患者中铜绿假单胞菌是相当常见的病原体。⑤呼吸道病毒在CAP中起着重要作用,可以是CAP的直接病原体,也可以使患者易于继发肺炎链球菌、金黄色葡萄球菌等细菌性肺炎。常见病毒有流感病毒、副流感病毒、鼻病毒、腺病毒、人偏肺病毒、呼吸道合胞病毒(RSV)等,其中流感病毒是我国重症CAP的首要病原。高传染性及新发呼吸道病毒,如引起新型冠状病毒感染的新型冠状病毒(SARS-CoV-2)及禽流感病毒H5N1等,需特殊注意流行病学线索。

(二)发病机制

CAP的发病机制可因宿主的免疫状态、基础疾病及病原体的种类而有所不同。一般来说,对于CAP,气溶胶吸入是肺炎支原体、衣原体和伯纳特立克次体等病原体的感染途径,而口咽部分泌物微量误吸是肺炎链球菌、流感嗜血杆菌、革兰氏阴性杆菌等病原体的感染途径。

二、临床表现

CAP通常急性起病,但可因病原体、年龄、患者免疫状态和并发症等不同而有差异。

咳嗽、咳痰、胸痛为CAP最常见的临床症状,部分患者可出现咯血。重症CAP可伴有呼吸困难。绝大部分患者有发热和寒战,可伴有头痛、乏力、纳差、腹胀、恶心、呕吐等。重症患者可出现休克、意识障碍、少尿甚至肾衰竭等。老年、免疫抑制患者发热的发生率较青壮年和无基础疾病者低。

患者常有急性病容。肺部炎症出现实变时触诊语颤增强,叩诊呈浊音或实音,听诊可有管状呼吸音或湿啰音。

重症患者可出现呼吸急促、发绀。

三、辅助检查

(一) 实验室检查

CAP 患者外周血白细胞总数和中性粒细胞的比例通常升高,但病毒感染者、老年人、重症 CAP、免疫抑制等患者可出现血白细胞总数下降。急性期 C 反应蛋白(C-reactive protein,CRP)、降钙素原(procalcitonin,PCT)和红细胞沉降率可升高。

(二) 影像学检查

胸部影像学检查可以确定肺炎的存在和部位。胸部 X 线片表现呈多样性,与肺炎的病期有关。在肺炎早期急性阶段病变呈渗出性改变,胸部 X 线片表现为边缘模糊的片状或斑片状浸润影。在慢性期,影像学检查可发现增殖性改变,或与浸润、渗出性病灶合并存在。病变可分布于肺叶或肺段,或仅累及肺间质,有时可伴随胸腔积液。症状和体征疑诊肺炎但胸部 X 线片检查未见异常者,可进行胸部 CT 检查,进一步明确诊断。

(三) 病原学检查

1. 痰标本采集、送检和实验室处理检查 痰液是最方便和无创伤性病原学诊断的标本,但易受口咽部细菌的污染。以下措施有助于提高痰检阳性率:①在抗生素治疗前采集标本。嘱患者先行漱口,并指导或辅助患者深咳嗽,留取脓性痰送检。无痰患者检查分枝杆菌或肺孢子菌可用高渗盐水雾化导痰。②一般要求在 2 h 内送检。延迟送检或待处理标本应置于 4 ℃保存(不包括疑为肺炎链球菌感染者),且在 24 h 内处理。③挑取脓性部分涂片做革兰氏染色,镜检筛选合格标本(鳞状上皮细胞 <10 个 / 低倍视野,多形核白细胞 >25 个/ 低倍视野,或两者比例 <1∶2.5)。涂片油镜见到典型形态肺炎链球菌或流感嗜血杆菌有诊断价值。

2. 检测结果诊断意义的判断

(1) 确诊 从无污染的标本(血液、胸腔积液、经支气管吸引或经胸壁穿刺)发现病原体,或者从呼吸道分泌物发现不在上呼吸道定植的可能病原体(如结核分枝杆菌、军团菌、流感病毒、呼吸道合胞病毒、副流感病毒、腺病毒、肺孢子菌和致病性真菌)。

(2) 有意义 包括:①呼吸道分泌物(痰液或支气管镜吸引物)涂片或培养发现可能的肺部感染病原体,且与临床相符合。②定量或半定量培养达到有意义生长浓度。

3. 病原学诊断技术的应用和选择 门诊患者病原学检查不列为常规,但怀疑有常规抗菌治疗方案不能覆盖的病原体感染(如结核)或初始经验性抗菌治疗无反应及怀

疑某些传染性或地方性呼吸道病原体等,需要进一步做病原学检查。住院患者应做血培养(两次)和呼吸道分泌物培养。经验性抗菌治疗无效者、免疫低下者、怀疑特殊感染而痰液标本无法获得或缺少特异性者、需要鉴别诊断者,可选择性通过纤维支气管镜下呼吸道防污染采样或支气管肺泡灌洗采样做细菌或其他病原体检测。非典型病原体(肺炎支原体、肺炎衣原体)血清学检测仅用于流行病学调查的回顾性诊断,不作为临床个体患者的常规处理依据,重症 CAP 推荐做军团菌尿抗原或血清抗体检测。

四、诊断

(一) 临床诊断

CAP 的诊断依据如下。

1. 发病地点 社区发病。

2. 肺炎相关的临床表现 ①新近出现的咳嗽、咳痰或原有呼吸道疾病症状加重,伴或不伴脓性痰 / 胸痛 / 呼吸困难 / 咯血;②发热;③肺实变体征和(或)闻及湿啰音;④外周血白细胞 $>10×10^9/L$ 或 $<4×10^9/L$,伴或不伴细胞核左移。

3. 胸部影像学检查 显示新出现的斑片状浸润影、叶 / 段实变影、磨玻璃影或间质性改变,伴或不伴胸腔积液。

符合上述 1、3 及 2 中任何一项,并除外肺结核、肺部肿瘤、非感染性肺间质性疾病、肺水肿、肺不张、肺栓塞、肺嗜酸性粒细胞浸润症及肺血管炎等后,可建立临床诊断。

(二) 严重度评价

依据临床和必要的实验室资料对 CAP 病情严重程度做出评估,从而决定治疗场所(门诊、住院或入住 ICU),这也是选择药物及用药方案的基本依据。评估病情可以用英国胸科学会(BTS)制定的 CURB-65 评分标准(表 2-2-1),也可以参考我国 2016 年制定的《社区获得性肺炎诊断和治疗指南》或 2019 年美国感染病学会、美国胸科学会(IDSA/ATS)制定的重症 CAP 标准。

表 2-2-1 CURB-65 评分标准

指标	计分
意识模糊:经一种特定的精神检测证实,或患者对人物、地点、时间的定向障碍	1
血尿素氮(BUN):>7 mmol/L(20 mg/dL)	1
呼吸频率:≥30 次 /min	1
低血压:收缩压 <90 mmHg 或舒张压≤60 mmHg	1
年龄≥65 岁	1

注:评分 0~1 分的患者门诊治疗,2 分者留院观察或短期住院,3 分者住院治疗,4 或 5 分者需进入 ICU。

我国的重症 CAP 诊断标准：符合下列 1 项主要标准或≥3 项次要标准者可诊断为重症肺炎。

(1) 主要标准　①需要气管插管行机械通气治疗；②感染性休克经积极液体复苏后仍需要血管活性药治疗。

(2) 次要标准　①呼吸频率≥30 次 /min；②氧合指数≤250 mmHg（1 mmHg=0.133 kPa）；③多肺叶浸润；④意识障碍和（或）定向障碍；⑤血尿素氮≥7.14 mmol/L；⑥收缩压 <90 mmHg 需要积极的液体复苏。

五、治疗

(一) 总体原则

1. 及时经验性抗感染治疗　临床诊断 CAP 患者在完成基本检查及病情评估后，应尽快开始经验性抗感染治疗。药物选择的依据应是：CAP 病原谱的流行病学分布和当地细菌耐药监测资料、临床病情评价、抗菌药物理论与实践知识（抗菌谱、抗菌活性、药动学和药效学、剂量和用法、不良反应、药物经济学）和治疗指南等，覆盖 CAP 最常见的病原体。在获得可靠的病原学诊断后应及时转为目标治疗。

2. 重视病情评估和病原学检查　在疗程中需要经常评价整体病情的治疗反应。如经过通常有效的初始经验性抗菌治疗 48~72 h 或更长时间后病情无改善或反见恶化，即为"无反应性肺炎"，应寻找原因和进一步处理（见后）。

3. 把握住院治疗指征　按照 CURB-65 标准对病情严重度进行评估，轻症 CAP 提倡门诊治疗，某些需要住院者应在临床病情改善后将静脉抗菌药物治疗转为口服治疗，并早期出院。

4. 抗感染疗程视病原体决定　一般于热退后 2~3 d 且主要呼吸道症状明显改善后停药，一般情况下肺炎链球菌和其他细菌性肺炎一般疗程为 7~10 d，肺炎支原体和肺炎衣原体肺炎为 10~14 d；免疫健全宿主军团菌病 10~14 d，免疫抑制宿主则应适当延长疗程。疗程尚需参考基础疾病、细菌耐药及临床病情严重程度等综合考虑，既要防止疗程不足，更要防止疗程过长。目前推荐，轻中度 CAP 疗程 5~7 d。

(二) 经验性抗感染治疗方案

经验性抗感染治疗方案的制订需要根据患者年龄、基础疾病、临床特点、实验室及影像学检查、疾病严重程度、肝肾功能、既往用药和药物敏感性情况，初步判断最有可能的病原及耐药风险，选择恰当抗感染药物及给药方案（表 2-2-2）。耐药肺炎链球菌（drug resistant *S.*

Pneumoniae, DRSP）危险性包括：年龄 >65 岁，近 3 个月内接受过抗生素治疗，免疫低下，多种内科合并症，密切接触托幼机构生活儿童者，有酗酒史者。感染肠道革兰氏阴性杆菌的危险因素包括：护理院内生活、基础心肺疾病、多种内科合并症、近期接受过抗菌药物治疗者。

(三) 重症肺炎的处理原则

除了遵循上述治疗原则，重症 CAP 特别强调积极的支持治疗，如纠正低蛋白血症，维持水电解质和酸碱平衡，循环及心肺功能支持（包括机械通气）等。

(四) 初始治疗失败的处理

初始治疗失败的原因包括：①治疗不足，治疗方案未覆盖重要病原体（如金黄色葡萄球菌、假单胞菌），或细菌耐药（耐药肺炎链球菌或在治疗过程中敏感菌变为耐药菌）。②未按抗菌药物 PK/PD 特性用药。③少见病原体（结核分枝杆菌、真菌、肺孢子菌、肺吸虫等）。④出现并发症（感染性或非感染性）。⑤机械性因素如气道阻塞。⑥非感染性疾病。如果经过评估认为治疗不足可能性较大时，可以更改抗菌治疗方案再做经验性治疗，如果经过一次更换方案仍然无效，则应进一步拓展思路寻找原因和进行更深入的诊断检查，如 CT、侵袭性病原学采样、血清学检查、肺活检等。

第二节

医院获得性肺炎

医院获得性肺炎（hospital-acquired pneumonia, HAP）与呼吸机相关性肺炎（ventilator-associated pneumonia, VAP）是我国最常见的医院获得性感染，诊断和治疗较为困难，病死率高。HAP 是指患者住院期间没有接受有创机械通气，未处于病原感染的潜伏期，而于入院 48 h 后新发生的肺炎。VAP 是指气管插管或气管切开患者接受机械通气 48 h 后发生的肺炎，机械通气撤机、拔管后 48 h 内出现的肺炎也属于 VAP 范畴。VAP 是 HAP 的特殊类型。

一、病因与发病机制

(一) 病原学

细菌是非免疫缺陷患者 HAP/VAP 最常见病原，其分布及耐药特点随区域、医院级别、患者基础疾病及用药情况有所差异，且随时间而改变。我国大规模流行病学数据较少，现有资料显示，HAP/VAP 常见病原菌包括鲍曼不动杆菌、铜绿假单胞菌、肺炎克雷伯菌、金黄色葡萄球菌和

表 2-2-2　初始经验性抗感染药物选择(中国成人社区获得性肺炎诊断和治疗指南,2016)

不同人群	常见病原体	初始经验性抗感染药物选择	备注
门诊治疗 **(推荐口服给药)**			
无基础疾病青壮年	肺炎链球菌、肺炎支原体、流感嗜血杆菌、肺炎衣原体、流感病毒、腺病毒、卡他莫拉菌	①氨基青霉素类、青霉素类/酶抑制剂复合物;②一代、二代头孢菌素;③多西环素/米诺环素;④呼吸喹诺酮类;⑤大环内酯类	①根据临床特征鉴别细菌性肺炎、支原体/衣原体肺炎和病毒性肺炎;②门诊轻症支原体、衣原体和病毒性肺炎多有自限性
有基础疾病或老年人(年龄≥65 岁)	肺炎链球菌、流感嗜血杆菌、肺炎克雷伯菌等肠杆菌科菌,肺炎衣原体、流感病毒、RSV、卡他莫拉菌	①青霉素类/酶抑制剂复合物;②二代、三代头孢菌素(口服);③呼吸喹诺酮类;④青霉素类/酶抑制剂复合物、二代头孢菌素、三代头孢菌素联合多西环素/米诺环素或者大环内酯类	年龄>65 岁、存在基础病(慢性心脏、肺、肝、骨疾病,糖尿病、免疫抑制)、酗酒、3 个月内接受过 β-内酰胺类药物治疗是耐药肺炎链球菌感染的危险因素,不宜单用多西环素/米诺环素或者大环内酯类药物
需入院治疗但不必收住 ICU(可选择静脉或者口服给药)			
无基础疾病青壮年	肺炎链球菌、流感嗜血杆菌、卡他莫拉菌、金黄色葡萄球菌、肺炎支原体、肺炎衣原体、流感病毒、腺病毒、其他呼吸道病毒	①青霉素 G、氨基青霉素类、青霉素类/酶抑制剂复合物;②二代、三代头孢菌素、头霉素类、氧头孢烯类;③上述药物联合多西环素/米诺环素或者大环内酯类;④呼吸喹诺酮类;⑤大环内酯类	①我国成人 CAP 致病菌中肺炎链球菌对静脉青霉素耐药率仅 1.9%,中介率仅 9% 左右,青霉素中介肺炎链球菌感染的住院 CAP 患者仍可以通过提高静脉青霉素剂量达到疗效;②疑似非典型病原体感染首选多西环素/米诺环素或呼吸喹诺酮类,在支原体耐药率较低地区可选择大环内酯类
有基础疾病或老年人(年龄≥65 岁)	肺炎链球菌、流感嗜血杆菌、肺炎克雷伯菌等肠杆菌科菌,流感病毒、RSV、卡他莫拉菌、厌氧菌、军团菌	①青霉素类/酶抑制剂复合物;②三代头孢菌素或其酶抑制剂复合物、头霉素类、氧头孢烯类、厄他培南等碳青霉烯类;③上述药物单用或者联合大环内酯类;④呼吸喹诺酮类	①有基础病患者及老年人要考虑肠杆菌科感染可能,并需要进一步评估产 ESBL 肠杆菌科感染的风险;②老年人需关注吸入风险因素
需入住 ICU **(推荐静脉给药)**			
无基础疾病青壮年	肺炎链球菌、金黄色葡萄球菌、流感病毒、腺病毒、军团菌	①青霉素类/酶抑制剂复合物、三代头孢菌素、头霉素类、氧头孢烯类、厄他培南联合大环内酯类;②呼吸喹诺酮类	①肺炎链球菌感染最常见,其他要考虑的病原体包括金黄色葡萄球菌、军团菌属、流感病毒等;②流感流行季节注意流感病毒感染,考虑联合神经氨酸酶抑制剂,并注意流感继发金黄色葡萄球菌感染,必要时联合治疗 MRSA 肺炎的药物
有基础疾病或老年人(年龄≥65 岁)	肺炎链球菌、军团菌、肺炎克雷伯菌等肠杆菌科菌,金黄色葡萄球菌、厌氧菌、流感病毒、RSV	①青霉素类/酶抑制剂复合物、三代头孢菌素或其酶抑制剂的复合物、厄他培南等碳青霉烯类联合大环内酯类;②青霉素类/酶抑制剂复合物、三代头孢菌素或其酶抑制剂复合物、厄他培南等碳青霉烯类联合呼吸喹诺酮类	①评估产 ESBL 肠杆菌科细菌感染风险;②关注吸入风险因素与相关病原菌的药物覆盖
有铜绿假单胞菌感染危险因素 CAP,需住院或者入住 ICU(推荐静脉给药)	铜绿假单胞菌,肺炎链球菌、军团菌、肺炎克雷伯菌等肠杆菌科菌,金黄色葡萄球菌、厌氧菌、流感病毒、RSV	①具有抗假单胞菌活性的 β-内酰胺类;②有抗假单胞菌活性的喹诺酮类;③具有抗假单胞菌活性的 β-内酰胺类联合有抗假单胞菌活性的喹诺酮类或氨基糖苷类;④具有抗假单胞菌活性的 β-内酰胺类、氨基糖苷类、喹诺酮类三药联合	危险因素包括:①有结构性肺病患者;②气道铜绿假单胞菌定植;③因慢性气道疾病反复使用抗菌药物或糖皮质激素。重症患者或明确耐药患者推荐联合用药

注:一代头孢菌素:头孢唑林、头孢拉定、头孢氨苄、头孢硫脒等;二代头孢菌素:头孢呋辛、头孢孟多、头孢替安、头孢克洛、头孢丙烯等;三代头孢菌素:静脉,头孢曲松、头孢噻肟、头孢唑肟等;口服,头孢地尼、头孢克肟、头孢泊肟酯、头孢妥仑匹酯等;呼吸喹诺酮类:左氧氟沙星、莫西沙星、吉米沙星;氨基青霉素:阿莫西林、氨苄西林;青霉素类/酶抑制剂复合物(不包括有抗假单胞菌活性的青霉素类如哌拉西林、替卡西林):阿莫西林/克拉维酸、阿莫西林/舒巴坦、氨苄西林/舒巴坦等;大环内酯类:阿奇霉素、克拉霉素、红霉素;有抗假单胞菌活性的喹诺酮类:环丙沙星、左氧氟沙星;有抗假单胞菌活性的 β-内酰胺类:头孢他啶、头孢吡肟、氨曲南、哌拉西林、哌拉西林/他唑巴坦、替卡西林、替卡西林/克拉维酸、头孢哌酮、头孢哌酮/舒巴坦、亚胺培南/西司他丁、美罗培南、帕尼培南/倍他米隆、比阿培南;头霉素类:头孢西丁、头孢美唑、头孢替坦、头孢米诺;氧头孢烯类:拉氧头孢、氟氧头孢;氨基糖苷类:阿米卡星、庆大霉素、依替米星、奈替米星、妥布霉素等;神经氨酸酶抑制剂:奥司他韦、扎那米韦、帕拉米韦;治疗 MRSA 肺炎的药物:万古霉素、利奈唑胺、替考拉宁、去甲万古霉素、头孢洛林;MRSA:耐甲氧西林金黄色葡萄球菌;ESBL:超广谱 β-内酰胺酶。

大肠埃希菌等(表 2-2-3,表 2-2-4)。患者所在地区、医院、科室的病原学监测数据及耐药情况是经验性治疗抗菌药物选择的重要依据。

表 2-2-3 我国医院获得性肺炎患者常见细菌的分离率(%)
(中国成人医院获得性肺炎与呼吸机相关性肺炎诊断和治疗指南,2018)

菌种	三级医院		二级医院
	≥18 岁	≥65 岁	
鲍曼不动杆菌	20.6~25.7	7.9~14.6	18.0
铜绿假单胞菌	18.7~20.0	23.8~22.3	11.0
肺炎克雷伯菌	8.9~14.9	5.3~17.1	21.0
金黄色葡萄球菌	9.8~12.0	8.6~15.0	11.0
大肠埃希菌	3.8~7.4	9.2~11.8	8.0
阴沟肠杆菌	2.1~4.3	2.5	无数据
嗜麦芽窄食单胞菌	4.3~6.0	1.2~2.6	无数据

表 2-2-4 我国呼吸机相关性肺炎患者常见细菌的分离率(%)
(中国成人医院获得性肺炎与呼吸机相关性肺炎诊断和治疗指南,2018)

菌种	≥18 岁	≥65 岁
鲍曼不动杆菌	12.1~50.5	10.3~18.5
铜绿假单胞菌	12.5~27.5	27.7~34.6
肺炎克雷伯菌	9.0~16.1	5.1~13.9
金黄色葡萄球菌	6.9~21.4	5.8~15.4
大肠埃希菌	4.0~11.5	1.3~6.2
阴沟肠杆菌	2.0~3.4	3.1
嗜麦芽窄食单胞菌	1.8~8.6	4.6~9.6

(二)发病机制

HAP/VAP 常见的发病机制有误吸、气溶胶吸入、交叉感染、血行性感染等。

1. 误吸 口咽部分泌物和(或)经气管插管套囊周围渗漏的口咽定植菌的误吸是 HAP/VAP 内源性致病菌感染的主要发病机制。吞咽和咳嗽反射减弱或消失,如老年、意识障碍、食管疾患、气管插管、留置鼻胃管、胃排空延迟及张力降低者,容易发生误吸。

2. 气溶胶吸入 带菌气溶胶吸入是 HAP/VAP 发病的另一重要机制。呼吸机雾化器、氧气湿化瓶水污染是引发 HAP/VAP 外源性致病菌感染的重要来源。

3. 其他 经人工气道吸痰过程中的交叉污染及在医院感染管理和控制不力的 ICU 中的细菌直接种植是发生 HAP/VAP 的重要原因和传播方式。此外,静脉置管感染、肠道菌群移位等感染是 HAP 相对少见的发病机制,多见于机体免疫功能低下、严重腹腔感染、大面积烧伤等易于

发生菌血症的患者。

二、临床表现

HAP 的临床症状基本同 CAP,多为急性起病,也可因免疫功能低下致使起病隐匿。发热最常见,但有时会被基础疾病掩盖;咳嗽、脓性痰常见,部分患者因咳嗽反射抑制致咳嗽轻微甚至无咳嗽;有的仅表现为精神萎靡或呼吸频率增加;机械通气患者常因气道阻力上升或血氧饱和度下降而需要加大吸氧浓度。重症 HAP 可并发急性肺损伤(acute lung injury,ALI)和急性呼吸窘迫综合征、左心功能不全、肺栓塞等。查体可有肺部湿啰音甚至实变体征,视病变范围和类型而定。

三、辅助检查

实验室检查和影像学所见对 HAP 的诊断特异性甚低,尤其应注意排除肺不张、心力衰竭和肺水肿、基础疾病肺受累、药物性肺损伤、肺栓塞和急性呼吸窘迫综合征等。影像学可呈现新的或进展性肺泡浸润甚至实变,范围大小不等,严重者可出现组织坏死和多个小脓腔形成。在 VAP 可以因为机械通气肺泡过度充气使浸润和实变阴影变得不清,也可以因为合并肺损伤、肺水肿或肺不张等的发生而难以鉴别。粒细胞缺乏、严重脱水患者并发 HAP 时 X 线检查可以阴性,肺孢子菌肺炎有 10%~20% 的患者 X 线检查完全正常。

四、诊断

(一)临床诊断

HAP/VAP 的临床诊断标准为:胸部 X 线或 CT 显示新出现或进展性的浸润影、实变影或磨玻璃影,加上下列 3 种临床症候中的两种或以上,可建立临床诊断:①发热,体温 >38 ℃;②脓性气道分泌物;③外周血白细胞计数 >10×10⁹/L 或 <4×10⁹/L。在排除其他基础疾病,如肺不张、心力衰竭、肺水肿、药物性肺损伤、肺栓塞和急性呼吸窘迫综合征后,可做出临床诊断。早期诊断有赖于对 HAP 的高度警惕性。

(二)病原学诊断

准确的病原学诊断对 HAP 处理的重要性超过 CAP。对于 HAP 患者,建议首先应用非侵入方法(咳痰、鼻咽拭子、鼻咽吸引或气管导管内吸引)留取呼吸道标本进行涂片及半定量培养。当经验性治疗无效或疑有特殊病原体感染时,可采用侵入性方法(经支气管镜或经皮肺穿刺)采集标本行微生物学检查。对于 VAP 患者,通过人工气道

取下呼吸标本,有助于病原学诊断。呼吸道标本涂片镜检时观察到白细胞的微生物吞噬现象对于鉴别感染及定植有一定帮助。机械通气患者的气道和(或)人工气道易有不动杆菌属、假单胞菌属和念珠菌属定植,培养到这些微生物时需鉴别是否为致病菌。HAP患者除进行呼吸道标本检测外,应常规进行血培养检查。

(三)多药耐药菌感染的危险因素评估

近年来非常强调对感染多药耐药(multiple drug resistance,MDR)菌的危险因素进行评估。HAP患者感染MDR菌的危险因素为:前90 d内曾静脉使用过抗菌药物。VAP患者感染MDR的危险因素包括:①前90 d内曾静脉使用过抗菌药物。②住院≥5 d发生的VAP。③病情危重,合并感染性休克。④发生VAP前有急性呼吸窘迫综合征。⑤接受连续性肾脏替代治疗等。

(四)病情评估

HAP患者若符合下列任一项标准,可考虑存在高死亡风险,视为危重症患者:①需要气管插管机械通气治疗;②感染性休克经积极液体复苏后仍需要血管活性药治疗。一般VAP均视为危重症患者,但有些患者因原发疾病不能有效控制,需要长期有创机械通气,若发生VAP(有时是反复发生)并非均为危重症,此时可依据序贯器官衰竭评分(sequential organ failure assessment,SOFA)(表2-2-5)或急性生理学和慢性健康状况评价Ⅱ(acute physiology and chronic health evaluation,APACHE Ⅱ)辅助判断。qSOFA评分由意识改变、收缩压≤100mmHg和呼吸频率≥22次/min构成,当qSOFA评分≥2时,应警惕危重症的发生。

五、治疗

(一)治疗原则

治疗原则包括:抗感染治疗、呼吸支持治疗(如吸氧和机械通气)、支持治疗及痰液引流等。其中以抗感染治疗最重要。

(二)抗感染治疗

1. 经验性抗感染治疗的药物选择　主要应根据患者病情严重性及感染MDR菌的危险因素进行选择。非危重HAP且非MDR致病菌感染危险人群,宜单药治疗,选择抗假单胞菌青霉素类、β-内酰胺酶抑制剂合剂、三代或四代头孢菌素,青霉素过敏者可选用氟喹诺酮类。非危重HAP且MDR菌感染高风险者,推荐单药或联合治疗,选择一种具有抗假单胞菌的药物,如β-内酰胺酶抑制剂合剂、头孢菌素、碳青霉烯类,联合抗假单胞菌的喹诺酮或氨基糖苷类。危重HAP:推荐联合治疗,选择一种具有抗假单胞菌的β-内酰胺酶抑制剂合剂或碳青霉烯类,联合抗假单胞菌的喹诺酮或氨基糖苷类。有耐甲氧西林金黄色葡萄球菌(MRSA)感染风险时,可联合万古霉素或利奈唑胺。有广泛耐药(XDR)阴性菌感染风险时,可联合多黏菌素或替加环素。

2. 疗效评估及药物调整　临床改善通常发生在治疗后48~72 h,因此,在这段时期,除非患者病情迅速恶化,否则不应改变治疗方案。初始经验性治疗48~72 h后,应及时根据治疗反应和细菌培养结果对疗效进行再评估:①48~72 h病情有所改善:培养阳性者应针对培养结果,在可能的情况下改用窄谱抗菌药物;治疗5~7 d后再

表2-2-5　序贯器官衰竭评分的预测指标与评分标准

病变部位	预测指标	评分标准(分)				
		0	1	2	3	4
呼吸系统	氧合指数(mmHg)	≥400	300~399	200~299	100~199,呼吸支持	<100,呼吸支持
凝血系统	血小板计数(×10⁹)	>150	101~150	51~100	21~50	<21
肝	胆红素(mmol/L)	<20	20~32	33~101	102~204	>204
心血管系统	平均动脉压(mmHg)	≥70	<70			
	儿茶酚胺类药物剂量[μg/(kg·min)]			多巴胺≤5,多巴酚丁胺(任何剂量)	多巴胺>5或肾上腺素≤0.1或去甲肾上腺素≤0.1	多巴胺>15或肾上腺素>0.1或去甲肾上腺素>0.1
中枢神经系统	Glasgow评分	15	13~14	10~12	6~9	<6
肾	肌酐(μmol/L)	<110	110~170	171~299	300~440	>440
	24 h尿量(mL)				201~500	<200

注:取6项评分指标的总和,每日评估时应取每日最差值;1 mmHg=0.133 kPa。

次评价,如培养阴性者可考虑停用抗菌药物。②48~72 h病情无改善:培养阳性者,应调整抗菌药物并积极寻找原因;培养阴性者,应通过相关检查寻找原因。

3. 疗程　在遵循普遍规律的同时提倡个体化,取决于感染的病原体、严重程度、基础疾病及临床治疗反应等。根据近年临床研究结果,除了多重耐药菌,多数情况下有效的抗感染疗程可从传统的14~21 d缩短至7~8 d,部分患者可用至14 d。出现脓肿、伴有免疫功能损害者应适当延长疗程。

六、预防

应采取半卧位(头部抬高 30°~45°),以有效减少误吸和 HAP 的发病。对呼吸治疗器械要严格消毒、灭菌。

尽量使用无创通气预防 VAP。手部清洁是预防 HAP 简便而有效的措施。对粒细胞减少症、器官移植等高危人群应采用保护性隔离技术。肺炎链球菌肺炎疫苗对易感人群(如老年人及慢性心肺疾病、糖尿病等患者)有一定的预防作用。

(陈　愉)

第四章　常见的病原体所致肺炎

临床上常见的肺炎病原体有肺炎链球菌、葡萄球菌、肺炎克雷伯菌、肺炎支原体等。各种病原体肺炎的临床表现常缺乏特征性,不同病原体所致肺炎的鉴别主要依赖痰培养、胸腔积液培养或血培养分离到相应的细菌或真菌,非典型病原体肺炎可应用血清学方法进行诊断。

第一节
肺炎链球菌肺炎

肺炎链球菌肺炎是由肺炎链球菌(Streptococcus Pneumoniae)感染所引起的肺部炎症,约占社区获得性肺炎的1/2。常急性起病,以高热、寒战、咳嗽、血痰及胸痛为临床表现,胸部影像学呈肺段或肺叶实变炎症。肺炎链球菌肺炎罹患率高,是引起重症 CAP 的重要病原体,尤其近年来临床出现了耐青霉素肺炎链球菌,因而受到广泛关注。

一、病因与发病机制

肺炎链球菌为革兰氏阳性球菌,多双链或短链排列,属于条件致病菌。机体免疫正常时,肺炎链球菌是寄居在口咽部的正常菌群。荚膜多糖是肺炎链球菌的重要毒力因子,可抵抗宿主细胞吞噬。当肺泡细胞由于流感病毒或鼻病毒感染、化学物质伤害、外伤等原因损伤时,可增加肺炎链球菌对细胞的黏附作用,延迟细菌的清除并在肺泡增殖。肺炎链球菌细胞壁上的成分引起炎症反应并释放溶血素等毒力因子,从而造成感染。有些药物(如酒精、麻醉药、糖皮质激素)可以延缓多形核白细胞的迁移,导致肺炎的发生和播散。当机体免疫不能将细菌限制于肺部时,

细菌可向肺门淋巴结扩散,并可引起菌血症、脑膜炎、心包炎、腹膜炎、乳突炎和心内膜炎等侵袭性肺炎链球菌感染。

二、临床表现

患者发病前常有受凉、淋雨、疲劳、醉酒、病毒感染史,多有上呼吸道感染的前驱症状。典型表现是起病急骤,高热、寒战、全身肌肉酸痛,部分患者有痰中带血或铁锈色痰。可有胸部持续性疼痛,并放射到肩部或腹部,咳嗽或深呼吸时加剧。偶有恶心、呕吐、腹痛或腹泻。患者基础状况不同,临床表现有很大差异。新生儿、老年人、重度免疫抑制患者、无脾者及有其他合并症的患者是侵袭性肺炎链球菌感染的易感人群。

患者呈急性面容,体温、脉搏和呼吸频率都可以明显升高,部分患者可以出现体温的降低,口角和鼻周可出现单纯疱疹。早期肺部体征无明显异常,仅有患侧呼吸运动幅度的减弱,叩诊稍浊,听诊可有呼吸音减弱及胸膜摩擦音。肺实变时肺部叩诊浊音,实变区语音震颤增强并可闻及支气管呼吸音。伴有胸腔积液形成时,可出现肺底部叩诊浊音、语音震颤消失及横膈运动幅度减低。重症感染时可伴休克、急性呼吸窘迫综合征及神经精神症状,表现为意识模糊、烦躁、呼吸困难、嗜睡、谵妄、昏迷等。

三、辅助检查

(一)实验室检查

血白细胞计数$(10\sim20)\times10^9/L$,中性粒细胞多在 80% 以上,并有核左移,细胞内可见中毒颗粒。年老体弱、酗酒、免疫功能低下者的白细胞计数可不增高,但中性粒细胞百

分比仍增高,CRP 增高。

(二) 影像学检查

典型的肺炎链球菌肺炎为大叶性肺炎,病灶局限于肺叶或肺段。早期胸部影像学仅见肺纹理增粗,或受累的肺段、肺叶稍模糊。随着病情进展,可见大片炎症浸润阴影或实变影,在实变中可见支气管充气征,肋膈角可有少量胸腔积液。

(三) 病原学检查

病原学检查详见本节"病原学诊断"相关内容。

四、诊断

(一) 临床诊断

患者起病急骤,出现发热、寒战、咳嗽、咳痰等症状,发病前数天有上呼吸道感染的前驱症状。体检发现肺实变体征,胸部影像学显示大叶性肺炎,需考虑肺炎链球菌肺炎。但是其临床和影像学表现缺乏特异性,需要与其他化脓性细菌性肺炎进行鉴别。主要通过病原学检查明确诊断。

(二) 病原学诊断

痰直接涂片做革兰氏染色及荚膜染色镜检,如发现典型的革兰氏染色阳性、带荚膜的双球菌或链球菌,即可初步做出病原学诊断。痰标本由于可能被鼻咽部定植菌污染,痰培养时必须同时做痰涂片革兰氏染色和显微镜检,若镜检为合格痰标本且培养出肺炎链球菌,可推定病原体为肺炎链球菌。血液、胸腔积液或肺组织中培养检出肺炎链球菌,可确定病原学诊断。

检测尿液中 C 多糖抗原诊断成人肺炎链球菌肺炎敏感性为 50%~80%,特异性达 90%,且快速、简便,具有较高的病原诊断价值,对于非儿童患者尿抗原(ICT 法)阳性可作为病原学确诊依据。使用聚合酶链反应(PCR)检测肺炎链球菌核酸具有很高的特异性,但是无法区分定植和感染,需要对结果进行综合判断。

五、治疗

肺炎链球菌不产 β- 内酰胺酶,青霉素敏感的菌株首选青霉素 G、氨苄西林、二代或三代头孢菌素等。对青霉素类耐药的机制是该菌的青霉素结合蛋白发生变异,使药物和靶位的结合力降低。这种耐药常可以通过使用高浓度的青霉素来克服。对于耐青霉素肺炎链球菌(PRSP)首选头孢噻肟、头孢曲松及呼吸喹诺酮类药物(左氧氟沙星、莫西沙星、吉米沙星),大剂量青霉素不作为首选。喹诺酮药物如左氧氟沙星、莫西沙星等已经成为耐青霉素肺炎链球菌肺炎治疗首选药物之一。由于在我国肺炎链球菌

对于新型大环内酯类药物耐药率高,而且大多为高水平耐药,因此,对于肺炎链球菌肺炎尤其是中重度患者不推荐单用新型大环内酯类药物。

早期有效抗菌药物使用可能改善重症肺炎链球菌肺炎的预后,因而对于诊断为肺炎的患者需尽早开始抗菌药物治疗。其他的支持治疗包括吸氧、机械通气、液体复苏、血管活性药的应用、营养支持。

经抗菌药物治疗后,高热常在 24 h 内消退,或数日内逐渐下降。若体温降而复升或 3 d 后仍不降低者,应考虑肺炎链球菌的肺外感染,如脓胸、心包炎或关节炎等,以及药物未能覆盖致病菌、细菌耐药或药物热等原因。有 10%~20% 的肺炎链球菌肺炎患者可伴发胸腔积液,当治疗效果欠佳时需进行胸腔积液穿刺,确定为脓胸者,需积极排脓引流。

六、预防

肺炎链球菌疫苗是预防肺炎链球菌感染的最有效手段,其中 23 价肺炎链球菌多糖疫苗可覆盖我国 85% 以上的致病肺炎链球菌血清型。建议 2 岁以上尤其是感染肺炎链球菌重点人群(老年人群,患有慢性心血管疾病、慢性肺病、糖尿病、酒精中毒、慢性肝病、无脾个体、免疫功能受损者)接种。

第二节
葡萄球菌肺炎

葡萄球菌肺炎(staphylococcal pneumonia)是指主要由金黄色葡萄球菌引起的急性肺化脓性炎症。多起病急骤,表现为高热、寒战、胸痛和脓性痰,可早期出现循环衰竭。由于耐甲氧西林金黄色葡萄球菌(methicillin resistant *Staphylococcus aureus*,MRSA)的广泛传播及产生杀潘顿 - 瓦伦丁白细胞素(Panton-Valentine leukocidin,PVL)菌株的出现,金黄色葡萄球菌作为引起社区获得性肺炎和医院获得性肺炎的重要病原体受到越来越多的重视。

一、病因与发病机制

金黄色葡萄球菌是 种需氧的革兰氏阳性球菌,在血平板上呈淡黄色菌落并伴有 β 溶血环。可产生溶血毒素、PVL、肠毒素、表皮剥脱素、毒性休克综合征毒素 -1 等多种毒素,引起溶血、坏死、杀白细胞、血管痉挛、休克等作用。

金黄色葡萄球菌感染人体可分为 5 个阶段:①定植;

②局部感染;③全身播散和血流感染;④迁徙性感染;⑤中毒表现。金黄色葡萄球菌产生的凝固酶可在菌体外形成保护膜以抵抗宿主吞噬细胞的杀灭作用,所释放的多种酶可导致肺组织的坏死和脓肿形成,坏死组织或脓液阻塞细支气管,形成单向活瓣作用,产生张力性肺气囊肿。病变累及或穿破胸膜或肺气囊肿张力过高破溃,可形成脓胸或脓气胸,病变消散时可形成肺囊肿。

二、临床表现

本病起病多急骤,出现高热、寒战、咳嗽、脓性痰,可出现痰中带血或脓血痰。

毒血症状明显,病情严重者可早期出现周围循环衰竭。早期可无体征,与严重的中毒症状和呼吸道症状不平行。体征无特异性,病变较大或融合时可有肺实变体征,气胸或脓气胸时出现相应体征。血源性肺炎应注意肺外病灶,有无皮肤伤口、疖、痈和使用中心静脉导管等。如有静脉吸毒史,多有皮肤针口和三尖瓣赘生物,可闻及心脏杂音。

三、辅助检查

实验室检查常见白细胞计数明显升高,中性粒细胞数量明显增加并出现核左移。在有基础心内膜炎时,常可出现血尿、贫血和肾功能异常。血源性金黄色葡萄球菌肺炎的胸部 X 线常表现为多发性、分散的空洞样病变,多见于两肺周边部位。吸入性肺炎胸部 X 线显示肺段或肺叶实变,可形成空洞和液平。X 线表现具有易变性,表现为一处炎症浸润消失而在另一处出现新的病灶,或很小的单一病灶发展为大片阴影。

四、诊断

(一)临床诊断

患者起病急骤,出现发热、寒战、咳嗽、咳痰等症状,胸部 X 线显示肺段、肺叶实变或多发性的空洞样病变,结合患者皮肤病灶、血管导管植入或静脉吸毒等病史,需考虑葡萄球菌肺炎。主要通过病原学检查明确诊断。

(二)病原学诊断

痰涂片发现成簇的革兰氏阳性球菌,特别是在细胞内发现这样的细菌,高度支持葡萄球菌肺炎诊断。金黄色葡萄球菌非常容易自痰培养中检出。对于吸入性肺炎只有约 25% 的病例可以在血培养中检出细菌,而由血行感染

的葡萄球菌肺炎可以多次血培养阳性。

五、治疗

甲氧西林敏感的金黄色葡萄球菌感染治疗选用耐青霉素酶的青霉素类药物(氯唑西林、苯唑西林等)。青霉素过敏的患者,可选用头孢菌素治疗。MRSA 引起的肺炎首选万古霉素或利奈唑胺,还可选用去甲万古霉素、替考拉宁和头孢洛林进行治疗,必要时联合利福平或夫西地酸。对于菌血症、可疑性心内膜炎或感染性休克可应用万古霉素或达托霉素。社区获得性耐甲氧西林金黄色葡萄球菌(CR-MRSA)肺炎,糖肽类(万古霉素、替考拉宁)和利奈唑胺是首选药物。

由于葡萄球菌肺炎合并脓胸的概率很高,因而所有出现胸腔积液的葡萄球菌肺炎患者均应进行胸腔穿刺确定是否合并脓胸,对于合并脓胸的患者需要积极地引流治疗。合并三尖瓣赘生物且反复出现感染性肺部栓塞的患者需要考虑进行三尖瓣置换。已经感染的血管导管或其他植入器械必须拔除。

第三节
肺炎克雷伯菌肺炎

肺炎克雷伯菌肺炎(*Klebsiella pneumoniae* pneumonia)是肺炎克雷伯菌(*Klebsiella pneumoniae*)引起的急性肺部炎症,亦称 Friedländer 肺炎,是常见的医院获得性肺炎。近年来,肺炎克雷伯菌在医院内感染中已占重要地位,病菌传播迅速,可导致医院内暴发性感染。

一、病因与发病机制

肺炎克雷伯菌为革兰氏阴性菌,为人胃肠道正常定植菌,在正常健康人中很少致病,通常是糖尿病合并社区获得性肺炎、医院感染和机会感染的重要病原体。近年来,肺炎克雷伯菌耐药率及高毒力菌株的流行率都在逐年上升。肺炎克雷伯菌可产生荚膜,无动力,按荚膜抗原 K 的成分,可用荚膜肿胀试验分为 80 个型。荚膜多糖是肺炎克雷伯菌的主要毒力因子,可抑制吞噬细胞的吞噬作用。该细菌可产生多种菌毛,其中 1 型菌毛与细菌黏附于宿主细胞有关。LPS 是另一种致病因素,激活补体。肺炎克雷伯菌可引起原发性大叶性肺炎,病理变化与肺炎链球菌所致者不同。肺泡壁常坏死、液化,形成单个或多个脓腔,肺泡内含大量血性黏稠痰。

二、临床表现

肺炎克雷伯菌引起的肺炎常起病急骤,常有高热、畏寒、胸痛、脓性痰,痰液黏稠不易咳出,可呈砖红色或深棕色胶冻样,重症患者出现呼吸困难和发绀,甚至出现全身衰竭、休克、黄疸。16%~50% 的患者有肺脓肿形成,并可出现脓胸、肺部空洞等,严重者可出现肺叶坏死。体格检查可见相应的肺实变、胸腔积液的体征。感染肺炎克雷伯菌的糖尿病患者,细菌易发生血行播散,形成肝脓肿等其他部位脓肿。

三、辅助检查

血常规可见白细胞计数升高,中性粒细胞核左移。部分患者可出现白细胞计数减少,提示预后不良。典型的肺炎表现为肺叶实变,常发生在单侧上叶,右侧多见,50% 的患者累及多个肺叶。受累肺叶由于凝胶样沉重的痰液可引起叶间裂下垂,但在其他微生物如流感杆菌、某些厌氧菌、结核分枝杆菌感染时也可以出现类似的影像学表现。

四、诊断

根据患者的症状、体征和 X 线检查可建立肺炎的诊断,若出现黏稠的血性胶冻样痰及叶间裂下垂的 X 线表现,应怀疑肺炎克雷伯菌肺炎。病原学确诊依赖于细菌培养,需从下呼吸道防污染标本、血液或胸腔积液标本中培养到本菌,合格痰标本培养本菌生长并 >10^6 CFU/mL,有诊断参考意义。

五、治疗

肺炎克雷伯菌属于革兰氏阴性杆菌,对三代头孢菌素及氨基糖苷类药物敏感。医院获得的肺炎克雷伯菌感染具有很高的耐药性,对于产超广谱 β- 内酰胺酶(extended spectrum β-lactamase,ESBL)的菌株,轻中度感染可选择头霉素类或 β- 内酰胺酶抑制剂合剂(哌拉西林 / 他唑巴坦、头孢哌酮 / 舒巴坦);中重度感染选择碳青霉烯类(亚胺培南、美罗培南、比阿培南)或联合治疗。耐碳青霉烯类肺炎克雷伯菌(carbapenem-resistant *Klebsiella pneumoniae*,CRKP)感染的主要治疗药物包括多黏菌素类(多黏菌素 B、多黏菌素 E)、替加环素、头孢他啶 / 阿维巴坦。社区获得性高毒力菌株常为敏感菌株,药物敏感性检测结果是药物选择的重要依据。抗感染治疗效果不佳时需考虑进展为肺脓肿、脓胸、肝脓肿的可能性,需要进行积极引流或外科干预。

第四节
肺炎支原体肺炎

肺炎支原体肺炎主要是由肺炎支原体(Mycoplasma pneumoniae)引起的肺炎,占社区获得性肺炎的 5%~30%,是临床上最常见的非典型性肺炎。常隐匿起病,出现发热、干咳、寒战、头痛和乏力等症状。X 线表现为网格、结节状或间质性浸润,以下叶为主。肺部阳性体征少而影像学表现明显是支原体肺炎的一个重要特点。

一、病因与发病机制

支原体是已知最小的自由生活的微生物,属于原核生物,仅包被一层细胞膜。目前已从人体中分离出 17 种支原体,最常见的为肺炎支原体、人型支原体和解脲支原体。肺炎支原体可以引起上呼吸道和下呼吸道感染。

肺炎支原体的致病包括细胞黏附、过氧化氢和超氧阴离子的分泌及自身抗体形成等阶段。肺炎支原体通过其末端的 P1 蛋白和呼吸道纤毛上皮细胞发生黏附,病原体和细胞的紧密黏附可以促使对呼吸道上皮细胞的破坏,而 P1 蛋白则可以促使同源性抗体反应。当支原体与上皮细胞上的受体紧密结合后,可以促进机体产生自身抗体,当自身抗体与宿主的各种组织和红细胞上的 I 抗原结合,可导致冷凝集素的产生。肺炎支原体感染时产生的循环抗体可能与感染所导致的肺内和肺外表现相关。

二、临床表现

肺炎支原体肺炎起病隐匿,可出现发热、干咳、寒战、头痛和乏力等症状。个别患者可出现突发高热并伴有明显的头痛、肌痛、恶心等全身中毒症状。咳嗽是肺炎支原体感染的特点,为干咳,常持续 4 周以上。咳嗽的频率随疾病严重程度逐渐增加。如有痰,常为白色或带有血丝。胸部肌肉疼痛可能为频繁、长时间咳嗽所致,真正胸膜痛并不常见。少数患者由于疱疹性鼓膜炎可发生耳痛,是支原体感染的特征性临床表现。

体格检查患者咽喉红肿常见,少数患者触及颈部淋巴结肿大。同其他非典型肺炎相似,尽管有明显的影像学异常,肺部听诊可正常或接近正常,少数患者可闻及湿啰音和患侧呼吸音减低。胸腔积液发生率小于 20%。部分患者可合并肺外并发症,如皮疹、心包炎、脑膜炎、脊髓炎、溶血性贫血、关节炎等全身多器官受累,可能同支原体诱发的过度自身免疫反应相关。少数患者呈重症肺炎或出现肺外并发症,预后不佳。

三、辅助检查

(一) 实验室检查

血白细胞计数常 $<10 \times 10^9/L$,中性粒细胞比例一般正常,少数患者可升高。红细胞沉降率和 CRP 可能升高,尿常规、肝肾功能、电解质无特别变化,部分患者可出现贫血及胆红素增高。

(二) 影像学检查

胸部影像学表现多为上肺野、双肺病灶,小叶中心性结节、树芽征、磨玻璃影及支气管壁增厚。病情进展肺实质受累时可呈大片实变影。与其他非典型病原体相似。影像学表现和肺部体征可出现分离,常发现影像学表现严重而肺部听诊无明显阳性体征。

(三) 病原学检查

支原体培养需要特殊的人工培养基,时间较长,需 2 周以上。鼻咽拭子、痰、下呼吸道吸出物、支气管肺泡灌洗液和肺组织均可培养,但耗时长,阳性率低。支原体对外界环境敏感,标本应立即接种于转运培养基或保存液,并尽早转种于双相培养基。支原体核酸检测目前已应用于临床,适用于早期快速诊断。

血清学诊断目前采用酶联免疫吸附试验(enzyme-linked immunoadsordent assay,ELISA)、直接免疫荧光和胶体金法,可以分别检测肺炎支原体特异性 IgG 和 IgM 抗体,急性期和恢复期的双份血清抗体滴度呈 4 倍或 4 倍以上变化有回顾性诊断意义。冷凝集试验曾是诊断的重要方法,但其阳性率仅有 50%,且为非特异性结果,故现仅作为参考。

四、诊断

根据典型的临床症状和体征,结合胸部 X 线检查进行判断,确诊依赖于病原学诊断,包括支原体培养、核酸检测和血清学检查。

五、治疗

肺炎支原体所致的肺炎常为自限性,很少有重症患者。治疗可以选用大环内酯类、喹诺酮类和四环素。为了减少复发,推荐疗程为 2 周。我国肺炎支原体对大环内酯类药物呈现高耐药率,对于应用大环内酯类药物治疗 72 h 仍无明显改善的成年患者,应考虑大环内酯类耐药菌株感染的可能,可改为呼吸喹诺酮类(左氧氟沙星、莫西沙星等)和四环素类。有效的抗感染治疗能够缩短病程,减少咳嗽和患者的传染性。临床有效治疗后,肺炎支原体抗体阳性仍能持续数月。

(陈 愉)

第五节
肺孢子菌肺炎 ▣

第六节
病毒性肺炎 ▣

第五章　肺脓肿

肺脓肿(lung abscess)是由多种病原菌引起的肺实质坏死的肺部化脓性感染,一般为单个脓灶,偶尔可出现多发性散在病灶,早期为肺组织的感染性炎症,继而坏死液化,由肉芽组织包绕形成脓肿。

一、病因与发病机制

(一) 病原学

急性肺脓肿感染的细菌与口腔、上呼吸道常见菌群相一致,40%~50% 为厌氧菌感染,40%~50% 为混合感染,而由需氧菌或兼性厌氧菌引起的感染占 10%~20%。

常见的厌氧菌主要为消化球菌、核粒梭形杆菌、黑色素类杆菌、中间类杆菌、微需氧链球菌等。常见的需氧和兼性厌氧菌主要为金黄色葡萄球菌、溶血性链球菌、肺炎克雷伯菌、铜绿假单胞菌、变形杆菌、大肠埃希菌等。少见的致病菌包括嗜肺军团菌、诺卡菌及真菌等。

(二) 发病机制

肺脓肿的发生机制与病因密切相关,根据不同病因和感染途径可分为以下类型。

1. 吸入性肺脓肿　是最常见的肺脓肿类型,约占

60%，病原体经口腔、上呼吸道吸入致病，误吸是常见原因。临床上常见为全身麻醉、酗酒、脑血管意外、癫痫发作、使用镇静药过量等出现意识障碍时，或由于受寒、极度疲劳等情况下，全身抵抗力下降、咽喉保护性反射减弱或消失、气道防御清除功能下降时，可吸入病原菌致病，包括扁桃体炎、鼻窦炎、牙周疾病、牙槽脓溢或龋齿的分泌物，口腔、鼻腔部术后的血块、呕吐物等，可经气管吸入肺内造成细支气管阻塞，远端肺组织萎缩，病原菌迅速繁殖，引起化脓性炎症、组织坏死，形成脓肿。由于右主支气管较左侧陡直，且管径较粗大，吸入物易吸入右肺，故右肺发病多于左肺。

2. 继发性肺脓肿　多继发于肺部其他疾病，如细菌性肺炎或支气管扩张、支气管囊肿、支气管肺癌、空洞性肺结核等。此外，肺部邻近器官的病变，如食管－支气管瘘、膈下脓肿、肝脓肿、肾周围脓肿等，也可以引起肺脓肿。

3. 血源性肺脓肿　指肺外部位感染病灶的细菌或脓毒性栓子经血行途径播散至肺部，导致小血管栓塞，肺组织化脓性炎症坏死而形成肺脓肿。多见于葡萄球菌败血症、感染性心内膜炎、肝脓肿、急性化脓性骨髓炎，也可见于面部和皮肤的化脓性感染。

二、临床表现

（一）临床症状

急性肺脓肿往往起病急骤，可有畏寒、高热，伴有咳嗽、咳黏液痰或黏液脓性痰。如感染不能及时控制，经 1~2 周后咳嗽加剧，咳出大量脓臭痰及坏死组织，每日可达 300~500 mL，脓臭痰多为厌氧菌感染所致。炎症累及胸膜可引起胸痛。病变范围较广泛时，可出现呼吸困难。同时可伴有精神萎靡、乏力、食欲不振等全身症状。病情迁延超过 3 个月，形成慢性肺脓肿。表现为反复不规则发热、咳脓性痰、咯血及消瘦、贫血等全身中毒症状。

血源性肺脓肿常有肺外感染灶，先有原发病灶引起的畏寒、高热等全身中毒症状，经过数日至数周后才出现咳嗽、咳痰等呼吸道症状。

（二）体征

疾病早期病变较小或为肺深部病变，肺部可无异常体征，或于患侧出现湿啰音等肺炎体征。病变较大时可出现肺炎实变体征。肺脓肿脓腔较大时，支气管呼吸音更明显，可有空瓮音或空洞型呼吸音。累及胸膜时可闻及胸膜摩擦音或出现胸腔积液体征。慢性肺脓肿常伴有杵状指（趾）。

三、辅助检查

（一）实验室检查

急性肺脓肿患者外周血白细胞计数可达 $(20~30) \times 10^9$/L，中性粒细胞常 >80%，核明显左移，常有中毒颗粒。慢性肺脓肿患者白细胞可稍升高或正常，可有轻度贫血，红细胞沉降率加快，C 反应蛋白明显升高。

（二）病原学检查

经口咳出的痰液易被口腔现存的细菌污染，因此咳出痰应立即做培养。如有条件可经气管吸引或经纤维支气管镜双套管防污染毛刷或支气管肺泡灌洗在下呼吸道直接采样，做涂片染色检查和需氧、厌氧菌培养。血源性肺脓肿患者的血培养可发现致病菌。伴有脓胸或胸腔积液者，胸腔积液病原菌检查阳性结果可直接诊断为肺脓肿病原体。免疫低下者的肺脓肿，还应行真菌和分枝杆菌的染色涂片。

（三）影像学检查

吸入性肺脓肿在早期化脓性炎症阶段，典型胸部 X 线表现为大片浓密、边缘模糊的浸润性阴影，分布于一个或数个肺段。脓肿形成后，可出现圆形透亮区或气－液平面的脓腔，其四周为浓密炎症浸润阴影，脓肿壁光整或略有不规则。在消散期，脓肿周围炎症吸收，脓腔缩小而至消失，最后残留少许纤维条索阴影。

慢性肺脓肿脓腔壁增厚，内壁不规则，周围炎症吸收不完全，伴有纤维组织增生及邻近胸膜增厚，并有程度不等的肺叶萎缩，纵隔可向患侧移位。

血源性肺脓肿胸部 X 线表现为在一肺或双肺周边部有多发的散在小片状炎症阴影，或边缘整齐的球形和椭圆形结节状致密阴影，大小不一，其中可见小脓腔及液平。炎症吸收后可呈现局灶性纤维化或小气囊。

胸部 CT 检查则能更准确定位和发现体积较小的脓肿，对肺脓肿的诊断、鉴别诊断和确定治疗原则有重要意义。

（四）支气管镜检查

支气管镜检查有助于明确病因、病原学诊断及治疗。可明确有无支气管腔阻塞，及时发现或解除阻塞，恢复引流。可行支气管镜防污染毛刷采样、防污染支气管肺泡灌洗液微生物检查及吸引脓液，必要时可于病变部位注入抗生素。

四、诊断与鉴别诊断

（一）诊断

吸入性肺脓肿的诊断依据为：①有口腔手术、昏迷、呕吐、异物吸入等病史。②急性发作的畏寒、高热、咳嗽和咳大量脓臭痰的临床表现。③周围血白细胞总数和中性粒细胞显著增高。④胸部影像学检查提示肺部大片浓密炎症阴影中有脓腔及液平。

血源性肺脓肿的诊断依据为：皮肤创伤感染、疖肿等化脓性病灶者，出现发热不退、咳嗽、咳痰症状，胸部影像学提示两肺多发性小脓肿。

（二）鉴别诊断

1. 细菌性肺炎 以肺炎链球菌肺炎最常见，常有口唇疱疹、咳铁锈色痰而无大量脓性痰。胸部 X 线显示肺叶或肺段实变或淡片状阴影，边缘模糊不清，但极少有空洞或液平形成。需与早期肺脓肿鉴别。

2. 空洞性肺结核 发病缓慢，病程长。胸部 X 线提示空洞壁较厚，一般无液平，其周围可见结核浸润卫星病灶，或伴有斑点、结节状病变，有时可伴有同侧或对侧结核播散灶。痰中可找到抗酸杆菌。

3. 支气管肺癌 阻塞支气管可引起阻塞性肺炎及肺化脓性感染，或者肺癌空洞继发感染，形成肺脓肿。其病程相对较长，脓性痰量较少。胸部 X 线显示空洞壁较厚，多呈偏心空洞，残留的肿瘤组织使空洞内壁凹凸不平，空洞周围亦较少炎症浸润，可有肺门淋巴结肿大。支气管镜检查有时可见气道内肿物，肺组织活检或痰涂片中找到癌细胞，则可确定诊断。

4. 肺囊肿继发感染 肺囊肿呈圆形，腔壁薄而光滑，常伴有液平面，周围无炎症反应。常无明显感染中毒症状或咳嗽、咳痰。若有感染前胸部影像学做比较，则更易确定诊断。

五、治疗

（一）治疗原则

肺脓肿的预防主要是减少和防止误吸，肺炎早期有效抗菌治疗。治疗原则是选择敏感药物抗感染和采用适当方法引流脓液。

（二）抗生素治疗

开始应用抗生素前应送痰、血和胸腔积液等做需氧和厌氧菌培养及药敏试验，根据药敏试验结果选用和调整抗生素的应用。抗生素疗程一般为 8~12 周，直到临床症状完全消失，胸部影像学显示脓腔及炎症病变完全消失，或者仅残留少量条索状纤维阴影。在有效抗生素治疗下，体温 3~7 d 可下降，7~14 d 可降至正常。3~10 d 痰恶臭味消失。临床症状改善后，抗生素静脉滴注可改为肌内注射或口服。

吸入性肺脓肿是以厌氧菌感染为主的混合性感染，经验性治疗可选择青霉素、林可霉素、甲硝唑等。血源性肺脓肿多为金黄色葡萄球菌感染，可选用耐酶的半合成青霉素，如苯唑西林钠，可加用氨基糖苷类或第二代头孢菌素；抗甲氧西林金黄色葡萄球菌（MRSA）可选择糖肽类抗生素（万古霉素、去甲万古霉素）、利奈唑胺等，或根据感染原发灶病原学检查结果选择抗生素。

（三）痰液引流

1. 痰液黏稠者 选用祛痰药如羧甲司坦等。也可用气道湿化，如蒸汽吸入、超声雾化吸入生理盐水等。

2. 身体状况较好者 可采用体位引流排脓液。使脓肿部位处于最高位置，轻拍患部，每日 2~3 次，每次 10~15 min。

3. 痰液引流不畅者 可经纤维支气管镜冲洗及吸引，并可将抗生素直接灌注到病变部位，每周 1~2 次。

（四）手术治疗

绝大多数情况下不需要手术治疗。手术适应证为：①慢性肺脓肿经内科治疗 3 个月以上，脓腔仍不缩小，感染不能控制或反复发作。②并发支气管胸膜瘘或脓胸，经抽吸冲洗脓液疗效不佳者。③大咯血经内科治疗无效或危及生命时。④支气管阻塞疑为支气管肺癌致引流不畅的肺脓肿。

（牟向东）

第六章 肺结核

肺结核（pulmonary tuberculosis）是由结核分枝杆菌（简称结核菌）引起的慢性传染病，通常指结核病变发生在肺组织、气管、支气管和胸膜。结核菌可侵及人体许多器官，以肺部受累形成肺结核最为常见。人体感染结核分枝杆菌后不一定发病，当抵抗力降低或细胞介导的超敏反应增高时才可能引起临床发病。除少数起病急骤外，临床多呈慢性过程。如能及时诊断，合理治疗，大多可获临床痊愈。

结核病流行状况与人民生活水平和地区卫生状况密切相关,我国属结核病的高发区,结核病在我国公共卫生和临床实践中均占有重要地位。

一、病因与发病机制

(一)病原体

结核分枝杆菌属放线菌目,分枝杆菌科的分枝杆菌属,其中引起人类结核病的主要是人型结核分枝杆菌,牛型少见。结核分枝杆菌为需氧菌,不易染色,经品红加热染色后,即使用酸性乙醇冲洗亦不能脱色,故称抗酸杆菌;镜检呈细长、略弯而杆菌。对外界抵抗力较强,最简单的灭菌方法是直接焚毁带有病菌的痰纸。结核分枝杆菌生长缓慢,增殖一代需 15~20 h,生长成可见的菌落一般需 4~6 周,至少需要 3 周。

(二)感染途径

呼吸道感染是肺结核的主要感染途径,飞沫感染为最常见的方式。传染源主要是排菌的肺结核患者(尤其是痰涂片阳性,未经治疗者)的痰液。健康人吸入患者咳嗽、打喷嚏时喷出的带菌飞沫而受感染。小于 10 μm 的痰滴可进入肺泡腔,或因其质量轻而漂浮于空气中较长时间,在室内通风不良环境中的带菌飞沫,亦可被吸入引起感染。感染的次要途径是经消化道进入体内。少量、毒力弱的结核分枝杆菌多能被人体免疫防御机制所杀灭。仅当受到大量毒力强的结核分枝杆菌侵袭而机体免疫力不足时,感染后才能发病。其他感染途径,如经皮肤、泌尿生殖系统等均很少见。

(三)感染宿主的生物学过程

结核病的发生、发展不仅与结核分枝杆菌致病力强弱有关,还与患者的免疫密切相关。结核分枝杆菌感染机体肺泡巨噬细胞而后导致慢性肺结节炎症损伤,是复杂的生理和免疫过程,受结核分枝杆菌和宿主免疫系统的双重调控。

对从未感染过结核分枝杆菌的初次感染者会发生一系列的病理过程,宿主的抵御力来自激活的巨噬细胞,细胞能强有力地杀死(或抑制)吞噬的结核分枝杆菌。进入体内的结核分枝杆菌,如果特异性免疫不能将其清除,则可在体内繁殖,并通过淋巴系统的扩散播散(无症状期)到很多器官,为以后肺外结核的发生埋下隐患。结核分枝杆菌不产生内、外毒素及侵袭性酶类,主要依靠菌体成分,特别是胞壁中所含的大量脂质发挥致病作用。这可能与结核分枝杆菌感染后,在组织细胞内大量繁殖而诱发机体产生由 T 淋巴细胞介导的两种免疫应答反应相关,即细胞免疫和IV型超敏反应。

二、临床表现

(一)临床类型

临床上肺结核可分为原发性和继发性两大类。结核分枝杆菌初次感染而在肺内发生的病变称为原发型肺结核,常见于小儿。此时人体的反应性低,病灶局部反应轻微,结核分枝杆菌常沿淋巴管到达淋巴结。继发性肺结核一般发生在曾经受过结核分枝杆菌感染的成人,人体对结核分枝杆菌具有免疫和超敏反应。多为潜伏在肺内的结核分枝杆菌复发,少数为结核分枝杆菌再感染,病灶多位于肺尖附近,结核分枝杆菌一般不波及局部淋巴结,也较少引起血行播散,但肺内局部组织炎症反应剧烈,容易发生干酪样坏死和形成空洞。这种继发性与原发性肺结核不同的表现是发生在人体内的科赫(Koch)现象。

1. 原发性肺结核 当人体抵抗力降低时,初次吸入的结核分枝杆菌在肺部形成渗出性炎性病灶,多发生于上叶下部,中叶或下叶的上部(肺通气量较大的部位),引起淋巴管炎和淋巴结炎。肺部的原发病灶、淋巴管炎和局部淋巴结炎,统称为原发复合征。原发性肺结核多发生于儿童,也可见于边远山区、农村初次进入城市的成人。症状多轻微而短暂,可以类似于感冒,有低热、咳嗽、食欲不振、体重减轻,数周后好转。胸部 X 线片可见肺部原发灶、淋巴管炎和肺门淋巴结肿大。绝大多数患病儿童或青少年,病灶逐渐自行吸收或钙化。肺内病灶邻近胸膜,可在人体过敏状态下引起胸膜炎。原发病灶和淋巴结都可发生干酪性坏死。肺部原发性病灶常较快吸收,不留痕迹或仅成为细小钙化灶。肺门淋巴结炎可较长时间不愈,甚至蔓延至附近的纵隔淋巴结。肿大的肺门淋巴结可压迫支气管,导致肺不张、远端肺部炎症和继发性支气管扩张。肺门或纵隔淋巴结结核较原发复合征更为常见。

血行播散型肺结核可由原发性肺结核发展而来。急性血行播散型肺结核起病急,有全身毒血症状,常可伴发结核性胸膜炎。两肺弥漫性、均匀分布着大小、密度一致的粟粒样结节影,直径 1~3 mm。早期病灶在透视下不够明显,常不能及时诊断,而误诊为其他发热性疾病,如伤寒、败血症等。当人体免疫力较高,少量结核分枝杆菌分批经血行进入肺部时,血行播散灶常大小不均匀、密度不一致、较对称地分布于两肺上中部,称为亚急性或慢性血行播散型肺结核。临床上可无明显中毒症状,病情发展也较缓慢,患者常不自觉,而于 X 线检查时发现。此时病灶多较稳定或以硬节愈合。

2. 继发性肺结核　包括浸润性肺结核、干酪性肺炎和纤维空洞性肺结核等,临床以浸润性为常见,多为成年患者。原发感染经血行播散而潜伏在肺内的结核分枝杆菌绝大多数逐渐死亡,当人体免疫力低下时,原先潜伏在病灶内的结核分枝杆菌重新繁殖,引起以渗出和细胞浸润为主、伴有不同程度的干酪样病灶,称为浸润性肺结核。浸润性肺结核临床症状根据病灶性质、范围及人体反应性而异,病灶多在锁骨上下,胸部X线片显示为片状、絮状阴影,边缘模糊。当人体超敏反应较强,大量结核分枝杆菌进入肺部,病灶呈干酪性坏死、液化,最终可形成空洞和病灶的支气管播散。浸润性肺结核伴大片干酪样坏死时,常呈急性进展,具有高度毒性症状,临床上称为干酪性(或结核性)肺炎。干酪样坏死灶部分消散后,周围形成纤维包膜;如空洞的引流支气管阻塞,空洞内干酪物不能排出,凝成球状病灶,称为"结核球"。当病变处在炎症渗出、细胞浸润甚至干酪样坏死阶段,经过适当的化疗可使炎症吸收消散。若肺结核未及时发现或者治疗不当,空洞长期不愈,空洞壁逐渐变厚,病灶出现广泛纤维化,随机体免疫力高低变化,病灶吸收、修补与恶化、进展交替发生,称为慢性纤维空洞性肺结核。慢性纤维空洞性肺结核常有反复的支气管播散,病程迁延,症状时有起伏,痰中带有结核分枝杆菌,为结核病的重要传染源,是临床治疗的难点。

（二）临床症状

本病起病缓渐,轻者可无明显自觉症状。症状的类型和严重程度取决于病变性质和范围。

1. 胸部症状

(1) 咳嗽、咳痰　是肺结核最常见症状。咳嗽常较轻,刺激性咳嗽或咳少量白色黏液痰。当合并其他细菌感染时,可出现脓性痰。若合并支气管结核,可表现为剧烈的刺激性咳嗽。

(2) 咯血　部分患者可出现咯血。其中多数为少量咯血,表现为痰中带血或血丝痰,少数为大咯血。

(3) 胸痛　病变累及胸膜时可表现为胸膜性胸痛,随咳嗽和呼吸运动加重。随着胸腔积液的增多,胸痛可逐渐减轻。

(4) 呼吸困难　多见于干酪性肺炎、慢性纤维空洞性肺结核和大量胸腔积液等患者。

2. 结核中毒症状及肺外症状　患者可有午后低热、盗汗、乏力、纳差。女性可伴有月经不调。少数患者可出现中高热,主要见于急性血行播散型肺结核、干酪性肺炎。结核超敏反应引起过敏时可出现结节性红斑、泡性结膜炎、结核性风湿症[蓬塞综合征(Poncet syndrome)],甚至偶见白塞综合征(眼-口-生殖器综合征)等。

（三）体征

轻症时一般无明显体征。病灶广泛,特别是伴有空洞性病变时可见患侧呼吸运动减弱,叩诊浊音,听诊可闻及呼吸音减低,或闻及支气管肺泡呼吸音。病变广泛纤维化或胸膜明显增厚粘连时,患侧胸廓可塌陷,肋间变窄,气管向患侧移位。对侧可呈代偿性肺气肿。

三、辅助检查

（一）影像学检查

一般而言,肺结核胸部X线表现可有如下特点:①多发生在肺上叶尖后段、肺下叶背段、后基底段,病变可局限也可多肺段侵犯。②可呈多态表现(即同时呈现渗出、增殖、纤维和干酪性病变),也可伴有钙化。③易合并空洞。④可伴有支气管播散灶、胸腔积液、胸膜增厚与粘连。⑤呈球形病灶时(结核球)直径多在3cm以内,周围可有卫星病灶,内侧端可有引流支气管征。⑥病变吸收慢(1个月以内变化较小)。

胸部CT扫描对如下情况有补充性诊断价值:①发现胸内隐匿部位病变,包括气管、支气管内的病变。②早期发现肺内粟粒阴影。③诊断有困难的肿块阴影、空洞、孤立结节和浸润阴影的鉴别诊断。④了解肺门、纵隔淋巴结肿大情况,鉴别纵隔淋巴结结核与肿瘤。⑤少量胸腔积液、包裹积液、叶间积液和其他胸膜病变的检出。

（二）实验室检查

1. 标本采集和结核分枝杆菌的检测　痰标本质量好坏,是否停抗结核药,会直接影响结核分枝杆菌检出阳性结果和培养分离率。晨痰涂片阳性率比较高,当患者痰少时,可采用高渗盐水超声雾化导痰。涂片检查敏感性不高,但应作为常规检查方法。涂片阴性不能排除肺结核,连续检查≥3次,可提高其检出率。

分离培养法灵敏度高于涂片镜检法,可直接获得菌落,便于与非结核分枝杆菌鉴别,是结核病诊断的"金标准"。未进行抗结核治疗或停药48~72 h的肺结核患者可获得比较高的分离率。

2. 痰支气管肺泡灌洗液、胸腔积液结核分枝杆菌聚合酶链反应(PCR)+探针检查　由于结核分枝杆菌生长缓慢,分离培养阳性率不高,需要快速、灵敏和特异的病原学检查与鉴定技术。核酸探针和PCR为结核病细菌学基因诊断提供了可能。

实时荧光定量聚合酶链反应(qPCR)是目前临床应

用较为广泛的核酸扩增技术之一，Xpert MTB/RIF 技术是临床应用 qPCR 技术进行结核病病原学诊断的重要代表。该项技术是以结核分枝杆菌核酸扩增为基础的全自动分子诊断方法，是集标本处理、DNA 提取、核酸扩增、结核分枝杆菌特异核酸检测及利福平耐药基因 *rpoB* 突变检测于一体的结核病和耐药结核病快速分子诊断方法，临床上较为常用，并作为结核病病原学确诊的依据之一。

3. 血清抗结核抗体检查　可成为结核病的快速辅助诊断手段，但由于特异性不高，敏感性较低，尚需进一步研究。

4. γ 干扰素释放试验　通过结核分枝杆菌特异抗原（ESAT-6、CFP-10 或 TB7.7）刺激 T 淋巴细胞释放 γ 干扰素来检测患者是否为结核分枝杆菌感染的检查方法。该试验阳性，表明有结核分枝杆菌潜伏感染。与结核菌素试验相比，该试验阳性可排除卡介苗接种及大部分非结核分枝杆菌感染。

5. 结核菌素试验　一般在左前臂掌侧前 1/3 中央皮内注射 5 U 结核菌素纯蛋白衍生物（PPD），以局部出现 7~8 mm 大小的圆形橘皮样皮丘为宜。72 h（48~96 h）检查反应，以皮肤硬结为准。阴性（-）：硬结平均直径 <5 mm 或无反应者为阴性；阳性反应（+）：硬结平均直径 ≥5 mm 者为阳性。硬结平均直径 ≥5 mm，<10 mm 为一般阳性；硬结平均直径 ≥10 mm，<15 mm 为中度阳性；硬结平均直径 ≥15 mm 或局部出现双圈、水疱、坏死及淋巴管炎者为强阳性。

（三）支气管镜检查

支气管镜检查可直接观察气管和支气管的病变，也可以抽吸分泌物、刷检及活检。

四、结核病分类

结核病分为结核分枝杆菌潜伏感染者、活动性结核病和非活动性结核病 3 类。

（一）结核分枝杆菌潜伏感染者

机体内感染了结核分枝杆菌，但没有发生临床结核病，没有临床细菌学或影像学方面活动性结核病的证据。

（二）活动性结核病

具有结核病相关的临床症状和体征，结核分枝杆菌病原学、病理学、影像学等检查有活动性结核的证据。活动性结核按病变部位、病原学检查结果、耐药状况、治疗史分类。

按病变部位可分为肺结核和肺外结核，肺结核分为以下 5 种类型：原发性肺结核、血行播散型肺结核、继发性肺

结核，气管、支气管结核和结核性胸膜炎。肺外结核指结核病变发生在肺外的器官和部位，如淋巴结（除外胸内淋巴结）、骨、关节、泌尿生殖系统、消化道系统、中枢神经系统等部位。

按病原学检查结果可分为涂片阳性、涂片阴性、培养阳性、培养阴性、分子生物学阳性和未痰检肺结核 6 类。

按耐药状况可分为非耐药、耐药结核病。耐药结核病指患者感染的结核分枝杆菌在体外被证实在一种或多种抗结核药存在时仍能生长。耐药结核病分为以下 5 种类型：单耐药、多耐药、耐多药、广泛耐药和利福平耐药结核。

单耐药结核病指结核分枝杆菌对一种一线抗结核药耐药；多耐药结核病指对一种以上的一线抗结核药耐药，但不包括对异烟肼、利福平同时耐药；耐多药结核病（MDR-TB）指结核分枝杆菌对包括异烟肼、利福平同时耐药在内的至少两种的一线抗结核药物耐药；广泛耐药结核病（XDR-TB）指结核分枝杆菌除对一线抗结核药异烟肼、利福平同时耐药外，还对二线抗结核药氟喹诺酮类药物至少一种产生耐药，以及 3 种注射药物（如卷曲霉素、卡那霉素、阿米卡星等）中的至少一种耐药；利福平耐药结核病指结核分枝杆菌对利福平耐药，无论对其他抗结核药是否耐药。

按治疗史可分为初治、复治结核病两类。初治结核病指从未因结核病应用过抗结核药治疗的患者、正进行标准化疗方案规则用药而未满疗程的患者或不规则化疗未满 1 个月的患者。复治结核病指因结核病不合理或不规则用抗结核药治疗 ≥1 个月的患者或初治失败和复发患者。

（三）非活动性结核病

非活动性结核病指的是患者无活动性结核相关临床症状和体征，细菌学检查阴性，影像学检查符合以下一项或多项表现，如钙化病灶（孤立性或多发性）、索条状病灶（边缘清晰）、硬结性病灶、净化空洞和胸膜增厚、粘连或伴钙化，并排除其他原因所致的肺部影像改变者。

五、诊断与鉴别诊断

（一）诊断

肺结核的诊断是以细菌学实验室检查为主，结合流行病学和临床表现、必要的辅助检查（特别是胸部影像学）及鉴别诊断，进行综合分析做出的。咳嗽、咳痰 ≥2 周或咯血是发现和诊断肺结核的重要线索。应注意，约有 20%

的活动肺结核患者也可以无症状或仅有轻微症状。痰涂片显微镜检查是发现传染性肺结核患者最主要的方法。

1. 疑似病例　为凡符合下列项目之一者。

(1) 5 岁以下儿童有肺结核患者的密切接触史并具有肺结核的临床表现,或具有肺结核的临床表现并且结核菌素试验强阳性或 γ 干扰素释放试验者。

(2) 具有肺结核的胸部影像学表现者。

2. 临床诊断病例　为符合下列项目之一者。

(1) 具有肺结核的临床表现及胸部影像学表现者。

(2) 具有肺结核的胸部影像学表现并且结核菌素试验强阳性者。

(3) 具有肺结核的胸部影像学表现并且具备血清抗结核抗体或其他辅助诊断方法依据(如 γ 干扰素释放试验)者。

(4) 具有肺结核的胸部影像学表现及肺外组织病理检查证实为结核病病变者。

(5) 疑似肺结核病例经诊断性治疗或随访观察可排除其他肺部疾病者。

(6) 胸部影像学、支气管镜检查可见到符合气管、支气管结核表现者,可临床诊断为气管支气管结核。

(7) 具备结核性胸膜炎影像学表现和胸腔积液检验为渗出液、腺苷脱氨酶升高者,同时结核菌素试验强阳性或 γ 干扰素释放试验阳性或结核抗体阳性者,可临床诊断为结核性胸膜炎。

3. 确诊病例

(1) 痰涂片阳性肺结核诊断,凡符合下列项目之一者:①两份痰标本涂片抗酸杆菌检查阳性;②一份痰标本涂片抗酸杆菌检查阳性且同时具备肺结核胸部影像学表现者;③一份痰标本涂片抗酸杆菌检查阳性并且 1 份痰标本结核分枝杆菌培养阳性者。

(2) 仅结核分枝杆菌分离培养阳性肺结核的诊断,符合肺结核的胸部影像学表现,痰涂片阴性并且结核分枝杆菌培养阳性者。

(3) 肺部病变标本病理学诊断为结核病变者。

(4) 胸部影像学、支气管镜检查可见到符合气管支气管结核表现者,同时病理学诊断为结核或分泌物病原学检查抗酸杆菌阳性者,可诊断为气管支气管结核。

(5) 具备结核性胸膜炎影像学表现和胸腔积液检验为渗出液、腺苷脱氨酶升高者,同时结核菌素试验强阳性或 γ 干扰素释放试验阳性或结核抗体阳性者,胸腔积液或胸膜病理学检查阳性或胸腔积液病原学检查阳性者,可诊断为结核性胸膜炎。

(二) 鉴别诊断

支气管淋巴结结核应与结节病、淋巴瘤、朗格汉斯细胞组织细胞增生症、转移性恶性肿瘤和各种纵隔恶性肿瘤等疾病鉴别。如果胸部 X 线仅显示肺内病灶而肺门淋巴结无肿大时,则应该与各种非结核性肺部炎症相鉴别。如果原发病灶出现干酪样坏死和空洞,需与肺脓肿相鉴别。从影像学改变来看,血行播散性肺结核应与非结核性肺部感染、肺泡细胞癌、肺淋巴管癌、弥漫性肺间质纤维化相鉴别。继发性肺结核肺内表现为渗出性病变时,应与各种细菌性肺炎鉴别。结节状结核病灶、结核球须与肺癌相鉴别。

六、治疗

(一) 治疗原则

肺结核的治疗原则为早期、规律、全程、适量、联合 5 项原则。整个化疗方案分为强化治疗和巩固治疗两个阶段。多数肺结核患者采用不住院治疗,即目前推行的医务人员直接面视下督导短程化疗(directly observed treatment of short-course,DOTS),可收到良好效果。由于临床上患者对抗结核药物耐受性不一样,肝肾功能情况不同(尤其是老年患者)和存在耐多药结核病(MDR-TB)患者,这时进行治疗也要注意化疗方案制订的个体化,以确保化疗顺利完成及提高耐药结核痰菌阴转率。

(二) 药物治疗

抗结核药按效力和不良反应大小分为两类:①一线(类)抗结核药,疗效好,不良反应小,如链霉素(streptomycin, SM,S)、异烟肼(isoniazid,INH,H)、利福平(rifampin, RFP,R)、吡嗪酰胺(pyrazinamide,PZA,Z)、乙胺丁醇(ethambutol,EMB,E)。②二线(类)抗结核药,效力或者安全性不如一线药物,在一线药物耐药或者不良反应不能耐受时被选用。包括阿米卡星、对氨基水杨酸、环丝氨酸,以及氟喹诺酮类的左氧氟沙星和莫西沙星、氯法齐明、贝达喹啉等。

1. 初治肺结核的治疗　初治方案:强化期 2 个月 / 巩固期 4 个月。常用方案:2HRZ/4HR(异烟肼、利福平、吡嗪酰胺 2 个月强化期 / 异烟肼、利福平 4 个月巩固期); 2 HRZE(S)/4 HR(异烟肼、利福平、吡嗪酰胺、乙胺丁醇或链霉素 2 个月强化期 / 异烟肼、利福平 4 个月巩固期)。初治强化期第 2 个月末痰涂片仍阳性,强化方案可延长 1 个月,总疗程 6 个月不变(巩固期缩短 1 个月)。若第 5 个月痰涂片仍阳性,第 6 个月阴性,巩固期延长 2 个月,总疗程为 8 个月。对血行播散型肺结核(无结核性脑膜炎者)

上述方案疗程可适当延长,不采用间歇治疗方案,强化期为3个月,巩固期为 HR 方案 6~9 个月,总疗程为 9~12 个月。

2. 复治肺结核的治疗 复治方案:强化期 3 个月/巩固期 5 个月。复治患者应做药敏试验,对久治不愈的排菌者要警惕非结核分枝杆菌感染的可能性。

3. 耐多药肺结核的治疗 世界卫生组织(WHO)推荐:未获得(或缺乏)药敏试验结果但临床考虑 MDR-TB 时,可使用的化疗方案为强化期使用阿米卡星 + 乙硫异烟胺 + 吡嗪酰胺 + 氧氟沙星联合,巩固期使用乙硫异烟胺 + 氧氟沙星联合。强化期至少 3 个月,巩固期至少 18 个月,总疗程 21 个月以上。若化疗前或化疗中已获得了药敏试验结果,可在上述药物的基础上调整,保证敏感药物在 3 种以上。对病变范围较局限,化疗 4 个月痰菌不阴转,或只对 2~3 种效果较差药物敏感,对其他抗结核药均已耐药,有手术适应证者可进行外科手术治疗。

(三) 并发症及处理

1. 咯血 少量咯血的原因多为结核炎症使毛细血管通透性增高,常表现为咳血(丝)痰;中、大量咯血多为空洞病变或支气管结核及局部结核病变引起支气管变形、扭曲和扩张,导致血管损伤。中、大量咯血应积极止血,保持气道通畅,注意防止窒息和出血性休克的发生。垂体后叶素仍是治疗肺结核大咯血最有效的止血药,对脑垂体后叶素有禁忌的患者可采用酚妥拉明。以中下肺野病变为主,引起大咯血的肺结核,无膈肌粘连者也可采用人工气腹萎陷疗法止血。近年支气管动脉栓塞术介入疗法治疗肺结核大咯血收到了良好的效果。

2. 自发性气胸 多种肺结核病变可引起气胸,如胸膜下病灶或空洞破入胸腔,结核病灶纤维化或瘢痕化导致肺气肿或肺大疱破裂;血行播散型肺结核的病变在肺间质也可引起间质性肺气肿使肺大疱破裂。病灶或空洞破入胸腔,胸腔常见渗出液体多,可形成液气胸、脓气胸。对闭合性气胸,肺压缩 20%,临床无明显呼吸困难患者可采用保守疗法。对张力性、开放性气胸及闭合性气胸 2 周以上未愈合者,常用肋间插管水封瓶引流;对闭式水封瓶引流持续 1 周以上破口未愈合者、有胸腔积液或脓胸者,采用间断负压吸引或持续恒定负压吸引。

3. 继发感染 肺结核空洞(尤其纤维空洞)、胸膜肥厚、结核纤维病变引起支气管扩张、肺不张及支气管结核所致气道阻塞,是造成肺结核继发其他细菌感染的病理基础。肺结核疗程长,由于长期使用抗生素(如链霉素、阿米卡星、利福平等),部分病例因年老、体弱及同时应用免疫抑制剂,可以继发真菌感染。应针对不同病原体,采用相应抗生素或抗真菌治疗。

(林明贵)

数字课程学习……

▶ 章节摘要   💻 教学 PPT   📋 拓展阅读   📝 自测题

第三部分

气道疾病

第一章 支气管哮喘

支气管哮喘（bronchial asthma，简称哮喘）是由多种细胞包括气道的炎性细胞（如嗜酸性粒细胞、肥大细胞、T淋巴细胞、中性粒细胞）和结构细胞（如平滑肌细胞、气道上皮细胞等）及细胞组分参与的气道慢性炎症性疾病。气道慢性炎症与气道高反应性（airway hyperresponsiveness，AHR）密切相关，通常出现可逆性的气流受限，临床上表现为反复发作性的喘息、气急、咳嗽或胸闷等症状，常在夜间和（或）清晨发作或加剧，多数患者可自行缓解或经治疗缓解。若哮喘反复发作，随病程的延长可产生一系列气道结构的改变，称为气道重构（airway remodeling）。

一、病因与发病机制

（一）病因

哮喘的病因非常复杂，患者个体变应性体质及外界环境的影响是发病的危险因素。哮喘发病受遗传因素（内因）和环境因素（外因）双重影响。

1. 遗传因素 哮喘是一种复杂的多基因遗传性疾病，具有明显的遗传异质性。哮喘易感基因研究是一项庞大的工程，近年来，点阵单核苷酸多态性（single nucleotide polymorphism，SNP）基因分型技术的发展给哮喘易感基因研究带来了突破，已发现多个与免疫球蛋白E（IgE）调节、特应性反应及哮喘特征性气道炎症发生相关的易感基因。

2. 环境因素 哮喘发病与否受环境因素的影响较大。主要包括变应原性和非变应原性因素，其中吸入性变应原，如尘螨、花粉、真菌、动物毛屑等是哮喘最重要的激发因素；油漆、谷物粉、鸽子、染料、过硫酸盐等易引起职业性哮喘；食物如鱼、虾、蟹、蛋类、牛奶等，药物如阿司匹林、普萘洛尔（心得安）、抗生素、水杨酸酯等也可引起哮喘发作。此外，一些非变应原性因素也可以促进哮喘的发生，包括大气污染、吸烟、感染、月经、妊娠、精神和心理因素、运动等。

（二）发病机制

哮喘的发病机制至今未完全阐明，主要包括气道炎症机制、免疫与超敏反应机制、气道的神经－受体调节机制及遗传机制等。

1. 气道炎症机制 哮喘气道炎症反应涉及众多炎症细胞、炎症介质与细胞因子的参与和相互作用。外源性抗原进入机体后被抗原提呈细胞（如树突状细胞、巨噬细胞、嗜酸性粒细胞等）内吞并激活T淋巴细胞，活化的辅助性Th2细胞产生白细胞介素（interleukin，IL，如IL-4、IL-5、IL-13等）可直接激活肥大细胞、嗜酸性粒细胞及肺泡巨噬细胞等，使之在气道浸润和募集。这些细胞相互作用并分泌多种炎症介质和细胞因子，如组胺、前列腺素（prostaglandin，PG）、白三烯（leukotriene，LT）、嗜酸性粒细胞趋化因子（eosinophil chemotactic factor，ECF）、中性粒细胞趋化因子（neutrophil chemotactic factor，NCF）、转化生长因子（transforming growth factor，TGF）、血小板活化因子（platelet activating factor，PAF）等，构成了一个与炎症细胞相互作用的网络，导致气道平滑肌痉挛，黏膜微血管通透性增加，气道黏膜水肿、充血，黏液分泌亢进，产生哮喘的临床症状。由于细胞因子网络错综复杂，网络的"启动子"至今尚未能确定，因此进一步从细胞水平和分子水平研究细胞因子作用的调节机制，将对哮喘的防治起到重大推动作用。

2. 免疫与超敏反应机制 外源性抗原通过吸入、食入或其他接触途径进入机体，在T淋巴细胞协助下，使B淋巴细胞产生IgE抗体并黏附于支气管黏膜下的肥大细胞和血液循环中的嗜碱性粒细胞表面的高亲和力IgE受体（FcεR-Ⅰ）上，当机体再次接触相同抗原时,使肥大细胞和嗜碱性粒细胞脱颗粒。近年来还发现,嗜酸性粒细胞、巨噬细胞、淋巴细胞和血小板上还存在低亲和力 IgE 受体(FcεR-Ⅱ),这些效应细胞也可直接、特异性地参与超敏反应及其炎症反应过程。根据变应原吸入后哮喘发生的时间,可分为速发相哮喘反应(immediate asthmatic reaction,IAR)、迟发相哮喘反应(late asthmatic reaction,LAR)和双相型哮喘反应(dual asthmatic reaction,DAR)。患者在吸入抗原后即刻出现 FEV_1 下降,15~30 min 达高峰,持续 1.5~3 h 后缓解,此为 IAR;患者在吸入抗原后 3~4 h 再次出现 FEV_1 下降,8~12 h 达高峰,可持续数日或数周,此为 LAR。约 1/2 以上的患者出现 LAR。

3. AHR 发生机制　AHR 是指气道对多种刺激因素(如变应原、理化因素、运动、药物等)呈现高度敏感状态,是哮喘的一个基本特征,有症状的哮喘患者几乎都存在 AHR。AHR 的发生与气道炎症、气道重构和神经调节的异常相关。研究表明,嗜酸性粒细胞与 AHR 相关,气道平滑肌层中肥大细胞的增加与 AHR 的增高尤为相关,中性粒细胞与 AHR 发生的相关性还不清楚。气道周围平滑肌层的增厚及异常的神经调节也在 AHR 中发挥作用。需要特别指出的是,虽然 AHR 是哮喘的主要病理生理特征,但其并非哮喘独有,长期吸烟、接触臭氧、上呼吸道病毒感染、慢性阻塞性肺疾病等也可出现 AHR。

4. 气道重构机制　气道重构也是哮喘的重要特征,表现为气道上皮细胞黏液化生、平滑肌肥大和增生、上皮下胶原沉积和纤维化、血管增生等。气道重构使得哮喘患者对吸入糖皮质激素的反应性降低,出现不可逆或部分不可逆的气流受限,以及持续存在的 AHR。气道重构的发生主要与持续存在的气道炎症和反复的气道上皮损伤、修复有关。参与哮喘发生的多种炎症细胞包括嗜酸性粒细胞、肥大细胞、Th2 细胞、巨噬细胞等可分泌一系列与气道重构发生相关的炎症因子,促进成纤维细胞增生、胶原沉积、平滑肌增生肥大及微血管增生。多种炎症介质参与哮喘的气道重构过程,其中最主要的有:TGF-β、血管内皮生长因子(vascular endothelial growth factor,VEGF)、白三烯、基质金属蛋白酶-9(matrix metalloproteinase-9,MMP-9)、解聚素-金属蛋白酶-33(a disintegrin and metalloprotease-33,ADAM-33)。除气道炎症外,由环境因素或变应原直接导致的气道上皮的损伤及伴随发生的修复过程在气道重构的发生发展中也起了重要作用。

5. 气道的神经-受体调节机制　气道受肾上腺素能神经、胆碱能神经和非肾上腺素能非胆碱能神经系统支配。哮喘患者由于气道炎症、长期应用 β 受体激动剂产生耐受性及产生 β 受体自身抗体等原因,出现 β 受体功能低下。而哮喘患者对吸入组胺和氯醋甲胆碱反应性显著增高,其刺激阈值明显低于健康者,提示可能存在一种胆碱能神经张力的增加。近年来发现,哮喘患者体内 M_1、M_3 受体数量增加,功能亢进,而 M_2 受体数量减少,功能低下,故易导致大气管平滑肌收缩和黏液分泌亢进。此外,从感觉神经末梢释放的 P 物质(substance P,SP)、降钙素基因相关肽(calcitonin gene related peptide,CGRP)等导致血管扩张、血管通透性增加和炎症渗出,此即为神经源性炎症,能通过局部轴突反射释放感觉神经肽而引起哮喘发作。

哮喘发病机制见图 2-3-1。

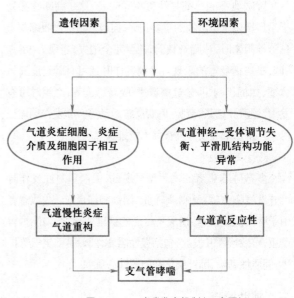

图 2-3-1　哮喘发病机制(示意图)

二、临床表现

(一)临床症状

哮喘典型症状表现为发作性、伴有哮鸣音的呼气性呼吸困难。轻者可仅感呼吸不畅,或胸部紧迫感。重者可感极度呼吸困难,被迫采取坐位或呈端坐呼吸,甚至出现发绀等。哮喘症状可在数分钟内发生,经数小时至数天,用支气管舒张药物后缓解或自行缓解。夜间及凌晨发作和加重是哮喘的特征之一。不少患者发作有一定季节性,好发于春夏交接时或冬天。

此外,临床上还存在部分非典型表现的哮喘。如咳嗽变异性哮喘(CVA),咳嗽为其唯一表现,常于夜间及凌晨发作,运动、冷空气等诱发加重,气道反应性增高,抗生素或镇咳、祛痰药治疗无效,使用支气管舒张药或吸入糖皮质激素有效。有些青少年患者哮喘症状表现为运动时出现喘息、咳嗽或胸闷,称为运动性哮喘。还有部分哮喘患者在症状控制良好的情况下,会突然发生致死性的哮喘发作,称为"脆性哮喘(brittle asthma)"。新近发现,还存在以胸闷作为唯一症状的不典型哮喘类型,取名为"胸闷变异性哮喘(chest tightness variant asthma,CTVA)"。此型患者以中青年多见,病程往往较长,起病隐匿,胸闷可以在活动后诱发,部分患者夜间发作较为频繁,气道反应性增高,最大呼气流量(maximal expiratory flow,MEF)变异率≥20%,按哮喘治疗方案治疗后效果明显。部分患者被长期误诊为心因性疾病,甚至出现躯体化精神障碍,应引起临床重视。

(二)体征

哮喘典型的体征是呼气相哮鸣音,这是判断哮喘处于发作期还是缓解期的重要指标,但当气道极度收缩加上黏液栓阻塞时,哮鸣音减弱,甚至完全消失,表现为"沉默肺",是病情危重的表现。哮喘发作时还可有肺过度充气体征,如桶状胸、叩诊过清音、呼吸音减弱等,严重时可有发绀、颈静脉怒张、奇脉、胸腹反常运动等。非发作期体征可无异常。未闻及哮鸣音并不能排除哮喘。

(三)并发症

多数哮喘患者的病程是可逆的,但严重急性发作时可并发气胸、纵隔气肿、肺不张、闭锁肺综合征。少数患者由于哮喘反复发作,造成不可逆的病理变化,肺功能损害严重,可致慢性并发症,包括慢性阻塞性肺疾病、支气管扩张、间质性肺炎、肺纤维化和肺源性心脏病。

三、辅助检查

(一)肺功能检查

1. 通气功能指标 哮喘发作时呈阻塞性通气功能障碍表现,FEV_1、FEV_1/FVC 比值及 MEF 均显著下降。残气容积(RV)、功能残气量(FRC)和肺总量(TLC)增加,残气容积占肺总量百分比增高。其中 FEV_1/FVC 比值低于 0.7 为判断气道阻塞最重要的指标。缓解期上述通气功能指标可逐渐恢复。病变迁延、反复发作者,其通气功能可逐渐下降。

2. 支气管激发试验(bronchial provocation test,BPT) 用以测定气道反应性。常用吸入激发剂有氯醋甲胆碱、组胺等。吸入激发剂后其通气功能下降,气道阻力增加。运动也可诱发气道痉挛,使通气功能下降。如 FEV_1 下降≥20%,可判断为激发试验阳性。通过剂量反应曲线计算使 FEV_1 下降 20% 的吸入药物累积剂量($PD20-FEV_1$)或浓度($PC20-FEV1$),可对气道反应性增高的程度做出定量判断。

3. 支气管舒张试验(bronchial dilation test,BDT) 用以测定气道可逆性。常用吸入型的支气管舒张药有沙丁胺醇、特布他林及异丙托溴铵等。支气管舒张试验阳性诊断标准包括:①FEV_1 较用药前增加 12% 或以上,且其绝对值增加 200 mL 或以上。②抗炎治疗 4 周后与基线值比较 FEV_1 增加 200mL(除外呼吸道感染)。

4. MEF 及其变异率测定 MEF 又称呼气流量峰值(peak expiatory flow,PEF),主要反映呼吸肌的力量及大气道的通气功能。哮喘有通气功能随时间节律变化的特点,常见夜间或凌晨发作或加重,通气功能下降。MEF 平均每日昼夜变异率≥10% 或 MEF 周变异率≥20%,则符合气道可逆性改变的特点。MEF 可采用微型峰流速仪测定,操作方便,适合于患者病情自我监测与评估。

(二)痰液检查

通过诱导痰方法检查,涂片可见嗜酸性粒细胞增加。

(三)特异性变应原检测

多数哮喘患者伴有变应性体质,对众多的变应原和刺激物敏感。测定变应性指标结合病史有助于对患者的病因诊断和脱离致敏因素的接触。

1. 血清变应原特异 IgE 测定 多数患者可以检测到增高的变应原特异 IgE。血清总 IgE 测定对哮喘诊断价值不大,但其增高可作为难治性哮喘使用抗 IgE 单克隆抗体治疗及调整剂量的依据。

2. 皮肤变应原试验 可根据病史和当地生活环境选择可疑的变应原进行检查,通过皮肤点刺等方法进行,皮肤试验阳性提示患者对该变应原过敏。

(四)动脉血气分析

严重哮喘发作时可出现缺氧,PaO_2 降低。由于过度通气可使 $PaCO_2$ 下降,pH 上升,表现为呼吸性碱中毒。若病情进一步恶化,可同时出现缺氧和 CO_2 滞留,$PaCO_2$ 上升,表现为呼吸性酸中毒。

(五)胸部 X 线检查

缓解期多无明显异常。发作时如并发呼吸道感染,可见肺纹理增加及炎性浸润阴影。同时要注意肺不张、气胸或纵隔气肿等并发症的存在。

四、诊断与鉴别诊断

(一)诊断

1. 诊断标准

(1)反复发作喘息、气急、胸闷或咳嗽,多与接触变应原、冷空气、物理和化学性刺激及病毒性上呼吸道感染、运动等有关。

(2) 发作时在双肺可闻及散在或弥漫性、以呼气相为主的哮鸣音，呼气相延长。

(3) 上述症状和体征可经治疗缓解或自行缓解。

(4) 除外其他疾病所引起的喘息、气急、胸闷和咳嗽。

(5) 临床表现不典型者(如无明显喘息或体征)，应至少具备以下 1 项试验阳性：①支气管激发试验或运动激发试验阳性。②支气管舒张试验阳性。③昼夜 MEF 日内变异率≥10% 或周变异率≥20%。

符合 1~4 条或 4~5 条者，可诊断为支气管哮喘。

2. 分期和控制水平分级　支气管哮喘根据临床表现可分为急性发作期、慢性持续期和临床控制期。

(1) 急性发作期　是指喘息、气促、咳嗽或胸闷等症状突然发生，或原有症状急剧加重，常有呼吸困难，以呼气

流量降低为其特征，常因接触变应原、刺激物或呼吸道感染诱发。其程度轻重不一，病情加重可在数小时或数天内出现，偶尔可在数分钟内即危及生命，故应对病情做出正确评估，以便给予及时有效的紧急治疗。哮喘急性发作时病情严重程度的分级见表 2-3-1。

(2) 慢性持续期　指每周均不同频度或不同程度地出现喘息、气促、胸闷、咳嗽等症状。

目前临床应用更为广泛的哮喘控制水平分级(表 2-3-2)可以更可靠地反映哮喘的严重性，对哮喘的病情评估和治疗指导意义更大。

(3) 临床控制期　指患者无喘息、气促、胸闷、咳嗽等症状 4 周以上，1 年内无急性发作，肺功能正常。

(二) 鉴别诊断

1. 左心衰竭引起的喘息样呼吸困难　该病过去称为心源性哮喘，发作时的症状与哮喘相似，但其发病机制和病变本质与哮喘截然不同，为避免混淆，目前已不再使用

表 2-3-1　哮喘急性发作时病情严重程度的分级

临床特点	轻度	中度	重度	危重
气短	步行、上楼时	稍事活动	休息时	休息时明显
体位	可平卧	喜坐位	端坐呼吸	端坐呼吸或平卧
讲话方式	连续成句	单词	单字	不能讲话
精神状态	可有焦虑,尚安静	时有焦虑或烦躁	常有焦虑、烦躁	嗜睡或意识模糊
出汗	无	有	大汗淋漓	大汗淋漓
呼吸频率	轻度增加	增加	常 >30 次 /min	常 >30 次 /min
辅助呼吸肌活动及三凹征	常无	可有	常有	胸腹反向运动
哮鸣音	散在,呼吸末期	响亮、弥漫	响亮、弥漫	减弱乃至无
脉率(次 /min)	<100	100~120	>120	脉率变慢或不规则
奇脉(mmHg)*	无,<10	可有,10~25	常有,>25(成人)	无
使用支气管舒张药后 MEF 占预计值或个人最佳值 %	>80%	60%~80%	<60% 或 <100 L/min 或作用时间 <2 h	无法完成检测
PaO$_2$(吸空气,mmHg)	正常	≥60	<60	<60
PaCO$_2$(mmHg)	<45	≤45	>45	>45
SaO$_2$(吸空气,%)	>95	91~95	≤90	<90
pH	正常	正常	可降低	降低

*吸气时动脉收缩压较吸气前下降的值。奇脉此值在 10 mmHg 或以上。

表 2-3-2　哮喘控制水平分级

哮喘症状控制	哮喘症状控制水平		
	良好控制	部分控制	未控制
过去 4 周,患者存在: 　日间哮喘症状 >2 次/周　是□ 否□ 　夜间因哮喘憋醒　是□ 否□ 　使用缓解药 SABA 次数 >2 次/周　是□ 否□ 　哮喘引起的活动受限　是□ 否□	无	存在 1~2 项	存在 3~4 项

"心源性哮喘"一词。症状与哮喘尤其是重症哮喘相似，极易混淆。鉴别要点：患者多有高血压、冠心病、风湿性心脏病（简称风心病）所致的二尖瓣狭窄等心血管病史和体征；表现为突然气急、端坐呼吸、发绀；常咳出粉红色泡沫样痰，两肺可闻及广泛湿啰音和哮鸣音，心尖部可闻及奔马律；胸部X线检查可见心脏增大，肺淤血征。若一时难以鉴别，可雾化吸入β₂受体激动剂或注射氨茶碱缓解症状后做进一步检查。此时，忌用肾上腺素和吗啡，以免造成危险。

2. 慢性阻塞性肺疾病　临床上典型病例不难鉴别，但对有些中老年患者严格将哮喘与慢性阻塞性肺疾病区分开来十分困难，由于两者的治疗和预后截然不同，鉴别诊断是很重要的（表2-3-3）。如患者同时具有哮喘和慢性阻塞性肺疾病的特征，可以诊断哮喘合并慢性阻塞性肺疾病或慢性阻塞性肺疾病合并哮喘。

表2-3-3　哮喘与慢性阻塞性肺疾病的鉴别

鉴别指标	哮喘	慢性阻塞性肺疾病
年龄	任何年龄	中老年人
咳嗽	发作性	频繁，有痰
气急	发作性	持续、进行性加重
过敏体质	常见	不常见
家族史	常见	无
吸烟史	可有	常有
肺功能	可逆性气流受限	不完全可逆气流受限

3. 气道狭窄或占位性病变　中央型支气管肺癌、气管支气管结核、复发性多软骨炎等气道疾病或气管异物，可导致支气管狭窄、继发感染而出现喘鸣或类似哮喘样的呼吸困难，体检肺部可闻及哮鸣音。但这些疾病引起的喘鸣症状持续存在或进行性加重，常伴剧烈咳嗽；多呈吸气性呼吸困难，严重时可出现三凹征；应用支气管舒张药疗效不佳；胸部CT检查、支气管镜活检等，可明确诊断。

4. 变应性支气管肺曲霉病（allergic bronchopulmonary aspergillosis, ABPA）　常以反复哮喘发作为特征，可咳出棕褐色黏稠痰块，或咳出树枝状支气管管型。痰内含多量嗜酸性粒细胞，痰镜检或培养可查及曲霉；胸部X线呈游走性或固定性浸润病灶，高分辨率CT可显示出近端支气管呈囊状或柱状扩张；曲霉抗原皮肤试验呈双相反应；曲霉抗原特异性沉淀抗体（IgG）测定阳性。

5. 变应性肉芽肿性血管炎　又称许尔许－斯特劳斯综合征（Churg-Strauss syndrome, CSS）。本病可能与药物（青霉素、磺胺）、细菌、血清等变应原引起的Ⅲ型超敏反应有关，多见于中青年。患者可有哮喘、变应性鼻炎症状，变应原皮肤试验可呈阳性。鉴别要点：变应性鼻炎、哮喘和发热等症状常在多系统病变出现前即已存在；外周血嗜酸性粒细胞明显增高；全身性血管炎可累及两个以上肺外器官（心、肝、肾、皮肤等），其组织活检的病理学特征是嗜酸性粒细胞浸润、血管肉芽肿形成及坏死性血管炎；部分患者出现嗜酸性粒细胞肺浸润，也可出现嗜酸性粒细胞性胸腔积液。

五、治疗

虽然目前哮喘尚不能根治，但经过长期规范化管理和治疗，可使大多数哮喘患者得到良好或完全控制。哮喘长期管理和治疗的目标为长期控制症状，预防未来风险的发生，主要包括在使用最小有效剂量药物治疗的基础上控制哮喘症状，使肺功能达到或接近正常水平，使患者能参加正常活动，并减少哮喘急性发作和哮喘引起的死亡等。

（一）确定并减少危险因素接触

对能找到引起哮喘发作的变应原或其他非特异刺激因素的患者，应脱离变应原的接触和避免危险因素的暴露。对药物干预后症状有效控制的患者，也应尽可能避免或减少接触危险因素，以预防哮喘发病和症状加重。

（二）药物治疗

哮喘治疗药物分为控制性药物和缓解性药物（表2-3-4）。控制性药物指需要长期每天使用的药物，这些药物主要通过抗炎作用使哮喘维持临床控制。缓解性药物指按需使用的药物，这些药物通过迅速解除支气管痉挛从而缓解哮喘症状。

表2-3-4　哮喘治疗药物分类

缓解性药物	控制性药物
速效β₂受体激动剂	吸入性糖皮质激素（ICS）
吸入型抗胆碱药	色甘酸钠
短效茶碱	长效β₂受体激动剂（LABA，不单独使用）
全身用糖皮质激素	联合药物（ICS/LABA）
	白三烯调节剂
	缓释茶碱
	免疫调节剂（抗IgE抗体）

1. 糖皮质激素　是目前控制哮喘最有效的药物。通过作用于气道炎症反应中的许多环节，如抑制炎症细胞的

迁移和活化、抑制细胞因子的生成和炎症介质的释放、减少微血管渗漏、抑制黏液分泌、增强平滑肌细胞 β_2 受体的反应性等，有效抑制气道的炎症反应。可分为吸入、口服和静脉用药，吸入为首选途径。

(1) 吸入性糖皮质激素(inhaled corticosteroid,ICS)的局部抗感染作用强，所需剂量较小，是哮喘长期治疗的首选药物。吸烟可降低糖皮质激素疗效。常用的 ICS 有丙酸倍氯米松(beclomethasone dipropionate,BDP)、布地奈德(budesonide,BUD)、丙酸氟替卡松(fluticasone propionate,FP)、环索奈德(ciclesonide,CIC)等。雾化吸入对患者吸气配合要求不高，适用于轻中度哮喘急性发作时的治疗。ICS 全身性不良反应少，局部不良反应包括声嘶、咽部不适和念珠菌感染，吸药后清水漱口可减轻局部反应和胃肠吸收。长期高剂量吸入糖皮质激素可能出现的全身不良反应包括皮肤瘀斑、肾上腺功能抑制和骨密度降低等。伴有活动性肺结核的哮喘患者可以在充分抗结核治疗的同时给予吸入糖皮质激素治疗。目前推荐中、重度持续哮喘患者长期吸入 ICS 加长效 β_2 受体激动剂(long-acting β_2 agonist,LABA)的联合制剂，如丙酸氟替卡松/沙美特罗、布地奈德/福莫特罗、倍氯米松/福莫特罗。联合 ICS 和 LABA 具有协同的抗炎和平喘作用，可获得相当于(或优于)应用加倍剂量 ICS 时的疗效，并可增加患者的依从性，减少较大剂量吸入糖皮质激素引起的不良反应。

需要特别指出的是，吸入给药是治疗哮喘理想的给药方法，需要患者的密切配合，要教会患者正确使用吸入装置。常用的吸入装置包括压力型定量手控气雾剂(pMDI)、pMDI+ 储雾罐、准纳器、都保及射流雾化器(jet nebulizer)。

(2) 口服给药　适用于中度哮喘发作、慢性持续哮喘吸入大剂量 ICS 联合治疗无效的患者和作为静脉应用糖皮质激素治疗后的序贯治疗。常用药物有泼尼松、泼尼松龙，推荐剂量泼尼松龙 30~60 mg/d，症状缓解后逐渐减量至≤10 mg/d，然后改为吸入剂。长期口服糖皮质激素可以引起骨质疏松症、高血压、糖尿病、下丘脑－垂体－肾上腺轴的抑制、肥胖症、白内障、青光眼、皮肤菲薄等。长期应用地塞米松不良反应大，不主张应用。

(3) 静脉给药　严重急性哮喘发作时，应及时经静脉给予琥珀酸氢化可的松(400~1 000 mg/d)或甲泼尼龙(80~160 mg/d)。无激素依赖倾向者，可在短期(3~5 d)停药；有激素依赖倾向者应延长给药时间，症状控制后改口服给药，并逐步减少激素用量。

2. β_2 受体激动剂　是通过兴奋细胞膜表面 β_2 受体，激活腺苷酸环化酶，舒张气道平滑肌，减少肥大细胞、嗜碱性粒细胞脱颗粒和介质的释放，降低微血管的通透性，缓解哮喘症状。此类药物较多，可分为短效(作用维持 4~6 h)和长效(维持 10~12 h)两种，后者又可分为速效(数分钟起效)和缓慢起效(30 min 起效)两种。

(1) 短效 β_2 受体激动剂(short-acting β_2 agonist,SABA)常用药物如沙丁胺醇(salbutamol)和特布他林(terbutaline)等。吸入制剂包括气雾剂、干粉剂和雾化溶液。这类药物松弛气道平滑肌作用强，通常在数分钟内起效，是缓解轻至中度急性哮喘症状的首选药物。每次吸入 100~200 μg 沙丁胺醇或 250~500 μg 特布他林，必要时每 20 min 重复一次。这类药物应按需间歇使用，不宜长期、单一使用。口服制剂包括沙丁胺醇、特布他林、丙卡特罗片等，服药后 15~30 min 起效，疗效维持 4~6 h。口服给药时，心悸、骨骼肌震颤等不良反应比吸入给药明显。缓释和控释剂型的平喘作用维持时间可达 8~12 h，班布特罗的作用可维持 24 h，适用于夜间哮喘患者的预防和治疗。

(2) 长效 β_2 受体激动剂(long-acting β_2 agonist,LABA) 舒张支气管平滑肌作用可维持 12 h 以上。目前临床使用的吸入型 LABA 有两种：沙美特罗(salmeterol)和福莫特罗(formoterol)。福莫特罗起效较快，也可按需用于哮喘急性发作时的早期干预治疗。目前不推荐长期单独使用 LABA，应该在医生指导下与吸入糖皮质激素联合使用。

3. 白三烯调节剂　包括半胱氨酰白三烯受体拮抗剂和 5- 脂氧化酶抑制剂，是除 ICS 外唯一可单独应用的控制性药物，可作为轻度哮喘 ICS 的替代治疗药物和中重度哮喘的联合治疗用药。本类药物服用方便，尤其适用于阿司匹林哮喘、运动性哮喘和伴有变应性鼻炎哮喘患者的治疗。常用的白三烯受体拮抗剂有孟鲁司特(montelukast)和扎鲁司特(zafirlukast)。

4. 茶碱类　具有舒张支气管平滑肌作用，并有强心、利尿、扩张冠状动脉、兴奋呼吸中枢和呼吸肌等作用。

(1) 口服给药　包括氨茶碱和控(缓)释型茶碱，用于轻至中度哮喘发作和维持治疗。口服控(缓)释型茶碱后昼夜血药浓度平稳，平喘作用可维持 12~24 h，尤适用于夜间哮喘症状的控制。联合应用茶碱、激素和抗胆碱药具有协同作用。但本品与 β_2 受体激动剂联合应用时，易出现心率增快和心律失常，应慎用并适当减少剂量。

(2) 静脉给药　适用于哮喘急性发作且近 24 h 内未

用过茶碱类药物的患者。多索茶碱的作用与氨茶碱相同，但不良反应较轻。二羟丙茶碱的作用较弱，口服生物利用度低，不良反应也较少。

由于茶碱的"治疗窗"窄，以及茶碱代谢存在较大的个体差异，可引起心律失常、血压下降甚至死亡。在有条件的情况下应监测其血药浓度，及时调整浓度和滴速。茶碱有效、安全的血药浓度范围应在 5~15 mg/L，而茶碱类的中毒剂量为血药浓度 >20 mg/L。切忌静脉注射茶碱速率过快。下列药物可引起茶碱类血药浓度增高，易出现茶碱类中毒：大环内酯类（交沙霉素、螺旋霉素、罗红霉素除外）、氟喹诺酮类（特别是环丙沙星和依诺沙星）、复方新诺明、异烟肼等抗菌药及丙磺舒、β受体阻滞剂、卡介苗、干扰素、西咪替丁、美西律及口服避孕药等。

5. 抗胆碱药 吸入抗胆碱药如异丙托溴铵（溴化异丙托品）、氧托溴铵（溴化氧托品）和噻托溴铵（tiotropium bromide）等，可阻断节后迷走神经传出支，通过降低迷走神经张力而舒张支气管。其舒张支气管的作用比β受体激动剂弱，起效也较慢，但长期应用不易产生耐药。异丙托溴铵为短效抗胆碱药，而噻托溴铵属长效抗胆碱药。本类药物与β受体激动剂联合应用具有协同、互补作用。对有吸烟史的老年哮喘患者较为适宜，但对妊娠早期妇女和有青光眼或前列腺肥大的患者应慎用。

6. 抗 IgE 治疗 抗 IgE 单克隆抗体奥马珠单抗（omalizumab）是一种人源化的重组鼠抗人的抗 IgE 单克隆抗体，具有阻断游离 IgE 与 IgE 效应细胞（肥大细胞、嗜碱性粒细胞）表面受体结合的作用，但不会诱导效应细胞的脱颗粒反应。从 2006 年起全球哮喘防治创议（GINA）推荐将本药作为治疗难治性哮喘的方法之一，主要用于经吸入糖皮质激素和 LABA 联合治疗后症状仍未控制的严重哮喘患者。

7. 其他治疗哮喘药物

(1) 抗组胺药物 口服第二代抗组胺药物（H_1 受体拮抗剂）如酮替芬、氯雷他定、阿司咪唑、氮䓬斯汀、特非那定等具有抗超敏反应作用，但在哮喘治疗中的作用较弱。可用于伴有变应性鼻炎哮喘患者的治疗。这类药物的不良反应主要是嗜睡。阿司咪唑和特非那定可引起严重的心血管不良反应，应谨慎使用。

(2) 其他口服抗超敏反应药 如曲尼司特（tranilast）、瑞吡司特（repirinast）等可应用于轻至中度哮喘的治疗。

(3) 免疫治疗 分为非特异性免疫治疗和特异性免疫治疗（specific immunotherapy，SIT）。非特异性免疫治疗（如注射卡介苗、转移因子、疫苗等生物制品）抑制变应原反应的过程，有一定辅助的疗效。小剂量大环内酯类抗生素（克拉霉素等）口服有助于难治性哮喘的治疗，可减轻中性粒细胞为主的气道炎症，降低 AHR。SIT 指将诱发哮喘发作的特异性变应原配制成各种不同浓度的提取液，通过皮下注射、舌下含服或其他途径给予对该变应原过敏的患者，使患者对此种变应原的耐受性增高，当再次接触此变应原时，不再诱使哮喘发作，或发作程度减轻，此法又称脱敏疗法。

(三) 急性发作期的治疗

急性发作期的治疗目的是尽快缓解症状、解除气流受限和低氧血症，同时需要制订长期治疗方案以预防再次急性发作。

轻度和部分中度急性发作可以在家庭中或社区中治疗。治疗措施主要为重复吸入速效β受体激动剂，在第 1 h 每 20 min 吸入 1~2 喷。随后根据治疗反应，轻度急性发作可调整为每 3~4 h 时 1~2 喷。如果对吸入性β受体激动剂反应良好，通常不需要使用其他的药物。如果治疗反应不完全，尤其是在控制性治疗的基础上发生的急性发作，应尽早口服激素（泼尼松龙 0.5 mg/kg 或等效剂量的其他糖皮质激素），必要时到医院就诊。

部分中度和所有重度急性发作均应到医院治疗。除氧疗外，应重复使用速效β受体激动剂。中重度哮喘急性发作应尽早使用全身糖皮质激素，特别是对速效β受体激动剂初始治疗反应不完全或疗效不能维持，以及在口服糖皮质激素的基础上仍然出现急性发作的患者。口服糖皮质激素推荐用法：泼尼松龙 30~50 mg 或等效的其他激素，每日单次给药。严重的急性发作或口服糖皮质激素不能耐受时，可采用静脉注射或滴注，如甲泼尼龙 80~160 mg，或氢化可的松 400~1 000 mg 分次给药。地塞米松对肾上腺皮质功能抑制作用较强，一般不推荐使用。

重度和危重度哮喘急性发作经过上述药物治疗，临床症状和肺功能无改善甚至继续恶化者，应及时给予机械通气治疗，其指征主要包括：意识改变、呼吸肌疲劳、$PaCO_2 \geqslant 45$ mmHg 等。大多数哮喘急性发作并非由细菌感染引起，应严格控制抗菌药物的使用指征，除非有细菌感染的证据，或属于重度或危重哮喘急性发作。

(四) 慢性持续期的治疗

哮喘慢性持续期的治疗应以患者的病情严重程度为基础，根据其控制水平选择适当的治疗方案。哮喘长期治疗方案分为 5 级（表 2-3-5）。对以往未经规范治疗的

表 2-3-5　哮喘患者长期(阶梯式)治疗方案

药物	1 级	2 级	3 级	4 级	5 级
推荐选择控制药物	按需使用 ICS-福莫特罗	低剂量 ICS 或按需 ICS+福莫特罗	低剂量 ICS+LABA	中剂量 ICS+LABA	参考临床表型 + 抗 IgE 单克隆抗体,或 + 抗 IL-5、或 + 抗 IL-5R、或 + 抗 IL-4R 单克隆抗体
其他选择控制物	按需使用 SABA 时即联合低剂量 ICS	白三烯受体拮抗剂(LTRA)低剂量茶碱	中剂量 ICS 或低剂量 ICS+LTRA 或 + 茶碱	高剂量 ICS+LAMA 或 + LTRA 或 + 茶碱	高剂量 ICS+LABA+ 其他治疗,如 + LAMA,或 + 茶碱或 + 低剂量口服激素(注意不良反应)
首选缓解药物	按需使用低剂量 ICS+ 福莫特罗,处方维持和缓解治疗的患者按需使用低剂量 ICS+ 福莫特罗				
其他可选缓解药物	按需使用 SABA				

注:ICS:吸入性糖皮质激素;LABA:长效 β_2 受体激动剂;SABA:短效 β_2 受体激动剂;LAMA:长效抗胆碱能药物。

初诊轻症哮喘患者可选择第 2 级治疗方案;如哮喘患者症状明显,应直接选择第 3 级治疗方案。从第 2 级到第 5 级的治疗方案中都有不同的哮喘控制药物可供选择。而在每一级中都应按需使用缓解药物,以迅速缓解哮喘症状。

如果使用该级治疗方案不能使哮喘得到控制,治疗方案应该升级直至达到哮喘控制为止。当达到哮喘控制并维持至少 3 个月后,可考虑降级治疗。通常情况下,患者在初诊后 2~4 周回访,以后每 1~3 个月随访。患者及其家属接受哮喘知识教育与否对哮喘防治的影响极大。哮喘教育要达到的要求有:①帮助患者树立信心,相信只要坚持充分的正规治疗,哮喘的控制完全是可能的。②了解哮喘诱因,并结合每位患者的具体情况找出自己的具体诱因和避免的方法。③初步了解哮喘的体质及发病机制。④了解哮喘发作的先兆表现及处理方法。⑤学会在家中监测病情变化,重点学会 MEF 的使用及其结果评价。⑥学会哮喘急性发作或恶化时自我应做的简单处理方法。⑦了解常用治疗哮喘药物的作用、用法用量及其不良反应。⑧学会使用 pMDI 和储雾罐(spacer)。⑨知道何时去医院就诊。⑩在医师指导下制订出防止哮喘复发、保持长期稳定的方案。哮喘教育管理成功的目标包括:①尽可能控制、消除有关哮喘症状,包括哮喘的夜间发作。②预防、控制哮喘发作,使去医院就诊的次数减到最低限度。③使肺功能尽可能接近正常水平。④保证患者能参加正常活动(包括锻炼),将因病误工、误学时间减到最低限度。⑤β_2 受体激动剂用量减至最小,甚至不用也能控制症状。⑥任何药物不良反应减至最少或无。⑦预防发展成为不可逆性气流受限。⑧预防发生猝死。

(陈亚红)

第二章　慢性支气管炎和慢性阻塞性肺疾病

第一节
概述

慢性支气管炎(chronic bronchitis)、阻塞性肺气肿(obstructive emphysema,简称肺气肿)、慢性阻塞性肺疾病(chronic obstructive pulmonary disease,COPD,简称慢阻肺)是最常见的慢性呼吸道疾病。有关这些疾病的概念和相互关系长期以来一直比较混淆。慢性阻塞性肺疾病这一概念是 William 在 1963 年提出,其命名和定义曾出现过一些演变和分歧,包括几种以前使用过的临床术语如"慢性支气管炎和肺气肿""慢性阻塞性气道疾病",到现在被普遍接受的"慢性阻塞性肺疾病"。20 世纪 80 年代初,我国开始应用慢性阻塞性肺疾病这一术语。

慢性支气管炎是指气管、支气管黏膜的慢性非特异性炎症,这是一个临床和流行病学用语。肺气肿是指肺终末细支气管远端气腔出现异常持久的扩张,并伴有肺泡壁和细支气管组织结构的破坏,属病理学术语。虽然慢性支气管炎和肺气肿是两种不同的疾病,但两者常可发生在同一患者。在慢性支气管炎或肺气肿早期,大多数患者虽有慢性咳嗽、咳痰或气促症状,但肺功能检查无气流受限。

COPD 指的是一种以气流受限为特征的慢性气道炎症性疾病,气流受限不完全可逆并呈进行性发展。慢性支气管炎和肺气肿是导致 COPD 最常见的疾病,当慢性支气管炎或肺气肿病患者出现不完全可逆的气流受限时,说明疾病已经发展为 COPD,某些患者会同时合并支气管哮喘和 COPD。图 2-3-2 显示慢性支气管炎、肺气肿和哮喘与 COPD 之间的关系。

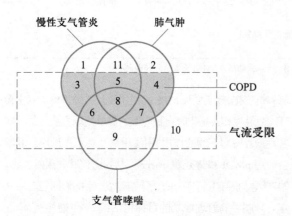

图 2-3-2　慢性支气管炎、肺气肿和哮喘与 COPD 之间的关系

图中 3 个重叠的环分别代表慢性支气管炎(左上)、肺气肿(右上)、哮喘(下)。虚线区域代表所有具有气流受限的疾病,深色区域代表 COPD。不伴有气流受限的慢性支气管炎、肺气肿或慢性支气管炎合并肺气肿,不属于 COPD(1,2,11)。具有气流受限的慢性支气管炎、肺气肿或慢性支气管炎合并肺气肿,属于 COPD(3、4、5)。具有可逆性气流受限的哮喘,不属于 COPD(9)。某些哮喘患者出现不完全可逆的气流受限,因而与一部具有部分可逆性气流受限及气道高反应的 COPD 无法区分,这部分患者可以认为是哮喘合并 COPD 或 COPD 合并哮喘(6,7,8)。而已知病因或具有特征性病理表现并有气流受限的疾病如囊性纤维化、支气管扩张、弥漫性泛细支气管炎或闭塞性支气管炎,则不属于 COPD。肺功能检查是明确有无气流受限的金标准。

第二节
慢性支气管炎

慢性支气管炎(简称慢支)是气管、支气管黏膜及其周围组织的慢性非特异性炎症。临床上以长期咳嗽、咳痰,或伴有喘息,常在寒冷季节反复发作为其主要表现。每年发病 3 个月以上,连续 2 年或 2 年以上。发病初期症状较轻,常不引人重视。当病情持续发展出现不完全可逆的气流受限时即为 COPD,严重者出现慢性肺源性心脏病(简称肺心病)、呼吸衰竭。

一、病因与发病机制

慢支是由多种致病因素长期相互作用的结果,主要与下列因素有关。

(一) 吸烟及其他有害物质因素

吸烟(包括主动吸烟和被动吸烟)是目前公认的慢支的主要病因。吸烟者患慢支较不吸烟者多 2~4 倍,且与吸烟量和吸烟年数呈正相关。香烟烟雾中含 4 000 余种成分,其中许多成分是有害的,包括颗粒成分(如尼古丁、亚硝胺、苯类、金属类)和气体成分(如一氧化碳、一氧化氮、二氧化硫、氰化物等)。患者长期吸烟、反复接触环境中的粉尘和有害气体,可损伤破坏气道上皮细胞、抑制纤毛运动,同时刺激支气管平滑肌收缩、腺体分泌亢进,导致气道阻力增加、黏液分泌增加。

(二) 感染

感染是慢支发生发展的一个重要因素,尤其是慢支急性发作的主要原因之一。引起感染的微生物包括病毒、支原体和细菌。病毒感染以流感病毒、鼻病毒、腺病毒和呼吸道合胞病毒为常见;细菌感染常继发于病毒感染,常见病原体有肺炎链球菌、流感嗜血杆菌、卡他莫拉菌和葡萄球菌等。呼吸道感染可造成气管、支气管黏膜的损伤和慢性炎症。

(三) 气候因素

冬春季节气温骤变、气压过高或过低都易诱发慢支急性发作。上述因素可以刺激气道平滑肌收缩、腺体黏液分泌增加、黏膜血管收缩及局部血液循环障碍,容易继发感染。

(四) 内在因素

1. 呼吸道局部免疫防御功能下降　慢支患者肺局部免疫及全身体液免疫和细胞免疫功能均有不同程度的下降,导致气道黏膜屏障功能损害,造成气道慢性炎症性病变。

2. 神经功能失调　主要表现为胆碱能神经功能亢进,气道反应性增高,气道黏液腺体增生,分泌功能亢进。

二、临床表现

(一) 临床症状

大多缓慢起病,初期患者出现咳嗽、咳痰症状时,多被误认为是吸烟的一种"正常"现象。主要症状为咳嗽、咳痰,或伴有喘息。

长期、反复咳嗽是慢支的主要特点,一般晨起咳嗽较重,睡眠时有阵咳或排痰;寒冷季节多发,咳痰后咳嗽往往减轻。咳痰一般为白色黏液和浆液泡沫状痰,清晨排痰较多,起床后或体位变动时排痰增加;当发生感染时,可出现黏液脓性痰或黄色脓性痰;后期痰液变得黏稠而不易咳出。部分患者出现喘息症状。若同时伴肺气肿,可出现活动后气急。

（二）体征

早期多无异常体征。急性发作期可在背部或双肺底闻及干、湿啰音，咳嗽后可减少或消失。体检时嘱患者深呼吸或做咳嗽动作，容易闻及湿啰音。

三、辅助检查

（一）血液检查

急性发作或继发感染时，可见外周血白细胞总数和（或）中性粒细胞增高。

（二）痰液检查

急性发作或感染时，痰涂片或培养可发现革兰氏阳性菌或革兰氏阴性菌等致病菌。

（三）胸部X线检查

早期可无异常。反复发作可见肺纹理增粗、紊乱，呈网状或条索状、斑点状阴影，以双下肺野明显。这些改变没有特异性。

（四）肺功能检查

早期无异常。当出现小气道病变时，最大呼气中期流量（maximal mid-erpiratory flow，MMEF）、在50%和25%肺容量时的最大呼气流量（MEF_{50}和MEF_{25}）明显降低。

四、诊断与鉴别诊断

（一）诊断

1. 诊断标准　主要依据病史和临床表现，其诊断标准是：凡有咳嗽、咳痰，或伴喘息反复发作，每年患病至少3个月，并连续2年或2年以上，在排除其他心、肺疾病（如肺结核、哮喘、支气管扩张、心脏病等）之后，即可做出慢支的诊断。

2. 临床分型和分期

（1）分型　临床上可将慢支分为单纯型和喘息型。单纯型慢支的主要临床表现为反复咳嗽、咳痰；喘息型慢支的主要临床表现除反复咳嗽、咳痰外，还伴有喘息。近年来有学者认为，喘息型慢支的本质是慢支合并哮喘。

（2）分期　根据病情分为以下3期。①急性发作期：指1周内出现咳嗽、咳痰、喘息症状任何一项明显加剧，或重症患者的症状明显加重者；或1周内出现脓性或黏液脓性痰，痰量明显增加，可伴有体温升高等症状。②慢性迁延期：指患者有不同程度的咳嗽、咳痰、喘息症状，迁延达1个月以上者。③临床缓解期：指患者经治疗或自然缓解，症状基本消失，或偶有轻咳和少量咳痰，保持1个月以上者。

（二）鉴别诊断

1. 以慢性咳嗽为表现的系列疾病　慢性咳嗽是指咳嗽>8周，胸部X线无明显异常，以咳嗽为主或唯一症状者，即通常所说的不明原因慢性咳嗽。慢性咳嗽的常见病因包括咳嗽变异性哮喘（CVA），上气道咳嗽综合征（upper airway cough syndrome，UACS）又称鼻后滴漏综合征（post-nasal drip syndrome，PNDS），嗜酸性粒细胞性支气管炎（EB）和胃食管反流性咳嗽（GERC），这些病因占慢性咳嗽病因的70%~95%。其他病因较少见，但涉及面广，包括变应性咳嗽、支气管扩张、气管支气管结核等。由于慢支的诊断属于排他性诊断，且缺乏客观的标准，故临床上很多其他病因引起的慢性咳嗽患者常被误诊为慢支，需要引起临床重视。

2. 肺结核　患者多有低热、乏力、盗汗、咯血及消瘦等症状。胸部X线检查和痰液查及抗酸杆菌可确诊。

3. 支气管肺癌　患者多数有长期吸烟史，见刺激性咳嗽、反复咯血，有时表现为同一部位反复的阻塞性肺炎。慢性咳嗽患者咳嗽性质改变时应该做胸部影像学检查，胸部CT、痰脱落细胞学、支气管镜等检查有助于诊断。

4. 支气管扩张　患者可出现反复咳嗽、大量脓性痰，或反复咯血；而慢支患者咳嗽、咳痰一般晨间明显，咳白色泡沫痰或黏液痰。支气管扩张患者胸部X线检查常见卷发状改变，胸部高分辨率CT对确定诊断有重要价值。

五、治疗

慢支的治疗目的是：积极控制急性发作，消除症状，保护肺功能并防止发展为COPD。

（一）急性发作期的治疗

1. 控制感染　感染是慢支急性发作的主要原因之一。起始可根据本地区呼吸道感染病原学特点和耐药监测结果给予经验治疗，选择抗菌药物；同时进行痰病原学检查，作为调整抗菌药物的依据。常用药物有喹诺酮类、大环内酯类、β-内酰胺类抗菌药物。推荐口服用药，病情严重者可考虑静脉给予抗菌药物。抗菌药物只能控制呼吸道的急性感染，故感染控制后即应停药。

2. 对症处理　当患者咳嗽、咳痰较重时，可酌情选用镇咳祛痰药。

目前镇咳祛痰药品种繁多，但疗效并不确切。可试用复方甘草合剂、复方氯化铵合剂，或盐酸溴己新、盐酸氨溴索、桃金娘油、乙酰半胱氨酸等。干咳为主者可用镇咳药物如右美沙芬、那可丁或其合剂等。对老年体弱患者或痰量较多的患者，以祛痰为主，避免应用中枢镇咳药物以免抑制呼吸中枢导致痰液阻塞。有喘息的患者要加用解痉平喘药，如吸入或雾化吸入速效 β_2 受体激动剂和抗胆碱药、糖皮质激素混悬液。也可选用茶碱类药物口服或静脉给药。病情严重者需要短期应用全身糖皮质激素。

积极治疗慢支急性发作，可以延缓患者肺功能损害的发生。

（二）缓解期治疗

1. 戒烟　所有患者必须戒除吸烟（包括主动吸烟和被动吸烟），避免有害气体粉尘和其他有害颗粒的吸入。

2. 药物　可选用免疫调节药或中医中药，如细菌溶解产物、卡介菌多糖核酸等。

3. 其他　加强锻炼，增强体质，气候变化季节注意保暖，预防感冒。

第三节

慢性阻塞性肺疾病

慢性阻塞性肺疾病（COPD）是一种具有气流受限特征的可以预防和治疗的疾病，气流受限不完全可逆、呈进行性发展，与肺部对烟草、烟雾等有害颗粒或气体的异常炎症反应有关。COPD 主要累及肺，但也可引起肺外各个器官系统的损害。

一、病因与发病机制

（一）病因

1. 吸烟　是已知 COPD 病因中最重要的危险因素。吸烟人群中 10%~20% 将发生 COPD，而 80% 以上 COPD 的发生发展与吸烟有关。吸烟者较不吸烟者呼吸道症状和肺功能异常发生率增加，第一秒用力呼气容积（FEV$_1$）下降更多，病死率更高。吸烟对 COPD 的影响呈剂量依赖性。从吸烟初始年龄、总吸烟年、包数和目前吸烟状态可预测 COPD 的病死率。

2. 空气污染　包括室内空气污染和室外空气污染。木材、动物粪便、农作物秸秆和煤以明火或在功能不佳的火炉中燃烧，可导致高水平的室内空气污染。我国科学家研究发现，在通风不佳的住宅使用生物燃料烹饪和取暖所致室内空气污染是 COPD 一个重要的危险因素。目前全世界约有 30 亿人使用生物燃料和煤作为烹饪、取暖

和其他家庭所需，因此，控制生物燃料的使用应作为预防 COPD 的重要措施。

空气污染物中的颗粒物质（PM）和有害气体物质（二氧化硫、二氧化氮、臭氧和一氧化碳等）对支气管黏膜有刺激和细胞毒性作用，空气中 PM2.5 的浓度超过 $35\,\mu g/m^3$ 时，COPD 的患病危险度明显增加。空气中氧化的浓度随着 PM 的升高而升高，且与 COPD 急性加重次数呈正相关。

3. 感染　与 COPD 发病之间的因果关系尚未被证实。然而，气道细菌定植与气道炎症相关，在 COPD 急性发作中也起着重要作用。儿童时期严重呼吸道感染病史与成年时期肺功能下降及增加的呼吸系统症状相关。因此，感染在 COPD 发病因素中占有一定地位。

4. 职业粉尘和化学物质　接触职业粉尘及化学物质，如烟雾、变应原、工业废气及室内空气污染等，浓度过高或时间过长，均可能引起与吸烟类似的 COPD。

5. 遗传因素　COPD 是一种典型的多基因及基因－环境相互作用的疾病，其最显著的遗传危险因子是遗传性 α_1-抗胰蛋白酶缺乏。α_1-抗胰蛋白酶缺乏多见于北欧血统的人群。此外，吸烟引起严重气流受限的 COPD 患者具有家族聚集风险，显示遗传因素可影响 COPD 易感性。

6. 社会经济状态　与 COPD 的发病之间呈负相关，即社会经济地位较差的人群发生 COPD 的概率较大，可能与室内外空气污染暴露、拥挤、营养不良及其他与低社会经济状态有关的因素相关。

（二）发病机制

COPD 的发病机制非常复杂，至今尚未完全阐明。主要涉及气道炎症反应机制、氧化－抗氧化失衡机制、蛋白酶－抗蛋白酶失衡机制、气道黏液高分泌机制等。

1. 气道炎症反应机制　当烟草烟雾、空气污染、职业性粉尘和有害气体吸入人体后，导致中性粒细胞、巨噬细胞、淋巴细胞（主要是 CD8$^+$T 淋巴细胞）、嗜酸性粒细胞等炎症细胞在气道聚集、浸润和活化，后者释放炎性介质和细胞因子，并与气道结构细胞及肺实质相互作用，引起气道慢性炎症反应。此外，烟草、烟雾能直接造成气道上皮损伤，导致上皮细胞通透性增高，触发神经源性炎症反应。气道炎症引起气道重构和肺实质破坏及气道高反应性和气流不可逆受限。

2. 氧化－抗氧化失衡机制　氧化应激反应在 COPD 中可能存在一种重要的放大机制。氧化应激反应的生物

标志物(如过氧化物、8-异前列烷)在 COPD 患者的呼出气体冷凝液、痰液及全身循环系统中表达水平增加,而 COPD 时机体的抗氧化系统受到损害。氧化应激反应在肺内可导致多种负面后果,包括炎症基因的激活、抗蛋白酶的失活、刺激性黏液的分泌及渗出液增加。此外,氧化应激反应可以下调 COPD 患者肺内组蛋白脱乙酰酶的活性,从而导致炎症基因的表达增加及糖皮质激素敏感性下调。

3. 蛋白酶-抗蛋白酶失衡机制　蛋白水解酶对肺组织结构具有损伤破坏作用,而抗蛋白酶对蛋白酶具有抑制功能。来源于炎症细胞和上皮细胞的一些蛋白酶在 COPD 中表达增加,而抗蛋白酶出现不足,这种蛋白酶-抗蛋白酶的失衡可破坏肺实质中主要的结缔组织弹性蛋白,而且这种破坏作用往往是不可逆的。

4. 气道黏液高分泌机制　气道黏液高分泌是包括 COPD 和哮喘在内的慢性气道炎症性疾病的主要临床特征,也是患者病情加重的主要原因之一。烟草烟雾、感染等启动气道局部炎症反应,促进杯状细胞增生,同时通过调节气道自主神经分泌乙酰胆碱和速激肽等神经介质,促进黏液腺分泌黏液。上述因素还可引起气道黏液纤毛清除系统的损伤,包括黏液变性、纤毛活性下降、纤毛和黏液毯之间有效互动关系改变。此外,一些炎症介质和蛋白酶也可以刺激黏液高分泌。

COPD 发病机制见图 2-3-3。

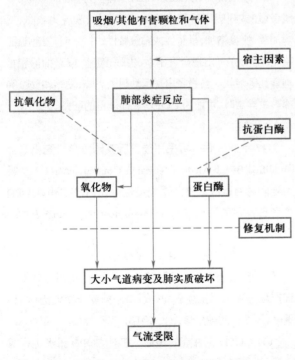

图 2-3-3　COPD 发病机制示意图

二、临床表现

(一) 临床症状

1. 呼吸系统症状　大多缓慢起病,初起咳嗽呈间歇性,早晨较重,以后早晚或整日均有咳嗽,但夜间咳嗽并不显著;部分病例虽有明显气流受限但无咳嗽症状。部分患者咳嗽后咳少量黏液痰,清晨痰量较多,继发感染时可咳血痰。

气短或呼吸困难是 COPD 的标志性症状,是促使患者就诊的主要原因,患者常于登楼或者活动后出现气短,逐渐加重,以致日常活动甚至休息时也感气短。

部分患者可出现喘息和胸闷,但不是 COPD 的特异性症状;重度患者多有喘息,胸部紧闷感通常于劳力后发生。

2. 全身症状　在疾病的临床过程中,特别在较重患者,可能会发生全身症状,如体重下降、食欲减退、外周肌肉萎缩和功能障碍、精神抑郁和(或)焦虑等。

(二) 体征

COPD 早期体征可不明显。随疾病进展,常有以下体征:①视诊和触诊:桶状胸(胸部过度膨胀;前后径增大,腹上角增宽)。重症患者不时采用缩唇呼吸以增加呼出气量,呼吸困难加重时常采取前倾坐位。②叩诊:由于肺过度充气,叩诊肺部可呈过清音,心浊音界缩小,肺肝界下降。③听诊:两肺呼吸音减低,呼气相延长,可闻及干啰音和(或)湿啰音,深呼吸时明显。心音遥远,剑突下较清晰响亮。

(三) 并发症

1. 慢性呼吸衰竭　COPD 患者由于气道狭窄或阻塞引起的气道阻力增高而导致通气障碍称为阻塞性通气不足,常在 COPD 急性加重时发生,其症状明显加重,发生低氧血症和(或)高碳酸血症,可出现缺氧和 CO_2 潴留等系列临床表现。

2. 自发性气胸　COPD 合并肺气肿、肺大疱患者,在肺气肿、肺大疱破裂或胸膜直接损伤使空气进入胸膜腔时,可表现为突然加重的呼吸困难,并伴有明显的发绀,患侧肺部叩诊为鼓音,听诊呼吸音减弱或消失,通过 X 线检查可以确诊。

3. 慢性肺源性心脏病　COPD 并发慢性肺心病与肺血管床的减少、肺泡缺氧所致的血管收缩导致肺血管阻力增加、肺血管重塑,以及酸中毒增加低氧性血管收缩、气流受限和气体陷闭使胸膜腔内压增加,从而压迫肺血管、增加肺血管阻力、血容量增加,等有关。当 COPD 患者出现肺动脉高压、右心室增大或右心功能不全时,要考虑并发了慢性肺心病。

4. 肺血栓栓塞症　COPD 患者易于形成肺血栓栓塞,当肺动脉压程度与患者基础疾病和动脉低氧血症不成比例时,应该考虑到肺血栓栓塞症的可能。患者可出现突然加重的呼吸困难、胸痛、咯血,甚至出现晕厥、猝死,血 D- 二聚体增高,超声心动图可有右心室增大、右心室运动减低、三尖瓣反流速率增加等表现,通过 CT 肺动脉成像(CTPA)、核素肺通气 / 灌注扫描检查可确诊。

三、辅助检查

(一)肺功能检查

气流受限是以 FEV_1 和其占用力肺活量的比值(FEV_1/FVC)降低来确定的。吸入支气管舒张药后 $FEV_1/FVC<0.7$ 者,可确定为持续的气流受限,是判断早期气流受限的敏感指标;而 FEV_1 占预计值的百分比($FEV_1/$ 预计值 %),则是评价中度以上气流受限严重程度的主要指标。气流受限可导致肺过度充气,使肺总量(TLC)、功能残气量(FRC)和残气容积(RV)增高,肺活量(VC)减低,一氧化碳弥散量(DLCO)降低。

(二)血气检查

COPD 血气异常首先表现为轻、中度低氧血症。随疾病进展,低氧血症逐渐加重,并出现高碳酸血症。

(三)影像学检查

1. 胸部 X 线检查　早期可无明显变化,以后出现肺纹理增多、紊乱等非特征性改变;随病情进展,出现胸腔前后径增长,肋骨走向变平,肺野透亮度增高,横膈位置低平,心脏悬垂狭长,肺门血管纹理呈残根状,肺野外周血管纹理纤细稀少等肺气肿征象,有时可见肺大疱形成。并发肺动脉高压和肺心病时,除右心增大的 X 线征外,还可有肺动脉圆锥膨隆、肺门血管影扩大及右下肺动脉增宽等。

2. 胸部 CT 检查　高分辨率 CT(HRCT)对辨别小叶中央型或全小叶型肺气肿及确定肺大疱的大小和数量有很高的敏感性和特异性,对预计肺大疱切除或外科减容手术等的效果有一定价值。此外,CT 检查在鉴别诊断、判断 COPD 表型时有很大的价值。

(四)其他实验室检查

低氧血症,即 $PaO_2<50$ mmHg 时,血红蛋白及红细胞可增高,血细胞比容 >55% 可诊断为红细胞增多症。并发感染时,痰涂片可见大量中性粒细胞,痰培养可检出各种病原菌,常见者为肺炎链球菌、流感嗜血杆菌、卡他莫拉菌、肺炎克雷伯菌等。

四、诊断与鉴别诊断

(一)诊断与评估

1. 诊断标准　COPD 主要根据吸烟等高危因素、临床症状、体征及肺功能检查等综合分析确定。持续的气流受限是 COPD 诊断的必备条件,即吸入支气管舒张药后 $FEV_1/FVC<0.7$。有部分患者并无咳嗽、咳痰症状,仅在肺功能检查时 $FEV_1/FVC<0.7$,而 FEV_1 预计值 %≥80%,在除外其他疾病后,亦可诊断为 COPD。

2. 肺功能严重程度分级及临床分期

(1)严重程度分级　根据 FEV_1/FVC、$FEV_1/$ 预计值 % 及临床症状可对 COPD 的严重程度做出分级(表 2-3-6)。

表 2-3-6　COPD 肺功能严重程度分级

分级	分级标准
I级(轻度)	$FEV_1/FVC<0.7$,$FEV_1/$ 预计值 % ≥80%
II级(中度)	$FEV_1/FVC<0.7$,50% ≤$FEV_1/$ 预计值 %<80%
III级(重度)	$FEV_1/FVC<0.7$,30% ≤$FEV_1/$ 预计值 %<50%
IV级(极重度)	$FEV_1/FVC<0.7$,$FEV_1/$ 预计值 %<30%

(2)临床分期　根据病情分为两期。

1)稳定期:指患者咳嗽、咳痰、气短或呼吸困难等症状稳定或者症状轻微。

2)急性加重期(AECOPD):指患者短期内咳嗽、咳痰、气短或呼吸困难等症状加重或恶化,表现为咳嗽、气短加重,痰量增加,呈脓性或黏液脓性,并可伴有发热等征象。此外,亦可出现全身不适、失眠、嗜睡、疲乏抑郁和精神紊乱等症状。当患者出现运动耐力下降、发热和(或)胸部影像异常时,可能为 COPD 急性加重的征兆。

3. 评估

(1)症状评估　可采用改良版英国医学研究委员会(modified British Medical Research Council,mMRC)呼吸困难问卷对呼吸困难严重程度进行评估,或采用 COPD 患者自我评估测试(COPD Assessment test,CAT)进行综合症状评估。

(2)急性加重风险评估　COPD 急性加重可分为轻度(仅需要短效支气管扩张药治疗)、中度[使用短效支气管扩张药并加用抗生素和(或)口服糖皮质激素治疗]和重度(需要住院或急诊、ICU 治疗)。

(3)COPD 合并症的评估　在对 COPD 患者进行病情严重程度的综合评估时,还应注意患者的各种全身合并症,如心血管疾病(包括外周性血管疾病)、骨骼肌功能障碍、骨质疏松症、焦虑/抑郁、睡眠呼吸暂停低通气综合征、恶性肿瘤、代谢综合征、糖尿病、胃食管反流病等慢性合并症,治疗时应予以兼顾。

(二) 鉴别诊断

1. 支气管哮喘　起病较早(常于儿童期起病),喘息或咳嗽症状多变,常于夜间和凌晨出现,常合并过敏、鼻炎和(或)湿疹,有哮喘家族史,最主要的特征是哮喘患者气流受限是可逆的。而 COPD 大多中年起病,症状缓慢进展,多有长期吸烟史或生物燃料等有害颗粒接触史,活动后气短并进行性加重是其主要临床表现,不完全可逆的气流受限是 COPD 的特征。当哮喘患者出现不完全可逆气流受限,即当患者同时具有哮喘和 COPD 的特征时,可以诊断哮喘合并 COPD。

2. 支气管扩张　患者可有反复咳嗽、咳大量脓性痰或咯血及反复下呼吸道感染,肺部体检可闻及湿啰音或爆裂音;胸部 X 线和高分辨率 CT 显示支气管扩张,支气管树重建可替代支气管造影确诊本病。

3. 肺结核　任何年龄均可起病,可有午后低热、乏力、盗汗等结核中毒症状,胸部 X 线显示肺浸润或结节灶,痰检可发现抗酸杆菌,肺功能早期一般正常。

4. 弥漫性泛细支气管炎　多数患者为男性和非吸烟者,有慢性咳嗽、咳痰、活动时呼吸困难及慢性鼻窦炎,X 线和 CT 显示弥漫性小叶中心型不透明影和过度充气征,大环内酯类抗生素治疗有效。

5. 特发性肺纤维化或纤维化型间质性肺疾病并肺气肿　临床上不少吸烟的老年男性,可出现咳嗽、喘息、活动后气短等症状,虽是特发性肺纤维化(idiopathic pulmonary fibrosis,IPF)或 IPF 合并肺气肿,因没有重视查胸 CT、肺功能等,长期被误诊为 COPD 进行诊疗。

五、治疗

(一) 稳定期治疗

治疗目的包括:①改善肺功能。②减轻症状,阻止病情发展。③改善活动能力,提高生活质量,降低病死率。④减少急性加重。

1. 教育与管理　可以提高患者及有关人员对 COPD 的认识和自身处理疾病的能力,更好地配合治疗和加强预防措施,维持病情稳定,提高生活质量。其中戒烟是吸烟 COPD 患者最重要的措施。

2. 药物治疗

(1) 支气管舒张药　可松弛支气管平滑肌、扩张支气管、缓解气流受限,是控制 COPD 症状的主要治疗措施。与口服药物相比,吸入剂起效快,不良反应小,因此多首选吸入治疗。常用支气管舒张药有 β_2 受体激动剂、抗胆碱药及甲基黄嘌呤类,根据药物的作用及患者的治疗反应选用。上述支气管舒张药可以联合应用。

1) 抗胆碱药:主要品种有异丙托溴铵(ipratropium bromide) 气雾剂和雾化液,可阻断 M 胆碱受体,吸入30~90 min 可达最大效果,作用维持 6~8 h。长效抗胆碱能药(long-acting antimuscarinic antagonist,LAMA) 能够持久地结合 M3 受体,快速与 M2 受体分离,从而延长支气管扩张作用时间(超过 12 h),新型 LAMA 作用时间超过 24 h,常用 LAMA 包括噻托溴铵(tiotropium)、格隆溴铵(glycopyrrolate)、乌美溴铵(umeclidinium)和阿地溴铵(aclidinium bromide)等。长期吸入抗胆碱药是 COPD 最常用的治疗方法。

2) β_2 受体激动剂:短效制剂有沙丁胺醇、特布他林气雾剂和雾化液,数分钟内开始起效,15~30 min 达到峰值,持续疗效 4~5 h。主要用于缓解症状,按需使用。长效制剂主要有福莫特罗和沙美特罗干粉吸入剂,作用持续 12 h 以上,与短效 β_2 受体激动剂相比,维持作用时间更长。近年来,新型 LABA 起效更快、作用时间更长,包括茚达特罗(indacaterol)、奥达特罗(oladaterol)和维兰特罗(vilanterol)等。β_2 受体激动剂的不良反应主要有手抖、低钾血症,偶有心悸。

3) 茶碱类药物:主要品种有氨茶碱、缓释茶碱、多索茶碱。可解除气道平滑肌痉挛,还有改善心排血量、舒张全身和肺血管、增加水盐排出、兴奋中枢神经系统、改善呼吸肌功能及某些抗感染作用等。由于茶碱的治疗和中毒剂量很接近,应用时主张监测血药浓度。

(2) 糖皮质激素　COPD 稳定期长期单一应用 ICS 治疗并不能阻止 FEV_1 的降低趋势,对病死率亦无明显改善;因此不推荐对稳定期 COPD 患者使用单一 ICS 治疗。在使用一种或两种长效支气管舒张药的基础上,可以考虑联合 ICS 治疗。如布地奈德/福莫特罗、氟替卡松/沙美特罗两种联合制剂。对 COPD 患者不推荐长期口服糖皮质激素治疗。

(3) 其他药物　包括:①祛痰药(黏液溶解剂):有利于气道引流通畅,改善通气,常用药物有盐酸氨溴索(ambroxol)、乙酰半胱氨酸、羧甲司坦等。②抗氧化剂:如乙酰半胱氨酸,可降低疾病反复加重的频率。③免疫调节剂:如细菌溶解产物、卡介菌多糖核酸等,对降低 COPD 急性加重严重程度可能具有一定的作用。④疫苗:流感疫苗可降低 COPD 患者的严重程度和死亡风险。

3. 长期家庭氧疗　COPD 稳定期进行长期家庭氧疗（long term domiciliary oxygen therapy，LTOT）对并发慢性呼吸衰竭的患者可提高其生存率，具体指征是：①PaO_2≤55 mmHg 或动脉血氧饱和度（SaO_2）≤88%，有或没有高碳酸血症。②PaO_2 55~60 mmHg，或 SaO_2<89%，并有肺动脉高压、心力衰竭或红细胞增多症（血细胞比容 0.55）。LTOT 一般经鼻导管吸入氧气，流量 1.0~2.0 L/min，吸氧持续时间 >15 h/d。LTOT 的目的是使患者在海平面水平、静息状态下，达到 PaO_2≥60 mm Hg 和（或）使 SaO_2 升至 90%，这样才可维持重要器官的功能，保证周围组织的氧供。

4. 康复治疗　可以使进行性气流受限、严重呼吸困难而很少活动的患者改善活动能力，提高生活质量。它包括呼吸生理治疗、肌肉训练、营养支持、精神治疗与教育等多方面措施。

5. 外科手术治疗　对有手术指征的患者，肺大疱切除术可减轻呼吸困难的程度并使肺功能得到改善。术前胸部 CT 检查、动脉血气分析及全面评价呼吸功能对于决定是否手术是非常重要的。肺减容术可减少过度充气、改善呼吸肌做功、提高运动能力和健康状况，但不能延长患者的寿命。肺移植术可改善生活质量、改善肺功能，但技术要求高、花费大，很难推广应用。

（二）急性加重期治疗

COPD 急性加重期的治疗原则包括诱发因素的治疗（如抗感染）、并发症的治疗、对症和支持治疗。

1. 持续低浓度低流量吸氧　氧疗是 COPD 加重期住院患者的基本治疗措施。氧疗方法：根据病情轻重可选用鼻导管、面罩、经鼻高流量给氧、经无创或有创机械通气给氧等方法；氧疗目标：PaO_2≥60 mmHg 和（或）使 SaO_2 升至 90%。氧疗 30 min 后应复查动脉血气，以确认氧疗

效果，且未引起 CO_2 潴留和（或）呼吸性酸中毒。

2. 抗感染　COPD 急性加重多由细菌和非典型病原体感染诱发，故抗菌药物治疗在 COPD 加重期治疗中具有重要地位。当患者呼吸困难加重，咳嗽伴有痰量增多及脓性痰时，应根据 COPD 严重程度及相应的细菌分层情况，结合当地常见致病菌类型及耐药流行趋势和药敏情况尽早选择敏感抗生素。常用药物包括喹诺酮类、大环内酯类、β- 内酰胺类抗菌药物等。

3. 支气管舒张药　短效 $β_2$ 受体激动剂适用于 COPD 急性加重期的治疗。若效果不显著，建议加用短效抗胆碱药（如异丙托溴铵）。$β_2$ 受体激动剂、抗胆碱药由于作用机制不同，药代学及药动学特点不同，且分别作用于不同大小的气道，所以联合应用可获得更大的支气管舒张作用。

4. 糖皮质激素　COPD 急性加重期需要住院的患者宜在应用支气管舒张药的基础上加用口服或静脉糖皮质激素，建议口服泼尼松 30~40 mg/d，连续 5 d。也可以雾化吸入糖皮质激素。延长给药时间不能增加疗效，反而会使不良反应增加。

5. 机械通气　包括无创性和有创性机械通气，根据病情需要，可首选无创性机械通气。

(1) 无创性机械通气　应用指征为中至重度呼吸困难，伴辅助呼吸肌参与呼吸并出现胸腹矛盾运动，中至重度酸中毒（pH 7.30~7.35）和高碳酸血症（$PaCO_2$ 45~60 mmHg），呼吸频率 >25 次 /min。

(2) 有创性机械通气　在积极药物和无创性机械通气治疗后，患者呼吸衰竭仍进行性恶化，出现危及生命的酸碱失衡和（或）神志改变时，宜用有创性机械通气治疗。病情好转后，根据情况可采用无创性机械通气进行序贯治疗。

（陈亚红）

第三章　支气管扩张

支气管扩张（bronchiectasis）简称支扩，指感染、理化、免疫或遗传等原因引起支气管管壁组织破坏，导致支气管管腔不可逆性的扩张、变形。临床表现为慢性咳嗽、咳大量脓性痰和（或）反复咯血，可伴有气道阻塞。本病多为

获得性，常有童年麻疹、百日咳或支气管肺炎等病史。支气管扩张分为 3 种主要类型：①以支气管平滑肌扩张为特征的柱状扩张。②以支气管复杂锯齿状扩张为特征的曲张型扩张。③以支气管末端的盲端扩大为特征的囊状扩张。

一、病因与发病机制

支气管扩张并非一种独立的疾病，多种直接或间接影响支气管壁防御功能的疾病均可导致支气管扩张，但主要病因是支气管感染和支气管阻塞，两者相互影响，促使支气管扩张的发生和发展。在支气管扩张的形成过程中，感染、黏膜清除功能异常、免疫缺陷、先天结构异常或其他疾病等因素相互作用，共同形成一个感染、炎症和支气管壁被破坏的恶性循环，并最终导致支气管结构异常和管腔不可逆性扩张。反复的气道炎症和感染破坏，引起气道的损伤和破坏，反过来可以进一步加重感染，最终导致支气管和肺实质的破坏。

(一) 感染因素

引起支气管扩张的常见呼吸道感染病原体除了麻疹病毒、百日咳鲍特菌和结核分枝杆菌外，还包括 HIV、副黏液病毒、腺病毒、流感病毒等病毒，以及革兰氏阴性菌（如铜绿假单胞菌、流感嗜血杆菌）、非结核分枝杆菌和诺卡菌等。

(二) 黏膜清除功能异常

黏膜纤毛清除是预防肺部感染的重要防御机制之一。最常见的黏膜清除障碍见于原发性纤毛运动障碍，通常合并上、下呼吸道感染，男性不育和将近 50% 患者内脏转位，如合并鼻窦炎及内脏转位则称为卡塔格内综合征（kartagener syndrome）。

(三) 免疫缺陷

免疫缺陷范围广泛，与支气管扩张有关的原发性免疫缺陷有低丙种球蛋白血症、HIV 感染、γ 干扰素受体缺陷和 I 型主要组织相容性复合体缺陷。支气管扩张还可以继发于肺移植排斥反应的晚期、过敏性支气管肺曲霉病等。

(四) 先天结构异常

引起支气管扩张的先天结构异常可见于黄甲综合征、软骨缺陷、肺隔离症等。

(五) 其他疾病

有两项研究报道显示，在 COPD 患者中支气管扩张的发生率分别为 29% 和 50%。另有研究显示，在哮喘患者（主要是持续发作的严重哮喘患者）中，支气管扩张的发生率为 3%。在类风湿关节炎患者中通过 HRCT 确诊的支气管扩张发病率近 30%。支气管扩张也可发生于干燥综合征、变应性肉芽肿性血管炎及炎性肠病等疾病。可能的原因是免疫抑制导致慢性气道炎症，继而引起支气管扩张。另外，α_1-抗胰蛋白酶缺乏也可增加 COPD 和支气管扩张发生的风险。支气管内肿瘤和异物也可阻塞损伤支气管，引起支气管扩张。慢性胃内容物吸入也可能发展成支气管扩张。弥漫性泛细支气管炎（diffuse panbronchiolitis, DPB）常见于东亚地区，而囊性纤维化（cystic fibrosis, CF）常见于欧美白种人。

二、临床表现

(一) 临床症状

部分患者可有幼年的支气管肺炎病史，以后常有反复发作的呼吸道感染，但大部分患者询问不出特殊病史。患者的症状很大程度取决于病变的范围、部位及是否合并慢性感染。

1. 呼吸系统症状

（1）慢性咳嗽，咳大量脓性痰　本病多为慢性起病，咳嗽的痰量与体位改变有关，体位改变时淤积在扩张部位的分泌物引起咳嗽和排痰。急性感染时，痰液呈黄绿色脓性，合并厌氧菌感染时带有臭味，痰量可高达数百毫升。将痰液收集于玻璃瓶中，静置后可出现分层现象：上层为泡沫，中层为混浊黏液，底层则为坏死组织沉淀物。

（2）反复咯血　50%~70% 的患者可出现间断咯血，主要由支气管动脉肥厚、扭曲及支气管新生血管形成等引起。部分患者可仅表现为咯血而没有大量脓性痰，病变多位于引流较好的上叶支气管，称为"干性支气管扩张"。

（3）反复感染　由于支气管结构和功能异常，且免疫力低下，易反复继发肺部感染。特征为同一肺段反复发生支气管炎和肺炎，且治疗效果欠佳。

（4）慢性气道阻塞的症状　重症、长期迁延不愈的患者可出现喘息、呼吸困难等气道阻塞的症状，甚至导致呼吸衰竭、肺动脉高压及右心衰竭而出现相应症状。

2. 全身症状　长期反复感染可出现全身毒血症症状，如发热、盗汗、消瘦、食欲减退、贫血，甚至气促、发绀等。

(二) 体征

支气管扩张早期或微小支气管扩张可无异常体征，急性感染加重时可闻及病变部位固定而持久的局限性湿啰音，伴气道阻塞时可闻及干啰音，出现并发症时可出现相应的体征。有些患者由于长期缺氧，可出现杵状指（趾）。

(三) 并发症

并发症包括大咯血窒息、失血性休克、反复发生肺炎、肺气肿和肺源性心脏病（简称肺心病）等。

三、辅助检查

(一) 影像学检查

1. 胸部 X 线检查　早期患者可无异常，或仅表现为肺纹理的局部增多、增粗现象。支气管柱状扩张的典型表现为"双轨征",囊状扩张则表现为"卷发影"或"蜂窝状改变"(图2-3-4)。

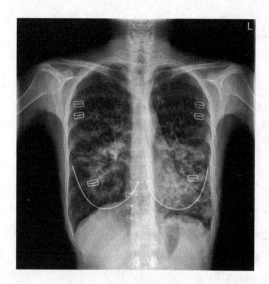

图2-3-4 支气管扩张胸部X线表现
双侧中下肺野多发"卷发影"。

2. 胸部高分辨率CT(HRCT)及支气管树重建 HRCT是目前诊断支气管扩张的金标准,敏感性和特异性可分别高达96%和93%,已基本取代支气管造影。柱状扩张时,异常增厚的支气管壁在CT上表现为"双轨征",在横断面上,支气管扩张为环状结构,累及的肺动脉分支宽,表现出"印戒征"。囊状扩张则在径比CT上表现为"串珠征"(图2-3-5)。

(二)其他检查

普通痰细菌学检查(包括痰培养加药敏、痰涂片)可

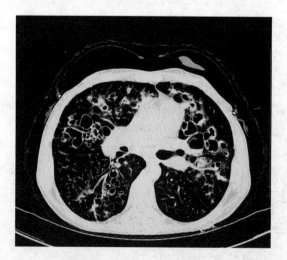

图2-3-5 支气管扩张胸部HRCT表现
双肺支气管多发囊状扩张,呈"葡萄样",可见"印戒征"。

以为支气管扩张急性感染时的抗感染治疗提供病原学依据。支气管镜检查可以发现由于气管内肿瘤或外压所引起的支气管扩张,同时经纤维支气管镜行支气管肺泡灌洗,回收的灌洗液进行涂片和培养,一方面可以为抗感染治疗方案提供病原学依据,另一方面也可以帮助咳嗽能力差的老年患者进行痰液引流,并在局部进行冲洗和药物注射。支气管扩张患者通常合并轻至中度的气流受限,部分患者还合并气道反应性的增高,肺功能检查也可以帮助明确诊断。

四、诊断与鉴别诊断

(一)诊断

根据患者反复咳嗽、咳痰和(或)咯血及反复下呼吸道感染的临床表现,体检闻及肺部固定、持久的局限性湿啰音,结合胸部HRCT提示支气管扩张的影像学特征,以及导致支气管扩张的常见病因等,即可明确支气管扩张的诊断。

支气管扩张患者应尽量积极寻找其病因,病变局限的支气管扩张患者可进行支气管镜检查以确定是否存在局部的气道阻塞从而导致支气管扩张。较少的情况下,急性肺炎可以引起铜绿假单胞菌性支气管扩张,这类患者在急性感染症状改善后可进行胸部HRCT检查。弥漫性支气管扩张患者需寻找是否存在先天性结构、功能障碍或免疫功能失调。风湿性疾病和炎性肠病的患者出现慢性咳嗽时,需考虑是否继发支气管扩张。

(二)鉴别诊断

1. 慢性支气管炎 可表现为反复咳嗽、咳痰,多见于中老年患者,且秋冬季节多发。通常咳白色黏液痰,急性感染时咳黄脓性痰。胸部X线片通常仅表现为肺纹理增多、增粗,胸部CT无支气管扩张的影像学表现,可与支气管扩张鉴别。

2. 肺脓肿 可出现咳嗽,咳大量脓臭痰,一般起病急,全身中毒症状明显。表现为高热、乏力等,X线检查可见肺空腔液平,周围有炎症浸润影。急性肺脓肿时,炎症经有效抗感染治疗后可吸收消退,慢性肺脓肿则通常有急性肺脓肿的病史。

3. 肺结核 可出现咳嗽、咳痰、咯血,多伴有低热、盗汗、乏力、消瘦等全身中毒症状,X线检查可发现病灶多位于上叶或下叶背段,痰找抗酸杆菌可帮助明确诊断,慢性肺结核基础上可继发支气管扩张。

4. 囊性纤维化 多有家族史,见于年轻患者(<40岁),易发于白种人,因囊性纤维化穿膜传导调节蛋白(cystic fibrosis transmembrane conductance regulator,CFTR)基因

突变,导致多系统病变的遗传性疾病,典型的三联征为:汗液中 Cl^- 和 Na^+ 含量增高、胰腺功能损害和反复肺部感染。同时伴有 CFTR 的基因突变。

5. 支气管肺癌　干性支气管扩张以咯血为主,有时易误诊为肺癌。肺癌多发生于 40 岁以上的男性吸烟患者,行胸部 X 线检查、纤维支气管镜检查、痰细胞学检查等可供鉴别。

6. 弥漫性泛细支气管炎　有慢性咳嗽、咳痰、活动时呼吸困难及慢性鼻窦炎,胸部 X 线片和 CT 上有弥漫分布的边界不太清楚的小结节影,类风湿因子、抗核抗体、冷凝集试验可阳性,确诊需组织病理学证实。大环内酯类抗生素持续治疗 2 个月以上有效。

五、治疗

支气管扩张的治疗原则包括:去除可确定的基础病;控制感染,尤其是急性发作期;促进痰液引流;改善气流受限。

(一)基础疾病治疗

确定支气管扩张的潜在病因至关重要,可治疗的基础疾病包括:常见的免疫缺陷、过敏性支气管肺曲霉病、特殊病原体的感染如结核或非结核分枝杆菌感染、气道异物或外压引起的气道阻塞、炎性肠病、类风湿关节炎和误吸等。

(二)抗感染治疗

当支气管扩张患者出现畏寒、发热、痰量增多、咳脓性痰等症状时,为急性感染期,抗感染治疗是主要的治疗措施。抗生素的选择依赖细菌学结果,疗程一般为 10~14 d。起始经验性治疗时,对于咳痰较少、肺功能较好的患者,可选用对流感嗜血杆菌和金黄色葡萄球菌敏感的头孢菌素、β- 内酰胺类／酶抑制剂(如阿莫西林)/ 克拉维酸或大环内酯类。铜绿假单胞菌引起的严重感染,可考虑抗假单胞菌的 β- 内酰胺类联合大环内酯类或喹诺酮类抗菌药物,或喹诺酮类联合大环内酯类或再加氨基糖苷类。如为脓臭痰,考虑合并厌氧菌感染,可加用甲硝唑、克林霉素等抗厌氧菌治疗。初始治疗无效时,可根据痰培养或痰涂片等细菌学结果及时进行调整。

(三)促进痰液引流

祛痰药物、翻身拍背、体位引流等可帮助痰液的排出,在支气管扩张患者急性感染期和稳定期均有重要的作用,有时比抗感染治疗更重要。严重感染、咳嗽能力较差,经上述方法仍不能有效将痰液咳出的患者,可考虑行支气管镜吸痰,在经支气管镜吸痰的同时,还可行生理盐水冲洗稀释痰液。部分支气管扩张患者存在气道高反应性,使用支气管舒张药在帮助改善气流受限的同时,也可帮助痰液的引流。近年有研究报道,吸入皮质激素和口服大环内酯类抗生素可减少支气管扩张患者的气道炎症,其确切疗效尚有待进一步临床研究。

(四)改善气流受限

支气管扩张时,气道壁的炎症浸润引起小气道的阻塞,而大部分的支气管树都由小气道组成,最终结果引起气道阻塞,气流受限。且大多数支气管扩张患者合并 COPD 或存在气道反应性增高,可应用支气管扩张药治疗气流受限,如吸入短效或长效 β_2 受体激动剂和抗胆碱药。

(五)咯血的处理

小量咯血时,休息、镇静、止咳等对症处理即可。大咯血可能危及生命,需积极处理,除绝对卧床休息,患侧卧位以保护气道,解除患者紧张情绪,适当应用镇静药治疗,鼓励患者咳出呼吸道内积血外,应进行药物止血治疗。药物治疗首选垂体后叶素。对有高血压、冠状动脉粥样硬化性心脏病(简称冠心病)、肺心病、心功能不全、妊娠及对本药有严重不良反应而禁用垂体后叶素的患者,可考虑使用血管扩张药,如酚妥拉明、硝酸甘油等,但目前临床应用价值尚存争议。一般止血药如氨甲苯酸(止血芳酸)、酚磺乙胺(止血敏)等,适用于凝血机制障碍引起的咯血,仅作为大咯血的辅助治疗。内科治疗无效时,可考虑支气管镜局部止血、支气管动脉栓塞等治疗,必要时考虑胸外科手术治疗。

(六)增强免疫力

可接种流感疫苗和肺炎链球菌疫苗,提高支气管扩张患者的免疫力,减少其急性感染的发生。

(七)外科手术治疗

外科手术切除仅适用于病变局限、对传统治疗方法无效的患者,以及积极的介入放疗仍不能控制的咯血患者。对于晚期的支气管扩张患者,可考虑肺移植。

(牟向东)

数字课程学习……

▶ 章节摘要　　💻 教学PPT　　📋 拓展阅读　　📝 自测题

第四部分
间质性肺疾病

第一章　概述

间质性肺疾病（interstitial lung disease，ILD）是一组主要累及肺实质的非肿瘤性、非感染性的异质性肺部弥漫性疾病，通常亦称为弥漫性实质性肺疾病（diffuse parenchymal lung disease，DPLD）。ILD 并不是一种疾病，它包括一大类 200 多种疾病，这些疾病有相似的临床表现、呼吸病理生理学异常和胸部影像学特征：主要表现为咳嗽、活动后气短、不同程度的肺泡弥散功能降低伴限制性通气功能障碍和胸部影像学上的双肺弥漫性病变。

一、概念

肺实质是指肺泡上皮、毛细血管内皮及其之间的间隙，以及间隙内的血管和淋巴管周围的组织；总的来说，是指细支气管和支气管周围的组织。

ILD 是指累及上述部位的弥漫性肺疾病；但鉴于部分肺泡充填性病变，也有类似的临床表现、病理生理和胸部影像学特征，也归在 ILD 的范畴中。

二、分类

ILD 根据不同的分类标准有不同的分类，如根据病程不同，可以分为急性 ILD、亚急性 ILD 和慢性 ILD；根据导致 ILD 的病因不同及某些特征性表现，可以分为已知病因的 ILD、特发性间质性肺炎、肉芽肿性 ILD 和特殊的 ILD。临床上主要还是采用第二种分类方法。

目前国际上将 ILD 分为如下 4 类。

1. 已知病因的 ILD　如各种结缔组织疾病相关性 ILD（CTD-ILD）、药物性 ILD、职业或环境相关性 ILD 等。

2. 特发性间质性肺炎（idiopathic interstitial pneumonia，IIP）　包括多种病因未明且具有一定肺组织病理学表现的一系列间质性肺疾病，分为如下 3 类：主要特发性间质性肺炎、罕见特发性间质性肺炎和不能分类的间质性肺炎。

其中主要 IIP 有致纤维化性间质性肺炎（包括特发性肺纤维化、特发性非特异性间质性肺炎）、吸烟相关性间质性肺炎（包括呼吸性细支气管炎并间质性肺炎、脱屑性间质性肺炎）、急性或亚急性间质性肺炎（包括隐源性机化性肺炎和急性间质性肺炎）。

3. 肉芽肿性 ILD　主要指结节病、过敏性肺炎，受累部位的肺组织病理学主要表现为上皮样肉芽肿性炎。

4. 其他特殊的 ILD　如肺泡蛋白沉积症（pulmonary alveolar proteinosis，PAP）、淋巴管平滑肌瘤病（lymphangio-leiomyomatosis，LAM）、肺朗格汉斯细胞组织细胞增生症（pulmonary Langerhans cell histiocytosis，PLCH）等。这类患者有特征的胸部影像学表现，一般根据临床表现及特征性的高分辨率 CT 的表现，就可以临床拟诊；但确诊需要肺组织病理学。

三、临床评价

（一）临床症状

1. 呼吸困难　又称气短，ILD 患者因肺功能受损而表现为不同程度的呼吸困难，典型的表现为活动后气短而影响其活动强度。不同的 ILD 患者呼吸困难程度不同：①急性起病的 ILD、ILD 急性加重期的患者，一般表现为明显的呼吸窘迫；而慢性起病的 ILD 患者则有时候仅仅表现为较大活动时的气短。②病情程度重的 ILD 患者，呼吸困难明显而严重影响日常生活；病情轻的 ILD 患者则一般不影响日常生活和工作。到高海拔地区旅游或强度大的活动均有助于发现隐匿起病的慢性轻症 ILD 患者。

2. 咳嗽　大部分 ILD 的咳嗽主要表现为干咳，频繁咳嗽后可以有少量白痰。合并肺部感染时，可出现黄痰。

3. 咯血　大多数 ILD 患者无咯血，但淋巴管平滑肌瘤病、弥漫性肺泡出血等患者可以出现咯血。

4. 肺外表现

（1）发热　常见于 ILD 合并感染、急性/亚急性 IIP、CTD-ILD 患者，此时需要与肺部感染性疾病鉴别。

（2）皮肤、关节症状　鉴于 CTD-ILD 是常见的 ILD 类型，建议对于 ILD 患者常规进行关节肿痛、口腔溃疡、雷诺现象、肌痛、皮疹等自身免疫病的常见症状的询问，以助于早期诊断。结节病患者可以出现"冻疮样皮疹"、无痛性皮下结节。

（3）眼部表现　葡萄膜炎是结节病、系统性血管炎等 CTD 的常见眼部受累。

（二）体征

1. 肺部体征　肺部爆裂音是 ILD 患者的典型体征；大部分位于 ILD 的常见受累的双下肺，但病情严重者，则可以在全肺闻及爆裂音。肺部爆裂音也是部分轻症、隐匿起病 ILD 患者的重要诊断线索。

2. 肺外体征

（1）杵状指　纤维化型 ILD 患者，尤其是特发性肺纤维化（IPF）患者中多见。

（2）肺动脉瓣第二心音（P2）增强或亢进　合并或继发肺动脉高压是终末期纤维化型 ILD、CTD-ILD 的常见合并症，出现 P2 增强或亢进，需要警惕肺动脉高压，提示病情重，预后差。

（3）结缔组织病的皮肤关节体征　不同的结缔组织疾病有不同的特征性皮肤关节体征，是诊断这些基础结缔组织疾病的重要佐证。如类风湿关节炎患者可以有近指间关节、掌指关节的肿、压痛、畸形，皮肌炎患者可以有技工手、戈特隆征（Gottron sign）、"披肩征"等表现。

（三）其他病史

对于所有 ILD 患者，均需要详细询问职业接触史、生活环境、个人爱好、既往史、用药史、吸烟史、家族史等，以寻找导致 ILD 的可能的继发因素。

1. 职业环境相关性 ILD　多种肺尘埃沉着病与工作、生活中的职业粉尘接触有关，如硅沉着病、石棉沉着病、"焊工肺""大棚肺"等，详细的病史询问有助于职业环境相关性 ILD、部分过敏性肺炎的诊断。

2. 生活环境和个人爱好　特殊的生活环境、个人喜好可能导致过敏性肺炎，如饲养鸽子、其他鸟类、居住环境中的大量霉尘等可能导致过敏性肺炎。

3. 既往史　结缔组织病是引起继发性 ILD 的常见原因，包括化疗、靶向治疗、免疫治疗、放疗等多种肿瘤治疗的措施都是导致 ILD 的危险因素和诱因，需要详细了解

ILD 患者的既往病史，以助于明确导致 ILD 的可能病因。

4. 用药史　胺碘酮、博来霉素等化疗药、丙硫氧嘧啶等药物可能导致药物性 ILD，都曾有相应的报道。而近年来的各种生物制剂、抗肿瘤的靶向治疗药物、肿瘤免疫治疗等更容易引起药物性 ILD，除了医师在处方时提醒外，对于 ILD 患者也要常规询问用药史。

5. 放疗史　虽然颈部、腋窝、胸部等部位的放疗是导致放射性肺炎的常见原因，但其他部位的放疗也可能导致放射性肺炎；对于有放疗病史的患者，需要常规询问放疗的起止时间、部位、剂量等，必要时与放疗科医师沟通，了解详细的放疗方案。

6. 吸烟史　吸烟是 IPF 的危险因素，是引起吸烟相关性间质性肺炎的主要诱因、危险因素，对于 ILD 患者需要常规询问吸烟史。

7. 家族史　随着二代测序等生物信息技术在临床工作中的应用，家族性、遗传性 ILD 的报道率明显升高。部分 ILD 患者有直系家属、近亲 ILD 易感的现象，可能与编码端粒或端粒酶相关的基因突变或致纤维化基因突变有关，尤其是对于 50 岁以下的 IPF 患者，更应详细询问家族 ILD 病史。

四、辅助检查

辅助检查包括血清学、胸部影像学、肺功能、支气管肺泡灌洗液（bronchoalveolar lavage fluid, BALF）分析、多种肺活检措施、呼吸问卷评分等，是诊断 ILD 的常用客观检查，有助于明确致 ILD 的原发病，评价 ILD 的严重程度和病变范围，判断 ILD 患者的预后。目前尚没有一项特异性的辅助检查能全面评价 ILD，而需要结合上述多项不同的辅助检查，以全面评价 ILD。例如，通过血清自身抗体的筛查可以明确是否存在某些 CTD，通过胸部高分辨率 CT（HRCT）、肺活检可以明确 ILD 的形态学类型，结合胸 HRCT 和肺功能可能评价 ILD 的病变范围和病情程度；而呼吸问卷则有助于评价 ILD 患者的生活质量和病情程度。

（一）影像学检查

胸部 CT 尤其是胸部 HRCT 是诊断和评价 ILD 的关键辅助检查。在临床表现、胸部 X 线片等提示 ILD 时，建议通过胸 HRCT 来进一步评价 ILD 患者的肺部表现、受累范围等。

胸部 HRCT 的要求为：①吸气末，建议在 CT 检查前做好宣教，确保获得合格的吸气末胸 CT，以避免患者吸气不足导致的"伪影"，影响 ILD 的诊断。②体位，一般采用仰卧位，但对于少部分疑诊因坠积效应引起的近胸膜类似

ILD 的磨玻璃影, 混淆为蜂窝影的旁间隔肺气肿等, 必要时可复查俯卧位、吸气末胸 HRCT。③参数, 1~3 mSV 的扫描, 在 1.5 mm 的薄层胸 CT 基础上重建获取胸 HRCT。建议避免使用 <1 mSV 的低剂量 CT。

CT 的表现因 ILD 的类型不同而不同, 绝大部分 ILD 是双肺病变, 可以是近胸膜分布为主, 如 IPF; 也可以沿着血管束走行, 如大部分非特异性间质性肺炎; 部分以中上肺分布为主, 如过敏性肺炎、PLCH; 部分以下肺或肺底分布为主, 如 IPF。肺阴影主要表现为网格影、蜂窝影、磨玻璃影、实变影、牵张性支气管扩张等, 大多数 ILD 患者同时存在上述多种阴影。根据不同的胸部 HRCT 的分布特征和表现, 可以分为不同的 CT 表型, 其中以普通型间质性肺炎 (UIP) 型、非特异性间质性肺炎 (NSIP) 型和机化性肺炎 (OP) 型等多见。

(二) 实验室检查

1. 常规血液检查　血常规、血生化 (肝肾功能指标及电解质)、红细胞沉降率、C 反应蛋白等, 疑诊特发性炎性肌病时, 完善肌酸激酶 (creatine kinase, CK) 等肌酶谱。

2. 针对性的血液检查

(1) 对于疑诊结节病的患者　血清血管紧张素转换酶 (sACE)、血清免疫球蛋白 (Ig) 定量。

(2) 对于疑诊 CTD-ILD 的患者　针对不同的 CTD 开展相应的自身抗体谱。例如疑诊混合性结缔组织病、系统性硬化症、干燥综合征、特发性炎性肌病等患者, 开展抗核抗体谱 (ANA17 项); 疑诊类风湿关节炎时, 完善类风湿因子 (RF)、抗角蛋白抗体 (AKA)、抗核周因子抗体 (APF)、抗环瓜氨酸肽 (CCP); 疑诊系统性血管炎时, 完善抗中性粒细胞胞质抗体 (ANCA); 疑诊特发性炎性肌病时, 完善 ANA17 项、肌炎抗体谱。

3. 特异性血清学指标　对于疑诊 LAM 的患者, 可以查抗血管内皮生长因子 -D (VEGF-D); 疑诊自身免疫性肺泡蛋白沉积症 (iPAP), 可以查抗粒细胞 - 巨噬细胞集落刺激因子抗体 (抗 GM-CSF); 疑诊过敏性肺炎, 可以筛查特异性的变应原。疑诊 IgG4 相关性疾病时, 可以予以血清 IgG 亚型检测。

4. 肺纤维化相关的指标　尚无特异性和敏感性都很好的反映肺纤维化程度的指标, 但有些指标可部分反映肺纤维化, 如血清涎液化糖链抗原 KL-6、肺表面活性蛋白 SP-D 等。

(三) 肺功能评价

肺功能主要可以从肺功能检查、氧分压或氧饱和度、6 min 步行距离等项目来评价。

1. 肺功能检查　包括通气功能、换气功能两方面, ILD 患者几乎都有不同程度的换气功能 / 弥散功能障碍, 主要表现为肺一氧化碳弥散量 (diffusion capacity for carbon monoxide of lung, D_LCO) 下降, D_LCO 与 ILD 病情相关: D_LCO 越低提示 ILD 病情越重。大部分 ILD 患者的通气功能障碍表现为限制性通气功能障碍: FEV_1/FVC 正常, 但用力肺活量 (FVC)、肺总量 (TLC) 有不同程度的下降; 且 FVC 的值 (占预计值 %, FVC%) 与 ILD 的预后有一定相关性: FVC% 越低提示病情越重, FVC% 下降提示 ILD 进展。少部分有气流受阻的 ILD 患者, 可以表现为混合性通气功能障碍或阻塞性通气功能障碍, 主要见于肺结节病, 包括 LAM、PLCH 等在内的弥漫性囊性肺疾病 (DCLD), 吸烟相关性肺疾病等。

2. 动脉血气分析　可以检测氧分压, 但一方面是有创检查, 另一方面取动脉血有一定难度, 不建议用氧分压来监测大多数 ILD 患者的氧合情况。而对于急性加重或危重症 ILD 患者, 需要同时监测 pH、二氧化碳水平、血清乳酸等水平时, 则建议查动脉血气分析。对于一般的 ILD 患者, 门诊就诊时, 可以通过指测氧饱和度仪来监测氧合水平, 大致反映患者的病情程度。

3. 6 min 步行距离　有条件或开展临床研究时, 可以通过动态监测 6 min 步行试验中的 6 min 步行距离, 试验中的指氧饱和度的水平和变化程度来评价 ILD 患者的静息肺功能水平、运动负荷下的肺功能水平。但由于 6 min 步行距离需要经过专门培训的医技人员来进行, 且需要耗费一定时间来完成, 不适合在门诊工作中广泛推广。

(四) BALF 分析

BALF 分析对于 ILD 的诊断价值有限, 但可以用于 ILD 与感染性疾病、肿瘤性疾病的鉴别诊断, 对于一些特殊的 ILD, 也有一定的辅助诊断价值。但对于临床诊断的 IPF 患者, 不推荐常规开展支气管肺泡灌洗, 以免因此项操作引起 IPF 急性加重。

1. 规范的支气管肺泡灌洗　在近期的胸 HRCT 定位下, 在病变部位针对性进行支气管肺泡灌洗获取 BALF; 至少灌入 100 mL 生理盐水, 回收率以 >30% 为宜, 且要尽快完善 BALF 的处理 (一般建议 1 h 内处理, 否则需要对 BALF 做离心处理后冷藏, 并务必在 24 h 内处理)。

2. BALF 的检测项目　根据不同的 ILD 安排不同的 BALF 检测; 健康、不吸烟者的 BALF 外观清亮, 细胞分类提示巨噬细胞 >85%, 淋巴细胞占 10%~15%, 中性粒细胞 ≤3%, 嗜酸性粒细胞 ≤1%。①按 BALF 的细胞分类结果进行分型。淋巴细胞 >15%、嗜酸性粒细胞 >1%、中性粒细胞 >3% 分别称为淋巴细胞增多型、嗜酸性粒细胞增多型、中性粒细胞增多型；淋巴细胞≥25%，多提示肉芽肿性肺疾病、富细胞性 NSIP、隐源性机化性肺炎等；嗜酸性粒细胞≥25%，考虑嗜酸性粒细胞肺病；中性粒细胞≥50% 提示吸入性肺炎、急性肺损伤、化脓性感染等。②对于淋巴细胞为主型的 BALF，进一步完善 T 细胞亚群分析（不常规对所有 BALF 开展此项目），获取 CD4$^+$/CD8$^+$T 细胞比值：比值升高，尤其是 >4 时高度提示肺结节病；若比值 <1，则可见于过敏性肺炎患者。③特异性染色。BALF 呈米汤样，BALF 沉渣包埋后的 PAS 染色、D-PAS 染色阳性可诊断 PAP；BALF 呈现血性，吞噬含铁血黄素颗粒的巨噬细胞增多，提示弥漫性肺泡出血。

（五）肺活检

可以通过支气管镜肺活检（包括经支气管镜肺活检 TBLB、经支气管镜冷冻肺活检 TBLCB）、经皮穿刺肺活检、外科肺活检等手段来获取肺组织进行病理学检查，是诊断 ILD 的重要手段。TBLB、经皮穿刺肺活检取材过小，主要用于与感染性疾病和（或）肿瘤性疾病的鉴别诊断，某些特殊 ILD 的诊断（包括 PAP、结节病、LAM、机化性肺炎等）。近几年来开展的 TBLCB 可以获取较大的肺组织标本，除用于上述特殊 ILD 的诊断外，还可以用于肺纤维化型过敏性肺炎的诊断，有报道认为也可用于 IPF 等纤维化型 ILD 的诊断；但气胸、肺出血等风险较 TBLB 大。外科肺活检包括开胸肺活检、胸腔镜下肺活检，近年来一般采用胸腔镜下肺活检以减少术后并发症；外科肺活检可以取得较大的肺组织，有利于包括 IPF、纤维化型过敏性肺炎等在内的大多数 ILD 的病理学诊断；外科手术时多肺叶取样，可以提高诊断和预后提示价值。

对于接受外科肺活检的 ILD 患者，建议尽量请 ILD 病理专家会诊肺活检组织；必要时组织至少包括 ILD 临床专家、病理专家和胸部影像学专家在内的多学科团队（MDT）讨论，以提高 ILD 诊断的准确率。

（六）其他检查

对于特殊的 ILD 可以开展一些针对性的检查。例如拟诊肺结节病患者，可以通过支气管镜下淋巴结针吸活检来获取病理诊断。对于肉芽肿性血管炎患者，需要常规安排鼻窦影像学检查。对于 ANCA 相关血管炎，必要时需要进行肾穿刺活检来评价肾受累情况。

五、诊断及诊断流程

大部分 ILD 缺乏客观诊断的金标准，且由于 ILD 临床特征、胸部影像学、病理表现的复杂性及其内在的相关性，建议开展包括 ILD 临床医师、放射科医师及病理医师等多学科的密切协作、多学科讨论模式，以提高 ILD 的诊断准确性并制订规范化治疗、随诊体系，改善 ILD 患者的预后。

诊断流程：第一步，明确是否为 ILD；第二步，筛查导致 ILD 的继发因素并开展病情程度的评价。

1. 确定为 ILD　患者出现拟诊 ILD 的表现时，包括：①以干咳、活动后气短为主要表现，查体发现爆裂音和（或）杵状指；②胸部 CT 提示双肺弥漫性或多发病变；③肺功能检查提示不同程度的弥散功能障碍和（或）限制性通气功能障碍，高度疑诊 ILD。若无胸部 CT 检查，建议安排吸气末胸 HRCT 来明确是否存在 ILD。

通过胸部 HRCT 的表现，可以初步把 ILD 分为如下类型：①结节病；②PAP、DCLD 等特殊类型 ILD；③UIP 型 ILD；④其他 ILD。

2. 筛查导致 ILD 的继发因素　确定为 ILD 后，建议进行详尽的问诊、体格检查及针对性的血清学检查、必要时的支气管镜检查等来筛查导致 ILD 的继发因素。对于疑难患者或者无明确继发因素的 ILD 患者，必要时开展肺活检来获取肺组织病理学诊断。

3. 评价 ILD 的病情程度　确定为 ILD 后，在筛查导致 ILD 的继发因素的过程中，完善肺功能检查、指氧饱和度 / 氧分压等，结合胸部 CT 的病变范围和表现，评价 ILD 的病情程度和活动性。

六、治疗

ILD 的治疗原则的制订是基于 ILD 的诊断，不同的 ILD 有不同的治疗方案，且同一种 ILD 因病情程度和活动性不同，也有不同的治疗措施。建议对于不同的 ILD 患者，制订个体化治疗方案。

1. IPF　诊断 IPF 后，建议给予抗纤维化药物（吡非尼酮或尼达尼布）治疗；不再对 IPF 给予糖皮质激素、免疫制剂。终末期 IPF 可以肺移植。IPF 急性加重时可以尝试大剂量糖皮质激素、抗生素必要时联合免疫抑制剂。

2. 非 IPF

（1）去除诱因　对于吸烟相关性间质性肺疾病，建议严格戒烟，对于过敏性肺炎建议去除可能的变应原。

（2）糖皮质激素和（或）免疫抑制剂　大部分的 CTD-ILD、非 IPF- 特发性间质性肺炎、肉芽肿性肺疾病、药物性肺疾病等，都可应用糖皮质激素和（或）免疫抑制剂。

（3）特异性治疗　对于肺泡蛋白沉积症可给予全肺灌洗、雾化吸入 GM-CSF 治疗；对于 LAM，可以给予西罗莫司等 m-TOR 抑制剂治疗。

（黄　慧）

第二章　特发性间质性肺炎

一、特发性肺纤维化

特发性肺纤维化（IPF）系指一种特殊形式的病因未明、慢性进展性致纤维化性间质性肺炎，病变局限于肺部，老年男性多见，组织病理学和（或）影像学表现具有普通型间质性肺炎（UIP）的特征。此病的旧称较多，包括阿曼－里奇综合征、纤维化性肺泡炎、隐源性致纤维化肺泡炎、IIP 等。随着临床和病理研究的进展，确立 IPF 作为一个独立的疾病，其临床演变规律、对治疗的反应和预后与其他类型的 IIP 有明显区别。

（一）发病机制

IPF 的发病机制尚不清楚，可能与接触粉尘或金属、自身免疫、慢性反复的微量胃内容物吸入、病毒感染和吸烟等因素有关。遗传基因对发病过程可能有一定的影响。致病因素导致肺泡上皮损伤和上皮下基膜破坏，启动成纤维细胞的募集、分化和增生，致使胶原和细胞外基质过度生成。损伤的肺泡上皮和炎症浸润的白细胞通过自分泌和旁分泌的形式，分泌 TNF-α、TGF-β 和 IL-8 等。这些炎症介质促进肺纤维化过程。肺泡内氧化负荷过重，也有可能参与肺泡的损伤过程。这种慢性损伤和纤维增生修复过程，最终导致肺纤维化。

（二）临床表现

1. 症状　通常为隐匿性起病，主要症状是干咳和活动后气促。随着肺纤维化的进展，干咳和气促逐渐加重。进展的速度有明显的个体差异，经过数月至数年发展为呼吸衰竭和肺心病。起病后平均存活时间为 2.8~3.6 年。通常没有肺外表现，但可有一些伴随症状，如食欲减退、体重减轻、消瘦、乏力等。

2. 体征　体检可发现呼吸浅快，超过 80% 的病例双肺底闻及吸气末期 Velcro 啰音，20%~50% 有杵状指（趾）。晚期出现发绀、P2 亢进等呼吸衰竭和肺心病的表现。

（三）辅助检查

主要的辅助检查是胸部 HRCT 和肺功能。典型 UIP 的 HRCT 影像学评估需要符合以下 4 项条件。

（1）病变主要位于胸膜下和肺基底部。

（2）网格状阴影。

（3）蜂窝样改变，伴或不伴牵张性支气管扩张。

（4）无不符合 UIP 型的任何一条，即：①病变主要分布于上、中肺野。②病变主要沿支气管血管束分布。③广泛磨玻璃样影（范围超过网格样影）。④大量微结节（双侧，上肺分布为主）。⑤散在囊状病变（多发，双侧，远离蜂窝肺区域）。⑥弥漫性马赛克征／气体陷闭（双侧，三叶或多肺叶受累）。⑦支气管肺段／肺叶实变。

肺功能表现为限制性通气功能障碍和弥散量减少。血清学检查：无特异性血清学指标，主要是为了除外表现为 UIP 型的 CTD-ILD，包括类风湿关节炎相关性 ILD、显微镜下多血管炎相关性 ILD 等，建议对疑诊 IPF 的患者常规检测类风湿因子（RF）、抗环瓜氨酸抗体（anti-CCP）、抗中性粒细胞胞质抗体（ANCA）及抗核抗体谱等。

（四）诊断

诊断主要根据临床特征、胸部影像学表现、肺通气及弥散功能、病理活检及排除其他已知原因导致的 ILD。

2011 年美国和欧洲呼吸病学会提出的诊治指南中，把肺 HRCT 影像学表现为典型 UIP 改变作为诊断的最重要依据。新指南中 IPF 的诊断标准如下：①排除其他病因已知的 ILD（例如，暴露于家庭环境或职业环境，结缔组织病和药物毒性）。②未行外科肺活检的患者，HRCT 呈现典型 UIP 型表现（如上述）。③行外科肺活检的患者，HRCT 影像学和肺活检组织病理学结果符合特定的组合（表 2-4-1）。

（五）治疗

尚无有效的逆转肺纤维化的药物，2015 年的 IPF 治疗指南推荐抗纤维化药物（吡非尼酮、尼达尼布）治疗，对于大剂量乙酰半胱氨酸，建议若临床能获益则可以继续使用，但不作为推荐治疗药物。对于有胃食管反流的患者，建议抗酸治疗。肺移植治疗被认为是终末期 IPF 患者的主要治疗选择。

表 2-4-1 接受外科活检的疑诊 IPF 患者诊断

疑诊 IPF 的患者		肺活检组织病理类型			
		UIP 型	可能 UIP 型	不确定 UIP 型	非 UIP
胸 HRCT 类型	UIP 型	IPF	IPF	IPF	非 IPF
	可能 UIP 型	IPF	IPF	IPF 可能性大	非 IPF
	不确定 UIP 型	IPF	IPF 可能性大	IPF 不除外	非 IPF
	非 UIP	IPF 可能性大	IPF 不除外	非 IPF	非 IPF

不推荐用于确诊的 IPF 患者的治疗药物包括：华法林、单用糖皮质激素、糖皮质激素联合免疫抑制剂和大剂量乙酰半胱氨酸等治疗方案。

二、罕见特发性间质性肺炎 🅔

三、不能分类的特发性间质性肺炎 🅔

（黄　慧）

第三章　结节病 🅔

第四章　肺泡蛋白沉积症 🅔

第五章　其他弥漫性间质性肺疾病 🅔

数字课程学习······

▶ 章节摘要　　💻 教学 PPT　　📋 拓展阅读　　🗒 自测题

第五部分

肺血管疾病

第一章　肺栓塞

肺栓塞(pulmonary embolism,PE)是指各种栓塞物嵌塞在肺动脉及其分支,阻碍组织血液供应所引起的疾病,以肺循环和呼吸功能障碍为其主要临床和病理生理特征。肺栓塞包括肺血栓栓塞症(PTE)、脂肪栓塞综合征、羊水栓塞、空气栓塞和肿瘤栓塞等。其中肺血栓栓塞症是肺栓塞中最常见的类型。肺血栓栓塞症又可分为急性和慢性肺血栓栓塞症,本章主要描述急性肺血栓栓塞症。肺栓塞发生后,若其支配区的肺组织因血流受阻或中断而发生坏死,称为肺梗死(pulmonary infarction,PI)。由于肺组织接受支气管动脉和肺动脉双重血供,而且肺组织和肺泡间也可直接进行气体交换,所以大多数肺栓塞不发生肺梗死。

一、病因与发病机制

(一) 病因

引起肺栓塞的栓塞物绝大多数为血栓,其他常见的栓塞物有脂肪、羊水、空气、新生物细胞及静脉输入的药物颗粒等。

1. 深静脉血栓形成引起肺栓塞　深静脉血栓形成(deep venous thrombosis,DVT)和PTE是静脉血栓栓塞(venous thromboembolism,VTE)在不同部位、不同阶段的两种临床表现,并具有相同的易患因素,大多数情况下两者伴随发生。VTE的发病机制包括血管内皮损伤、血液高凝状态及静脉血液淤滞3个因素,95%的肺栓塞来自下肢深静脉血栓,其中约86%的血栓来自下肢近段的深静脉即腘静脉、股静脉和髂静脉。大多数情况下,PTE是DVT的并发症,约33%的VTE在数天后可自行溶解,约40%的患者病情不会进展,但25%可发展成为近端DVT和PTE。

VTE的危险因素有:①获得性危险因素,如年龄、VTE史、恶性肿瘤、大于4 d的长期卧床、下肢麻痹的神经系统疾病、手术(特别是膝关节和髋关节、恶性肿瘤手术)、

妊娠、分娩、激素替代治疗和服用避孕药等。年龄是独立的危险因素,随着年龄的增长,DVT和PTE的发病率逐渐增高。80岁以上人群的发病率是50岁以下人群的8倍。②遗传性危险因素,包括凝血因子V突变、蛋白C缺乏、蛋白S缺乏、抗凝血酶缺乏和凝血酶原基因缺陷等。如患者无明显诱因反复发生DVT和PTE,特别是40岁以下的年轻患者,或发病呈家族聚集倾向,应注意做相关遗传性危险因素的检查。

2. 非深静脉血栓形成引起肺栓塞　全身静脉血液都回流至肺,因此肺血管床极易暴露于各种阻塞或有害因素中,除了上述的深静脉血栓栓塞外,还有其他常见的栓子也可引起肺栓塞。其中包括:①感染性栓塞。②血管内异物。③脂肪栓塞,如下肢长骨骨折。④羊水栓塞。⑤空气栓塞。⑥瘤栓栓塞。⑦寄生虫栓塞,如血吸虫虫卵阻塞或由此产生的血管炎。⑧毒品,可引起血管炎或继发性血栓形成。

(二) 发病机制

急性PTE的主要后果为血流动力学改变,当超过40%左右的肺动脉血管床被栓塞后症状更为明显。大块和(或)多发性栓子可以突然增加肺血管阻力,通过机械阻塞作用,加之神经体液因素和低氧所引起的肺动脉收缩,导致肺循环阻力增加、肺动脉高压,最终导致急性右心功能不全。通常以无脉性电活动(心脏有持续的电活动,但没有有效的机械收缩功能)的形式引起猝死。或者患者出现晕厥或体循环低血压,可进一步发展为休克和右心衰竭而死亡。室间隔左移引起左心室舒张功能障碍,从而可能导致心排血量进一步下降。若急性PTE后肺动脉内血栓未完全溶解,或反复发生PTE,则可能形成慢性血栓栓塞性肺动脉高压(CTEPH),继而出现慢性肺源性心脏病。

PTE 患者呼吸功能不全主要是血流动力学紊乱的结果,有几个因素可能导致缺氧的发生:①心排血量降低导致进入肺循环的混合静脉血的氧饱和度下降。②毛细血管床低灌注区域和由非阻塞血管支配的毛细血管床高灌注区域均可引起通气－灌注比例失调。③部分患者(约1/3),左右心房之间压力差的倒置引起卵圆孔再开放,产生右向左的分流,这将导致严重的低氧血症,并将增加反常栓塞和卒中的风险。

小块或远端的血栓,即使没有引起血流动力学改变,也会产生局部肺泡内出血,继而表现为咯血、胸膜炎和少量的胸腔积液。除了原有其他基础心肺疾病的患者之外,小块或远端的血栓对气体交换的影响通常较小。

非血栓性肺栓塞较为罕见,其病理生理学及临床特征都与血栓性肺动脉栓塞不同。除了严重的空气和脂肪栓塞外,非血栓性栓塞的血流动力学后果通常很轻。

PTE 所致病情的严重程度取决于以上机制的综合作用。栓子的大小和数量、多个栓子的递次栓塞间隔时间、是否同时存在其他心肺疾病、个体反应的差异及血栓溶解的快慢,对发病过程和预后有重要影响。

二、临床表现

(一) 症状

1. 呼吸困难、气促　尤以活动后明显,为 PTE 最常见症状。

2. 胸痛　本病多为胸膜炎性胸痛,由于远端血栓刺激胸膜所致;或呈胸骨后的心绞痛样胸痛,为靠近肺动脉中心部位的 PTE 导致右心室缺血所致。

3. 晕厥　少见,但它是肺栓塞重要的临床表现,提示可能有血流动力学储备的急剧减少。在大多数重症患者可能出现休克和低血压。

4. 咯血　当有肺梗死或充血性肺不张时,常出现小量咯血。

5. 咳嗽　肺泡表面活性物质丧失致肺不张,肺毛细血管渗透性改变,神经反射、介质作用引起的小支气管痉挛,以及胸膜的刺激反应等,均可引起咳嗽,多为干咳或有少量白痰。

以上临床症状可单独或同时出现。不明原因的呼吸困难、气促、胸痛、咯血及晕厥需高度警惕 PTE。

(二) 体征

1. 呼吸系统　呼吸急促,发绀,肺部有时可闻及哮鸣音和(或)细湿啰音,合并肺不张或胸腔积液时出现相应的体征。

2. 循环系统　心动过速,血压下降甚至休克,P2 亢进或分裂,三尖瓣区收缩期杂音。部分 PTE 患者有 DVT 体征。小部分 DVT 患者可出现患肢肿胀、周径增粗、疼痛或压痛、皮肤色素沉着,行走后患肢易疲劳或肿胀加重。双侧大、小腿周径相差 >1 cm 即考虑有临床意义(大、小腿周径的测量点分别为髌骨上缘以上 15 cm 处,髌骨下缘以下 10 cm 处)。

3. 发热　早期可有高热,低热可持续 1 周或 1 周以上;但持续 6 d 以上者,需注意除外其他疾病。

三、辅助检查

(一) D- 二聚体

血浆 D- 二聚体是交联纤维蛋白的可溶性降解产物。血浆中有急性血栓时,D- 二聚体水平升高是由血液凝血和纤溶系统的同时激活所致。正常的 D- 二聚体水平提示不大可能有肺栓塞或 DVT,即 D- 二聚体的阴性预测值(NPV)很高。尽管 D- 二聚体对纤维蛋白的特异度很高,但因为在很多情况下(如癌症、炎症、感染、组织坏死及主动脉夹层等)可以产生纤维蛋白,因此 D- 二聚体的阳性预测值(PPV)很低。可见,D- 二聚体对排除急性肺栓塞有较高的价值,而对确诊肺栓塞则帮助不大。

另外,不同测定方法对结果的解释也有一定影响。定量的酶联免疫吸附试验(ELISA)及其衍生的测定法敏感性在 95% 以上,特异性在 40% 左右,为高敏感测定法。乳胶凝集法(Tinaquant 法)和全血红细胞凝集法(SimpliRED 法)敏感性较低,范围在 85%~90%,为中度敏感测定法。在低或中度临床可能性的患者中,用高度敏感的测定法,D- 二聚体呈阴性可以排除肺栓塞;而用中度敏感法测定,仅能在低度临床可能性的患者中排除肺栓塞。

(二) 心电图

大多数病例有非特异性的心电图异常。最常见的改变为窦性心动过速。当有肺动脉及右心压力升高时,可出现 $V_1 \sim V_4$ 的 T 波倒置和 ST 段异常、$S_I Q_{III} T_{III}$ 征(即 I 导联 S 波加深,III 导联出现 Q/q 波及 T 波倒置)、完全或不完全性右束支传导阻滞、肺型 P 波、电轴右偏及顺钟向转位等。对心电图改变,需做动态观察,注意与急性冠脉综合征相鉴别。

(三) 加压超声成像和 CT 静脉造影

90% 的肺栓塞患者栓子来源于下肢 DVT。目前,下肢静脉加压超声成像在很大的程度上已经取代了静脉造影来诊断 DVT。在肺栓塞患者中,使用加压超声成像探查近端 DVT 发现约 20% 的结果阳性。加压超声成像既能用于降低单层 CT（SDCT）检查时的总假阴性率，也可用于有 CT 禁忌证的患者（如对造影剂过敏及放射禁忌者）。

CT 静脉造影可结合肺动脉增强 CT 同时检查，仅需要一次静脉注射造影剂。但 CT 静脉造影结合肺动脉增强 CT 检查增加了大量的辐射，当使用多层 CT（MDCT）时，两者结合的方法诊断价值不大。

（四）核素肺通气/灌注显像

核素肺通气/灌注显像（V/Q 显像）是疑诊肺栓塞重要的诊断方法。正常的肺灌注显像结果可基本排除肺栓塞。在肺栓塞高度临床可能性患者，V/Q 显像高度可能性可以确诊肺栓塞；但是在低度临床可能性患者，V/Q 显像高度可能性的阳性预测值降低，因而可能要考虑更进一步的检查。

（五）CT 肺动脉造影

CT 肺动脉造影（CT pulmonary angiography，CTPA）分为单层 CT（SDCT）和多层 CT（MDCT）。SDCT 的敏感性约 70%，特异性为 90%。由于运动伪影或不恰当的肺血管造影，SDCT 检查阴性对于排除肺栓塞不可靠。因 MDCT 具有高空间和时间分辨率，以及良好的动脉显影，已成为临床中疑诊肺栓塞患者肺血管成像的首选方法。在大多数情况下，SDCT 或 MDCT 显示肺段及以上水平的血栓是肺栓塞的足够证据，然而对于无 DVT 而有孤立性亚肺段血栓的患者的处理仍不明确。对于非高度临床可能性患者，SDCT 阴性必须结合加压超声成像阴性才能安全地排除肺栓塞，而 MDCT 可作为排除肺栓塞的唯一检查。段以上肺动脉血栓的 CTPA 直接征象为肺动脉内的低密度充盈缺损，部分或完全包围在不透光的血流之间（轨道征），或者呈完全充盈缺损，远端血管不显影（图 2-5-1）；间接征象为肺野楔形密度增高影，条带状高密度区或盘状肺不张，中心肺动脉扩张及远端血管分支减少或消失（图 2-5-2）。该检查已逐步取代肺动脉造影而成为 PTE 临床诊断的"金标准"。

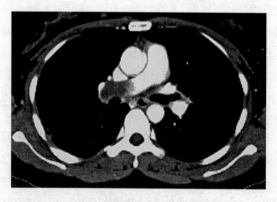

图 2-5-1　右肺动脉主干栓塞的直接征象
显示右肺动脉完全充盈缺损。

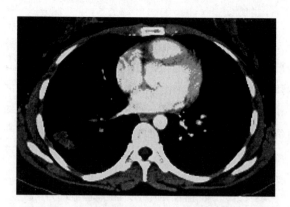

图 2-5-2　右肺动脉主干栓塞的间接征象
显示右肺肺野楔形密度增高，远端血管分支减少或消失。

（六）肺动脉造影

直接血管造影诊断肺栓塞的证据包括充盈缺损或肺动脉分支的血流阻断，直接血管造影可以看到亚肺段动脉内小至 1~2 mm 的血栓。肺栓塞的间接征象包括肺动脉造影剂流动缓慢、局部低灌注和静脉回流延迟或消失，但间接征象不能确诊为肺栓塞。肺动脉造影是一种可靠的侵入性检查，目前主要在非侵入性成像结果不明确时使用。无论何时行肺动脉造影，直接的血流动力学测量都应进行。该检查的缺点是具有创伤性，有致命性或严重并发症可能，已经被 CTPA 逐渐取代。

（七）超声心动图

至少 25% 的肺栓塞患者伴有右心室扩大，超声心动图或 CT 均可检出右心室扩大，这可用于肺栓塞危险分层。超声心动图用于诊断肺栓塞主要检查三尖瓣关闭不全的血液反流速率及右心室大小。如超声心动图发现肺动脉近端或右心腔血栓，可明确肺栓塞的诊断。床旁超声心动图对病情危重的疑诊肺栓塞患者紧急处置决策特别有帮助。在有休克和低血压患者，如果超声心动图检查显示没有右心室负荷过重或功能障碍的征象，血流动力学不稳定可能不是由肺栓塞造成。超声心动图在非高危肺栓塞中的主要作用是对其予以进一步预后分层，把它分为中级或低级风险两类。

四、肺栓塞的严重程度及诊断策略

患者出现不明原因的呼吸困难、胸痛、咯血、晕厥、休克，或伴有单侧或双侧不对称性下肢肿胀、疼痛等，高度疑诊肺栓塞。部分患者结合血浆 D-二聚体、超声心动图结果可诊断。床旁加压超声成像确诊 DVT 也有助最终诊断和治疗。CTPA 或肺动脉造影可确诊。不伴有休克或低血压的肺栓塞为非高危肺栓塞，反之为高危肺栓塞。

（一）肺栓塞危险分层

肺栓塞的严重程度依据对肺栓塞早期死亡风险的个体化评估，而非依据肺内血栓的形状、分布和解剖特点。因此，目前最新的欧洲肺栓塞诊断治疗指南建议使用肺栓塞早期死亡（即院内死亡或 30 d 死亡）的危险分层评估严重程度。用于肺栓塞危险分层的危险指标可以被分为 3 组（表 2-5-1）。根据 3 组指标再进行危险分层（表 2-5-2）。

表 2-5-1　急性肺栓塞危险分层的危险指标

危险指标	危险分层指标
临床指标	休克 低血压（收缩压 <90 mmHg，或血压下降超过 40 mmHg，持续 15 min）
右心室功能不全征象	超声心动图提示右心室扩张、压力超负荷 CT 提示右心室扩张 右心导管检查提示右心室压力过高 脑钠肽（BNP）或 N 末端脑钠肽前体（NT-proBNP）升高
心肌损伤标志	心肌肌钙蛋白 I（cTnI）或 cTnT 阳性

表 2-5-2　根据肺栓塞早期病死率的危险分层

肺栓塞早期死亡风险		危险指标			可能的治疗方案
		临床表现（休克或低血压）	右心功能不全	心肌损伤	
高危 >15%		+	+	+	溶栓或血栓切除术
非高危	中危 3%~15%	−	+	+	住院治疗
		−	+	−	
		−	−	+	
	低危 <1%	−	−	−	早期出院或院外诊治

注：如果有休克或低血压，就不需要把右心室功能不全或心肌损伤作为肺栓塞早期死亡高危险度的必要指标。

（二）诊断策略

根据有无休克或低血压的临床表现，可以把疑诊肺栓塞的患者分为高危患者和非高危患者，这是两种必须加以鉴别的情况，因为他们的诊断策略不同。肺动脉造影是确诊的检测手段，但因其是一种侵入性检查；故有必要建立非侵入性诊断方法，并且与临床评估、血浆 D-二聚体、加压超声成像、肺通气/灌注显像及 CTPA 等各种检查相结合进行评估，以尽量避免行肺动脉造影。

1. 疑诊肺栓塞的非高危患者　检测 D-二聚体为肺栓塞筛查项目，V/Q 显像临床较少应用，而 CTPA 已经成为研究疑诊肺栓塞主要的胸部影像检查。

2. 疑诊肺栓塞的高危患者　此类患者短期病死率 >15%，处理不恰当则后果严重。需要特殊的诊断策略和治疗方法，首选检查为超声心动图。如果急性肺栓塞是引起血流动力学改变的原因，超声心动图通常将显示急性肺动脉高压及右心室负荷过重的间接征象。

五、治疗

通过肺栓塞的危险分层和患者的综合情况指导治疗方案的选择。

（一）血流动力学及呼吸支持治疗

急性右心衰竭引起心排血量降低是导致高危肺栓塞患者死亡的原因。因此，支持治疗对有右心衰竭的肺栓塞患者至关重要。

1. 血流动力学治疗　多巴酚丁胺和（或）多巴胺可以考虑用于心指数低而血压正常的肺栓塞患者。去甲肾上腺素除了通过直接的正性肌力作用改善右心功能外，还可通过刺激外周血管的 α 受体改善右心室冠状动脉的灌注和提高体循环血压，但目前还没有去甲肾上腺素治疗肺栓塞效果的临床资料。肾上腺素综合了去甲肾上腺素和多巴酚丁胺的优点。吸入一氧化氮可以改善肺栓塞患者的血流动力学状态和气体交换。

2. 呼吸支持治疗　通常用鼻导管吸氧纠正低氧血症，而很少需要机械通气。如果呼吸急促可以进行机械通气。当需要机械通气时，应注意避免其血流动力学方面的不利影响。尤其是机械通气引起的胸腔内正压可能使大面积肺栓塞患者静脉回流减少及右心衰竭加重。因此，应谨慎使用呼气末正压通气。应该采用低潮气量（约 6 mL/kg 理想体重），使得吸气末平台压低于 30 cmH$_2$O（1 cmH$_2$O=0.098 kPa）。

（二）溶栓治疗

溶栓治疗对有心源性休克和（或）持续低血压的高危肺栓塞患者是一线治疗，几乎没有绝对禁忌证。对非高危患者不推荐常规溶栓治疗。但对于一些中危肺栓塞患者全面考虑增加其出血的风险后可给予溶栓治疗。溶栓治疗不用于低危肺栓塞患者。溶栓的绝对禁忌证有出血性脑卒中或不明原因脑卒中，中枢神经系统损伤或肿瘤，3 周内有外科手术史或严重创伤，1 个月内胃肠道出血病史，而对于立即危及生命的高危肺栓塞患者应视为相对禁忌证。

症状出现 48 h 内开始溶栓治疗获益最大，但对于出现症状 6~14 d 的患者溶栓治疗仍然有效，溶栓治疗对约 92% 的患者有效果，表现为最初的 36 h 内有临床症状及超声心动图征象方面的改善。常用的溶栓药物有：尿激酶、链激酶和阿替普酶（rtPA）。

（三）抗凝治疗及二级预防

1. 初始抗凝治疗　对于已确诊的肺栓塞患者及有高度或中度临床可能性而还处于确诊肺栓塞过程中的患者，应立即予初始抗凝治疗。常用药物有普通肝素、低分子量肝素和磺达肝癸钠，且治疗应持续 5 d 以上。

严重肾功能损害患者(肌酐清除率 <30 mL/min) 首选的初始抗凝方案是静脉注射普通肝素，因为普通肝素不经过肾清除，而且对于那些有高出血风险的患者，其抗凝作用可迅速被抑制。

对除外高出血风险及严重肾衰竭的急性肺栓塞患者，皮下注射低分子量肝素或磺达肝癸钠优于静脉注射普通肝素。

2. 长期抗凝治疗及二级预防　肺栓塞患者长期抗凝治疗的目的是预防致死性及非致死性 VTE 事件的复发。绝大多数患者可以使用维生素 K 拮抗剂(华法林)。而对癌症患者，低分子量肝素可安全有效地替代维生素 K 拮抗剂。

在肝素开始应用后的第 1~3 d 加用口服华法林，初始剂量为 3.0~5.0 mg。华法林需要数天才能发挥全部作用，因此与肝素需至少重叠应用 4 d，当连续 2 d 测定的国际标准化比值(INR)达到 2.0~3.0 时，方可停止使用肝素，单独口服华法林治疗，调整华法林剂量使 INR 目标值维持在 2.0~3.0。华法林常规疗程为 3~6 个月。但发生肺栓塞的癌症及有易栓倾向的患者，如有狼疮抗凝物，蛋白 C 或蛋白 S 缺乏，V 因子 Leiden 或 PTG20210A 纯合子的患者，必须进行长期抗凝治疗。

华法林的主要并发症是出血。华法林所致出血可以用维生素 K 拮抗。华法林有可能引起血管性紫癜，导致皮肤坏死，多发生于治疗的前几周。

直接口服抗凝药(direct oral anticoagulant, DOAC)指并非依赖于其他蛋白质，而是直接抑制某一靶点产生抗凝作用的药物。目前，DOAC 主要包括直接 Xa 因子抑制剂与直接 IIa 因子抑制剂。其代表性药物已广泛应用于临床。

3. 孕妇的抗凝治疗　对临床上怀疑有肺栓塞的孕妇必须明确诊断，因为需要使用肝素长期抗凝治疗。所有诊断方法(包括 CT 显像)对胎儿无重大危险时才可使用。建议在已确诊的肺栓塞中使用低分子量肝素，在妊娠前 3 个月和后 3 个月不建议使用维生素 K 拮抗剂，妊娠中期 3 个月可考虑谨慎应用。抗凝治疗在分娩后至少应持续 3 个月。

（四）其他治疗

除上述内科治疗以外，其他的治疗方法有：外科肺动脉血栓切除术、经皮导管血栓切除术和碎栓术、静脉滤网置入等，各有其优缺点，一般用于经内科治疗效果不佳、有溶栓和(或)抗凝禁忌证等患者。

(郭　军)

第二章　特发性肺动脉高压

第三章　肺源性心脏病

肺源性心脏病(cor pulmonale, 简称肺心病)是指由支气管－肺组织、胸廓、神经肌肉或肺血管病变致肺血管阻力增加，产生肺动脉高压，继而右心室结构或(和)功能改变的一种心脏病。根据起病缓急和病程长短，可分为急性和慢性肺心病。急性肺心病常见于急性大面积肺栓塞(详见本部分第一章)。慢性肺心病(chronic cor pulmonale)是临床上最常见的肺心病，是由肺组织、肺血管或胸廓的慢性病变引起肺组织结构和(或)功能异常，产生肺血管阻力增加，肺动脉压力增高，使右心室扩张或(和)肥厚，伴或不伴右心衰竭的心脏病，并排除先天性心血管病和左心病变引起者。慢性肺心病在我国是常见病、多发病，男女发病比例无明显差异，其发病率随年龄增长而增高，寒冷地区较温暖地区高，农村较城市高，吸烟者较不吸烟者明显高。个体易感因素、遗传、气道高反应性、环境因素、职业粉尘和化学物质、空气污染等与本病的发病密切相关。

一、病因与发病机制

（一）病因

根据原发病，慢性肺心病可归纳出以下常见病因。

1. 支气管、肺疾病　为慢性肺心病最常见的病因，包括气道、肺间质或肺泡的病变，其中以慢性阻塞性肺疾病(COPD)最为多见，占 80%~90%，其次为肺结核、支气管扩张、支气管哮喘、弥漫性间质性肺疾病等晚期也可继发慢性肺心病。

2. 胸廓疾病　先天性胸廓、脊柱畸形,广泛胸膜粘连、脊椎结核、类风湿关节炎及胸廓成形术后造成的严重胸廓或脊椎畸形,均可引起胸廓活动受限、肺受压、支气管扭曲或变形,肺泡通气不足,最终导致肺功能受损,发展为慢性肺心病。

3. 肺血管疾病　由于肺动脉炎、慢性肺血栓栓塞及一些不明原因的肺动脉高压,最终发展为慢性肺心病。

4. 其他　如喉气管狭窄、先天性口咽畸形、睡眠呼吸暂停低通气综合征等通气驱动失常的疾病,以及重症肌无力、多发性神经病、脊髓灰质炎和原发或继发的膈肌病变等神经肌肉病变,由于各种原因引起呼吸活动减弱,肺泡通气不足,长期慢性缺氧,导致肺血管收缩,促使形成肺动脉高压,最终发展为慢性肺心病。

(二) 发病机制

1. 肺动脉高压的形成

(1) 肺血管器质性改变　反复的肺小动脉炎症导致肺毛细血管床明显减少,肺循环阻力增大;长期的肺循环阻力增加,可使肺小动脉中层增生肥厚,进一步加重肺循环阻力,造成恶性循环。

(2) 肺血管功能性改变

1) 体液因素:缺氧刺激血管内皮细胞,释放缩血管介质(组胺、血管紧张素Ⅱ、5-羟色胺、白三烯和血栓素等)增多,释放舒血管介质(前列腺素 I_2 和前列腺素 E_1)减少;内源性舒张因子(如 NO)和内源性收缩因子(如内皮素)的平衡失调,均能引起缺氧性肺血管收缩;另外,高碳酸血症使血中 H^+ 浓度增高,使局部的肺血管对缺氧的收缩敏感性增强,引起肺血管收缩。

2) 组织因素:低氧作用于肺血管平滑肌细胞膜上的离子通道,引起钙内流增加和钾通道活性受抑制,肌肉兴奋收缩偶联效应增强。

3) 神经因素:缺氧、高碳酸血症可刺激颈动脉窦和主动脉体化学感受器,反射性兴奋交感神经,使儿茶酚胺分泌增多,肺动脉张力增加和顺应性降低。

(3) 肺血管重构　慢性缺氧使肺血管收缩,管壁张力增加,可直接刺激管壁增生,同时缺氧引起肺内产生多种生长因子,刺激 <60 μm 的无肌层肺小动脉出现明显的肌层,>60 μm 的肺小动脉中层增厚,内膜纤维增生,内膜下弹性和胶原纤维基质增多,使血管变硬、管腔狭窄,血流阻力增加。

(4) 血液黏稠度增加和血容量增多　慢性缺氧引起的肾小球旁细胞分泌促红细胞生成素增多,导致继发性红细胞增多症,使血液黏稠度增加、血容量增多和循环阻力增高。

2. 心功能改变

(1) 右心功能改变

1) 影响右心功能的因素:主要为右心前后负荷增加。慢性缺氧引起红细胞和血容量增多,缺氧和高碳酸血症引起肾血流量减少、肾小球滤过率下降,并激活肾素-血管紧张素-醛固酮系统,导致水、钠潴留和血容量的进一步增多,从而使右心前负荷增加。

2) 肺动脉高压:导致右心后负荷增加。

3) 低氧血症:对心肌造成直接损害,而且由于心室壁张力、心肌氧耗量和冠状动脉阻力增加,以及肺血管分流,心肌顺应性下降等损害右心功能,早期发生心室壁肥厚,以克服增加的后负荷,维持正常的泵功能,过重的后负荷导致心肌收缩功能的下降,最终出现右心衰竭。

(2) 左心功能改变　缺氧、高碳酸血症、肺部感染对心肌的损害,心排血量的增加及支气管肺血管分流的形成对左心室负担的增加,同时肺心病易合并冠心病的存在,均可使左心功能受损。

二、临床表现

慢性肺心病按肺、心功能分为代偿期和失代偿期,除原有肺、胸疾病的症状和体征外,不同期的慢性肺心病临床表现不同。

(一) 代偿期

1. 症状　咳嗽、咳痰和喘息,活动后心悸、气促,乏力、劳动耐力下降,不同程度的发绀。少数患者可出现胸痛、咯血。

2. 体征　不同程度的发绀和肺气肿体征。急性期肺部可闻及干湿啰音。剑突下心尖冲动明显,右心室扩大,心音遥远,肺动脉瓣第二心音亢进,三尖瓣区心音较心尖部明显增强或可闻及收缩期杂音。

(二) 失代偿期

1. 呼吸衰竭

(1) 症状　常有头痛,夜间为甚;发绀、呼吸困难明显,表现为强迫坐位,呼吸节律、频率和强度异常。中重度呼吸衰竭时,可有不同程度的肺性脑病表现。

(2) 体征　皮肤潮红、多汗,球结膜充血、水肿,早期血压增高,晚期血压下降甚至休克。

2. 右心衰竭

(1) 症状　明显的心悸、气促、发绀,腹胀、纳差,尿少,以双下肢水肿为主的全身水肿。

（2）体征　颈静脉怒张，心率增快，可出现心律失常，剑突下闻及收缩期杂音，三尖瓣区舒张期奔马律，肝大有压痛，肝颈静脉回流征阳性，腹水征阳性，双下肢水肿。少数患者可出现急性肺水肿或全心衰竭的体征。

3. 并发症

（1）酸碱平衡失调及电解质紊乱　为慢性肺心病最常见的并发症，如患者存在慢性呼吸衰竭，由于低氧血症、CO_2潴留和肾代偿机制，可出现代偿/失代偿呼吸性酸中毒合并代谢性碱中毒，或呼吸性酸中毒合并代谢性酸中毒、代谢性碱中毒。当失代偿性酸中毒时，可能出现高钾症、低钠血症，但由于肾代偿及治疗中利尿药的使用等原因，患者可能出现低钠血症、低钾血症、低氯血症。

（2）肺性脑病　是由于呼吸衰竭，低氧血症、CO_2潴留而引起精神障碍、神经系统症状的一种综合征（详见本篇第九部分第一章）。

（3）心律失常　慢性肺心病多表现为房性期前收缩及阵发性室上性心动过速，其中以紊乱性房性心动过速最具特征性。也可有心房扑动或心房颤动。急性严重心肌缺氧时可出现心室颤动，甚至心搏骤停。

（4）消化道出血　因失代偿期慢性肺心病患者长期胃肠道黏膜充血水肿，胃肠道黏膜屏障功能受损害，缺氧、严重感染时极易诱发胃肠道黏膜糜烂、溃疡和出血，尤其容易出现上消化道出血。

（5）其他　此外，还可以并发休克、弥散性血管内凝血（disseminated inravascular coagulation，DIC）、肾功能损害等。

三、辅助检查

（一）血液检查

1. 血常规　红细胞计数和血红蛋白增高，合并感染时白细胞总数、中性粒细胞增多。

2. 血生化、血气分析　电解质紊乱、酸碱平衡失调，严重者出现肝肾功能异常、低氧血症或合并高碳酸血症，当$PaO_2 < 60$ mmHg，伴或不伴 $PaCO_2 > 50$ mmHg 时，表示存在呼吸衰竭。

（二）X 线检查

1. 基本表现　原有肺、胸疾病及急性肺部感染的表现。

2. 特征表现　肺动脉高压、右心增大的表现（详见诊断部分的 X 线诊断标准）。

（三）心电图

心电图主要表现为右心房、右心室增大（详见诊断部分的心电图诊断标准）。

（四）超声心动图

超声心动图常表现为右心房、右心室内径增大，左右心室内径比值变小，右心室流出道内径增宽，室间隔运动减低，主肺动脉和右肺动脉内径增宽（详见诊断部分的超声心动图诊断标准）。

（五）肺功能检查

肺功能检查对代偿期慢性肺心病患者有意义，失代偿期肺心病不宜进行本检查。

（六）其他

痰细菌学检查在慢性肺心病急性感染时可以指导抗生素的选用。

四、诊断与鉴别诊断

（一）诊断

慢性肺心病的诊断需结合病史、临床症状、体征和辅助检查全面分析、综合判断。

1. 诊断标准　①慢性支气管 - 肺组织、胸廓、神经肌肉或肺血管病变的基础；②肺动脉高压表现；③右心室增大或右心功能不全表现。

2. 肺动脉高压和右心室增大的辅助检查诊断标准

（1）X 线检查诊断标准　具有以下其中一项即可诊断：①右肺下动脉横径≥15 mm。②肺动脉段突出≥3 mm。③中心肺动脉扩张和外周分支纤细两者形成鲜明对比（残根样改变）。④肺动脉圆锥部"锥高"≥7 mm。⑤右心室增大。

（2）心电图诊断标准　具有一项主要条件即可诊断，两项次要条件为可疑心电图表现。

1）主要条件：①电轴右偏。②$V_1 R/S ≥ 1$。③重度顺钟向转位（$V_5 R/S ≤ 1$）。④$R_{V1} + S_{V5} > 1.05$ mV。⑤aVR R/S 或 R/Q≥1。⑥$V_1 \sim V_3$ 呈 QS、Qr、qr（除心肌梗死外）。⑦肺型 P 波（P≥0.22 mV 或 P≥0.2 mV 呈尖峰样，或低电压时 P≥1/2 R）。

2）次要条件：①肢体导联低电压。②右束支传导阻滞（不完全或完全性）。

（3）超声心动图诊断标准　凡有肺胸疾病患者，具有以下两项条件（其中必须有一项主要条件）即可诊断（仅限于心前区探测部位）。

1）主要条件：①右心室流出道内径≥30 mm。②右心室内径≥20 mm。③右心室前壁的厚度≥5 mm，或有前壁搏动幅度增强者。④左/右心室内径比值<2。⑤右肺动脉内径≥18 mm，或肺动脉干≥20 mm。⑥右心室流

出道 / 左心房内径比值 >1.4。⑦肺动脉瓣曲线出现肺动脉高压征象者。

2) 次要条件：①室间隔厚度≥12 mm，搏动幅度 <5 mm 或呈矛盾运动征象。②右心房增大≥25 mm（剑突下区）。③三尖瓣前叶曲线 DE、EF 速率增快，E 峰呈高尖型，或有 AC 间期延长。④二尖瓣前叶曲线幅度低，CE<18 mm，CD 段上升缓慢、延长，呈水平位，或有 EF 下降速率减慢，<90 mm/s。

(二) 鉴别诊断

1. 冠状动脉粥样硬化性心脏病 慢性肺心病和冠心病均多见于老年人，可以同时并存，且均可有心脏扩大、心律失常及心力衰竭。但冠心病患者常有典型心绞痛、心肌梗死的病史和心电图表现，体征和辅助检查呈左心室肥大为主的征象。对慢性肺心病合并冠心病患者，需仔细询问病史，结合体征和辅助检查判断。

2. 风湿性心瓣膜病 慢性肺心病的三尖瓣关闭不全与风心病的三尖瓣病变易混淆，但依据病史及临床表现，结合 X 线、心电图、血气分析和超声心动图等检查，一般可以做出鉴别。

3. 其他心脏病 原发性心肌病、先天性心血管病和缩窄性心包炎等，一般通过病史及胸部 X 线片、心电图、血气分析和超声心动图检查，不难做出鉴别诊断。

五、治疗

(一) 缓解期

缓解期治疗主要包括呼吸肌锻炼，提高机体抵抗力，加强营养，长期氧疗和去除诱发加重因素，减少或避免急性加重期的发生。如果原发病可以治疗，应积极治疗原发病。

(二) 急性加重期

急性加重期治疗原则包括：积极控制感染，保持气道通畅，纠正缺氧和 CO_2 潴留，控制呼吸和右心衰竭，积极防治并发症等。

1. 感染及呼吸衰竭的处理

(1) 控制感染 呼吸道感染是慢性肺心病急性加重最常见和主要的原因，故控制感染是慢性肺心病最主要的治疗原则。

(2) 保持气道通畅 是改善通气功能的重要措施，保持气道通畅为气道梗阻患者最主要的急救治疗原则。吸痰，甚至气管插管或气管切开，使用静脉 / 口服 / 雾化吸入祛痰剂（氯化铵、愈创甘油醚）、气道黏液溶解剂（乙酰半胱氨酸、溴己新、氨溴索和桃金娘油等）、支气管舒张药（茶碱类、$β_2$ 受体激动剂和 M 胆碱受体拮抗剂等），必要时可予糖皮质激素抗炎。

(3) 纠正缺氧和 CO_2 潴留 慢性支气管 – 肺疾病是导致慢性肺心病的常见原因，患者常伴有 CO_2 潴留，氧疗时需注意保持低浓度吸氧，防止血氧含量过高。适当使用呼吸兴奋剂（尼可刹米、纳洛酮和阿米三嗪等）以增加通气量，促进二氧化碳排出。必要时无创或有创人工呼吸机辅助呼吸。

(4) 加强护理工作 对于失代偿期肺心病患者，尤其是气管插管或气管切开、人工呼吸机辅助呼吸的患者，严密观察病情变化，翻身、拍背、吸痰等排出呼吸道分泌物，是改善通气功能的一项有效措施。

2. 控制右心衰竭

(1) 洋地黄和其他正性肌力药 对于单纯的右心衰竭效果欠佳，另因慢性肺心病患者多存在低氧血症、低钾血症和肝肾功能损害等情况，故使用洋地黄时易出现毒副作用。临床上一般用于以下情况：①感染已被控制、呼吸功能已改善，用利尿药后有反复水肿的心力衰竭患者。②以右心衰竭为主要表现而无明显感染的患者。③合并室上性快速心律失常，如室上性心动过速，心房颤动（心室率 >100 次 /min）者。④合并急性左心衰竭的患者。但使用时剂量宜小，一般约为左心衰竭常规剂量的 1/2 或 2/3，同时选用作用快、排泄快的洋地黄类药物。

(2) 利尿药 适当使用利尿药可减轻体循环淤血，同时降低心脏前、后负荷；但使用时应注意到可引起血液浓缩，使痰液黏稠，加重气道阻塞，使电解质紊乱（尤其是低钾、低氯、低镁和碱中毒），诱致难治性水肿和心律失常，加重组织缺氧。故原则上可选用作用轻的利尿药，尽量给予口服、小剂量和间断使用，为避免电解质紊乱，可予排钾利尿药（呋塞米、氢氯噻嗪）和保钾利尿药（螺内酯、氨苯蝶啶）交替使用。

(3) 血管扩张药 可减轻心脏前、后负荷，同时可扩张肺血管、降低肺动脉压，但并不像治疗其他心脏病那样效果明显。血管扩张药在扩张肺动脉的同时也扩张体动脉，往往造成体循环血压下降，反射性产生心率增快、氧分压下降、二氧化碳分压上升等不良反应。因而限制了血管扩张药在慢性肺心病的临床应用。钙通道阻滞剂（硝苯地平）、α 受体阻滞药（酚妥拉明）、血管紧张素转换酶抑制药（卡托普利）和川芎嗪等有一定的降低肺动脉压效果。

近些年来，新研发的治疗肺动脉高压的药物包括前列环素（依前列醇）、内皮素受体拮抗剂（波生坦）、磷酸二酯酶抑制药（西地那非）等，对特发性肺动脉高压有一定临床疗效，但对继发与 COPD 等支气管肺疾病的肺动脉高压无效。

3. 抗凝治疗　应用低分子量肝素或小剂量普通肝素防止肺微小血栓形成和防治 DIC。

4. 防治并发症　纠正水电解质紊乱、酸碱平衡失调，控制心律失常，抗酸、保护胃黏膜从而防治消化道出血，防治 DIC 等。

5. 积极营养支持治疗　慢性支气管 – 肺疾病是慢性肺心病最常见病因，患者多处于慢性消耗性营养不良状态，急性感染后进一步加重营养不良，故在心脏能承受的前提下，积极地给予补充蛋白质、脂肪乳、维生素、电解质和微量元素等营养支持治疗，可改善低蛋白血症、减轻水肿，同时可以补充呼吸肌、心肌及其他器官系统所需的能量。

（郭　军）

数字课程学习……

📺 章节摘要　　💻 教学 PPT　　📋 拓展阅读　　📝 自测题

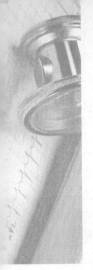

第六部分

呼吸控制异常性疾病

第一章 睡眠呼吸暂停低通气综合征

睡眠呼吸暂停低通气综合征(sleep apnea hypopnea syndrome,SAHS)是各种原因导致睡眠状态下反复出现呼吸暂停和(或)低通气,引起低氧血症、高碳酸血症及睡眠中断,从而使机体发生一系列病理生理改变的临床综合征。最终可导致肺动脉高压、肺心病、呼吸衰竭、高血压、心律失常、脑血管意外等严重并发症的发生。我国 SAHS 的患病率在 3.5%~4.8%。男女患者的比例为(2~4)∶1,进入围绝经期后,女性的发病率明显升高。

睡眠呼吸暂停(sleep apnea,SA)是指睡眠过程中口鼻呼吸气流完全停止 10 s 以上。根据多导睡眠图(polysomnography,PSG)所见呼吸暂停时胸腹呼吸运动的状况,临床上将其分为:①中枢性睡眠呼吸暂停(central sleep apnea,CSA):指呼吸暂停过程中呼吸运动停止,口鼻气流及胸腹呼吸运动均消失。②阻塞性睡眠呼吸暂停(obstructive sleep apnea,OSA):指呼吸暂停过程中呼吸运动仍然存在,胸腹呼吸呈现"矛盾运动",口鼻气流显著减弱或消失。③混合性睡眠呼吸暂停(mixed sleep apnea,MSA):指一次呼吸暂停过程中前半部分符合中枢型表现,后半部分为阻塞型特点。

低通气(sleep hypopnea)是指睡眠过程中呼吸气流虽未停止,但强度(幅度)较基础水平降低 50% 以上,并伴有血氧饱和度较基础水平下降≥4% 或微醒觉(图 2-6-1)。睡眠呼吸暂停与低通气的临床后果和治疗并无差别。

SAHS 指每夜 7 h 睡眠过程中呼吸暂停反复发作 30 次以上或每小时睡眠时间中发生呼吸暂停和低通气的次数即睡眠呼吸暂停低通气指数(sleep-related apnea hypopnea index,AHI)≥5 次 /h 并伴有嗜睡等临床症状。以阻塞性、中枢性或混合性呼吸事件为主者分别称为阻塞性睡眠呼吸暂停低通气综合征(obstructive sleep apnea hypopnea syndrome,OSAHS)、中枢性睡眠呼吸暂停低通气

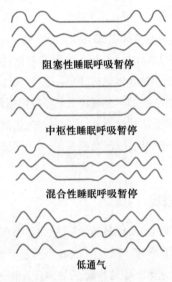

图 2-6-1 睡眠呼吸紊乱的类型

综合征(central sleep apnea hypopnea syndrome,CSAHS)、混合性睡眠呼吸暂停低通气综合征(mixed sleep apnea hypopnea syndrome,MSAHS)。

一、病因与发病机制

(一)中枢性睡眠呼吸暂停低通气综合征

CSAHS 的常见病因包括各种中枢神经系统疾病(如脑血管病、脑外伤)、充血性心力衰竭和药物中毒等。单纯 CSAHS 较少见,一般不超过患者的 10%。通常进一步分为伴高碳酸血症和正常或低碳酸血症两大类。可与 OSAHS 同时存在。患充血性心力衰竭者出现称为潮式呼吸(tidal breathing)(又称陈 – 施呼吸,Cheyne-Stokes respiration)的中枢性呼吸暂停。发生 CSA 时,中枢呼吸驱动暂时丧失,气流及胸腹呼吸运动全部消失,胸腔内的负压为零。CSAHS 患者的呼吸中枢调节功能障碍包括:①呼吸节律发生异常。②睡眠时呼吸中枢对各种不同刺激的

反应性减低。③中枢神经系统对低氧血症特别是 CO_2 浓度改变引起的呼吸反馈调控的不稳定性。④呼气与吸气转换机制异常等。心功能不全者的 CSA 还与循环时间延长有关,心功能改善后减轻或消失。

(二)阻塞性睡眠呼吸暂停低通气综合征

OSAHS 是最常见的 SAHS 类型。OSA 发生的关键在于睡眠时咽气道的塌陷。气道阻塞的部位可以在鼻咽部、口咽部或喉咽部,80% 以上的患者为多部位的联合阻塞。多数患者有上呼吸道特别是鼻、咽部位的解剖狭窄,如变应性鼻炎及慢性肥厚性鼻炎、鼻中隔偏曲、鼻息肉、口咽腔狭小、扁桃体及腺样体肥大、软腭过长与松弛、腭垂肥大、舌体肥大、舌根后坠、下颌后缩、颞颌关节功能障碍和小颌畸形等。肥胖是重要因素之一。部分内分泌疾病如甲状腺功能减退症、肢端肥大症、糖尿病、库欣综合征等常合并 OSAHS。其他易患因素包括:神经肌肉疾病、饮酒或服用镇静催眠药、种族、遗传、男性及老年等。OSAHS 的发生机制与睡眠状态下呼吸中枢调控能力降低,上气道扩张肌活性降低,难以对抗气道塌陷的力量,在吸气负压作用下出现咽腔关闭,从而引起呼吸暂停有关。

二、临床表现

临床上以 OSAHS 最为常见,故本章节仅以 OSAHS 为例介绍临床表现。频发的 OSA 可引起严重的低氧血症、高碳酸血症和睡眠结构紊乱,导致白天嗜睡、心脑肺血管并发症乃至多器官损害,严重影响患者的生活质量和寿命。OSAHS 患者还会因交通事故、工伤等对家庭及社会造成一定危害。OSAHS 患者的临床症状复杂多样,轻重不一,与呼吸暂停本身及靶器官损害均有关(表 2-6-1)。CSAHS 肥胖者少,打鼾、日间嗜睡较轻,失眠易醒,可有抑郁症状。

表 2-6-1 OSAHS 的临床症状

夜间症状	白天症状
打鼾	白天嗜睡
床伴发现睡眠时呼吸间歇	疲劳,睡觉不解乏
睡眠时异常动作	记忆力减退,工作能力下降,学习成绩差
失眠易醒、多梦、噩梦	激动易怒
多尿、遗尿	晨起头痛、头晕
夜间出汗	晨起口干
憋气,胸痛,心慌	阳痿、性欲减退
胃食管反流	交通及其他意外事故

(一)夜间症状

1. 打鼾与呼吸暂停　打鼾是主要症状,几乎所有的 OSAHS 患者均有打鼾。典型的表现是鼾声不规则,高低不等,伴有间歇性呼吸停顿,气流中断的时间持续数十秒,个别甚至长达 2 min 以上。随呼吸暂停时间延长,患者的呼吸努力逐渐加强,以克服上气道塌陷所致气流不畅,在此过程中患者可出现发绀、胸腹矛盾呼吸及在呼吸暂停结束前的呼吸挣扎。直至一较响亮的鼾声结束一次呼吸暂停,之后出现代偿性过度呼吸。上述过程反复发生,整夜睡眠中可达数百次。患者睡眠中往往并不自知,多由其睡伴发现,并为患者睡眠时的呼吸状态所担心,是促使 OSAHS 患者就诊的重要原因,病史采集过程中患者的睡伴可以提供具有诊断价值的信息。

2. 憋醒　严重的呼吸暂停可导致患者睡眠中断、突然憋醒而结束呼吸暂停,从而导致睡眠质量严重下降。多数患者并不自知。典型表现为睡眠中频繁翻身,四肢不自主运动甚至抽动,或睡眠中突然坐起,自觉心慌、胸闷、心前区不适,深快呼吸后胸闷可很快缓解,有时伴有胸痛,症状与不稳定型心绞痛极其相似。

3. 胃食管反流　是常见症状之一,患者常主诉烧心,甚至因反流而剧烈呛咳。

4. 夜尿增多　患者夜间小便次数可达 4~7 次,个别出现遗尿。老年及重症者多见。患者往往误以为前列腺增生所致,或归咎于因口干而频繁饮水。

5. 夜间出汗　严重者可浸湿枕巾、床单。并非盗汗,与缺氧和呼吸费力有关。

6. 睡眠行为异常　表现为磨牙、惊叫、呓语、体动等。

(二)日间临床表现

1. 日间嗜睡及疲劳　日间嗜睡是 OSAHS 患者最常见的主诉。轻者表现为开会时或看电视、报纸时困倦、瞌睡、打鼾,严重时在吃饭、与人谈话时即可入睡,甚至在驾车塞车或等红灯时打瞌睡而导致交通事故的发生。日间嗜睡状态的初步评价通常使用 Epworth 嗜睡评分量表(表 2-6-2)。患者诉睡觉不解乏,疲劳。

2. 头痛和头晕　约 1/2 的患者主诉晨起或夜间头痛、头晕。头痛通常表现为钝痛或隐痛,可以持续 1~2 h 或更长时间。多因夜间 CO_2 潴留或晨起血压升高引起。

3. 认知力、注意力和个性改变　患者可能主诉注意力不集中,精细操作能力下降,记忆力和判断力下降,症状严重时不能胜任工作。多以近记忆损害为重。

表 2-6-2　Epworth 嗜睡评分量表

在以下情况有无瞌睡的可能性	从不 (0)	很少 (1)	有时 (2)	经常 (3)
坐着阅读书刊时、看电视时				
在公共场合坐着不动时(如在剧场或开会)				
长时间坐车时中间不休息(超过1h)				
坐着与人谈话时				
饭后休息时(未饮酒时)				
开车等红绿灯时				
下午静卧休息时				

注:8 种情况分数相加,总分在 0~24 分。总分 >10 分者存在嗜睡。

4. 性功能减退　有 10%~30% 的患者可出现性欲减退,甚至阳痿。

5. 口干　患者多自诉夜间或晨起口干,需要饮水缓解。与上气道阻塞引起的张口呼吸有关。病程久者表现为不明原因的咽炎和慢性咳嗽。

6. 交通及意外事故　与白天嗜睡有关,OSAHS 患者交通事故的发生率升高 7 倍。

(三) 全身靶器官损害的表现

OSAHS 患者由于反复发作的夜间缺氧、高二氧化碳和胸腔内压变化,导致睡眠质量降低、自主神经系统功能紊乱及内分泌改变,引起相应靶器官功能受损(图 2-6-2)。OSAHS 患者常以心血管系统疾病表现为首发症状和体征,经仔细询问病史方知其"源头"系 OSAHS。越来越多的流行病学研究证实,OSAHS 是高血压、冠心病等疾病的独立危险因素。全身表现包括高血压、冠心病、各种心律失常、肺动脉高压和肺心病、缺血性或出血性脑卒中、代谢综合征、心理异常和情绪障碍等出现的症状和体征。此外,OSAHS 也可引起心功能不全、哮喘夜间反复发作,儿童患有 OSAHS 可导致发育迟缓、智力降低。

(四) 体征

大多数患者肥胖,特别是我国 OSAHS 患者多存在颌面结构异常。查体可见颈粗短、中面部发育不良、下颌短小、下颌后缩、小颌。牙列不齐和咬合异常,鼻甲肥大和鼻息肉、鼻中隔偏曲,口咽部狭窄,软腭低、腭垂肥大、扁桃体和增殖体肥大、舌缘齿痕常提示舌体肥大等。

三、辅助检查

(一) 多导睡眠图

整夜多导睡眠图(PSG)监测(>7 h)是确诊本病的检查方法。可确定病情轻重、与其他类型 SAHS 及睡眠疾病鉴别和评价各种治疗手段的疗效。结合临床,根据 AHI 及夜间最低 SaO_2 对 SAHS 病情严重程度进行分级(表 2-6-3)。

表 2-6-3　SAHS 的病情严重程度分级

病情分度	AHI(次/h)	夜间最低 SaO_2(%)
轻度	5~15	85~89
中度	16~30	80~84
重度	>30	<80

PSG 监测信号包括:①睡眠情况,脑电图、眼动图及颏舌肌肌电图。②呼吸情况,口鼻气流、胸部及腹部呼吸运动及动态 SaO_2 监测。③心电图,由其中的部分导联如气流、胸腹运动、鼾声及血氧饱和度等组成的便携式诊断仪可以作为初筛设备在家庭及病床边应用。

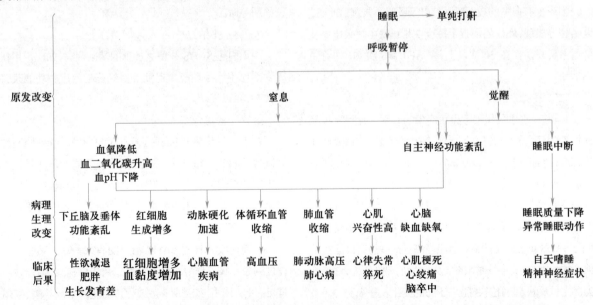

图 2-6-2　睡眠呼吸暂停低通气综合征的病理生理

(二) 上气道检查

上气道检查包括上气道骨性结构和软组织结构的解剖评价及功能评价。按照检查方式不同分为以下几个方面：头颈部及上气道体格检查，鼻咽镜和喉镜；影像学检查，如头影 X 线测量、CT 和 MRI 测定口咽横截面积；睡眠状态下上气道内镜或动态 MRI 检查，可了解上气道的动态变化，初步进行上气道阻塞的定位判断。

(三) 胸部 X 线、动脉血气分析、肺功能检查

胸部 X 线检查可发现肺动脉高压、心影增大征象。动脉血气分析结果可判断是否发生了呼吸衰竭。有严重肺心病者可出现不同程度的肺通气功能障碍。

(四) 心电图、超声心动图检查

SAHS 合并心律失常、高血压及冠心病时，心电图可呈现相应改变、心肌肥厚及心肌缺血等表现；超声心动图可确定心脏功能受累，评估肺动脉压力等情况。动态心电图与 PSG 结合可以明确心律失常与 OSAHS 的关系。

(五) 其他

疑有甲状腺功能减退的患者，行甲状腺功能测定有助于 OSAHS 病因的探究及疾病的治疗。OSAHS 可作为代谢综合征的部分临床表现，因此，对肥胖患者应常规检测血糖水平及评估糖耐量，并酌情进行胰岛素、C 肽释放试验。必要时行 24h 动态血压检查，可以发现 OSAHS 相关的血压变化。

四、诊断与鉴别诊断

(一) 诊断

临床上有典型的夜间睡眠打鼾及呼吸不规律、白天过度嗜睡等表现，PSG 监测提示每夜 7 h 睡眠中呼吸暂停及低通气反复发作在 30 次以上，或 AHI ≥5 次 /h，即可做出诊断。

(二) 鉴别诊断

1. 与其他睡眠呼吸障碍性疾患的鉴别　睡眠呼吸障碍性疾患还包括单纯鼾症、上气道阻力综合征、睡眠低通气综合征 (sleep hypoventilation syndrome, SHS)、COPD 患者的睡眠低氧血症、神经肌肉疾病患者的睡眠通气不足、夜间哮喘等。其基本病理生理改变均为低氧、高二氧化碳血症和 (或) 睡眠结构紊乱，临床后果与 OSAHS 相同。它们与 SAHS 重叠发生的概率也相当高。这些患者可能并无典型的睡眠打鼾，多导睡眠图也无频发的呼吸暂停，食管压力测定可反映出睡眠中胸腔内压力的变化及呼吸努力。

2. 与其他睡眠障碍性疾患的鉴别　白天嗜睡是

SAHS 最突出的症状之一，也是患者就诊的主要原因。睡眠障碍性疾患包括四大类共 89 种疾病，均可以引起白天嗜睡，应加以鉴别 (表 2-6-4)，最典型的是发作性睡病，主要表现为白天嗜睡、猝倒、睡眠瘫痪和睡眠幻觉，多发生在青少年，主要诊断依据为多次小睡潜伏时间试验时平均睡眠潜伏期 <8 min，且出现两次或以上的异常快速眼动睡眠。鉴别时应注意询问家族史、发病年龄、主要症状及 PSG 监测的结果，同时应注意该病与 OSAHS 合并发生的机会也很多，临床上不可漏诊。

表 2-6-4　引起成人白天嗜睡的常见原因

内源性因素	外源性因素	生物节律紊乱	其他
发作性睡病	睡眠习惯不良	时差	抑郁症
周期性嗜睡	环境原因	倒班	酒精成瘾
原发性嗜睡	睡眠不足	睡眠不规律	帕金森病
外伤后嗜睡	服用镇静催眠药	睡眠时相延迟	
不宁腿综合征	饮酒	睡眠时相提前	
SAHS			

3. 与其他系统合并症及并发症的鉴别　SAHS 引起的血气紊乱及睡眠障碍可引起全身多系统的损害。不少患者因 OSAHS 的并发症而到相关专业门诊首诊，应注意鉴别。

五、治疗

SAHS 的治疗目的是改善症状，防止并发症的发生，改善预后，提高生活质量。尤其是通过治疗降低心脑血管疾病的危险性和病死率，减少生产和交通事故的发生，延长预期寿命。

(一) 病因治疗

纠正引起 SAHS 或使之加重的基础疾病，如应用甲状腺素治疗甲状腺功能减退症等。经药物治疗心功能改善后，CSA 可以好转。

(二) 一般治疗

对每一位患者均应进行多方面的指导，包括减肥、控制饮食、适当运动；戒酒、戒烟，慎用镇静催眠药及其他可引起或加重病情的药物；侧卧位睡眠；适当抬高床头；白天避免过度劳累。注重睡眠卫生，养成良好的睡眠习惯。

(三) 药物治疗

目前还没有针对 SAHS 治疗的有效药物。某些药物通过刺激呼吸、抑制快速眼动睡眠，可缓解症状，但疗效不肯定，可以试用，如呼吸刺激剂乙酰唑胺、甲羟孕酮、茶碱等，鼻黏膜充血消除药 (如鼻用激素)、收缩鼻黏膜血管的

药物（如萘甲唑林）等可降低鼻阻塞患者鼻腔阻力，减轻该部分患者的临床症状。氧疗对于绝大多数 SAHS 患者并无必要；有氧疗指征者，也应与气道正压通气结合进行。

（四）气道正压通气治疗

经鼻罩无创正压通气（non-invasive positive ventilation via nasal mask，NPVN）是成人 SAHS 最有效的治疗手段。包括持续气道正压通气（continuous positive airway pressure，CPAP）、双水平气道正压通气（bilevel positive airway pressure，BPAP）和自动气道正压通气（auto positive airway pressure，APAP）等多种通气模式。患者治疗前，应先行压力滴定，设定最适治疗压力后在家中长期应用。

（五）口腔矫治器治疗

口腔矫治器（oral appliance，OA）主要有下颌前移器，以牙齿为支撑，直接引导下颌向前，连带其他组织（如舌根部及舌骨）前移，使上气道扩张，需根据每位患者颌面部

形态塑形。优点是无创、简单、费用低。适用于单纯鼾症及轻中度的 OSAHS 患者（AHI<30/h），特别是有下颌后缩者。

（六）手术治疗

手术治疗的主要目标是扩大狭窄的口咽腔或纠正狭窄的鼻部及鼻咽部，解除上气道狭窄或阻塞。由于有创且疗效有限，除一些具有手术适应证者、年轻轻症患者或 CPAP 治疗失败者外，对大多数成年 OSAHS 患者不作为首选。儿童患者切除扁桃体和腺样体常可取得良效。对 CSAHS 患者无效。主要术式有气管切开造口术，腭垂腭咽成形术（uvulopalatopharyngoplasty，UPPP），扁桃体、腺样体切除术，鼻中隔偏曲矫正、鼻息肉摘除、鼻甲切除等鼻部手术及针对喉咽部解剖狭窄的手术如颌骨前徙术、舌骨悬吊术、舌成形术。

（韩　芳）

第二章　低通气综合征 🅮

数字课程学习……

▶ 章节摘要　　🖥 教学 PPT　　📋 拓展阅读　　📝 自测题

第七部分

胸膜、胸壁疾病

第一章　胸膜疾病

胸膜腔是一个由脏胸膜和壁胸膜构成的潜在腔隙,内有少量液体,起润滑作用。胸膜本身、肺内疾病乃至其他系统性疾病累及胸膜时可导致胸膜疾病的发生。常见胸膜疾病包括胸腔积液、气胸、胸膜间皮瘤等。

第一节
胸腔积液

胸腔积液(pleural effusion)简称胸水,是指任何因素导致胸膜腔内液体滤出增多和(或)再吸收减少,从而出现的胸膜腔内液体增多。胸膜腔是一个潜在腔隙,由覆盖于胸壁、膈肌和纵隔表面的壁胸膜及覆盖于肺表面包括叶间裂的脏胸膜构成,许多胸部结构,包括骨骼的病变,特别是肺部的炎症、肿瘤和创伤,皆可直接累及胸膜,引起各种病变。胸外器官的炎症和肿瘤也可通过血行或淋巴道播散或转移至胸膜。全身性的结缔组织病、过敏性疾病、白血病、淋巴瘤等引起的胸膜反应,充血性心力衰竭、肝硬化、肾病综合征和全身营养不良所致的低蛋白血症,均可引起胸腔积液。

一、病因与发病机制

按照胸腔积液循环理论,任何一个环节出现问题,均可以导致胸腔积液的产生。

临床上根据胸腔积液性质可以分为渗出液、漏出液,其根本区别在于是否有胸膜受损,毛细血管通透性升高。渗出液多因胸膜受累,胸膜毛细血管对液体及血液中的大分子物质具有更高通透性所致,积液中蛋白质含量高;漏出液产生的根本原因在于驱动压的变化,包括脏、壁胸膜毛细血管内胶体渗透压下降、静水压升高

等,不包括胸膜本身通透性的改变,蛋白质含量较低,常见于心功能衰竭、肝硬化、肾病综合征、黏液性水肿等疾病。

当胸膜损伤或毛细血管通透性升高及淋巴回流障碍时,可以出现蛋白质含量较高的渗出液,常见的原因为结核、炎症、外伤、恶性肿瘤等(表2-7-1)。渗出液按病因可分为:①感染性,按一般常见频率为结核、细菌、真菌、寄生虫等。②肿瘤性,即恶性胸腔积液(malignant pleural effusion),指原发于胸膜的恶性肿瘤如(胸膜间皮瘤)或其他部位的恶性肿瘤转移至胸膜所致,如支气管肺癌、乳腺癌及淋巴瘤等。③超敏反应性,如系统性红斑狼疮、类风湿关节炎、韦格纳肉芽肿病(Wegener granulomatosis)等。④化学性,如尿毒症及药物诱发(如胺碘酮、甲氨蝶呤、博来霉素)等。⑤物理性,如创伤(如食管破裂、胸导管破裂)等。⑥医源性,如冠状动脉旁路移植术后、放疗、卵巢过度刺激综合征。

此外,因胸腔积液中的液体和蛋白质通过壁胸膜淋巴管重吸收,所以淋巴系统的疾病(如癌性淋巴管阻塞)常产生胸腔积液,伴高蛋白质含量。胸部淋巴管与腹腔淋巴引流相通且在膈肌上下的浆膜下层都有广泛的交通。肝硬化和梅格斯综合征(Meigs syndrome)患者胸腔积液通过膈肌的转运,可使壁胸膜淋巴系统的淋巴压力增加。还有一部分腹水患者由于膈肌小的缺损形成膈肌小孔而合并胸腔积液。

二、临床表现

(一)症状

胸腔积液的临床表现可分为胸腔积液本身所致的症状和原发疾病的临床症状两大类。病情轻者无症状。

表 2-7-1 渗出性和漏出性胸腔积液常见原因

分类	原因	
漏出性胸腔积液	充血性心力衰竭	上腔静脉阻塞
	肝硬化	黏液性水肿
	肾病综合征	尿液胸
	肺栓塞	肺不张
	腹膜透析	
渗出性胸腔积液	恶性胸腔积液	干燥综合征
	转移性肿瘤	免疫母细胞淋巴病
	肺癌	肺栓塞
	乳腺癌	肺石棉沉着病
	淋巴瘤	淋巴疾病
	胸膜间皮瘤	乳糜胸
	感染	血胸
	肺炎旁胸腔积液	淋巴管平滑肌瘤病
	结核性胸膜炎	梅格斯综合征
	真菌性胸膜炎	黄指甲综合征
	病毒性胸膜炎	放疗
	寄生虫性胸膜炎	冠状动脉旁路移植术后
	胃肠道疾病	卵巢过度刺激综合征
	胰腺炎	药物源性胸腔积液
	食管破裂	药物诱发狼疮
	腹部手术	胺碘酮
	腹腔脓肿	IL-2
	胶原血管病	甲氨蝶呤
	类风湿性关节炎	丙卡巴肼
	系统性红斑狼疮	氯氮平
	韦格纳肉芽肿病	苯妥英
	变应性肉芽肿性血管炎	β 受体阻滞剂

1. 胸腔积液本身所致症状

（1）胸痛 胸腔积液患者常常合并胸痛，这是由壁胸膜和脏胸膜摩擦所引起。胸痛程度差异较大，可为不明确的不适或严重的刺痛，可仅在患者深呼吸或咳嗽时出现，胸腔积液不多时胸痛明显，常突然出现，多为单侧，似针刺状。深呼吸、咳嗽时加重；浅吸气、平卧或卧于患侧，胸廓的扩张度减低，胸痛可减轻。由于胸痛患者多不敢深吸气，故呼吸急促表浅。待胸腔积液增多，壁胸膜与脏胸膜分开，胸痛消失。胸痛多发生于胸廓扩张度最大的部位，如胸侧腋下部。如病变在膈肌的中心部，可放射至同侧肩部；如在膈肌的周缘部，可放射至上腹壁和心窝部。恶性胸腔积液患者的胸膈多与呼吸及咳嗽无关，常有夜间胸痛严重的特点。

（2）呼吸困难 胸腔积液量少时仅有胸闷，大量积液压迫肺、心和纵隔，则可发生呼吸困难。呼吸困难严重程度常常与积液形成的速度相关，积液产生和聚集越快、越多，呼吸困难越明显，甚至可有端坐呼吸和发绀。

（3）咳嗽 胸腔积液对胸膜的刺激可引起反射性干咳，体位转动时更为明显。

2. 原发疾病的症状 不同病因所致的胸膜腔积液可伴有相应疾病的临床表现。例如，感染性胸膜炎或胸腔积液继发感染时，可有恶寒、发热等；结核性胸膜炎可有午后低热、盗汗、乏力、消瘦等结核中毒性症状等。

（二）体征

胸腔积液的体征与积液的多少和积聚部位有关。积液少或位于叶间可无明显体征。局部可有胸膜摩擦音等改变，胸膜摩擦音位于胸侧腋下部，多局限、恒定。呼气及吸气均可听到。听诊器紧压胸壁时摩擦音增强，患者闭口掩鼻做腹部起伏运动也可听到。咳嗽后摩擦音不变，可与肺内啰音鉴别。积液较多时患侧胸廓饱满，下部较为明显，呼吸运动减弱。纵隔（包括气管、心脏）健侧移位。如若出现纵隔患侧移位时，应高度怀疑合并阻塞性肺不张。语颤减弱。叩诊呈实音，听诊呼吸音减低或消失。语音传导减弱。由于接近胸腔积液上界的肺被压缩，在该部听诊时可发现呼吸音不减弱反而增强，有时可闻及支气管性呼吸音。如有胸膜粘连与胸膜增厚时，可见患侧胸廓下陷，肋间隙变窄，呼吸运动受限，语音震颤增强，叩诊浊音，呼吸音减弱。

三、辅助检查

（一）影像学检查

1. X 线检查 由于胸腔积液首先积聚于后肋膈角，300 mL 以下时后前位胸部 X 线片可能无阳性发现。积液量在 300~500 mL 时，患侧肋膈角变钝，仰卧透视观察，由于积聚于胸腔下部的液体散开，肋膈角恢复锐利。中等量积液时，由于液体的重力作用而积聚于胸腔下部肺的四周，表现为胸下部密度均匀增高致膈影消失。该影密度向上逐渐变浅，上界呈凹面向上的弧形影，外侧高于内侧，且沿胸侧壁向上有逐渐变窄的条状影，形成这种上界是由液体重力、胸腔内的负压状态、肺组织的弹性、液体表面张力所致。大量积液时，肺野大部呈均匀浓密阴影，并有同侧肋间隙增宽，及膈肌下降、纵隔被推向健侧等征象。

脏、壁胸膜发生粘连使积液局限于胸腔的某一部位称为包裹性积液，积液多包裹在腋缘或靠后侧胸壁。局限于一处，形成大小不等的圆形、卵圆形或半月形密度增高阴影，凸面向肺内，边缘锐利，不随体位改变而变动。侧位 X 线检查有助于积液的定位。液体积聚于一个或多个叶间隙内时称为叶间积液，表现为边缘锐利的梭形或圆形阴影，位置与叶间裂有关。肺底积液主要积聚于肺底与膈肌之间。直立位时有时被误认为膈升高。左侧肺底积液表现为膈影与胃泡之间的距离增大，患侧肋膈角变钝。患侧卧位后液体散开，患侧肺外缘呈带状阴影，并显出膈肌影。

2. 胸部 CT　表现为肺外周与胸壁平行液体密度的弧形、新月形或半月形影。少量胸腔积液主要在膈脚的后内侧。包裹性积液在 CT 上呈胸壁的圆形或凸镜状的高密度影，呈液体密度，借此可与胸膜肿瘤鉴别。血胸因密度高，CT 值可达 70~80 Hu。

3. 超声检查　超声探测胸腔积液的灵敏度高，定位准确，它能诊断出 100 mL 左右的少量胸腔积液。并可准确定位和引导胸膜穿刺抽液。亦可以与胸膜增厚进行鉴别。胸腔积液在 B 超仪上显示为透声良好的液性暗区。若暗区透声稍差，且有光斑、光束出现，提示液体中有沉淀物，局部有纤维化或机化。

（二）胸膜穿刺抽液及胸腔积液检查

通过胸膜穿刺抽液检查，有助于确定胸腔积液的性质和病因，对诊断和治疗具有重要的意义。渗出液、漏出液在外观、显微镜检查、生化检测、酶学、肿瘤标志物等方面各有不同。

1. 外观　漏出液多为清澈透明液体，静置不凝固；而渗出液常呈混浊，较易凝固，颜色深浅不一。黄疸时呈深黄色。若有红细胞因出血程度不同呈淡红色、洗肉水样、肉眼全血样。化脓性细菌感染时呈黄脓样。胆固醇性胸腔积液呈黄白色，含有大量折光的胆固醇结晶。乳糜性胸腔积液呈乳白色。阿米巴肝脓肿溃破至胸腔可产生巧克力色胸腔积液，风湿免疫性疾病可产生黄绿色胸腔积液，严重曲霉菌胸膜腔感染可形成黑色胸腔积液。

2. 显微镜检查

(1) 有核细胞计数　漏出液常 $<100 \times 10^6$/L，多为淋巴细胞和间皮细胞；渗出液常 $>500 \times 10^6$/L。红细胞计数 $(5~6) \times 10^9$/L 可使胸腔积液呈红色，约相当于血红蛋白 0.015 g/dL。肉眼见血性胸腔积液者，红细胞计数 $>10 \times 10^{10}$/L，常由外伤、肺梗死或恶性肿瘤所致，但需与胸膜穿刺损伤所致相鉴别。如积液血细胞比容 $>50\%$ 则称为血胸。白细胞计数 $>10 \times 10^9$/L，常为化脓性感染的特征。

(2) 细胞分类　大量中性粒细胞，见于急性化脓性炎症或结核性胸膜炎的早期；大量淋巴细胞，见于慢性炎症或结核、肿瘤；嗜酸性粒细胞增多，见于过敏性或寄生虫疾病。

3. 病原学检查　胸腔积液做细菌涂片、培养及药敏检查，可确定病原学诊断，并指导用药。取胸腔积液行宏基因组学二代测序，对感染性胸腔积液病原学检查具有重要价值。

4. 细胞学检查　胸腔积液中找到恶性肿瘤细胞，有助肿瘤的诊断。其阳性率在 40%~87%，与肿瘤的不同病理类型有关，一般来说，肺腺癌的阳性率高于肺鳞癌。由于胸膜间皮细胞脱落到胸腔积液后，经长时间浸泡后会肿胀变形，易被误认为恶性肿瘤细胞，如果送检标本不及时，这种情况会更多见，因此胸腔积液脱落细胞学检查有假阳性的情况。

5. 生物化学分析

(1) 蛋白质　漏出液蛋白定量 <25 g/L，以白蛋白为主，胸腔积液蛋白量 / 血清蛋白量比值 <0.5，Rivalta 试验阴性；渗出液蛋白定量 >30 g/L，胸腔积液蛋白量 / 血清蛋白量比值 >0.5，Rivalta 试验阳性。

(2) 葡萄糖定量　漏出液的葡萄糖含量与血糖含量大致相仿；渗出液可因细菌分解，糖定量显著减低，如复杂性肺炎旁胸腔积液、结核性胸膜炎及类风湿关节炎并发胸腔积液。

(3) 酸碱度 (pH)　有时有助于诊断，pH<6.8，提示食管破裂引起的胸腔积液；pH 6.8~7.2，提示炎症渗出液，如脓胸，复杂性肺炎旁胸腔积液、结核性胸膜炎，亦可见于血胸及类风湿关节炎胸腔积液；pH>7.40，见于心力衰竭并发的胸腔积液。

(4) 胆固醇　对于鉴别漏出液和渗出液也有帮助，胆固醇浓度 >55 mg/dL，同时 LDH>200 U/mL，对渗出性胸腔积液的诊断具有高度特异性。

6. 酶活性测定

(1) 腺苷脱氨酶 (adenosine deaminase, ADA) 测定　正常范围：21~45 U/L。结核性胸腔积液时此值常明显升高，可高达 100 U/L，对结核性胸膜炎的诊断有帮助。感染性积液如肺炎旁胸腔积液、化脓性胸腔积液等 ADA 也升高。ADA 降低 (<45 U/L) 常见于恶性胸腔积液、类风湿关节炎胸腔积液和系统性红斑狼疮胸腔积液等。

(2) 乳酸脱氢酶 (LDH) 测定　漏出液 <200 U/L，胸腔积液与血清含量之比 <0.6；渗出液常 >200 U/L，胸腔积液与血清含量之比 >0.6，见于肺梗死、淋巴瘤和某些肿瘤转移所致的胸腔积液，>3.5 提示为恶性胸腔积液。

(3) 淀粉酶测定　急性胰腺炎引起的胸腔积液，胰淀粉酶含量可升高；食管破裂引起的胸腔积液，唾液淀粉酶可升高，偶可见于支气管癌。

(4) 溶菌酶 (lysozyme, LZM) 测定　国外报道，恶性胸腔积液 LZM 值低于结核性。国内报道，胸腔积液 LZM<65 μg/mL 者提示可能为恶性，>80 μg/mL 者提示可能为结核性。

(5) 血管紧张素转换酶 (ACE) 测定　结核性胸腔积液中 ACE (pACE) 及血清中 ACE (sACE) 均有增高。pACE>30 U，pACE/sACE 比值 >1 时，提示结核性胸腔积液；pACE<25 U，pACE/sACE 比值 <1 时，提示可能为恶性胸腔积液。

（三）免疫学检查

1. 癌胚抗原（CEA） 为一相对分子质量较大的糖蛋白。恶性胸腔积液中 CEA 水平较血清升高更为明显,可用以区别良性与恶性胸腔积液。正常值在 5~15 μg/L 间,一般在肿瘤高于此值,结核则相反。CEA 作为肿瘤辅助诊断、疗效评价和预后判断均有一定的价值。47% 的恶性胸腔积液和 9% 的良性胸腔积液中 CEA 升高;如果以 CEA>20 g/L 或胸腔积液 / 血清 CEA>1 提示恶性胸腔积液,其敏感性为 91%,特异性为 92%。

2. 结核菌素纯蛋白衍生物 IgG 抗体(抗 PPD-IgG) 及其分泌细胞测定 在结核性胸腔积液中测定值明显高于恶性胸腔积液。

3. T 淋巴细胞亚群测定 结核性胸腔积液中 CD3、CD4 细胞百分数和绝对数明显高于外周血,而恶性胸腔积液中 CD3、CD4、CD8 的绝对数和 CD8 的百分数明显低于外周血。

（四）胸膜活检、胸腔镜检查

胸膜活检可分为盲检、B 超或 CT 引导下胸膜活检。盲检阳性率较低,为 40%~70%,CT 或 B 超引导下活检可提高成功率,但只能用于胸膜结节较大的患者,脓胸或有出血倾向者不宜行胸膜活检。半硬质胸腔镜可以全面检查胸膜腔,观察胸膜病变形态特征、分布范围及邻近器官受累情况,且可在内镜直视下行多点胸膜活检,对胸腔积液的病因诊断具有极重要的价值,成为不明原因胸腔积液的首选检查手段。恶性胸腔积液患者胸膜病变有较大差异,可以为肉眼可见的大肿块、小结节或斑片样改变,也可无明显肉眼观察到的异常病变,荧光内镜或通过内镜窄谱成像功能可以提高发现病变的比例。病变的分布也不相同,有的患者胸膜病变弥漫性分布在肋、膈及肺表面,有的患者病变局限散在分布。一般而言,胸膜转移肿瘤引起的胸腔积液病变多分布在后肋膈角,若胸膜无明显病变时,应多部位取活检,后肋膈窦是必取活检的部位。

四、诊断与鉴别诊断

（一）确定胸腔积液的存在与否

典型胸痛、呼吸困难患者应该常规 X 线检查,必要时胸部 CT、B 超检查明确诊断同时可进行定位。

（二）区分漏出液和渗出液

胸腔穿刺抽液后,首先根据 Light 标准判断积液的性质(漏出液或渗出液),即符合以下任一条则考虑为渗出液,反之为漏出液:①胸腔积液蛋白与血清蛋白比例 >0.5。②胸腔积液 LDH>200 U/L,或胸腔积液 LDH 与血清 LDH 之比 >0.6。③胸腔积液 LDH 大于血清 LDH 正常上限的 2/3。但心力衰竭或肝硬化所致胸腔积液使用利尿药后由于胸腔积液蛋白及 LDH 含量升高,有时易将其误判为渗出液。

（三）寻找病因及鉴别诊断

若明确为漏出液,则主要从心、肝、肾等方面寻找病因。血浆 BNP 水平对于诊断是否为心力衰竭所致胸腔积液具有非常重要的作用。若为渗出液,进一步行细胞学、酶学、免疫学等检查,必要时胸膜活检、支气管镜、胸腔镜检查明确诊断。

五、治疗

对胸腔积液治疗包括针对病因及对症处理两方面。后者包括胸腔穿刺抽液,可缓解肺、心血管的压迫症状及减轻胸膜增厚。需要注意的是,首次抽液量不应超过 700 mL,以后每次抽液不应超过 1 000 mL,过多、过快抽液可使胸腔压力骤降,而引起复张后肺水肿或循环衰竭。漏出液常在纠正病因后吸收,不需要抽液,对于渗出液的处理各有不同。

（一）肺炎旁胸腔积液和脓胸

肺炎旁胸腔积液主要是抗生素治疗,经有效抗生素治疗积液可自行吸收。如若胸腔积液 pH<7.2 应立即肋间插管引流。对急性脓胸的治疗,以往主要采用反复胸腔穿刺排脓胸腔冲洗,闭式引流,全身或加上局部应用抗生素等方法,约 60% 的脓胸患者可以治愈,但对有并发症的患者特别是脓液黏稠,多发粘连的包裹性脓胸及慢性脓胸需外科手术治疗,如肋骨切除开放引流,胸膜剥脱,胸廓成形等,手术创伤大,风险高,且费用多。半硬质胸腔镜术创伤小、较安全。该手术可以在胸腔镜直视下进行胸腔粘连的分离,使脓液引流通畅并清除脓苔,彻底地冲洗胸腔,因此是诊断和治疗脓胸较好的方法。半硬质胸腔镜适用于急性脓胸、胸腔积液黏稠胸腔穿刺抽脓困难,或胸腔闭式引流术后引流不通畅;部分胸腔内有异物继发性脓胸等,即使中毒症状严重身体较为衰弱的患者,在应用有效抗生素 3~5 d 后也可行半硬质胸腔镜术治疗。外科胸腔镜术适用于慢性脓胸早期,肺因纤维板形成不能复张,胸腔残腔不能消除者。脓胸的治疗除全身应用抗生素外,反复胸腔穿刺抽脓,冲洗引流,以求胸腔积液吸收,使肺复张,脏胸膜与壁胸膜粘连愈合。若治疗效果不佳,则须做肋间引流。慢性脓胸,化脓性炎症长期存在,并有广泛胸膜增厚、显著纤维化和脓性肉芽组织,肺被包裹不能张开,严重影响呼吸功能,常须做胸膜剥脱术,切除厚壁脓腔。若

肺不能复张,则须加胸廓改形术以消灭脓腔。

(二)恶性胸腔积液

恶性胸腔积液的诊断一旦明确,应尽早考虑姑息治疗。对患者的症状、一般情况及预期生存时间进行全面评估,然后再制订治疗方案。治疗的主要目的是减轻呼吸困难。恶性胸腔积液治疗方案的选择取决于多种因素,包括患者的症状和体能状况、原发肿瘤类型及对全身治疗的反应、胸腔积液引流后肺复张程度等。治疗方法包括临床观察、治疗性胸腔穿刺、肋间置管引流及胸膜固定术、门诊长期留置胸腔引流管、胸腔镜及其他治疗等。

(三)结核性胸腔积液

结核性胸腔积液除全身抗结核治疗外,中量以上积液应积极抽液,以减轻中毒症状,防止和减轻胸膜粘连,保护肺功能。糖皮质激素有抗感染、抗过敏、降低机体敏感性、减少胸腔积液渗出、促进吸收、防止胸膜粘连和减轻中毒症状等作用,在有急性渗出、症状明显、积液量多时,可在有效抗结核药治疗的基础上应用。一般为泼尼松 15~30 mg/d,待症状消失、胸腔积液减少,可逐渐减量至停药,疗程 4~6 周。

第二节
气胸

壁胸膜和脏胸膜构成的胸膜腔是不含空气的密闭的潜在性腔隙。任何原因使气体进入胸膜腔,称为气胸(pneumothorax)。此时胸膜腔内压力升高,甚至由负压变成正压,使肺压缩,静脉回心血流受阻,产生不同程度的肺、心功能障碍。

一、病因与发病机制

气胸的发病原因可分为胸壁或脏胸膜受损、使气体进入胸膜腔及胸膜腔感染产气菌 3 种情况,在临床上多分为下列类型。

1. 创伤性气胸　是指由胸部创伤引起的气胸。医源性损伤引起的气胸也属于该型。

2. 自发性气胸　是指自行发生、无胸部创伤史者所发生的气胸。分为原发性(特发性)自发性气胸和继发性自发性气胸。

(1)原发性自发性气胸　指常规胸部 X 线检查没有发现肺部明显病变者所发生的气胸。由于先天性肺组织发育不全,胸膜下存在着的肺小疱或肺大疱破壁后引起,病变常位于肺尖部;多见于 20~40 岁、体型瘦长的青壮年,男性居多;吸烟可增加该型气胸发生的风险。

(2)继发性自发性气胸　指由原有的肺部病变形成胸膜下的肺大疱破裂导致的气胸,或者是由病变本身直接损伤胸膜所致。以继发于 COPD 和肺结核最为常见,其他可见于肺癌、肺脓肿、肺尘埃沉着病等。如胸膜上具有异位子宫内膜,月经期可以破裂发生气胸(月经性气胸)。航空、潜水作业而无适当防护措施时,从高压环境突然进入低压环境,以及持续正压人工呼吸加压过高等,均可发生气胸。

按脏胸膜破裂情况及胸腔内压力的变化,气胸可分为闭合性气胸、开放性气胸和张力性气胸 3 种类型(表 2-7-2)。

二、临床表现

根据病情轻重程度各有不同,大多有以下临床表现。

(一)症状

1. 存在诱因　患者常有抬举重物、咳嗽、打喷嚏、屏气、高喊大笑、剧烈运动等诱发胸腔、腹腔压力增加的因素,但也有在睡眠中发生气胸者。

2. 胸痛　患者气胸时常有突发胸痛,为尖锐持续性

表 2-7-2　各型气胸的临床特点

气胸类型	创口情况	胸膜腔压力	纵隔移位	其他
闭合性气胸	闭合	负压或者正压,抽气后,胸膜腔内压下降	气胸量决定	
张力性气胸	单向活瓣[1]	正压,不断升高,抽气后胸膜腔内压下降,片刻又迅速上升为正压	伤侧肺组织高度受压缩,纵隔不断推向健侧	心包外心脏压塞[2],严重的循环功能障碍甚至休克
开放性气胸	交通	等于大气压,抽气后压力不变	纵隔向健侧移位,随呼吸周期而增减	纵隔摆动[3]　残气对流[4]

注:1. 张力性气胸时创口呈单向活瓣,吸气时活瓣开放,空气进入胸膜腔;呼气时活瓣关闭,空气不能从胸膜腔排出。随着呼吸,伤侧胸膜腔内压力不断增高,伤侧肺组织高度受压缩,并将纵隔推向健侧,导致严重呼吸功能不全和低氧血症。
2. 张力性气胸时,胸腔压力增高压迫心脏及大静脉和肺血管,导致心包外心脏压塞,造成回心静脉血流受阻,心排血量减少。
3. 开放性气胸时,健侧胸腔压力随呼吸周期而增减,从而引起纵隔随呼吸左右摆动。
4. 开放性气胸时,健侧胸腔压力随呼吸周期而增减,在呼气周期可出现残气对流,导致健侧呼出气进入伤侧,导致重复呼吸。

刺痛或刀割痛。吸气时加重,多位于前胸、腋下部,可放射至肩、背及腹部。

3. **呼吸困难** 部分患者出现呼吸困难,严重程度与气胸发生的快慢、肺萎缩程度和肺部原有的病变有关。气胸量大或肺部有病变者往往呼吸困难显著,发绀,不能平卧。如果侧卧,则被迫患侧在上,以减轻气急。张力性气胸由于胸腔内压骤然升高,肺被压缩,纵隔移位,出现严重呼吸循环障碍,患者表情紧张、胸闷,甚至有心律失常,常挣扎坐起,烦躁不安,有发绀、冷汗、脉快、虚脱,严重者可发生呼吸衰竭、意识不清。

4. **刺激性干咳** 由于气体刺激胸膜产生,多不严重。

(二) 体征

少量或局限性气胸多无阳性体征。典型者气管向健侧移位,患侧胸廓饱满,呼吸动度减弱,叩诊呈鼓音,听诊呼吸音减弱或消失。左侧气胸并发纵隔气肿者,有时心前区可听到与心搏一致的噼啪声(Hamman 征)。有液气胸时,可闻及胸内振水声。

(三) 并发症

1. **血气胸**(hemopneumothorax) 为气胸时胸膜粘连带内的血管被撕裂所致。严重时患者伴有头晕、面色苍白、脉细速、低血压等。短时间内出现大量胸腔积液体征,X线表现液气平面。胸腔穿刺为全血。

2. **慢性气胸** 气胸延续 3 个月以上不能痊愈者称为慢性气胸(chronic pneumothorax)。多见于胸膜粘连带牵引,使破裂口持续开放或脏胸膜表面纤维素沉着、机化,限制肺扩张及支气管腔内病变引起支气管阻塞,使萎陷的肺不能重新充气。

3. **脓气胸** 气胸合并胸膜腔感染时可出现脓气胸。金黄色葡萄球菌、肺炎克雷伯菌、铜绿假单胞菌、结核分枝杆菌及多种厌氧菌引起的坏死性肺炎、肺脓肿和干酪性肺炎可并发。常有支气管胸膜瘘形成。由于胸腔手术的无菌操作和抗生素的及时使用,气胸并发脓气胸目前已少见。

4. **纵隔气肿和皮下气肿** 气体沿经皮穿刺针孔或切口出现在胸壁皮下,甚至蔓延至腹壁、头面部和上肢形成皮下气肿。高压的气体也可以进入肺间质,循血管鞘,经肺门进入纵隔形成纵隔气肿。

5. **复发性气胸** 约 1/3 的气胸 2~3 年可同侧复发。

三、辅助检查

(一) 影像学检查

胸部 X 线检查是诊断气胸的重要方法,可判断气胸程度、肺压缩的程度,有无纵隔气肿、纵隔移位、胸腔积液等并发症。典型 X 线表现为外凸弧形的细线条形阴影,称为气胸线,线外透亮度增高,无肺纹理,线内为压缩的肺组织。

气胸容量的大小可依据胸部 X 线片判断。一般采用从侧胸壁与肺边缘的距离估算:侧胸壁至肺边缘的距离为 1 cm 时,约占单侧胸腔容量的 25%;2 cm 时约占 50%。从侧胸壁至肺边缘的距离≥2 cm 为大量气胸,<2 cm 为小量气胸。如从肺尖气胸线到胸腔顶部估计气胸的大小,距离≥3 cm 为大量气胸,<3 cm 为小量气胸。

胸部 CT 表现为胸膜腔内出现极低密度的气体影,伴有肺组织不同程度的萎缩改变。CT 对于小量气胸、局限性气胸及肺大疱与气胸的鉴别,比胸部 X 线检查更敏感和准确。

(二) 内镜检查

胸腔镜检查:对慢性、反复发作的气胸的病因诊断有很重要的价值,可发现脏、壁胸膜的异常,对多数自发性气胸患者经胸腔镜检查可以明确病因。

(三) 其他检查

1. **血气分析** 是否发生低氧血症与气胸形成的速度、肺受压的程度、患者基础肺功能的状态有关。如重度 COPD 患者并发自发性气胸时,即使肺压缩 10% 也可出现严重的低氧血症。一般情况下,肺压缩 >20% 者可以出现低氧血症。

2. **胸腔穿刺测压** 有助判断气胸的类型。

四、诊断与鉴别诊断

(一) 诊断

突发一侧胸痛,伴有呼吸困难并有气胸体征,即可做出初步诊断。X 线片显示气胸线是确诊的依据。

(二) 鉴别诊断

注意与有气急、呼吸困难类似症状的支气管哮喘和 COPD 鉴别。胸痛为主要表现者,应与心源性胸痛及其他原因引起的非心源性胸痛进行鉴别。此外,肺栓塞有胸痛、呼吸困难和发绀等酷似自发性气胸的临床表现,体检和 X 线检查有助于鉴别。其他如消化性溃疡穿孔、膈疝、胸膜炎和肺癌等,有时因急起的胸痛、上腹痛和气急等,亦应注意与自发性气胸鉴别。位于肺周边部位的肺大疱有时在 X 线下会被误为气胸。

五、治疗

(一) 对症治疗

患者应卧床休息,少讲话,减少肺活动,有利于破裂口的愈合和气体吸收。吸氧,酌情镇痛、止咳,合并感染时给予抗生素治疗。仅卧床休息,每日可吸收胸腔内气体容积的 1.25%~2.20%。吸入高浓度氧疗法,可使胸腔内气体吸收的速度提高,肺完全复张时间明显缩短。如经 1 周肺仍不膨胀者,则需要采用其他疗法。

(二)胸腔减压

1. 闭合性气胸 小量闭合性气胸可自行吸收,不需特别处理,但应注意观察其发展变化。肺压缩 >20% 且有呼吸困难症状者,应胸腔穿刺抽气,直至肺大部分复张,余下积气任其自行吸收。穿刺点通常选择患侧胸部锁骨中线第 2 肋间,局限性气胸则应根据 X 线或 CT 选择适当部位穿刺。

2. 开放性气胸 应尽早行胸腔闭式引流排气,如肺仍不能复张者,可加用负压持续吸引。通常采用两种方法将导管插入胸膜腔。一种是经套管针插管术,即在常规穿刺部位局部麻醉后,用小刀切开皮肤 2~3 mm,将套管针插入胸膜腔,拔出针芯,沿套管内壁插入塑料导管,再退出套管,导管外端接水封瓶。另一种是肋间切开插管术,即局部麻醉后,切开皮肤约 1.5 cm,用血管钳沿肋骨上缘,垂直分离皮下组织及肌层,刺破壁胸膜,将引流管插入胸膜

腔,切口缝线固定导管于胸壁上,导管外端接水封瓶。引流的玻璃管一端置于水面下 2 cm。持续负压排气法为将胸腔引流管连接于负压连续排气装置,使胸膜腔内压力保持负压水平,一般负压为 −20~−10 cmH$_2$O。

3. 张力性气胸 病情较危急须尽快排气减压,同时准备立即行胸腔闭式引流或负压持续吸引。

(三)手术治疗

对经对症处理、穿刺抽气或插管引流等积极治疗肺仍不能复张,慢性气胸或有支气管胸膜瘘者可考虑手术治疗。经气道介入方法(如单向活瓣、自体血封堵等)对难治性气胸可获得不错效果。尤其近年来开展的微创胸腔镜技术,可对肺大疱进行电灼、热凝固、套扎、切除等,对引起脏胸膜撕裂影响破裂口愈合的粘连进行松解以减少气胸的复发。反复发作性气胸可采用胸膜固定术治疗。外科手术治疗远期效果最好,复发率最低。

(林殿杰)

第三节
胸膜间皮瘤 🅔

第二章 胸壁疾病 🅔

数字课程学习……

▶ 章节摘要   🖥 教学 PPT   📋 拓展阅读   📝 自测题

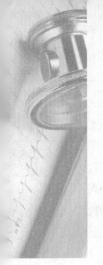

第一章　概述

根据肿瘤来源及生物特性,呼吸系统肿瘤可分为原发性良、恶性肿瘤和转移性肿瘤。根据组织形态可分为上皮性肿瘤、肺神经内分泌肿瘤、肺间叶性肿瘤、淋巴造血肿瘤和异位组织肿瘤。根据肿瘤发生部位,呼吸系统肿瘤又可分为气管肿瘤和肺部肿瘤。呼吸系统肿瘤的临床症状表现相似,主要与肿瘤所在部位和范围有关,大部分呼吸系统肿瘤患者在早期时可无明显症状。常见临床表现为胸闷、刺激性咳嗽、呼吸困难、哮喘样症状、咯血等。胸部X线、CT检查是发现呼吸系统肿瘤的重要手段,但确诊仍需通过支气管镜或经皮肺穿刺活检术等进行病理诊断。目前呼吸系统肿瘤的治疗手段主要包括手术治疗、放疗、化疗、靶向治疗、抗血管治疗、免疫治疗和介入治疗,以及传统中医中药治疗等。具体根据患者病理类型、临床分期、基因及免疫特点,进行个体化综合治疗。

一、呼吸系统原发性恶性肿瘤

(一)原发性支气管肺癌

详见本部分第三章。

(二)气管肿瘤

气管肿瘤(tracheal tumor)分为原发性和继发性两类。原发性气管肿瘤无论良恶性均很罕见。成人原发性气管肿瘤中超过90%为恶性肿瘤,但婴幼儿患者中则良性肿瘤远多于恶性肿瘤。恶性肿瘤好发于气管下1/3段,病理类型中鳞癌最为多见,占原发性气管恶性肿瘤的40%~50%;其次为腺样囊性癌,其他较少见的有类癌、黏液表皮样癌、腺癌、小细胞癌、平滑肌肉瘤、恶性淋巴瘤和纤维肉瘤等。良性病变包括乳头状瘤、腺瘤、脂肪瘤、纤维瘤和软骨瘤等。

气管肿瘤的临床表现主要与管腔受阻、通气障碍有关。由于气管腔内梗阻超过内径50%时才出现严重通气

障碍导致的呼吸困难,故早期气管肿瘤不易被发现,或常因症状不典型误诊为支气管炎、支气管扩张及支气管哮喘。常见的临床表现有刺激性咳嗽、胸闷、哮喘样症状、呼吸困难、咯血等。支气管肿瘤则往往因为梗阻伴发肺化脓性感染、支气管扩张、肺脓肿、肺不张等,由此产生相应的症状。胸部X线检查因受到纵隔阻挡和脊柱重叠的影响,不易发现气管肿瘤,而胸部CT、MRI、内镜的应用对于气管肿瘤的诊断有着重要的意义。同时内镜检查还能取得活组织标本进行病理学检查,为后续的治疗选择提供重要帮助。其他检查如食管检查、痰脱落细胞学检查、肺功能等,有助于鉴别诊断或并发症的诊断。

病变较为局限的患者,应首先考虑手术治疗以彻底消除病变和梗阻,但若切除过长,会由于吻合口张力过大影响愈合,故是否进行手术治疗应根据具体情况充分权衡利弊。目前,气管重建术的发展和应用,为长段气管切除后直接吻合困难的问题带来了有效解决方法。气管镜介入治疗可通过机械性切除、热消融(高频电刀、氩等离子体凝固术、激光、微波等)、冷冻疗法、近距离放疗、支架等技术,对大部分良性肿瘤可进行根治,同时也是气管恶性肿瘤的重要综合治疗方法之一,为部分原本需要开胸手术的患者带来介入微创手术的机会,或帮助不能手术的患者解除梗阻、改善症状、延长生命。对于无法进行手术或术后仍有病灶残留的患者,可行放疗。在气管肿瘤中,鳞癌和腺样囊性癌对放疗较敏感。

(三)其他呼吸系统原发性恶性肿瘤

呼吸系统原发性恶性肿瘤中,支气管肺癌占绝大多数,其他恶性肿瘤仅占3%~5%。虽然其他呼吸系统原发恶性肿瘤发病率很低,但是临床表现上与肺癌很相似,容易误诊,需要依靠病理确诊。其他呼吸系统原发恶性肿瘤有肺原发性淋巴瘤、肺肉瘤、肺类癌、腺样囊性癌、黏液表

皮样癌、肺癌肉瘤、肺母细胞瘤、肺上皮样血管内皮瘤、肺浆细胞瘤、恶性黑色素瘤、恶性错构瘤、室管膜细胞瘤、肺淋巴上皮瘤等。这些肿瘤虽然在病理、生物行为和临床表现有一定差别，但细胞学不易确诊，多需术后经组织病理检查确诊。

1. 肺原发性淋巴瘤　淋巴瘤累及肺部较为常见，有25%~40%的患者出现肺部浸润，但肺原发性淋巴瘤(pulmonary lymphoma, PL)非常少见，不到全部淋巴瘤的1%。病理学上分为非霍奇金淋巴瘤(non-Hodgkin lymphoma, NHL)和霍奇金淋巴瘤(Hodgkin lymphoma, HL)两类，HL罕见，仅有少数病例报道，大部分肺原发性淋巴瘤为NHL。肺原发性淋巴瘤中以黏膜相关淋巴组织结外边缘区淋巴瘤(MALT淋巴瘤)较为常见，其他还包括弥漫大B细胞淋巴瘤、淋巴瘤样肉芽肿。大部分肺淋巴瘤都是B细胞来源的，仅3%~5%为T细胞淋巴瘤。肺原发性淋巴瘤可发生于任何年龄，但儿童少见，无性别差异。

肺原发性淋巴瘤临床表现多样，缺乏特异性，难以与其他呼吸系统疾病鉴别，全身症状可有发热、盗汗、体重减轻，肺部症状如咳嗽、胸痛、咯血、呼吸困难等。部分患者可无任何症状，仅在体检时发现。肺原发性淋巴瘤常见的影像学表现为双侧或单侧肺内结节或浸润影，可为单发或多发。也可见弥漫浸润或网状结节影，甚至实变，常伴有充气支气管征，一般无肺门及纵隔淋巴结肿大。肺原发性淋巴瘤的诊断标准为：①病理确诊；②影像学显示肺、支气管受累，不伴纵隔淋巴结肿大；③无肺及支气管外其他部位淋巴瘤证据；④发病后3个月未出现胸外淋巴瘤。不同病理类型和分期的肺原发性淋巴瘤病程及预后不同，治疗原则也不同。

若病灶局限，应首选手术治疗和放疗，否则可选择综合运用放疗和化疗。目前恶性淋巴瘤生物学治疗方面如重组人干扰素、抗CD20单克隆抗体(利妥昔单抗)也取得了一定的进展，为肺原发性淋巴瘤的治疗提供了新的选择。肺原发淋巴瘤的预后普遍较肺癌好，其中黏膜相关淋巴组织淋巴瘤的预后最佳，5年和10年生存率可达68%~90%和53%~72%。

2. 肺肉瘤(lung sarcoma)　属于胸腔间叶组织来源肿瘤，根据组织病理学可分为脂肪肉瘤(liposarcoma)、黏液纤维肉瘤(myxofibrosarcoma)、上皮样血管内皮瘤(epithelioid hemangioendothelioma)、肺动脉肉瘤(pulmonary artery sarcoma)、滑膜肉瘤(synovial sarcoma)、横纹肌肉瘤(rhabdomyosarcoma)等。肺肉瘤可发生于任何年龄段，好发于17~67岁，男性多于女性。

肺肉瘤的临床表现与肿瘤性质、部位、大小及生长速度有关：病灶位于较大气道内可产生咳嗽、喘鸣、痰血和阻塞性肺炎，位于外周肺的病灶较小时可无明显症状，较大时可压迫气道、累及胸壁或邻近气管引起相应症状。影像学检查多表现为边缘光滑的分叶状类圆形肿块影，密度多均匀，少数病例有毛刺征，肿瘤呈膨胀性生长，偶有跨叶生长，可侵袭周围组织，可伴有胸腔积液、肺栓塞或气道阻塞的征象。肺肉瘤需要病理活检进行确诊，分化差的肿瘤病理形态难以鉴别，往往需要借助特殊染色、免疫组化等进行辅助诊断。

较小而分化好的肺肉瘤手术切除可治愈，不可完全切除的患者也可通过手术治疗缓解病情。无法切除或复发的肺肉瘤可使用放疗或放射联合化疗，近年来血管靶向类药物使部分肺肉瘤的预后得以改善。各类型肺肉瘤的预后差异较大，影响肺肉瘤预后的因素有肿瘤组织学类型、恶性程度、大小、部位、切除是否彻底及有无远处转移。

3. 肺类癌(lung carcinoid)　为低度恶性的神经内分泌肿瘤，少见，占原发肺肿瘤的1%~2%。类癌发病年龄跨度大，但多见于40岁左右，男女发病率无明显差别。

根据组织病理，可分为典型和不典型两类，其中典型类癌占多数，不典型类癌仅约占10%。类癌起源于支气管肺黏膜及黏膜下腺体的嗜银细胞(Kulchitsky细胞)，这些胞质内有神经内分泌颗粒，具有分泌功能，与同属肺神经内分泌肿瘤的小细胞肺癌、肺大细胞神经内分泌癌类似，可分泌激素引起副肿瘤综合征。少数类癌可产生类癌综合征，表现为皮肤潮红、支气管痉挛、腹泻、心动过速、心脏瓣膜病变和糙皮病。影像学方面，类癌好发于主支气管及其远端(中心型)和肺实质内(外周型)。中心型主要表现为肺不张、阻塞性肺炎等阻塞性改变，外周型主要表现为孤立性肺结节样改变，一般小于3 cm，很难与其他肺恶性肿瘤鉴别。约50%的病例可通过支气管镜活检诊断，很多患者在术后才能获得病理诊断。不典型类癌侵袭性高，诊断时约70%发生转移，而典型类癌只有5%出现转移。

支气管类癌手术的原则是尽可能切除肿瘤并尽可能保存正常肺组织，同时做淋巴结清扫。术后典型类癌5年生存率为90%，不典型类癌为27%~47%。类癌对放疗敏感，术后或不能手术的患者可以接受放疗。化疗的作用有争议，可采用依托泊苷/顺铂方案，有报道显示链脲霉素/多柔比星方案能使肿瘤缩小，但神经毒性较明显。研究显示，奥曲肽、干扰素对类癌有抑制作用。

4. 腺样囊性癌(adenoid cystic carcinoma, ACC)　又称圆柱癌，起源于支气管黏液腺上皮，约占气道肿瘤的46%。40~60岁多见，无明显性别倾向。多发生于气管、支气管,叶段支气管少见。一般起病隐匿,初期无症状,缓慢无痛性生长,随病情发展可能出现咳嗽、气喘、咯血,最常见为吸气性呼吸困难,临床易误诊、漏诊。该肿瘤的诊断多依赖于支气管镜活检。恶性程度高于类癌,应积极手术切除,手术不能彻底切除者,可以局部介入治疗并加以放疗,可减少或延缓复发。

5. **黏液表皮样癌(mucoepidermoid carcinoma)** 多发生于主支气管及段、叶支气管的黏液腺导管上皮,平均发病年龄约 35 岁,根据生物学特性分为低度恶性和高度恶性两类。症状与气道内肿瘤类似,常常通过支气管镜活检诊断。治疗以手术切除为主,可行肺叶或全肺切除,加上肺门淋巴结清扫。对于高度恶性型则需要联合放疗、化疗。

二、呼吸系统良性肿瘤及瘤样病变

在所有呼吸系统原发肿瘤中,良性肿瘤只占不到 5%,其中错构瘤、炎性假瘤略多见,其他均非常少见。参照 2021 年第 5 版 WHO 胸部肿瘤分类标准,呼吸系统良性肿瘤见表 2-8-1。这些良性肿瘤可以表现为无症状的孤立性肺结节,也可表现为中央型肿块导致气道阻塞,常常要通过气管镜诊断,或手术切除后确诊。

(一)肺错构瘤

肺错构瘤(pulmonary hamartoma)是最常见的肺部良性肿瘤,是正常组织不正常的组合所构成的瘤样畸形,与胚胎发育异常有关。本病男性多于女性,可发生于任何年龄,40~60 岁多见,很少见于儿童。

表 2-8-1 呼吸系统良性肿瘤

分类	病种
表皮来源肿瘤	乳头状瘤:鳞状上皮乳头状瘤,腺上皮乳头状瘤,混合性鳞状上皮和腺上皮乳头状瘤 腺瘤:硬化性肺细胞瘤,肺泡腺瘤,乳头状腺瘤,细支气管腺瘤/纤毛黏液结节性乳头状肿瘤,黏液性囊腺瘤,黏液腺腺瘤 腺上皮癌前病变:非典型腺瘤样增生 鳞状上皮癌前病变:轻度鳞状异型增生 唾液腺型肿瘤:多形性腺瘤,肌上皮瘤
间叶性肿瘤	肺错构瘤,软骨瘤,血管周上皮样细胞肿瘤(良性)
软组织肿瘤	脂肪瘤,胸腺脂肪瘤,钙化性纤维性肿瘤,神经鞘瘤,节细胞神经瘤,血管瘤,海绵状血管瘤,静脉性血管瘤,肌内血管瘤,动静脉血管瘤,淋巴管瘤,囊性淋巴管瘤
其他肿瘤	腺瘤样瘤,畸胎瘤,肺泡腺瘤,肺脑(脊)膜瘤
瘤样病变	炎性假瘤,肺脑膜样结节,结节性淋巴组织增生,局灶性机化性肺炎,结节性淀粉样变,透明变性肉芽肿,圆形肺不张,支气管炎性息肉等

其构成成分可以有软骨、平滑肌、腺体、脂肪、纤维组织及上皮组织。80% 发生在肺实质,仅 20% 生长在气管、支气管管腔内。临床上一般无症状,常于体检时发现。X 线表现为肺外周的圆形或椭圆形肿块,有分叶,边界锐利,周围无浸润。可显示典型的"爆米花"样钙化灶,钙化点多在中心部而且分布均匀,但是 50% 的病例仅显示低密度的脂肪,并无钙化。CT 是错构瘤的主要影像学检查手段,病灶边缘光滑,多呈圆形或类圆形,无毛刺征,可有分叶征,肿块多为软组织密度肿块,其内多有脂肪密度区,为典型 CT 表现。

错构瘤很少恶变,但是由于很难与肺癌鉴别,常常需要手术切除取得病理诊断,尤其是对于 40 岁以上的吸烟者,可进行单纯的肿瘤摘除术。手术预后良好,且无复发。

(二)炎性假瘤

炎性假瘤(inflammatory pseudotumor)过去曾称纤维组织细胞瘤、纤维黄瘤、浆细胞瘤等,是一种由某些非特异性炎症所致的肺实质内瘤样炎性增生性病变,并非真正的肿瘤。肿瘤国际组织分类方法将其归在肺良性肿瘤内,称为类肿瘤样病变。发病率在肺良性肿瘤内仅次于肺错构瘤。其病因尚不明确,过去认为很可能是各种非特异性炎症的慢性化而形成的机化性病变,慢慢局限化形成瘤样肿块。新的研究显示,炎性假瘤的染色体 2p23 出现 ALK 基因重排,并表达 ALK-1 蛋白。不同病例、同一病例的不同部位,组织结构和细胞成分有很大的差异,主要分为 4 类:①肺泡上皮增生为主的乳头状增生型。②组织细胞和成纤维细胞增生为主型。③以血管和上皮乳头状增生为主的血管瘤样型。④以浆细胞增生为主的淋巴瘤样型。

患者年龄较轻,无性别差异,50% 的患者无症状,常见症状是痰中带血丝、咳痰、发热、胸痛、消瘦、乏力。X 线可见肺野内边界清楚的圆形、椭圆形肿块,肿块绝大多数与周围肺组织分界清楚,边缘锐利,可有轻度分叶。病变密度较高而均匀,少数肿块可有斑点钙化影。多为单发,偶有多发,病灶大小不一。其临床表现、X 线征象和病理大体标本的肉眼所见难以与肺癌及其他良性肿瘤相鉴别,容易误诊。

经支气管或胸壁穿刺活检病理可见浆细胞为主的炎症细胞浸润,伴成纤维细胞增生、肉芽组织形成,部分组织细胞见核异型。无论是经支气管镜活检或经胸壁针吸活检的诊断都不准确,确诊需要完全切除肿块进行组织结构的病理观察。

积极的抗感染治疗可使肿块缩小。但多数病例病灶已机化，经抗感染治疗无变化，肿块呈长期静止不变，可选择手术切除。不完全的切除可导致复发，对于复发的病灶可以再次切除。

（三）支气管乳头状瘤

支气管乳头状瘤（bronchial of papilloma）为支气管单发或多发的良性肿瘤。主要发生在喉部、气管支气管壁，呈息肉状向腔内生长，可带短蒂附着于支气管壁。喉部乳头状瘤常见于青少年，有多发、易复发的特点。气管支气管乳头状瘤好发于中年男性，单发的病例多见于50~70岁。肿瘤阻塞支气管可引起阻塞性肺炎、肺不张。活检组织病理显示纤维血管轴心周围被覆复层非角化鳞状上皮及柱状上皮，可见典型的角化不全和挖空细胞。研究显示可能与HPV6、HPV11感染有关，少数可恶变。可根据病灶情况选择通过支气管镜进行切除或手术切除，需要注意术后复发的问题。

（四）肺畸胎瘤

肺畸胎瘤（pulmonary teratoma）是含所在部位没有的多种组织形态的肿瘤，是罕见的肺良性肿瘤，可能是迷走的胚性组织沿支气管下行，为肺胚基包绕所形成的肿瘤。肺畸胎瘤可发生于肺实质内或支气管管腔内，多为圆形实质性或囊性肿块，大小不等。畸胎瘤表面有包膜，可分叶，切面可见多房性囊腔，少数为单囊，囊壁厚薄不一，内含有外胚、中胚和内胚层组织，可有皮肤及附件、毛发、牙齿、肌肉、血管、腺体组织等，囊腔可与支气管相通。少数恶变，可发生血行转移。

患者年龄多在30岁以上，男女比例相近。早期可无症状，多在胸部X线检查时发现，继发感染可出现咳嗽、咯血、胸闷、气促等呼吸系统症状。少见的典型症状为患者突然咳出毛发、皮脂腺、豆腐渣样物质，可作为诊断依据。胸部X线片可见圆形或椭圆形、大小不等的实性或囊性阴影，囊内密度不均，内有蜂窝状或条索状透光区，肿物中心部分常有钙化点、骨和牙齿状阴影，有助于确诊。胸部CT扫描可更清楚显示囊内结构，厚壁囊肿、囊肿内发现钙化、脂肪及脂肪液平是诊断的特异性指征。必要时可行经胸壁穿刺肺活检或开胸探查确诊。

肺畸胎瘤无有效药物治疗，应手术切除，良性者切除后无复发。恶性畸胎瘤者，如无血行转移，完全切除后仍可治愈。

（五）肺硬化性血管瘤

肺硬化性血管瘤是肺部少见的良性肿瘤，可能来源于Ⅱ型肺泡细胞。患者多为40岁以上女性，1/2以上的患者无症状。X线片显示为孤立性圆形肿块，多位于肺外周，少数可位于肺门及胸膜下，密度均匀，边缘光滑，少数病例肿瘤内有钙化灶。支气管动脉造影可见瘤周边有瓜皮样网状血管影或见与肿瘤有一致性的血管扩张。本病难以与其他肿瘤鉴别，多在手术切除后经病理检查才明确诊断。镜下瘤细胞形态可单一或多形态。有4种主要病理变化：实性区、乳头状区、出血区和硬化区，各种形态比例不等，但一般均具备实性区。手术切除后无复发。

三、肺转移瘤

肺转移瘤是人体任何部位的原发恶性肿瘤经过血液循环、淋巴系统和直接浸润转移到肺部的肿瘤，它是恶性肿瘤的晚期表现。肺是恶性肿瘤常见的转移部位，30%~40%的恶性肿瘤可发生肺转移。恶性肿瘤肺转移的途径主要有4条：血行转移、淋巴转移、直接浸润和气道播散。其中血行转移最为常见。

肺转移瘤早期呼吸道症状较轻或无，常在胸部影像学检查时，或根治性手术或放疗后6个月至3年复发时被发现，其临床表现和体征与转移部位相关。肺部多发结节是肺转移瘤的典型影像学征象，病变可大小一致，也可大小不等。需要警惕的是，部分病例表现为单个结节，难以与原发的肺癌进行鉴别。此外，还可表现为粟粒微小结节型、肺炎型、空洞或钙化型等。CT检查是确定肺内转移灶的最佳手段，有利于发现心后、胸膜下等区域的病灶。对于可疑肺转移瘤的病例要积极寻找原发病灶，明确原发病灶有助于诊断肺转移瘤。除了常规的影像学、肿瘤标志物等检查，正电子发射计算机体层成像（positron emission tomography and computed tomography，PET/CT）非常有助于发现原发病灶。通过各种有创手段对原发灶和转移瘤进行病变组织活检，可得到最终诊断。

肺转移瘤是恶性肿瘤的晚期表现，治疗上选择对原发肿瘤有效的全身治疗，如化疗、靶向治疗、内分泌治疗等。在原发肿瘤得到控制的情况下，若肺转移瘤为单发病灶，或虽为多发病灶，但局限于一叶或同一侧时，可尝试手术治疗等局部治疗。

（李时悦　周承志）

第二章　肺结节

肺结节是指影像学表现为直径≤3 cm的局灶性、类圆形、密度增高的实性或亚实性肺部阴影，按病灶数量可分为孤立性肺结节（solitary pulmonary nodule，SPN）或多发性肺结节（multiple pulmonary nodule，MPN），不伴肺不张、肺门淋巴结肿大和胸腔积液。>10 mm的SPN称为典型的SPN，5~10 mm的SPN称为小结节，<5 mm的SPN称为微小结节。MPN常表现为单一肺结节伴有一个或多个小结节，一般认为>10个的弥漫性肺结节多为恶性肿瘤转移或良性病变（感染或非感染因素导致的炎症性疾病）所致。>3 cm的病变称为肺肿块，过去的研究显示大部分都是恶性肿瘤。

一、病因

肺结节分为良性病变与恶性病变两大类。恶性病变主要为原发性支气管肺癌，少数是肺淋巴瘤、肺肉瘤、浆细胞瘤、肺转移瘤等。良性疾病主要有：球形肺炎、肺炎性假瘤、支气管囊肿、结核球、肺曲霉菌球、肺组织胞浆菌病、肺寄生虫感染、肺错构瘤、腺瘤、脂肪瘤、结节病、韦格纳肉芽肿病、动静脉畸形、肺脓肿、肺栓塞、隐源性机化性肺炎（bronchiolitis obliterans with organizing pneumonia，BOOP）等。

二、分类

（一）按病灶数量分类

单个病灶定义为孤立性肺结节，2个及以上的病灶定义为多发性肺结节。

（二）按病灶大小分类

肺结节中病灶直径5~10 mm的称为小结节，<5 mm的称为微小结节。

（三）按病灶密度分类

按病灶密度，肺结节可分为实性肺结节和亚实性肺结节，后者又包含纯磨玻璃结节和部分实性结节。

1. 实性肺结节（solid nodule）　肺内圆形或类圆形密度增高影，病变密度足以掩盖其中走行的血管和支气管影。

2. 亚实性肺结节（subsolid nodule）　所有含磨玻璃密度的肺结节均称为亚实性肺结节，其中磨玻璃病变指CT显示边界清楚或不清楚的肺内密度增高影，但病变密度不足以掩盖其中走行的血管和支气管影。

亚实性肺结节中包括纯磨玻璃结节（pure ground-glass nodule，pGGN）、磨玻璃密度和实性密度均有的混合性磨玻璃结节（mixed ground-glass nodule，mGGN），后者也称部分实性结节（part solid nodule）。如果磨玻璃病灶内不含有实性成分，称为pGGN；含有实性成分，则称为mGGN。

三、临床表现

患者常无自觉症状，体格检查时常无特殊发现，多为偶然或体检发现。

四、辅助检查

（一）胸部X线检查

普通胸部X线检查对肺结节的检出率仅有0.2%，且被检出病变大部分>1 cm。肺结节胸部X线片形态上可表现为类圆形、分叶状、空洞等，边缘可光滑锐利、分叶、毛糙或毛刺，密度可高低不一、均匀或不均匀。考虑到胸部X线检查对肺结节的评估价值有限，不推荐其用于肺结节的常规评估。

（二）高分辨率CT

高分辨率CT（HRCT）能够更好地反映出肺结节的位置、大小、形态、密度、边缘及内部特征等信息，有助于鉴别诊断。良性SPN边缘多光滑锐利，可见钙化灶。但是，仅靠存在钙化灶并不能完全排除恶性肿瘤，6%~14%的恶性肿瘤有钙化。病灶内含脂肪（−90~−50 Hu）比钙化更能提示良性病变，如错构瘤和脂质性肺炎。恶性病变可见分叶、毛刺、空泡征、支气管充气征、偏心空洞、磨玻璃样浸润影、胸膜凹陷征、支气管血管集束征等多种征象，虽然特异性差，但是多个征象同时出现提示恶性的可能性增大。遗憾的是，对于<1 cm的SPN，很难从形态上进行鉴别。研究显示，直径<5 mm的SPN，恶性的可能为0%~1%；5~10 mm时，恶性的可能为6%~28%；>20 mm时，则为64%~82%。磨玻璃样SPN恶性的可能性为59%~73%。

要尽量取得过去的X线或CT资料，与现在资料进行对比。在肺结节随访过程中，肺结节有如下变化者，多考虑为良性：①短期内病灶形态变化明显，无分叶或出现极深度分叶，边缘变光整或变模糊；②密度均匀或变淡；③在密度没有增加的情况下病灶缩小或消失；④病灶迅速变大，倍增时间<15 d；⑤实性结节病灶2年以上仍然稳定，但这一特征并不适用于磨玻璃结节，因原位

腺癌(adenocarcinoma in situ, AIS)和微浸润腺癌(minimally invasive adenocarcinoma, MIA)阶段的磨玻璃结节可以长期稳定。若有以下变化时,多考虑为恶性:①直径增大,倍增时间符合肿瘤生长规律;②病灶稳定或增大,并出现实性成分;③病灶缩小,但出现实性成分或其中实性成分增加;④血管生成符合恶性肺结节规律;⑤出现分叶、毛刺和(或)胸膜凹陷征。

(三) PET/CT

PET/CT 对于鉴别诊断 >8 mm 的结节良恶性价值较高,有较高的敏感性。当 SPN 的标准摄取值(SUV)>2.5 时,可高度怀疑为恶性。假阴性主要见于糖尿病、生长缓慢的肿瘤(如细支气管肺泡癌)、合并感染(如肺结核)、病灶 <8 mm 者。假阳性主要见于感染、肉芽肿性疾病。因此,PET/CT 无法单独用于判断病灶的良恶性。

(四) 肿瘤标志物

尽管目前肺癌的生物学标志物特异性不高,但有条件者可酌情检查胃泌素释放肽前体(pro-GRP)、神经特异性烯醇化酶(NSE)、癌胚抗原(CEA)、细胞角蛋白片段 19(CYFRA21-1)、鳞状细胞癌抗原(SCC)等肺癌标志物,为肺结节诊断和鉴别诊断提供参考依据。如果在随访阶段发现上述肿瘤标志物有进行性增高,需要警惕早期肺癌。

(五) 活检

对于高度怀疑肺癌的肺结节,特别是可完整手术切除的小结节,应直接手术切除并进行相应病理检查;对于高度怀疑肺癌,但不能进行根治性手术切除的肺结节,应先进行活检明确诊断,活检手段包括经气管镜活检术、经胸壁肺穿刺活检术、胸腔镜活检术等。

(六) 基因检测及其他

血浆游离基因如 *SHOX2*、*RASSF1A* 等基因的甲基化检测是肺结节良恶性鉴别的有力补充。此外,循环肿瘤细胞也可作为肺结节良恶性诊断的补充检查,但敏感性较差。

五、诊断

肺结节的诊断应谨慎,患者如果存在肺癌的高危因素(包括长期吸烟史、年龄大于 35 岁、环境及高危职业暴露史、肺癌家族史、相对较大的病变、缺乏钙化、有呼吸系统症状,伴有肺不张、肺炎、淋巴结肿大,与旧影像学资料比较有增长,PET/CT 检查阳性)则需要行有创性的检查取得病理学诊断。肺结节的良恶性可能与结节的大小、生长速度、患者年龄、吸烟史、恶性肿瘤史、个体疾病状态等有关。所以在发现肺结节后,应完成完整的病史收集,包括吸烟史、恶性肿瘤史、家族史和现患疾病情况,并进行详细的体格检查,特别要注意肺结节与现患疾病有无可能的联系,结合常规实验室检查、肿瘤标志物、胸部 CT 检查,对结节的良恶性进行初步判断。对于高危因素多的人群,发现恶性肿瘤的可能性大。

六、治疗

早期手术切除可望获得治愈,鼓励积极手术治疗。在无旧影像学资料比较、PET/CT 阴性、无钙化的情况下,如果患者为小于 35 岁的非吸烟者,可根据结节大小和形态等特征,在专科医师的指导下定期动态复查 CT,并根据实际情况安排择期手术、活检或抗感染等内科治疗。

(李时悦　周承志)

第三章　原发性支气管肺癌

原发性支气管肺癌(primary bronchogenic carcinoma)简称肺癌(lung cancer),是起源于支气管黏膜、腺体或肺泡上皮的恶性肿瘤,是最常见的恶性肿瘤之一。肺癌的发病率和死亡率在男性恶性肿瘤中位居首位,在女性恶性肿瘤中发病率位居第 3 位,死亡率位居第 2 位。近年来,我国肺癌的发病率和死亡率呈不断上升的趋势,已经成为我国恶性肿瘤的第 1 位死亡原因。

一、病因与发病机制

肺癌的发病机制迄今尚未完全明确,目前的研究显示与下列因素相关。

(一) 吸烟

流行病学研究显示,吸烟是引起肺癌的重要因素。有 85%~90% 的肺癌可归因于吸烟,包括主动吸烟和被动吸烟。研究显示,烟草烟雾含 4 000 多种化合物,其中至少有 60 多种致癌物质,如苯并芘、烟碱、焦油、亚硝胺等。主动吸烟者患肺癌的风险增加 13~20 倍,吸烟量越多,吸烟时间越长,开始吸烟的年龄越早,肺癌的病死率越高。男性吸烟者肺癌病死率是不吸烟者的 8~20 倍。女性对烟草更敏感,女性吸烟患肺癌的风险是男性的 1.5 倍。长期被动吸烟会使患肺癌的风险增加 20%~50%。戒烟可以降低吸烟者患肺癌的风险。在烟草控制比较好的国家,肺癌发病率上升的势头得到一定的控制。

(二) 空气污染

1. 室内小环境污染　常见的有烟草烟雾、室内煤烟、烹调的油烟等含有苯并芘等致癌物质,室内装修造成的甲醛、氨、苯、甲苯、二甲苯、挥发性有机物及放射性气体氡等也属于致癌物质。

2. 室外大环境污染　汽车尾气、工业废气、公路沥青等都含有大量的致癌物质,如苯并芘、氧化亚砷、放射性物质、镍、铬化合物、SO_2、NO 及不燃脂肪族碳氢化合物等。流行病学显示,城市的肺癌发病率高于农村,工业国家高于农业国家。

(三) 职业致癌物质

我国估计有 10.6% 的男性肺癌和 7% 的女性肺癌与职业暴露有关。石棉、砷加工、镉、煤焦油等相关工业的工作人员肺癌的发病率明显升高,即使工人已停止接触上述物质很久后也可能发生肺癌。目前已被确认的职业致癌物质,包括氡、石棉、砷、铍、二氯甲醚、镉、铬、镍、氯乙烯、煤烟、煤焦油、芥子气、多环芳烃(polycyclic aromatic hydrocarbon,PAH)、石英粉尘等。在烟草燃烧、矿石炼制、柴油燃烧、钢铁生产和焦炭的过程中由有机燃料的不完全燃烧可产生大量的 PAH。

(四) 电离辐射

大剂量电离辐射可致肺癌,不同射线效应不同。有的来自工业和医疗射线(其中 X 线占很大比例),有的来自非职业环境的辐射污染(如氡)。如果加上吸烟的因素,发病风险会更高。

(五) 饮食与营养

增加水果、蔬菜的摄入可以降低患肺癌的风险。有研究显示,血清中 β 胡萝卜素水平低的人,肺癌发生的危险性高。高硒水平可降低肺癌的发病率。过多地摄入脂肪则增加肺癌的发病率。

(六) 遗传因素和癌基因

肺癌患者直系亲属中吸烟者患肺癌的风险增加 2~6

倍,隔代亲属相对风险为 1.28 倍,三级亲属为 1.14 倍。有肺癌家族史的非吸烟者患肺癌的风险也增加 2~4 倍,这可能与共同的生活环境及基因易感性相关。

肺癌的发生发展是个渐进的过程,从癌前病变发展到肺癌,可能发生了一系列的基因组遗传变异和表观遗传变异,其中涉及癌基因、抑癌基因、生长因子的改变。与肺癌相关的癌基因包括:*ras*、*myc*、*HER-2/neu*、*bcl-2* 等。*ras* 家族中的 *k-ras* 基因通常通过点突变激活,目前已发现在 30% 的肺腺癌中有 *k-ras* 的点突变,这种患者往往预后较差,但在小细胞肺癌中尚未发现类似改变。基因 *myc*、*HER-2/neu* 和 *bcl-2* 在肺癌中都存在过表达的现象,往往提示患者预后较差。抑癌基因包括 *p53*、*Rb*、*3p*、*p16*、*nm23* 及 *FHIT* 等,这些抑癌基因失去正常功能后,导致细胞恶变。另外,肺癌细胞可自分泌或旁分泌一些生长因子作用于自体或附近的细胞,促进癌细胞生长。研究发现这些生长因子包括:促胃液素释放肽(gastrin-releasing peptide,GRP)、胰岛素样生长因子 1(insulin-like growth factor-1,IGF-1)和肝细胞生长因子(hepatocyte growth factor,HGF)等。表皮生长因子受体(epidermal growth factor receptor,EGFR)自体磷酸化后促进细胞增生,EGFR 在肺癌中明显过表达。与肺癌发生发展相关的还有 DNA 甲基化的异常、端粒酶的异常、错配修复基因的异常等。

(七) 其他因素

某些慢性肺部疾病(如 COPD、特发性肺纤维化、石棉沉着病、硅沉着病、肺结核、结节病、硬皮病)都与肺癌的发生有一定的关系。有研究显示结核与腺癌相关。病毒感染、真菌感染(黄曲霉)对肺癌的发生也有一定的作用。研究显示,AIDS 患者中肺癌的发病率增加,发病年龄较轻,与吸烟密切相关。

二、病理和分类

(一) 解剖学分类

1. 中央型肺癌　是指发生于段支气管至主支气管的肺癌,约占 40%,以鳞状细胞癌和小细胞未分化癌多见。

2. 周围型肺癌　是指发生于段以下支气管的肺癌,约占 60%,以腺癌和大细胞未分化癌多见。

(二) 组织病理学分类

肺癌的组织病理学诊断采用了 2021 年 WHO 公布的"肺及胸膜肿瘤组织学分类修订方案"。临床上常见的鳞状细胞癌、腺癌、大细胞癌和小细胞癌 4 个主要的病理类型占肺癌的 95% 以上。根据临床表现、转移途径、对治疗的反应等特点,分为两大类:非小细胞肺癌(non-small cell lung cancer，NSCLC）和小细胞肺癌（small cell lung carcinoma，SCLC）。两大类肺癌的治疗原则有所不同。

1. 非小细胞肺癌 主要包括鳞状细胞癌、腺癌和大细胞癌等，每个病理类型又可以分为多个亚型。临床上分期和治疗原则相似，但各类型的临床表现不同。

（1）鳞状细胞癌（squamous cell carcinoma，SCC） 简称鳞癌，目前分为角化型、非角化型和基底细胞样型鳞状上皮细胞癌。典型鳞癌的病理表现为细胞间桥和细胞角化（或角化珠形成）；非角化型鳞癌缺乏细胞角化和（或）细胞间桥，常需免疫组化确认；基底细胞样癌细胞成分 >50%（无论角化型还是非角化型）则归类为基底细胞样型鳞癌。鳞癌的免疫组化癌细胞表达 CK5/6、p40 和 p63。

鳞癌发病率近年来呈下降趋势，占肺癌的 30%~40%。鳞癌多见于老年男性、吸烟者，约 90% 发生在吸烟者，倾向于管腔内生长，多发生于段和亚段支气管，约 2/3 表现为中央型肺癌，容易引起支气管狭窄，导致肺不张和阻塞性肺炎，易坏死形成空洞。痰细胞学检查阳性率较高。鳞癌一般生长缓慢，转移晚，手术切除机会多，5 年生存率较高。对放疗和化疗敏感，但不如小细胞癌。淋巴上皮癌为肺癌的罕见类型，不足肺癌的 1%，在 2021 年 WHO 分类中，把其归类为鳞癌。有研究显示，约 90% 的淋巴上皮癌患者与 EB 病毒相关。免疫组化除了鳞癌标志物阳性外，大多存在 EBER 原发杂交阳性。淋巴上皮癌诊断时需排除鼻咽癌。

（2）腺癌（adenocarcinoma） 分为：①微浸润性腺癌（MIA）：直径≤30 mm，浸润间质最大直径≤5 mm，是孤立和分散的，除外脉管侵犯、胸膜侵犯及肿瘤细胞气道内播散等危险因素。MIA 通常是非黏液性，罕见黏液性。②浸润性非黏液腺癌：包括贴壁生长为主型（浸润间质最大直径 >5 mm）、腺泡状为主型、乳头状为主型、微乳头状为主型和实性为主伴黏液形成型。③浸润性腺癌变异型：包括黏液型、胶样型、胎儿型和肠型腺癌。典型的腺癌细胞，呈腺体样或乳头状结构，细胞大小比例一致，圆形或椭圆形，胞质丰富，常含有黏液，核大、染色深，核膜清楚。免疫组化染色癌细胞 CK7、甲状腺转录因子（TTF-1）和 napsin A 阳性。

腺癌发病率逐渐增加，成为最常见的类型，占肺癌总数的 50% 以上。在非吸烟者、女性或年轻（<45 岁）肺癌患者中腺癌多见。也有学者认为，腺癌与被动吸烟相关。腺癌倾向管外生长，多在肺外周形成肿块，由于腺癌血管丰富，故局部浸润和血行转移较早，容易累及胸膜引起胸腔积液。腺癌病灶周围有时伴有瘢痕，癌组织内常有明显

的纤维化、瘢痕和炭末沉着，曾称为马乔林溃疡。目前认为，极少数的肺腺癌起源于瘢痕组织，多数情况应该为肿瘤引起局部梗死或促进结缔组织增生的细胞反应引起的瘢痕形成。

（3）大细胞癌（large cell carcinoma） 多发生于周边肺实质，肿块较大的常伴有出血性坏死，常侵犯胸膜及胸壁。镜下表现为癌细胞较大，大小不一，多角形或不规则形，细胞核大，核仁明显，胞质丰富，无明显的鳞状或腺样分化，呈实性巢状生长。诊断大细胞癌只能用手术切除的标本，不适用于小活检标本和细胞学检查。免疫组化无鳞癌和腺癌标志物表达。大细胞癌转移较晚，手术切除机会多。

（4）其他病理类型 腺鳞癌、类癌、肉瘤样癌、唾液腺型癌、睾丸核蛋白中线（the nuclear protein of the tetis NUT）癌等。腺鳞癌（adenosquamous carcinoma）是指腺癌和鳞癌两种病理成分混杂在一起，或被纤维间质分隔，呈区域性分布，分别独立存在于同一瘤块里。

2. 小细胞肺癌 小细胞癌（small cell carcinoma）又称小细胞未分化癌，是一种低分化的神经内分泌肿瘤，包括小细胞癌和混合性小细胞癌。镜下特点为细胞小，不超过淋巴细胞的 3 倍，呈圆形、卵圆形或短梭形，胞质稀少，细胞边缘不清，核呈细颗粒状，核仁不清楚或无核仁。燕麦细胞型和中间型可能起源于神经外胚层的 Kulchitsky 细胞或嗜银细胞。核细，胞质内含神经分泌型颗粒，可引起副肿瘤综合征。免疫组化染色癌细胞常表达神经内分泌标志物 CD56、突触素（Syn）、嗜铬蛋白（CgA）。Ki-67 免疫组化有助于区分小细胞癌和类癌。小细胞癌的 Ki-67 增殖指数一般超过 50%。

小细胞癌在肺癌中约占 15%，恶性程度最高，生长最快，倍增时间约 30 d。常见于男性和吸烟者。近 2/3 的小细胞肺癌发生在大气道，倾向于向黏膜下层浸润性生长，癌组织包围支气管形成巨块，呈灰白色，质地软，常伴有广泛性坏死。癌细胞侵袭性强，很早就可侵犯肺门、纵隔淋巴结及血管，远处转移早。对放疗、化疗敏感。

三、临床表现

肺癌早期往往无明显症状，特别是周围型肺癌，少数患者偶然接受影像学检查时发现病变。多数患者是因为出现症状而就诊，这时往往已处于晚期，失去了最佳的治疗时机。

肺癌的症状和体征可能由肺的原发肿瘤侵犯和阻塞支气管肺组织引起，也可能由肿瘤侵犯胸腔内邻近器官或纵隔淋巴结转移，或由肿瘤远处转移至胸腔外器官引

起,或由肿瘤细胞产生的物质引起(副肿瘤综合征)。大部分患者还会有一些常见的全身非特异性症状和体征。

（一）全身非特异性症状和体征

可能由肿瘤快速生长、分泌炎性细胞因子或感染引起,与其他疾病的全身症状相似,常常容易被忽视。也有人将这些症状归为未明原因的副肿瘤综合征。

1. 发热 常为低中度发热,由肿瘤坏死引起,称为"癌性发热",抗感染治疗无效。当肿瘤阻塞或压迫气道引起阻塞性肺炎,常表现为发热、咳嗽、咳痰、气促等不适,抗生素治疗暂时有效,但阻塞如果未解除,症状容易反复,这时须警惕肺癌的可能。

2. 疲乏、不适 是肿瘤患者最常见的症状,也可以是肺癌患者的最初症状。

3. 食欲减退 30% 的患者早期会有食欲减退,可能与肿瘤分泌的炎性细胞因子有关;晚期由于合并感染、放疗和化疗等因素,导致大部分患者都存在纳差、厌食。

4. 体重下降、恶病质 1/3 的患者会有进行性体重下降,可能由进食减少、肿瘤消耗引起,或与炎性细胞因子有关。大部分肿瘤晚期患者出现恶病质。

（二）原发病灶及胸腔内转移引起的症状和体征

1. 咳嗽、喘鸣、咯血 咳嗽是肺癌患者最常见的就诊原因,约 45% 的肺癌患者都有咳嗽,常见于中央型肺癌或周围型肺癌累及胸膜。多为长期刺激性干咳,或伴少量黏痰,黏液型腺癌可有大量黏液痰,继发细菌感染时可有脓性痰,但均缺乏特异性。大气道内肿瘤引起的咳嗽多呈高调金属音,听诊可闻及局限性的干啰音或喘鸣音。如果肿瘤造成主气管狭窄,喘鸣音可向两肺传导,容易误诊为哮喘。饮水后呛咳要警惕气管－食管瘘或声带麻痹。

咯血见于 30% 以上的病例,多发生在中央型肺癌。由于肿瘤本身坏死或侵犯小血管破裂,多为痰中带血。较大血管破裂可导致大咯血,甚至导致窒息,危及生命。

2. 胸闷、呼吸困难、胸痛 如果气道完全阻塞支气管导致肺不张、阻塞性肺炎,可引起胸闷、气促、发热。肿瘤阻塞或压迫气管引起大气道狭窄,可导致吸气性困难。肿瘤侵犯胸膜、心包导致胸腔及心包腔积液,纵隔淋巴结肿大压迫气管导致肺不张,

压迫膈神经导致膈肌麻痹,肿瘤广泛肺浸润及肺淋巴管转移,都可以导致呼吸困难。

肿瘤侵犯胸膜多为隐痛、钝痛,呼吸、咳嗽时加重。侵犯肋骨或脊柱时,为持续性疼痛,与呼吸、咳嗽无关。肿瘤侵犯纵隔或上肺叶内侧时,可引起肩部或胸背部痛。

3. 心悸 肿瘤浸润心包导致心包积液,查体可发现颈静脉怒张、心音减弱和(或)心包摩擦音。

4. 吞咽困难、声嘶 肿瘤侵犯或纵隔淋巴结肿大压迫食管均可引起吞咽困难。声嘶常容易被忽视,肿瘤侵犯或转移至纵隔淋巴结压迫喉返神经使声带麻痹,左侧常见。

5. 相关综合征

（1）上腔静脉阻塞综合征 肿瘤和转移性淋巴结压迫上腔静脉或上腔静脉内癌栓阻塞,导致上半身静脉回心血流受阻,表现为颈面部、上肢淤血水肿,颈静脉扩张,胸壁皮肤淤血及静脉曲张。严重者头痛头晕、眼结膜充血、视物模糊。

（2）霍纳综合征（Horner syndrome） 常见于肺上沟瘤（Pancoast tumor）,这种位于肺尖部的肺癌,常常压迫颈交感神经,表现患侧眼球内陷、眼睑下垂、瞳孔缩小,同侧额部及胸壁无汗及少汗。

（3）肺上沟瘤 发生于胸腔入口,易侵犯胸壁、神经根、臂丛神经下干、交感神经链和星状神经节及第 1、2 肋骨和椎骨,从而引起患侧肩、胸背、上肢持续顽固性剧痛及霍纳综合征,常伴上腔静脉阻塞综合征。疼痛主要是由颈 8 和胸 1、2 神经干分布区域的神经受压所致,尤其是臂丛神经受累时,沿受累神经分布区,呈同侧自腋下向上肢内侧放射性、烧灼样疼痛。这种疼痛顽固且剧烈,一般药物不易缓解,随着疾病进展,可出现手部肌无力、萎缩,并伴肱三头肌反射消失。位于胸腔入口的其他肿瘤亦可产生相似的临床综合征。

（三）肿瘤远处转移所致症状和体征

约 60% 的 SCLC 和 30%~40% 的 NSCLC 在确诊时已经有胸腔外远处转移。肺癌几乎可以转移到任何器官,临床上常见骨、肝、肾上腺、脑等部位的转移。

1. 骨骼转移及骨髓转移 骨骼转移最常见,30%~40% 的肺癌在诊断时发现骨骼转移,常累及脊柱、肋骨、骨盆,表现为转移部位局部钝痛及压痛,严重者可发生病理性骨折或畸形。脊柱转移可导致脊髓受压,甚至截瘫。

骨髓转移可导致血细胞减少和贫血,SCLC 多见。当患者出现骨痛、发热、贫血、皮肤及黏膜出血、进行性乏力等症状,特别是白细胞、红细胞及血小板计数减少时,应高度警惕骨髓转移的可能。

2. 肝转移 可引起肝区胀痛、食欲减退、乏力,严重者可引起肝大、黄疸和腹水等。

3. 肾上腺转移 常常无症状,偶有疼痛。多为单侧,也可以转移到双侧。偶可引起库欣综合征或艾迪生病。

4. 中枢神经系统转移 25%~50% 的小细胞癌和 25%

的腺癌可发生颅内转移,可导致颅内压增高征象,患者表现为头痛、恶心、呕吐、眩晕、偏瘫、复视、共济失调、性格改变等。不同部位的转移引起不同的局部神经症状和体征。脊髓转移比大脑、小脑转移少见。

5. 浅表淋巴结转移 多见锁骨上淋巴结转移,质硬且固定,可融合,无压痛。患者多无自觉不适。腹膜后淋巴结转移也较常见,属于远处转移。

(四)肺癌作用于其他系统引起的肺外表现

副肿瘤综合征(paraneoplastic syndrome)是一组与肿瘤伴存的临床症候群,并非由肿瘤压迫、浸润及转移引起,而是由肿瘤组织产生的激素、细胞因子等生物活性物质作用于其他系统或者肿瘤导致的免疫异常反应引起的全身性表现。包括内分泌、神经肌肉、结缔组织、血液系统及血管异常改变。10%~20% 的肺癌患者可发生副肿瘤综合征,以 SCLC 多见。可出现在肺癌病灶发现前,可以成为早期诊断或发现复发的线索。肿瘤得到有效治疗后,副肿瘤综合征的临床表现会得到缓解。副肿瘤综合征的临床表现多样且缺乏特异性,可与癌症有关,也可由其他疾病引起。

异位内分泌综合征(ectopictendocrine syndrome)是指肿瘤细胞分泌一些具有生物活性的激素,而使机体表现出相应的内分泌异常。目前临床上发现的有抗利尿激素、生长激素、肾上腺皮质腺素、甲状旁腺素、胰岛素样物质、降钙素、β-HCG、催乳素和促胃液素等。

(1) 高钙血症 为最常见的副肿瘤综合征,占 30%~40%。鳞癌多见,腺癌和小细胞癌比较少见。肺癌的高钙血症部分不是由溶骨性的骨转移灶引起,而是肺癌细胞异位分泌甲状旁腺相关蛋白(parathyroid hormone-related protein,PTHrP)造成血钙增高,占肺癌高钙血症的 80%~90%。患者早期常表现为口渴、乏力、食欲减退、多尿、便秘、恶心、呕吐。严重时意识模糊、昏睡、昏迷,甚至死亡。肺癌病灶切除后,上述症状消失。

(2) 低钠血症 90% 以上发生在 SCLC,10%~15% 的 SCLC 和 1% 的 NSCLC 可发生。大部分因为肺癌细胞异位分泌血管升压素[又称抗利尿激素(antidiuretic hormone,ADH)],导致抗利尿激素分泌失调综合征(syndrome of inappropriate ADH secretion,SIADH),常表现为低钠血症和低渗透压血症。因为疾病发展较长时间,患者逐渐耐受,常常缺乏急性低钠血症的典型症状,仅表现为检验结果异常。轻度的低钠血症表现为头痛、易激动、恶心、疲劳乏力。严重的急性低钠血症可以出现意识模糊、嗜睡、癫痫、昏迷,甚至死亡。诊断肿瘤引起的 SIADH,需要排除使用利尿药、肾病、心功能不全、肾上腺功能减退、甲状腺疾病、

稀释性低钠血症等因素。SIADH 也可以由化疗药物引起,如顺铂、长春新碱、环磷酰胺、美法仑,某些麻醉药物亦可引起 SIADH。少数肺癌引起的低钠血症可能是由肺癌细胞异位分泌心房钠尿肽(atrial natriuretic peptide,ANP)引起的。

(3) 异位 ACTH 综合征 20%~30% 的库欣综合征是由肿瘤异位分泌 ACTH 引起的,其中肺癌占 50%。引起异位 ACTH 综合征的肺癌中 SCLC 占 80%~90%(仅占 SCLC 总数的 1%~3%),类癌占 10%,腺癌占不到 5%。男女比例相同,与原发性库欣综合征(女性占优势)不同。由于 SCLC 生长快速,患者多表现为不典型的库欣综合征,常见色素沉着、水肿、肌肉萎缩、低钾血症、代谢性碱中毒、高血糖或高血压等,但向心性肥胖、满月脸、紫纹、多尿、烦渴少见,而在生长缓慢的类癌可较典型的库欣综合征表现。实验室检查提示血 ACTH 升高,血尿皮质醇升高,大剂量地塞米松抑制试验阳性(类癌可能为阴性)。

(4) 肥大性肺性骨关节病 多见于 NSCLC,多数由于肿瘤细胞异位分泌生长激素释放激素(growth hormone releasing hormone,GHRH),表现为杵状指或肥大性肺性骨关节病(多为腺癌),受累关节肿胀、压痛,X 线片显示长骨远端骨干骨膜增厚、新骨形成,骨显像提示病变部位有核素浓聚。肿瘤切除后,症状可消失或减轻;肿瘤复发症状又可出现。

(5) 神经肌肉综合征 相对少见,可发生在所有病理类型肺癌,SCLC 多见。包括兰伯特－伊顿综合征(Lambert-Eaton syndrome)、边缘性脑病、小脑变性、多发性神经炎、自主神经病变、视神经炎等。

(6) 类癌综合征 类癌细胞可产生多种有生物活性的物质,其中最主要的是 5-羟色胺、缓激肽、组胺及前列腺素等,可引起以发作性皮肤潮红、水样腹泻、哮鸣样支气管痉挛及心动过速等为特点的临床表现。

(7) 异位分泌促性腺激素 少见,多为大细胞肺癌,表现为男性乳房发育,常伴肥大骨关节病。

(8) 血液系统表现 近 20% 的肺癌合并血液高凝状态,导致静脉血栓形成,可表现为游走性血栓性静脉炎、DIC、非细菌性血栓性心内膜炎,甚至合并动脉栓塞等表现。手术、化疗可以增加血栓形成的风险。癌症合并血栓常常提示预后较差。其他的血液系统表现包括红细胞增多症、粒细胞增多／类白血病反应、血小板增多、嗜酸性粒细胞增多,也有的病例表现为贫血、血小板减少,但是不少病例并无明确的临床症状。

(9) 其他表现 皮肤病变表现为皮肌炎、黑棘皮病、

匐行性回状红斑、掌跖皮肤过度角化症。肾病表现非常少见，包括肾病综合征、肾小球性肾炎。

四、辅助检查

（一）影像学检查

1. 胸部 X 线和 CT 检查　胸部 X 线检查是发现、诊断肺癌和判断疗效最基本、最常用的方法。临床怀疑肺癌的患者应常规进行胸部正、侧位片检查，可初步发现肺部病变。胸部 X 线虽然方便、经济，但是由于分辨率的限制，对于 1 cm 以下的病灶常常不能发现，即使发现了也很难定性，需要进一步检查胸部 CT。

胸部 CT 是诊断肺癌的首选影像检查方法，是肺癌临床分期的必要检查。螺旋 CT 能分辨 3 mm 病灶，分辨率及特异性远高于胸部 X 线，能发现微小的病灶和位于心脏后、脊柱旁沟、肺尖、近膈面及肋骨病灶，显示气道有无狭窄，了解邻近器官有无侵犯。增强 CT 能较好地显示肺门和纵隔淋巴结及大血管受累情况。CT 进行三维重建后，可更好地显示病灶与周围气道、血管的关系。

（1）中央型肺癌的特征　早期胸部 X 线无异常发现。中晚期表现为肺门旁肿块，边缘毛糙，可有分叶或切迹。如肿瘤引起气道狭窄，可导致局限性肺气肿或同一部位反复的阻塞性肺炎。肿瘤完全阻塞支气管，可导致肺不张、阻塞性肺炎，表现为肺叶、肺段或全肺阴影。较大的肿瘤可伴有癌性空洞，其特点为壁厚，内壁不光滑，呈偏心性，无液平面。右上叶中央型肺癌可见右肺门肿块与右上叶不张相连构成典型的反"S"征。CT 能清楚地显示中央型肺癌的肺门肿块、纵隔淋巴结转移（常 >15 mm）和相应的间接征象，能更好地显示气管内肿瘤和气管狭窄及癌性空洞内壁结节。中央型肺癌常直接侵犯纵隔、心脏、大血管、食管、椎体等结构，表现为瘤体与纵隔结构之间的脂肪界面消失，瘤体直接与纵隔相连或包绕。浸润纵隔结构或合并肺不张时，增强扫描后肺组织强化明显，肿瘤轻到中等强化，有助于分辨肿瘤边界。

（2）周围型肺癌的特征　早期可呈现局限性小斑片状阴影，动态观察病灶逐渐增大和密度增高，多表现为肺内结节和肿块，呈分叶状，有切迹或毛刺，可伴肺门淋巴结肿大、胸膜凹陷征。CT 上可见细小而深的分叶、浓密的细短毛刺，增强后轻中度强化（增加 15~20 Hu），可伴支气管充气征、胸膜凹陷征、支气管血管集束征，1%~14% 的肺结节可见钙化。如果有胸腔积液及肋骨侵犯有助于诊断。

2. MRI　一般不用于筛查、诊断肺癌。推荐用于检查有无颅内转移，在发现早期微小的转移灶方面优于 PET/CT、CT。临床上诊断为肺上沟瘤，建议行脊柱 + 胸廓入口的 MRI 检查，以了解锁骨下动脉和椎动脉与肿瘤的解剖关系。MRI 在明确肿瘤与大血管的关系方面优于 CT，可根据需要选用，评估手术可能性；另外，MRI 在鉴别肿物及阻塞性肺不张上也有优势。

3. 放射性核素显像

（1）单光子发射计算机体层摄影（single photon emission computed tomography，SPECT）　骨骼显像是诊断骨转移的首选方法，有助于分期、预后判断、疗效观察。骨骼显像能较 X 线、CT 检查提前 3~6 个月发现骨转移瘤的存在。^{99m}Tc 标记的磷酸盐化合物是常用的骨显像剂。

（2）正电子发射体层成像（PET）　有助于肺癌的早期发现和鉴别诊断，常用 ^{18}F 脱氧葡萄糖（^{18}F-FDG）。当标准化摄取值（standardized uptake value，SUV）高于 2.5 时，高度怀疑恶性肿瘤。灵敏度为 83%~96%，特异度为 80%~96%，阴性预测值 92%~96%，但阳性预测值相对较低。假阴性见于高血糖、微小病灶（<8 mm）、缓慢生长的肿瘤、邻近高代谢部位的病灶。假阳性见于活动期炎症、肉芽肿性疾病，如结核、炎性假瘤等都可摄取 ^{18}F-FDG。PET/CT 将 CT 与 PET 融为一体，由 CT 提供病灶的精确解剖定位，而 PET 可提供病灶详尽的功能与代谢等分子信息，同时反映病灶的病理生理变化和形态结构，明显提高诊断的准确性，一次显像可获得全身各方位的断层图像，可一目了然地了解全身整体状况，对早期发现病灶和其他部位转移灶，以及肿瘤分期与疗效评价均优于现有的其他影像学检查。

（二）病理学检查

1. 细胞学检查　痰液、支气管镜刷检、胸腔积液和心包液等均可涂片检查细胞学。痰脱落细胞学检查至少检查 3 次，中央型肺癌的阳性率较高。

2. 组织活检　取得组织病理学不仅可以确诊肺癌，还可以进行基因方面的检测，能够指导治疗方案。组织活检的方法很多，除了通过支气管镜、纵隔镜、半硬质胸腔镜检查，还可在胸部 CT 或 B 超引导下采用细针经皮肺穿刺活检。这种方法适用于周围型或管外生长的肺癌，术前需检查凝血功能，有肺大疱、凝血功能障碍、肿物位于大血管附近等情况谨慎穿刺。如发现患者有体表淋巴结肿大或皮下肿块，首选手术切除活检，如果不能切除活检的，应先进行细针穿刺细胞学检查而不要做部分切除的组织学检查。除了考虑半硬质胸腔镜对胸腔积液患者进行活检，还可在 B 超定位下行胸膜穿刺活检术。当以上方法都无法确诊肺癌,可以权衡利弊考虑通过外科胸腔镜或剖胸探查术行肺活检。

(三) 内镜检查

1. 支气管镜检查 支气管镜检查是诊断肺癌的重要方法,可以通过活检、针吸、刷检、灌洗获得组织病理学和细胞学诊断依据,不仅明确肺癌的病理类型,还可以观察肿瘤的侵袭范围,有助于确定手术方式。中央型肺癌阳性率高于周围型肺癌。推荐在表面麻醉结合清醒镇静下进行,患者耐受性明显提高,支气管镜检查损伤小,不良反应发生率低(0.5%~1%)。严重心脏疾病、出血倾向、肺动脉高压、严重低氧血症等禁忌检查。

荧光支气管镜技术有助于发现和诊断隐性肺癌、癌前病变及术后复发病灶。经气管镜超声引导针吸活检(endobronchial ultrasound-guided transbronchial needle aspiration,EBUS-TBNA)和经支气管针吸活检(transbronchial needle aspiration,TBNA)可以获得纵隔和黏膜下病变的细胞学甚至组织病理学诊断,以提高诊断率和更好地进行肺癌分期。

2. 半硬质胸腔镜检查 半硬质胸腔镜是一项微侵袭性操作技术,主要用于经胸壁穿刺方法不能确诊的胸腔积液患者的诊断。胸腔镜检查能够在直视下观察胸膜腔的变化并可进行胸膜活检,对于诊断肺癌胸膜转移及癌性胸腔积液非常重要。半硬质胸腔镜是一项较安全的检查。胸膜腔闭塞是本项检查的绝对禁忌证,因此严重胸膜粘连不宜进行检查。相对禁忌证包括出血性疾病、严重低氧血症、严重心血管疾病、持续的不能控制的咳嗽、极度虚弱者等。此外,科胸腔镜检查更为简便、经济、实用。

3. 纵隔镜检查 是诊断肺癌纵隔淋巴结转移的经典检查,可作为确诊肺癌和术前评估淋巴结分期的方法,但是特殊部位的淋巴结活检难度较大,风险较高,难以普及。近年来,由于超声支气管镜的广泛应用,临床上已很少开展纵隔镜检查。

(四) 肿瘤标志物检测

目前临床上用于 NSCLC 诊断的有组织多肽抗原(TPA)、癌胚抗原(CEA)、鳞癌抗原(SCC)、细胞角蛋白 19 片段(CYFRA21-1)、糖抗原 125(CA125),用于 SCLC 的有神经元特异性烯醇化酶(NSE)、促胃液素释放肽前体(proGRP)、促胃液素释放肽(GRP)、嗜铬粒蛋白 A(CgA)等。目前尚无任何一种可靠的血清肿瘤标志物对诊断肺癌具有较高的特异性,联合检测上述指标可提高诊断的敏感性和特异性。

(五) 肺癌基因检测及其他

肺癌基因检测主要针对患者的细胞和组织进行检测,是否有癌基因(*myc*、*ras* 等)和抑癌基因(*Rb*、*p53* 等)的突变,或对活检标本或胸腔积液进行 DNA 定量分析,检测细胞是否存在非整倍染色体或四倍染色体。在诊断方面临床应用较少。目前主要是针对 NSCLC 进行检测 *EGFR*、*ALK*、*ROS1*、*c-met*、*k-ras*、*BRAF*、*RET*、*HER-2* 等基因突变和表达,用来对靶向治疗进行指导。还可以检测耐药基因,如 EGFR 耐药突变的 T790M。肿瘤标本无法获取或量少不能行基因检测时,可通过外周血游离肿瘤 DNA 进行基因检测,即"液体活检"。抗程序性细胞死亡蛋白配体 -1(PD-L1)表达检测有助于制订免疫检查点抑制剂相关的个体化治疗方案。

五、诊断与鉴别诊断

(一) 诊断

肺癌的疗效和预后取决于是否能够早期诊断。当症状、体征或胸部 X 线提示怀疑肺癌时,应尽快安排胸部 CT 检查,怀疑淋巴结转移需要行胸部增强 CT。医务人员应对肺癌高危人群提高警惕。对于 35 岁以上长期吸烟者出现以下情况应引起重视:①无诱因刺激性咳嗽持续 2~3 周,抗感染无效。②慢性呼吸道疾病患者,近来咳嗽性质改变。③短期内反复痰中带血或咯血而其他原因不能解释。④同一部位反复发作的肺炎。⑤不明原因发生的肺脓肿,无明显中毒症状。⑥X 线片显示局限肺气肿或肺不张。⑦孤立性肺结节和单侧肺门增大。⑧原有稳定的陈旧性肺结核病灶,形态或性质发生改变。⑨呈进行性增加的血性胸腔、心包积液,无中毒症状。⑩重症肌无力或顽固性皮肤病,原因不明的四肢关节疼痛及杵状指(趾)。组织病理学或细胞学是确诊肺癌的金标准,需要尽量取得组织病理学诊断。如果只有痰脱落细胞学诊断,至少要 3 次的阳性结果才能确诊肺癌。

(二) 鉴别诊断

肺癌与许多常见疾病在临床表现和影像学表现上类似,常容易误诊,必须借助病原学检查、影像学检查和支气管镜等组织活检技术进行鉴别。

1. 肺结核

(1) 肺结核球 易与周围性肺癌相混淆。结核球多见于青年,一般无症状,病程较长,发展缓慢。病灶常位于上叶尖后段或下叶背段,边界清楚,密度高,可有包膜。有时含钙化点,周围有纤维结节状病灶,多年不变。

(2) 肺门淋巴结结核 需与中央型肺癌相鉴别,多见于青少年,常有发热、盗汗等结核感染症状。结核菌素试验常阳性,抗结核治疗有效。

(3) 血行播散型肺结核 易误诊为腺癌(旧称细支气管肺泡癌),见于青年,发热、盗汗等全身毒性症状明显,呼吸道症状不明显。X 线影像表现为细小、分布均匀、密度较淡的粟粒状结节病灶。抗结核药物可改善症状。

2. 肺炎 肺癌伴阻塞性肺炎的表现与肺炎相似,但是阻塞性肺炎吸收缓慢,或炎症吸收后在同一部位反复发作。需要借助胸部增强 CT、痰脱落细胞学、支气管镜检查进行鉴别。

3. 肺脓肿 急性肺脓肿患者有畏寒、寒战、高热、咳脓性痰,痰涂片和培养可鉴定致病菌。未液化者影像表现高密度病灶伴周边炎症浸润影,液化后形成的空洞壁光滑伴液平。癌性空洞无明显中毒症状,呈偏心性厚壁空洞,内壁凹凸不平,支气管镜、脱落细胞学、经皮肺穿刺活检有助于诊断。

4. 结核性胸膜炎 常伴结核中毒症状、结核菌素试验阳性,血性胸腔积液较少。胸腔积液查到结核分枝杆菌阳性或试验性抗结核治疗后胸腔积液减少都有助于确诊结核性胸膜炎。半硬质胸腔镜能清楚地了解胸膜的情况,活检阳性率远远高于过去的胸膜活检术,能有效提高胸腔积液的诊断率。

(三) 临床分期

确诊肺癌后,临床分期是肺癌诊断和治疗的核心问题。肺癌的临床分期可比较准确地估计病情,对于制订合理的治疗方案和估计预后有很大的帮助。分期的目的是:①明确原发肿瘤的侵犯范围,有无胸内/外转移,判断手术的可切除性,制订合理的治疗方案。②采用国际统一的 TNM 分期标准,有利于评估不同治疗方案的疗效。③有助于判断预后。

根据肿瘤的大小和浸润程度(T)、区域淋巴结侵犯情况(N)和远处转移情况(M)进行肺癌的 TNM 分期,共分为 0、Ⅰ、Ⅱ、Ⅲ、Ⅳ 期,共 5 期。2015 年国际肺癌研究学会(IASLC)公布第 8 版肺癌 TNM 分期系统修订稿,见表 2-8-2、表 2-8-3。对于 SCLC 患者,亦可分为局限期和广泛期。局限期是指局限于同侧半胸,能安全地被单个放射野包围;广泛期指病灶体积过大不能纳入到单个放射野,包括恶性胸腔或心包积液及血行转移等。综合患者的临床资料和治疗进展,可对患者进行临床分期、外科病理分期、再治疗分期和复发分期。

临床分期是指治疗前依据收集到的所有临床资料做出的分期,以"c"为前缀,标记为 cTNM-cStage。如经过

外科手术治疗,根据切除标本的病理学检查资料,其准确性更高,此时做出的分期称为外科病理分期,以"p"为前缀。在肺癌的多学科综合治疗过程中,第一学科治疗后转入第二学科治疗前,进行再次的分期,有助于估计前一阶段的疗效和制订下一步治疗计划并为终末疗效评价提供参考,此称为再治疗分期,以"y"为前缀。治疗后复发,需要再次分期以制订治疗方案,以"r"为前缀。4 种分期结合起来,可更准确地反映患者病期的早晚,更个体化地制订治疗方案。

六、治疗

肺癌治疗主张综合治疗(multimodality therapy),即根据患者的身心状况、肿瘤的具体部位、病理类型、侵犯范围(临床分期)和发展趋势,结合细胞分子生物学的改变,有计划地、合理地应用现有的多学科各种有效治疗手段,以最适当的经济费用取得最好的治疗效果,以期最大幅度地根治、控制肿瘤,同时最大限度地改善患者的生活质量。

(一) 分期治疗原则

患者的病理类型、分期、功能状态(performance status, PS)评分(表 2-8-4)、性别等因素决定肺癌的治疗方案和预后。NSCLC 和 SCLC 的治疗原则不同。

1. NSCLC 的分期治疗原则

(1) Ⅰ期 NSCLC 首选手术治疗(肺叶切除 + 肺门及纵隔淋巴结清扫术),病理证实完全切除的,术后不推荐辅助化疗或辅助放疗。不宜或不愿手术的Ⅰ期 NSCLC 推荐根治性放疗。

(2) Ⅱ期 NSCLC 首选完全手术切除 + 术后辅助化疗。对于肺上沟瘤和术前评价不能完全手术切除的Ⅱ期病例,首选同期放疗、化疗,2~3 周期化疗和 40Gy 放疗后重新评价,如果可以切除则行手术切除,如果为不可切除则继续放疗、化疗。如不能或不愿手术可考虑放疗或同步放疗、化疗以提高生存率。

(3) Ⅲ期 NSCLC

1) 可切除的Ⅲ期(局部晚期)NSCLC:推荐手术切除 + 辅助化疗或新辅助化疗 + 手术切除。完全性切除后推荐含铂方案的术后辅助化疗,建议以 4 个周期为宜。但全肺切除、术后康复缓慢超过 8 周(PS≥2)或不适宜使用铂类的患者,建议不行术后辅助化疗。术后证实不完全性切除的局部晚期 NSCLC,推荐术后放疗和含铂方案化疗。因疾病原因或患者不愿意而不能接受手术的可切除的局部晚期 NSCLC,按不可切除的局部晚期 NSCLC 处理。

表 2-8-2　IASLC 肺癌 TNM 分期修订稿(第 8 版)

原发肿瘤(T)	
T_x	未发现原发肿瘤,或者通过痰细胞学或支气管灌洗发现癌细胞,但影像学及支气管镜无法发现
T_0	无原发肿瘤的证据
T_{is}	原位癌
T_1	肿瘤最大径≤3 cm,周围包绕肺组织及脏胸膜,支气管镜见肿瘤侵及叶支气管,未侵及主支气管
T_{1a}	肿瘤最大径≤1 cm
T_{1b}	肿瘤最大径 >1~2 cm
T_{1c}	肿瘤最大径 >2~3 cm
T_2	肿瘤最大径 >3~5 cm;侵犯主支气管(不常见的表浅扩散型肿瘤,不论体积大小,侵犯限于支气管壁时,虽可能侵犯主支气管,仍为 T_1),但未侵及隆突;侵及脏胸膜;有阻塞性肺炎或者部分或全肺肺不张。符合以上任何一个条件即归为 T_2
T_{2a}	肿瘤最大径 >3~4 cm
T_{2b}	肿瘤最大径 >4~5 cm
T_3	肿瘤最大径 >5~7 cm。直接侵犯以下任何一个器官,包括壁胸膜、胸壁(包含肺上沟瘤)、膈神经、心包;全肺肺不张肺炎;同一肺叶出现孤立性癌结节。符合以上任何一个条件即归为 T_3
T_4	肿瘤最大径 > 7cm;无论大小,侵及以下任何一个器官,包括纵隔、心脏、大血管、隆突、喉返神经、主气管、食管、椎体、膈肌;同侧肺不同肺叶内单个或多个分散的瘤结节

区域淋巴结(N)	
N_x	区域淋巴结无法评估
N_0	无区域淋巴结转移
N_1	同侧支气管周围和(或)同侧肺门淋巴结及肺内淋巴结转移,包括原发肿瘤直接侵犯而累及的肺内淋巴结
N_2	同侧纵隔内及(或)隆突下淋巴结转移
N_3	对侧纵隔、对侧肺门、同侧或对侧前斜角肌及锁骨上淋巴结转移

远处转移	
M_x	远处转移无法评估
M_0	没有远处转移
M_1	远处转移
M_{1a}	局限于胸腔内,包括胸膜播散(恶性胸腔积液、心包积液或胸膜结节)及对侧肺叶出现癌结节
M_{1b}	远处器官单发转移灶
M_{1c}	多个或单个器官多处转移

表 2-8-3　TNM 与临床分期的关系

临床分期	TNM 分期
隐性癌	$T_xN_0M_0$
0 期	$T_{is}N_0M_0$
ⅠA 期:ⅠA1	$T_{1a}N_0M_0$
ⅠA2	$T_{1b}N_0M_0$
ⅠA3	$T_{1c}N_0M_0$
ⅠB 期	$T_{2a}N_0M_0$
ⅡA 期	$T_{2b}N_0M_0$
ⅡB 期	$T_3N_0M_0$;$T_{1-2b}N_1M_0$
ⅢA 期	$T_4N_0M_0$;$T_{3-4}N_1M_0$;$T_{1-2b}N_2M_0$
ⅢB 期	$T_{3-4}N_2M_0$;$T_{1-2b}N_3M_0$
ⅢC 期	$T_{3-4}N_3M_0$
ⅣA 期	$T_{1-4}N_{0-3}M_{1a-1b}$
ⅣB 期	$T_{1-4}N_{0-3}M_{1c}$

表 2-8-4　功能状态评分标准:Zubrod-ECOG-WHO (ZPS,5 分法)

分值	功能状态
0	正常活动
1	症状轻,生活自在,能从事轻体力活动
2	能耐受肿瘤的症状,生活自理,白天卧床时间不超过 50%
3	肿瘤症状严重,白天卧床时间超过 50%,但还能起床站立,部分生活自理
4	病重卧床不起
5	死亡

EGFR 等驱动基因突变阳性患者的围手术期靶向治疗,目前有证据显示能使患者获益。

2) 不可切除的Ⅲ期(局部晚期) NSCLC:推荐含铂方案化疗和放疗联合治疗,同时放疗、化疗模式优于序贯放疗、化疗模式,建议使用三维适形或调强放疗技术。如采用诱导治疗2~3周期出现分期下调,病变转化为技术上可切除的情况,建议手术治疗(不包括全肺切除)。PS=2,原则上也以放疗、化疗联合治疗为好,但对于耐受力低的老年患者,建议单行放疗或化疗以减轻症状、延长生存期。PS>2,以最好的支持治疗为主要手段,有 EGFR 或 ALK 突变的患者,可考虑使用靶向治疗。

(4) Ⅳ期 NSCLC 以全身治疗为主,EGFR、ALK、ROS1 敏感突变的Ⅳ期肺癌推荐相应的靶向药物一线治疗。如果无驱动基因突变或突变状况未知的Ⅳ期肺癌,PS<2 的患者应尽早开始含铂两药方案的全身化疗或免疫检查点抑制剂 ± 化疗,对于不适合铂类治疗的患者,可以考虑非铂类的两药联合治疗。PS=2 的患者可接受单药化疗 ± 免疫检查点抑制剂。PS>2 的患者应在最佳支持治疗的基础上或在 PS 评分改善的同时,酌情考虑联合抗肿瘤治疗。

如果转移灶为孤立性脑转移或孤立性肾上腺转移而肺部病变又为可切除的 NSCLC,可考虑切除转移灶,脑转移灶也可以考虑立体定向放疗,肺部原发病灶按分期治疗原则进行。

2. SCLC 的分期治疗原则 Ⅰ期 SCLC 推荐手术切除,术后采用 EP 方案(依托泊苷 + 顺铂)或 EC 方案(依托泊苷 + 卡铂)化疗。无法手术的Ⅰ、Ⅱ、Ⅲ期 SCLC,如果 PS≤2,推荐同期放疗、化疗;如果 PS>2 首选化疗,必要时加上放疗。常规化疗未获解救的Ⅰ~Ⅲ期,可考虑解救手术切除。Ⅳ期 SCLC 首选全身化疗(EP/EC 或伊立替康 + 顺铂 / 卡铂),伴局部症状的(上腔静脉阻塞综合征、骨转移、脊髓压迫)可加局部放射放疗。PS>3(若非 SCLC 本身引起)的Ⅳ期 SCLC 仅适合最佳支持治疗。经治疗完全缓解的局限期 SCLC,推荐预防性全脑照射。

(二) 手术治疗

对于局部病灶的根治性治疗,手术切除优于肿瘤消融术和放疗(射频消融、冷冻疗法、立体定向放疗)。肺癌的手术可分为完全切除、不完全切除和不确定切除。

1. NSCLC 最适宜进行手术治疗的肺癌是Ⅰ期、Ⅱ期的 NSCLC 及部分经过选择的ⅢA 期和ⅢB 期(如 $T_3N_2M_0$) NSCLC。术前化疗(新辅助化疗)可使原先不能手术的患者降低 TNM 分期而可以手术。至于Ⅳ期肺癌,手术不应列为主要的治疗手段。

2. SCLC 手术不是主要的治疗手段,临床确定的Ⅰ期(T_{1-2},N_0)SCLC 可以考虑手术切除,推荐肺叶切除 + 纵隔淋巴结清扫术,术后仍为 pN_0 的,推荐 4~6 周期的 EP/EC 方案化疗;如为 pN_+ 的,推荐全身化疗同时加纵隔野的放疗。

对于常规放疗、化疗未获完全缓解或复发的 Ⅰ~Ⅲ期 SCLC 而在技术上又是可完全切除的,可考虑解救手术切除,有助提高生存率,因为 10%~15% 的 SCLC 可能混合了 NSCLC 成分。

(三) 药物治疗

1. 化学药物治疗 肺癌的化学药物治疗(简称化疗)可分为根治性化疗、姑息性化疗、新辅助化疗、辅助化疗、局部化疗和增敏化疗。根治性化疗主要用于 SCLC 的治疗,其特点是足量足程的大剂量联合化疗,以争取达到长期生存或治愈的最终目的。姑息性化疗主要用于晚期肺癌,其特点是延迟病变的发展,减少患者症状,提高生存质量,延长存活时间。新辅助化疗是术前的化疗,通过化疗使病变转变为可外科手术治疗或放疗,同时期望通过减少微转移而提高长期生存率。辅助化疗是术后的化疗,也期望通过减少微转移来提高生存率,特别是提高无瘤生存时间。局部化疗是指在影像介导下经支气管动脉内或病灶供血血管直接注入化疗药物,形成瘤内药物高浓度以达到提高疗效的目的。增敏化疗是在放疗的同时所进行的目的为增进肿瘤细胞对放疗敏感的化疗。

肺癌化疗的禁忌证和相对禁忌证:①PS>2 分的肺癌患者化疗应十分慎重。②白细胞低于 3.0×10^9/L,中性粒细胞低于 1.5×10^9/L,血小板低于 6×10^{10}/L,红细胞低于 2×10^{12}/L,血红蛋白低于 80g/L 的肺癌患者原则上不宜化疗。③患者伴有心、肝、肾功能严重障碍,或有严重并发症和感染发热、出血倾向者不宜化疗。④治疗 2 周期后病变仍进展,或在化疗周期的休息期中出现恶化者,应停止原方案,酌情选用其他方案。⑤化疗不良反应达 4 级,或出现严重的并发症,应停药。毒性反应恢复后再次化疗时原方案的药物应减量使用,再次出现 4 级毒副反应,应考虑改用其他方案。

NSCLC 常用的化疗药物有顺铂、卡铂、紫杉醇、多西他赛、长春瑞滨、吉西他滨、依托泊苷、伊立替康、培美曲塞等。目前一线化疗推荐含铂双药联合方案,如紫杉醇 + 顺铂 / 卡铂、多西他赛 + 顺铂 / 卡铂、吉西他滨 + 顺铂 / 卡铂、长春瑞滨 + 顺铂 / 卡铂等;对于非鳞癌患者一线化疗还可选用培美曲塞 + 顺铂 / 卡铂。而二线化疗方案多推荐多西他赛或培美曲塞单药治疗。

SCLC 对化疗的反应较好。对于 M_0 的 SCLC,目前最佳的联合化疗方案的总缓解率可达 80%~90%,完全缓解率 40%~50%,中位生存期可达 20 个月。与未接受化疗的患者相比,有效的联合化疗能提高患者的中位生存期 4~5 倍。对于 M_1 的 SCLC,联合化疗方案的有效率约 60%,中位生存时间为 7~9 个月。各期的 SCLC,一线化疗不宜超过 6 周期,是否进行维持治疗尚无定论。常用的化疗方案有 EP/EC 方案(依托泊苷 + 顺铂 / 卡铂)、IP/IC 方案(伊立替康 + 顺铂 / 卡铂)等。

2. 靶向治疗 是以肿瘤组织或细胞中所具有的特异性分子为靶点,利用分子靶向药物特异性阻断该靶点的生物学功能,选择性从分子水平逆转肿瘤的恶性生物学行为,从而达到抑制肿瘤生长甚至使肿瘤消退的目的。目前靶向治疗主要应用于 NSCLC,如以 EGFR 突变为靶点的 EGFR-酪氨酸激酶抑制剂(EGFR-TKI)的吉非替尼(gefitinib)、厄洛替尼(erlotinib)、阿法替尼(afatinib)、埃克替尼(icotinib)、达可替尼(dacomitinib)、奥希替尼(osimertinib)等;ALK 重排为靶点的克唑替尼(crizotinib)、阿来替尼(alectinib)、塞瑞替尼(ceritinib)等和 ROS 重排阳性为靶点的克唑替尼。

对于驱动基因阳性的晚期 NSCLC,一线应首选靶向治疗,必要时可以采取靶向药物为基础的联合治疗方案;某些患者一线未使用靶向治疗,但在治疗过程中发现了驱动基因时,应及时考虑联合或改用靶向治疗。

血管靶向药物常作为联合用药,如贝伐珠单抗(bevacizumab)是一种重组的人单克隆抗体,以肿瘤血管生成为靶点,通过抑制人类血管内皮生长因子(VEGF)的生物学活性而起作用。对于 PS 评分 0~1 分晚期非鳞 NSCLC 患者,在没有明显咯血和肿瘤侵犯大血管的情况,推荐一线化疗的基础上联合贝伐珠单抗。此外研究证实,血管靶向药物联合靶向治疗、免疫治疗均能在一定程度上提高疗效。

3. 免疫治疗 针对免疫检查点 PD-1 或 PD-L1 的单克隆抗体可抑制 PD-1 与肿瘤细胞表面的 PD-L1 结合,增强抗肿瘤免疫应答。对于 Ⅳ 期 NSCLC 患者,一线治疗可选用 PD-1 抑制剂联合化疗,如帕博利珠单抗(pembrolizumab)联合紫杉醇和铂类用于鳞癌,帕博利珠单抗联合培美曲塞和铂剂用于非鳞 NSCLC 等。对于 PD-L1 表达阳性≥50% 的 NSCLC,还可以选择 PD-1 抑制剂单药,如帕博利珠单抗治疗。对于广泛期 SCLC 患者,一线治疗可选用 PD-L1 抑制剂联合化疗,如阿特珠单抗(atezolizumab)联合依托泊苷 + 卡铂。

生物反应调节剂(biological response modifier,BRM)是指能调节、增强、兴奋和恢复机体生命功能的一大类生物药物。在肺癌的治疗中可以增加机体对放疗、化疗的耐受性,增加机体免疫力,提高疗效,改善生活质量。主要包括:①细胞因子类(IL-2、TNF、GM-CSF、G-CSF 等)。②其他生物制剂和动物制剂(胸腺素、转移因子、胎盘脂多糖等)。③微生物制剂(沙培林、高聚生、胞必佳、A 型链球菌甘露聚糖、卡介苗、核酸多糖等)。④植物制剂(如香菇多糖、灵芝多糖、云芝多糖等)。⑤其他(聚肌胞等)。

4. 中医中药治疗 对提高患者免疫能力、改善生活质量,特别是在减少化疗、放疗及免疫治疗的不良反应方面可以起到一定作用。

(四)放疗

放疗可以作为病灶可切除的手术患者的辅助治疗手段,及不能手术或病灶不可切除患者的主要局部治疗方法。同时放疗也是无法治愈的重要姑息治疗方式。放疗主要分为根治性放疗、姑息性放疗、辅助放疗、新辅助放疗和预防性放疗等。

对于Ⅰ~Ⅲ期的 NSCLC 患者如由于医学不能手术,但体力状态较好和预计生存期较长的,应尽量实行根治性放疗 ± 化疗。术后 pN2 阳性推荐术后同步放、化疗。根治性放疗的常规剂量为 60~70 Gy。

无法手术的 Ⅰ 期 SCLC 和局部晚期 SCLC,如果 PS≤2,推荐同期放、化疗,同期放、化疗模式优于序贯化放疗模式,建议放疗于化疗的第 1 或第 2 周期开始。放疗方式为总量 45 Gy、每次 1.5 Gy、每日 2 次,或总量 60~70 Gy、每次 2 Gy、每日 1 次。完全缓解的Ⅰ~Ⅳ期 SCLC,推荐预防性全脑照射。脑转移的Ⅳ期 SCLC 推荐全身化疗 + 全脑放疗,如果为无症状的脑转移,全脑照射可在化疗后进行。远处转移灶完全缓解的Ⅳ期 SCLC,胸部原发灶可考虑同期放、化疗。

对于根治性放疗和放、化疗患者,应尽量采用三维适形放疗技术和加强支持治疗,预防食管炎、血液毒性、放射性肺炎等放疗不良反应。三维适形放疗(3-dimensional conformal radiation therapy,3D-CRT)和调强放疗(intensity modulated radiation therapy,IMRT)、立体定向体部放疗(stereotactic body radiotherapy,SBRT)、质子治疗,是目前肺癌放疗先进的技术。

(五)介入治疗

通过经气管、经皮、经血管通路,采用灌注化疗、局部消融技术(激光烧灼、射频消融、聚焦超声、微波热疗、激光、冷冻治疗、高频电凝、氩等离子体凝固术等)、气道支架、放疗等各种局部介入治疗手段,根据具体情况采用不同的技术,控制局部肿瘤生长甚至消除肿瘤,可提高患者的生活质量,延长生存期。

（六）胸腔积液的处理

采取抽吸或引流方式,待胸腔积液排尽后注入粘连剂或化疗药物。

（七）支持治疗

支持治疗包括姑息性放疗、增进食欲(甲地孕酮)、营养支持、纠正电解质紊乱、吗啡类镇痛治疗和心理社会支持等。

七、预防和预后

避免接触与肺癌发病有关的因素,尤其是吸烟和大气污染,开展戒烟运动和加强环境保护的工作能够降低全国肺癌的发病率。加强肺癌高发职业的劳动保护,减少装修带来的室内污染,可以减少肺癌发病的危险。目前无药物可以预防肺癌的发生,戒烟是最好的预防措施。

肺癌的预后在于早发现、早诊断、早治疗,加强对高发人群的重点普查,提高早期肺癌的发现率,都有助于提高肺癌治愈率。根据诊治指南规范进行分期,根据循证医学指导肺癌的综合治疗,为患者提供最佳的个体化治疗方案,能明显延长患者的生存时间和提高患者的生存质量。

（周承志　李时悦）

数字课程学习……

▶ 章节摘要　　💻 教学PPT　　📋 拓展阅读　　📝 自测题

第九部分

呼吸衰竭及危重症治疗原则

第一章 呼吸衰竭

第一节
概述

呼吸衰竭(respiratory failure)是多种不同的原发性呼吸系统疾病导致严重的肺通气和(或)换气功能障碍,呼吸功能失代偿的综合征。表现为静息状态下亦不能维持足够的气体交换,导致低氧血症伴(或不伴)高碳酸血症,进而引起一系列病理生理改变和相应临床表现。具体诊断标准是:在海平面、静息状态、呼吸空气的条件下,动脉血氧分压(PaO_2)<60 mmHg 或动脉血二氧化碳分压($PaCO_2$)>50 mmHg,并排除心内解剖分流和原发于心排血量降低等因素。

一、病因

呼吸衰竭的病因繁多,常见以下两类情况。

（一）呼吸器官疾病

1. 气道疾病　包括上气道和下气道,舌根后坠(昏迷或麻醉患者)、阻塞性睡眠呼吸暂停低通气综合征(OSAHS)、喉水肿或痉挛、支气管哮喘、慢性阻塞性肺疾病(COPD)、呼吸道分泌物或异物阻塞,皆引起通气不足,常伴有气体分布不均、通气血流比例($\dot{V}/\dot{Q}$)失调。

2. 肺实质疾病　重症肺炎、弥漫性肺间质疾病、肺尘埃沉着病、肺水肿、肺损伤、肺不张等,引起肺容积和有效弥散面积减少、$\dot{V}/\dot{Q}$失调,部分伴有静动脉血分流率($\dot{Q}s/\dot{Q}t$)的明显增加。

3. 肺血管疾病　可分外大血管病和微血管疾病,如原发性肺动脉高压、肺血栓栓塞、肺脂肪栓塞、肺血管炎、肺毛细血管扩张症,使肺换气功能损害,引起$\dot{V}/\dot{Q}$失调(主要是高$\dot{V}/\dot{Q}$)、无效腔通气、$\dot{Q}s/\dot{Q}t$增加。

4. 胸廓疾病　胸廓外伤、胸廓畸形、大量气胸或胸腔积液等,限制胸廓的活动和肺扩张,伴有效弥散膜面积减少、$\dot{V}/\dot{Q}$失调。该类疾病的呼吸衰竭多较轻,原发病表现明显。

（二）呼吸中枢和神经－肌肉疾病

1. 颅脑疾病　脑血管疾病、脑炎、脑外伤、电击、药物中毒等直接或间接抑制呼吸中枢,特发性中枢性低通气,中枢性睡眠呼吸暂停低通气综合征。

2. 脊髓疾病和呼吸神经疾病　肌萎缩侧索硬化、脊髓灰质炎、多发性神经炎导致的神经传导功能障碍。

3. 呼吸肌疾病　重症肌无力、低钾性周期性瘫痪、肌肉萎缩可导致呼吸肌收缩力不足、耐力下降等。

上述情况皆可引起每分通气量(VE)或肺泡通气量($\dot{V}_A$)不足;若持续时间较长,将发生$\dot{V}/\dot{Q}$失调等改变,加重气体交换障碍。

二、分类

呼吸衰竭有多种分类方法,常根据发病缓急、病理生理特点和动脉血气改变等分类,不同分类方法综合应用对判断病因、理解病理生理改变、指导临床治疗有重要价值。

1. 根据动脉血气异常分类

(1) Ⅰ型呼吸衰竭　又称单纯低氧血症性呼吸衰竭,即海平面、吸空气条件下 PaO_2<60 mmHg,$PaCO_2$<45 mmHg。若患者吸氧达到上述条件也能诊断;若≥$PaO_2$60 mmHg,可暂时停止吸氧观察或根据氧合指数(OI)换算。一般是由$\dot{V}/\dot{Q}$失调、弥散功能障碍或$\dot{Q}s/\dot{Q}t$增加所致,常为多种因素共同发挥作用。

(2) Ⅱ型呼吸衰竭　又称高碳酸血症性呼吸衰竭,即海平面、吸空气条件下 $PaCO_2$>50 mmHg,同时伴 PaO_2 下降(可以 <60 mmHg,也可以 ≥60 mmHg)。若吸氧,可参考 I 型呼吸衰竭评价。主要见于通气不足,包括 VE 不足或单纯 $\dot{V}_A$ 不足,严重 $\dot{V}/\dot{Q}$ 失调也常有重要作用。

2. 根据发病急缓分类

(1) 急性呼吸衰竭 患者既往无呼吸道疾病,或有呼吸系统疾病,但本次发病与基础病无直接关系。由于突发因素导致呼吸动力不足、阻力增加或换气功能障碍,机体难以充分代偿,病理生理改变多严重。

(2) 慢性呼吸衰竭 多见于有慢性呼吸系统疾病或其他相关疾病的患者,如 COPD、OSAHS、中枢性低通气综合征、慢性间质性肺疾病等。由于呼吸功能损害逐渐加重,虽有低氧血症或(和)CO_2 潴留,但机体多已充分代偿,病理生理改变和临床症状多较轻,部分患者可有较好的活动能力和较高的生活质量。

(3) 慢性呼吸衰竭急性发作 慢性呼吸衰竭患者一旦并发呼吸道 – 肺感染或因其他原因增加呼吸负荷,则发生失代偿,出现严重低氧血症和呼吸性酸中毒的临床表现,一般介于上述两者之间。

3. 根据发病机制分类 主要是依据发病过程中肺通气量是否降低而分为通气性呼吸衰竭[泵衰竭(pump failure)]和换气性呼吸衰竭[肺衰竭(lung failure)]。呼吸泵衰竭见于神经系统、神经肌肉组织、胸廓和气道疾病,肺通气量下降,多数表现为 II 型呼吸衰竭。肺衰竭常见于肺实质和肺血管病变,肺通气量正常或增加,多数表现为 I 型呼吸衰竭。

三、发病机制

无论何种病因,最终通过下列 5 个共同途径导致高碳酸和低氧血症:通气不足(hypoventilation)、气体弥散障碍(diffusion abnormality)、肺泡通气 / 血流比例失调(ventilation-perfusion mismatch)、肺内动 – 静脉解剖分流增加和氧耗量增加。临床上往往是多种机制参与呼吸衰竭的发病过程,以前 3 种机制最常见。

1. 通气不足 肺泡气二氧化碳分压($P_{A}CO_2$)与肺泡通气量(V_A)和 CO_2 产生量(VCO_2)的关系可用下列公式反映:$P_{A}CO_2=0.863 \times VCO_2/V_A$。$VCO_2$ 与代谢有关,静息状态下相对恒定。可见 V_A 与 $P_{A}CO_2$ 成反比关系(图 2-9-1)。

健康成人在静息状态下有效肺通气量约为 4 L/min,维持正常的 $P_{A}O_2$ 100 mmHg 左右和 $P_{A}CO_2$ 40 mmHg 左右。V_A 下降引起 $P_{A}O_2$ 下降和 $P_{A}CO_2$ 上升,两者有伴随关系。此种类型的低氧血症容易通过吸氧(提高 $P_{A}O_2$)而纠正。

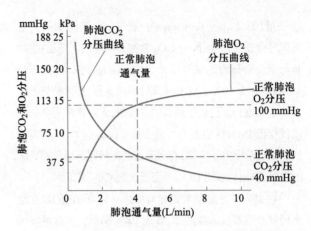

图 2-9-1 肺泡二氧化碳和氧分压与肺泡通气量的关系

2. 气体弥散障碍 系指 O_2、CO_2 等气体通过肺泡毛细血管膜进行交换的物理弥散过程发生障碍。气体弥散的速率取决于弥散膜两侧的气体分压差,气体弥散系数,肺泡膜的弥散面积、厚度与通透性,通气 / 血流比例等。临床上导致弥散功能障碍的常见机制是肺泡膜的弥散面积减少、呼吸膜增厚、通透性下降和通气 / 血流比例失调。静息状态时,流经肺部的血液通过肺泡毛细血管的时间约为 0.72 s,而正常呼吸膜 O_2 完成气体交换(达到平衡)的时间为 0.25~0.3 s,CO_2 则只需 0.13 s,O_2 与 CO_2 的弥散能力的比值为 1/20。因此,弥散障碍所致的呼吸衰竭,通常以低氧血症为主要的表现,而且容易通过单纯的氧疗纠正低氧血症。

3. 通气 / 血流比例失调 血液流经肺泡毛细血管时,相应的肺泡通气量与血流量需要有合适的比例,才能保证正常的 O_2 吸收和 CO_2 排出。正常成人静息状态下,通气 / 血流比例的平均值约为 0.8。该比值在肺部不同的区域也存在差异。疾病过程可以使部分肺组织的通气 / 血流比例明显失调,表现为下述两种主要形式。①肺泡通气不足:气道的阻塞或肺泡本身的病变,使肺泡通气量下降,通气 / 血流比例减小。该区域肺泡内的 $P_{A}CO_2$ 增加,而 $P_{A}O_2$ 下降,相应区域的毛细血管血液不能充分氧合和有效排出 CO_2。一种极端的情况是,该区域的肺泡完全没有通气量,流经的血液没有经过气体交换,直接流入肺静脉中,形成类似于 "肺动 – 静脉分流" 的结果,称为功能性分流(functional shunt),又称静脉血掺杂。此种情况下,单纯的氧疗不容易纠正低氧血症。②肺泡毛细血管血流不足:肺血管病变或血管床的破坏、肺泡内压力过高(正压通气时)对肺泡毛细血管的压迫导致血流量下降,或者是肺泡本身的通气量过大而相应的血流量相对不足,使通气 / 血流比例增大,肺泡通气不能被充分利用,又称为无效腔通气量（dead space ventilation）。通气／血流比例失调通常仅导致低氧血症，而无 CO_2 潴留。其原因主要是：①动脉与混合静脉血的氧分压差为 59mmHg，比 CO_2 分压差 5.9 mmHg 大 10 倍。②氧解离曲线呈 S 形，正常肺泡毛细血管血氧饱和度已处于曲线的平台段，无法携带更多的氧以代偿低 PaO_2 区引起的血氧含量下降。而 CO_2 解离曲线在生理范围内呈直线，有利于通气良好区对通气不足区的代偿，排出足够的 CO_2，不至于出现 CO_2 潴留。

4. 肺内动－静脉解剖分流增加　肺动脉内的静脉血未经氧合直接流入肺静脉，导致 PaO_2 降低。在这种情况下，提高吸氧浓度并不能提高分流静脉血的血氧分压。分流率越大，吸氧后提高动脉血氧分压的效果越差；若分流率超过 30%，吸氧并不能明显提高 PaO_2。

5. 氧耗量增加　发热、寒战、躁动、抽搐和呼吸窘迫等均增加氧耗量。当存在明显的通气功能障碍时，氧耗量增加会诱发或加重低氧血症。

四、低氧血症和高碳酸血症对机体的影响

呼吸衰竭时引发的机体的病理生理学变化除了与低氧血症和高碳酸血症的程度有关外，还与呼吸衰竭发生的速度，机体是否有足够的时间形成代偿反应有关。总的来说，轻症和慢性呼吸衰竭，各系统器官发生一系列代偿适应反应，可维持组织的供氧和调节酸碱平衡，对器官功能影响较低。严重和急性呼吸衰竭，出现失代偿的情况，可导致各系统器官严重的功能和代谢紊乱，甚至衰竭。受到影响的重要器官的病理生理学变化分述如下。

1. 对中枢神经系统的影响　脑组织耗氧量大，神经元细胞对缺氧最为敏感。通常完全停止供氧 4~5 min 即有可能引起不可逆的脑损害，超过 8~10 min 则几乎不可能恢复大脑皮质功能。当 PaO_2 降至 60 mmHg 时，可以出现注意力不集中、智力和视力轻度减退；当 PaO_2 迅速降至 40~50 mmHg 以下时，会引起一系列神经精神症状，如头痛、不安、定向与记忆力障碍、躁动、精神错乱、幻觉、嗜睡；PaO_2 低于 30 mmHg 时，会出现昏睡，甚至昏迷；PaO_2 低于 20 mmHg 时，只需数分钟即可造成神经细胞不可逆性损伤。

CO_2 潴留使脑脊液 H^+ 浓度增加，影响脑细胞代谢。随着 $PaCO_2$ 升高，脑功能变化呈现先兴奋、后抑制的情况。轻度的 CO_2 增加，对皮质下层刺激加强，间接引起皮质兴奋，表现为头痛、躁动、烦躁不安等。严重 CO_2 潴留时，表现为言语不清、精神错乱、嗜睡、昏迷、扑翼样震颤、抽搐和呼吸抑制。这种由缺氧和 CO_2 潴留导致的神经精神障碍综合征称为肺性脑病（pulmonary encephalopathy），其发病

机制尚未完全阐明，但目前认为与低氧血症、CO_2 潴留和酸中毒 3 种因素共同影响脑细胞功能有关。

缺氧和 CO_2 潴留均会使脑血管扩张、血流阻力降低、血流量增加，以代偿脑缺氧。严重时则损伤血管内皮细胞使其通透性增高，导致脑间质水肿；缺氧使红细胞腺苷三磷酸（adenosine triphosphate，ATP）生成减少，造成 Na^+–K^+ 泵功能障碍，引起细胞内 Na^+ 及水增多，形成脑细胞水肿。

2. 对循环系统的影响　轻度的 PaO_2 降低和 $PaCO_2$ 升高，可以引起反射性心率加快、心肌收缩力增强，使心排血量增加、血压增高。交感神经兴奋引起皮肤和腹腔器官血管收缩，而冠状血管主要受局部代谢产物的影响而扩张，血流量增加。严重的缺氧和 CO_2 潴留可直接抑制心血管中枢，造成心脏活动受抑及血管扩张、血压下降和心律失常等严重后果。心肌对缺氧较敏感，早期轻度缺氧即在心电图上显示出心肌缺血的表现。急性严重缺氧可导致心室颤动或心搏骤停。长期慢性缺氧可导致心肌纤维化和慢性心功能不全。低氧血症可以导致肺动脉平滑肌收缩和一系列介质（内皮素等）释放的变化，造成肺动脉高压和右心功能受损，最终导致慢性肺源性心脏病。

3. 对呼吸系统的影响　呼吸衰竭对患者呼吸的影响除了与 PaO_2 降低和 $PaCO_2$ 升高有关外，还受原发病的影响，综合的效应决定呼吸系统的变化。

与 CO_2 潴留相比，低氧血症对呼吸的兴奋作用较弱，严重低氧对呼吸主要是抑制作用。当 PaO_2<60 mmHg 时，对颈动脉体和主动脉体化学感受器有兴奋作用，可反射性兴奋呼吸中枢，增强呼吸运动。严重缺氧对呼吸中枢和大脑皮质有直接抑制作用，引起呼吸抑制和意识障碍。

CO_2 是呼吸的主要调节物质，CO_2 潴留是强有力的呼吸中枢兴奋剂，引起呼吸中枢驱动增加，呼吸加深、加快。急性 $PaCO_2$ 升高时表现更为显著。慢性 CO_2 潴留会造成中枢化学感受器对 CO_2 的刺激作用发生适应，呼吸反应减轻。当 $PaCO_2$ 显著增高（通常 >80 mmHg）时，会对呼吸中枢产生抑制作用（CO_2 麻醉）。此时，PaO_2 降低对外周化学感受器的刺激作用成为维持呼吸中枢驱动的主要刺激。这种情况下，应避免使用高浓度氧疗，以免加重呼吸抑制。

4. 对肾功能的影响　呼吸衰竭患者由于缺氧和 CO_2 潴留而影响肾功能。改善低氧血症和 CO_2 潴留能够改善或恢复肾功能。

5. 对消化系统的影响　呼吸衰竭患者常合并消化道功能障碍，表现为消化不良、食欲不振，甚至出现胃肠黏膜

糜烂、坏死、溃疡和出血。缺氧可直接或间接损害肝细胞，使谷丙转氨酶(丙氨酸氨基转移酶)上升。肝功能在呼吸衰竭改善后逐渐恢复正常。

6. 酸碱平衡失调和电解质紊乱　$PaCO_2$是酸碱平衡的重要调节因素，$PaCO_2$增高导致pH下降，称为呼吸性酸中毒，是CO_2潴留导致机体病理生理学变化的重要机制之一。CO_2潴留将会引起肾代偿性增加HCO_3^-的回收(需1~3 d)，恢复HCO_3^-与$PaCO_2$的比例，缓冲pH的变化。当pH处于正常范围时称为代偿性呼吸性酸中毒，pH<7.35为失代偿性呼吸性酸中毒。急性呼吸衰竭时，CO_2潴留可使pH迅速下降，慢性者pH下降较轻，伴有HCO_3^-浓度升高。因血中主要阴离子HCO_3^-和Cl^-浓度之和相对恒定(电中性原理)，当HCO_3^-浓度持续升高时血中Cl^-浓度相应降低，产生低氯血症。严重呼吸衰竭时，由于机体缺氧、液体和电解质出入量的变化，以及酸碱平衡失调对电解质平衡的影响等多种因素，容易合并代谢性酸中毒、代谢性碱中毒和电解质紊乱。

第二节
急性呼吸衰竭

一、病因

导致急性呼吸衰竭的疾病多样，详见第一节。由于疾病发生、发展迅速，机体没有时间产生足够的代偿反应，导致较明显的病理生理学改变和临床表现。有慢性呼吸衰竭的患者，如果出现病情突发的变化，低氧血症和(或)CO_2潴留在短时间内迅速加重，称为慢性呼吸衰竭急性加重，也归在急性呼吸衰竭的范畴。常见的病因有COPD急性加重、心源性肺水肿、重症肺炎、急性呼吸窘迫综合征、重症哮喘急性发作、急性肺动脉栓塞、术后、创伤、窒息、呼吸心搏骤停、中枢性疾病等。

二、临床表现

急性呼吸衰竭的临床表现主要包括呼吸困难、缺氧与酸中毒的表现和多器官功能障碍。

(一) 呼吸困难

多数患者在开始即有明显的呼吸困难，表现为呼吸费力、频率增快、辅助呼吸肌活动加强、三凹征等。但中枢性疾病(包括中枢抑制性药物)所致的呼吸衰竭可以表现为呼吸抑制，出现呼吸减慢、潮式呼吸、间停呼吸(meningtic breathing) [又称比奥呼吸(Biot respiration)]，甚至呼吸

停止。

(二) 发绀

发绀是缺氧的典型体征。当动脉血氧饱和度低于90%时，可在口唇、甲床出现发绀。需要注意，因发绀的程度与还原型血红蛋白含量相关，贫血者则发绀不明显或不出现；而红细胞增多或休克等原因引起末梢循环中还原型血红蛋白含量增高，即使动脉血氧分压正常，也可出现发绀，称为外周性发绀。而真正由于动脉血氧饱和度降低引起的发绀，称为中央性发绀。

(三) 精神神经症状

急性缺氧容易出现躁动、躁狂、精神错乱、昏迷、抽搐等症状。如合并急性CO_2潴留，可出现嗜睡、淡漠、扑翼样震颤，以致呼吸骤停。

(四) 循环系统表现

多数患者有心动过速，严重者可合并心肌损害，诱发心脏事件，亦可引起血压下降、心律失常、心搏骤停等。

(五) 其他器官功能的变化

参见缺氧和高碳酸血症对机体的影响部分。

三、诊断

对于有可致呼吸衰竭的基础疾病患者，当出现呼吸困难和(或)低氧血症及CO_2潴留相应的临床表现时，应该及时进行动脉血气分析检查，以明确诊断。

动脉血气分析(arterial blood gas analysis)最终实现下列3个诊断目标：①证实呼吸衰竭的存在。②判断呼吸衰竭的类型和严重程度。③病因的诊断与评估。

急性呼吸衰竭除了本身的诊断和评估外，还需要对基础疾病进行评估。根据临床表现和基础疾病的特点，选择应用肺功能、胸部影像学、实验室检验和纤维支气管镜等检查。

四、治疗

急性呼吸衰竭总的治疗原则是：保持呼吸道通畅、氧疗、呼吸支持、防治并发症、器官功能保护、监护与生命支持治疗及呼吸衰竭病因和诱发因素的治疗。

(一) 保持呼吸道通畅

保持呼吸道通畅是最基本的治疗措施，也是其他呼吸支持技术有效实施的前提。昏迷后的上呼吸道塌陷、分泌物或异物对喉咽部的阻塞、气道分泌物阻塞气管和支气管、基础肺疾病所致的气道阻塞(如COPD的气道重塑、平滑肌痉挛等)等，必须给予重视和适当的处理。

保持气道通畅的方法主要有：①若患者昏迷应使其处

于仰卧位,头后仰,托起下颌并将口打开。②清除气道内分泌物及异物。③若以上方法不能奏效,必要时应建立人工气道(气管插管、气管切开或简便人工气道)。④考虑有支气管痉挛者及时使用支气管舒张药和糖皮质激素。

(二) 氧疗

氧疗通常作为首先采用的救治措施。

1. 给氧浓度(流量) 对于没有慢性呼吸衰竭基础的患者,多数采用高浓度(流量)给氧,使 PaO_2 迅速提高到 >60 mmHg 或 SpO_2>90%。对于伴有高碳酸血症的急性呼吸衰竭,往往采用控制性低浓度给氧的方法,控制氧浓度(流量)刚好维持 PaO_2 在 60 mmHg 或 SpO_2 在 90% 左右,以免加重 CO_2 潴留。

2. 吸氧装置 轻症患者首选鼻导管给氧,严重低氧或需要吸入较高氧浓度者,推荐选择面罩给氧。文丘里(Venturi)面罩作为可以调节吸入氧浓度的面罩,用于常规的氧疗方法不能有效纠正低氧血症者。

(1) 鼻导管或鼻塞 主要优点为简单易用,并且患者容易耐受;最主要的缺点是不能提供高的吸氧浓度。鼻导管给氧时,吸入氧浓度(估算)=21+4× 氧流量(L/min)。然而,实际的吸入氧浓度受到众多因素的影响,实测值与计算值有较大的差别。当氧流量 >6 L/min 时,进一步增加氧流量也难以进一步提升吸入氧浓度。

(2) 面罩 主要包括简单面罩、带储气囊无重复呼吸面罩和文丘里面罩,主要优点为吸氧浓度相对稳定和可以提供较高的吸入氧浓度。缺点为在一定程度上影响患者咳痰与进食,长期应用的耐受性低于鼻导管给氧。

(三) 机械通气

当机体出现严重的通气和(或)换气功能障碍时,机械通气是重要和有效的改善肺通气和换气的治疗。常规的机械通气需要建立人工气道(也称为有创机械通气),用于救治危及生命的呼吸衰竭。相对较轻和没有迅速危及生命的情况时,可以尝试无创机械通气治疗。

1. 无创机械通气的应用 通过鼻面罩连接患者和呼吸机,给予正压通气治疗。由于无需建立有创人工气道,简便易行,特别适合在轻症和早期应用。或者在气管插管前给予短时间的面罩通气,提高血氧饱和度后,再进行气管插管,减少缺氧相关的并发症。与机械通气相关的严重并发症的发生率低,但患者应具备以下基本条件:①清醒能够合作且病情相对稳定。②气道通畅,无痰或痰液清除能力好。③血流动力学稳定。④无多器官功能衰竭。⑤无紧急气管插管的情况(如反流误吸、昏迷伴上呼吸道阻塞等)。⑥无无创机械通气的禁忌证(呼吸心搏停止、临床

状态不稳定、不能保护气道、不能紧密连接罩、未治疗的气胸、近期上气道或食管手术、气道分泌物多、不合作或烦躁)。

2. 气管插管和有创机械通气的应用 气管插管的指征因病而异。急性呼吸衰竭患者出现昏迷,呼吸不规则或出现暂停,呼吸道分泌物增多,咳嗽和吞咽反射明显减弱或消失,严重顽固的低氧血症等情况,应及时气管插管使用机械通气。机械通气过程中应根据血气分析和临床资料调整呼吸机参数。呼吸机合理应用和相关并发症的防治请参见本部分第三章相关内容。

(四) 病因治疗

如前所述,引起急性呼吸衰竭的原发疾病多种多样,在解决呼吸衰竭本身造成危害的前提下,针对不同病因采取适当的治疗措施十分必要,也是治疗呼吸衰竭的根本所在。而氧疗和呼吸支持等呼吸衰竭的治疗只是起到生命支持的作用,以及为基础疾病的治疗提供合适的条件与争取时间。

(五) 一般治疗与支持疗法

对呼吸兴奋剂的治疗作用一直存在争议,对于镇静催眠药过量引起的呼吸抑制和 COPD 并发急性呼吸衰竭者,可以尝试使用,其他原因导致的呼吸衰竭不宜常规使用。呼吸兴奋剂必须在保持气道通畅的前提下使用,否则无法达到效果,反而有可能引起不良反应(加重呼吸肌疲劳、烦躁、抽搐等)。国内传统使用的药物有尼可刹米和洛贝林,由于作用较轻,用量过大可引起不良反应,在西方国家几乎已被淘汰,取而代之的有多沙普仑(doxapram)。

支持疗法主要涉及水电解质平衡、酸碱平衡的调节和营养支持等。严重的酸碱平衡失调和电解质紊乱可以进一步加重呼吸系统乃至其他系统器官的功能障碍,并可干扰呼吸衰竭的治疗效果,因此应及时加以纠正。加强液体管理,防止血容量不足和液体负荷过大,保证血细胞比容(hematocrit,Hct)在一定水平,对于维持氧输送能力和防止肺含水量过多具有重要意义。呼吸衰竭患者由于摄入不足或代谢失衡,往往存在营养不良,需保证充足的营养及热量供给。

(六) 其他重要器官功能的监测与支持

呼吸衰竭往往会累及其他重要器官,导致多器官功能障碍综合征(multiple organ dysfunction syndrome,MODS)。其中,最常受累的是循环系统。因此应及时将重症患者转入 ICU,加强对重要器官功能的监测与支持,维持循环的稳定和保护心功能。同时也需要监测和保护肾功能、预防消化道出血和防治弥散性血管内凝血(DIC)等。

第三节
慢性呼吸衰竭

一、病因

慢性呼吸衰竭是在原有的肺部、胸廓和神经肌肉病变基础上发生的。最常见的病因为COPD，随着病情逐渐加重，肺功能越来越差，通气失代偿后表现为Ⅱ型呼吸衰竭。早期虽然有低氧血症或伴有CO_2潴留，但是患者可以通过机体的代偿，使动脉血pH保持在正常范围。此时患者生理功能障碍和代谢紊乱较轻，可保留有一定的生活自理和活动能力。

二、临床表现

慢性呼吸衰竭的临床表现主要是缺氧与CO_2潴留所致的多器官功能紊乱。

(一) 呼吸困难

COPD所致的呼吸困难，在病情较轻时表现为轻微活动后呼吸困难，呼吸费力，辅助呼吸肌活动加强，伴呼气延长，休息时表现可不明显。严重时休息状态下也有呼吸困难的表现。如果$PaCO_2$升高过快或显著升高发生CO_2麻醉时，可出现呼吸抑制，表现为意识障碍、浅慢呼吸或潮式呼吸等。

(二) 神经系统症状

慢性呼吸衰竭伴CO_2潴留时，随$PaCO_2$升高可表现为先兴奋后抑制现象。兴奋症状包括失眠、烦躁、躁动、夜间失眠而白天嗜睡。对此类失眠患者，切忌用镇静或催眠药，以免加重CO_2潴留，发生肺性脑病。肺性脑病表现为神志淡漠、肌肉震颤或扑翼样震颤、间歇抽搐、昏睡，甚至昏迷等。亦可出现腱反射减弱或消失，锥体束征阳性等。此时应与合并脑部病变鉴别。

(三) 循环系统表现

长时间缺氧和CO_2潴留可导致肺动脉高压、右心衰竭，出现体循环淤血体征。CO_2潴留使外周体表静脉充盈、皮肤红润、湿暖多汗、血压升高、心搏量增多而致脉搏洪大；因脑血管扩张，产生搏动性头痛。

三、诊断

依据胸肺疾病史、呼吸困难、发绀和神志改变较易确诊。慢性呼吸衰竭的血气分析诊断标准参见急性呼吸衰竭。

四、治疗

慢性呼吸衰竭的治疗原则与急性呼吸衰竭基本一致：治疗原发病，采取有效措施缓解缺氧与CO_2潴留。

(一) 氧疗

有呼吸困难、$PaO_2<60$ mmHg或$SaO_2<90\%$时，应该给予长期氧疗。氧疗方法应该是控制性低流量持续给氧。常用鼻导管给氧，氧流量1~3 L/min（吸氧浓度为28%~32%），以维持SaO_2（或SpO_2）≥90%。过高的吸入氧浓度可能加重CO_2潴留（机制见前述）。

(二) 机械通气

对于COPD急性加重导致的慢性呼吸衰竭急性加重患者，无创机械通气可以缓解气促症状、降低气管插管率、降低病死率和缩短恢复时间。家庭长期应用无创通气治疗慢性呼吸衰竭也有明确的效果。由于缺乏大型多中心前瞻性随机对照研究结果的支持，目前尚不能够常规推荐应用，只是选择性应用于无创通气治疗后感觉气促改善、能够耐受治疗的患者。有创机械通气通常只是在急性加重需要住院救治的严重呼吸衰竭患者中应用。

(三) 抗感染

慢性呼吸衰竭稳定期没有明确感染征象时，不应该使用抗菌药物治疗。急性加重的常见诱因是感染，治疗过程中也可以合并感染，需要认真评估和给予恰当的抗感染药物治疗。

(四) 呼吸兴奋剂的合理应用

慢性呼吸衰竭不适宜长期静脉应用呼吸兴奋剂。口服用呼吸兴奋剂如阿米三嗪(almitrine)，其临床疗效尚不明确。

(五) 纠正酸碱平衡失调和电解质紊乱

慢性呼吸衰竭常有CO_2潴留、呼吸性酸中毒和HCO_3^-浓度代偿性升高。主要的治疗是基础疾病的治疗和改善通气，通常无需特殊治疗酸碱失衡。严重的呼吸性酸中毒导致pH<7.20时，是机械通气的主要指征之一。当以机械通气等方法较为迅速地纠正呼吸性酸中毒时，原已增加的HCO_3^-未能及时排出，pH升高，称为呼吸衰竭后的代谢性碱中毒。如果pH>7.50时，应该及时处理。首选降低通气量，必要时给予患者盐酸精氨酸和补充氯化钾可以纠正。如果不能纠正者，可以临时服用碳酸酐酶抑制剂乙酰唑胺(醋氮酰胺)1~2次，促进HCO_3^-的排出。此外，慢性呼吸衰竭容易出现水、电解质紊乱，需要密切监测和及时纠正。

（朱　蕾）

第二章 急性呼吸窘迫综合征

急性呼吸窘迫综合征(acute respiratory distress syndrome,ARDS)是指心源性以外的各种肺内外致病因素导致的急性、进行性低氧血症性呼吸衰竭。发病原因可以是感染性或非感染性,但仅少部分情况直接致病,大多数情况下通过一系列炎症介质和炎症细胞的作用间接致病。ARDS的主要病理改变为肺泡毛细血管膜(alveolar capillary membrane,ACM)的弥漫性或广泛性通透性增加,肺间质和肺泡水肿,肺泡陷闭和透明膜形成。主要病理生理改变为肺内动静脉分流,一定程度的通气血流比例($\dot{V}/\dot{Q}$)失调和弥散功能减退,限制性通气功能障碍。临床主要表现为进行性呼吸窘迫和顽固性低氧血症。

一、病因与发病机制

（一）病因

多种危险因素可诱发ARDS,分为肺内因素(直接因素)和肺外因素(间接因素)。肺内因素是指原发疾病或损伤在肺部的因素,包括如下。①化学性因素:如吸入胃内容物、毒气、淹溺等。②物理性因素:如肺挫伤、手术损伤、放射性损伤等。③感染性因素:如严重肺部感染。肺外因素众多,是指可以导致严重全身炎症反应综合征(systemic inflammatory response syndrome,SIRS)的因素,包括严重休克、脓毒症、急性重症胰腺炎、大面积烧伤、大量输血、体外循环、弥散性血管内凝血、严重非胸部创伤、药物或麻醉品中毒等。这些危险因素的严重程度和持续时间与随后ARDS的患病率有关。文献报道最常见的危险因素(基础疾病)有:脓毒症(sepsis)、吸入胃内容物、肺挫伤、大量输血、多发性骨折、淹溺、体外循环、烧伤等。

（二）发病机制

急性肺损伤的发病机制尚未完全阐明,目前认为主要包括两个方面,即致病因素的直接损伤和严重的炎症反应对肺泡上皮、肺毛细血管内皮的损伤,以后者更为重要。多种炎症细胞(中性粒细胞、巨噬细胞等)及其释放的炎性介质和细胞因子间接介导的肺部炎症反应是导致ARDS的重要环节。

研究发现,很多导致ARDS发生的因素可触发炎症反应,导致基因转录的异常、炎症细胞的活化与凋亡的延迟,众多的炎症介质和细胞因子的释放导致SIRS。多种炎症细胞(中性粒细胞、巨噬细胞等)和结构细胞(肺毛细血管内皮细胞、肺泡上皮细胞等)参与了发病过程。其中,

中性粒细胞在肺内聚集、激活,并通过"呼吸暴发"释放氧自由基、蛋白酶和炎性介质被认为是重要的环节。研究和被关注较多的促进炎症的炎症介质和细胞因子包括肿瘤坏死因子-α(TNF-α)、白细胞介素-1(IL-1)、E选择素、血管细胞黏附分子-1(vascular cell adhesion molecule-1,VCAM-1)、一氧化氮合酶2(nitric oxide synthase 2,NOS2)、内皮素-1(ET-1)等。同时,机体也存在代偿性抗炎症反应[代偿性抗炎症反应综合征(compensatory anti-inflammatory response syndrome,CARS)]。研究较多和被关注的抗炎的介质或细胞因子有IL-4、IL-10、IL-13及一些神经肽[如胆囊收缩素(cholecystokinin,CCK)、血管活性肠肽(VIP)等]。肺内促炎介质和抗炎介质的平衡失调,被认为是ARDS发生、发展的关键环节。也是MODS发生发展的重要环节。此种失衡除了与致病因素有关外,还可能与基因调控有关。如何监控和调整炎症反应,也是ARDS监测和值得探索的治疗方向之一。

二、病理

ARDS的主要病理改变是弥漫性肺泡损伤,表现为肺广泛性充血水肿,肺泡、肺间质和毛细血管的炎症和损伤,微肺不张、微血管栓塞和肺泡内透明膜形成。病理过程可分为3个阶段:渗出期(起病1周内)、增生期(1~3周)和纤维化期(3周后),但3个阶段常重叠存在。

ARDS肺组织的大体表现为肺呈暗红色或暗紫红色的肝样变,可见水肿、出血,质量明显增加,切面有液体渗出,故有"湿肺"之称。显微镜下可见肺微血管充血、出血、微血栓形成,肺间质和肺泡内有富含蛋白质的水肿液及炎症细胞浸润,肺泡灶性或大片肺泡萎陷,腔内透明膜形成。透明膜由凝结的血浆蛋白、细胞碎片、纤维素及残余的肺表面活性物质混合形成。同时有Ⅰ型肺泡上皮受损坏死。随后逐渐过渡到增生期和纤维化期。可见Ⅱ型肺泡上皮、成纤维细胞增生和胶原沉积。部分肺泡的透明膜经吸收消散而修复,亦可有部分发生纤维化。ARDS患者由于上皮损伤等因素导致局部免疫功能下降,容易合并肺部继发感染。

三、临床表现

ARDS在临床上表现为首先是存在严重的基础疾病,然后经过数小时至7 d(约1/2于24 h内)发病。最早出

现的症状是呼吸加快,进行性加重的呼吸困难,逐渐发展为典型的呼吸窘迫,表现为呼吸费力、加深、加快,发绀,常伴有烦躁、焦虑、出汗,患者常感到胸廓紧束、严重憋气,不能用通常的吸氧疗法改善,亦不能用基础疾病或其他原发心肺疾病(如气胸、肺气肿、肺不张、肺炎、心力衰竭)解释。早期肺部体征可无异常,或仅在双肺闻及少量细湿啰音,随着病情进展,出现唇及指甲发绀;后期可出现肺实变体征,如呼吸音减低、水泡音、管状呼吸音等。

四、辅助检查

(一) 影像学检查

1. 胸部 X 线检查　早期可无异常,或呈轻度间质改变,表现为边缘模糊的肺纹理增多或广泛的磨玻璃影。继之出现斑片状以至融合成大片状的浸润阴影,大片阴影中可见支气管充气征(图 2-9-2),严重者出现双肺广泛实变(白肺)。其早期的影像学特点符合肺水肿的特点,进展迅速。然而,与心源性肺水肿不同之处是,一旦形成,不可能在 1~2 d 明显吸收。后期表现为逐步吸收和类似肺间质纤维化的改变。

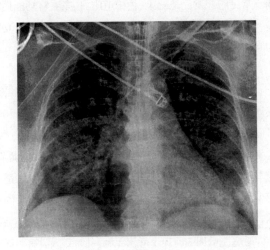

图 2-9-2　ARDS 胸部 X 线片改变

2. CT 扫描　与正位胸部 X 线片相比,CT 扫描能更准确地反映肺部病变的分布、性质和演变过程,也可更敏感地发现早期肺气压伤,评估继发性肺部感染等。

(二) 动脉血气分析

动脉血气分析是评价肺气体交换的主要手段。典型的改变为 PaO_2 降低,$PaCO_2$ 降低,pH 升高,但严重者可以合并代谢性酸中毒和 CO_2 潴留($PaCO_2$ 高于正常)。根据动脉血气分析和吸入氧浓度可计算肺氧合功能指标,如肺氧合指数(PaO_2/FiO_2),肺泡 – 动脉氧分压差[$P_{(A-a)}O_2$]、

肺内分流率 Q_s/Q_T)、呼吸指数[$P_{(A-a)}O_2/PaO_2$]等指标,对建立诊断、严重性分级和疗效评价等均有重要意义。

目前在临床上以氧合指数(PaO_2/FiO_2)最为常用。其具体计算方法为 PaO_2 的 mmHg 值除以吸入气氧浓度(FiO_2,用小数为单位),如某位患者在吸入 40% 氧(吸入气氧浓度为 0.4)的条件下,PaO_2 为 80 mmHg,则 PaO_2/FiO_2 为 80÷0.4=200 mmHg。肺氧合指数降低是诊断 ARDS 的必要条件。正常值为 400~500 mmHg,≤300 mmHg 为 ARDS。

(三) 床边肺功能监测

ARDS 时,肺容量和肺活量、功能残气量(FRC)和残气量均减少;无效腔通气量比例(V_D/V_T)增加,但无呼气流速受限;静 – 动脉分流量增加。肺顺应性降低,顺应性的改变,对严重性评价和疗效判断有一定的意义。

(四) 心脏超声和 Swan-Ganz 导管检查

对于没有基础心脏疾病和临床上不支持心源性肺水肿者,无需常规做 Swan-Ganz 导管检查。可以选择床旁超声心脏功能评价协助临床心功能评估。临床上鉴别有困难,或者有明确的心脏基础疾病者,Swan-Ganz 导管检查有助于明确心脏情况和指导治疗。肺动脉楔压(PAWP)一般 <12 mmHg,若 >18 mmHg 则支持左心衰竭的诊断。PAWP 测定结果可指导 ARDS 的液体治疗。

五、诊断与鉴别诊断

(一) 诊断

1967 年 Ashbaugh 首先提出 ARDS 的定义,1994 年美欧联席会议"AECC 定义"、2007 年我国《急性肺损伤 / 急性呼吸窘迫综合征诊断与治疗指南(2006)》、2012 年"柏林定义"等都是 ARDS 诊断逐渐发展的体现。

目前多采用"柏林定义"对 ARDS 做出诊断及严重程度分级。

1. ARDS 的柏林定义　已知临床病因后 1 周之内或新发 / 原有呼吸症状加重;胸部影像,即胸部 X 线片或 CT 扫描可见双侧阴影且不能完全用胸腔积液、肺叶不张或结节解释;其原因不能通过心力衰竭或水负荷增多来解释的呼吸衰竭,如果没有危险因素,就需要客观评估排除静水压水肿。

2. 严重度分级　①轻度:200 mmHg<PaO_2/FiO_2≤300 mmHg,PEEP 或 CPAP≥5 cmH_2O;②中度:100 mmHg<PaO_2/FiO_2≤200 mmHg,PEEP≥5 cmH_2O;③重度:PaO_2/FiO_2≤100 mmHg,PEEP≥5 cmH_2O。

(二）鉴别诊断

上述 ARDS 的诊断标准并非特异性的,需要排除导致呼吸窘迫和低氧血症的其他疾病。首先需要与心源性肺水肿鉴别。心源性肺水肿患者卧位时呼吸困难加重,咳粉红色泡沫样痰,肺湿罗音多在肺底部,对强心、利尿等治疗效果较好;鉴别困难时,可通过测定 PAWP、超声心动图检测心室功能等做出判断并指导此后的治疗。此外,必须排除大片肺不张、自发性气胸、上气道阻塞、急性肺栓塞等导致的呼吸窘迫和低氧血症。通过详细询问病史、体检、胸部影像学的特点,疾病的演变规律和对治疗的反应等,多数可以明确鉴别。

六、治疗

ARDS 的治疗原则与一般急性呼吸衰竭相同。主要治疗措施包括:积极治疗基础疾病、密切监护、呼吸支持、防治并发症、液体管理和营养支持等。

(一）积极治疗基础疾病

由于 ARDS 是严重疾病或创伤的肺部并发症,基础疾病的有效控制是治疗 ARDS 的基础。多数患者的基础疾病容易得到明确诊断,需要给予积极的治疗。基础疾病判断不清楚时,需要注意隐蔽的感染病灶(如腹腔、肺部、手术操作相关的部位等),积极有效的抗感染治疗对控制 ARDS 有重要意义。

(二）密切监护

ARDS 属于急性危重疾病,病情演变迅速,病死率高,所以一旦诊断,应该进行密切监护,监测生命体征、水电解质平衡、器官功能、感染和炎症的指标等。同时,应该做好气管插管和机械通气的准备。

(三）呼吸支持

1. 氧疗 采取有效措施,改善低氧血症,使 PaO_2 ≥60 mmHg 或 SaO_2≥90%。一般需用高浓度给氧,可根据低氧血症改善的程度和治疗反应调整氧疗方式,首先使用鼻导管给氧,当需要较高的吸氧浓度时,可采用面罩给氧。文丘里面罩可以更加准确地调控吸入气氧浓度,在 ARDS 中有其优势。

2. 机械通气 ARDS 机械通气的指征尚无统一的标准。由于多数患者不能通过氧疗纠正低氧血症,所以一旦诊断为 ARDS,应该做好机械通气的准备。早期症状轻、没有紧急气管插管指征者,可以尝试应用无创正压通气

(non-invasive positive pressure ventilation,NPPV);无效或病情危重、有紧急气管插管指征者,需要气管插管机械通气(有创机械通气)。

ARDS 有创通气的实施需要适应该病肺部病变的特点。由于存在微肺不张和肺实变,肺容积减少,病变较轻和功能较好的肺组织相当于一个"小肺",负担着通气和换气功能,常规潮气量对于"小肺"来说已经是过大。而过大的潮气量和呼吸过程中肺泡的反复开放与闭合可以导致机械通气相关性肺损伤(ventilation-associated lung injury,VILI)。

3. 体外膜氧合(extracorporeal membrane oxygenation,ECMO) 通过建立体外循环,进行氧合和排除 CO_2,可以作为机械通气的补充,用于肺出现严重病理改变而呼吸机无法纠正的严重缺氧患者。近年来,其在 ARDS 中的应用得到重视。此方法需要特殊的设备和有应用经验的团队,所以目前仅作为补救的治疗措施。

(四）防治并发症

ARDS 死亡的病例中,接近 1/2 的直接死亡原因是并发症,而不是严重的低氧血症。因此,预防并发症十分重要。常见的并发症是感染、消化道出血、多器官功能损害等。因此,治疗过程中对感染的监测与治疗及对器官功能的监测与保护十分重要。

(五）液体管理和营养支持

ARDS 存在肺水肿,过多的液体将会加重肺水肿,而液体不足又会导致循环不稳定(尤其是有脓毒症者)和容易合并肾功能损害。这种情况下的液体平衡,需要在严密监测出入液体量和综合评估患者状态下认真细致地调节。基本的原则是在维持循环稳定和适当尿量的前提下,适当减少液体的入量,以达到"可允许的较低循环容量"的目标。关于补液性质尚存在争议,由于担心胶体物质在毛细血管通透性增加的前提下渗出至肺间质,如果没有明显的低蛋白血症者,不宜输注血浆蛋白等胶体物质。对于创伤出血多者,最好输新鲜血。

ARDS 时机体处于高代谢状态,应补充足够的营养。胃肠功能良好者,应提倡以胃肠营养为主要的途径,而且能够保护胃肠黏膜,防止肠道菌群异位。静脉营养可以作为胃肠营养的补充。在胃肠功能异常时,以静脉营养作为主要的营养支持途径,需要注意深静脉导管的感染和血栓形成等并发症。

(朱 蕾)

第三章　气道管理和呼吸支持技术 🅔

数字课程学习……

　🎬 章节摘要　　💻 教学 PPT　　📋 拓展阅读　　📝 自测题

第一部分

心血管系统疾病概述

一、流行病学

心血管疾病(cardiovascular disease,CVD)是目前全球最主要的死亡原因。在 20 世纪以前,传染性疾病和营养不良是全球最常见的死因,CVD 在全部死因中所占的比例 <10%。目前,CVD 约占全球总死亡率的 33%。

(一)流行病学特点

心血管系统疾病的流行病学特点为:全球的分布有地区差异;CVD 发病率、患病率、死亡率随年龄增长而上升,一般男性高于女性,尤其是冠心病和高血压;国家之间、地区之间 CVD 的变化趋势存在差异。2005 年,全球死于 CVD 的人数占了总死亡人数的 30.2%。在高收入国家,如美国,2010 年 33% 以上的成人患有 1 种或以上心血管系统疾病;CVD 死亡人数占所有死亡人数的 40%。在低收入与中等收入国家,随着肥胖、2 型糖尿病和代谢综合征等动脉粥样硬化重要危险因素的日益流行,正面临着 CVD 快速增长的问题。我国约有 2.1 亿 CVD 患者,即 15% 的成人患有 1 种或以上 CVD。我国无论是城市还是农村,CVD 均是死因构成的第 1 位。

(二)危险因素

CVD 行为危险因素包括吸烟、不健康饮食、缺乏体育锻炼等,代谢危险因素包括血脂水平、高血压、肥胖、糖尿病等。

(三)预防与管理

在降压药等有效治疗药物及介入手术等治疗手段普遍应用之前,高收入国家的 CVD 死亡率已经开始下降,提示环境因素对 CVD 死亡率的显著影响及 CVD 的可预防性。

1. 卫生政策措施 是 CVD 一级预防的重要部分。例如,通过增加公共健身设施来倡导体育锻炼;通过提高香烟的价格,工作场所禁烟,控烟公益广告等,实现控烟目标;通过食品低盐、低脂和热量限制,促进水果和蔬菜的消费,促进健康饮食。从而降低 CVD 危险因素的总体负担。

2. 高危人群识别与干预 属于二级预防。动脉粥样硬化性疾病可累及不同动脉,但病理过程相似,因此预防措施也相同,包括健康的生活方式(戒烟、膳食干预、体育活动),处理合并危险因素(高血压、高脂血症和糖尿病),以及使用抗血小板药。

二、体格检查

(一)生命体征

生命体征包括脉搏、血压及呼吸频率。正常情况下,双上肢的脉搏强度对称,节律规则,频率与心率相同。脉律异常见于各种心脏疾病:①脉律绝对不齐且脉率小于心率见于心房颤动;②水冲脉是主动脉瓣关闭不全的特征,也可见于动脉导管未闭和动静脉瘘,常伴有脉压的增加;③奇脉是心脏压塞的典型体征;④脉搏消失提示周围动脉疾病。如果考虑有主动脉夹层,应该测量双侧上肢的血压和至少一侧下肢的血压,双侧上肢血压的差异也可能是由大血管的粥样硬化性狭窄病变所致。主动脉缩窄时,下肢的血压显著低于上肢的血压,其动脉搏动也减弱。心力衰竭的患者呼吸困难、频率增快,潮式呼吸见于重度心力衰竭者,患者常被迫取半卧位或坐位。

(二)体表皮肤检查

1. 特征性的面容与体征 累及心脏的全身性疾病,如甲状腺功能亢进症、甲状腺功能减退症、风湿性关节炎、硬皮病、血色素沉积症等患者常有特征性的面容,马方综合征(Marfan syndrome)、唐氏综合征(Down syndrome)等先天性畸形均有明显的外貌体征。

2. 发绀 是由毛细血管床中还原血红蛋白的含量增加导致皮肤呈青蓝色。中心性发绀见于吸入的氧浓度降低或通气与换气功能障碍、肺部血液氧合力降低(如进展性肺部疾病、肺水肿、肺栓塞和肺动静脉瘘及右向左分流型先天性心血管病)所引起的血氧饱和度降低,显著的红细胞增多症和血液中存在异常血红蛋白(如高铁血红蛋白血症或硫化血红蛋白血症)的患者也可表现为中心性发绀。周围性发绀是周围循环血流障碍所致,常继发于血管收缩、心力衰竭或休克等引起的肢体血流量下降。严重心力衰竭患者可同时存在中心性和周围性发绀。杵状指(趾)见于慢性长期发绀的患者,如右向左分流型先天性心血管病,也见于某些慢性肺部疾病。

3. 皮肤和巩膜的黄染　可见于严重右心衰竭或血色素沉积症者。黄色瘤见于重度高胆固醇血症者。感染性心内膜炎可有奥斯勒结节(Osler node)、詹韦损害(Janeway lesion)或甲床下出血。

4. 水肿　是右心衰竭的重要表现。由心力衰竭、心包疾病或肺动脉高压导致的水肿通常是双侧对称性的,从踝部或其他低垂部位开始往上进展,常伴有颈静脉怒张和肝淤血性增大。

(三)眼部检查

眼底检查可发现糖尿病或高血压的视网膜改变,视网膜动脉的串珠样改变是重度高胆固醇血症的典型表现,视网膜动脉闭塞可见于左心房或左心室血栓、左心房黏液瘤或大血管的粥样斑块等脱落所造成的栓塞,罗特斑(Roth spot)(中心呈白色的卵圆形出血斑)见于感染性心内膜炎。甲状腺功能亢进症可表现为突眼征和凝视,强直性肌营养不良可出现上睑下垂和无表情脸。

(四)颈部检查

在坐位或半卧位时,颈静脉充盈、怒张或搏动均为异常表现,提示中心静脉压的升高。充盈的颈静脉可用于评价右心房的平均压,正常为 5~10 cmH$_2$O。静脉压升高可见于右心衰竭、心包疾病、三尖瓣疾病、肺动脉高压和上腔静脉阻塞综合征,胸腔和腹腔压力增高也可导致中心静脉压升高。肝颈静脉回流征阳性是右心功能不全的表现。

颈动脉搏动增强多见于心排血量增加时,如主动脉瓣关闭不全、动静脉瘘、甲状腺功能亢进症、发热或贫血等。在主动脉瓣关闭不全或动静脉瘘时,颈动脉可出现重搏波。颈动脉血管杂音提示狭窄性病变,主动脉瓣狭窄的杂音也可向颈部传导。

(五)心脏检查

1. 视诊　应注意有无胸廓畸形、心尖冲动心前区的异常隆起或搏动。导致右心室肥大的先天性心血管病常引起心前区隆起;心脏扩大时心尖冲动的位置也发生变化,左心室扩大时心尖冲动向左、下移位,右心室扩大时心尖冲动向左移位。

2. 触诊　应注意心尖冲动的位置、强度,心尖抬举样冲动提示左心室肥厚。触诊对低频的振动较敏感,震颤的发生机制与杂音相同,易发生在某些先天性心血管病或狭窄性瓣膜病变时,少见于瓣膜关闭不全时,常提示杂音在 4/6 级或以上,因此触及震颤者均可认为存在心脏器质性病变。心包摩擦感见于急性心包炎纤维素渗出期,随渗液的增多,心包脏层和壁层分离,摩擦感消失。

3. 叩诊　可发现心浊音界扩大,除了心脏本身的扩大外,心包积液也导致心浊音界的扩大。心底部浊音界的扩大提示主动脉或肺动脉的扩张。

4. 听诊　是心脏体检中最重要的部分。要注意心率、心律、心音、额外心音、杂音和心包摩擦音。正常心率在 60~100 次 /min。

心脏杂音对心血管疾病的诊断和鉴别诊断意义重大。闻及杂音时需描述其最响部位、强度、时相、性质、传导方向及体位、呼吸或运动对杂音的影响。

(六)腹部检查

右心衰竭导致肝淤血可引起肝大,肝颈静脉回流征可通过压迫肝使颈静脉压升高而引出,阳性者提示严重的右心衰竭或右心室充盈受阻(如缩窄性心包炎)。更严重的患者,可见到脾大和腹水。腹部收缩期杂音提示肾动脉狭窄或腹主动脉病变。

三、辅助检查

(一)心电图

心脏传导系统产生电活动,心房和心室肌纤维激动并除极,随后发生收缩。心电图(electrocardiogram,ECG)可记录这些电脉冲产生的电流传导到体表所产生的电位,对心脏病的诊断非常有价值,可评价各种心律失常、心房和心室肥大、心肌缺血及梗死、心包炎、药物作用、电解质紊乱(尤其是血钾)及心脏起搏器的功能等。除了静息 ECG 外,负荷 ECG(如运动试验)和动态心电图可提供更多信息,尤其是心肌缺血和心律失常,并且可以观察症状与 ECG 改变之间的关系。

(二)无创性心脏影像

过去几十年间,心脏影像技术有了很大进展,并显著地提高了 CVD 的诊治水平。其中无创性影像技术主要包括超声心动图(echocardiography)、核素心脏检查、磁共振成像(MRI)和心血管 X 线计算机体层摄影(CT)。

1. 超声心动图　与其他影像技术相比,超声心动图检查的优点是方便、可移动,可进行床旁检查,提供即时的有关心脏结构和血流动力学信息,可用于急症患者和血流动力学不稳定者。便捷式超声心动图检查仪进一步增加了其方便性和临床应用价值,已成为急诊室和重症监护室患者诊断的重要影像学方法。

对血流动力学不稳定者,超声心动图可确定左、右心室的大小和功能,是否存在急性瓣膜反流、心脏压塞等,对判断心肌梗死后是否存在急性的机械性并发症(如乳头肌断裂、室间隔穿孔、心室壁破裂伴压塞和右心室梗死)等尤其有价值。

2. 核素心脏检查　主要用于评价缺血性心脏病,既可评价心室(主要为左心室)的功能,也可评估心肌血流灌注。PET 被认为是目前评价心肌存活性的金标准,在低灌注区域心肌 FDG 摄取的增强(称为葡萄糖/血流不匹配),提示缺血心肌或冬眠心肌的存在,其功能可能在血运重建后得到提高。

核素心脏显像技术的主要局限性包括:需要注射放射性核素、检查费用(尤其是 PET)昂贵及不适用于病情不稳定者。

3. 磁共振成像(MRI)　能提供多平面的图像,联合优良的对比剂和空间分辨力,对确定复杂先天性心血管病和心肌病的解剖关系有独特价值。MRI 也是确定纵隔或肺部肿块是否侵及心包或心脏的首选影像方法。MRI 对心包的显像优于超声心动图,可多方位显像心包,确定心包积液或心包厚度。新的 MRI 技术已能准确地测定通过瓣膜口和血管的血流,因此可用于确定瓣膜病的严重程度及心腔内和大血管之间的分流量。MRI 还可用于评价心室功能和心肌灌注,结合负荷试验(常用药物负荷,包括正性肌力药物或扩血管药物),对比静息和负荷状态下的图像,可评价冠状动脉狭窄病变对心室功能和室壁运动的影响。

MRI 的局限性包括:不能用于体内存在某些金属物者、临床情况不稳定者及幽闭恐惧症者,明显心律失常者图像质量不佳,价格相对昂贵。

4. 心血管计算机体层摄影(CT)　临床应用有多个方面,对心包钙化的检测敏感性高,而心包钙化是缩窄性心包炎的重要征象。可确定心脏肿块,尤其是当肿块内含有脂肪或钙化时。CT 检测少量脂肪组织的分辨力高,可用于诊断致心律失常型右心室心肌病。动态 CT 影像可用于评价室壁运动和确定射血分数、舒张末期和收缩末期的容量。

5. 计算机体层血管成像(CT angiography,CTA)　对主动脉和大血管显像准确,是疑诊肺动脉栓塞、主动脉夹层患者的首选检查方法。CTA 可观察整个主动脉,可用于诊断和随访主动脉夹层、主动脉瘤样疾病。

冠状动脉的钙化发生于粥样硬化病变。电子束 CT 和多层螺旋 CT 对检测冠状动脉钙化均非常敏感,可筛查和诊断冠状动脉疾病,冠状动脉钙化评分与冠状动脉病变的严重程度有关。结合对比剂的冠状动脉 CTA 能正确检出冠状动脉主要分支的粥样硬化病变并判断其狭窄程度,在有经验的中心,与心导管检查结果相比,CTA 的诊断灵敏度(>85%)和特异度(>90%)均较高,尤其是对左主干和左前降支及左旋支近段病变。与经导管的冠状动脉造影相比,CTA 的优点包括无创,可同时显示管壁和管腔,对左主干病变的评价准确性高,可评价冠状动脉开口异常及与大血管之间的关系,CTA 对指导某些病变(如慢性完全闭塞病变)的介入治疗也有特殊的价值。

冠状动脉 CTA 的局限性包括:图像质量受心律失常、呼吸控制等的影响,严重钙化病变影响狭窄程度的判断,定量诊断的准确性也有待提高,另外需要离子型对比剂,在肾衰竭或对比剂过敏者中应用受限制。相对大剂量的 X 线放射剂量暴露(超过常规经导管冠状动脉造影术)可能带来的安全问题也日益受到关注。

5. 心血管影像检查方法的选择　对某一特定的患者而言,其理想显像方法的选择取决于需要阐明的主要问题、并存的临床情况及所在医疗机构所能提供的设备和经验,也需要考虑临床紧急性和费用(表 3-1-1)。

(三)有创性心脏检查

1. 冠状动脉造影　是诊断冠心病的"金标准"。将导管经股动脉或其他周围动脉插入,送至升主动脉,然后探寻左或右冠状动脉口,注入造影剂,使冠状动脉显影。在 X 线透视下能较明确地观察冠状动脉的解剖畸形及其阻

表 3-1-1　心血管影像检查方法的优缺点

优缺点	超声心动图	核素心脏显像	CT	MRI
优点	方便、快速、可移动	较好评估心肌灌注	CTA 对主动脉和大血管的显像准确性高,对钙化检测敏感	影像分辨力高
缺点		需注射放射性核素,不适用于病情不稳定者	放射线暴露,血管造影者需注射离子型对比剂	费用高,体内有金属物者及幽闭恐惧症者禁用

塞性病变的位置、程度与范围等。

2. 心内膜及心肌活检　是经静脉或动脉插入带有活组织检查钳的心导管,在 X 线透视下将检查钳送到心腔内,钳取心内膜和心肌组织,送切片检查。有助于心内膜和心肌病变的诊断。

四、诊断

CVD 的诊断是选择治疗方法、评估患者预后的基础。完整的 CVD 诊断应包括以下内容。

(一) 基本病因诊断

需要明确患者的基础疾病是先天性、高血压、缺血性、炎症性,还是其他原因。

(二) 病理解剖诊断

需要明确病变累及的心腔,明确是否有房室肥厚、扩张或两者兼有,明确病变的瓣膜、是否有瓣膜的反流和(或)狭窄,明确有无心包受累,明确有无心肌梗死。

(三) 病理生理诊断

明确患者是否存在心律失常,是否有充血性心力衰竭或心肌缺血的证据。

(四) 功能障碍诊断

明确患者在何种程度的体力活动量时出现症状,判定

纽约心脏协会(NYHA)心功能分级(表 3-1-2)。

表 3-1-2　纽约心脏协会(NYHA)心功能分级

级别	主观判断
I	体力活动不受限。日常体力活动不引起症状
II	体力活动轻度受限,静息时无不适。日常体力活动引起呼吸困难、乏力、心悸
III	体力活动显著受限,静息时无不适。低于日常体力活动即引起呼吸困难、乏力、心悸
IV	不能进行任何体力活动,静息时也有症状。如无需静脉药物,可在室内或床边活动者为IVa 级;不能下床并需要静脉给药者为IVb 级

注:根据主观症状分级有一定局限性,但对不同患者或同一患者不同时间进行比较时有意义,是慢性心力衰竭强力和独立的生存率预测指标。

正确和完整的心脏诊断通常从询问病史和体格检查开始建立,临床检查与实验室检查是各种疾病的诊断依据,包括:①心电图;②无创性影像学检查,包括胸部 X 线、超声心动图、放射性核素、CT 冠状动脉造影及 MRI;③血液学检查,包括血脂、心肌肌钙蛋白、C 反应蛋白测定和脑利尿钠肽(brain natriuretic peptide, BNP)测定等;④侵入性检查,即心导管及冠状动脉造影;⑤遗传学检查,鉴别单基因心脏病,如肥厚型心肌病、马方综合征、长 QT 间期综合征等。

(张　萍)

数字课程学习……

▶ 章节摘要　　💻 教学 PPT　　📋 拓展阅读　　📝 自测题

第二部分

心律失常

心律失常(cardiac arrhythmia)是指心脏冲动起源和传导异常引起的心律节律紊乱。多数心律失常(如窦性心律不齐、偶发房性或室性期前收缩、单纯右束支传导阻滞等)对人体健康无明显影响,不需特殊处理;部分心律失常(如病态窦房结综合征、心房颤动、室性心动过速等)可引起心悸、黑矇、晕厥,甚至猝死,需要积极处理。

第一章　概述

一、心脏传导系统的解剖

心脏传导系统由特殊的心肌细胞组成,包括窦房结、结间束、房室结、房室束(希氏束)、左右束支及浦肯野纤维等(图 3-2-1)。

窦房结位于右心房界沟外侧,上腔静脉入口与右心耳的交界处,是窦性心律的起搏点,长 10~20 mm,宽 2~3 mm,主要由 P(起搏)细胞和 T(移行)细胞组成,P 细胞形成起搏冲动后通过 T 细胞传导至窦房结以外的心房组织。窦房结的血供主要来自窦房结动脉,起自右冠状动脉者约占 55%,其余起自左旋支。结间束连接窦房结与房室结,分为前、中和后三束。前结间束发出一束纤维向左延

伸入左心房前壁,称为 Bachmann 束,是房间传导的主要纤维束。

房室结位于房间隔底部、三尖瓣隔瓣与冠状窦开口之间,长约 7 mm,宽约 4 mm。其上部为移行细胞区,与心房肌接续,中部为致密部,下部延续为房室束。90% 的房室结由右冠状动脉房室结支供血,其余可来自左旋支或前降支的分支,因此,右冠状动脉近端闭塞时容易发生房室结区缺血,导致房室传导阻滞。窦房结和房室结有丰富的副交感神经分布。前者来自右侧迷走神经,后者来自左侧迷走神经。迷走神经兴奋性增强可抑制窦房结的自律性和传导性,减慢房室结的传导。

房室束发自房室结前下缘,穿越中央纤维体后走行于室间隔嵴上,然后分成左、右束支,左束支又分为左前分支和左后分支。左后分支粗短,较早呈扇形分支;左前分支和右束支细长,分支晚,两侧束支于心内膜下走向心尖部再分支,细分支相互吻合成网,称为浦肯野(Purkinje)纤维网,深入心室肌。正常情况下,冲动在窦房结形成后,经结间束和心房肌传导抵达房室结和左心房,经过房室结缓慢传导抵达房室束,向下加速传导至左右束支、浦肯野纤维激动心内膜下心肌,最后向外传导至心外膜下心肌,完成一次心脏激动。

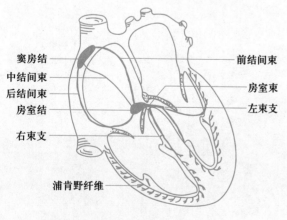

图 3-2-1　心脏传导系统

窦房结
中结间束
后结间束
房室结
右束支
浦肯野纤维
前结间束
房室束
左束支

二、心律失常的分类

心律失常按照心室率快慢,可分为缓慢性心律失常和

快速性心律失常;按发生机制可分为冲动形成异常、冲动传导异常或两者同时存在 3 类。本章按前一种分类方法进行介绍。

(一) 缓慢性心律失常

缓慢性心律失常包括:①窦性心动过缓;②窦性停搏;③窦房传导阻滞;④病态窦房结综合征;⑤房室传导阻滞。

(二) 快速性心律失常

快速性心律失常包括:①窦性心动过速;②期前收缩(房性、房室交界区性、室性);③阵发性心动过速(房性、房室交界区性、室性);④心房扑动与心房颤动;⑤心室扑动与心室颤动。

三、心律失常的病因与发病机制

(一) 病因

1. 生理因素 如紧张、焦虑或饮用浓茶、咖啡等,常是快速性心律失常的诱发因素。运动员或体力劳动者常有窦性心动过缓,夜间睡眠或其他迷走神经张力增高状态可有窦性心动过缓、一度或二度 I 型房室传导阻滞。

2. 器质性心脏病 各种器质性心脏病时发生的心肌缺血、缺氧、炎症、损伤、坏死和瘢痕形成等均可导致心肌细胞的电生理异常,是心律失常最常见的病因。缺血性心脏病、充血性心力衰竭等较易引发严重的心律失常,如快速性心房颤动、室性心动过速等,可造成严重的血流动力学障碍,导致急性心力衰竭,甚至心源性猝死。

3. 其他系统疾病

(1) 循环系统之外的各系统疾病 如甲状腺功能亢进症、严重贫血、急性脑血管疾病、慢性阻塞性肺疾病等,诱发心律失常的原因为影响心肌细胞本身的特性,引起心电生理不稳定,血流动力学异常引起的心脏扩大等。

(2) 电解质紊乱和酸碱平衡失调 电解质紊乱,特别是低钾血症和高钾血症,以及酸碱平衡失调均可导致心律失常。其发生机制为可使心肌细胞的膜电位异常,造成自律性、兴奋性、传导性异常。

(3) 物理和化学因素 中暑、电击伤等物理因素,农药、工业毒物等化学物质,动物毒素(如蛇毒)和有毒植物(如乌头)均可引起心律失常,严重者可致死。

(4) 医源性因素 多与诊疗操作和药物治疗有关,心血管介入诊疗时可因导管对心脏的直接刺激或冠状动脉注入对比剂可引起一过性心律失常,严重者可发生心室颤动。药物治疗包括作用于心血管受体药物(如肾上腺素、阿托品、β 受体阻滞剂等)、洋地黄类药物过量、抗肿瘤药(如多柔比星等)、抗生素(喹诺酮类)等均可引起心律失常。

(二) 发病机制

心律失常的发病机制包括冲动形成异常、冲动传导异常或同时存在两种异常。

1. 冲动形成异常 包括自律性异常和异常触发活动。前者见于病理因素下自律细胞的异常激动或非自律细胞出现异常自律性。后者发生于心肌局部儿茶酚胺浓度增高、低钾血症、高钙血症和洋地黄中毒时,心肌细胞在动作电位后产生后除极,当后除极的电位振幅达到阈值时便可引起反复激动,引发快速性心律失常,包括早期后除极和延迟后除极。

2. 冲动传导异常

(1) 冲动传导障碍 冲动下传的过程中如恰逢某处心肌处于生理性不应期,可以形成生理性阻滞或干扰现象。例如,心房颤动患者的心室率通常远低于心房率,正是由过快的心房激动在房室结发生生理性阻滞所致。而传导障碍不因生理性不应期所致者即为病理性传导阻滞,表现为冲动下传延缓或不能下传。

(2) 异常传导途径 正常情况下,心房和心室之间的电传导只能通过房室结进行,如果在心房和心室之间存在异常径路,如房室旁路,就可能导致心室预激,且旁路的不应期常常明显短于房室结,发生心房颤动时可能出现心房激动从旁路下传,导致心室颤动。

(3) 折返激动 当心脏内存在解剖上或功能上分离的两条或多条径路时,冲动可以从一条径路下传,从另一条径路上传,再从前一条径路下传,循环往复,即为折返激动。折返是快速性心律失常中最常见的发生机制,产生折返的基本条件是:①心脏某一部位存在·环形通路即折返环。②其中一条通路存在单向传导阻滞。③另一条通路传导足够缓慢,使环形通路的其他部分有时间恢复兴奋性,从而使激动在折返环内往复折返,产生持续的快速性心律失常。

四、心律失常的诊断

(一) 病史

心律失常的诊断应从详尽的病史采集入手。应仔细询问患者心律失常的诱因、发作时的症状特点、发作的频度、持续时间和起止方式及对治疗的反应。患者最初发病的年龄,有无晕厥和心脏性猝死的家族史,既往有无器质性心脏病病史和其他基础疾病史,目前正在接受的治疗药物等都是问诊需要关注的。

（二）体格检查

体格检查应注意检查心率与节律，某些体征有助于心律失常的诊断。如发生期前收缩时，心脏听诊第一心音增强，而第二心音减弱；折返性心动过速发作时，心律绝对规则，第一心音强度一致。心房颤动时，心律绝对不规则，第一心音强弱不等；三度房室传导阻滞时，可听到"大炮音"。完全性右束支传导阻滞时，肺动脉瓣第二心音分裂明显；完全性左束支传导阻滞时，可出现第二心音反常分裂。另外，须仔细检查有无基础心脏疾病和其他系统疾病的体征。

（三）心电图检查

心电图检查是诊断心律失常的主要方法。应尽可能记录到心律失常发作时 12 导联心电图，并记录足够长时间的能清楚显示 P 波的心电图导联（通常选择 I、II 或 V_1 导联）供分析使用。分析心电图时应注意：P 波和 QRS 波频率、节律和形态，P 波与 QRS 波群的相互关系，RR 间期是否恒定等。非心律失常发作时的心电图对心律失常的诊断也有辅助价值，例如有无预激波，有无 QT 间期异常延长或缩短，有无陈旧性心肌梗死 Q 波。比较心律失常发作时和非发作时 QRS 波形态、T 波形态，还有利于找出隐藏的 P 波，分析心律失常的类型。

（四）动态心电图记录

动态心电图可以记录 24 h 或更长时间的心电图，由于采用便携式记录装置，患者的日常工作与活动均不受限制，便于了解患者的心悸、晕厥等症状与心律失常是否有关，心律失常与日常活动的关系和昼夜分布特征，评价抗心律失常药的疗效、心脏起搏器的工作状况等。

发作次数很少但有晕厥等严重症状的患者，24 h 心电图也难以捕捉到发作时的心电图，可以考虑植入式事件记录器，它可以持续监测长达 3 年的心电图。此外，随着植入式心脏起搏器的功能不断进步，其内置的诊断和监测功能也能监测、记录很多心电信息，可以用于辅助诊断。

（五）运动试验

运动试验可以评价窦房结变时功能，用以诊断窦房结变时功能不全。部分患者的症状与运动相关，运动试验可用以评估症状是否由运动诱发心律失常所致。晕厥或可疑恶性心律失常的患者检查时必须准备好抢救措施。

（六）食管心电图

由于解剖上食管毗邻左心房后壁，将食管电极导管置于心房水平，可记录到清晰的心房电活动。食管心电图结合食管心房调搏（快速心房起搏和程序电刺激）能诱发或终止折返性室上性心动过速（特别是用于终止妊娠期患者

的室上性心动过速)，确定是否存在房室结双径路，鉴别宽 QRS 波心动过速是室性心动过速还是室上性心动过速伴心室内差异性传导或束支传导阻滞。食管心房调搏还可以测定窦房结和房室结功能。值得提出的是，由于心内电生理检查技术的普及，经食管心房程序起搏刺激的应用逐渐减少。

（七）临床心脏电生理检查

心腔内电生理检查是将几根多电极导管经静脉和（或）动脉放置在右心房、房室束、冠状窦、右心室或左心室、房室旁路等心腔内不同部位记录局部电活动，结合应用快速心房或心室起搏程序电刺激，测定心脏各部位的电生理功能，如窦房结恢复时间，房室传导不应期，AH 间期/HV 间期等，或是诱发临床上出现的心动过速，或是评价各种治疗方法的效果（如药物、导管消融术、手术治疗、起搏器和植入型心律转复除颤器等）。临床心脏电生理检查的适用范围为：①窦房结功能检查。②房室传导功能检查。③心动过速的诱发与鉴别诊断。④评价抗心律失常治疗措施的效果。

传统的电生理标测技术是基于二维的 X 线透视影像来定位电生理导管的位置，用于检测相对简单的心律失常是足够的，但对于复杂房性、室性心律失常，往往需要更准确的、直观的三维信息。目前已经有接触式和非接触式的心内三维标测系统应用于临床，利用计算机辅助手段构建心脏三维模型，记录局部的电压和激动时间，直观地显示异位兴奋灶的起源、折返激动的路径和缓慢传导区，并可以指导导管消融术，减少 X 线的暴露。

五、心律失常的治疗

心律失常的治疗目的是缓解和消除心律失常相关症状，纠正心律失常引起的血流动力学异常，立即终止恶性心律失常，防止心律失常并发症（如心动过速性心肌病、心房颤动相关栓塞事件）等。其治疗原则如下。

（一）立即终止恶性心律失常

恶性心律失常（如心房颤动伴旁路前传、持续性室性心动过速、尖端扭转型室性心动过速、心室扑动、心室颤动等）可引起低血压、休克、急性肺水肿、晕厥，甚至发生阿－斯综合征（Adams-Stoke syndrome）、心脏性猝死，应尽快予电复律、临时心脏起搏和（或）静脉抗心律失常药等终止恶性心律失常。

（二）治疗病因和诱因

消除或避免可纠正的病因和诱因，如电解质紊乱、药物中毒、甲状腺功能亢进症和贫血等。治疗与心律失常相

关的基础疾病也有助于心律失常的控制,如扩张型心肌病者优化抗心力衰竭治疗可降低心律失常的发生率。

(三) 个体化选择抗心律失常治疗方法

首先,应观察心律失常是否导致患者的临床症状;其次,要注意是否存在基础心脏疾病。无器质性心脏病患者出现窦性心律不齐、偶发单源性期前收缩、一度或二度Ⅰ型房室传导阻滞等,多无需治疗;而心律失常导致严重症状如黑矇、晕厥、阿-斯综合征者,无论有无器质性心脏疾病,都需要进行详细检查;恶性心律失常高危人群,无论有无心律失常相关症状均需积极预防,例如左心室射血分数(left ventricular ejection fraction,LVEF)低于35%的心力衰竭者,需要植入型心律转复除颤器(implantable cardioverter defibrillator,ICD)作为一级预防。

六、抗心律失常药

自 1914 年奎尼丁被发现以来,许多抗心律失常药相继问世,在治疗心律失常中发挥了重要作用。但抗心律失常药也有致心律失常作用和其他毒副反应,应用抗心律失常药需要严格掌握适应证,权衡利弊,个体化用药。

(一) 抗心律失常药的分类

根据抗心律失常药的临床用途,可分为抗缓慢性心律失常药和抗快速性心律失常药两大类。

1. 抗缓慢性心律失常药 此类药物可增强窦房结的自律性,促进房室传导。主要可分为以下 3 类。

(1) 肾上腺素受体激动剂 包括肾上腺素、异丙肾上腺素等。

(2) 拟胆碱受体阻断剂 包括阿托品、山莨菪碱等。

(3) 非特异性药物 包括糖皮质激素、烟酰胺、氨茶碱、硝苯地平、甲状腺素和某些中药(生脉散、心宝丸、参类等)等。

2. 抗快速性心律失常药

(1) 药物分类 根据改良的 Vaughan Williams 分类,抗快速性心律失常药可分为 4 类,Ⅰ 类为钠通道阻滞剂,包括 Ⅰa、Ⅰb、Ⅰc 3 个亚类,Ⅱ 类为 β 受体阻滞剂,Ⅲ 类为钾通道阻滞剂,Ⅳ 类为钙通道阻滞剂(表 3-2-1)。

(2) 作用机制

1) Ⅰ类药物:阻滞快钠通道,降低 0 相上升速率(V_{max}),减慢心肌传导,有效地终止钠通道依赖的折返。根据对动作电位时程及 QT 间期的不同影响,可分为 Ⅰa、Ⅰb 和 Ⅰc 类。Ⅰa 类药物明显延长动作电位时程和 QT 间期,对室性和室上性心律失常均有一定的疗效,但长时间使用有致心律失常作用,不提高生存率。Ⅰb 类药物缩短动作电位时程,不延长 QT 间期,对室性心律失常有较好的疗效,尤其是急性缺血相关的室性心律失常。Ⅰc 类药物延长动作电位时程,不明显延长 QT 间期,对室性和室上性心律失常均有良好的疗效。心力衰竭、缺血心肌对 Ⅰc 类药物特别敏感,易诱发恶性室性心律失常,属于禁用。

2) Ⅱ类药物:阻滞 β 肾上腺素受体,降低交感神经活性。此类药物可减慢窦率,抑制窦房结自律性,减慢房室结的传导。长期口服能降低缺血心肌的复极离散度,并能

表 3-2-1　抗快速性心律失常药分类

类别	作用通道和受体	动作电位时程和 QT 间期	代表性药物
Ⅰa	阻滞 ⅠNa + +	延长 +	奎尼丁、丙吡胺、普鲁卡因胺
Ⅰb	阻滞 ⅠNa	缩短 +	利多卡因、苯妥英、美西律
Ⅰc	阻滞 ⅠNa + + +	不变	氟卡尼、普罗帕酮、莫雷西嗪
Ⅱ	阻滞 β₁	不变	阿替洛尔、美托洛尔、艾司洛尔
	阻滞 β₁、β₂	不变	普萘洛尔、比索洛尔
Ⅲ	阻滞 ⅠKr	延长 + + +	多非利特、索他洛尔
	阻滞 ⅠKr,Ⅰto	延长 + + +	替地沙米
	阻滞 ⅠKr 激活 ⅠNaS	延长 + + +	伊布利特
	阻滞 ⅠKr,ⅠKs	延长 + + +	胺碘酮
	阻滞 ⅠK,交感末梢排空去甲肾上腺素	延长 + + +	溴苄铵
Ⅳ	阻滞 ⅠCaL	不变	维拉帕米、地尔硫䓬
其他	开放 ⅠK	缩短 + +	腺苷
	阻滞 M₂	缩短 + +	阿托品
	阻滞 Na/K 泵	缩短 + +	地高辛

注:ⅠNa:快钠内流;ⅠNaS:慢钠内流;ⅠK:延迟整流性外向钾流;ⅠKr、ⅠKs 分别代表快速、缓慢延迟整流性钾流;Ⅰto:瞬间外向钾流;ⅠCaL:L 型钙电流;β、M2 分别代表肾上腺素 β 受体和毒蕈碱受体。有学者将莫雷西嗪列入 Ⅰb 类。表内 + 表示作用强度。

提高致颤阈值,改善冠心病和心力衰竭患者的预后。

3)Ⅲ类药物:为钾通道阻滞剂,可延长心肌细胞动作电位时程,延长复极时间,延长有效不应期,有效地终止室性和室上性心律失常。不良反应为延长 QT 间期、诱发尖端扭转型室性心动过速。代表药物有胺碘酮、索他洛尔、多非利特、伊布利特等,其中胺碘酮是目前广泛应用的抗心律失常药。

4)Ⅳ类药物:为钙通道阻滞剂,主要阻滞心肌细胞 ICaL,减慢窦房结和房室结的传导,抑制早后除极和晚后除极。常用药物包括维拉帕米和地尔硫䓬,可通过延长房室结有效不应期,终止房室结折返性心动过速,减慢心房颤动的心室率,也可终止维拉帕米敏感的室性心动过速。由于存在负性肌力作用,不宜用于心功能不全患者。

(二)常用抗心律失常药的临床应用

1. 抗缓慢性心律失常药

(1)异丙肾上腺素 为 β₁、β₂ 受体激动剂,是一种强有力的抗缓慢性心律失常药,并具增强心肌收缩力、降低周围血管阻力和扩张支气管平滑肌等作用。主要用于窦性停搏、窦房传导阻滞、高度或完全性房室传导阻滞和心搏骤停等,亦可用于获得性 QT 间期延长所致的尖端扭转型室性心动过速等。异丙肾上腺素常 1~3 μg/min 静脉滴注,根据心室率调节滴速,一般维持心率在 60 次/min。主要不良反应有头痛、眩晕、震颤、心悸、诱发和加重快速性室性心律失常、心绞痛及心肌梗死等,故应慎用于冠心和心力衰竭等患者。

(2)肾上腺素 为 α 受体和 β 受体激动剂,具有兴奋心脏、收缩血管和扩张支气管等作用,是心肺复苏时重要的抢救药物。常用剂量为 1mg 静脉注射或气管内滴入,无效时 3~5 min 后重复静脉注射。主要不良反应有头痛、心悸、震颤、血压急剧升高和诱发快速性室性心律失常等,故慎用于高血压病和冠心病患者。

(3)阿托品 为 M 受体拮抗剂,通过抑制迷走神经,增高窦房结自律性和改善房室传导等。适用于严重窦性心动过缓、窦性停搏、窦房传导阻滞和房室传导阻滞等。常用皮下或静脉注射剂量每次 0.5~1 mg,必要时 15~30 min 后重复使用。主要不良反应有口干、皮肤潮红、腹胀、排尿困难、视物模糊、心动过速等,过量时可出现兴奋、烦躁、谵妄或惊厥等。禁用于前列腺肥大、青光眼、幽门梗阻等患者。

2. 抗快速性心律失常药

(1)利多卡因 为 Ⅰb 类抗心律失常药,适用于急性心肌梗死伴室性心动过速的治疗。常用静脉注射剂量 50~

100 mg(1~1.5 mg/kg),必要时 5~10 min 后重复静脉注射,1 h 内总量不宜超过 300 mg,有效后 1~4 mg/min 静脉滴注维持,24 h 最大总量不超过 50 mg/kg。不良反应有嗜睡、头晕、精神兴奋、癫痫样抽搐、呼吸抑制等。

(2)普罗帕酮 为 Ⅰc 类抗快速性心律失常药,对期前收缩、室上性和室性心动过速有较好的疗效。常用口服剂量 100~300 mg,每日 3 次;静脉应用时,1~1.5 mg/kg 稀释后 5~10 min 缓慢静脉注射,必要时 10~20 min 后重复静脉注射。主要不良反应有恶心、呕吐、眩晕、口内金属味、心动过缓、传导阻滞、低血压等,心肌缺血、心功能不全和传导阻滞者相对禁忌或慎用。

(3)美托洛尔 为选择性 β₁ 受体阻滞剂,较适用于高血压、冠心病伴期前收缩和心动过速者。常用口服剂量 12.5~50 mg,每日 2 次。主要不良反应有失眠、肢端发冷、腹胀或便秘等,大剂量时有心血管抑制作用。

(4)艾司洛尔 为选择性 β₁ 受体阻滞剂的静脉注射剂,主要用于心房颤动或心房扑动紧急控制心室率。用法:负荷量 0.5 mg/kg,1 min 内静脉注射,继之以 0.05 mg/(kg·min)静脉滴注,4min 后疗效不佳可重复给予负荷量并将维持量以 0.05mg/(kg·min)的幅度递增。一般不超过 0.2 mg/(kg·min),连续静脉滴注不超过 48 h。

(5)胺碘酮 主要为 Ⅲ类抗快速性心律失常药,用于期前收缩、心动过速(室性、室上性)、心房扑动、心房颤动和预激综合征所致的房室折返性心动过速等,为器质性心脏病或心功能不全伴心律失常的首选抗心律失常药。静脉滴注负荷量 150 mg(3~5 mg/kg),10 min 注入,10~15 min 后可重复,随后 1 mg/min 静脉滴注 6 h,之后根据病情逐渐减量至 0.5 mg/min。24 h 总量一般不超过 1.2 g,最大可达 2.2 g。主要不良反应为低血压和心动过缓。口服胺碘酮负荷量 0.2g,3 次/d,共 5~7 d;0.2 g,2 次/d,共 5~7 d;以后 0.2g,1 次/d 维持。长期不良反应为甲状腺功能异常、肺纤维化、QT 间期延长、心动过缓、角膜色素沉着等。

(6)维拉帕米 为 Ⅳ类抗心律失常药,主要用于室上性期前收缩、室上性心动过速和减慢心房颤动、心房扑动的心室率,左心室特发性室性心动过速。慎用或禁用于预激综合征伴室上性心动过速、心房颤动或心房扑动患者,以防房室结区不应期延长,而旁路不应期不变或缩短,使更多的心房激动经旁路传至心室,导致心室率增快,甚至诱发心室颤动。常用剂量:口服 40~80 mg,每日 3 次;静脉应用每次 5~10 mg,稀释后于 5~10 mg 缓慢静脉注射,无效时 30 mg 后可重复静脉注射 1 次。主要不良反应有头晕、头痛和消化道反应,静脉注射时可致心动过缓、房室传导阻滞、低血压等。

(7) 腺苷 为腺苷三磷酸(ATP)的前体和降解产物,主要用于终止房室结折返性心动过速,对鉴别宽或窄 QRS 波心动过速有一定价值。常用剂量:3~6 mg,在 2 s 内静脉快速弹丸式注射,然后用 5~10 mL 生理盐水快速推注,使药物尽快到达心脏。2~5 min 无效者,可 6~12 mg 再次静脉注射。其半衰期仅 10~20 s,故不良反应短暂,包括胸闷、恶心、气促、面部潮红及窦性停搏等。禁用于病态窦房结综合征、房室传导阻滞、哮喘患者。

(8) 洋地黄类 控制心房扑动或心房颤动心室率,尤其适合心功能不全合并快速型心房扑动或心房颤动的控制。常用剂量:毛花苷 C 0.4~0.8 mg 稀释后缓慢静脉注射,必要时 30 min 后可以再追加 0.2~0.4 mg,24 h 内总量不应超过 1.2 mg;或地高辛 0.125~0.25 mg,1 次/d 口服,要注意根据血药浓度调整药物剂量,警惕洋地黄中毒。

(三) 抗心律失常药的致心律失常作用

在应用抗心律失常药时,引起原有的心律失常加重或诱发了新的心律失常,称为致心律失常作用。目前认为,Ia 类和 Ic 类在器质性心脏病患者中可诱发尖端扭转型室性心动过速与心室颤动;Ⅲ类药物亦可引起尖端扭转型室性心动过速,故必须严格掌握应用抗心律失常药的指征。

(四) 非抗心律失常药的抗心律失常作用

近年来的大规模随机临床试验发现,血管紧张素转换酶抑制药(ACEI)及血管紧张素受体阻滞药(ARB)、血管紧张素受体脑啡肽酶抑制剂(ARNI)、他汀类药物、醛固酮受体拮抗剂等非抗心律失常药可能具有潜在的抗心律失常作用,这些药物在心律失常及心脏性猝死的预防和治疗中可能发挥重要作用。

八、心律失常的非药物治疗

心律失常的非药物治疗包括兴奋迷走神经,心脏电复律/除颤,导管消融术(射频、冷冻、激光、微波等),心脏植入装置治疗,以及外科手术治疗等。

(一) 反射性兴奋迷走神经

压迫眼球、按摩颈动脉窦、Valsalva 动作等,可用于终止血流动力学稳定的室上性心动过速,或是用于减慢房室传导以利于显示心房波,观察房室传导比例等。

(二) 心脏电复律/除颤

心脏电复律/除颤指用外加的高能量脉冲电流通过心脏,使全部或大部分心肌细胞在瞬间同时除极,造成心脏短暂的电活动停止,然后由最高自律性的起搏点(通常为窦房结)重新主导心脏节律的治疗过程。在治疗快速心律失常中发挥重要作用。

按电复律时发放的脉冲电流是否与心电图 R 波同步,可分为同步电复律和非同步电除颤。前者主要用于室上性心动过速、心房颤动和心房扑动的复律,后者主要用于心室颤动和心室扑动的除颤。

心脏电复律还可分为急诊电复律和择期电复律,前者用于血流动力学障碍的室性和室上性心动过速,此时的电复律没有禁忌证。择期电复律用于血流动力学稳定但药物和其他方法治疗无效的室性或室上性心动过速、心房扑动、心房颤动等。择期电复律者有以下禁忌证:①心律失常伴心腔内有附壁血栓;②病态窦房结综合征、慢快综合征型或心房颤动伴高度或完全性房室传导阻滞;③洋地黄中毒、风湿活动或重度低钾血症等电解质紊乱所致心律失常;④持续性心房颤动病史超过 2~5 年,心脏(尤其是左心房)显著增大者或心房颤动的病因尚未治愈,如严重的二尖瓣狭窄、甲状腺功能亢进症等。

(三) 射频导管消融术

射频导管消融术(radiofrequency catheter ablation,RFCA)是经导管应用射频电流使产生心律失常的关键部位心肌发生凝固性坏死,从而达到根治快速性心律失常的一种治疗方法。目前,RFCA 对房室结折返性心动过速、房室折返性心动过速的根治率已超过 95%。室性心动过速的消融受多种因素的影响,成功率明显低于室上性心动过速。

(四) 心脏植入装置治疗

心脏植入装置治疗包括起搏器治疗缓慢性心律失常和心律转复除颤器治疗快速性心律失常。人工心脏起搏(cardiac pacing)是通过人工心脏起搏器发放电脉冲刺激心脏,使心脏激动和收缩,用以治疗缓慢性心律失常。植入型心律转复除颤器(ICD)可以识别室性心动过速、心室颤动,并及时按设定的治疗方案进行处理,常用于心脏性猝死的防治。

(五) 外科手术治疗

随着近年来介入治疗心律失常的飞速发展,目前主要用于需手术治疗的瓣膜性心脏病、先天性心血管病等伴有相应快速性心律失常;特殊部位的房性心动过速、室性心动过速治疗,外科迷宫手术治疗心房颤动等。

(张 萍)

第二章　缓慢性心律失常

一、窦性心动过缓

窦性心动过缓(sinus bradycardia)系指窦性心律而心率低于 60 次 /min(图 3-2-2)。

(一) 病因

病因常见于生理因素,如运动员、睡眠状态等,由迷走神经张力过高引起;也可见于病理性心脏和心外疾病,如下壁心肌梗死、颅内压增高 、黄疸、甲状腺功能减退症等;还可以由药物引起,如 β 受体阻滞剂、非二氢吡啶类钙通道阻滞剂、胺碘酮等。

(二) 临床表现

生理性窦性心动过缓常无症状,病理性和药物性除病因和诱因症状外,可有心悸、胸闷、头晕、乏力,严重者可诱发晕厥、心功能不全、低血压甚至休克等。体格检查时有心率减慢,常伴有窦性心律不齐(sinus arrhythmia)。若出现缓慢而规则的心率,须与三度房室传导阻滞等鉴别。

(三) 治疗

无症状性窦性心动过缓一般无需治疗,有症状者应进行病因治疗、祛除诱因,选用 M 受体阻滞剂、β 受体激动剂,长期使用效果不稳定,可考虑心脏起搏治疗。

二、窦性停搏

窦性停搏(sinus arrest)系指窦房结 >3 s 内丧失自律性、不能产生冲动而引起的心律失常。

(一) 病因

器质性疾病包括心肌梗死累及窦房结、窦房结纤维化、高钾血症、脑血管意外,以及迷走神经张力亢进、颈动脉窦过敏、药物使用(洋地黄中毒、过量 β 受体阻滞剂)等均可导致窦性停搏。

(二) 临床表现和治疗

窦性停搏除相关病因症状外,其症状取决于窦性停搏时限的长短,严重者可出现头晕、黑矇、晕厥,甚至发生阿 – 斯综合征。体检时可及心搏暂停长间歇,根据心电图(较正常 PP 间期显著延长的间期内无 P 波发生,长的 PP 间期与基本的窦性 PP 间期无倍数关系)可与二度窦房传导阻滞、房室传导阻滞及窦性心律不齐等相鉴别。治疗可参照病态窦房结综合征。

三、病态窦房结综合征

病态窦房结综合征(sick sinus syndrome,SSS),是由于窦房结冲动形成和传出障碍,引起窦性心动过缓、窦房传导阻滞、窦性停搏(图 3-2-3),导致重要器官供血不足的

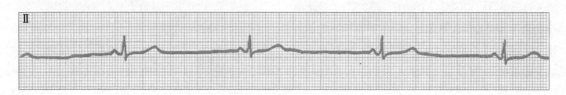

图 3-2-2　窦性心动过缓
心率 37 次 /min。

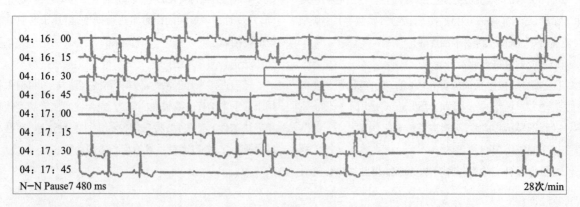

图 3-2-3　病态窦房结综合征患者动态心电图

临床综合征。

（一）病因

心脏传导系统原因不明退行性变为最常见病因，其他病因为心肌病、冠心病、心肌炎、结缔组织病、代谢或浸润性疾病。除窦房结及其邻近组织外，心脏其余传导系统也可受累，引起多处潜在起搏和传导功能障碍。

（二）临床表现

SSS 一般起病较为隐匿，进展缓慢，从出现症状到症状严重可长达 5~10 年或更长。少数急性起病，见于急性心肌梗死和病毒性心肌炎。临床症状的严重程度与窦性停搏的时间长短、逸搏心律、患者体位等有关。表现为心率缓慢所致心、脑、肾等器官供血不足，轻者乏力、头晕、记忆力差、心悸、活动耐量下降、消化不良，严重者可引起少尿、心力衰竭及心绞痛、黑矇、晕厥、阿－斯综合征。

部分患者合并房性心动过速、心房扑动／颤动，称慢快综合征。快速心律失常中止后可有心搏暂停，伴或不伴晕厥发作。

（三）辅助检查

1. 心电图特点

（1）严重的窦性心动过缓（心率 <50 次/min）。

（2）窦性停搏和（或）窦房传导阻滞。

（3）慢快综合征，阵发性心动过速（心房颤动、心房扑动、室上性心动过速）和心动过缓交替出现。

（4）持续心房颤动复律后无可维持的窦性心律。

（5）持久、缓慢的房室交界性逸搏节律，部分患者可合并房室传导阻滞和室内传导阻滞。

（6）变时性功能不全（chronotropic incompetence），心率的增加不能达到满足机体代谢需求的水平（运动时心率储备小于预计值的 80%）。

2. 窦房结功能评价

（1）动态心电图或长时程心电监测 可连续记录 24 h 或 >24 h 心律变化，较体表心电图更易发现上述心电图异常，判断心动过缓与临床症状是否存在关联。可有以下表现：24 h 总心搏数低于 8 万次（严重者低于 5 万次），反复出现 >3 s 的长间歇，快速房性心律失常终止时窦性停搏或严重窦性心动过缓。

（2）运动试验 运动后描记心电图，如窦性心律不能增快到 90 次/min 和（或）出现窦房传导阻滞、交界区性心律、室上性心动过速为阳性。

（3）经食管心电图或心脏电生理检查检测窦房结功能 为诊断 SSS 较可靠的诊断方法，经食管插入双极起搏电极置入食管中下段邻近左心房后侧，可记录到食管心

电图，或经心腔内心电生理检查，评价窦房结的起搏功能和窦房传导功能。自停止刺激起搏至恢复窦性 P 波的时间为窦房结恢复时间（sinus node recovery time，SNRT），校正窦房结恢复时间（corrected sinus node recovery time，CSNRT）是指从窦房结恢复时间中减去窦房结自身心律的 PP 间期，SSS 患者 SNRT≥1 500 ms，CSNRT≥550 ms。

（四）诊断

当患者出现症状相关的特征性心电图表现（至少出现上述心电图表现 1 项）和窦房结功能障碍的动态心电图或心脏电生理表现，除外可逆因素后，可诊断 SSS。

（五）治疗

1. 病因治疗 治疗抑制窦房结功能的病因，去除诱因，停用影响窦房结功能的药物。

2. 药物治疗 可选用 β 受体激动剂、M 受体拮抗剂，但临床上缺乏长期有效提高心率的药物，通常只作为应急处理或起搏治疗前的过渡。

3. 起搏治疗 排除引起 SSS 的可逆因素，存在与心动过缓相关的临床症状、慢快综合征、变时性功能不良或因病情需要口服 β 受体阻滞剂或其他影响心率药物者，宜首选安装人工起搏器。

四、传导阻滞

心脏传导阻滞可发生在心脏传导系统的任何部位，主要包括窦房传导阻滞、房内传导阻滞、房室传导阻滞和室内传导阻滞等。按阻滞的严重程度可分为一度、二度和三度，一度传导阻滞表现为每次冲动都能下传，但传导时间延长；二度传导阻滞表现为部分冲动传导不能下传；三度传导阻滞表现为全部冲动均不能下传。

（一）窦房传导阻滞

窦房传导阻滞（sinoatrial block，SAB）系指窦房结发出的冲动在传至心房过程中发生阻滞，部分或全部不能到达心房，导致心房停搏，简称窦房阻滞。

1. 病因 常见有急性心肌梗死、心肌病、心肌炎、SSS、窦房结损伤（如房间隔缺损修补术中）、洋地黄和奎尼丁等药物不良反应及各种原因引起的迷走神经张力增高等。

2. 心电图表现 按阻滞程度的轻重可分为一度、二度和三度窦房传导阻滞，但由于体表心电图不能显示窦房结电位，故不能明确诊断一度和三度窦房传导阻滞。二度窦房传导阻滞可分为以下两型。

（1）二度 I 型窦房传导阻滞 即莫氏 I 型或文氏型（Wenckebach）窦房传导阻滞（图 3-2-4A）。其特点为一

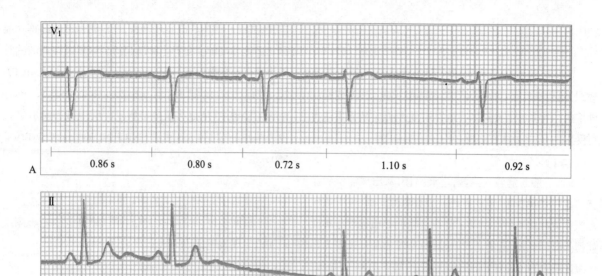

图 3-2-4　二度窦房传导阻滞

A. PP 间期逐渐缩短,直至脱漏,长 PP 间期短于短 PP 间期的 2 倍(二度 I 型窦房传导阻滞)

B. PP 间期固定,突然脱漏一个,长 PP 间期是短 PP 间期的 2 倍(二度 II 型窦房传导阻滞)

系列连续出现的 P 波中,PP 间期依次逐渐缩短,直至发生一次 P 波脱漏而出现长的 PP 间期,如此周而复始,长 PP 间期短于短 PP 间期的 2 倍。

(2) 二度 II 型窦房传导阻滞　即莫氏 II 型窦房传导阻滞(图 3-2-4B)。其特点为一系列连续出现的 P 波中,多数 PP 间期相等,间歇性发生 P 波脱漏而出现长的 PP 间期。其长 PP 间期等于短 PP 间期的 2 倍或整倍数。

3. 临床表现和治疗　除病因表现外,其症状取决于 P 波连续脱漏的次数和 PP 间期的时限,轻者可无症状或仅头晕、乏力,重者可发生晕厥,甚至阿 - 斯综合征。其治疗同 SSS。

(二) 房室传导阻滞

房室传导阻滞(atrioventricular block, AVB)是指由于房室传导系统中某个或多个部位存在病理性传导障碍,致使心房激动下传心室时出现传导延缓(一度),或部分甚至全部不能下传的现象(二度和三度)。在心脏传导阻滞中,房室传导阻滞是一种最常见的传导阻滞。功能性房室传导阻滞不是因为房室传导系统不应期异常,而是由于自心房下传的冲动发生过早或是频率过快,当它到达房室结时,后者尚处于生理性不应期,从而产生传导延缓或传导中断,不属于病理性传导障碍的范畴。

1. 病因　多见于病理情况,包括冠心病、心肌炎、心肌病、急性风湿热、药物中毒、电解质紊乱、结缔组织病和原发性传导束退化症等,心脏外科手术、心导管手术等也可能损伤传导系统引起传导阻滞。此外,一度房室传导阻滞和二度 I 型房室传导阻滞也可见于运动员、健康人熟睡时,与迷走神经张力增高有关。

2. 心电图表现

(1) 一度房室传导阻滞　①PR 间期 >0.20 s;②每个 P 波后,均有 QRS 波群。

(2) 二度房室传导阻滞　部分心房激动不能传至心室,一些 P 波后没有 QRS 波群,房室传导比例可能是 2∶1,3∶2,4∶3,分为二度 I 型房室传导阻滞、二度 II 型房室传导阻滞、2∶1 房室传导阻滞、高度房室传导阻滞。

1) 二度 I 型房室传导阻滞:又称文氏(Wenckebach)型房室传导阻滞:①PR 间期逐渐延长,直至 P 波受阻与心室脱漏。②RR 间期逐渐缩短,直至 P 波受阻。③包含受阻 P 波的 RR 间期比两个 PP 间期之和短(图 3-2-5)。阻滞部位大多发生在房室结水平,很少进展为三度房室传导阻滞。

2) 二度 II 型房室传导阻滞:又称为莫氏(Mobitz)II 型房室传导阻滞:①一个或数个 QRS 波群突然脱漏,其前后 PR 段均恒定,时限多正常或延长。②下传的 QRS 波群形态正常或呈束支传导阻滞图形。二度 II 型房室传导阻滞多发生于房室结以下部位,有进展为三度房室传导阻滞的风险(图 3-2-6)。

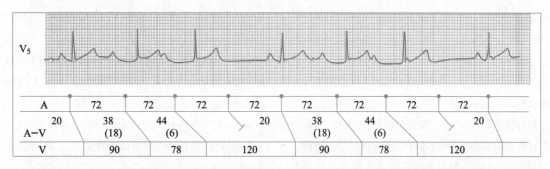

图 3-2-5　二度Ⅰ型房室传导阻滞

PR 间期逐搏延长直至 QRS-T 波群漏搏一次,其后 PR 间期恢复,周期性改变;每次 PR 间期延长量
逐搏减少,使 RR 间期逐搏减少(梯形图中数字单位 10 ms,括号中为每搏的延长量)。

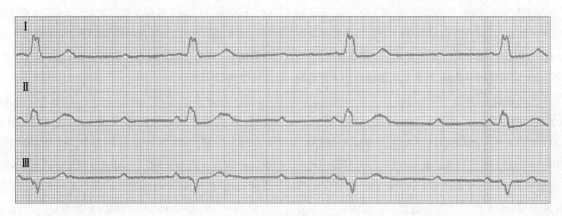

图 3-2-6　二度Ⅱ型房室传导阻滞

3∶1 房室传导。

3) 2∶1 房室传导阻滞:房室以固定比例 2∶1 传导,无法做出分型诊断,可能是莫氏Ⅰ型或Ⅱ型房室传导阻滞。

4) 高度房室传导阻滞:二度房室传导阻滞中,连续两个或者两个以上的 P 波不能下传者常称为高度房室传导阻滞,其是介于二度与三度房室传导阻滞之间的一种过渡类型。

(3) 三度房室传导阻滞　①P 波与 QRS 波群无关。②心房率比心室率快,心房心律可能为窦性或起源于异位。③心室心律由交界区或心室自主起搏点维持。QRS 波群的形态可正常或增宽畸形。邻近房室交界区高位逸搏心律的速率常为 40~60 次 /min,而低位心室自主心律的速率多为 30~50 次 /min。

3. 临床表现　除病因相关表现外,一度房室传导阻滞常无症状。二度Ⅰ型和Ⅱ型房室传导阻滞常有心悸、乏力等不适。三度房室传导阻滞的症状取决于病因和心室率快慢,常有心悸、心功能不全、心绞痛、黑矇、眩晕或晕厥,甚至发生阿 - 斯综合征或猝死。体格检查时一度房室传导阻滞常有第一心音减弱;二度房室传导阻滞常有心搏脱漏;三度房室传导阻滞心律齐、心率慢,第一心音强

弱不一,间可闻及响亮清晰的大炮音,为心房、心室几乎同时收缩所致。

4. 治疗

(1) 病因治疗　包括心肌缺血、电解质紊乱、重度睡眠呼吸暂停、合并黏液性水肿的甲状腺功能减退、莱姆病等可逆病因,其中莱姆病心脏损害最常见的表现是房室传导阻滞(AVB),通常位于房室结水平,在抗生素治疗后大多数可以恢复。

(2) 药物治疗　可选用 β 受体激动剂、M 受体拮抗剂,但长期应用效果不佳,仅适用于起搏治疗前急救。

(3) 心脏起搏治疗

1) 一度房室传导阻滞:一般不影响血流动力学,无症状者无需特殊治疗;但对于有晕厥病史且除外其他晕厥原因,合并神经肌肉病、核纤层蛋白 A/C 突变时,需考虑起搏器治疗,尤其当电生理检查证实为房室束和(或)左、右束支传导阻滞时。

2) 二度Ⅰ型房室传导阻滞:无症状患者、阻滞部位位于房室结(均为二度Ⅰ型),通常不需治疗;若伴有相关症状(尤其晕厥史)或阻滞部位位于房室束 - 浦肯野纤维或合并神经肌肉病变时,应考虑永久起搏器植入。

3）三度房室传导阻滞、二度Ⅱ型房室传导阻滞：排除可逆或生理原因引起者,无论有无症状均建议植入永久起搏器。

（三）室内传导阻滞

室内传导阻滞(intraventricular block)系指房室束-浦肯野系统发生的前向传导障碍,涉及心室内束支、分支及浦肯野纤维的传导异常。包括右束支、左束支、左前分支和左后分支阻滞等,可同时存在双分支或三分支阻滞。

1. 病因 老年人室内传导阻滞多由退行性病变所致,或由冠心病、高血压、肺心病等引起;如发生在青年人,多由心肌炎、心瓣膜病或心肌病等引起。此外,少数患者亦可由先天性心血管病、药物中毒、高钾血症、心脏手术损伤、原发性传导束退化症(Lenegre 病)、左心室支架硬化症(Lev 病)等引起。偶尔见到健康人在出生时即有完全性或不完全性束支传导阻滞,而其他心脏检查均未发现异常,其原因尚未确定,多数预后尚可。

2. 心电图表现

（1）右束支传导阻滞(right bundle-branch block, RBBB)①胸前导联：最具特征性及诊断意义,V_1、V_2 导联出现由 rsR′波组成的"M"形波群或宽大、顿挫的 R 波;V_5、V_6 导联呈 qRS 或 RS,S 波宽大而有切迹。②肢体导联：Ⅰ、Ⅱ及 aVL 导联有宽大、粗钝的 S 波,aVR 及Ⅲ导联有宽大、粗钝的 R 波。③继发性 ST-T 改变：与 QRS 波群主波方向相反。④QRS 波群电轴轻度右偏。⑤QRS 波群时限≥0.12 s 为完全性右束支传导阻滞(图 3-2-7),QRS 波群时限 <0.12 s 为不完全性右束支传导阻滞。

（2）左束支传导阻滞(left bundle-branch block, LBBB)①胸前导联：最具特征性及诊断意义,V_5、V_6 导联 R 波宽大、顶部平坦或有切迹("M"形 R 波),其前无 q 波;V_1、V_2 导联呈 QS 波或 rS 波,S 波宽大。②肢体导联：Ⅰ、aVL 导联 R 波宽大有切迹,Ⅲ、aVR 导联呈 QS 型。③继发性 ST-T 改变：与 QRS 波群主波方向相反。④QRS 波群电轴轻度左偏。⑤QRS 波群时限≥0.12 s 为完全性左束支传导阻滞(图 3-2-8),QRS 波群时限 <0.12 s 为不完全性左束支传导阻滞。

（3）左前分支阻滞(left anterior hemiblock) ①肢体导联：最具特征性及诊断意义,Ⅰ、aVL 导联呈 qR 波,$R_{aVL}>R_I$;Ⅱ、Ⅲ、aVF 导联呈 rS 图形,$S_{III}>S_{II}$。②胸前导联：单纯左前分支阻滞一般不引起横面向量环改变,故胸前导联 QRS 波群常无明显改变。③额面 QRS 电轴左偏达 −90°～−45°;④QRS 波群时限 <0.12 s(图 3-2-9)。

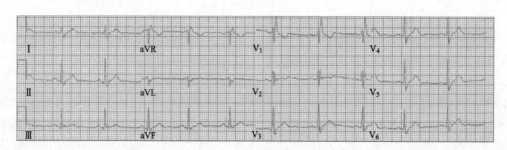

图 3-2-7　完全性右束支传导阻滞

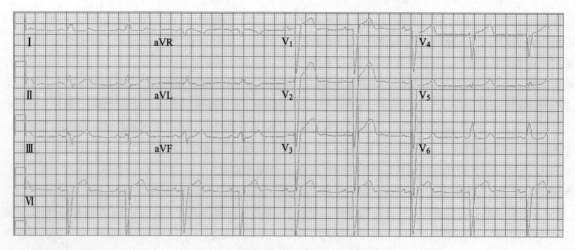

图 3-2-8　完全性左束支传导阻滞

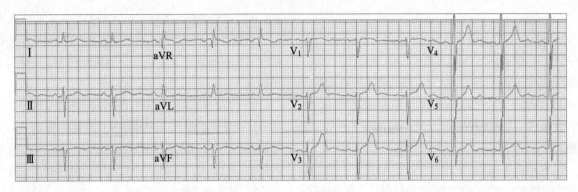

图 3-2-9　左前分支阻滞

（4）左后分支阻滞（left posterior hemiblock）　①肢体导联：Ⅰ、aVL 导联呈 rS 型；Ⅱ、Ⅲ、aVF 导联呈 qR 型，$R_{Ⅲ} > R_{Ⅱ}$。②胸前导联：单纯左后分支阻滞一般不引起横面向量环改变，故胸前导联 QRS 波群常无明显改变。③额面 QRS 电轴右偏达 +90° ~+140°。④QRS 波群时限 <0.12 s。

3. 临床表现　单支、双支阻滞通常无临床症状，偶可闻及第一、第二心音分裂。三分支阻滞的临床表现与完全性房室传导阻滞相同。

4. 治疗

（1）病因治疗　如积极的再灌注治疗等。

（2）永久起搏治疗　应符合以下情况：①束支传导阻滞合并晕厥，电生理检查 HV>70 ms 或电生理检查证实房室结下阻滞；②交替性束支传导阻滞；③卡恩斯 - 塞尔综合征（Kearns-Sayre syndrome）征或安德森 - 法布里综合征（Anderson-Fabry syndrome）（α- 半乳糖苷酶 A 缺乏病），合并束支传导阻滞；④LBBB、QRS>150 ms 的射血分数下降心力衰竭患者，考虑 CRC（参见本篇第三部分第一章）。

（张　萍）

第三章　快速性心律失常

一、期前收缩

期前收缩（extrasystole）指早于基础心律（常指窦性心律）出现的异位搏动，起源于心房的期前收缩称为房性期前收缩（premature atrial beat），起源于心室的期前收缩称为室性期前收缩（premature ventricular beat）。

（一）房性期前收缩

房性期前收缩亦称房性早搏，简称房早，是指在窦性冲动之前，心房异位起搏点提前发生激动，引起心房除极，可以下传到心室或因房室结处于不应期而不能下传。房性期前收缩常侵入窦房结，打乱了窦性节律的发放，引起节律重整，因此通常表现为不完全性代偿间歇。

1. 病因　房性期前收缩可见于健康人，也可由心脏疾病和其他系统疾病引起，如风湿性心脏病、冠心病、高血压、甲状腺功能亢进症和低钾血症等。

2. 临床表现　除病因相关表现外，多无明显症状，部分患者可有心悸、胸闷等不适。心脏听诊时期前收缩的第一心音增强，第二心音减弱或消失，其后出现较长间歇。

3. 治疗

（1）无器质性心脏病者　一般无需治疗，症状显著者可使用 β 受体阻滞剂等。

（2）伴有器质性心脏病者　病因治疗和病情缓解后期前收缩多能减少或消失，不主张长期应用抗心律失常药。

（3）房性期前收缩可诱发室上性心动过速或心房颤动者　可选用 β 受体阻滞剂、普罗帕酮或维拉帕米等。

（二）室性期前收缩

室性期前收缩亦称室性早搏，简称室早，是指在窦性激动尚未到达心室之前，心室异位起搏点提前发生激动，引起心室除极。

1. 病因　室性期前收缩可见于健康人(24 h 动态心电图检出率为 40%~75%)，也可由冠心病、瓣膜性心脏病、高血压、心肌病、甲状腺功能亢进症等心脏疾病和其他系统疾患、药物不良反应或中毒(如洋地黄、抗肿瘤药、抗精神病药等)、电解质紊乱(如低钾血症、低镁血症等)等引起。

2. 临床表现　除病因相关表现外，偶发室性期前收缩可无明显症状，频发室性期前收缩可引起心悸、咽部不适。心脏听诊时，室性期前收缩的第一心音增强，第二心音减弱或消失，其后有一较长间歇。同时，桡动脉搏动减弱或消失，可见颈静脉巨大 a 波。

3. 心电图表现

(1) 提前出现的宽大畸形 QRS 波群，时限超过 120 ms。

(2) QRS 波前无相关 P 波，偶尔可以有 QRS 波后经房室结逆传 P 波，在下壁导联呈负向。

(3) T 波的方向与 QRS 波群主波方向相反。

(4) 常有完全性代偿间期。室性期前收缩很少能逆传至窦房结，故窦房结冲动发放未受干扰，室性期前收缩后出现完全性代偿间期，即包含室性期前收缩在内前后 2 个下传的窦性搏动之间期，等于 2 个窦性 RR 间期之和。基础心率较慢时，室性期前收缩可插入 2 个连续窦性搏动之间，不产生室性期前收缩后的代偿间期，称为插入性室性期前收缩。

4. 治疗　首先应对患者基础心脏病、室性期前收缩的类型和数量、临床症状和家族史做全面的了解；然后根据不同的临床状况决定是否给予治疗，采用何种方法治疗及确定治疗的终点。临床上如有以下情况应予以重视：①有黑矇、晕厥或晕厥先兆症状。②有器质性心脏病基础。③心电图表现为频发、多源、成对或 R-on-T 室性期前收缩。④有猝死家族史。

(1) 健康教育　特发性室性期前收缩，不会增加心脏性死亡的风险，交代病情、减轻患者焦虑。

(2) 去除诱因、治疗原发病　如急性心肌梗死合并恶性室性期前收缩时需尽快实施再灌注治疗，纠正电解质紊乱、改善甲状腺功能，去除室性期前收缩诱因；对于冠心病陈旧性心肌梗死、射血分数下降的心功能不全患者，长期使用 β 受体阻滞剂、ACEI 或 ARB 类药物、醛固酮受体拮抗剂治疗，通过改善心功能、逆转心脏重构而减少室性期前收缩，可明显降低心源性病死率。

(3) 药物治疗　对于健康教育后仍有症状者，可使用 β 受体阻滞剂或非二氢吡啶类钙通道阻滞剂，但疗效有限。Ⅰ、Ⅲ类抗心律失常药可能更有效，在无结构性心脏病室性期前收缩患者中应用此类药物的风险 - 获益尚不确定。

(4) 导管消融术　对于室性期前收缩诱导性心肌病患者推荐导管消融术，以期根治室性期前收缩、改善心脏功能；症状明显、频发室性期前收缩(24 h 室性期前收缩 >10 000 次)患者，可以推荐导管消融术；R-on-T 室性期前收缩、短联律间期室性期前收缩，药物控制不佳可行导管消融术。

二、窦性心动过速

窦性心动过速简称窦速，是指窦性心律的频率超过 100 次 /min。

(一) 病因

常见病因包括生理因素(紧张、焦虑等)、发热、低血容量或贫血、低氧血症、甲状腺功能亢进症、心力衰竭、休克及某些药物的使用。

(二) 诊断

标准 12 导联中Ⅰ、Ⅱ、aVF 导联 P 波直立，V$_3$~V$_6$ 导联 P 波直立，aVR 导联 P 波倒置，P 波频率 >100 次 /min。生理性窦速呈非阵发性，即心率逐渐加快或减慢，不同于窦房折返所致的窦速，呈突发突止。

(三) 治疗

首先要针对病因治疗，如纠正贫血、控制甲状腺功能亢进、控制感染、纠正低氧血症等。β 受体阻滞剂可用于生理因素所致的症状性窦速、心肌梗死及慢性心力衰竭后合并的窦速，以改善症状和预后。对 β 受体阻滞剂禁忌时，可选择非二氢吡啶类钙通道阻滞剂。

三、房性心动过速

起源于心房或毗邻心房结构(如肺静脉或冠状静脉窦)的连续发生的 3 个或以上的快速心房激动称为房性心动过速(atrial tachycardia)，简称房速，心房频率多为 150~200 次 /min。房速按发生机制分为房内折返性心动过速、房性自律性心动过速和紊乱性房性心动过速等。

(一) 病因

常见病因有 COPD、急性心肌梗死及其他心脏疾病，如风湿性心脏病、心包疾病、心肌炎、心肌病、先天性心血管病等，洋地黄中毒也是房速较常见的病因之一。在慢性充血性心力衰竭、SSS、低氧血症、低钾血症及甲状腺功能亢进症(简称甲亢)、心脏或胸腔外科术后等情况下也可发生房速。

（二）临床表现

除病因相关表现外，还有以下特点：①常反复发作，发作时有心悸、气促和胸闷等，一般无严重血流动力学障碍。②房速可短暂发作自行终止，也可持续数月或数年，少数可发展为"心动过速性心肌病"。③紊乱性房速多见于COPD 患者肺部感染加重、低氧血症时，提示预后不良。④体格检查时，有短暂或持续性心率增快，可达 100~180 次 /min。

当房室传导比率不恒定时，可出现心律不齐，且第一心音强弱不一，颈静脉 a 波频率快于听诊心率。严重者可出现心力衰竭、低血压或休克等症状和体征。

（三）心电图特点

根据起源点不同，房速分为局灶性房速（focal atrial tachycardia）和多源性房速（multifocal atrial tachycardia）。

1. 局灶性房速　心电图特点为：①P′ 波的形态异于窦性 P 波；②频率多为 150~200 次 /min；③当心房率加快时可出现二度房室传导阻滞；④P 波之间的等电线仍存在（心房扑动时等电线消失）；⑤刺激迷走神经不能终止心动过速，仅能加重房室传导阻滞。

2. 多源性房速　心电图特点为 P′ 波形态有 2 种或以上，各形 P′ 波频率或间期不同；当 P′ 形态有 3 种或以上时，又称为紊乱性房速。

（四）治疗

1. 积极治疗基础疾病　如对感染的控制、低氧血症和电解质紊乱的纠正。对洋地黄中毒引起者，需立即停用洋地黄。

2. 控制心室率　可选用 β 受体阻滞剂、非二氢吡啶类钙通道阻滞剂和洋地黄药物。

3. 转复窦性心律　可用 I a 类、I c 类和Ⅲ类（胺碘酮、伊布利特等）抗心律失常药，血流动力学不稳定者宜立即行直流电复律。部分房速患者药物治疗效果不佳时，可考虑导管消融术。

四、心房扑动

心房扑动（atrial flutter，AFL）简称房扑，是一种心房激动频率达 250~350 次 /min 的快速房性心律失常，可表现为阵发性和持续性。

（一）病因与发病机制

阵发性房扑可发生于无器质性心脏病患者，持续性房扑常见于风湿性心脏病、冠心病、高血压性心脏病和甲亢性心脏病等，亦可见于心包炎、心肌病、肺源性心脏病、先天性心血管病（如房间隔缺损）及酒精中毒等。

房扑多由房性冲动在右心房内环形大折返所致，其缓慢传导区多位于冠状静脉窦口、下腔静脉瓣和三尖瓣环围绕的峡部，称为峡部依赖性房扑，围绕三尖瓣环呈逆钟向折返的房扑最为常见，顺钟向折返的房扑较少见。

少数房扑也可由房性异位灶自律性增高引起。

（二）临床表现

临床表现取决于房扑持续时间及心室率快慢、基础心脏病。阵发性房扑症状较轻，多为阵发性心悸、胸闷，如合并心室率（1∶1 下传）或基础心脏疾病，可诱发或加重心功能不全，导致心源性休克。此外，持续性房扑可形成附壁血栓，引起血栓栓塞。

（三）心电图特点

心电图特点包括：①窦性 P 波消失，代之以振幅、间距相同的有规律的锯齿状扑动波，称为 F 波，扑动波之间的等电线消失，频率常为 250~300 次 /min，多数情况下房扑显示 2∶1 房室传导，心室率多为 150 次 /min（图 3-2-10）。②房扑可以不规则下传，在极少数情况下也可以发生 1∶1 房室传导，引起极快的心室率。③QRS 波形态正常，当出现室内差异传导、原先有束支传导阻滞或经房室旁路下传时，QRS 波增宽、形态异常。

典型房扑为峡部依赖的逆钟向折返性房扑，其心电图特征为，在Ⅱ、Ⅲ、aVF 导联上的扑动波呈负向，V₁ 导联上的扑动波呈正向。顺钟向峡部依赖性房扑的心电图特征则相反，表现为Ⅱ、Ⅲ、aVF 导联上的正向扑动波和 V₁ 导联上的负向扑动波。

（四）治疗

1. 病因治疗　积极治疗原发疾病。

2. 转复窦律　使房扑转复为窦性心律的常用方法有同步心脏电复律术、经食管心房调搏术、射频导管消融术和药物复律等。其中以心脏电复律成功率最高，大多数仅需 50 J 的单相波或更小能量的双相波电击即能成功地转复为窦性心律。射频消融术可以根治房扑，对峡部依赖性房扑的成功率可达 90% 以上。Ⅲ类、I c 类抗快速性心律失常药均有转复房扑和预防复发的作用。需要注意，应用 I c 类药转复时可能心房率下降，但房室传导由 2∶1 变为 1∶1 时反可使心室率增快，故必须在密切观察下应用，必要时合用洋地黄、非二氢吡啶类钙通道阻滞剂或 β 受体阻滞剂等药物。

3. 控制心室率　可选用非二氢吡啶类钙通道阻滞剂、洋地黄制剂和 β 受体阻滞剂。

4. 抗凝治疗　持续性房扑的患者发生血栓栓塞的风

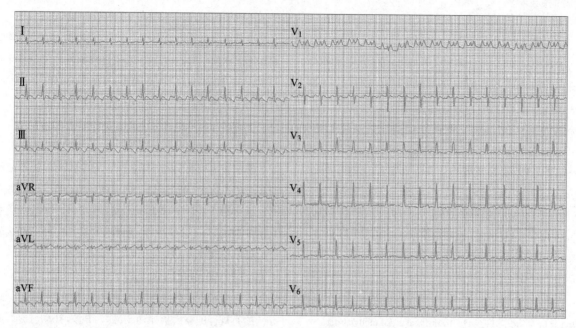

图 3-2-10 心房扑动

心房扑动波频率 300 次 /min,2 ∶ 1 下传,心室率 150 次 /min。

险明显增高,可选择口服新型口服抗凝血药或华法林预防,抗凝策略同心房颤动。

五、心房颤动

心房颤动(atrial fibrillation,AF)简称房颤,指规则有序的心房电活动丧失,代之以快速无序的颤动波,心房激动频率达 350~600 次 /min,是严重的心房电活动紊乱(图 3-2-11)。房颤导致心房泵血功能下降或丧失,心室律极不规则,心室泵功能降低及心房附壁血栓形成。Framingham 研究显示,房颤发病率约为 0.5%,随年龄增长而增高,60 岁以上者发病率可 > 6%。

目前根据房颤的发作特点可分为初发房颤(初次发作,无论持续时间或能否自行转复)、阵发性房颤(反复发作,可自行终止,持续时间 <7 d)、持续性房颤(持续时间 >7 d,经过治疗后可转复窦性心律)、长期持续性房颤(持续 1 年以上,患者有转复意愿)和永久性房颤(持续时间较长,医生或患者不愿意复律)。

(一)病因与发病机制

器质性心脏病如心脏瓣膜病、心肌病、冠心病是房颤的常见病因。房颤的危险因素包括年龄、性别、种族、遗传等多个方面。发生机制十分复杂,涉及心房的特殊结构、心房自主神经节的功能及心房电重构和结构重构等。肺静脉等异位兴奋灶在房颤的触发中发挥着重要的作用。房颤的维持依靠单一的高频的局灶位点进行驱动,在心房内颤动样传导,进而表现为房颤。目前有研究证实,转子

(rotor)参与房颤的维持机制。

(二)临床表现

症状取决于有无器质性心脏病,基础心功能、心室率快慢、发作类型,有无心房附壁血栓等。患者心功能较好,心室率不快时可无症状;反之,可有病因相关表现,心悸、气促、乏力和心前区不适,尤以初发或阵发性者明显,严重者可出现心绞痛、晕厥、急性肺水肿(如二尖瓣狭窄伴房颤)或心源性休克等。房颤易形成左心房附壁血栓,脱落时易发生动脉栓塞事件,尤以脑栓塞的发生率、致死率和致残率最高。

心脏听诊时第一心音、心率和心律均绝对不规则,脉搏短绌(心室率快于脉率)。如心律变齐时,应考虑是否恢复窦性心律,转变为房扑(房室传导比例固定),发生完全性房室传导阻滞,出现房室交界性或室性心动过速等。

(三)治疗

1. 病因治疗 直接与能否复律和维持窦性心律相关。例如风心病二尖瓣狭窄患者,若不施行经皮二尖瓣球囊成形术或外科手术,则不易复律。

2. 抗凝及预防卒中 对于非瓣膜性房颤患者,需使用 CHA2DS2-VASc 评分系统进行血栓栓塞的危险分层(表 3-2-2)。CHA2DS2-VASc 评分≥2(男性)或 3 分(女性) 者需抗凝治疗,药物优选新型口服抗凝血药(NOAC),对于使用华法林者,所用剂量应将凝血酶原时间国际标准化比值(international normalized ratio,INR)维持在 2.0~3.0,并

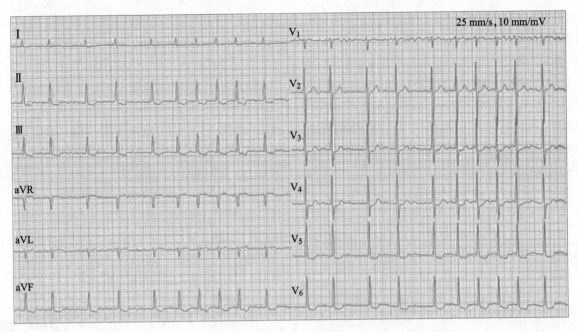

图 3-2-11　心房颤动
P波消失,代之以大小不一的颤动波f波,心室律不齐。

且治疗窗内的时间需超过70%;评分1分(男性)或2分(女性)者,需权衡获益和风险后优选抗凝治疗;评分为0分(男性)或1分(女性)者,无需抗凝治疗。房颤患者抗凝治疗前需同时进行出血风险评估,临床上常用HAS-BLED评分系统(表3-2-2),HAS-BLED评分≥3分为高出血风险。对于高出血风险患者应积极纠正可逆的出血因素,不应将HAS-BLED评分增高视为抗凝治疗的禁忌证。对于合并瓣膜病患者,需应用华法林抗凝。对于有长期抗凝血药禁忌者,可选择左心耳封堵术预防血栓栓塞事件。

表3-2-2　CHA2DS2-VASc 和 HAS-BLED 评分系统

CHA2DS2-VASc	评分(分)	HAS-BLED	评分(分)
充血性心力衰竭(C)	1	未控制的高血压(H)	1
原发性高血压(H)	1	肝功能或肾功能异常(A)	1或2
年龄≥75岁(A)	2	脑卒中(S)	1
糖尿病(D)	1	出血(B)	1
脑卒中(S)	2	INR不稳定(L)	1
血管疾病(严重冠状动脉疾病、陈旧性心肌梗死、外周血管病变或主动脉斑块)(V)	1	年龄>65岁(A)	1
年龄65~74岁(A)	1	药物*或饮酒(D)	1或2
女性(Sc)	1		
满分	9	满分	9

注:*指抗血小板药或NSAID的使用。

房颤或房扑≥48h或持续时间不明确,口服抗凝血药治疗3周或经食管超声心动图证实左心耳无血栓,可进行房颤复律,复律后继续抗凝4周;对于房颤或房扑<48h且高危卒中患者,复律前或复律后立即静脉用肝素或低分子量肝素或NOAC,随后长期抗凝治疗。

3. 症状管理

(1)控制心室率　可以缓解症状和改善心功能,可选用非二氢吡啶类钙通道阻滞剂(维拉帕米、地尔硫䓬)、β受体阻滞剂。房颤并发心功能不全者,宜选用洋地黄类药物,目标静息心室率≤110次/min。药物较难控制时,可考虑行房室结消融联合起搏器植入术。

(2)转复窦性心律　存在房颤相关症状的患者,节律控制可改善症状及生活质量,转复和维持窦性心律可选用Ic类(普罗帕酮、氟卡尼)和Ⅲ类抗心律失常药(胺碘酮、伊布利特),其中Ic类用于无器质性心脏病房颤患者转复,Ⅲ类抗心律失常药用于器质性心脏病患者房颤转复。药物复律无效或者血流动力学不稳定的患者可选择体外同步复律。对于抗心律失常药治疗失败,尤其是合并射血分数减低患者,可选择导管消融术。

4. 心血管合并症和危险因素的管理　加强对高血压等其他合并症和生活方式的管理,如戒烟、减肥、避免饮酒过量和适当运动。

六、交界区心动过速

交界区心动过速包括房室结折返性心动过速、房室折返性心动过速和局灶性交界区心动过速,后者较为少见,本节不做介绍。

狭义的阵发性室上性心动过速(简称室上速)包括房室结折返性心动过速和房室折返性心动过速,多发生于无器质性心脏病患者。室上速的发作为突发突止、反复发作,包括阵发性心悸、乏力、头晕、胸闷、黑矇等,晕厥较为罕见。症状的轻重主要由心室频率的快慢、心动过速持续的时间,是否有基础心脏病和患者的耐受性有关。描记到发病时的心电图对确定诊断最为重要(图 3-2-12)。

(一)房室结内折返性心动过速

房室结内折返性心动过速(A-V nodal reentry tachycardia, AVNRT)是临床上较常见的阵发性室上速,女性多于男性,频率常为 140~250 次 /min。

1. 病因　AVNRT 发生的三要素为:①房室结存在传导速率和不应期不同的两条或多条传导通路,即房室结双径路,其中传导速率快、有效不应期长的称为快径路,传导速率慢、有效不应期短的称为慢径路;②房性期前收缩下传至房室结时遇到快径路不应期,只能改由慢径路下传,当激动传到两条径路的共同下端时,一方面下传激动心室,另一方面激动通过脱离不应期的快径路逆传激动心

房;③慢径路脱离不应期,激动逆传激动心房的同时再次沿慢径路下传,周而复始形成折返性心动过速。

2. 心电图特点　典型的 AVNRT 以慢径前向传导,快径逆向传导,故称为慢快型 AVNRT。由于快径逆向传导至心房的时间较短(40 ms),心电图上 P 波多位于 QRS 波中或紧随 QRS 波之后(RP 间期 <70 ms),而在 V₁ 导联上显示"伪 r 波"。有 5%~10% 的 AVNRT 其折返运行方向与上述类型相反,以快径前向传导,慢径逆向传导,亦称为快慢型 AVNRT。慢径逆向传导时间较长,心电图上 P 波位于下一个 QRS 波之前,表现为长 RP 间期心动过速。AVNRT 的折返环也可由两条传导速率较慢的径路组成,亦即慢慢型 AVNRT。心电图上 P 波位于 QRS 波之后,其 RP 间期 >70 ms。后两种类型较少见。

3. 治疗

(1)刺激迷走神经　适用于血流动力学稳定的 AVNRT 患者,可以改变房室结的不应期,终止房室结依赖的折返性心动过速。常用的方法有颈动脉窦按摩,做 Valsalva 动作,刺激咽喉部诱导恶心,将面部浸没于冷水中等。颈动脉窦按摩的方法为:患者平卧位,先按摩右侧,无效时再按摩左侧,每次 5~10 s,不可同时按摩双侧颈动脉

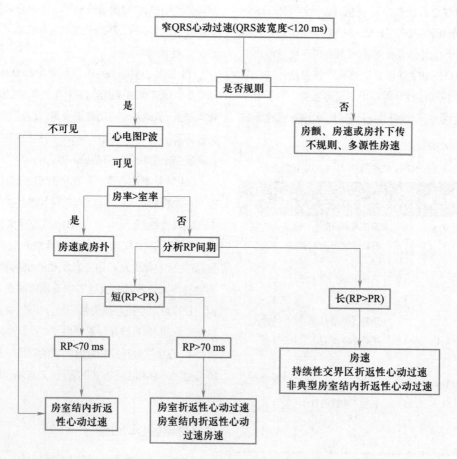

图 3-2-12　窄 QRS 波心动过速的鉴别诊断程序

窦,禁忌用于可能有颈动脉粥样硬化斑块者。Valsalva 动作的做法为深吸气屏住,然后再用力做呼气动作,通过增加胸腔内压力,显著减少静脉回心血量,兴奋迷走神经。

(2) 药物治疗 刺激迷走神经不能终止者,可选用药物治疗。静脉注射腺苷为首选药物(6 mg 或 12 mg),转复成功率约 96%,其起效快,半衰期短(<6 s)。腺苷无效时可静脉注射维拉帕米(首次 5 mg,10 min 后可重复给药 5 mg)或地尔硫革(0.25~0.35 mg/kg),但需警惕低血压。静脉应用胺碘酮(5 mg/kg,10 min)也可有效终止 AVNRT。静脉用 β 受体阻滞剂减慢心率的疗效优于终止心动过速的疗效。对于无器质性心脏病的 AVNRT 患者,可选择 I 类抗心律失常药(如普罗帕酮 1~2 mg/kg 静脉注射)。若患者对上述方法均无反应或存在血流动力学不稳定,应给予直流电复律。

长期药物预防可选择维拉帕米、地尔硫革或琥珀酸美托洛尔,无器质性心脏病患者可应用普罗帕酮,胺碘酮可用于器质性心脏病患者,但长期使用存在不良反应。

(3) 导管消融术 可根治 AVNRT,成功率达 95% 以上,较抗心律失常药治疗有效率高,可作为一线治疗方法。

(二)房室折返性心动过速

1. 病因 房室旁道是房室结以外连接心房和心室肌的异常电学通道。发生心动过速时,心房激动从房室结下传到心室,经旁道逆传到心房形成房室折返性心动过速(atrioventricular reentrant tach-ycardia,AVRT),称为顺向型房室折返性心动过速(ortho-dromic AVRT,O-AVRT);反之,心房激动从旁道下传到心室经房室结逆传到心房的心动过速,称为逆向型房室折返性心动过速(anti-dromic AVRT,A-AVRT)。预激程度取决于经由房室结、房室束和旁道传导的程度。有些旁道前传功能较弱,前向传导只有在迷走神经张力增高,房室结传导减弱时显现出来,表现为间歇性预激,说明旁道具较长的不应期。显性旁道通常同时具有前向和逆向传导功能,只有前向传导功能的旁道较少见。当同时有预激图形和快速心律失常时,则可诊断为预激综合征。

2. 临床表现 不发生心动过速时无特殊表现,发作 AVRT 时临床表现为阵发性心悸,突发突止。部分患者属于高危状态,包括:①在自发或诱发的房颤中心室率过快,RR 间期 <250 ms。②有心动过速病史。③存在多条旁道。④合并埃布斯坦综合征(Ebstein syndrome)。

3. 心电图特点

(1) 心室预激 心电图特点:①PR 间期 <0.12 s。②QRS 波时限 >0.10 s。③QRS 波起始粗顿,形成 delta 波(δ 波)或预激波。④PJ 间期正常约为 0.27 s。⑤可有继发 ST-T 改变。⑥分为 A 型和 B 型,其中 A 型预激波在胸前 V_1~V_3 导联呈正向,QRS 波以 R 波为主(图 3-2-13);B 型预激波在 V_1 导联为负向,QRS 波以 S 波为主(图 3-2-14)。

(2) AVRT

1) O-AVRT 的心电图特点:①常由期前收缩触发,频率多为 150~250 次 /min,节律规则;②QRS 波群形态和时限多正常;③P' 波位于 QRS 波群之后且不与 QRS 波群重叠,RP' 间期 >90 ms,RP' 间期 <P'R 间期,P' 波与 QRS 波群关系固定为 1∶1;④迷走神经刺激可使其终止(图 3-2-15)。

2) A-AVRT 的心电图特点:①常由期前收缩触发,频率多为 200 次 /min 以上,节律规则;②QRS 波群宽大畸形;③P' 波位于 QRS 波群之后且不与 QRS 波群重叠,P' 波与 QRS 波群关系固定为 1∶1;④迷走神经刺激常不能使其终止。

(3) 心室预激合并房颤 显性房室旁路合并房颤时,若冲动经旁路下传,由于其不应期短,会产生极快的心室率,心电图表现为窦性 P 波消失,可见一系列快速、宽大畸形、极不规则的 QRS 波群(图 3-2-16),呈 1∶1 传导时心室率可达 300 次 /min,甚至演变为室颤,是需要紧急处理的心律失常。

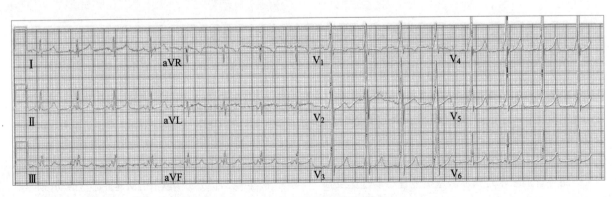

图 3-2-13 A 型预激的心电图特点

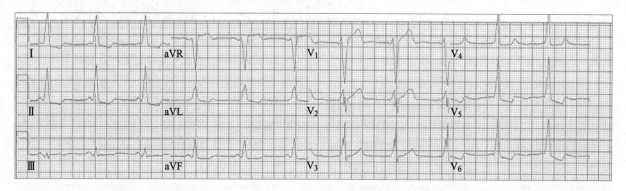

图 3-2-14 B 型预激的心电图特点

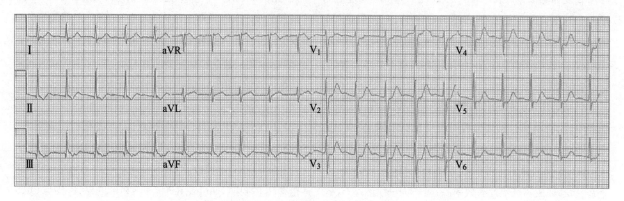

图 3-2-15 O-AVRT 的心电图特点

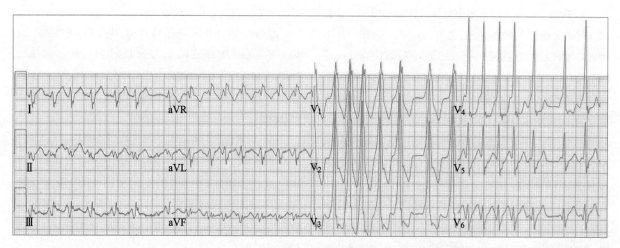

图 3-2-16 心室预激合并房颤

4. 治疗 O-AVRT 治疗可参照 AVNRT。A-AVRT 可选用静脉注射普罗帕酮或胺碘酮,若无效应及时予同步直流电复律,伊布利特、普鲁卡因胺或氟卡尼等抗心律失常药能够减慢旁道传导。预激综合征患者发生房颤或房扑时,可伴有晕厥、低血压,应立即电复律,治疗药物宜选择延长房室旁路不应期的药物,如普鲁卡因胺或普罗帕酮,应当避免使用利多卡因、洋地黄、维拉帕米等抑制房室结传导的药物。

旁路导管消融术可根治房室折返性心动过速及预激综合征。对于心动过速发作频繁或伴发房颤或房扑

的预激综合征患者,应尽早行导管消融术。对暂时无条件或拒绝行导管消融术者,为有效预防心动过速的复发,可选用普罗帕酮或胺碘酮等抗心律失常药。

七、室性心动过速

室性心动过速(ventricular tachycardia)简称室速,是指起源于房室束以下水平的左、右心室或心脏的特殊传导系统,连续 3 个或 3 个以上的快速性心室搏动,频率多为 100~250 次 /min(图 3-2-17)。室速多见于器质性心脏

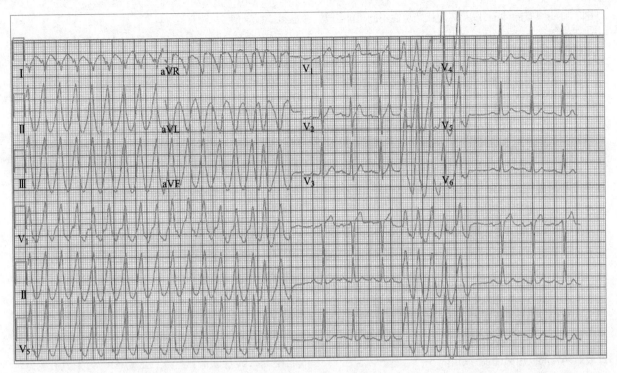

图 3-2-17　室性心动过速

病患者,且常伴有血流动力学异常,并可能蜕变为室颤引起心搏骤停,是临床常见的心血管急症之一。

（一）分类

室速按照发作持续的时间可分为持续性室速（sustained VT,SVT）和非持续性室速（non-sustained VT,NSVT）,其中非持续性室速是指持续时间 <30 s,且血流动力学稳定、能够自行终止的室速;持续性室速是指单形性室速持续时间≥30 s,或持续时间虽 <30 s,但室速发作时伴随血流动力学障碍需早期进行干预治疗的室速。

（二）病因

室速多见于各种类型的器质性心脏病患者,原因可概括为 3 个方面。

（1）器质性心脏病　冠心病、急性心肌缺血、扩张型心肌病、肥厚型心肌病、致心律失常性右心室心肌病、高血压心脏病等。

（2）无明显器质性心脏病的原发性心电异常　如特发性室速、Brugada 综合征、先天性长 QT 间期综合征（LQTS）、短 QT 间期综合征和儿茶酚胺敏感性多形性室速等。

（3）其他因素　包括药物和毒物的作用、电解质和酸碱平衡失调、心脏外科手术、心导管刺激等。

（三）发生机制

发生机制主要包括折返激动、自律性异常增高和触发活动。局灶起源室速,如特发性右心室流出道室速与自律性增高及触发活动有关;折返性室速的折返环路通常位于心肌病变组织和（或）瘢痕组织内,其介导的心动过速如陈旧性心肌梗死后室速多为大折返性室速。

（四）临床表现

临床表现取决于基础心脏病、室速频率和持续时间、合并的临床疾病等诸多因素。例如,对于显著左心室收缩功能或舒张功能不全的患者,即使频率相对较慢的室速也可引起严重的血流动力学紊乱。

室速可表现为短暂、无症状的非持续性发作,血流动力学稳定的持续性发作,也可表现为血流动力学不稳定的持续发作。多数室速可引起心排血量减少和低血压,常见主诉为心悸、头晕、黑矇,缺血性心脏病的患者可引起胸闷和胸痛。室速持续时间长,可能诱发或加重心力衰竭;如室速发作时不能维持血压,可能导致循环衰竭和休克,严重者可引起先兆晕厥、晕厥,乃至猝死。无休止性室速长期发作可导致原正常的心脏出现心脏扩大、心力衰竭等,称为心动过速性心肌病。少数室速可无症状,尤其是无器质性心脏病的患者,可于体检或心电图检查时偶然发现。

查体时除了心率和脉搏加速外,合并房室传导阻滞的患者,可因房室收缩不同步导致心尖区第一心音强弱不等,房室同时收缩时会出现颈静脉大炮 a 波。此外可发现基础心脏病原有的体征,以及随症状严重性不同可能出现相应的低血压、冷汗或肺部湿啰音等体征。

（五）诊断

体表心电图和动态心电图是室速诊断的主要依据,常见的室速心电图特征如下。

1. 频率　多数在 100~250 次 /min,持续性室速的频率多数在 180 次 /min 左右,小儿的室速频率较成人快。

2. 节律　持续性单形性室速的 RR 间期节律一般是规则或相对规则的,RR 间期之差一般 <20 ms;但多形性室速的 RR 间期可极不规则。

3. QRS 波群　宽大畸形,时限多 >120 ms,其中 1/2 以上的病例超过 140 ms;而起源于高位室间隔或束支的室速,QRS 波时限可 <120 ms。

4. 心室激动（R 波）与心房激动（P 波）的关系　可表现为房室分离,由于室速时 QRS-T 波群显著增宽,P 波往往难以辨别,部分患者需要结合食管电生理、腔内电生理或对药物的反应来协助诊断。

5. 心室夺获或室性融合波　指窦性或房性激动经房室结下传部分或完全激动心室,是室速特有的心电图表现。

（六）鉴别诊断

室速是宽 QRS 心动过速（QRS 波群宽度≥120 ms,频率 >100 次 /min）鉴别诊断的主要内容。室速是宽 QRS 心动过速的最常见的临床原因,其他可见于室上速伴差异性传导、束支传导阻滞或室内传导阻滞,逆向型房室折返性心动过速,经房室旁路前传的房速、房扑或房颤,以及起搏器相关的心动过速（起搏器介导的心动过速或房性心律失常时发生心室跟踪起搏）等。

鉴别诊断时需注意以下三方面。

1. 重视临床资料的收集　室速患者多有器质性心脏病病史,而电解质异常、家族性心脏猝死等病史也需引起重视。而室上速多见于无器质性心脏病的中青年,病史较长并反复发作。

2. 仔细阅读非心动过速发作时的心电图特征

（1）窦性心律时出现预激综合征,提示旁道相关的心动过速。

（2）窦性心律时出现束支传导阻滞或室内传导阻滞,并与宽 QRS 心动过速形态一致,提示为室上速;而心动过速时出现另一侧束支传导阻滞图形提示室速;心动过速时 QRS 波群时限小于窦性心律伴束支传导阻滞时 QRS 波群时限,也提示室速。

（3）既有宽 QRS 心动过速,又有窄 QRS 心动过速,

提示为室上速。

（4）窦性心律心电图记录到与宽 QRS 心动过速同形态的室性期前收缩,提示为室速。

（5）如记录到房性期前收缩伴差异性传导,形态与宽 QRS 心动过速相同,则提示为室上速。

3. 认真分析宽 QRS 心动过速发作时的心电图特征

（1）额面心电轴　如心动过速的肢导联Ⅰ、Ⅱ和Ⅲ导联均呈负向波,则电轴位于右上象限（−90° ~+270°）,即所谓的"电轴无人区",提示室速。如果左束支传导阻滞的心动过速心电轴右偏,提示室速。此外,如心动过速的电轴与窦性心律时相差超过 40°,也提示室速。

（2）QRS 波群宽度　如心动过速呈右束支传导阻滞图形时 QRS 宽度 >140 ms,或呈左束支传导阻滞图形时 QRS 宽度 >160 ms,提示室速,但特发性室速多数在 120~140 ms。

（3）QRS 波群形态特征　心动过速呈右束支传导阻滞图形时,V₁ 导联呈 rSr、rR、rsr 或 rSR 等形态（右侧兔耳征）时,多提示室上速伴差异传导;而呈单向 R 波、RS、Rs、qR 形（左侧兔耳征）或 R 波宽度 >30 ms,则提示室速;V₆ 导联 R/S<1 提示室速。心动过速呈左束支传导阻滞图形时,起始 R 波增宽 >30 ms（r 波肥胖征）或伴有切迹或振幅超过窦性心律 R 波,V₁ 和 V₂ 导联 S 波下降支缓慢或伴有切迹,V₆ 导联起始为 q（Q）波等,均提示室速。

（4）胸导联 QRS 波群　当所有胸导联均为正向 R 波或负向波,提示室速,偶见于经旁路前传的室上速;如胸导联 QRS 波群均无 RS 波形,支持室速;如有 RS 波形,RS 间期超过 100 ms,支持室速。

（5）房室分离　有 25%~50% 的室速呈完全性房室分离,R 波和 P 波自成节律,多数表现为室率大于房率,诊断的特异性为 100%。

为便于记忆,可用"ABCDEF"代表上述鉴别要点:A 即 atrioventricular dissociation,为房室分离;B 即 broad,指 QRS 波群宽度;C 即 concordance,指胸导联同向性;D 即 deviation of axis,指电轴矛盾或指向无人区;E 即 effect of maneuvers,指迷走手法刺激的效果;F 即 features of the QRS complex,指符合室速特征的 QRS 波群形态。如果上述鉴别诊断方法仍不能明确宽 QRS 心动过速的性质,可考虑进一步行食管或腔内电生理检查以确定诊断。

（七）治疗

治疗应个体化,根据不同的室速类型、合并的基础心脏病及发作时的血流动力学状态综合评估后选择治疗方案。稳定血流动力学、终止室速发作并转为窦性心律、预

防室速复发和预防心脏性猝死是室速治疗的重要原则。

1. 急性期治疗　目的为尽快终止室速发作。

(1) 血流动力学不稳定的患者　首选同步电复律治疗,能量双向 150~200 J,无效时可酌情递增能量。

(2) 血流动力学稳定的患者　可先行抗心律失常药治疗,无效时考虑同步电转复。与器质性心脏病有关的室速,可静脉注射胺碘酮;缺血性心脏病引起的室速,可静脉推注利多卡因;与洋地黄类药物中毒有关的室速,停用洋地黄、补充钾和镁盐的同时,静脉推注苯妥英钠;左心室特发性室速可静脉注射维拉帕米;流出道特发性室速可静脉注射普罗帕酮(具体药物使用方法见本部分第一章)。

2. 慢性期治疗　目的为治疗原发病、去除诱因,预防室速的复发,改善预后并预防室性心律失常引起的猝死。

(1) 药物治疗　抗心律失常药是目前应用最为广泛和有效的治疗手段。对于大部分器质性心脏病室速,作为长期维持用药和预防猝死,宜选择 β 受体阻滞剂、Ⅲ类抗心律失常药胺碘酮或索他洛尔,其中 β 受体阻滞剂可明显改善器质性心脏病患者的预后。对于心脏结构和功能正常且无临床症状的非持续性室速,大多数不需要治疗。

(2) 植入型心律转复除颤器(ICD)　抗心律失常药不能完全预防室性心律失常患者心脏性猝死的发生,ICD可更有效地降低心脏性猝死的发生率和总病死率。建议合并器质性心脏病的持续性室速,或者经其他治疗无效的无器质性心脏病持续性室速患者植入 ICD 治疗。

(3) 射频导管消融术　适用于经抗心律失常药和(或)ICD 植入治疗后仍有室速的患者,或者持续性特发性室速患者。

八、心室扑动与心室颤动

心室扑动(ventricular flutter)与心室颤动(ventricular fibrillation)简称室扑与室颤,是心室发生快速无序的激动,致使心室规律有序的激动和舒缩功能消失,是致死性心律失常。

(一) 病因

室扑与室颤常见于急性心肌梗死等严重的器质性心脏病、严重的药物中毒(包括抗心律失常药)、电解质紊乱、遗传性室性心律失常、心脏手术、麻醉、触电及雷击等,各种疾病临终前亦可出现室扑与室颤。少数室颤也可发生于健康人或心脏正常者,经详尽的有创和无创检查(包括尸检)仍不能明确病因者,为特发性室颤。

(二) 临床表现

室扑与室颤时,心脏不能有效泵血,患者意识丧失、抽搐、心音消失,不能触及颈动脉等大动脉搏动与脉搏,无法测到血压,呼吸不规则或停止及瞳孔散大、对光反射等消失。如不及时有效地抢救,迅即死亡。

(三) 治疗

室扑或室颤发作时,必须争分夺秒进行抢救、尽快除颤,按心肺复苏原则进行,力争在 4 min 内建立有效呼吸和循环。具体抢救步骤可按下列顺序进行:C(circulation):建立有效循环,首先进行心前区叩击和人工心脏按压。A(airway):保持呼吸道通畅,清除呼吸道异物。B(breathing):建立有效呼吸,首先进行人工呼吸。D(drug):药物治疗,包括肾上腺素、胺碘酮、利多卡因等。对非一过性或不可逆原因引起的室扑或室颤,在救治成功后,应植入 ICD,以防再发和猝死。

九、心脏离子通道病

心脏离子通道异常可导致细胞内外离子流的变化,引起心电图特征性改变并可导致恶性心律失常的发生,如钠通道 SCN5A 基因突变可引起 Brugada 综合征。本节介绍几种常见以恶性心律失常为主要表现的心脏离子通道疾病。

(一) 长 QT 间期综合征

长 QT 间期综合征(long QT syndrome,LQTS)是第一个被发现的离子通道病,指具有心电图上 QT 间期延长,T 波异常,易产生室性心律失常(尤其是尖端扭转型室速)晕厥和猝死的一组综合征。目前已经证实的 LQTS 分为 17 种类型,不同离子通道蛋白基因突变导致与之相对应的离子通道功能的增强(内向电流增强)或减弱(外向电流减弱),最终导致 QT 间期的延长。

不同类型的 LQTS 有不同的发作特点,LQT1 多在运动时(尤其是游泳)发作,LQT2 多在情绪激动时(如声音刺激、恐惧、紧张等)发作,而 LQT3 多在安静时(如睡眠)发作。对所有确诊的 LQTS 患者,首先建议行治疗性生活方式的改变,避免强烈的情绪刺激、劳累和强体力运动等因素。β 受体阻滞药仍然是遗传性 LQTS 的首选治疗,同时应改善生活方式、避免诱发因素及避免应用延长 QT 间期的药物,对少数病例需要辅以起搏器或埋藏式除颤器治疗。左侧交感神经节切除可能减少 LQT1 的尖端扭转型室速发作。

(二) Brugada 综合征

Brugada 综合征是指具有心电图上特异性右胸导联(V$_1$~V$_3$) ST 段穹窿型抬高的 Brugada 波,心脏结构正常,有致命性室性快速心律失常反复发作倾向的一组综合征,是一种常染色体显性遗传性疾病。

目前已发现数个基因异常表达与 Brugada 综合征有关，如编码钠通道、瞬间外向钾电流（Ito）通道、钙通道的基因都可能是 Brugada 综合征的候选基因，如 SCN5A 基因突变后，钠通道功能减弱，而 Ito 相对优势，心外膜下动作电位时程明显缩短，导致 AP 平台期的不均一性，引起明显的去极化和不应性的离散，形成相折返引起室性心律失常。

目前公认的有效治疗是植入型心律转复除颤器（ICD），奎尼丁能减少 Brugada 综合征患者室颤和自发性心律失常的发生率，并可与 ICD 联合应用。

（三）短 QT 间期综合征

2000 年，Gussak 等正式提出短 QT 间期综合征（short QT syndrome，SQTS）的诊断名称。其体表心电图 QT 间期明显缩短，可有室速、室颤发作致晕厥和猝死。一般 QTc≤300 ms 诊断为短 QT 间期，合并快速性室性心律失常者可诊断为 SQTS。至今，已发现 SQTS 的 6 个致病基因：KCNH2、KCNQ1、KCNJ2、CACNA1C、CACNB2B、CACNA2D1，分别将 SQTS 命名为 SQT1~SQT6。SQTS 最有效的治疗手段是 ICD 植入。

十、植入型心律转复除颤器

（一）ICD 的功能

流行病学研究显示，我国每年心脏性猝死（sudden cardiac death，SCD）者约有 50 万人，多数原因是恶性心律失常。对曾经发生过心搏骤停而幸存的及有 SCD 高危险的患者，植入植入型心律转复除颤器（ICD）是较为有效的治疗方法。患者发生危及生命的室速或室颤，能被 ICD 立即识别，并能在几秒钟内被 ICD 释出的高能量脉冲波电击转复，明显提高了患者的生存率。

新一代的 ICD 系统除了除颤功能外，还具有抗心动过速起搏及抗心动过缓起搏治疗功能，可对一种或多种心律失常采取不同的反应。例如，当心动过速的频率落入室速区，ICD 系统识别后首先进行抗心动过速起搏治疗以终止心动过速，若无效或心动过速恶化，则进行低能量的心律转复电击治疗，若仍无效则进行较高能量的除颤治疗，除颤治疗后，若心率慢可进行起搏治疗。因此，恰当的设定室速识别区和室速的抗心动过速方案有重要意义，在保证患者安全的前提下，尽可能地实现无痛性治疗。当心动过速频率落入室颤区，ICD 将直接充电并通过除颤电极释放电能除颤。

（二）ICD 的适应证

1. ICD 二级预防　是指对已经发生过致命性快速性（室性）心律失常或猝死者防治其再发恶性室性心律失常事件，植入适应证为：非可逆原因引起的室颤或血流动力学不稳定的室速；原因不明的晕厥，通过心电生理检查能诱发血流动力学改变的持续室速或室颤；有晕厥或恶性心律失常记录的遗传性心律失常，且药物治疗无效。

2. ICD 一级预防　是指其针对心脏性猝死发生高危患者预防恶性室性心律失常及心脏性猝死的首次发生，植入适应证为：①缺血性心脏病：优化药物治疗超过 3 个月，心肌梗死后至少 40 d 及血运重建至少 90 d，预期生存期大于 1 年，LVEF≤35%、NYHA 心功能Ⅱ级或Ⅲ级或 LVEF≤30%、NYHA 心功能Ⅰ级；②非缺血性心力衰竭：优化药物超过 3 个月预期生存期大于 1 年，LVEF≤35%，NYHA 心功能Ⅱ级或Ⅲ级；③存在心脏性猝死高危因素的肥厚型心肌病、扩张型心肌病及右心室发育不良型心肌病等。

（张　萍）

数字课程学习……

▶ 章节摘要　　💻 教学 PPT　　📋 拓展阅读　　📝 自测题

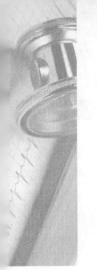

第一章　心力衰竭

第一节
概述

一、心力衰竭的病因

(一)基础疾病

心脏结构或功能受损的遗传或获得性疾病都可导致心力衰竭(表3-3-1)。这些病因可以是隐匿性的(如压力或容量超负荷)、突发性的(如急性心肌梗死),也可以是遗传性的(如遗传性心肌病)。

在西方工业国家,冠心病是心力衰竭最重要的病因,占60%~75%。高血压也是导致心力衰竭的重要病因。随着经济的发展,我国心力衰竭的流行病学也逐渐类似西方工业国家,冠心病成为最常见的病因。心脏瓣膜病中,风湿性心脏病显著减少,但主动脉瓣钙化所致主动脉瓣狭窄引起心力衰竭呈增加趋势。

在射血分数降低型心力衰竭患者中,20%~30%的患者无明确病因,表现为全心扩大,常称为特发性扩张型心肌病。近来研究发现,这些患者大部分由特定基因缺陷特别是细胞骨架基因缺陷所致。

(二)诱因

心力衰竭常由某些疾病诱发,这些诱因使原本已负荷过重但尚处于代偿状态的心脏因负荷进一步加重,超过其储备范围而出现失代偿。及时识别这些诱因对心力衰竭的治疗很重要。心力衰竭常见的诱因见表3-3-2,其中感染是最常见的原因。

二、心力衰竭的病理生理

当各种病因作用于心脏,使心肌细胞数量减少或能量代谢障碍而不能正常收缩、舒张时,心脏泵血功能下降,导致心功能不全。大部分患者初发时并不具有或仅有轻微症状,经过较长的时间(数年)才出现症状,成为症状性心力衰竭。

心功能不全患者未产生症状与一系列代偿机制有关,包括:①肾素－血管紧张素－醛固酮系统(renin-angiotensin-aldosterone system,RAAS)和交感神经系统的激活,引起水钠潴留,维持心排血量。②心肌收缩力增强。③血管扩张因子激活,包括利尿钠肽因子(ANP和BNP)、前列腺素(PGE_2和PGI_2)和一氧化氮(NO),抵消外周血管的过度收缩。这些代偿机制调节左心室的功能维持在一个相对平衡的生理范围内,因此,患者可以保持或仅有轻微症状数年。当疾病继续进展,这些代偿机制不能维持相对的生理平衡时,则开始出现症状,同时病残率和病死率增加。从心功能不全到症状性心力衰竭的发展过程常伴随心肌适应性的变化,这一变化称为心肌重构。

(一)神经内分泌系统激活

心排血量降低时,肾素－血管紧张素系统(RAS)激活。位于心脏、颈动脉窦和主动脉弓的压力感受器因"脱压力"而激活,向中枢神经系统传入信号激活大脑的心脏调节中枢,使神经垂体释放精氨酸升压素(arginine vasopressin,AVP),从而收缩血管、减少水的排出并使去甲肾上腺素分泌增加。此外,肾低灌注、交感神经激活和低钠血症激活RAAS,导致肾素分泌增加,进而循环血管紧张素Ⅱ(angiotensin Ⅱ,Ang Ⅱ)和醛固酮水平增加,从而升高血压,并且醛固酮增加钠的重吸收而使水钠潴留,维持了心排血量。这些代偿机制短期内可在一定程度上维持心排血量和重要器官的灌注,但也导致严重心力衰竭和循环改变、水钠潴留。心排血量降低尚伴有其他系统的激活。

表 3-3-1　心力衰竭的病因

病因分类	具体病因及或疾病
心肌病变	
缺血性心肌病	心肌梗死,冠状动脉病变,冠状动脉微循环异常,内皮功能障碍
心脏毒性损伤	
心脏毒性药物	抗肿瘤药(如蒽环类、曲妥珠单抗),抗抑郁药,抗心律失常药,非甾体抗炎药,麻醉药
药物滥用	酒精、可卡因、苯丙胺、合成代谢类固醇等
重金属中毒	铜、铁、铅、钴等
放射性心肌损伤	
免疫及炎症介导的心肌损害	
感染性疾病	细菌,病毒,真菌,寄生虫(美洲锥虫病),螺旋体,立克次体
自身免疫病	巨细胞性心肌炎,自身免疫病(如系统性红斑狼疮),嗜酸性粒细胞性心肌炎
心肌浸润性病变	
非恶性肿瘤相关	系统性浸润性疾病(心肌淀粉样变,结节病),贮积性疾病(血色病,糖原贮积病)
恶性肿瘤相关	肿瘤转移或浸润
内分泌代谢性疾病	糖尿病,甲状腺疾病,甲状旁腺疾病,肢端肥大症,生长激素缺乏,皮质醇增多症,醛固酮增多症,肾上腺皮质功能减退症,代谢综合征,嗜铬细胞瘤,妊娠及围生期相关疾病
激素相关	肥胖,缺乏维生素 B_1、L- 肉毒碱、硒、铁、磷、钙,营养不良
营养相关	
遗传学异常	遗传因素相关的肥厚型心肌病,扩张型心肌病及限制型心肌病,致心律失常性右心室心肌病,左心室致密化不全,核纤层蛋白病,肌营养不良
应激	应激性心肌病
心脏负荷异常	
高血压	原发性高血压,继发性高血压
瓣膜和心脏结构的异常	二尖瓣、三尖瓣、主动脉瓣、肺动脉瓣狭窄或关闭不全,先天性心血管病(先天性心内或心外分流)
心包及心内膜疾病	缩窄性心包炎,心包疾病,嗜酸性粒细胞增多症,心内膜纤维化
高心排血量状态	动静脉瘘,慢性贫血,甲状腺功能亢进症
容量负荷过度	肾衰竭,输液过多、过快
肺部疾病	肺源性心脏病,肺血管疾病
心律失常	
心动过速	房性心动过速,房室结内折返性心动过速,房室折返性心动过速,心房颤动,室性心律失常
心动过缓	窦房结功能异常,传导系统异常

表 3-3-2　心力衰竭常见的诱因

项目
感染
心律失常(快速性或缓慢性心律失常)
体力活动,过多液体或饮食摄入,环境和情绪变化
心肌缺血／梗死
肺栓塞
贫血
甲状腺功能亢进症,妊娠
血压过快升高(恶性高血压)
风湿性心脏瓣膜病,病毒性心肌炎
感染性心内膜炎
停止治疗心脏病药物
使用加重心力衰竭的药物:钙通道阻滞剂(维拉帕米、地尔硫䓬)、抗心律失常药(所有 I 类药物、β 受体阻滞剂、索他洛尔)、非甾体抗炎药

利尿钠肽系统激活,血浆利尿钠肽水平升高,可以拮抗 RAAS 与交感神经激活产生的血管收缩和水钠潴留作用;前列腺素系统激活,循环和组织中的具有扩血管作用的前列腺素水平增加,可改善肾血流;内皮素系统激活,引起血管收缩,使肾滤过下降,肾小球系膜增生,气管收缩和肺动脉收缩。

严重心力衰竭患者血浆中促炎因子,如 TNF-α、IL-1β 和 IL-6 等水平升高,这些因子不但参与心力衰竭恶病质的发生,还可能通过介导儿茶酚胺和 Ang II 的有害作用,而产生收缩功能下降、心肌纤维化和心肌细胞坏死的作用。

(二)左心室重构

左心室重构是指心肌损伤和(或)血流动力学异常发

生后,心腔内压力和室壁张力增加导致左心室形态改变的过程,是机械牵张、神经内分泌激素、炎性因子和活性氧(如超氧化物、NO)等综合作用的结果。当心脏长期容量负荷过重,需搏出过多血液时,如二尖瓣反流,发生离心性肥厚、心脏扩大,而室壁厚度和心脏直径比值仍维持相对正常;当心脏长期压力超负荷时,如主动脉瓣狭窄和未控制的高血压,心脏发生向心性肥厚,室壁厚度和心脏直径比值增大。在离心性肥厚和向心性肥厚初期,室壁张力维持正常,心功能在较长时间内代偿。然而,随着心脏肥厚进行性进展,心脏形态从正常椭圆形逐渐进展为球形。室壁张力显著增加,使衰竭的心肌产生新的负荷,导致心排血量降低,从而形成"心脏扩大→室壁张力增加→心脏扩大"的恶性循环。此外,心脏球形增大后,乳头肌被牵拉分开,导致二尖瓣关闭不全或功能性反流。左心室重构的这些机械负荷使前向血流减少,左心室扩张,血流动力学负荷增加,从而导致心力衰竭进展。

三、心力衰竭的阶段与分级、类型

(一)阶段与分级

心力衰竭是一进展性疾病。从预防的角度,可将心力衰竭划分为 4 期(表 3-3-3)。这 4 期不同于 NYHA 心功能分级(表 3-1-2),是两种不同的概念。前者是心力衰竭发生发展的过程,是一个客观的纵向描述;后者是患者就诊时心功能的即刻评价,为患者主观症状的描述。但两者存在一定关联,A 期相当于无症状性心力衰竭,B 期相当于 NYHA 心功能Ⅰ级,C 期包括 NYHA 心功能Ⅱ级、Ⅲ级和部分Ⅳ级心功能患者,D 期相当于 NYHA 心功能Ⅳ级。

(二)类型

1. 根据左心室射血分数(LVEF)分类
(1)射血分数降低的心力衰竭(HFrEF) LVEF≤40%。

表 3-3-3　心力衰竭发生发展的阶段

分期	判断
A	前心力衰竭阶段(pre-heart failure):有发生心力衰竭的高度危险,但心脏尚无结构的改变,无心力衰竭的症状
B	前临床心力衰竭阶段(pre-clinical heart failure):有心脏结构的改变但无心力衰竭的症状,如陈旧性心肌梗死患者发生无症状性心功能不全,高血压发生心肌肥厚
C	临床心力衰竭阶段:已有心脏结构疾病,并发生心力衰竭的症状和(或)体征,如陈旧性心肌梗死患者伴有活动耐力下降
D	难治性心力衰竭:虽经积极的内科治疗,休息时仍有症状,需要特殊干预,如心脏移植

(2)射血分数中间值心力衰竭(HFmrEF) LVEF 41%~49%。
(3)射血分数保留的心力衰竭(HFpEF) LVEF≥50%。
(4)射血分数改善的心力衰竭(HFimpEF) 基线LVEF≤40%,第二次测量时 LVEF 比基线增加≥10%,且 >40%。

由于指南指导的药物治疗(guideline-directed medical therapy,GDMT)可改善 HFrEF 患者的 LVEF、逆转重构,因此,LVEF 的改善和恢复轨迹对于确定治疗方式(药物、器械等)及治疗持续时间很重要。除外单个时间点的 LVEF,还应纵向监测。许多使用 GDMT 将 EF 改善至正常范围的患者在停止药物治疗后,EF 会下降,意味着尽管 EF 有所改善,但大多数患者的心脏结构和功能并未完全恢复,因此定义为"射血分数改善的心力衰竭"而非"射血分数恢复的心力衰竭",即使在 LVEF 分别改善至 41%~49% 或≥50% 之后,也不应该被归类于 HFmrEF 或 HFpEF,因为在这些患者中止 HFrEF 治疗会导致不良结果。

2. 根据发生的时间、速度分类 分为急性心力衰竭或慢性心力衰竭。急性心力衰竭发生在原发性心脏病或非心脏病基础上的急性血流动力学异常,可因突发心肌或瓣膜损害而突然发生心力衰竭,如急性大面积心肌梗死后、感染性心内膜炎瓣膜损害后等导致的心力衰竭,此时心排血量急剧减少可致低血压,通常不伴外周水肿。慢性心力衰竭是原有心脏疾病基础上发生的心力衰竭,如冠心病多支血管病变或扩张型心肌病患者发生心力衰竭,此时血管淤血常见,而血压通常保持在正常范围。

3. 根据淤血发生的部位分类 分为左心衰竭或右心衰竭。左心衰竭为肺循环淤血,产生肺水肿;后者为体循环淤血,产生低垂部位水肿等。右心衰竭发生的最主要病因是左心衰竭后肾低灌注、水钠潴留导致的肺动脉高压。由于心肌肌束是连续的,并且两个心室共用一个室间隔,因此心力衰竭时心肌的病理改变通常在两侧心脏同时发生,一般在一侧心室发生衰竭后数月或数年,另一侧心室也会发生衰竭,表现为双心室衰竭。

第二节
慢性心力衰竭

一、临床表现

(一)左心衰竭
左心衰竭以肺淤血及心排血量降低为主要表现。

1. 症状

（1）乏力、运动耐量下降　是心力衰竭的常见症状。主要由心排血量降低、骨骼肌供血减少所致。

（2）呼吸困难　是左心衰竭最主要症状。是心力衰竭相对敏感的表现。在心力衰竭早期阶段，呼吸困难仅发生于劳力时，随着疾病的进展，更轻微的体力活动即可引起，最后静息时也有呼吸困难的发生。心力衰竭呼吸困难发生最重要的原因为肺静脉和毛细血管内压升高，使肺血管淤血、肺间质水肿，刺激肺毛细血管旁感受器产生快速而浅的呼吸。此外，肺淤血时肺顺应性降低，气道阻力增加，呼吸肌做功增加，氧耗增多而使呼吸肌和（或）膈肌疲劳，也会产生呼吸困难。当发生右心室衰竭和三尖瓣反流时，呼吸困难可以减轻。根据肺充血程度的差异，呼吸困难症状由轻到重可有以下不同的表现形式。

1）劳力性呼吸困难：是左心衰竭的最早表现之一，特征是患者在体力活动后出现呼吸困难，休息后可缓解。其发生的机制为：①体力活动时，回心血量增多，肺淤血加重，肺顺应性下降，气道阻力增加；②体力活动时，心率加快，心室舒张期变短，左心室充盈受限，加重肺淤血，同时冠状动脉血流不足，心肌缺血、缺氧；③体力活动时，机体对氧的需求量增加，但衰竭的左心不能提供与之相适应的心排血量，导致机体缺氧和 CO_2 潴留，刺激呼吸中枢，出现呼吸困难。

2）端坐呼吸：指由坐位或立位变为卧位后发生的呼吸困难；或者卧位时发生呼吸困难，变为坐位后呼吸困难缓解者也属于端坐呼吸。通常晚于劳力性呼吸困难出现，是心力衰竭较为特异的表现，主要由卧位时下肢血液和内脏血流进入有效循环而导致肺静脉、肺毛细血管楔压升高和膈肌抬高所致。严重心力衰竭患者不能平卧，甚至整夜坐位。端坐呼吸与急性肺水肿时的强迫端坐体位不是一个概念。

3）夜间阵发性呼吸困难：是左心衰竭早期的典型表现，指患者常于夜间入睡后 1~3 h，因呼吸困难而惊醒，被迫坐位，可伴有白色泡沫样痰或哮鸣性呼吸音。部分患者坐位，双腿下垂于床旁，10~30 min 呼吸困难逐渐缓解。夜间阵发性呼吸困难严重者伴有哮鸣，称为心源性哮喘，由支气管痉挛、气管动脉压力升高导致气道压迫及肺间质水肿导致气道阻力增加所致。

4）急性肺水肿：是心源性哮喘的一种严重表现，由肺毛细血管静水压显著升高，液体渗入肺泡，肺泡水肿所致。患者出现严重呼吸困难和咳嗽，伴面色苍白、恐惧和大汗，部分患者有持续胸痛，双肺湿啰音，咳粉红色泡沫样痰。

常伴神志改变，表现为嗜睡、精神错乱或易激惹，并出现发绀或酸中毒。

（3）潮式呼吸　也称周期性呼吸，在严重心力衰竭常见。呼吸有节律地由暂停逐渐增快、加深，再逐渐减慢、变浅至暂停，约 30 s 后呼吸再起，如此周而复始。发生机制是由呼吸中枢缺血缺氧，对动脉血 CO_2 分压敏感性降低所致。

2. 体征　收缩压在早期心力衰竭患者可以表现为正常或升高，但在严重左心衰竭患者，血压会降低。舒张压升高提示外周血管阻力增加。脉压减小，提示搏出量减少。交替脉是严重心力衰竭的表现，可在测量血压时检出，更严重者可直接扪及。

在既往无肺部疾病患者，肺部啰音是心力衰竭的特征性表现。双肺底常闻及吸气末湿啰音并叩诊呈浊音改变。在肺水肿患者，整个肺野均可闻及湿啰音，并伴有呼气末的哮鸣音。在慢性心力衰竭患者，由于肺泡淋巴引流增强，即使左心室充盈压升高，临床可不表现出啰音。胸腔积液最常见于全心衰竭的患者。

心脏检查可见心尖抬举样搏动，搏动最强部位向左下移位，心率增快，心尖区可闻及舒张期奔马律，最具有诊断价值，在心率增快或左侧卧位并深呼气时更易闻及，肺动脉瓣区第二心音亢进。

（二）右心衰竭

右心衰竭以体循环淤血为主要表现。

1. 症状　常首发胃肠道症状，如食欲不振、恶心、腹胀不适和腹痛，与消化道淤血和（或）肝淤血有关。

2. 体征　右心功能不全使体循环淤血并产生体位性水肿，呈对称性。最常见午后下肢水肿，多发生于足部和踝部，并于夜间平卧后消退。颈静脉评估反映右心房压力和体循环静脉压，是心力衰竭最有用的检查之一。在心力衰竭早期，可见颈外静脉充盈，而出现肝颈静脉反流征阳性更具有特征性。肝可因淤血而增大并伴压痛，晚期可出现腹水、黄疸。

二、辅助检查

（一）常规检查

所有心力衰竭患者应行血常规、电解质、血糖、血肌酐、血尿素氮、肝功能和尿常规检查。部分患者需行血清铁、铁蛋白、总铁结合力、血脂、糖化血红蛋白、甲状腺功能等检查。

（二）心电图

所有心力衰竭及怀疑心力衰竭的患者均应行心电图

检查,以明确心律、心率、QRS 形态及宽度等。心力衰竭患者通常有心电图异常,对怀疑存在心律失常或无症状心肌缺血时应行 24 h 动态心电图。

（三）胸部 X 线检查

胸部 X 线检查可识别或排除肺部疾病或其他引起呼吸困难的疾病,提供肺淤血／水肿和心脏扩大的信息,但胸部 X 线片正常并不能除外心力衰竭。心胸比增大(>0.5,特别是 >0.6)提示存在心力衰竭或引起心脏扩大的原因(如瓣膜反流),可见于 50% 心力衰竭患者。急性心力衰竭患者可有肺动脉高压、肺间质水肿等表现。

（四）左心室功能评价

1. 超声心动图　经胸超声心动图是评估心脏结构和功能的首选方法,可提供房室容积、左右心室收缩和舒张功能、室壁厚度、瓣膜功能和肺动脉高压等信息。反映左心室收缩功能最有用的指标是左心室射血分数(LVEF,搏出量和舒张末期容积的比值)。但射血分数值作为反映心肌收缩性的指标也有一定局限性,如在二尖瓣反流时,左心室血流可以反流到压力更低的左心房,LVEF 增加,射血功能会被高估。超声心动图是评估舒张功能不全的有效技术。

2. 心脏磁共振(cardiac magnetic resonance,CMR)是测量左右心室容积、质量和射血分数的“金标准”。心肌延迟强化(late gadolinium enhancement,LGE)和 T_1 成像是评估心肌纤维化的首选影像检查。对于疑似心肌炎、淀粉样变、结节病、美洲锥虫病、法布里病、致密化不全和血色病的患者,推荐采用 CMR 来显示心肌组织的特征。

（五）生化标志物

1. 利尿钠肽　如脑利尿钠肽(BNP)和 N 末端脑利尿钠肽前体(N-terminal pro-BNP,NT-proBNP)测定,是诊断、鉴别诊断心力衰竭不可或缺的组成部分,同时可用于病情的严重程度及预后评估。在实践指南中,均给予其最高级别的推荐,已经成为目前心力衰竭诊疗标准之一。NT-proBNP<125 pg/mL、BNP<35 pg/mL 时不支持慢性心力衰竭诊断,其诊断敏感性和特异性低于急性心力衰竭诊断。

对利尿钠肽水平的解释应遵循个体化原则,充分考虑临床情况的复杂性。诊断急性心力衰竭时,NT-proBNP 水平应根据年龄及肾功能进行分层:<50 岁的患者,NT-proBNP 阈值为 450 pg/mL;50~75 岁患者,NT-proBNP 阈值为 900 pg/mL;>75 岁的患者,NT-proBNP 阈值为 1 800 pg/mL。肾功能不全(eGFR<60 mL/min)时阈值为 1 200 pg/mL。对于房颤患者,利尿钠肽诊断阈值提高 20%~30%。而肥胖及心包疾病的患者,利尿钠肽水平可能较低或正常。除心力衰竭外,尚有其他原因导致利尿钠肽水平升高(表 3-3-4)。

表 3-3-4　其他导致利尿钠肽水平升高的原因

分类	原因
心血管原因	急性冠脉综合征,心肌梗死
	肺栓塞
	心肌炎
	肥厚型心肌病
	心脏瓣膜病
	先天性心血管病
	房性或室性心律失常
	心脏钝挫伤、心脏浸润或恶性肿瘤
	电复律、ICD 电击
	心包疾病
	涉及心脏的侵入性或外科手术
	肺动脉高压,右心衰竭
	浸润性心肌病
非心血管原因	高龄
	肾病
	严重疾病,包括败血症、细胞因子释放综合征
	缺血性或出血性卒中
	肺部疾病(肺炎、慢性阻塞性肺疾病)
	肝病
	严重贫血
	严重的代谢和激素异常(甲状腺毒症、糖尿病酮症酸中毒、严重烧伤)

2. 心肌肌钙蛋白(cardiac troponin,cTn)　用于急性心力衰竭患者的病因诊断(如急性心肌梗死)和预后评估。

3. 反映心肌纤维化、炎症、氧化应激的标志物　如可溶性 ST2、半乳糖凝集素 3 及生长分化因子 15 等,也有助于心力衰竭患者危险分层及预后评估。

（六）心肺运动试验

心肺运动试验适用于临床症状稳定 2 周以上的慢性心力衰竭患者。可以量化评价运动能力,可用于对心脏移植和(或)机械循环支持患者的临床评估,指导及优化运动处方等。主要评价指标是最大摄氧量(VO_{2max}),指继续增加运动负荷时机体摄氧不能相应增加,代表心脏代偿能力的极限。当 VO_{2max}<14 mL/(kg·min)时预后较差,患者心脏移植的效果优于药物治疗。

（七）其他

1. 冠状动脉造影　冠心病是心力衰竭最常见的病因,因此,对经药物治疗后仍有心绞痛的患者、合并有症状的室性心律失常或有心脏停搏史的患者、有冠心病危险因素且无创检查提示存在心肌缺血的心力衰竭患者,应行冠状动脉造影,以诊断冠心病并予以相应处理。

2. 核素心室造影及核素心肌灌注和(或)代谢显像　核素心肌灌注显像包括单光子发射计算机体层摄影

（SPECT）和正电子发射体层成像（PET），可用于诊断心肌缺血，代谢显像可判断心肌存活情况。

3. 6 min 步行试验　用于评估患者的运动耐力。6 min 步行距离 <150 m 为重度心力衰竭，150~450 m 为中度心力衰竭，>450 m 为轻度心力衰竭。

4. 心肌活检　仅推荐用于经规范治疗病情仍快速进展，临床怀疑心力衰竭是由可治疗的特殊病因所导致的患者。对暴发性心肌炎特别是嗜酸性粒细胞或巨细胞性心肌炎有确诊价值，可以指导免疫抑制剂的治疗。

5. 基因检测　对肥厚型心肌病、特发性扩张型心肌病、致心律失常性心肌病患者，推荐基因检测和遗传咨询。

三、诊断与鉴别诊断

（一）诊断

全面准确的诊断是心力衰竭患者有效治疗的前提和基础。心力衰竭的诊断和评估依赖于病史、体格检查、实验室检查、影像学检查和功能检查。首先，根据病史、体格检查、心电图、胸部 X 线片判断有无心力衰竭的可能性；然后，通过利尿钠肽检测和超声心动图明确是否存在心力衰竭，再进一步确定心力衰竭的病因及诱因；最后，评估病情的严重程度及预后，以及是否存在并发症和合并症。

（二）鉴别诊断

心力衰竭应与导致水钠潴留、循环淤血的其他非心源性疾病相鉴别，如肾衰竭、肺部疾病等。典型病例诊断相对容易，但疑难病例需借助超声心动图、生化标志物、肺功能测定和胸部 X 线片等方能做出相对正确的诊断。

四、治疗

慢性心力衰竭治疗的目标是预防和延缓心力衰竭的进展，改善生活质量，延长生存时间。在心力衰竭的不同阶段，治疗的侧重点也不同。在 A 期积极治疗导致心力衰竭的病因（如高血压），着力预防心力衰竭的发生；对 B、C 期的患者使用延缓心力衰竭进展的药物，如血管紧张素受体脑啡肽酶抑制剂、β 受体阻滞剂；对 D 期的患者给予改善症状的治疗。

（一）HFrEF C 期的治疗

心力衰竭治疗是一个多靶点治疗，包括肾素－血管紧张素－醛固酮系统（ARNI/ACEI/ARB）、交感神经系统（β 受体）、利尿钠肽和其他血管扩张肽（ARNI）、钠－葡萄糖耦联转运体 2（SGLT2）、心率（β 受体阻滞剂、伊伐布雷定）、缓解淤血（利尿药）等。遵循指南指导的药物治疗（GDMT）是心力衰竭治疗的基础，应优先考虑预期获益最高的 GDMT（图 3-3-1）。

1. 一般治疗　积极去除心力衰竭诱发因素，调整生活方式。严重低钠血症（血钠 <130 mmol/L）患者水摄入量应 <2 L/d。心力衰竭患者宜低脂饮食，肥胖患者应减轻体重。在体重减轻和恶病质的严重心力衰竭患者应补充热量，给予营养支持。

2. 控制液体潴留　对中重度心力衰竭，临床表现主要为水钠潴留导致的容量负荷和淤血症状。利尿药是控制严重液体潴留最直接和有效的药物，是治疗心力衰竭的第一步，可有效缓解心力衰竭患者的呼吸困难及水肿，改善运动耐量。若利尿药用量不足，会降低对 ARNI/ACEI/ARB 治疗的反应性，增加使用 β 受体阻滞剂的风险；而不恰当大剂量使用利尿药则会导致血容量不足，增加低血压、肾功能恶化和电解质紊乱的风险。

不同利尿药的作用机制如下。

（1）袢利尿药　明显液体潴留的患者首选袢利尿药，

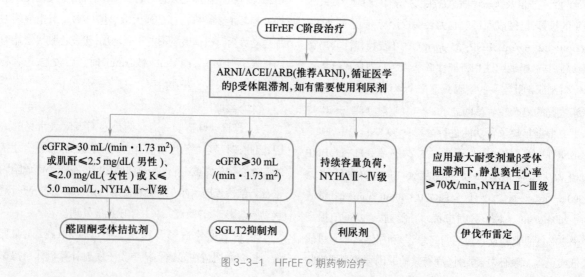

图 3-3-1　HFrEF C 期药物治疗

袢利尿药作用于髓袢升支粗段,可逆性抑制 Na^+、K^+ 和 Cl^- 的重吸收,增加钠的排泄。最常用呋塞米,呋塞米的剂量与效应呈线性关系。托拉塞米、布美他尼口服生物利用度高。

(2) 噻嗪类利尿药 作用于远端小管的近半段,减少 Na^+ 和 Cl^- 的重吸收,仅增加钠的排泄 5%~10%,适用于有轻度液体潴留、伴有高血压且肾功能正常的心力衰竭患者。噻嗪类利尿药的作用在中重度肾衰竭(Cr>2.5 mg/dL)的患者中消失,痛风患者禁用噻嗪类利尿药。

(3) 保钾利尿药 作用于集合小管,代表药物为螺内酯。

(4) 加压素 V_2 受体拮抗剂 代表药物托伐普坦,对顽固性水肿或低钠血症疗效更显著,推荐用于常规利尿药治疗效果不佳、有低钠血症或有肾功能损害倾向的患者。禁忌证为:低容量性低钠血症、对口渴不敏感或对口渴不能正常反应、无尿,避免与细胞色素 P4503A4 强效抑制剂(伊曲康唑、克拉霉素等)合用。慢性低钠血症纠正不宜过快,避免血浆渗透压迅速升高造成脑组织脱水而导致渗透性脱髓鞘综合征。

根据患者淤血症状和体征、血压及肾功能选择起始剂量,根据对利尿药的反应调整剂量,体重每天减轻 0.5~1kg 为宜。一旦症状缓解、病情控制,即以最小有效剂量长期维持,并根据液体潴留的情况随时调整剂量。慢性 HFrEF 常用利尿药及其剂量见 表 3-3-5。

随着心力衰竭的进展和肾功能的下降,患者对利尿药的反应会减弱,常需增加剂量。在已使用大剂量袢利尿药、长期应用利尿药或依从性差的患者,可发生利尿药抵抗,

可考虑加用作用于不同部位的利尿药及更换药物剂型等。超滤和透析可应用于大剂量利尿药无反应的顽固性液体潴留患者,并短期内有益。

利尿药最常见和重要的不良反应是电解质紊乱(如高钾血症、低钾血症、低镁血症)及其引起的心律失常。此外,利尿药还可引起低血压,导致肾功能恶化,加剧神经内分泌的激活而导致心力衰竭的进展和高尿酸血症等。

3. 拮抗神经内分泌系统的激活 干预 RAAS 和交感神经系统过度激活的药物可以通过稳定和(或)逆转心肌重构来减轻 HFrEF 患者的症状,缩短住院和延长生存时间,是心力衰竭现代药物治疗的核心。

(1) 血管紧张素受体脑啡肽酶抑制剂(ARNI) 有 ARB 和脑啡肽酶抑制剂的作用,后者可升高利尿钠肽、缓激肽和肾上腺髓质素及其他内源性血管活性肽的水平。其代表药物为沙库巴曲缬沙坦。PARADIGM-HF 试验显示,与依那普利相比,沙库巴曲缬沙坦钠使主要复合终点(心血管死亡和心力衰竭住院)风险降低 20%,包括心脏性猝死减少 20%。排除低血压、高钾血症、严重肾功能不全、ACEI/ARB 相关血管性水肿的情况下,建议 HFrEF 患者首选 ARNI。

ARNI 适应证为:①HFrEF(EF≤40%);②NYHA 心功能Ⅱ~Ⅳ级;③与其他 GDMT 联合使用,代替 ACEI/ARB 治疗。禁忌证为:①血管神经性水肿病史;②双侧肾动脉严重狭窄;③妊娠、哺乳期妇女;④重度肝损害(Child-Pugh C 级),胆汁性肝硬化和胆汁淤积;⑤已知对 ARB 或 ARNI 过敏。

ARNI 在一般人群的起始剂量为 100mg,2 次/d;

表 3-3-5 慢性 HFrEF 常用利尿药及其剂量

药物	起始剂量(mg/d)	每日最大剂量(mg)	每日常用剂量(mg)
袢利尿药			
呋塞米	20~40	120~160	20~80
布美他尼	0.5~1	6~8	1~4
托拉塞米	10	100	10~40
噻嗪类利尿药			
氢氯噻嗪	12.5~25	100	25~50
美托拉宗	2.5	20	2.5~10
吲达帕胺	2.5	5	2.5~5
保钾利尿药			
阿米洛利	2.5[a] 或 5[b]	20	5~10[a]/10~20[b]
氨苯蝶啶	25[a] 或 50[b]	200	100[a]/200[b]
血管升压素 V_2 受体拮抗剂			
托伐普坦	7.5~15	30	15

注:[a],与 ACEI/ARB 合用时剂量;[b],不与 ACEI/ARB 合用时剂量。

对于中度肾功能不全的患者[30 mL/(min·1.73 m²)≤eGFR<60 mL/(min·1.73 m²)],无需调整剂量;对于严重肾功能不全的患者[eGFR<30 mL/(min·1.73 m²)],起始剂量为50 mg,2次/d(表3-3-6)。

从ACEI转换到ARNI时,应严格遵循36 h的洗脱期,以避免血管性水肿,但从ARB转换到ARNI时不需要洗脱期。使用ARNI可能会升高BNP水平,但不影响NT-proBNP水平。

与ACEI/ARB相比,ARNI对血压的影响更明显。因此对于处于临界血压(收缩压≤100mmHg)的患者,建议谨慎使用和加强监测随访。症状稳定的非充血患者,可适量减少利尿药剂量,减轻ARNI对血压的影响。ARNI是HFrEF患者首选的肾素-血管紧张素拮抗剂,但如果不能使用ARNI,应使用ACEI/ARB以改善HFrEF患者的预后。

(2)血管紧张素转换酶抑制药(ACEI) 作用于RAS,通过抑制ACE而抑制AngⅠ向AngⅡ的转化。同时,ACEI作用于激肽酶Ⅱ,增加缓激肽水平,可进一步增加血管紧张素抑制剂的有益作用。在HFrEF患者中,已有充分的证据表明,ACEI可以提高LVEF,缩小心腔容积,提示ACEI可以改善左心室重构。无论患者是否有心力衰竭症状,以及是轻度、中度或重度心力衰竭,均已证明,ACEI不但可改善症状,还可降低住院率和延长生存时间。

ACEI应尽早从低剂量开始,耐受后递增剂量,并达到目标剂量或最大耐受剂量(表3-3-7)。

液体潴留可以减弱ACEI的疗效,因此,应用前应调整好利尿药的剂量;应用后也应继续关注,如血压降低或肾功能恶化则减少利尿药的剂量。非甾体抗炎药可以减弱ACEI的疗效,应避免应用。

ACEI的不良反应来源于两个方面,即RAS抑制和激肽的聚积,前者占大部分。①ACEI与RAS抑制有关的不良反应:包括初始治疗时发生低血压和肾功能恶化,通常可以耐受,不需特殊处理。如果有症状性低血压,或肾功能严重恶化,在减少利尿药的剂量后仍存在,则需减少ACEI剂量。合用补钾药物或保钾利尿药,要警惕高钾血症的发生。如ACEI单用即引起高钾血症,需减少ACEI剂量。②ACEI与激肽有关的不良反应:包括干咳和血管神经性水肿,前者发生率为10%~15%,后者发生率约1%。干咳常发生于治疗起始数月内,夜间更为明显,需与肺淤血等鉴别。临床上,仅当ACEI停药1~2周后干咳消失,再次给药后数天内干咳再发,才能考虑干咳为ACEI所致。在血管神经性水肿患者,ACEI需终身禁用。对不能耐受ACEI的患者,推荐使用ARB。

(3)血管紧张素受体阻滞药(ARB) 阻断血管紧张素1型受体(AT₁受体)而干预RAS的作用。因不伴有缓激肽的积聚,ARB不但可以用于因干咳而不能耐受ACEI治疗的患者,并能很好地耐受,也表明其治疗心力衰竭的机制并不完全等同于ACEI。对能耐受ACEI治疗的心力衰竭患者,不推荐进行ARB的替代治疗。ARB应从低剂量开始,耐受后递增剂量,至目标剂量或最大耐受剂量(表3-3-7)。

ARB对血压、肾功能和血钾的影响同ACEI,因此,症状性低血压、肾功能恶化和高钾血症的发生也类似。

(4)β受体阻滞剂 通过拮抗α₁、β₁和β₂受体(主要是β₁受体)的作用而干预或消除交感神经持续过度激活的有害作用。β受体阻滞剂治疗可以提高LVEF、减小心腔容积,提示可以改善左心室重构。无论患者是否有心力衰竭的症状,无论是轻度、中度或重度心力衰竭,均已证明,β受体阻滞剂不但可改善症状,还可降低住院率和延长生存时间。临床试验已证实,HFrEF患者长期应用β受体阻滞剂能改善症状和生活质量,降低死亡、住院、猝死风险。

HFrEF患者指南推荐β受体阻滞剂的药物包括卡维地洛、琥珀酸美托洛尔或比索洛尔。一般每2周增加1次β受体阻滞剂剂量,至目标剂量或最大耐受剂量(表3-3-7)。

对于新诊断为HFrEF C期的患者,应启动β受体阻

表3-3-6 ARNI剂量推荐表

人群	剂量
高剂量ACEI(>10 mg/d的依那普利或等同剂量的其他ACEI) 高剂量ARB(>160 mg/d的缬沙坦或等同剂量的其他ARB)	100 mg,2次/d
低或中剂量ACEI(≤10 mg/d的依那普利或等同剂量的其他ACEI) 低或中剂量ARB(≤160 mg/d的缬沙坦或等同剂量的其他ARB) 未使用过ACEI/ARB 严重肾功能不全[eGFR<30 mL/(min·1.73 m²)] 中度肝功能不全(Child-Pugh B级) 老年患者(年龄≥75岁)	50 mg,2次/d

表 3-3-7　心力衰竭药物治疗起始剂量和目标剂量

药物	起始剂量	目标剂量
ARNI		
沙库巴曲缬沙坦	24/26~49/51 mg,2 次 /d	97/103 mg,2 次 /d
β 受体阻滞剂		
比索洛尔	1.25 mg,1 次 /d	10 mg,1 次 /d
卡维地洛	3.125 mg,2 次 /d	体重 <85 kg:25 mg,2 次 /d
		体重 ≥85 kg:50 mg,2 次 /d
琥珀酸美托洛尔	12.5~25 mg/d	200 mg/d
ACEI		
卡托普利	6.25 mg,3 次 /d	50 mg,3 次 /d
依那普利	2.5 mg,2 次 /d	10~20 mg,2 次 /d
赖诺普利	2.5~5 mg,1 次 /d	20~30 mg,1 次 /d
雷米普利	1.25 mg,1 次 /d	10 mg,1 次 /d
培哚普利	2 mg,1 次 /d	4~8 mg,1 次 /d
贝那普利	2.5 mg,1 次 /d	10~20 mg,1 次 /d
福辛普利	5 mg,1 次 /d	20~30 mg,1 次 /d
ARB		
坎地沙坦	4~8 mg,1 次 /d	32 mg,1 次 /d
氯沙坦	25~50 mg,1 次 /d	150 mg,1 次 /d
缬沙坦	40 mg,2 次 /d	160 mg,2 次 /d
醛固酮受体拮抗剂		
依普利酮	25 mg,1 次 /d	50 mg,1 次 /d
螺内酯	12.5~25 mg,1 次 /d	25~50 mg,1 次 /d
SGLT2i		
达格列净	10 mg,1 次 /d	10 mg,1 次 /d
恩格列净	10 mg,1 次 /d	10 mg,1 次 /d
伊伐布雷定	2.5~5 mg,2 次 /d	滴定至心率 50~60 次 /min
		最大剂量 7.5 mg,2 次 /d

滞剂和 ARNI/ACEI/ARB,起始顺序不分先后,在某些情况下可以同时启动。①当患者淤血缓解("干")且静息心率较快时,起始 β 受体阻滞剂的耐受性更好;②当患者淤血("湿")时,起始 ARNI/ACEI/ARB 的耐受性更好。不论顺序如何,均应及时将每种药物滴定至目标剂量或最大耐受剂量。静息心率降至 60 次 /min 左右的剂量为 β 受体阻滞剂应用的目标剂量或最大耐受剂量。滴定的剂量及过程需个体化,要严密观察心率、血压、体重、呼吸困难、淤血的症状及体征。

出现急性失代偿症状和体征的患者不应起始用 β 受体阻滞剂。液体潴留可增加 β 受体阻滞剂治疗的风险,因此,应用前应调整好利尿药的剂量。β 受体阻滞剂应用后如果体重增加或心力衰竭症状加重,应增加利尿药的剂量。

β 受体阻滞剂的不良反应与交感抑制有关。多发生在初始治疗数天内,通常并不需要停用或减量 β 受体阻滞剂。大多数心力衰竭患者可耐受 β 受体阻滞剂的治疗,包括合并糖尿病、COPD 和外周血管疾病患者。仅 10%~15% 的患者因症状性低血压、液体潴留恶化或心动过缓不能耐受。

β 受体阻滞剂禁忌证为:心源性休克、病态窦房结综合征、二度及以上房室传导阻滞(无心脏起搏器)、心率 <50 次 /min、低血压(收缩压 <90 mmHg)、支气管哮喘急性发作期。

(5) 醛固酮受体拮抗剂　尽管被分类为保钾利尿药,阻断醛固酮作用的药物(螺内酯、依普利酮)有维持钾平衡以外的有益作用。研究证实,在使用 ACEI/ARB、β 受体阻滞剂的基础上加用醛固酮受体拮抗剂,可使 NYHA 心功能 Ⅱ~Ⅳ 级的 HFrEF 患者获益,降低全因死亡、心血管死亡、猝死和心力衰竭住院风险。应用方法见表 3-3-7。

禁忌证为:肌酐 >2.5 mg/dL 或 eGFR<30 mL/(min·1.73 m²),血钾 >5.0 mmol/L,妊娠。

醛固酮受体拮抗剂的不良反应主要是高钾血症,易发生于接受补钾治疗或慢性肾衰竭的患者。如血钾 >5.5 mmol/L 或 eGFR<30 mL/(min·1.73 m²) 应减量并严密观察,血钾 >6.0 mmol/L 或 eGFR<20 mL/(min·1.73 m²) 应停用。在使用螺内酯的男性患者中,有 10%~15% 发生乳腺增生,此时可用依普利酮替代。

4. 钠 - 葡萄糖耦联转运蛋白 -2 抑制剂(SGLT2i)　HFrEF 患者从 SGLT2i 治疗中获益的确切机制仍不清楚,但使用这类药物会引起渗透性利尿和排钠,降低动脉压和僵硬度,并引起心肌代谢的转变。荟萃分析表明,达格列净和恩格列净对于心力衰竭住院的影响是一致的,患者全因和心血管死亡风险降低,肾结局改善。

SGLT2i 的适应证为:①HFrEF(EF≤40%) 伴或不伴糖尿病;②NYHA 心功能 Ⅱ~Ⅳ 级;③与其他 GDMT 药物联合使用。禁忌证为:①由于糖尿病酮症酸中毒的风险增加,因此未获批准用于 1 型糖尿病;②过敏;③哺乳期;④透析。应用方法见表 3-3-7。

起始达格列净时确保 eGFR≥30 mL/(min·1.73 m²),起始恩格列净时确保 eGFR≥20 mL/(min·1.73 m²),因此在肾功能损害比较严重时恩格列净更合适。可能会使真菌性生殖器感染风险增加。对于存在代谢性酸中毒症状和体征的患者,无论血糖水平如何,均应评估酮症酸中毒。

5. 伊伐布雷定　通过特异性抑制心脏窦房结起搏电

流(I_f)而减慢心率。SHIFT研究显示,伊伐布雷定使心血管死亡和心力衰竭恶化住院的相对风险降低18%,患者左心室功能和生活质量均显著改善。该药可以降低正常窦性心律患者的心率,而不会降低血压。

伊伐布雷定适应证为:①HFrEF(LVEF≤35%);②已服用最大耐受剂量β受体阻滞剂;③静息窦性心律,心率≥70次/min;④NYHA心功能Ⅱ级或Ⅲ级患者。禁忌证为:①过敏;②严重肝功能不全(Child-Pugh C级);③急性失代偿心力衰竭;④血压<90/50 mmHg;⑤病态窦房结综合征、窦房结阻滞、二度或三度房室传导阻滞(无起搏器),治疗前静息心率<60次/min;⑥持续性房颤或房扑;⑦依赖心房起搏。最常见的不良反应为光幻症和心动过缓。药物应用方法见表3-3-7。

6. 维利西呱 为可溶性鸟苷酸环化酶(sGC)直接刺激剂,在NO-sGC-cGMP通路中不依赖内源性NO水平直接刺激sGC,同时又协同增加sGC对NO的敏感性,在心力衰竭患者NO生成相对不足的情况下,利用双重机制刺激sGC产生大量cGMP。维利西呱的这一机制能够修复受损的通路,减少血管硬化、心肌纤维化和肥大、冠状动脉和肾微循环功能障碍,减少心脏、血管和肾系统的损害,从而实现靶器官保护。研究结果显示,维利西呱显著降低了心血管死亡或因心力衰竭首次住院的主要复合终点事件。

7. 洋地黄类药物 通过抑制Na^+,K^+-ATP酶,使细胞内Ca^{2+}浓度升高,从而使心肌收缩力增强,发挥正性肌力作用,增强副交感神经活性,减慢房室传导。以地高辛最常用。地高辛的主要作用在于减轻心力衰竭症状和改善运动耐量。因此,地高辛推荐用于接受ARNI/ACEI/ARBA、β受体阻滞剂、醛固酮受体拮抗剂治疗后仍持续有症状的HFrEF患者。

地高辛的疗效与血药浓度有关。对大多数患者而言,合适剂量为0.125 mg/d,血药浓度<1.0 ng/mL,更大剂量或更高血药浓度并不额外获益。老年人、肾衰竭患者和低体重的患者易发生地高辛血药浓度增加,应警惕地高辛中毒。

8. 非药物治疗 使用所有GDMT最佳剂量至少3~6个月后,应考虑一级预防的植入型心脏转复除颤器或心脏再同步治疗,然后重新评估EF和其他器械治疗适应证。

(1) 心脏再同步化治疗(cardiac resynchronization,CRC) 通过增加双心室收缩同步性,能改善症状和运动耐量,降低病死率。

CRC适应证为:①窦性心律,QRS时限≥150 ms,左束支传导阻滞(left bundle branch block,LBBB),LVEF≤35%的症状性心力衰竭患者(Ⅰ,A);②窦性心律,QRS时限≥150ms,非LBBB,LVEF≤35%的症状性心力衰竭患者(Ⅱa,B);③窦性心律,QRS时限130~149 ms,LBBB,LVEF≤35%的症状性心力衰竭患者(Ⅰ,B);④窦性心律,QRS时限130~149 ms,非LBBB,LVEF≤35%的症状性心力衰竭患者(Ⅱb,B);⑤需要高比例(>40%)心室起搏的HFrEF患者(Ⅰ,A);⑥对于QRS时限≥130 ms,LVEF≤35%的房颤患者,如果心室率难以控制,为确保双心室起搏可行房室结消融(Ⅱa,B);⑦已植入起搏器或ICD的HFrEF患者,心功能恶化伴高比例右心室起搏,可考虑升级到CRC(Ⅱb,B)

(2) 植入型心律转复除颤器(ICD) 对预防心力衰竭患者猝死非常重要。其适应证为:①二级预防,慢性心力衰竭伴低LVEF,曾有心脏停搏、室颤或伴有血流动力学不稳定的室速(Ⅰ,A)。②一级预防,对于缺血性心脏病患者,优化药物治疗至少3个月,心肌梗死后至少40 d及血运重建至少90 d,预期生存期>1年,LVEF≤35%,NYHA心功能Ⅱ级或Ⅲ级,推荐ICD植入(Ⅰ,A);LVEF≤30%,NYHA心功能Ⅰ级,推荐植入ICD,减少心脏性猝死和总病死率(Ⅰ,A)。对于非缺血性心力衰竭患者,优化药物治疗至少3个月,预期生存期>1年,LVEF≤35%,NYHA心功能Ⅱ级或Ⅲ级,推荐植入ICD(Ⅰ,A);LVEF≤35%,NYHA心功能Ⅰ级,可考虑植入ICD(Ⅱb,B)。

(3) 经导管二尖瓣修复 即使所有GDMT剂量已达最佳剂量,仍有慢性中至重度二尖瓣关闭不全的有症状患者,也可以考虑行经导管二尖瓣修复。

(4) 非药物节律控制 房颤可以导致心力衰竭,并且也可能是HFrEF和心肌病的结果。房颤和心力衰竭同时存在时,结局更差。近年来多项随机临床试验中,导管消融术治疗HFrEF患者房颤与抗心律失常药和心率控制相比,在提高生存率、生活质量和心功能及降低心力衰竭住院率方面显示出优势,使得HFrEF房颤的管理模式转变为非药物节律控制。

(二) 慢性HFpEF和HFmrEF的治疗

HFpEF患者的治疗主要是针对症状、心血管基础疾病和合并症、心血管疾病危险因素,采取综合性治疗手段。因基础心血管疾病及合并症的不同,HFpEF患者的病理生理机制差异很大。临床研究未能证实ARNI/ACEI/ARB、β受体阻滞剂能改善HFpEF患者的预后和降低病死率。非心血管疾病也是HFpEF患者死亡和住院的原因。故建议对HFpEF和HFmrEF患者进行心血管疾病和非心血管疾病合并症的筛查及评估,给予相应的治疗,以改善症状及预后。

初步研究显示,HFmrEF 在病因学、临床特点、影像学表现、合并症、治疗及预后等方面介于 HFrEF 与 HFpEF 之间。部分 HFmrEF 可转变为 HFrEF 或 HFpEF。

(三) 并发症的治疗

1. 抗凝和抗血小板治疗 心力衰竭患者发生动脉或静脉血栓栓塞的风险增加。在心力衰竭的临床试验中,脑卒中的年发生率为 1.3%~2.4%。缺血性心肌病推荐使用较低剂量阿司匹林(75~81 mg/d)以预防心肌梗死和死亡,更大剂量可能会干扰前列腺素的合成而加重心功能不全。但对近期内发生前壁大面积心肌梗死或心肌梗死伴左心室血栓形成的患者,无论是否有症状,推荐心肌梗死发生 3 个月内进行华法林治疗,并维持国际标准化比值(INR)在 2.0~3.0。对伴有阵发性或持续性房颤,有体循环或肺循环栓塞史,包括脑卒中或短暂性脑缺血发作的患者,也推荐华法林治疗及维持 INR 在 2.0~3.0,或使用新型口服抗凝血药。

2. 心律失常的治疗 心力衰竭患者常见房性心律失常,其中房颤见于 15%~30% 的心力衰竭患者,胺碘酮是Ⅲ类抗心律失常药,很少或基本无负性肌力作用或致心律失常作用,对预防大多数室上性心律失常有效,是心力衰竭患者恢复和维持窦性节律推荐使用的药物,并可增加电复律的成功率。不良反应包括甲状腺功能亢进症、甲状腺功能减退症、肺纤维化和肝炎等,发生率低,特别是使用低剂量时(100~200 mg/d)。

(董建增)

第三节
急性心力衰竭 🄴

第二章 先天性心血管病

先天性心血管病(congenital cardiovascular disease)简称先心病,是指胎儿的心脏及大血管在母体内发育有缺陷或部分发育停顿所造成的畸形。该病是最常见的先天性畸形,且病种繁多,几种畸形可同时出现。本病根据病理解剖和病理生理学可分为无分流型、左至右分流型和右至左分流型 3 类。

治疗本病的根本办法是通过介入或外科手术来彻底纠正心脏血管的解剖畸形,从而消除其引起的病理生理改变。

第一节
无分流型先天性心血管病

无分流型先心病心脏左右之间无异常沟通,不产生血液分流,患者不表现为发绀。主要包括肺动脉瓣狭窄、肺动脉瓣关闭不全、主动脉瓣狭窄、主动脉瓣关闭不全、二叶主动脉瓣、三尖瓣下移畸形(埃布斯坦综合征)等,本节主要介绍肺动脉瓣狭窄。

一、肺动脉瓣狭窄

先天性肺动脉瓣狭窄(congenital pulmonary valve stenosis)指肺动脉瓣开放受限,右心室收缩时,肺动脉瓣无法完全张开。肺动脉瓣狭窄在成人先心病中占 8%~10%。

(一) 病理解剖

大部分呈三叶瓣缘交界处融合,圆顶状隔膜向肺动脉内突出,严重时瓣口直径 <2 cm²。少数情况下瓣环及瓣叶发育不良。

(二) 病理生理

主要为右心室排血受阻,右心室压力负荷增高,右心室肥厚,严重时沿压力传导可致右心房压升高,通过解剖学未闭的卵圆孔,形成右向左分流,出现发绀。

(三) 临床表现

1. 症状 轻度狭窄可无症状,只在重体力劳动时出现心悸、气促等症状。狭窄程度较重者,日常体力劳动即可引起呼吸困难、心悸、乏力、胸闷、咳嗽,偶有胸痛或晕厥。后期出现腹胀、食欲减退、双下肢水肿等。

2. 体征 心界向左、上扩大。胸骨左缘第 2 肋间可闻及响亮的收缩期喷射性杂音,传导广泛,可传及颈部、整个心前区甚至背部,常伴有震颤;肺动脉瓣区第二心音减弱。

(四) 特殊检查

1. 心电图检查 可有不完全性右束支传导阻滞、右心室肥大,或伴心前区广泛性 T 波倒置,部分示 P 波增高。

2. X 线检查　胸部 X 线片示肺血管影细小,整个肺野异常清晰,肺动脉总干弧凸出,此为狭窄后扩张所致,心尖左移上翘为右心室肥大表现。如已有右心衰竭,则心影可明显增大。

3. 右心导管检查及右心室造影　一般介入或手术治疗前行此检查,以确定狭窄部位及程度。

（五）诊断与鉴别诊断

根据症状及典型的杂音、超声心动图检查可以确诊。本病需与原发性肺动脉高压,原发性肺动脉扩张,房、室间隔缺损,法洛四联症等相鉴别。

（六）治疗

1. 介入治疗（经皮肺动脉瓣球囊扩张术）

（1）适应证　单纯肺动脉瓣狭窄,不合并明显右心室流出道狭窄或瓣上狭窄,跨瓣压力阶差（PG）峰值 > 60 mmHg 或平均 PG>40 mmHg。

（2）禁忌证　瓣环发育不良,存在复杂瓣上 / 瓣下病变,需行外科手术矫正者。

2. 手术治疗　球囊扩张不成功或不宜行球囊扩张者,平均 PG>40 mmHg 应采取手术治疗。外科手术治疗可用于任何类型肺动脉口狭窄,适用范围广,是解决畸形最根本有效的方式。

二、其他无分流型先天性心血管病

（一）先天性二叶主动脉瓣

先天性二叶主动脉瓣（congenital bicuspid aortic valve）是成人先心病中常见的类型。常伴有主动脉瓣狭窄或关闭不全。患者主动脉瓣只有两个瓣膜,当功能正常时可无血流动力学障碍,无任何临床表现。当出现狭窄或关闭不全症状时,左心室工作负荷增大,导致心肌肥厚和纤维化的发生,临床上常出现心悸、心前区不适、头部强烈搏动感等症状,严重时常有心绞痛发作,并可出现阵发性呼吸困难、端坐呼吸或急性肺水肿。外科手术和介入治疗是根治本病的方法,可根据适应证选择治疗方式。

（二）先天性主动脉缩窄

先天性主动脉缩窄（congenital coarctation of aorta, COA）在成人先心病中所占比例较小,为局限性主动脉管腔狭窄,最常见的病变部位是在左锁骨下动脉与动脉导管之间的主动脉峡部。该病症状无特异性,可出现高血压导致的头痛、头晕、面部潮红、鼻出血等,下肢血管供血不足导致的下肢无力、肢端发冷、麻木、发凉,甚至有间歇性跛行。严重情况包括心绞痛和心力衰竭。查体可见上肢

血压有不同程度的增高,下肢血压下降,股动脉搏动延迟或消失。沿胸骨左缘可闻及收缩期喷射性杂音,可放射到左侧背部肩胛区。眼底检查可发现视网膜动脉血管迂曲。心电图、X 线检查、超声心动图和逆行主动脉造影可帮助诊断。治疗主要包括介入治疗和手术治疗。

第二节

左至右分流型先天性心血管病

一、房间隔缺损

房间隔缺损（atrial septal defect,ASD）是指在胚胎发育过程中,房间隔的发生、吸收和融合出现异常,导致左、右心房之间残留未闭的缺损。女性多于男性,男女之比为 1 ∶（1.5~3）,且有家族遗传倾向。

（一）病理解剖

ASD 一般分为原发孔型房间隔缺损（ostium primum defect）和继发孔型房间隔缺损（ostium secundum defect）。前者占 ASD 的 15%~20%,缺损位于房间隔的前下部;后者是 ASD 最常见的类型,占 60%~70%,缺损位于房间隔的中部。尚有一种少数类型的 ASD,为静脉窦缺损。

（二）病理生理

ASD 对血流动力学的影响主要取决于分流量的多少,小型 ASD,两心房压相差无几,分流量小;大型 ASD 时,左心房水平大量含氧量高的血流向右心房分流,右心房接受腔静脉回流血量加上左心房分流的血量,导致右心室舒张期容量负荷过重,严重时引起肺动脉高压。

（三）临床表现

1. 症状和体征　ASD 是由长期左向右分流导致右心室容量负荷增加所引起,一般大部分时候没有明显症状。最早出现的是运动耐量下降和呼吸困难。晚期会因肺动脉高压而使右心室容量和压力负荷均增加,进而出现右心衰竭。

2. 体格检查　肺动脉瓣区第二心音亢进和呈固定性分裂,并可闻及柔和的Ⅱ~Ⅲ级收缩期杂音。

（四）辅助检查

1. 心电图　典型病例常显示右心室肥大,不完全性或完全性右束支传导阻滞,心电轴右偏,有时可有 PR 间期延长。

2. X 线检查　可见心脏扩大,尤以右心房、右心室增大最为明显。肺动脉总干平直或突出,两侧肺门区血管影增粗、搏动增强。

3. 超声心动图　包括胸骨旁短轴切面、心尖四腔切面，剑突下双房切面可发现右心房、右心室增大，缺损的部位及大小。彩色多普勒超声可显示左向右（或右向左）分流。

4. 心导管检查　通常不需要进行心导管检查。介入封堵术前或者合并肺动脉高压时时应进行右心导管检查。此外，成人若要排除有无冠状动脉疾病，需行冠状动脉造影。

（五）诊断

通过典型的心脏听诊杂音、心电图、胸部 X 线片，超声表现可确诊 ASD 。

（六）治疗

1. 介入治疗（经皮房间隔缺损封堵术）

（1）适应证　①通常年龄≥3 岁。②继发孔型 ASD 直径≥5 mm，伴右心容量负荷增加，≤36 mm 的左向右分流 ASD。③缺损边缘至冠状静脉窦，上、下腔静脉及肺静脉的距离≥5 mm；至房室瓣距离≥7 mm。④房间隔的直径大于所选用封堵伞左心房侧的直径。⑤不合并必须外科手术的其他心脏畸形。

（2）禁忌证　①原发孔型 ASD 及静脉窦型 ASD。②心内膜炎及出血性疾病，伴有与 ASD 无关的严重心肌病或瓣膜疾病。③封堵器安置处有血栓存在，导管插入处有静脉血栓形成；左心房或左心耳血栓，部分或全部肺静脉异位引流，左心房内隔膜，左心房或左心室发育不良。④严重肺动脉高压导致右向左分流。

2. 外科手术治疗　单纯房间隔缺损伴有血流动力学改变，右房室增大均可采取外科手术治疗。绝大部分缺损可直接缝合，巨大房间隔缺损需用人造补片或自体心包片修补。胸腔镜修补手术和侧开胸小切口手术也是可选择的手术方式。

二、室间隔缺损

室间隔缺损（ventricular septal defect，VSD）是左、右心室之间存在一直接开口，为最常见的先心病，多单独存在，亦可与其他畸形合并发生。按国内统计，由于 VSD 有比较高的自然闭合率，约占成人先心病的 10%，仅次于房间隔缺损，占成人先心病的第 2 位。

（一）病理解剖

1. 膜部缺损　为最常见的类型，占 VSD 的 70%~80%，这类缺损可扩展至漏斗部，成为膜周部缺损。

2. 肌部缺损　占 VSD 的 5%~20%，可以是单个缺损，也可以是多个缺损并存。

3. 干下型和嵴内型缺损　占 VSD 的 5%~7%，缺损位

于肺动脉瓣或主动脉瓣下，可发展至瓣膜关闭不全，通常缺损较小。

（二）病理生理

大缺损存在明确的心室水平的左向右分流，肺循环血量逐渐增多，左心室容量负荷与肺血管阻力逐渐增加，未经治疗可导致肺血管病和艾森门格综合征。

（三）临床表现

1. 症状　缺损小者可无症状。缺损大者症状出现早且明显，以致影响生长发育。有心悸、气喘、乏力及易患肺部感染。严重时可发生心力衰竭。本病易罹患感染性心内膜炎。

2. 体征　心界向左下扩大，典型体征为胸骨左缘第 3~4 肋间有Ⅳ～Ⅴ级粗糙收缩期杂音，向心前区传导，同一部位可扪及震颤。肺动脉压升高者，在肺动脉瓣区可听到第二心音亢进。

（四）特殊检查

1. 心电图　成年缺损小者心电图可无明显变化；中等大缺损可有左心室肥厚，左心房，左心室扩大表现；大缺损时常表现为右心室肥厚、心电轴右偏图形。

2. X 线检查　可提示左向右分流的程度。成年缺损小者 X 线片上心影可正常；中等大缺损可见肺血增加，心影略向左增大；缺损大者左、右心室均增大，肺动脉干凸出，肺血管影增强，严重肺动脉高压时，肺野外侧带反而清晰。

3. 超声心动图　是诊断 VSD 最重要的手段。胸骨旁长轴及短轴切面和心尖四腔切面可清晰显示缺损位置，并测定缺损大小及部位。多普勒超声可测定缺损处分流的速率，并可估算肺动脉压力。

4. 心导管检查　典型的 VSD 一般不需要进行心导管检查。以下特殊情况可考虑心导管检查：①怀疑存在复杂畸形，为明确诊断及缺损类型；②超声估测有中度以上肺动脉高压，测量肺动脉压力和阻力；③介入封堵术前常规检查；④对于有冠状动脉疾病风险的患者，先行冠状动脉造影。

（五）诊断与鉴别诊断

典型的 VSD 根据临床表现及超声心动图即可确诊。本病需与三尖瓣反流、孤立性肺动脉瓣狭窄、肥厚型心肌病、非发绀型法洛四联症等相鉴别。

（六）治疗

1. 介入治疗（经皮室间隔缺损封堵术）

（1）适应证

1）膜周部 VSD：①年龄：通常≥3 岁。②体重 >8kg。

③有血流动力学意义的单纯性 VSD,直径 >3 mm 且 <14 mm。

④VSD 上缘距主动脉右冠瓣≥2 mm,无主动脉右冠瓣脱入 VSD 及主动脉瓣反流。

2)肌部 VSD>3 mm。

3)外科术后残余分流。

4)心肌梗死或外伤后 VSD。

(2)禁忌证

1)感染性心内膜炎,心内有赘生物,或存在其他感染性疾病。

2)封堵器安置处有血栓存在,导管插入径路中有静脉血栓形成。

3)巨大 VSD、缺损解剖位置不良(干下型),封堵器放置后可能影响主动脉瓣或房室瓣功能。

4)重度肺动脉高压伴双向分流。

5)合并出血性疾病和血小板减少;合并明显的肝肾功能异常;心功能不全,不能耐受操作。

2. 外科手术治疗 有症状的患儿主张早期修补,对有艾森门格综合征病理生理改变的不可逆的肺血管疾病,手术为禁忌。小缺损可直接缝合,大缺损可用涤纶片或自体心包补片缝合。

三、动脉导管未闭

动脉导管未闭(patent ductus arteriosus,PDA)是常见的先心病之一,多见于女性,男性:女性为 1 ∶ 3。PDA 一经诊断,就必须进行治疗,而且大多能够通过介入方法治愈。

(一)病理解剖

动脉导管连接肺动脉总干与降主动脉间,是胎儿期血液循环的主要渠道。出生后,约 15 h 即发生功能性关闭,80% 在出生后 3 个月解剖性关闭,若 3 个月以上持续开放,即称动脉导管未闭。未闭动脉导管的长度、直径、形态不同。根据形态学可分为:管型、窗型、漏斗型、瘤型和哑铃型。

(二)病理生理

动脉导管若出生后 3 个月未闭则不能自然愈合。大量主动脉血经开放的动脉导管进入肺动脉,长期向肺循环冲击,肺小动脉可有反应性痉挛,形成动力性肺动脉高压,继之管壁增厚硬化导致梗阻性肺动脉高压。当肺动脉压力超过主动脉压时,左向右分流明显减少或停止,产生肺动脉血流逆向分流入主动脉,患儿呈现差异性发绀,下半身青紫,上半身正常。

(三)临床表现

1. 症状 分流量甚小即未闭动脉导管内径较小,临床上可无主观症状;分流量大者常有乏力、劳累后心悸、气喘胸闷等症状。

2. 体征 心尖冲动增强并向左下移位,心浊音界向左下扩大。胸骨左缘第 2 肋间偏外侧有响亮的连续性杂音,向左上颈背部传导,伴有收缩期或连续性细震颤。出现肺动脉高压后,可能仅听到收缩期杂音,肺动脉第二心音亢进及分裂,肺动脉瓣可有相对性关闭不全的舒张期杂音。分流量较大时,由于通过二尖瓣口血流增多、增速,心尖区有短促的舒张中期杂音。可有周围血管体征,包括颈动脉搏动增强、脉压加大、水冲脉、毛细血管搏动、枪击音和杜加斯征(Dugas sign)等。

(四)特殊检查

1. 心电图 结果缺少敏感性和特异性。可显示左心房增大、左心室增厚;若存在肺动脉高压,可显示右心房增大、右心室增厚。

2. X 线检查 动脉导管细者心血管影可正常。大分流量者心胸比率增大,左心室增大,心尖向下扩张,左心房亦轻度增大,肺血增多,肺动脉段突出,肺门血管影增粗。当婴儿有心力衰竭时,可见肺淤血表现。重度肺动脉高压时,肺门处肺动脉总干及其分支扩张而远端纹理稀疏。

3. 超声心动图 对诊断极有帮助,二维超声心动图可以直接探查到未闭合的动脉导管,常选用胸骨旁肺动脉长轴观或胸骨上主动脉长轴观。脉冲多普勒在动脉导管开口处也可探测到典型的收缩期与舒张期连续性湍流频谱。

4. 心导管检查 当有肺血管阻力增加或疑有合并其他畸形等时,有必要施行心导管检查,根据患者病情选择右心导管检查和(或)逆行降主动脉造影等。

(五)诊断与鉴别诊断

1. 诊断 本病根据典型临床表现和超声心动图表现即可确诊,而心导管检查可进一步明确病情。

2. 鉴别诊断 本病需与主动脉瓣关闭不全、室间隔缺损,冠状动脉瘘及主动脉窦瘤破裂等相鉴别。

(六)治疗

因本病易并发感染性心内膜炎,故即使分流量不大,亦应及早争取手术或介入治疗。

1. 介入治疗(经皮动脉导管未闭封堵术)

(1)适应证 体重≥4 kg,不合并需外科手术的其他心脏畸形;外科 PDA 术后残余漏。

(2)禁忌证 ①感染性心内膜炎,心脏瓣膜和导管内有赘生物;②严重肺动脉高压出现右向左分流,肺总阻力 >14 Wood 单位。

2. 外科手术治疗 近年来,由于介入治疗的发展,外科手术治疗已成为绝大多数成年 PDA 患者的二线治疗方法,主要应用于不能介入的巨大窗型 PDA。

四、主动脉窦瘤破裂

先天性主动脉窦瘤(congenital aneurysm of aortic sinus)是在主动脉窦部包括左窦、右窦或无窦处形成的动脉瘤,常伴有室间隔缺损,临床上较少见。主动脉窦壁局部发育薄弱,呈瘤样扩张,在其发展过程中瘤体突入心脏内,逐渐增大,其瘤壁逐渐变薄而破裂,临床上以破入右心室最常见。早期未破裂者无临床症状。发病年龄多在 20~40 岁,1/3 的患者起病急骤,表现为剧烈劳动后心前区或上腹部剧痛、胸闷和呼吸困难。病情迅速恶化,发病后数日即可死于右心衰竭。查体见舒张压明显下降,脉压增大,出现外周血管征;心脏检查时在胸骨左缘第 3、4 肋间可触到震颤,可闻及典型连续性粗糙杂音;主动脉瓣窦动脉瘤破入右心房的病例则常呈现颈静脉怒张。心电图、超声心动图、MRI、心导管检查等可帮助诊断。此病需与急性心肌梗死、主动脉夹层、动脉导管未闭、室间隔缺损、主动脉瓣关闭不全等相鉴别。窦瘤未破裂者难以发现,不予特殊处理,注意观察;一旦破裂后需采用介入或手术治疗。

第三节
右至左分流型先天性心血管病

一、法洛四联症

法洛四联症(tetralogy of Fallot)是存活婴儿中最常见的发绀型先心病,其发病率占各类先心病的 10%~15%。法洛四联症由以下 4 种异常组成:肺动脉狭窄、室间隔缺损、主动脉骑跨、右心室肥厚。

(一) 病理解剖

本病主要畸形为肺动脉狭窄,肺动脉狭窄可分为瓣膜、右心室漏斗部或肺动脉多水平狭窄,以右心室流出道漏斗部狭窄为最多。室间隔缺损位于室间隔上段,主动脉根部向右侧位移,骑跨于缺损的室间隔之上。右心室显著肥厚为血流动力学影响的继发改变。本病常伴发其他畸形,如房间隔缺损、双侧上腔静脉等。

(二) 病理生理

右心室压力相对增高,肺动脉狭窄,血液进入肺循环受阻,引起右心室代偿性肥厚,右心室压力相对较高。由于主动脉骑跨,主动脉除了接受左心室的血液外,还接受右心室的血液,输送到全身,使动脉血氧饱和度明显降低,出现青紫并继发红细胞增多症。同时因为肺动脉狭窄,进入肺循环进行交换的血液减少,加重了青紫。在动脉导管未闭合之前,因为肺循环血液减少程度较轻,青紫可不明显;随着动脉导管的闭合,以及漏斗部狭窄的加重,进入肺循环的血液减少,青紫会逐步加重。

(三) 临床表现

1. 症状 主要是自幼出现的逐渐加重的青紫和呼吸困难,多在用力后出现,劳累后常取蹲踞位休息。严重缺氧时可引起晕厥,体格发育差。

2. 体征 患者口唇、指甲明显青紫,常伴有杵状指(趾),心脏听诊肺动脉瓣第二心音减弱甚至消失,可呈单一心音,胸骨左缘第 2、3 肋间常可闻及收缩期喷射性杂音。

(四) 特殊检查

1. 血常规检查 由于长期乏氧,代偿性红细胞、血红蛋白及血细胞比容均显著增高。

2. 心电图 可见电轴右偏、右心室肥厚。已行外科矫正术的患者,可出现右束支传导阻滞。

3. X 线检查 肺动脉段凹陷,提示肺动脉发育不良,右心室肥厚,心尖上翘,形成靴状外形,肺血管纹理减少。

4. 超声心动图 有助于诊断的切面包括胸骨旁长轴及短轴切面和心尖四腔切面。可显示右心室肥厚、室间隔缺损及主动脉骑跨、右心室流出道狭窄及肺动脉瓣的情况。

5. 心导管检查 对拟行手术治疗的患者应行左、右心导管检查及心血管造影,评价肺动脉及其分支发育情况、左心室发育情况及有无其他合并畸形,为制订下一步手术方案提供依据。

(五) 诊断与鉴别诊断

1. 诊断 根据临床表现、X 线及心电图检查、超声心动图可确定诊断。

2. 鉴别诊断 应注意与大动脉错位合并肺动脉瓣狭窄、右心室双出口及艾森门格综合征等复杂先心病相鉴别。

(六) 治疗

外科根治手术,解除流出道梗阻,维持原有的肺动脉瓣较好的功能、关闭室间隔缺损。手术成功率取决于畸形的严重程度。

二、艾森门格综合征

艾森门格综合征(Eisenmenger syndrome)严格上并不能称为先心病,而是一组先心病发展的后果,临床上表现为肺动脉高压性右至左分流综合征。存在分流的先心病持续存在且未经治疗,由于进行性肺动脉高压发展至器质性肺动脉阻塞性病变,可由原来的左向右分流变为右向左分流,从无青紫发展至有青紫时,即称为艾森门格综合征。

随着肺动脉压力的增高,患者常见明显气急、乏力、头晕,逐渐出现轻至中度青紫,活动后加重,并伴有杵状指(趾)。

右心导管检查能发现原有畸形,可确定双向分流或右向左分流,测定压力、计算血氧浓度及分流量,判断病情严重程度。

根据病史及临床表现,结合右心导管检查可诊断本病。一旦确诊为该病,除了等待进行肺移植或心肺联合移植术外,无手术矫治方法。治疗主要采用肺动脉高压靶向药物治疗及针对心力衰竭和防治肺部感染的对症治疗。

(胡海波)

第三章 瓣膜性心脏病

瓣膜性心脏病(valvular heart disease,VHD)是由炎症、黏液样变性、缺血性病变、退行性病变、先天性畸形、创伤等原因引起的瓣膜结构或功能异常,导致瓣口狭窄和(或)关闭不全,引发血流动力学变化和临床症状的疾病。

瓣膜性心脏病是我国常见的心脏病,其发病率仅次于高血压和冠心病,二尖瓣最常受累,其次为主动脉瓣。近年来,我国风湿性心脏病发病率在下降,而老年瓣膜退行性变、冠心病和心肌病所致的瓣膜病变明显增多。瓣膜性心脏病的主要病因及分期如 表 3-3-8 和 表 3-3-9 所示。

风湿性心脏病(rheumatic heart disease,RHD)简称风心病,是风湿性炎症所致的瓣膜损害,主要累及 40 岁以下人群。在风心病患者中,单纯二尖瓣狭窄占 25%,二尖瓣狭窄合并二尖瓣关闭不全占 46%,主动脉瓣常同时受累。

表 3-3-8 各类瓣膜性心脏病的常见病因

病变类型		常见病因
二尖瓣狭窄		风湿热、先天性、退行性
主动脉瓣狭窄		退行性、风湿热、先天性、感染性心内膜炎(IE)
二尖瓣关闭不全	急性	IE、风湿热、心肌炎
	慢性	黏液样变性、风湿热、冠心病、IE、相对性
主动脉瓣关闭不全	急性	IE、主动脉夹层
	慢性	特发性退变、风湿热、IE、黏液样变性、相对性
三尖瓣狭窄		风湿热、先天性
三尖瓣关闭不全		相对性、先天性、风湿性、退行性
肺动脉瓣狭窄		先天性
肺动脉瓣关闭不全		相对性

表 3-3-9 心脏瓣膜病的分期

分期	定义	描述
A	风险期	患者有发展成 VHD 的风险因素
B	进展期	患者有进展成 VHD(轻到中度,无症状)的风险因素
C	无症状期	无症状重度 VHD: C1:无症状重度 VHD,LV 或 RV 处于代偿期 C2:无症状重度 VHD,LV 或 RV 处于失代偿期
D	症状期	因 VHD 出现症状

第一节
二尖瓣狭窄

一、病因

二尖瓣狭窄(mitral stenosis,MS)最为常见的病因是风湿热。迄今为止,合并有二尖瓣狭窄的风湿性心脏病仍然是发展中国家(约占世界人口的 80%)儿童及成人最为常见的获得性心脏病。女性占患者群的 2/3,通常 1/2 的患者并没有急性风湿热病史。从最初风湿热发作到进展为瓣膜病变,少则数年,长则多达 20 年。

二、病理生理

正常成人二尖瓣瓣口面积为 4~6 cm²;瓣口面积 1.5~2 cm² 为轻度狭窄,1~1.5 cm² 为中度狭窄,<1 cm² 为重度狭窄。通过超声测量的跨瓣压差可判断二尖瓣狭窄程度。

当瓣口轻度狭窄时,左心房压升高,致肺静脉和肺毛细血管压轻度升高,患者静息状态时可无症状,但当心率增快时,心脏舒张期时限缩短,左心房压明显升高,易发生肺淤血,引起劳力性呼吸困难。随着狭窄程度的加重,左心室充盈减少使心腔变小,左心房因压力升高而明显扩大,易发生左心衰竭和房性心律失常,安静状态下也会出现阵发性呼吸困难,甚至急性肺水肿。

严重二尖瓣狭窄常引起慢性肺动脉高压,其发生机制为:①左心房压和肺静脉压长期升高,引起肺小动脉反应性收缩。②肺血管床的器质性闭塞。③长期肺血管阻力增高,肺小动脉硬化。重度肺动脉高压可增加右心负荷,引起继发性三尖瓣和肺动脉瓣关闭不全,此时肺循环血流量有所减少,肺淤血在一定程度上缓解,但右心功能恶化。

三、临床表现

(一)症状

1. 呼吸困难　劳力性呼吸困难为最常见的早期症状,在中高强度体力活动、精神紧张、妊娠或快速性房颤时易诱发。随病情进展,还会出现夜间阵发性呼吸困难、静息时呼吸困难甚至端坐呼吸。

2. 咳嗽　常发生于呼吸困难加重,为干咳或咳白色泡沫痰,感染时咳黏液痰或脓性痰,与肺淤血、呼吸道感染或左心房扩大压迫左主支气管有关。

3. 咯血　有以下几种情况:①大咯血,可为首发症状,多见于早期轻中度肺动脉压增高的患者。当肺静脉压突然升高时,致支气管黏膜下薄壁的支气管静脉扩张而破裂,咯血后肺静脉压减低,咯血可自止。②阵发性夜间呼吸困难或咳嗽时,咳血痰或痰带血丝,与肺部炎症或毛细血管破裂有关。③急性肺水肿时咳大量粉红色泡沫痰。④肺梗死伴咯血,为本病晚期伴心力衰竭时的并发症。

4. 血栓栓塞　约20%的患者发生血栓栓塞,其中约80%有房颤。

5. 其他症状　扩大的左心房和肺动脉压迫左喉返神经可致声嘶,右心衰竭可出现腹胀、恶心等消化道淤血症状。

(二)体征

1. 二尖瓣面容　双颧呈紫红色,口唇轻度发绀,见于严重狭窄的患者。

2. 二尖瓣狭窄的心脏体征　表现有:①心尖区可闻及第一心音亢进,呈拍击样。②闻及开瓣音,提示前叶柔顺、活动度好。如瓣叶钙化僵硬,则第一心音减弱,开瓣音消失。③心尖区有低调的舒张中晚期隆隆样杂音,局限、不传导,左侧卧位时杂音明显增强,常可触及舒张期震颤。当快速房颤心排血量减低时,杂音可明显减弱或消失。

如出现肺动脉高压和右心室扩大,可见心前区心尖冲动弥散,P2亢进和分裂。当肺动脉扩张引起相对性肺动脉瓣关闭不全时,可在胸骨左缘第2肋间闻及舒张早期叹气样杂音,称格雷厄姆 - 斯蒂尔杂音(Graham-Steell murmur)。右心室扩大伴相对性二尖瓣关闭不全时,在三尖瓣区可闻及全收缩期吹风样杂音,吸气时增强。右心衰竭者可有体循环淤血和水肿。

(三)并发症

1. 心房颤动　为最常见的心律失常,可为患者首发症状。左心房压力增高致左心房扩大和左心房壁纤维化是房颤持续存在的病理基础。房颤时,舒张晚期心房收缩功能丧失,可使心排血量减少20%~25%,可诱发严重呼吸困难,甚至急性肺水肿。此时应尽快控制房颤的心室率或恢复窦性心律。

2. 心力衰竭和急性肺水肿　是严重二尖瓣狭窄的危重并发症,多发生于体力活动、情绪激动、感染、妊娠、突发心动过速时。患者突发重度呼吸困难和发绀,不能平卧,咳粉红色泡沫状痰,双肺满布干湿罗音,如不及时救治,可能致死。

充血性右心衰竭为晚期常见并发症,表现为右心衰竭的症状和体征(见本篇第三部分第一章)。并发三尖瓣关闭不全时,可有难治性腹水。

3. 血栓栓塞　约20%的患者发生体循环栓塞,可为首发表现。约80%合并房颤。以脑栓塞最常见,约占2/3,其余为外周动脉和内脏(脾、肾和肠系膜)动脉栓塞,栓子多来自左心耳或左心房。来源于右心房的栓子可致肺栓塞。

4. 肺部感染　常见且反复发生,与肺静脉压增高和肺淤血有关。

5. 感染性心内膜炎　较少见,在瓣叶明显钙化或房颤患者更少发生。

四、辅助检查

(一)X线检查

后前位X线片可发现因左心房增大使左心缘变直,右心缘有双心房影,左前斜位可见左心房使左主支气管上抬,右前斜位可见增大的左心房压迫食管下段后移。其他X线征象包括右心室增大,肺动脉段突出,主动脉结缩小,心脏呈梨形,肺淤血、间质性肺水肿(如Kerlery B线)和含铁血黄素沉着等征象(图3-3-2)。

(二)心电图

窦性心律可有"二尖瓣型P波",P波宽度>0.12 s,伴

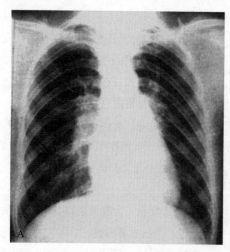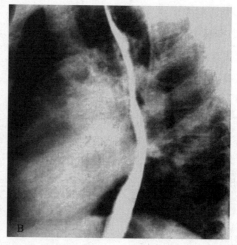

图 3-3-2 风湿性心脏病二尖瓣狭窄
A. 心脏 X 线片后前位,示心脏左缘中段丰满,主动脉结缩小,右缘见双心房影
B. 食管钡餐,示左心房增大,压迫食管下段后移

切迹,提示左心房扩大。QRS 波群示电轴右偏和右心室肥厚表现。晚期常合并房颤。

(三) 超声心动图

超声心动图可确诊二尖瓣狭窄。二维超声心动图可显示瓣膜交界处粘连融合,瓣叶变厚,回声增强,瓣尖处前后叶距离明显缩短,开口面积减小,可测算二尖瓣口面积。连续多普勒可测出二尖瓣血流速率,计算跨瓣压差和瓣口面积(图 3-3-3)。彩色多普勒血流显像可实时观察二尖瓣狭窄的射流。经食管超声有利于发现左心耳及左心房附壁血栓。超声心动图还可显示心脏大小、室壁厚度和运动、心功能、肺动脉压、其他瓣膜异常等信息。

(四) 心导管检查

在介入或手术治疗时,可同时进行心导管检查,测定心房压力、肺动脉压等。

五、诊断与鉴别诊断

(一) 诊断

心尖区第一心音亢进伴隆隆样舒张期杂音提示二尖瓣狭窄。超声心动图可确诊。

(二) 鉴别诊断

心尖区舒张期隆隆样杂音可见于以下情况,应注意鉴别:①相对性二尖瓣狭窄:严重二尖瓣反流、大量左向右分流型先心病(如室间隔缺损、动脉导管未闭),和高动力循环(如甲亢、贫血)经二尖瓣口的血流明显增多,心尖区可有短促的隆隆样舒张中期杂音。②奥斯汀-弗林特杂音(Austin-Flint murmur):见于严重主动脉瓣关闭不全(参见本章第四节)。③左心房黏液瘤:瘤体阻塞二尖瓣口,产

生随体位改变的舒张期杂音,其前有肿瘤扑落音。

六、治疗

瓣膜性心脏病的治疗原则为:控制原发病和诱因,预防和控制并发症,适时手术治疗,保护心脏功能,提高生存率和生活质量。

(一) 一般治疗

一般治疗包括:①有风湿活动者应给予抗风湿治疗,预防风湿热复发。②预防感染性心内膜炎(见本部分第四章)。③无症状者避免剧烈体力活动,定期复查。④呼吸困难者应减少体力活动,限制钠盐摄入,使用利尿药,避免和控制诱发急性肺水肿的因素(如急性感染、贫血等)。

(二) 并发症的处理

1. 大量咯血 应取坐位,用镇静药,静脉注射利尿药,以降低肺动脉、静脉压,适当使用止血药。

2. 急性肺水肿 处理原则与急性左心衰竭相似,但应注意:①应选用扩张静脉系统、减轻心脏前负荷为主的硝酸酯类药物,避免使用以扩张小动脉、减轻心脏后负荷为主的血管扩张药物(如硝普钠)。②正性肌力药物对二尖瓣狭窄的肺水肿无益,仅在房颤伴快速心室率时可静脉注射毛花苷 C,以减慢心室率。

3. 心房颤动 如血流动力学稳定,可先静脉注射毛花苷 C,以减慢心室率,可联合使用 β 受体阻滞剂。

若发生血流动力学不稳定,如心绞痛、肺水肿或休克,应立即电复律,并联合药物治疗。如患者不宜复律或复律失败或复律后不能维持窦性心律且心室率快,则可使用 β

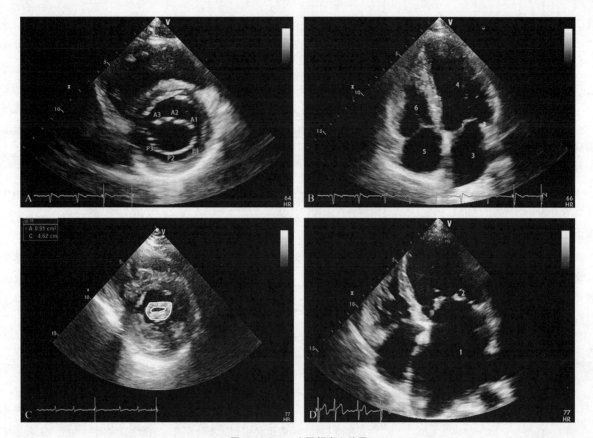

图 3-3-3　二尖瓣超声心动图

A. 正常二尖瓣左心室短轴切面,二尖瓣分为前叶(A1、A2、A3)和后叶(P1、P2、P3)

B. 正常二尖瓣四腔心切面,1. 二尖瓣前叶；ﾠ2. 二尖瓣后叶；ﾠ3. 左心房；ﾠ4. 左心室；ﾠ5. 右心房；ﾠ6. 右心室

C. 二尖瓣狭窄左心室短轴切面,二尖瓣前叶和后叶明显增厚,形似鱼嘴样改变(白线圈出区域)

D. 二尖瓣狭窄四腔心切面,1. 二尖瓣狭窄引起左心房失代偿性增大；ﾠ2. 二尖瓣瓣叶形似曲棍球样改变

受体阻滞剂、地高辛或非二氢吡啶类钙通道阻滞剂等控制心室率。如无禁忌证,应长期服用华法林,维持凝血功能 INR 值在 2~3,预防血栓栓塞。

慢性房颤如房颤病程 <1 年,左心房直径 <55 mm,无高度或完全性房室传导阻滞和病态窦房结综合征,可行电复律或药物转复,成功复律后需长期口服抗心律失常药,预防复发。复律前 3 周和成功复律之后 4 周需服抗凝血药,预防栓塞。

对严重二尖瓣狭窄患者,特别是左心房明显扩大或持续 1 年以上的房颤,因窦性心律难以维持,故不主张转复心律。

4. 预防栓塞　如无禁忌证,应长期服用华法林,并将 INR 维持在 2~3。

（三）介入治疗和外科手术治疗

介入治疗和外科手术治疗为治疗本病重要有效的方法。当二尖瓣口有效面积 <1.5 cm²,伴有心力衰竭症状或肺动脉高压表现,尤其症状进行性加重时,需介入或手术干预。

1. 经皮球囊二尖瓣成形术　仅适用于单纯二尖瓣狭窄患者。穿刺股静脉,经右心房穿刺房间隔达左心房,将球囊导管跨越二尖瓣,扩张球囊,分离瓣膜交界处的粘连融合而扩大瓣口,可明显降低二尖瓣跨瓣压差和左心房压。适于瓣叶活动度好,无明显钙化,无左心房血栓,无中重度二尖瓣反流患者。对高龄,因严重冠心病、肺、肾、肿瘤等疾病不宜手术,妊娠伴严重呼吸困难,外科分离术后再狭窄的患者也可选择该疗法。

2. 闭式分离术　适用于瓣膜严重钙化,病变累及腱索和乳头肌,左心房内有血栓的患者。在体外循环下,直视分离融合的交界处、腱索和乳头肌,清除左心房内血栓。手术病死率 <2%。现临床已较少使用。

3. 人工瓣膜置换术　适应证为:①严重瓣叶和瓣下结构钙化、畸形,不宜做分离术者。②二尖瓣狭窄合并明显二尖瓣关闭不全或其他瓣膜严重病变。③二尖瓣狭窄伴有左心房血栓或栓塞。④二尖瓣狭窄通过球囊扩张或闭式扩张术治疗后复发。严重肺动脉高压增加手术风险,但非手术禁忌,术后肺动脉高压减轻。

第二节
二尖瓣关闭不全

一、病因

二尖瓣是由正常形态和功能的二尖瓣装置(瓣叶、瓣环、腱索、乳头肌)和左心室/房组成的复合结构。其中任何一个组件的异常可致二尖瓣关闭不全(mitral incompetence,MI)。分为原发性和继发性,前者是二尖瓣装置本身病变所导致的器质性病变,后者是因瓣环扩张和瓣下结构几何扭曲所导致的功能性改变。

既往以风湿性最常见,目前继发性 MI 多见。非风湿性原发性单纯 MI 以腱索断裂最常见,其次为感染性心内膜炎、二尖瓣黏液样变性等。根据瓣叶运动情况可分为 3型(Carpentier 分型,表 3-3-10)。

表 3-3-10　二尖瓣关闭不全瓣叶运动分型及病因

Carpentier 分型	病变部位	病因
I 型 瓣叶运动正常	瓣环扩张 瓣叶穿孔/裂隙	扩张型心肌病 感染性心内膜炎
II 型 瓣叶运动过度	腱索冗长/断裂 乳头肌冗长/断裂	瓣膜退行性变 巴洛综合征 马方综合征 感染性心内膜炎 肿瘤 缺血性心脏病
IIIa 型 舒张期瓣叶运动 受限	瓣叶增厚/卷缩 瓣叶钙化 腱索增厚/卷缩/融合 交界处融合	风湿性心脏病 类癌性心脏病
IIIb 型 收缩期瓣叶运动 受限	左心室扩大 乳头肌障碍 腱索束缚	缺血性/扩张型 心肌病

(一)瓣叶

1. 风湿性　既往最常见,目前发病率在下降,男性多于女性。炎症和纤维化使瓣膜变形、卷缩,腱索融合缩短。约 50% 的患者合并二尖瓣狭窄。

2. 黏液变性　较常见,使瓣叶冗长膨大或(伴)腱索过长,心脏收缩时二尖瓣瓣叶突入左心房而致 MI。部分马方综合征患者可发生二尖瓣脱垂。

3. 感染性心内膜炎　可造成瓣膜穿孔,赘生物影响瓣叶对合及愈合期瓣叶挛缩也可导致关闭不全。

4. 创伤　穿通性或非穿通性创伤破坏二尖瓣瓣叶致关闭不全,多为急性。

5. 先天性心血管病　心内膜垫缺损常合并二尖瓣前叶裂,导致关闭不全。

6. 二尖瓣退行性变　二尖瓣叶和瓣环钙化致 MI,多见于老年女性,常合并二尖瓣狭窄、主动脉瓣钙化,部分二尖瓣环钙化累及传导系统,引起房室或室内传导阻滞。

(二)瓣环扩大

任何病因导致左心室和(或)左心房增大可造成二尖瓣环扩大,引起 MI,多为继发性。因单纯心房扩大引起的二尖瓣环扩张导致的 MI,称为房性功能性 MI,可见于房颤。

(三)腱索

获得性或先天性腱索病变,如腱索过长、断裂、缩短和融合。

(四)乳头肌

乳头肌对缺血敏感,乳头肌功能不全是急性心肌梗死的常见并发症,可发生短暂或永久性 MI。急性乳头肌断裂,可发生严重致命的急性肺水肿。罕见的乳头肌脓肿、肉芽肿、淀粉样变和结节病等也可致乳头肌功能不全。

二、病理生理

(一)急性 MI

严重缺血性乳头肌功能不全或坏死断裂,感染性心内膜炎引起的瓣叶穿孔,创伤性二尖瓣结构或人工瓣损坏等,可发生急性 MI。收缩期左心室射出的部分血流经二尖瓣口反流至左心房,左心房内压升高,同时血容量明显增多,在舒张期充盈左心室,致左心室容量负荷骤增,引起左心室舒张末压急剧上升,左心房压进一步急剧升高,导致严重肺淤血或急性肺水肿。同时左心室向主动脉排血量明显减少,易致低血压和休克。急性 MI 发病急,病死率高,部分存活者易发生肺动脉高压和右心衰竭。

(二)慢性 MI

1. 代偿阶段　慢性 MI 使左心房和左心室容量负荷缓慢增加,引起左心室舒张末期容量增大,并产生代偿性离心性肥大。Frank-Starling 机制使肥大心肌收缩力增强,左心室心搏量增加,左心室收缩期将部分血排入左心房,室壁应力下降快,利于左心室排空来实现代偿。因此,在代偿期左心室总的心搏量明显增加,射血分数可"正常"。在持续多年的代偿期,同时扩大的左心房和左心室可适应容量负荷增加,左心房压和左心室舒张末压不致明显上升,此时可无明显临床症状。

2. 失代偿阶段　左心室对严重 MI 代偿到极限后,其收缩功能开始下降,使左心室舒张末期容量和压力明显增加,导致肺淤血。左心室舒张末压力明显增加,进一步引起左心室扩张,加重充血性心力衰竭。此后,由于左心房压和左心室舒张末压明显上升,最终将发生肺动脉高压和右心衰竭,引起全心衰竭。

三、临床表现

(一)症状

1. 急性 MI 轻者仅有劳力性呼吸困难,严重者表现为急性左心衰竭,甚至急性肺水肿和心源性休克。

2. 慢性 MI 由于心排血量减少,可表现为乏力,活动耐力下降;肺静脉淤血导致程度不等的呼吸困难,包括劳力性、静息性呼吸困难和阵发性夜间呼吸困难及端坐呼吸等。发展至晚期则出现右心衰竭的表现,如腹胀、食欲减退、肝淤血肿大、水肿等。在右心衰竭出现后,左心衰竭的症状反而有所减轻。

(二)体征

1. 急性 MI 主要为急性左心衰竭和休克体征。心界无扩大,心尖冲动增快、增强。肺动脉瓣第二心音(P2)亢进,左心房强有力收缩可产生心尖区第四心音,严重反流也可出现心尖区第三心音。心尖区可闻及低调、递减型的反流性杂音。急性肺水肿双肺可闻及湿啰音。

2. 慢性 MI 心尖冲动向左下移位,呈抬举样冲动。心尖区听诊:第一心音(S1)强度减弱,严重者可闻及第三心音(S3);特征性的全收缩期吹风样杂音,可伴有收缩期震颤,前叶异常常致二尖瓣反流时杂音可向左腋下区传导,后叶异常时杂音向心底部传导。二尖瓣脱垂具有典型的收缩中期喀喇音和收缩末期杂音,喀喇音是腱索在收缩中期被脱垂的二尖瓣拉紧时产生的。由于左心室射血时间缩短,主动脉瓣第二心音(A2)提前,可有第二心音分裂。

(三)并发症

心力衰竭急性者早期出现,慢性者出现较晚。房颤可见于 3/4 的慢性重度 MI 患者,感染性心内膜炎较二尖瓣狭窄多见,体循环栓塞少见。

四、辅助检查

(一)X 线检查

轻度可无异常发现,急性重度反流患者可有明显肺淤血甚至肺水肿征象,心影正常。慢性重度反流常见左心房和左心室增大,左心衰竭时可见肺淤血和间质性肺水肿征。二尖瓣环钙化者可见致密影。

(二)心电图

轻度可正常。急性者常有窦性心动过速。慢性严重 MI 因左心房增大多伴房颤,如为窦性心律可见 P 波增宽呈双峰,伴非特异性 ST-T 改变。

(三)超声心动图

超声心动图可准确诊断 MI,而且可半定量反流程度(表 3-3-11,彩图 1)。还可显示二尖瓣的形态特征、心腔大小、心功能和其他瓣膜结构等,有助于明确病因。必要时可采取经食管超声心动图,其还可用于指导经导管二尖瓣介入治疗。

表 3-3-11 二尖瓣关闭不全定量诊断标准

关闭不全程度	反流束面积(cm²)	每搏反流量(mL)	反流分数(%)
轻度	<4	<30	<30
中度	4~8	30~59	30~49
重度	>8	>60	>50

(四)心脏磁共振

心脏磁共振对反流严重程度判断较精确,同时可判断心肌纤维化情况。

(五)心导管检查

当 MI 严重程度无法确定或计划行手术时,应考虑心导管检查,并在年龄 >40 岁或在疑诊冠心病患者中同时行冠状动脉造影。

五、诊断与鉴别诊断

(一)诊断

心尖区有典型收缩期杂音伴左心房和左心室扩大,应考虑慢性 MI。如突发急性左心衰竭,心尖区出现典型收缩期杂音,X 线示心影不大而肺淤血明显,应考虑急性 MI。超声心动图有助于确诊。

(二)鉴别诊断

对于心尖区收缩期杂音须鉴别以下 4 种情况,确诊均有赖于超声心动图。

1. 三尖瓣关闭不全 在胸骨左缘第 4、5 肋间较低调的全收缩期杂音,杂音在吸气时增强,常伴肝收缩期搏动。

2. 室间隔缺损 在胸骨左缘第 3、4 肋间全收缩期粗糙杂音,可伴胸骨旁收缩期震颤。

3. 主动脉瓣狭窄和肺动脉瓣狭窄 均可产生胸骨旁收缩期喷射性杂音,呈递增递减型。杂音分别位于胸骨右缘和左缘第 2 肋间。

六、治疗

(一)急性 MI

急性 MI 的治疗目标是增加心排血量和纠正病因。内科治疗一般为术前过渡措施,有症状的急性重度 MI 须尽早手术治疗,可优选主动脉内球囊反搏术辅助治疗。根据患者血压状态,酌情静脉滴注硝普钠等血管扩张药,降低心脏后负荷,减少反流,减轻肺淤血,增加心排血量。静脉注射利尿药可降低前负荷。血压较低者应用多巴胺和多巴酚丁胺。

外科手术治疗应视病因和对药物治疗的反应,采取紧急或择期行二尖瓣修复术或置换手术。部分患者经药物治疗后症状基本控制,进入慢性代偿期。

(二)慢性 MI

1. 内科治疗　慢性原发性 MI 患者在相当长时间内无症状,但一旦出现症状,病情急转直下,故应定期随访,重点是预防风湿热和感染性心内膜炎的发生。药物治疗对于无症状且收缩功能尚可的反流患者有争议。已有症状的 MI,可选择应用 ACEI 类或沙库巴曲缬沙坦、利尿药等药物。血管扩张药对慢性者作用不确定;如合并房颤,需长期抗凝治疗。

慢性继发性 MI 患者,几乎都有心力衰竭,故应首选心力衰竭的标准治疗,包括 ACEI/ARB、β 受体阻滞剂、醛固酮拮抗剂和(或)沙库巴曲缬沙坦、CRC 治疗。如接受最佳药物治疗后仍有症状,可考虑手术治疗。

2. 外科手术治疗　是根本措施,方法有外科二尖瓣修复术、经导管二尖瓣修复术、外科或经导管二尖瓣置换术。二尖瓣修复术在手术可行的条件下是优先选择的术式,可重建和恢复二尖瓣功能。应在发生不可逆的左心功能不全之前施行,否则术后心功能恢复不佳。

二尖瓣修复术适用于瓣膜损坏较轻,瓣叶无钙化,瓣环有扩大,但瓣下腱索无严重挛缩、融合等病变者;经导管二尖瓣修复术适用于存在外科手术禁忌的原发性或部分继发性 MI 患者。外科二尖瓣置换术适用于瓣膜损坏严重者,对于伴随严重二尖瓣瓣环钙化或手术风险极高的患者可采用经导管二尖瓣置换。大多数患者术后症状改善,肺动脉高压和左心室肥大减轻,存活率较单纯药物治疗明显提高。

第三节

主动脉瓣狭窄

主动脉瓣狭窄(aortic stenosis,AS)是指主动脉瓣口面积变小,致左心室前向血流受阻,产生左心室肥厚、动脉供血不足,其临床表现取决于主动脉瓣狭窄程度和病因。

一、病因

主动脉瓣狭窄的发病率随年龄增长明显升高。据 2001 和 2017 年两次欧洲瓣膜病调查显示,退行性变已明显超过风湿热,成为西方国家主动脉瓣狭窄患者最主要的病因。我国既往以风湿热为主要病因,近年来开展的全国队列研究 CHINA-DVD 和 CHINA-VHD 提示,退行性变或已成为我国主动脉瓣狭窄最主要的病因。

(一)退行性老年钙化性主动脉瓣狭窄

退行性老年钙化性主动脉瓣狭窄为 65 岁以上老年人单纯性主动脉瓣狭窄的最常见原因,以显著的瓣膜钙化为主要特征。常伴有主动脉瓣瓣环钙化和二尖瓣钙化,无交界处融合。

(二)风湿性心脏病

风湿性炎症致主动脉瓣膜交界处粘连融合,瓣叶纤维化、僵硬和挛缩畸形,瓣口狭小。单纯风湿性主动脉瓣狭窄少见,大多伴有主动脉瓣关闭不全和二尖瓣损害。

(三)先天性畸形

先天性畸形以先天性二叶瓣畸形多见,人群发病率为 1%~2%,男多于女。出生时多无狭窄,由于瓣叶结构的异常,易引起瓣膜增厚、钙化、僵硬,形成椭圆或窄缝形狭窄瓣口,成年期约 1/3 发生狭窄。为成人主动脉瓣狭窄并感染性心内膜炎最常见的原因。

先天性单叶瓣少见,出生时即有狭窄,儿童期出现症状,青春期前即需矫治。

二、病理生理

成人正常主动脉瓣口面积 3.0~4.0 cm^2。当瓣口≤ 1.0 cm^2 时,左心室收缩压明显升高而致左心室肥大。严重左心室肥厚时顺应性降低,左心室舒张末压进行性升高,出现左心室舒张功能低下。由于长期室壁应力增高,心肌缺血、凋亡、纤维化等,左心室逐步发生收缩功能下降,心排血量下降,左心室舒张末压明显增加,引起左心房压增高,进而引起肺静脉压和肺毛细血管楔压升高,产生肺淤血、水肿等左心衰竭症状。

左心室向主动脉供血量减少,引起体循环灌注不足,特别是冠状动脉和脑动脉供血减少。严重主动脉狭窄引起心肌缺血的机制为:①心肌供血不足:心排血量降低致舒张期冠状动脉供血量减少;舒张期心腔内压力增高,压迫心内膜下冠状动脉,降低冠状动脉灌注压;左心室肥厚,心肌毛细血管密度相对减少;部分患者可并发冠心病。②心肌氧耗增多:心室收缩压升高和射血时间延长;左心室壁显著增厚,总氧耗量增加;心率代偿性加快,氧耗量增加。

严重主动脉狭窄引起脑缺血的常见机制为:①心排血量降低,脑动脉供血量减少。②运动时周围血管扩张,而狭窄的主动脉瓣口限制心排血量的相应增加。③部分患者则由于严重心律失常(快速房颤、房室传导阻滞或室颤等)导致心排血量骤减,引起脑缺血。

三、临床表现

(一)症状

AS 的临床表现差异很大,在代偿期完全无症状。失代偿期通常出现较晚。严重患者可有典型主动脉狭窄三联征:呼吸困难、心绞痛和晕厥。

1. **呼吸困难** 90% 的患者可有不同程度的劳力性呼吸困难,进而可发生夜间阵发性呼吸困难、端坐呼吸和急性肺水肿。可伴有疲乏、虚弱。

2. **心绞痛** 多为劳力性,休息后缓解。主要见于重度主动脉瓣狭窄患者,由心肌缺血所致。

3. **晕厥** 见于 1/3 有症状的患者。黑矇或晕厥可为首发症状。多发生于直立、运动中或运动后即刻,与脑缺血有关。

(二)体征

1. **心界** 正常或轻度向左扩大,心尖区可触及收缩期抬举样搏动。

2. **心音** 第一心音正常。如主动脉瓣严重狭窄或钙化,则主动脉瓣第二心音减弱或消失。严重狭窄者左心室射血时间延长,第二心音可呈逆分裂。肥大的左心房强有力收缩可产生第四心音。在失代偿期可有室性奔马律。

3. **心脏杂音** 在主动脉听诊区可闻及粗糙的收缩期喷射性杂音,呈递增-递减型,向右颈部传导。狭窄越重,杂音越长。左心室衰竭或心排血量减少时,杂音减弱或消失。老年钙化性主动脉瓣狭窄者,粗糙杂音在心底部,钙化的瓣叶振动产生高调乐音成分,可传导至心尖区。

4. **细迟脉** 严重主动脉瓣狭窄患者动脉脉搏上升缓慢、细小而持续,即细迟脉,同时触诊心尖区和颈动脉区可发现颈动脉搏动明显延迟。大多数重度主动脉瓣狭窄患者的收缩压和脉压均下降,但少数老年患者由于动脉硬化致顺应性差,收缩压和脉压可正常。

(三)并发症

1. **心力衰竭** 一旦出现,病情发展很快,若不手术治疗,2~3 年病死率为 50%~75%。

2. **心律失常与猝死** 约 10% 的患者可发生房颤,致心排血量明显减少,左心房压升高,病情迅速恶化,可致肺水肿、严重低血压、晕厥。钙化累及传导系统可致房室传导阻滞,心肌缺血及心力衰竭者可致室性心律失常,甚至猝死,占患者的 1%~3%。

3. **感染性心内膜炎** 可见于年轻人二叶式主动脉瓣狭窄。

4. **体循环栓塞** 栓子可来自瓣膜上的微血栓,多见于老年钙化性主动脉瓣狭窄,以脑栓塞最常见。

5. **胃肠道出血** 出血多为隐匿和慢性,通常与血管发育不良或其他血管畸形有关,具体致病机制不详,多见于老年退行性主动脉瓣狭窄者,在主动脉瓣置换术后可纠正或改善。

四、辅助检查

(一)X 线检查

在心功能代偿期,心影正常或左心室轻度增大,左心房可能轻度增大,升主动脉根部常有狭窄后扩张。在失代偿期,可见左心室明显扩大,可有肺淤血征象。侧位胸部 X 线可见主动脉瓣及主动脉钙化。

(二)心电图

中、重度狭窄者可出现 QRS 波群电压增高伴轻度 ST-T 改变,严重者可出现左心室肥厚伴劳损和左心房增大的表现。严重钙化病变可累及房室结引起不同程度的传导阻滞。心肌缺血时亦可出现各种室性心律失常。

(三)超声心动图

超声心动图是明确主动脉瓣是否存在狭窄及狭窄严重程度的最常用方法(图 3-3-4,彩图 2)。

二维超声心动图探测主动脉瓣可显示其狭窄的结构与功能特征,如瓣叶数目、大小、增厚、交界处融合、钙化,瓣环大小等,有助于确定狭窄的病因。用连续多普勒测定最大血流速率,可计算出平均跨膜压差和瓣口面积。当跨主动脉瓣的平均压差 >40 mmHg 时,诊断为重度狭窄。

(四)多层螺旋 CT

多层螺旋 CT 能对瓣膜钙化进行定量评估。瓣膜钙化程度与主动脉瓣狭窄的严重程度直接相关,瓣膜钙化积分作为一种客观、定量的手段来评估主动脉瓣狭窄程度已得到认可。多层螺旋 CT 还可以提供主动脉根部及升主动脉形态学的额外信息(图 3-3-5)。这对于存在低压差的主动脉瓣狭窄患者评估狭窄程度和钙化定量尤其重要,此外,CT 还能针对冠状动脉、二尖瓣环的钙化及血管入径进行评价。

(五)心导管检查

对于拟行人工瓣膜置换术者,冠心病高危患者或年龄 >45 岁,在术前应行冠状动脉造影和左心导管检查。左心导管检查可直接测定左心室及主动脉的压力,有助于明确诊断,并可根据压力阶差来判断主动脉瓣狭窄程度。

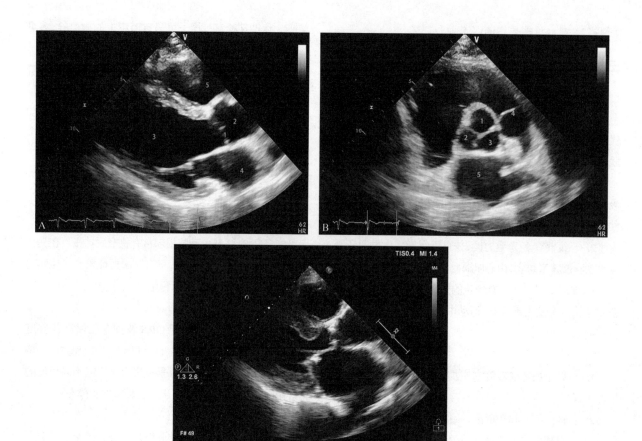

图 3-3-4　主动脉瓣超声心动图

A. 正常主动脉瓣大动脉短轴切面，1. 右冠瓣；　2. 无冠瓣；　3. 左冠瓣；　4. 肺动脉瓣；　5. 左心房

B. 正常主动脉瓣三腔心切面，1. 左心房；　2. 左心室；　3. 主动脉瓣窦部；　4. 主动脉瓣瓣叶；　5. 升主动脉

C. 主动脉瓣狭窄左心室长轴切面，箭头示钙化的主动脉瓣瓣叶，瓣叶已经严重钙化，钙化累及主动脉根部，同时合并左心室肥厚

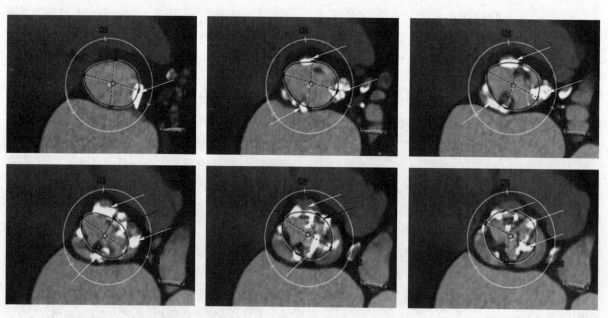

图 3-3-5　CT 多平面测量显示瓣叶钙化

高密度影为钙化（白色箭头），瓣叶接合处钙化（黑色箭头）

五、诊断与鉴别诊断

(一)诊断

发现心底部典型 3 级以上喷射样收缩期杂音,即可拟诊主动脉瓣狭窄,超声心动图有助于确诊。如合并关闭不全和二尖瓣损害,多为风心病。>65 岁者,以退行性老年钙化性病变多见。

(二)鉴别诊断

需与其他情况的主动脉瓣区收缩期杂音相鉴别,超声心动图可明确诊断。

1. 梗阻性肥厚型心肌病 收缩期二尖瓣前叶前移和肥厚的室间隔导致左心室流出道变窄,产生收缩中或晚期喷射性杂音,胸骨左缘第 4 肋间最响,不向颈部传导,主动脉瓣区第二心音正常。超声心动图示左心室壁不对称性肥厚,室间隔明显增厚,与左心室后壁之比≥1.3。

2. 心前区其他收缩期喷射性杂音 先天性主动脉瓣上、瓣下狭窄时均可闻及收缩期杂音,如杂音传导至心尖区时,应与室间隔缺损、二尖瓣关闭不全、三尖瓣关闭不全的收缩期杂音区别(见本章第二、五节)。

六、治疗

无症状的轻、中度狭窄者酌情药物治疗,有症状及重度狭窄者须及时外科手术治疗。内科或手术治疗取决于准确的病因诊断及疾病分期(表 3-3-12)。

(一)内科治疗

1. 预防性治疗 感染性心内膜炎和风湿活动,可应用长效青霉素。

2. 中、重度主动脉瓣狭窄患者 应避免中重度体力活动,无症状者需针对高血压进行优化药物治疗控制,应慎用血管扩张药,以小剂量的优化药物治疗起始,以免导致心排血量减少,引起低血压、晕厥。慎用 β 受体阻滞剂等负性肌力药物,但可用于房颤合并快速心室率或窦性心动过速者。无症状的轻度狭窄者最少每 2 年复查一次。

3. 主动脉狭窄患者 不能耐受房颤,一旦出现应及时复律治疗。其他可导致症状加重或血压下降的心律失常,都要积极治疗。

4. 心力衰竭者 应严格限制钠盐摄入,应用小剂量利尿药和 ACEI,避免过度利尿。

5. 并存冠心病者 须尽早冠状动脉介入治疗或外科手术治疗。

(二)外科手术治疗

1. 人工瓣膜置换术 是治疗主动脉瓣狭窄的根本方法,适应证为:①症状性重度狭窄。②无症状的重度狭窄患者合并 LVEF<50%。③无症状的重度狭窄患者,合并以下情

表 3-3-12　主动脉瓣狭窄(AS)的分期

| 分期 | 描述 | 瓣膜解剖学 | | 血流动力学 | | LVEF |
		钙化	瓣膜活动	关键指标	额外指标	
A	有风险因素 (无症状)	+	正常	$V_{max} < 2$ m/s	—	正常
B	进展期 (无症状)	++	↓ - ↓↓	V_{max} 2~2.9 m/s 或 MG<20 mmHg(轻度) V_{max} 3~3.9 m/s 或 MG 20~39 mmHg(中度)	—	正常
C1	无症状的重度 AS (LVEF 正常)	+++	↓↓↓	V_{max}≥4 m/s 或 MG≥40 mmHg(重度)	AVA ≤ 1 cm² AVAi ≤ 0.6 cm²/m²	正常
C2	无症状的重度狭窄 (LVEF 减低)	+++	↓↓↓	V_{max}≥5 m/s 或 MG≥60 mmHg(极重度)		< 50%
D1	症状性高压差重度 AS	++++	↓↓↓↓			正常或↓
D2	症状性低压差重度 AS (LVEF 减低)	++++	↓↓↓↓	AVA≤ 1 cm² 合并 V_{max}<4 m/s 或 MG<40 mmHg	多巴酚丁胺负荷试验提示 AVA ≤ 1 cm² 且 V_{max}≥4 m/s	< 50%
D3	症状性低压差重度 AS (LVEF 正常)	++++	↓↓↓↓	AVA≤ 1 cm² 合并 V_{max}<4 m/s 或 MG<40 mmHg	AVAi ≤ 0.6 cm²/m² 且每搏输出量 <35 mL/ m²	正常

况:需施行冠状动脉旁路、升主动脉或其他瓣膜手术者,瓣膜显著钙化,严重左心室肥厚(>15 mm)。有严重冠状动脉狭窄者,在进行人工瓣膜置换术的同时,需行冠状动脉旁路移植术。

术后的远期预后优于二尖瓣疾病和主动脉瓣关闭不全的换瓣患者。一般患者手术病死率≤5%。

2. 主动脉瓣成形术 适用于儿童和青少年的非钙化性先天性主动脉瓣严重狭窄者,包括无症状者,最大跨瓣压力阶差超过 50 mmHg,瓣口面积 <1.0 cm² 者,可在直视下行瓣膜交界处分离术。

3. 经皮球囊主动脉瓣成形术 经股动脉逆行将球囊导管推送至主动脉瓣,扩张球囊伸展主动脉瓣叶,解除瓣叶和分离融合交界处,能即刻减小跨瓣压差,增加心排血量和改善症状。但 6 个月和远期病死率无明显改善,仅适用于严重的青少年先天性主动脉瓣狭窄、主动脉瓣狭窄需急诊非心脏手术治疗,因有心力衰竭而具极高手术危险者等。

4. 经导管主动脉瓣置换术 对于有症状的重度主动脉瓣狭窄患者,无论手术风险高低,经导管主动脉瓣置换术(transcatheter aortic valve replacement,TAVR)都是安全有效的治疗方式。因创伤小,恢复快,甚至已成为老年主动脉瓣狭窄的主流治疗方式。经股动脉路径的 TAVR 手术病死率较外科瓣膜置换术降低约 12%。在耐久性方面,TAVR 瓣膜的寿命至少大于 5 年,部分数据显示 10 年时瓣膜功能依旧完好。

第四节

主动脉瓣关闭不全

一、病因

主动脉瓣关闭不全(aortic incompetence,AI)是由主动脉瓣叶病变或近端主动脉根部病变所导致。近年来,因孤立性 AI 而行瓣膜置换手术的患者中,继发于主动脉根部病变患者所占比例已经超过了原发性瓣膜病变。

(一)急性 AI

1. 感染性心内膜炎 为急性 AI 最常见病因,以金黄色葡萄球菌感染最常见。

2. 主动脉夹层 升主动脉夹层使主动脉瓣环扩大或撕裂致关闭不全。常发生于严重高血压、马方综合征或特发性升主动脉扩张。

3. 创伤 发生于主动脉瓣狭窄分离术或瓣膜置换术,胸部穿通或钝挫伤致升主动脉根部受损,较少见。

(二)慢性 AI

1. 主动脉瓣疾病

(1)风心病 约占 2/3。大多数合并主动脉瓣狭窄和二尖瓣损害。

(2)先天性畸形 二叶主动脉瓣为成人先天性单纯性 AI 最主要病因。其他包括室间隔缺损伴主动脉瓣脱垂。

(3)主动脉瓣黏液样变性 较常见,瓣叶变长、变大,在舒张期脱垂入左心室,常伴二尖瓣脱垂。

(4)感染性心内膜炎 炎症致瓣叶破损或穿孔,或赘生物介于瓣叶间妨碍其闭合引起关闭不全。即使感染已被控制,瓣叶纤维化和挛缩可继续。也可由急性关闭不全转化而来。

2. 主动脉根部扩张 引起瓣环扩大,瓣叶舒张期脱垂或不能对合。

(1)严重高血压和动脉粥样硬化 可导致升主动脉瘤。

(2)马方综合征 为遗传性结缔组织病,主动脉中层囊性坏死,中层弹力纤维变性或缺如,由黏液样物质呈囊性沉着,升主动脉呈梭形瘤样扩张。典型者可伴四肢细长、关节过伸,晶状体脱位和二尖瓣脱垂。

(3)梅毒性主动脉炎 炎症破坏主动脉瓣中层致主动脉根部扩张,30% 发生主动脉瓣关闭不全。

(4)结缔组织病 类风湿关节炎、强直性脊柱炎、巨细胞动脉炎、白塞综合征等使升主动脉根部扩张。

(5)特发性升主动脉扩张 呈进行性主动脉扩张,原因不明。

二、病理生理

(一)急性 AI

在舒张期血液从主动脉反流入左心室,与左心房的充盈血流汇合,左心室容量负荷急剧增加。如反流量大,左心室急性代偿性扩张的能力有限,导致心排血量快速下降,并出现左心室舒张压急剧上升,左心房压和肺静脉压显著增高,导致肺淤血或急性肺水肿,可很快发生心源性休克。常有代偿性心动过速。

(二)慢性 AI

轻、中度主动脉瓣反流使左心室容量负荷增加,左心室代偿性扩张,心搏量增加,舒张末压基本正常;心率增快伴舒张期缩短,以及反流导致主动脉内压力下降,可使左心室能较长期维持正常心排血量和肺静脉压,临床上可维持多年无症状。随着病情进展,反流量增多,左心室进一步扩张,左心室舒张期末容积和压力显著升高,导致左心房压、肺静脉压升高,发生左心衰竭。

由于主动脉瓣明显反流,主动脉舒张压降低使冠状动脉血流减少,而左心室室壁应力增加使心肌氧耗增多,两者引起心肌缺血,可促使左心功能恶化。

三、临床表现

(一)症状

1. 急性 AI　轻者可无症状,重者发生急性心力衰竭,甚或心源性休克。

2. 慢性 AI　可多年无症状,严重者因心搏量增多可出现心悸、胸闷、头颈部强烈搏动感等症状;晚期发生充血性心力衰竭。常有体位性头晕,晕厥和心绞痛较少见。

(二)体征

1. 急性 AI　脉压增大,心动过速常见。心尖冲动正常,周围血管征不明显。重者可出现脉搏细数、血压下降等休克表现。第一心音减低,第二心音肺动脉瓣成分增强,可有第三心音。主动脉瓣舒张期叹气样杂音时程较短,音调较低,由左心室舒张压上升使主动脉与左心室间压差很快下降所致。听诊肺部可有哮鸣音或水泡音。

2. 慢性 AI

(1)心脏体征

1)心尖冲动:向左下明显移位,呈心尖抬举性搏动。

2)心音:第一心音减弱,第二心音主动脉瓣成分减弱或缺如,但梅毒性主动脉炎时常亢进。常有第三心音,为左心室舒张早期血液快速充盈所致。

3)心脏杂音:为主动脉瓣区舒张早期高调叹气样递减型杂音,前倾位和深呼气末增强。杂音时间长度和响度一般与主动脉瓣关闭不全的严重程度成正比,重度反流时杂音较长,可为全舒张期,粗糙而响亮。杂音为乐音时,提示瓣叶脱垂、撕裂或穿孔。心底部有主动脉瓣收缩期喷射性杂音,为心搏量增加通过畸形的主动脉瓣膜所致,并非器质性狭窄所致。

重度反流者在心尖区可闻及柔和、低调、舒张中晚期隆隆样杂音(奥斯汀 – 弗林特杂音),机制系严重的主动脉瓣反流使左心室舒张压快速升高,导致二尖瓣前叶未能充分开放引起相对狭窄,同时反流血液和回流血液在左心室发生冲击和湍流所致。

(2)血管征　收缩压升高,舒张压降低,脉压增宽所致,包括点头征(Musset 征)、毛细血管搏动征、水冲脉、股动脉枪击音(Traube 征),听诊器轻压股动脉可闻及双期杂音(Duroziez 征)等。

(三)并发症

1. 充血性心力衰竭　急性者较早出现,慢性者常于晚期出现,也是主要死亡原因。

2. 感染性心内膜炎　较常见。

3. 其他　可发生室性心律失常,心脏性猝死少见。

四、辅助检查

(一)X 线检查

急性者心脏形态和大小可正常,常有肺淤血或肺水肿表现。升主动脉夹层者可有主动脉增宽。

慢性者左心室增大呈靴形,升主动脉和窦管交界区扩张,呈"主动脉型心脏"。左心衰竭时有肺淤血和肺间质水肿征。

(二)心电图

急性重症者常有窦性心动过速和非特异性 ST-T 改变。慢性者常见左心室肥厚劳损表现,可有房性、室性心律失常,如有心肌损害,可出现室内传导阻滞。

(三)超声心动图

M 型显示舒张期二尖瓣前叶快速纤细振动。多普勒显像在主动脉瓣的心室侧可探及全舒张期反流束,为最敏感的确诊方法,并可通过计算反流血量与搏出血量的比例,判断其严重程度(表 3-3-13,彩图 3)。二维超声显示瓣膜情况,有助于明确病因。

表 3-3-13　主动脉瓣关闭不全超声判定 AI 程度

反流程度	反流束宽度(占左心室流出道 %)	每搏反流量(mL)	反流分数(%)
轻度	< 25	<30	<30
中度	25~65	30~59	30~49
重度	>65	>60	>50

(四)心脏磁共振

心脏磁共振可判断主动脉瓣反流程度,同时判断早期心肌损害如心肌纤维化和心肌淀粉样变。

(五)主动脉根部 CT

主动脉根部 CT 用于判断瓣叶的类型和形态,根据主动脉根部解剖,确定适合经导管主动脉瓣瓣膜植入的患者(图 3-3-6)。

(六)心导管检查

可行主动脉根部造影和测压,较外周测压更准确,半定量主动脉瓣反流程度。疑诊冠心病、年龄 >45 岁者需同时行冠状动脉造影检查。

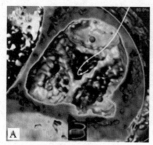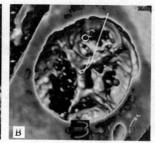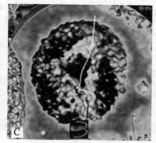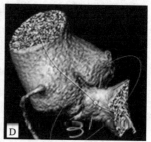

图 3-3-6　CT 测量 AI 的主动脉瓣叶及根部形态
A. 三叶瓣　B. 四叶瓣　C.1 型二叶式瓣　D. 伴随主动脉根部瘤

五、诊断与鉴别诊断

(一)诊断

有典型主动脉瓣舒张期杂音伴周围血管征,可疑诊为主动脉瓣关闭不全,超声心动图可确诊。根据病史和其他发现可做出病因诊断。

(二)鉴别诊断

AI 应与下列疾病相鉴别。

1. 肺动脉瓣关闭不全　胸骨左缘舒张期格雷厄姆-斯蒂尔杂音,吸气时增强,常有肺动脉高压体征,如胸骨左缘抬举样搏动、第二心音肺动脉瓣成分增强等。颈动脉搏动正常,无外周血管征。多见于二尖瓣狭窄、房间隔缺损引起的严重肺动脉高压伴肺动脉扩张。

2. 主动脉窦瘤破入右心室　杂音与主动脉瓣关闭不全相似,但可有突发性胸痛,进行性右心衰竭,而颈动脉搏动正常,无外周血管征。

3. 冠状动静脉瘘　可闻及主动脉瓣区舒张期杂音,但颈动脉搏动正常,无外周血管征。主动脉造影可见主动脉与右心房、冠状窦或右心室之间有交通。

4. 奥斯汀-弗林特杂音　须与器质性二尖瓣狭窄相鉴别。后者有较典型的隆隆样杂音,左侧卧位增强,伴有心尖区舒张期震颤;第一心音亢进;有开瓣音。

六、治疗

(一)急性 AI

严重者迅速发生急性心力衰竭,易导致死亡,应及早手术治疗,人工瓣膜置换术或主动脉瓣成形术为根治性措施。内科治疗目的在于降低肺静脉压,增加心排血量,稳定血流动力学,做好术前准备。静脉滴注硝普钠、正性肌力药物多巴胺或多巴酚丁胺,酌情使用利尿药,以维持心功能和血压。Swan-Ganz 导管床旁血流动力学监测有助于临床用药。

(二)慢性 AI

1. 内科治疗

(1) 无症状的中重度主动脉瓣关闭不全者,应限制入量,适当进行活动,避免重体力活动,每 6~12 个月随访一次。

(2) 预防和控制感染,积极治疗感染性心内膜炎和预防风湿活动。梅毒性感染者需足疗程的青霉素治疗。

(3) 左心室扩大但收缩功能正常者,予血管扩张药(沙库巴曲缬沙坦、ACEI)和利尿药,可延迟手术需要,心功能异常时可加用 β 受体阻滞剂和洋地黄类药物。

(4) 治疗心律失常,及时发现和处理各种恶性心律失常,确保血流动力学稳定。

2. 人工瓣膜置换和修复治疗　包括外科人工瓣膜置换、经导管主动脉瓣置换和主动脉瓣修补术,是严重主动脉瓣关闭不全和有症状者的主要治疗方法,应在左心室功能尚好(NYHA 心功能Ⅱ级)时积极进行。

手术适应证:①有症状或左心室功能不全者。②无症状伴左心功能正常者,经检查提示进行性左心室舒张末径增加 >70mm 或射血分数降低 <50%。③施行冠状动脉旁路移植术、其他瓣膜置换术、升主动脉手术时,可同期处理中重度 AI。主动脉根部扩大者,需行主动脉根部带瓣人工血管移植术。

对于创伤、感染性心内膜炎所致瓣叶穿孔患者,脱垂或先天性狭窄钙化不重,病变较轻者,可酌情行瓣膜修复术。

部分高龄患者,存在外科换瓣手术治疗禁忌或者高危因素,若 CT 显示主动脉根部解剖合适,可以采取经导管主动脉瓣置换。

第五节

其他瓣膜病

第四章 感染性心内膜炎

感染性心内膜炎(infective endocarditis,IE)是由不同的病原微生物感染所致的心脏瓣膜(自体瓣膜或移植瓣膜)或心内膜的炎症和伴随的全身性病理过程。感染的病原体主要为细菌。感染性心内膜炎多侵犯原有病变的心脏瓣膜、先天异常(如室间隔缺损)部位、动脉导管未闭处和腱索或心壁内膜。动静脉分流及主动脉缩窄部位的感染因其临床特征与感染性心内膜炎类似,也归入本病的范畴。

一、病因与发病机制

(一) 病因

1. 病原微生物　链球菌、肠球菌、葡萄球菌和厌氧性革兰氏阴性杆菌是感染性心内膜炎的主要致病菌,真菌、立克次体和衣原体较少见,极少数患者为多重致病菌感染。既往有瓣膜疾病(如二尖瓣关闭不全、主动脉瓣狭窄或主动脉瓣关闭不全)和先天性心血管病患者,即自体瓣膜感染性心内膜炎的病原微生物以链球菌多见,其中以草绿色链球菌为主,其次为肠球菌。在早期人工瓣膜感染性心内膜炎中,凝固酶阴性葡萄球菌明显多于金黄色葡萄球菌,其次为革兰氏阴性杆菌、肠球菌和真菌;在晚期人工瓣膜心内膜炎患者中,以链球菌最为常见,其次为葡萄球菌和肠球菌。在静脉药瘾感染性心内膜炎,其致病菌50%以上为金黄色葡萄球菌,其次为链球菌和肠球菌;大多累及正常瓣膜,其中60%~70%累及三尖瓣,其次为主动脉瓣和二尖瓣。

2. 基础心血管病变　多数患者有基础心血管结构异常,包括风湿性心脏瓣膜病、先心病、二尖瓣脱垂、主动脉瓣疾病、非对称性室间隔肥厚等,基础心脏病的存在导致患者易患感染性心内膜炎。此外,感染性心内膜炎患者有7%~25%发生于人工心脏瓣膜置换者。无器质性心脏病者发生感染性心内膜炎近年来呈现明显增加趋势,约占10%,可能与各种经血管的创伤性检查和治疗等增多、静脉注射吸毒者使用未经消毒的注射器及老年或使用激素和免疫抑制剂使免疫力降低等有关。

(二) 发病机制

1. 血流动力学因素　完整的心内膜具有防御感染的作用。自体瓣膜感染性心内膜炎者主要发生于器质性心脏病,以心脏瓣膜病最为常见,尤其是二尖瓣和主动脉瓣疾病,三尖瓣较少见;先天性心血管病如室间隔缺损、动脉

导管未闭等也较常见。心血管疾病时引起的高速射流冲击心脏或大血管内膜处引起局部损伤,导致这些部位易于感染,如面对二尖瓣反流的左心房壁,面对主动脉瓣反流的二尖瓣前叶及有关腱索和乳头肌,动脉导管未闭射流冲击的肺动脉壁内膜。赘生物常位于血流从高压腔经病变的瓣膜口、先天性缺损或异常通道至低压腔产生高速射流和湍流的下游,如二尖瓣关闭不全的瓣叶心房面、主动脉瓣关闭不全的瓣叶心室面和室间隔缺损的间隔右心室侧等,与上述部位压力下降、内膜灌注减少及血流呈现湍流,使血液中的血小板、纤维蛋白及致病菌易于沉积有关。此外,在低流速和弱湍流如房间隔缺损或室间隔缺损合并房颤、充血性心力衰竭时,感染性心内膜炎的发生率明显降低。

2. 非细菌性血栓性心内膜炎　在非细菌性血栓性心内膜炎形成过程中有两个关键机制:内皮损伤和高凝状态。上述血流动力学异常使心血管内膜损伤和胶原纤维暴露,导致血小板聚集和纤维蛋白沉积,形成结节性无菌性赘生物,即非细菌性血栓性心内膜炎。

3. 短暂菌血症　日常刷牙、剔牙或咀嚼动作等会引起一过性菌血症,其致病菌以草绿色链球菌为主。葡萄球菌性菌血症主要见于皮肤破损或注射感染。此外,消化道和泌尿生殖道创伤和感染可引起肠球菌和革兰氏阴性杆菌菌血症。循环中的细菌如定居于无菌性赘生物,即可发生感染性心内膜炎。

4. 非细菌性血栓性心内膜炎转为感染性心内膜炎　细菌黏附于非细菌性血栓性心内膜炎处是发生感染性心内膜炎的早期关键步骤。草绿色链球菌等易引起感染性心内膜炎的细菌能更强地黏附于心脏瓣膜或血管内膜,在其定居于非细菌性赘生物处后,持续存活和繁殖,促使血小板进一步聚集和纤维素沉积,感染性赘生物增大。赘生物的纤维蛋白层又为细菌提供庇护使其不易被机体清除。

5. 免疫系统异常激活　感染性心内膜炎激活免疫机制可引起机体其他器官病变,如脾大、弥漫性或局灶性肾小球肾炎、关节炎和微血管炎等。

二、病理生理

(一) 心内感染和局部扩散

赘生物导致瓣叶破损、穿孔或腱索断裂,引起瓣膜关

闭不全,临床出现新的杂音或原有杂音变化,及心力衰竭;感染局部扩散可引起瓣环或心肌脓肿、传导系统损害、乳头肌断裂和室间隔穿孔等。

（二）赘生物碎片脱落致全身系统性栓塞表现

赘生物碎片脱落致全身系统性栓塞表现包括器官梗死、脓肿、细菌性动脉瘤等。

（三）持续菌血症

持续菌血症可在机体其他部位形成迁徙性脓肿。

三、临床表现

从短暂菌血症到感染性心内膜炎症状发生的间期长短不一,80% 自体瓣膜感染性心内膜炎在 1~2 周产生症状,但部分人工瓣膜感染性心内膜炎潜伏期可达 2~5 个月或更长。感染性心内膜炎根据其发病情况分为急性和亚急性两种形式,但两者有相当大的重叠。其临床表现受病菌种类、抗生素使用情况、患者身体状况、感染部位和基础心脏病等情况的影响。亚急性者也可因瓣膜破裂或腱索断裂或重要器官栓塞而突然致命。

（一）发热

发热是感染性心内膜炎患者最常见的表现。

1. 亚急性心内膜炎　常在先天性心血管病或心脏瓣膜病等心脏结构异常的基础上发病,出现持续性发热或畏寒伴有非特异性症状,如莫名的不适、明显乏力、夜间出汗、体重减轻和贫血,或出现瓣膜功能不全或心力衰竭等症状。

2. 急性心内膜炎　表现为高热、寒战及全身中毒症状,有明显心脏杂音且不断变化,常并发栓塞,可迅速出现心脏和肾衰竭;部分经过治疗的患者表现类似亚急性心内膜炎。

3. 术后心内膜炎　患者在心脏或瓣膜术后出现不可解释的发热,常为瓣环感染。根据致病菌的不同可表现为急性或亚急性心内膜炎,常发生于术后数周内。

（二）心脏杂音

80%~85% 的自体瓣膜感染性心内膜炎患者有心脏杂音,是感染性心内膜炎的特征性表现。但三尖瓣感染性心内膜炎患者杂音不明显。新出现或变化的杂音在急性或人工瓣膜感染性心内膜炎患者常见,而在亚急性感染性心内膜炎较少见。瓣膜损害所致新的或增强的杂音以关闭不全杂音为主,尤以主动脉瓣关闭不全多见。

（三）周围体征

周围体征现已少见。包括:①瘀点,最常见,多见于球结膜、口腔颊和腭部的黏膜及肢端等处;②指和趾甲下火焰状条纹,是线状出血所致;③奥斯勒结节,是小而软的红或紫色痛性结节,常出现在指(趾)的肉质部位;④罗特斑,为视网膜的卵圆形出血斑伴中央苍白;⑤詹韦损害,是出现在手掌和足底的无痛性小红斑或出血斑。

（四）动脉栓塞

动脉栓塞是感染性心内膜炎最常见的临床表现之一。可发生于全身任何动脉,常见的部位是脑、心、脾、肾、肠系膜和四肢动脉。其中脑梗死的发生率可高达 20%~50%,它不仅致残,有时还致命;其次为脾和肾动脉栓塞。右心系统心内膜炎可导致肺栓塞。

（五）其他非特异性表现

1. 轻、中度贫血　较常见,多见于亚急性者,为感染抑制骨髓造血功能所致。

2. 脾大　伴有单核巨噬细胞及淋巴滤泡增生。

3. 杵状指(趾)。

四、并发症

（一）心力衰竭

心力衰竭为本病最常见并发症。瓣膜破坏、腱索断裂、心脏内瘘管形成或冠状动脉栓塞和基础心脏疾病均可引起心力衰竭,且常使病情迅速加重。

（二）脓毒血症性心肌病

尽管没有明确的定义,但本病并发脓毒血症性心肌病非常常见。患者心肌功能受抑制,表现为胸闷气短,低血压和心率加快;超声心动图检查见到心脏动力减低,左心室射血分数下降和舒张功能障碍;实验室检查心肌肌钙蛋白和 NT-proBNP 增高。

（三）神经系统并发症

30%~40% 的患者出现栓塞性卒中,少数脑出血或蛛网膜下腔出血等。

（四）肾损害

局灶性肾小球肾炎和肾梗死可引起血尿。约 15% 的患者出现弥漫性肾小球肾炎。

（五）细菌性动脉瘤

细菌性动脉瘤见于 2%~10% 的患者,约 50% 累及颅内动脉。

五、辅助检查

（一）常规检验

1. 血液　70%~90% 的亚急性患者有正常色素正常细胞性贫血,伴血清铁和血清铁结合力下降;白细胞正常或轻度升高,分类计数轻度核左移。急性者可无贫血,常有白细胞计数显著增高和明显核左移。红细胞沉降率（ESR）几乎均升高。

2. 尿液　50%的患者有蛋白尿和镜检血尿。发生肾梗死时有肉眼血尿。红细胞管型和大量蛋白尿提示弥漫性肾小球肾炎。

（二）免疫学检查

由于免疫激活或炎症反应，患者常出现循环免疫复合物、类风湿因子、免疫球蛋白定量、冷球蛋白和 C 反应蛋白等增高。

（三）血液细菌培养

血液细菌培养是诊断菌血症和感染性心内膜炎最重要的方法，同时，药敏试验也为治疗提供了可靠依据。对疑似感染性心内膜炎者，在超过 24 h 时间分别采血 3~5 次（包括需氧和厌氧培养）。由于本病是持续性菌血症，故不必强调发热时采血。除常见致病菌外，还应注意少见病菌包括军团菌属、巴尔通体菌属和 HACEK 细菌（属于革兰氏阴性杆菌如嗜血杆菌属、放线杆菌属、人心杆菌属、啮蚀艾肯菌和金氏杆菌属）。某些情况下，应延长培养时间或用特殊培养。抽血前使用抗生素是血培养阴性的主要原因，因此强调治疗前采血。

（四）影像学检查

1. X 线检查　部分患者有心脏扩大，具体依心脏受累部位而不同。左心功能不全时有肺淤血或肺水肿征象；合并脓毒性肺栓塞时可见多发性片状浸润性肺炎；真菌性主动脉瘤时可见主动脉增宽，可进一步通过血管造影或 CT 血管成像确诊。

2. 超声心动图　是诊断本病的基石。当临床怀疑本病而经胸超声心动图（TTE）未发现赘生物，尤其是移植瓣时，采用经食管超声心动图（TEE）可提高发现率。超声心动图是诊断感染性心内膜炎的重要方法，3 项主要标准是：赘生物、脓肿和人工瓣膜裂开；此外，还可发现其他心脏结构异常。

3. CT 或 MRI　可明显提高脑及其他器官梗死、脑出血和脓肿的阳性率及发现瓣周脓肿。

（五）分子生物学技术

宏基因组测序技术以环境样品中的微生物群体基因组为对象进行测序，为血液细菌培养阴性的患者提供快速、可靠的检测结果，可显著提高诊断效果。

（六）核素显像

^{18}F-氟代脱氧葡萄糖正电子发射体层成像（^{18}F-FDG-PET/CT）或放射标记的白细胞 SPECT/CT。CT 与代谢显像相结合的影像技术，能帮助发现病灶，显著提高本病的诊断率。

六、诊断与鉴别诊断

（一）诊断

典型的感染性心内膜炎不难诊断，但由于目前抗生素的广泛应用及病原学改变，会使本病的临床表现不典型而致误诊。长期发热并有以下一种或多种危险因素的患者应怀疑本病：①基础心脏病：心瓣膜病、先天性心血管病（室间隔缺损或动脉导管未闭）、人工心脏瓣膜等；②静脉吸毒者及曾有感染性心内膜炎病史者，为感染性心内膜炎高危人群；③原来无心脏病史者新出现心脏杂音。上述患者有发生感染性心内膜炎的中高度危险，如出现不明原因发热，尤其是长期发热、贫血、白细胞增高、红细胞沉降率增快，应做血液细菌培养和超声心动图检查。临床疑诊而血培养和超声检查阴性者应考虑使用 TEE、CT、^{18}F-FDG-PET/CT 或放射标记的白细胞 SPECT/CT 或宏基因组测序检查。

过去长期参考 2000 年修订的 Duke 标准诊断感染性心内膜炎，但在实践中发现，其敏感性和特异性均有较大局限性。本章结合研究进展和欧洲心脏病学会（Europe Society of Cardiology，ESC）2015 年诊断标准予以修订（表 3-3-14）。

（二）鉴别诊断

本病有发热、贫血等全身性表现，又累及全身多器官，病情复杂多变，需要与之鉴别的疾病较多。急性者应与金黄色葡萄球菌、革兰氏阴性杆菌及肺炎球菌败血症等鉴别，亚急性者应与急性风湿热、系统性红斑狼疮、淋巴瘤及结核病等鉴别。

七、治疗

（一）抗生素治疗

抗生素治疗为感染性心内膜炎最基本及最重要的治疗。用药原则是：①早期应用：在抽血 3 次以上送培养后即可开始抗生素治疗。②剂量足够：赘生物内的细菌含量极高，每克组织高达 10^9~10^{10}；此外，细菌在赘生物内不易被抗生素杀灭，因此应用较大剂量提高其血清药物浓度和渗透性。③疗程足够长：一般需要 4~6 周，过早停药易致感染复发。④选用杀菌药物。⑤静脉用药为主：能够保持高而稳定的血药浓度，后期可口服。⑥联合用药：联合应用两种或两种以上抗生素。

1. 经验治疗　在病原微生物不明时，急性感染性心内膜炎患者应选用主要针对金黄色葡萄球菌、链球菌和革兰氏阴性杆菌均有效的广谱抗生素，如选用万古霉素或

表 3-3-14　感染性心内膜炎诊断标准

分类	内容
病理学依据	尸检、活检或外科手术获得的病理组织(如赘生物、栓塞物、瓣膜组织或心内脓肿内容物等)有下列阳性结果: 1. 培养或镜检发现微生物 2. 病理组织证实有活动性心内膜炎
临床标准	Ⅰ. 主要标准 1. 血培养阳性 1) 2 次分开的血液细菌培养检查同一感染性心内膜炎典型微生物 2) 多次血培养检出同一感染性心内膜炎的致病微生物,满足: a) 2 次阳性,血液细菌培养抽取时间间隔 12 h 以上 b) 所有 3 次阳性,或更多次以上的血液细菌培养,首次与最后一次抽取时间间隔 1 h 以上 2. 影像学证据 1) 超声检查阳性发现:瓣膜或支撑结构有活动性赘生物或脓肿,假性动脉瘤,心脏内瘘,瓣膜穿孔或人工瓣出现新的破裂 2) ^{18}F-FDG-PET/CT 或放射标记的白细胞 SPECT/CT 显示瓣膜或植入瓣膜周围组织异常活性 3) 心脏 CT 发现瓣周病灶 Ⅱ. 次要标准 1. 易患体质,心脏存在易患感染性心内膜炎的因素或注射毒品者 2. 发热,体温≥38℃ 3. 血管异常:主要动脉栓塞、化脓性肺梗死、真菌性动脉瘤、颅内出血、结膜出血及詹韦损害 4. 免疫异常:肾小球肾炎、奥斯勒结节、罗特斑及类风湿因子 5. 微生物感染证据:血液培养阳性但不符合上述主要标准

1. 确定诊断:符合下述任何条件之一即可确定诊断:①病理学依据阳性;②符合 2 条主要临床标准;③符合 1 条主要标准和 3 条次要标准;④符合 5 条次要标准。

2. 可能诊断:①符合 1 条主要标准和 1 条次要标准;②符合 3 条次要标准。

3. 排除诊断:①临床表现符合其他疾病的肯定诊断;②抗生素治疗≤4 d,临床表现完全缓解;③抗生素治疗≤4 d,手术或尸检未发现相应病理学证据;④未满足上述可能诊断标准。

萘夫西林加氨基糖苷类抗生素,需特别注意后者不超过 2 周。虽然氨基糖苷类被广泛认可,但是由于易致耳聋及肾毒性,最新的 AHA/ACC 和 ESC 指南已经不再推荐或谨慎使用。另外,可加用利福平或使用达托霉素加磷霉素。亚急性感染性心膜炎患者应选用针对草绿色链球菌为主的抗生素,如大剂量青霉素加头孢曲松钠。然后再根据血培养和药敏试验结果调整治疗方案。

2. 针对已知病原微生物的治疗　如果血液培养或宏基因测序为阳性结果,则主要根据病原微生物及其药敏试验结果选择相应的抗生素。如果是厌氧菌感染,需加用甲硝唑或替硝唑等抗厌氧菌抗生素,青霉素、头孢菌素等也兼有抗厌氧菌作用。

(二)外科手术治疗

欧洲国家的最新调查显示,约 50% 的感染性心内膜炎患者需要接受外科手术治疗。对于有活动性感染性心内膜炎患者,不应过于强调术前抗生素使用时间及心功能状况,应积极创造条件手术治疗,以早期彻底清除感染性赘生物和脓肿,修复受损组织,避免不可逆的结构破坏及心功能恶化。而对于病情较稳定的患者,建议先正规使用敏感抗生素 2~4 周,待体温正常后再行手术。早期手术的主要适应证是合并难治性心力衰竭、药物难以控制的感染、多发性栓塞,其他如出现化脓性心肌炎、心肌脓肿等。

八、预防

存在心脏易感因素的患者需注意预防感染性心内膜炎。

(一)常规方法

1. 通过手术或介入方法纠正　如心脏瓣膜病及先天性心血管病,可预防感染性心内膜炎的发生。

2. 保持良好的口腔卫生习惯　日常生活中刷牙、剔牙或咀嚼动作等常会引起一过性菌血症,因此应保持良好的口腔卫生习惯和定期接受牙科检查。此外,在任何有创性操作时都必须严格遵守无菌原则。

(二)抗生素预防

预防性使用抗生素足以协同宿主防御系统彻底消灭细菌。从感染性心内膜炎相关的发病率和病死率来看,建议在高度和中度危险的心脏病患者进行非心脏手术操作时,采用推荐的预防方案。行拔牙、纹身或其他有创操作时,也应预防性使用抗生素。

此外,怀疑感染性心内膜炎并发栓塞时不应使用溶栓治疗。

(汪道文)

第五章 心肌病和心肌炎

心肌炎是心肌的炎症性疾病。最常见病因为病毒感染。临床表现可以轻微，也可以表现为心力衰竭、心律失常甚至猝死。多数自限，也可能进展成心肌病。

心肌病是一组异质性心肌疾病，病因多与遗传相关。病变可局限于心脏本身，即原发性心肌病；亦可为全身系统性疾病伴心脏受累，即继发性心肌病。由其他心血管疾病继发的心肌病理性改变不属于心肌病范畴，如心脏瓣膜病、先天性心血管病、冠心病和高血压等所致的心肌病变。

2006 年，美国心脏协会（AHA）首次以是否存在遗传异常对原发性心肌病进行分类。将引起心脏传导异常的离子通道病等也归入了心肌病的范畴。遗传性心肌病是由于遗传基因突变所致，主要包括：肥厚型心肌病，右心室发育不良心肌病，左心室致密化不全，糖原贮积症，先天性传导阻滞，线粒体肌病，离子通道病（包括长 QT 间期综合征，Brugada 综合征，短 QT 间期综合征，儿茶酚胺敏感室速等）。部分病例由遗传和其他原因共同导致，即混合性，主要包括：扩张型心肌病，限制型心肌病。非遗传原因造成的心肌病即获得性心肌病，主要包括：感染性心肌病，心动过速心肌病，心肌气球样变，围生期心肌病。由于许多归类为原发性心肌病的病例同时存在其他器官严重受累（如糖原贮积症等），因此也归类为继发性心肌病，分类存在主观性。

2008 年的 ESC 分类仍然主要依据形态学改变，包括：扩张型心肌病、肥厚型心肌病、限制型心肌病、致心律失常右心室发育不良心肌病（ARVC）和未定型心肌病。这几类心肌病都包含着家族 / 遗传性和非家族 / 非遗传性病因。

心肌病相关遗传缺陷累及广泛，从肌节（sarcomere）到桥粒斑蛋白（desmoplakin）都可能受累。部分患者仅表现心脏受累，另部分患者同时有其他器官受累。多为常染色体显性遗传，少数为隐性遗传和累及 X 染色体性联遗传。

本章主要叙述扩张型心肌病、肥厚型心肌病、限制型心肌病和心肌炎等。

第一节
扩张型心肌病

扩张型心肌病（dilated cardiomyopathy，DCM）是一类以左心室或双心室扩大伴收缩功能障碍为特征的心肌病。该病较为常见，我国发病率为(13~84)/10 万。约 50% 的患者病因不明。临床表现为心脏扩大、心力衰竭、心律失常、血栓栓塞及猝死。药物治疗主要包括 β 受体阻滞剂、ACEI/ARB、醛固酮拮抗药，部分患者适合加用沙库巴曲缬沙坦钠（诺欣妥）和（或）心室同步化起搏治疗。病因能否去除对预后具有重要意义。

一、病因与发病机制

本病的病因属于混合性。部分患者有家族史和基因异常。已知其他病因包括感染、非感染的炎症、中毒（包括酒精等）、内分泌和代谢紊乱、精神创伤等。

1. 遗传   25%~50% 的扩张型心肌病有基因突变或家族遗传背景，遗传方式主要为常染色体显性遗传，X 染色体连锁隐性遗传及线粒体遗传较为少见。目前已发现超过 30 个染色体位点与常染色体显性遗传的扩张型心肌病有关，2/3 的致病基因位于这些位点，这些致病基因负责编码多种蛋白合成，它们的异常将造成心肌不同部位结构和功能异常，包括：心肌细胞肌节、闰盘和细胞骨架（Z-disk and cytoskeleton）、核膜（nuclear membrane）、兴奋收缩偶联（excitation-contraction coupling）、细胞代谢、线粒体、心肌纤维膜（sarcolemmal membrane）及桥粒等。致心律失常右心室心肌病（ARVC）主要累及右心室，左心室致密化不全（LVNC）则主要累及左心室致密层。

2. 感染   病毒感染最常见。尤其是 RNA 家族中的小核糖核酸病毒，包括柯萨奇病毒 B、埃可病毒、脊髓灰质炎病毒、流感病毒、腺病毒、巨细胞病毒、人类免疫缺陷病毒等。部分细菌、真菌、立克次体和寄生虫等也可引起心肌炎并发展为扩张型心肌病。如美洲锥虫病，其病原为克氏锥虫，通常经猎蝽虫叮咬传播。

3. 其他   肉芽肿性心肌炎（granulomatous myocarditis）见于结节病和巨细胞性心肌炎，也可见于过敏性心肌炎。可能造成扩张型心肌病的有毒因素包括酒精和药物，如阿柔比星等蒽环类抗癌药物、锂制剂、依米丁等。某些维生素和微量元素如硒的缺乏（克山病，为我国特有的地方性疾病）也能导致扩张型心肌病。内分泌异常包括嗜铬细胞瘤、甲状腺疾病等。血色病累及心肌通常归类为限制型心肌病，但晚期临床表现常常为扩张型。

许多患者病因并非单一。一般认为，围生期心肌病是获得性心肌病，但多见于某些种族和区域。神经肌肉疾病如迪谢内肌营养不良（Duchenne muscular dystrophy）、贝克肌营养不良（Becker muscular dystrophy）等也可以伴发扩张型心肌病。有些扩张型心肌病和限制型心肌病存在重叠，如轻微扩张型心肌病、血色病、心肌淀粉样变、肥厚型心肌病（终末期）。

二、病理解剖

以心腔扩大为主，室壁变薄伴纤维瘢痕形成，且常有附壁血栓。瓣膜、冠状动脉多无改变。组织学为非特异性心肌细胞肥大、变性，特别是程度不同的纤维化等病变混合存在。

三、病理生理

左心室扩大伴射血分数下降是 DCM 的特征。病变的心肌收缩力减弱将触发神经-体液机制，引起水钠潴留、加快心率、血管收缩以维持有效循环。但是这一代偿机制将使病变的心肌雪上加霜，进一步加重心肌损害，造成心脏重构。心腔扩大和瓣膜结构变形造成反流，使心力衰竭加重。

四、临床表现

本病不同患者临床表现差异大。主要临床表现为逐渐加重的心脏扩大和心力衰竭，各类心律失常，栓塞和猝死。部分患者有家族史、饮酒史、药物和放疗史等。

（一）症状

本病多数起病隐匿，早期可无症状。主要临床表现为活动时呼吸困难和活动耐量下降。随着病情加重，可以出现夜间阵发性呼吸困难和端坐呼吸等左心功能不全症状。并逐渐出现食欲下降、腹胀及下肢水肿等右心功能不全症状。合并心律失常时可表现心悸、头昏、黑矇甚至猝死。持续顽固低血压往往是扩张型心肌病终末期的表现。发生栓塞可以有受累相应器官疼痛等表现。

（二）体征

主要心脏体征为心界扩大，听诊心音减弱，常可闻及第三或第四心音，心率快时呈奔马律，有时可于心尖部闻及收缩期杂音。肺部听诊常可闻及湿啰音，可以仅局限于两肺底，随着心力衰竭加重和出现急性左心衰竭时湿啰音可以遍布两肺或伴哮鸣音。颈静脉怒张、肝大及外周水肿等液体潴留体征也较为常见。长期肝淤血可以导致肝硬化、胆汁淤积和黄疸。心力衰竭控制不好的患者还常常出现皮肤湿冷。

五、辅助检查

心电图、胸部 X 线片和心脏超声是患者的基础检查。心内膜心肌活检、基因筛查和心脏磁共振（CMR）检查对病因判断有重要价值。另一些检查用于除外诊断和评估病情。

1. 胸部 X 线检查　可见心影增大，心胸比 >50%（图 3-3-7）。可以出现肺淤血、肺水肿及肺动脉高压的 X 线表现，有时可见胸腔积液。

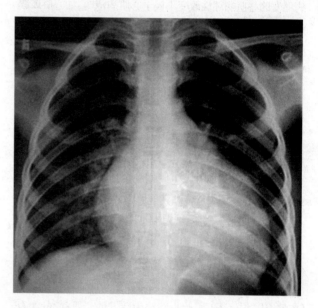

图 3-3-7　扩张型心肌病的胸部 X 线片
显示心影增大，心胸比 >50%。

2. 心电图　缺乏诊断特异性，但很重要。患者或多或少可有心电图改变。可以为胸导联 R 波递增不良、室内传导阻滞或左束支传导阻滞。QRS 波增宽常提示预后不良。严重的左心室纤维化还可出现病理性 Q 波，胸导联 R 波递增不良，此时需除外心肌梗死。常见 ST 段压低和 T 波低平或倒置。可见各类期前收缩、非持续性室速、房颤、传导阻滞等多种心律失常同时存在。

3. 超声心动图　是诊断及评估扩张型心肌病最常用的重要手段。疾病早期可仅表现为左心室轻度扩大，后期各心腔均可扩大，以左心室扩大为著（图 3-3-8）。室壁运动普遍减弱，收缩功能下降，左心室射血分数降低。二尖瓣、三尖瓣本身虽无病变，但由于心腔明显扩大，导致瓣膜在收缩期不能退至瓣环水平而关闭不全。彩色多普勒血流成像可显示二、三尖瓣反流（彩图 4）。

4. 心脏磁共振（CMR）　对于心肌病的诊断、鉴别诊断及预后评估均有很高价值。有助于鉴别浸润性心肌病、

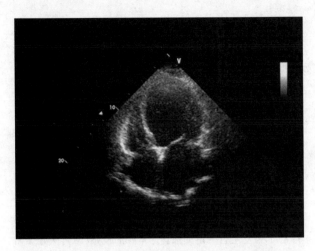

图 3-3-8　扩张型心肌病超声心动图表现
左心室明显扩大,左心房也有所增大。

致心律失常型右心室心肌病、心肌致密化不全、心肌炎、结节病等疾病。CMR 钆延迟显像提示心肌纤维化,常常预示心电不稳定。

5. 心内膜心肌活检(endomyocardial biopsy,EMB)　主要适应证包括:近期出现的突发严重心力衰竭,伴有严重心律失常、药物治疗反应差、原因不明,尤其对怀疑暴发性淋巴细胞心肌炎的病例,因为这些患者通过血流动力学支持治疗后预后很好。心肌活检可以明确是否为巨噬细胞心肌炎,有助于启动免疫抑制治疗。此检查也有助于决定患者应该尽早心脏移植还是先用心室辅助泵。

6. 基因检查　已知与扩张型心肌病相关的基因多达 60 多种。但由于异常基因的遗传存在不同外显率(penetrance)和表现度(expressivity),目前基因检查主要用于新近诊断扩张型心肌患者的确诊和确诊患者一级亲属的随诊。对于怀疑存在某些特殊基因异常的患者,如伴随传导异常的患者怀疑 LMNA 心肌病,基因检查有助于确诊。

7. 心肌核素显像　运动或药物负荷心肌显像可用于除外冠状动脉疾病引起的缺血性心肌病。核素血池扫描可见舒张末期和收缩末期左心室容积增大,左心室射血分数降低,但一般不用于心功能评价。

8. 冠状动脉 CTA　通过静脉输入造影剂同时进行冠状动脉 CTA 检查,可以发现或除外冠状动脉明显狭窄,有助于鉴别因冠状动脉狭窄造成的心肌缺血、坏死和缺血性心肌病。

9. 冠状动脉造影和心导管检查　冠状动脉造影无明显狭窄有助于除外冠状动脉性心脏病。心导管检查不是扩张型心肌病诊断的常用和关键检查。在疾病早期大致正常,在出现心力衰竭时可见左、右心室舒张末期压,左心房压和肺毛细血管楔压增高,心搏量和心脏指数减低。

10. 血液和血清学检查　扩张型心肌病可出现脑利尿钠肽(BNP)或 N 末端脑利尿钠肽前体(NT-proBNP)升高,此有助于鉴别呼吸困难的原因。部分患者也可出现 cTnI 轻度升高,提示可能存在心肌损害。

血常规、电解质、肝肾功能等常规检查有助于明确有无贫血、电解质紊乱、肝硬化及肾功能不全等疾病,这些检查虽然对心肌病诊断无特异性,但有助于对患者总体情况的评价和预后判断。

六、诊断与鉴别诊断

(一)诊断

对于有慢性心力衰竭临床表现,心脏超声检查有心腔扩大和心脏收缩功能减低的病例,即应考虑扩张型心肌病诊断。

诊断家族性扩张型心肌病首先应除外各种继发性及获得性心肌病。依据一个家系中(包括先证者在内)有两个或两个以上扩张型心肌病患者,或在患者的一级亲属中有不明原因 35 岁以下猝死者而诊断。仔细询问家族史对诊断极为重要。家庭成员基因筛查有助于确诊。

(二)鉴别诊断

主要应该除外引起心脏扩大、收缩功能减低的其他继发原因,包括心脏瓣膜病、高血压、冠心病、先天性心血管病和心肌炎等。病史、查体及 ECG 和超声心动图是基础检查。CMR、心内膜心肌活检和基因检查对病因诊断有帮助。心肌核素显像、冠状动脉 CTA、冠状动脉造影等有助于除外冠心病等其他病因。

七、治疗

治疗旨在阻止基础病因导致的心肌损害,阻断造成心力衰竭加重的神经体液机制,控制心律失常和预防猝死,预防栓塞,提高生活质量和延长生存时间。

(一)病因治疗

应积极寻找病因,给予相应的治疗。包括控制感染,严格限酒或戒酒、戒烟,避免对心脏有害药物,治疗高血压、高脂血症、内分泌疾病或自身免疫病,纠正肥胖(尤其是心力衰竭分期 A 时)、电解质紊乱,改善营养失衡等。

(二)针对心力衰竭的药物治疗

最近的 ESC 指南将以下 4 类药物列为 HFrEF 的推荐:ACEI/ARNI、β 受体阻滞剂,MRA 和钠-葡萄糖耦联转运体 2 抑制剂(SGLT2i,是一类降血糖药)。对有体液潴留患者可以加用袢利尿药呋塞米或托拉塞米等。对于 HFmrEF

患者推荐使用利尿药。必要时,可以使用 ACEI/ARB、β 受体阻滞剂、MRA、ARNI(均为 IIb,C 推荐)。

对于不能耐受 β 受体阻滞剂的患者,尤其是房颤心室率过快的心力衰竭患者,洋地黄是一个选择。

值得指出的是,临床上一般不宜将 ACEI、ARB、MRA 三者合用。噻唑烷二酮类、格列酮类(glitazone)可能加重心力衰竭,应该避免使用。NSAID 和 COX-2 可能造成水钠潴留,也应该避免使用。

(三)心脏再同步化治疗

对于经充分药物治疗后 NYHA 心功能为 III 级或非卧床 IV 级的心力衰竭患者,如果左心室射血分数(LVEF)≤35%;左束支传导阻滞(LBBB)QRS 波≥120 ms,非左束支传导阻滞的患者 QRS 波≥150ms;预期有质量的寿命在 1 年以上可以心脏再同步化治疗(CRC)治疗。

对 NYHA 心功能 II 级的患者,LVEF≤35%;LBBB 且 QRS 波≥130 ms,非 LBBB 而 QRS 波≥150 ms;预期有质量的寿命在 1 年以上可以考虑心脏再同步化治疗。

(四)晚期或难治性心力衰竭患者(心力衰竭分期 D)治疗

对于晚期心力衰竭患者治疗,除上述介绍的药物外还需要包括:①限制进水,一般每日进水量为 1.5~2 L。②静脉使用强心药以维持重要器官灌注和功能,常用药物包括多巴胺、多巴酚丁胺、米力农(milrinone)。③心脏机械辅助循环(mechanical circulatory support,MCS)通常作为过渡到心脏移植的一种方式。④严重心力衰竭内科治疗无效的病例可考虑心脏移植。也有试行左心室成形术者,通过切除部分扩大的左心室同时置换二尖瓣,以减轻反流、改善心功能,但疗效尚不确定。⑤临终关怀和关闭植入型心律转复除颤器(ICD)功能以减轻患者痛苦。

(五)抗凝治疗

血栓栓塞是常见的并发症,对于有房颤或已经有附壁血栓形成或有血栓栓塞病史的患者,须长期华法林或新型口服抗凝血药等抗凝治疗。

(六)心律失常和心脏猝死的防治

对于房颤的治疗可参考本篇第二部分。心力衰竭患者应用 ICD 预防心脏猝死的适应证包括:①持续性室速史;②室速、室颤导致的心搏骤停史;③LVEF≤35%,NYHA 心功能 II~III 级,有一定生活质量的预期生存时间 >1 年。

八、以心脏扩大为表现的特殊类型心肌病

(一)酒精性心肌病

长期大量饮酒可能导致酒精性心肌病(alcoholic cardiomyopathy)。诊断依据包括:有符合扩张型心肌病的临床表现,有长期过量饮酒史(WHO 标准:女性 >40 g/d,男性 >80 g/d,饮酒 5 年以上),既往无其他心脏病病史。若能早期戒酒,多数患者心脏情况能逐渐改善或恢复。

(二)围生期心肌病

围生期心肌病(peripartum cardiomyopathy)是指既往无心脏病的女性于妊娠最后 1 个月至产后 5 个月内发生心力衰竭,临床表现符合扩张型心肌病特点。发生率为 1/(1 300~4 000)次分娩。非洲黑种人发病率高。高龄和营养不良、近期出现妊娠高血压、双胎妊娠及宫缩制剂治疗与本病发生有一定关系。通常预后良好,但再次妊娠常引起疾病复发。

(三)心动过速性心肌病

心动过速性心肌病(tachycardia-induced cardiomyopathy)多见于房颤或室上性心动过速。临床表现符合扩张型心肌病特点。有效控制心室率是治疗关键。

(四)致心律失常性右室心肌病

致心律失常性右室心肌病(arrhythmogenic right ventricular cardiomyopathy,ARVC)又称为致心律失常性右心室发育不良(arrhythmogenic right ventricular dysplasia,ARVD),是一种遗传性心肌病,50% 的患者调节桥粒蛋白的基因异常。以右心室心肌逐渐被脂肪及纤维组织替代为特征。亦可左右心室都受累或者以左心室受累为主(ALVC)。青少年发病,临床以室性心动过速、右心室扩大和右心衰竭等为特点。心电图 V_1 导联可见特殊的 epsilon 波。心室晚电位阳性患者易猝死。CMR 对诊断价值高。

(五)心肌致密化不全

心肌致密化不全(noncompaction of ventricular myocardium,NVM)属于遗传性心肌病。患者胚胎发育过程中心外膜到心内膜致密化过程提前终止。临床表现为左心衰竭和心脏扩大。心脏超声检查左心室疏松层与致密层比例 >2(图 3-3-9)。CMR 有较高诊断价值。临床处理主要是针对心力衰竭治疗。有左束支传导阻滞的患者植入 CRC 可望获得良好效果。

(六)心脏气球样变

心脏气球样变少见。发生与过度情绪激动或精神打击等因素有关,如亲人过世、地震等,故又称"伤心综合征(broken heart syndrome)"或"应激综合征"(stress syndrome)。临床表现为突发胸骨后疼痛伴心电图 ST 段抬高或压低,也可伴 T 波倒置。冠状动脉相对正常。左心室功能受损,心室造影或超声心动图显示心室中部和心尖部膨出。临床过程呈一过性。精神支持和心理安慰是主要的治疗。β

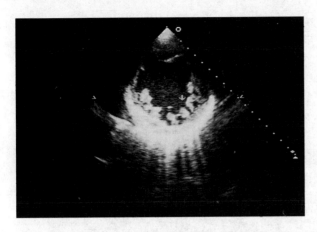

图 3-3-9　左心室致密化不全的超声心动图
左心室短轴切面,可见较多的疏松肌小梁(箭头),在收缩期,
左心室疏松层与致密层之比 >2。

受体阻滞剂治疗可望减少心脏破裂的发生。

(七) 缺血性心肌病

冠状动脉粥样硬化多支病变造成的弥漫性心脏扩大和心力衰竭称为缺血性心肌病(ischemic cardiomyopathy),此有别于其他原因不明的扩张型心肌病。虽然欧美指南中都把冠状动脉疾病排除在心肌病的病因之外,但是文献中通常接受这一定义。

第二节
肥厚型心肌病

肥厚型心肌病(hypertrophic cardiomyopathy,HCM)是一种遗传性心肌病,以室间隔非对称性肥厚为解剖特点。根据左心室流出道有无梗阻,又可分为梗阻性和非梗阻性肥厚型心肌病。人群患病率约为 200/10 万。

本病预后差异很大,是青少年和运动员猝死的最主要原因之一。少数进展为终末期心力衰竭。另有少部分出现房颤和栓塞。不少患者症状轻微,预期寿命可以接近常人。

一、病因与分子遗传学

肥厚型心肌病为常染色体显性遗传。目前已发现至少 18 个疾病基因和 500 种以上变异,约 50% 的病例可以检出致病基因。其中最常见的基因突变为 β- 肌球蛋白重链及肌球蛋白结合蛋白 C 的编码基因。肥厚型心肌病的表型呈多样性,与致病的突变基因、基因修饰及不同的环境因子有关。

二、病理生理

在梗阻性患者,左心室收缩时快速血流通过狭窄的流出道产生负压,引起二尖瓣前叶前向运动,加重梗阻。此作用在收缩中、后期较明显。有些患者静息时梗阻不明显,运动后变为明显。静息或运动负荷超声显示左心室流出道压力阶差≥30 mmHg 者,属梗阻性肥厚型心肌病,约占 70%。

肥厚型心肌病患者胸闷气短等症状的出现与左心室流出道梗阻、左心室舒张功能下降、小血管病变造成心肌缺血等因素有关。其中舒张功能下降常常出现很早,甚至在肥厚发生之前,此时静息状态射血分数和心排血量可以正常,然而运动峰值心排血量由于心率快时心室充盈不良而下降。

三、病理改变

大体解剖主要为心室肥厚,尤其是室间隔肥厚,部分患者的肥厚部位不典型,可以是左心室靠近心尖部位。组织学改变有三大特点:心肌细胞排列紊乱,小血管病变,间质纤维瘢痕形成。

四、临床表现

(一) 症状

最常见的症状是劳力性呼吸困难和乏力,其中前者可达 90% 以上。夜间阵发性呼吸困难较少见。33% 的患者可有劳力性胸痛。最常见的持续性心律失常是房颤。部分患者有晕厥,常于运动时出现,与室性快速心律失常有关。

(二) 体征

体格检查可见心脏大致正常或轻度增大,可闻及第四心音。流出道梗阻的患者可于胸骨左缘第 3~4 肋间闻及较粗糙的喷射性收缩期杂音。心尖部也常可听到收缩期杂音,这是由二尖瓣前叶移向室间隔导致二尖瓣关闭不全所致。增加心肌收缩力或减轻心脏后负荷的措施,如含服硝酸甘油、应用强心药、做 Valsalva 动作或取站立位等均可使杂音增强;相反,凡减弱心肌收缩力或增加心脏后负荷的因素,如使用 β 受体阻滞剂、取蹲位等均可使杂音减弱。

五、辅助检查

(一) 胸部 X 线检查

普通胸部 X 线片示心影大小可以正常或左心室增大。

(二) 心电图

心电图(ECG)变化多端。主要表现为 QRS 波左心室高电压、ST 段压低和 T 波倒置、异常 Q 波。ST 压低和 T 波倒置多见于 I、aVL、V₄~V₆ 导联。少数患者可有深而不宽的病理性 Q 波(图 3-3-10),见于导联 II、III、aVF 和

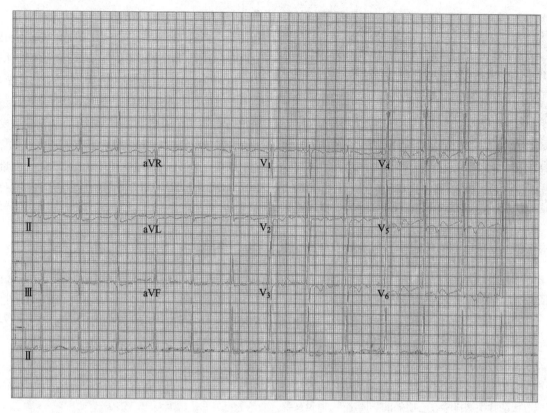

图 3-3-10 肥厚型心肌病的心电图表现
患者,女性,58 岁,体检发现心电图异常 20 年,近 10 年时有心悸。心脏超声显示室间隔厚度达 18mm。ECG 显示左心室高电压、ST 段压低和 T 波倒置与双向;肢体导联Ⅲ可见深而窄的 Q 波。

某些胸导联。此外,ECG 可有室内传导阻滞和其他各类心律失常。

(三)超声心动图

超声心动图是肥厚型心肌病最主要的诊断手段。室间隔不对称肥厚而无心室腔增大为其特征。舒张期室间隔厚度≥15mm 或与后壁厚度之比≥1.3 需考虑诊断(图 3-3-11)。伴有流出道梗阻的病例可见室间隔流出道部分

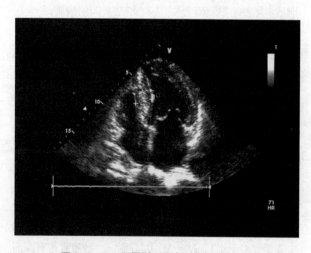

图 3-3-11 肥厚型心肌病心脏超声图表现
室间隔厚度达 21mm。

向左心室内突出,二尖瓣前叶在收缩期前移(systolic anterior motion,SAM),左心室顺应性降低等。值得强调的是,由于不同病例严重程度可以存在较大差异,静息状态下室间隔厚度未达上述标准且无流出道梗阻者需要进行激发试验。

部分患者心肌肥厚局限于心尖部,尤以前侧壁心尖部为明显,如不仔细检查,容易漏诊。

(四)心脏磁共振

心脏磁共振(CMR)有很高的诊断和鉴别诊断价值,尤其是超声心动检查不能明确诊断时(由于声窗不良无法清晰显示者),或者需要与其他原因引起的心肌肥厚(如心脏淀粉样变、法布里病、LAMP2 心肌病)进行鉴别时。CMR 能清晰显示心室壁和(或)室间隔局限性或普遍性增厚。梗阻性肥厚型心肌病在 CMR 上可见左心室流出道狭窄、SAM 征和二尖瓣关闭不全。心尖肥厚病例可见左心室腔呈铁铲样改变伴心尖闭塞。放射性核素钆心肌延迟强化(LGE)扫描可以发现和评估心肌纤维化及其程度,帮助进行危险分层。也可用于室间隔切除术或消融术的术前和术后评估肥厚和纤维化程度。

(五)核素显像

核素显像,尤其是 ^{99m}Tc-DPD(^{99m}锝 - 焦磷酸盐)可

用于心肌淀粉样变与肥厚型心肌病的鉴别,前者呈阳性。具有以下特征的患者应该考虑进行此项检查:年龄 >65 岁,有双侧腕管综合征病史,无肥厚型心肌病家族史,有心电图和心肌影像特征。

(六) 心脏 CT

心脏 CT 适合超声心动图不清楚且有 CMR 禁忌证的患者,如严重肺气肿并植入了心脏起搏器或 ICD 的患者。

(七) 心导管检查和冠状动脉造影

心导管检查可显示左心室舒张末期压力增高。有左心室流出道狭窄者在心室腔与流出道之间存在收缩期压力阶差。心室造影显示左心室变形,可呈香蕉状、犬舌状或纺锤状(心尖部肥厚时)。

肥厚型心肌病患者冠状动脉造影多无异常,但对那些有疑似心绞痛症状和心电图 ST-T 改变的患者有重要鉴别价值。对于不稳定型心绞痛、心脏猝死复苏和持续室速患者应该检查。准备立体定向放疗的患者也需要造影检查。

(八) 心内膜心肌活检

心内膜心肌活检一般不用于肥厚型心肌病诊断。心肌活检对心室对称肥厚的患者,除外浸润性和贮积性心肌病有重要价值,如高度怀疑而其他方法无法确诊的淀粉样变、糖原贮积症等。

(九) 基因检查

肥厚型心肌病是遗传性疾病,基因检查有助于明确病因诊断、风险评估和预防。应该进行基因检查的情况包括确诊病例的 3 代成员、确诊患者的一级亲属、临床疑诊病例、需要咨询遗传学专家的病例。

六、诊断与鉴别诊断

(一) 诊断

根据病史及体格检查予以诊断。心电图和超声心动图是最常用的临床相关检查。常用的诊断标准为舒张期室间隔厚度≥15mm 或与后壁厚度之比≥1.3。

CMR 除用于诊断,广泛 LGE 还预示猝死风险增加。阳性家族史(猝死、心肌肥厚等)有助于诊断。基因检查有助于明确遗传学异常和患者亲属的筛查。

(二) 鉴别诊断

需除外左心室负荷增加引起的心室肥厚,包括高血压、主动脉瓣狭窄、先天性心血管病、运动员心脏肥厚等。

尤其要除外异常物质沉积引起的心肌肥厚,包括淀粉样变、糖原贮积症等。其他相对少见的全身疾病如嗜铬细胞瘤、法布里病、血色病、腭心面综合征、线粒体肌病、Danon 病、遗传性共济失调及某些遗传代谢性疾病。但这些疾病常伴有其他系统受累有助于鉴别。超声心动图提示心肌贮积性疾病或浸润性疾病的征象包括:心肌呈磨玻璃样、颗粒状,房间隔增厚,房室瓣结节样增厚,收缩功能轻度降低伴舒张期功能障碍及少量心包积液。

七、治疗

肥厚型心肌病的治疗旨在改善症状、减少合并症和预防猝死。包括减轻流出道梗阻、改善心室顺应性、防治血栓栓塞事件和识别高危猝死患者。治疗需要个体化。

(一) 药物治疗

药物治疗是基础。针对流出道梗阻的药物主要有 β 受体阻滞剂和非二氢吡啶类钙通道阻滞剂。当出现充血性心力衰竭时需要采用针对性处理。对房颤患者需要抗凝治疗。值得指出的是,对病因不清楚的胸闷不适患者使用硝酸酯类药物时需要注意除外梗阻性肥厚型心肌病,以免使用后加重梗阻。

药物治疗无效的患者考虑在有经验的医疗中心进行室间隔减容术。若临床情况不适合手术或者手术风险过高,可以考虑在有经验的医疗中心行乙醇消融术。肥厚型心肌病无症状或运动能力正常的患者不应该行室间隔减容术。室间隔减容术治疗时不应该为了缓解左心室流出道梗阻而置换二尖瓣。

1. 减轻左心室流出道梗阻、改善舒张功能 β 受体阻滞剂是梗阻性肥厚型心肌病的一线治疗用药,可改善心室松弛,增加心室舒张期充盈时间,减少室性及室上性心动过速。对于那些不能耐受 β 受体阻滞剂或者治疗无效的患者可以选用非二氢吡啶类钙通道阻滞剂(维拉帕米不能用于 6 岁以下儿童)。由于担心 β 受体阻滞剂与钙离子拮抗剂联合治疗出现心率过缓和低血压,一般不建议合用。β 受体阻滞剂和钙通道阻滞剂无效时可以加用丙吡胺,但需注意心脏外不良反应。

2. 针对心力衰竭的治疗 无流出道梗阻的患者出现左心室扩大伴收缩功能减低、慢性心功能不全的临床表现时,临床需要评估心功能下降的原因,考虑停用负性肌力的药物。可以使用的药物包括 ACEI、ARB、β 受体阻滞剂、利尿药。若房颤患者血压低而心室率快,β 受体阻滞剂未能控制可以使用地高辛。LVEF≤50% 的患者需要植入 ICD。

3. 室性心律失常的治疗 最大剂量药物治疗和消融无效时应该评估心脏移植的可能性。肥厚型心肌病成年患者 β 受体阻滞剂无效或 ICD 频繁放电,应该给予胺碘酮或多非利特(儿童除外),或者美西律,或者索他洛尔。ICD 植入患者需要设置启用 ATP 功能。消融可能减轻心律失常负荷。

4. 针对房颤的治疗　肥厚型心肌病最常见的心律失常是房颤,发生率达 20%。胺碘酮能减少阵发性房颤发作。持续性房颤心室率控制可用 β 受体阻滞剂、维拉帕米(异搏定)或地尔硫草。除非有禁忌,应该使用抗凝血药治疗。首选新型口服抗凝血药,其次是维生素 K 拮抗剂。

5. 起搏治疗　对于其他病因有双腔起搏置入适应证的患者,选择放置右心室尖起搏可望减轻左心室流出道梗阻。对于药物治疗效果差而又不太适合手术或消融的流出道梗阻患者可以选择双腔起搏。

八、预防

(一)猝死风险评估与 ICD 预防

ICD 植入预防猝死必须与患者 / 家属充分沟通并共同决定。2020 年 ESC 的肥厚型心肌病患者 ICD 植入适应证如下。Ⅰ 类适应证:SCD/VF/VT 病史。Ⅱa 适应证:有以下某一高危因素:一级亲属猝死病例,左心室厚度 ≥30 mm,有 1 次或多次晕厥史(尤其是 6 个月内的),心尖室壁瘤,EF≤50%;Ⅱb 适应证:有非持续室速(年龄小于 16 岁为 Ⅱa 适应证);CMR 广泛 LGE(占左心室 15% 及以上)。除非有心房起搏或房室顺序起搏需求,应该首先考虑单腔 ICD。

基因检查阳性而临床阴性的患者需要定期临床随诊,运动不受限。不应该植入 ICD。

(二)特殊关注肥厚型心肌病孕妇

必须重视 HCM 孕妇的宣教和处理。妊娠前就应该对男、女双方就疾病遗传问题给予咨询。有流出道梗阻的孕妇可以使用 β 受体阻滞剂,但应该监测胎儿和新生儿生长。有高血压者首选 β 受体阻滞剂,尤其是美托洛尔。其次为非二氢吡啶类钙通道阻滞剂。阴道分娩应该作为多数孕妇的首选分娩方式。手术可以选择硬膜外麻醉或全身麻醉。房颤抗凝应该根据情况选用低分子量肝素或华法林(<5 mg/d)。持续房颤应该考虑电复律。

(三)随访

对所有肥厚型心肌病患者都应该进行随访。建议对病情稳定者每 12~24 个月检查 12 导联心电图、48 h 动态心电图和超声心动图。出现症状或加重时随时进行 12 导联心电图、动态心电图和超声心动图检查。另外,根据患者病情选择 CMR 和运动试验。

限制型心肌病

限制型心肌病(restrictive cardiomyopathy,RCM)是以心室壁僵硬度增加、舒张功能降低、充盈受限而引起临床右心衰竭症状为特征的一类心肌病。患者心房明显扩张,早期左心室不扩张,收缩功能多正常,室壁不增厚或仅轻度增厚。随着病情进展,心腔可以扩张。发病率可能是 3 种类型心肌病中最少见的。除了一些有特殊治疗方法的疾病外,大多数 RCM 确诊后 5 年生存期仅约 30%。

一、病因与发病机制

限制型心肌病多属于混合性心肌病。病因包括特发性,家族 / 遗传性和由全身疾病引起的特殊类型。家族 / 遗传性多为常染色体显性遗传,受累基因包括心肌肌钙蛋白 Ⅰ 基因、肌间结蛋白(desmin)基因等。少数为常染色体隐性遗传或 X 性联遗传。由于部分造成限制型心肌病的基因突变也是肥厚型心肌病的突变基因,因此某些调节因子和环境影响在发病中可能起着重要作用。由全身疾病引起的最多为淀粉样变(包括原发轻链、甲状腺素转运蛋白异常、老年性),其余为结节病、类癌、硬皮病和蒽环类抗生素毒性等。

本病根据病变可以分为以下 4 类:①浸润性:细胞内或细胞间有异常物质或代谢产物堆积,包括淀粉样变性、结节病、戈谢病。②非浸润性:包括特发性限制型心肌病,部分可能属于和其他类型心肌病重叠的情况如轻微扩张型心肌病、肥厚型 / 假性肥厚型心肌病,病理改变以纤维化为特征的硬皮病、糖尿病心肌病等。③贮积性:包括血色病、法布里病、糖原贮积症。④心内膜病变为主:如心内膜纤维化、心内膜弹力纤维增生症(幼年发病,可能与腮腺炎病毒感染有关)、高嗜酸性粒细胞增多综合征、放射性、蒽环类抗生素等药物引起,以及类癌样心脏病和转移性癌等。

二、病理改变与病理生理

主要病理改变为心肌纤维化、炎性细胞浸润和心内膜面瘢痕形成。这些病理改变使心室壁僵硬、充盈受限,心室舒张功能减低。心房后负荷增加使心房逐渐增大,静脉回流受阻,静脉压升高,导致临床右心衰竭表现。

三、临床表现

右心衰竭较重为本病临床特点。早期表现为活动耐量下降、乏力、呼吸困难。随病程进展,逐渐出现肝大、腹水、全身水肿。

体格检查可见颈静脉怒张、库斯莫尔征(Kussmaul sign)。心脏听诊常可闻及奔马律,窦性心律时容易听到第四心音。血压低提示预后不良。可有肝大、移动性浊音阳性、下肢可凹性水肿。

四、辅助检查

(一) 实验室检查

继发性患者可能伴随相应原发病的实验室异常,如淀粉样变性患者可能有尿本周蛋白、血液免疫球蛋白轻链。BNP 在限制型心肌病患者明显增高,此点有助于鉴别其他原因引起的呼吸困难,包括缩窄性心包炎。

(二) 心电图

心肌淀粉样变患者常常为 QRS 波低电压。QRS 波异常和 ST-T 改变在限制型心肌病较缩窄性心包炎明显。

(三) 超声心动图

双心房明显扩大而心室壁仅轻度肥厚有助于限制型心肌病诊断。心肌呈磨玻璃样改变常常是心肌淀粉样变的特点(图 3-3-12)。

(四) X 线片、冠状动脉 CT

心影无明显增大(有心包积液时例外),可以有胸腔积液。胸部 X 线片中见心包钙化,CT 和 CMR 见心包增厚提示缩窄性心包炎可能。冠状动脉 CT 见严重、多支冠状动脉狭窄提示缺血是心肌损害的可能原因。

(五) CMR

CMR 对某些心肌病有重要价值,有助于识别心肌水

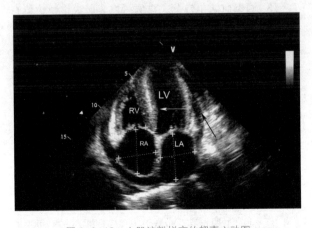

图 3-3-12 心肌淀粉样变的超声心动图
心尖四腔心切面显示左心室肥厚,特别是室间隔(白色箭头),呈磨玻璃样;伴有心包积液(黑色箭头指示 LV 旁的液性暗区);由于心肌舒张功能障碍而有左心房或者双心房的增大。LV:左心室;RV:右心室;LA:左心房;RA:右心房。

肿、炎症和纤维化程度。心肌内呈颗粒样的钆延迟显像(LGE)见于心肌淀粉样变性。

(六) 心导管检查

心导管检查有助于鉴别缩窄性心包炎。限制型心肌病患者右心室收缩压明显增高(常常 >50mmHg),尤其是呼气末。而缩窄性心包炎患者呼气末右心室压力相对较低(参见本部分第六章第三节)。

(七) 心肌活检

心肌活检对于心肌淀粉样变性和高嗜酸性粒细胞增多综合征等具有确诊的价值。相对正常的病理结果支持心包炎诊断。心肌淀粉样变的刚果红染色,在偏光镜下显示为苹果绿(彩图 5,彩图 6)。

五、诊断与鉴别诊断

(一) 诊断

根据运动耐力下降、水肿病史及突出右心衰竭表现需要考虑限制型心肌病。心电图肢导联低电压,超声心动图见双心房明显增大、室壁不厚或轻度增厚、左心室不扩大而充盈受限,支持限制型心肌病诊断。

继发性限制型心肌病有全身疾病相应的其他临床特征。病史中需要询问放射、放疗史、药物使用史等。心肌淀粉样变的超声心动图显示心室壁呈磨玻璃样改变。

(二) 鉴别诊断

鉴别诊断应重点除外缩窄性心包炎,两者的临床表现及血流动力学改变十分相似。缩窄性心包炎患者以往可有活动性心包炎或心包积液病史。查体可有奇脉、心包叩击音。胸部 X 线有时可见心包钙化。超声心动图见心包增厚、室间隔抖动征支持缩窄性心包炎。而限制型心肌病常有双心房明显增大。CMR 在限制型心肌病有室壁钆延迟强化,而缩窄性心包炎则可见心包增厚。

心导管压力测定有助于与缩窄性心包炎鉴别。心内膜心肌活检有助于发现限制型心肌病的某些病因(如淀粉样变性、糖原贮积病)。

六、治疗

原发性限制型心肌病无特异性治疗手段。治疗重点为避免劳累和预防呼吸道感染等可能加重心力衰竭的诱因。限制入液量 2 L/d。使用必要的利尿药。房颤时尽量采用节律控制。本病引起的心力衰竭对常规治疗反应多不佳,往往成为难治性心力衰竭。对于继发性限制型心肌病,部分疾病近年来有针对病因的特异性治疗。

第四节

急性心肌炎

急性心肌炎（acute myocarditis）是心肌的急性炎症性疾病。最常见病因为病毒感染。细菌、真菌、螺旋体、立克次体、原虫、蠕虫等感染也可引起心肌炎，但相对少见。非感染性心肌炎包括（病毒和免疫介导的）淋巴细胞心肌炎、巨细胞性心肌炎、嗜酸细胞性心肌炎和新型抗肿瘤药引起的心肌炎。病毒性起病急缓不定，少数呈暴发性导致急性泵衰竭或猝死。病程多有自限性，但也可以演进为慢性炎症性心肌病。本节重点叙述病毒性心肌炎。

一、病因与发病机制

多种病毒都可能引起心肌炎，包括肠病毒、腺病毒、流感病毒、人类疱疹病毒 -6、EB 病毒、巨细胞病毒、丙型肝炎病毒、细小病毒 B19 等。有认为近年来细小病毒 B19（PVB19）和人类腺病毒 6 的致病率增加。近来有报道 SARS-CoV-2 感染机制。对于心肌活检未能找到病毒，同时除外其他原因而诊断为淋巴细胞和巨细胞心肌炎的病例，可能属于自身免疫或特发性心肌炎。

病毒性心肌炎的发病机制包括：①病毒直接侵犯；②病毒与机体的免疫反应共同作用。直接侵犯造成心肌直接损害，而病毒介导的免疫损伤主要是由 T 淋巴细胞介导。此外，还有多种细胞因子和一氧化氮等介导的心肌损害和微血管损伤机制。这些变化均可损害心肌组织结构和功能。心肌炎症长期不愈，体内抗体与心肌自身抗原（如肌红蛋白）作用，最终可以导致扩张型心肌病。

二、临床表现

本病见于任何年龄，以青少年多见。症状轻重不一，患者可以无症状而在因其他意外死亡后尸体解剖时发现。

（一）症状

病毒性心肌炎患者的临床表现取决于病变的广泛程度与部位，轻者可完全没有症状，重者甚至出现心源性休克及猝死。多数患者发病前 1~3 周有病毒感染前驱症状，如发热、全身倦怠感和肌肉酸痛，或恶心、呕吐等消化道症状。随后可以有心悸、胸痛、呼吸困难、水肿，甚至晕厥、猝死。临床诊断的病毒性心肌炎绝大部分是以心律失常为主诉或首见症状就诊，其中少数可因此发生昏厥或心搏骤停。

（二）体征

查体常有心律失常，以房性与室性期前收缩及房室传导阻滞最为多见。心率可增快且与体温不相称。听诊可闻及第三、第四心音或奔马律，部分患者可在心尖部闻及收缩期吹风样杂音。心力衰竭患者可有颈静脉怒张、肺部湿啰音、肝大等体征。重症可出现低血压、四肢湿冷等心源性休克体征。

（三）临床类型

患者因心肌受累部位和程度不同表现各异。可以表现为急性冠脉综合征样，发病前 1~4 周有呼吸道或消化道感染，胸痛同时有心电图改变（ST 抬高 / 压低，T 波倒置），但冠状动脉造影正常。可以伴或不伴 cTnT/cTnI 升高，变化类似心肌梗死或表现为持续升高较长时间（>1 周）。也可以表现为新发心力衰竭或心力衰竭加重，或者表现为慢性心力衰竭。患者无冠心病和其他可以解释的原因。超声心动图或 CMR 显示心室功能受损，提示扩张型心肌病或非缺血性心肌病。ECG 显示束支传导阻滞、房室传导阻滞和（或）室性心律失常。

暴发性心肌炎：为突发严重的心肌炎症导致心肌坏死、水肿和心源性休克。可以有严重心律失常或心脏性猝死。

三、辅助检查

（一）实验室检查

1. 红细胞沉降率（ESR）和超敏 C 反应蛋白　属于非特异性炎症指标，升高也可以见于心包炎等患者。

2. 心肌肌钙蛋白、CK-MB 和脑利尿钠肽　心肌受损时心肌肌钙蛋白、CK-MB 升高，心肌肌钙蛋白比 CK-MB 敏感，但都不属于心肌炎特异性指标，正常也不能除外心肌炎。脑利尿钠肽升高见于心力衰竭病例，对心肌炎的诊断也不具有特异性。

3. 病毒血清学检测　对病毒性心肌炎诊断价值有限。因为非心肌炎人群的血液中 IgG 抗体阳性率较高。而非心肌炎病毒感染造成抗体滴度升高的比例也不低。近来有研究显示，血清学病毒抗体阳性与心肌活检结果的相关性较差。

（二）胸部 X 线检查

可见心影扩大，有心包积液时可呈烧瓶样改变。

（三）心电图

ECG 改变常见但多非特异。包括 ST 段轻度移位和 T 波倒置。合并急性心包炎的患者可有除了 aVR 导联以外广泛导联 ST 段抬高。少数可出现病理性 Q 波。可出现各型心律失常，特别是室性心律失常和房室传导阻滞等。

（四）超声心动图

可正常，也可显示左心室增大，室壁运动减低，左心室收缩功能减低,附壁血栓等。合并心包炎者可有心包积液。

(五) CMR

CMR 对心肌炎诊断有较大价值。典型表现为放射性核素钆心肌延迟强化(LGE),可见心肌片状强化(图 3-3-13)

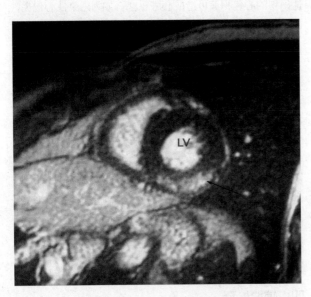

图 3-3-13　心肌炎的磁共振表现
此切面为左心室短轴,心肌延迟强化(LGE)时可在侧后壁处心肌内、心外膜下有片状增强(箭头)。LV:左心室。

(六) 心内膜心肌活检

心内膜心肌活检是心肌炎诊断的金标准。心内膜和心肌内检出病毒、病毒抗原、病毒基因片段或病毒蛋白可以确立诊断。此检查除了用于诊断,还有助于病情及预后的判断。因为有创,本检查主要用于病情急重、治疗反应差、原因不清的患者,对于轻症患者不作为常规检查。

四、诊断与鉴别诊断

(一) 诊断

病毒性心肌炎的临床诊断依据为典型的前驱感染史;心力衰竭和(或)心律失常相应的症状及体征;心电图、心肌酶学检查改变;超声心动图、心脏磁共振显示的心肌损伤证据。确诊有赖于心肌活检。具体包括:①胸痛,急性或慢性心力衰竭加重,心悸、心律失常、晕厥、猝死幸存,不明原因心源性休克。②ECG/Holter 显示严重心律失常。③心肌损害标志物(cTnT/cTnI)升高。④心脏影像/功能异常(ECHO/CMR/造影),CMR 呈典型心肌水肿和(或)LGE 有片状强化改变。

(二) 鉴别诊断

所有患者必须除外冠心病和高血压所致的心脏改变。应该注意排除甲状腺功能亢进、二尖瓣脱垂综合征及影响心肌的其他疾患如结缔组织病、血管炎、药物及毒物等病因。必要时可采用心内膜心肌活检来明确诊断。

五、治疗

怀疑病毒性心肌炎的患者需要入院监护,因为该病变化无常、发展迅速。患者切忌进行运动试验,必须限制活动。

本病目前尚无特异性治疗,对心力衰竭但血流动力学尚可的患者需要使用利尿药、血管扩张药、ACEI/ARB,必要时加用醛固酮拮抗剂。对于窦性心动过速的患者不能使用心脏抑制的药物包括 β 受体阻滞剂、维拉帕米和地尔硫革。出现快速心律失常者,可以用抗心律失常药。高度房室传导阻滞或窦房结功能损害而出现晕厥或明显低血压时,可考虑使用临时心脏起搏器。急性期患者不推荐 ICD 治疗。对于有心包炎的患者,可以使用非甾体抗炎药阿司匹林,但对预后的影响不确定。

对血流动力学不稳定的患者应该收入 ICU,并给予呼吸支持和必要的机械循环支持。后者主要方法有左心室辅助装置(left ventricular assist device,LVAD)和体外膜氧合(ECMO),设法过渡到心脏移植或好转。

近期有研究显示,对慢性和病毒阴性心肌炎患者使用免疫抑制和免疫调节剂治疗有望改善预后,但这些研究结果尚需要随机、对照临床研究确认。糖皮质激素的疗效并不肯定,不主张常规使用。但对其他治疗效果不佳者,仍可考虑在发病 10 d~1 个月使用。此外,临床上还可应用促进心肌代谢的药物,如腺苷三磷酸、辅酶 A、环磷腺苷等。

六、预后

预后取决于病因、临床表现和开始治疗时疾病所处阶段。约 50% 的病例在 2~4 周后好转,约 25% 的患者发展为持续心功能不全,另有少数病情恶化而死亡或进展为扩张型心肌病最终需要心脏移植。资料显示,病变累及双心室预后不良。暴发性心肌炎在儿童和婴儿多见,预后差。不明原因巨细胞心肌炎预后也差。所有心肌炎患者需要长期随访,对心肌酶持续升高的患者随访中有必要进行心肌活检。

(方　全)

第六章 心包疾病

心包疾病的常见病因包括感染因素和非感染因素,感染因素中最常见的是病毒感染,其次是结核性心包炎,细菌感染,真菌和寄生虫感染导致的心包疾病较少见。非感染因素包括自身免疫病、肿瘤、代谢性疾病、主动脉夹层、心力衰竭及尿毒症等。根据临床表现,心包疾病又可分为急性心包炎、持续性心包炎、慢性心包炎、复发性心包炎、缩窄性心包炎及心包积液与心脏压塞等。

第一节
急性心包炎

急性心包炎(acute pericarditis)为累及心包脏层和壁层的急性炎症性疾病。以胸痛、心包摩擦音、心电图改变及心包渗出后心包积液为特征。可以单独存在,也可以是某种全身性疾病累及心包的相应表现。

一、病因

常见的病因包括病毒、细菌、自身免疫病、肿瘤侵犯心包、结核性心包炎、尿毒症、急性心肌梗死后综合征、主动脉夹层、胸壁外伤及心脏手术等。很多患者经相关检查后仍无法明确病因,称为特发性急性心包炎或急性非特异性心包炎。

二、病理

急性心包炎大多为渗出性炎症,也有部分患者表现为纤维素性炎症。结核、病毒性心包炎等多为浆液渗出性心包炎,甚至出血性心包炎;风湿、狼疮性心包炎多为纤维素性心包炎。心包炎急性期心包表面出现纤维蛋白、淋巴细胞和浆细胞的渗出,而无明显液体渗出,为纤维素性心包炎。随着液体渗出增加,心包腔内液体增多,则为渗出性心包炎。心包腔内积聚的渗出液可由 100 mL 至 3 L 不等;病因不同则液体性状不同,其外观可呈黄而清(多见)或混浊不清,甚至呈血性。如积液全部或部分吸收,心包两层可相互粘连,甚至形成缩窄性心包炎。

三、临床表现

(一)症状

胸骨后、心前区疼痛为急性心包炎的典型症状,常见于急性心包炎的纤维蛋白渗出期,超过 85%~90% 的急性心包炎患者均会出现疼痛症状。疼痛性质为锐痛,可放射到颈部、左肩、左臂,也可达上腹部,与呼吸运动相关,常因咳嗽、深呼吸或吞咽而加重,坐位前倾可缓解。部分患者可因合并心包积液出现呼吸困难、水肿等症状。大量或快速出现的心包积液可造成心脏压塞。如为感染性心包炎,则可伴发热等感染症状。

(二)体征

急性心包炎最具诊断价值的体征为心包摩擦音(发生率≤33%),呈踩雪样或抓刮样粗糙的高频音,收缩和舒张期均可闻及。多位于心前区,以胸骨左缘第 3、4 肋间最为明显。典型的摩擦音可听到与心房收缩、心室收缩和心室舒张相一致的 3 个成分,称为三相摩擦音。身体坐位前倾、深吸气或将听诊器胸件加压后可听到摩擦音增强。心包摩擦音可持续数小时或持续数天、数周;当积液增多将两层心包分开时,摩擦音即消失,但如有部分心包粘连则仍可闻及。当急性心包炎合并心包积液时,心尖冲动减弱,心脏叩诊浊音界扩大,心音低弱而遥远。

四、辅助检查

(一)血清学检查

血清学检查结果取决于原发病,如感染性心包炎常有白细胞及中性粒细胞计数升高、红细胞沉降率增快等炎症反应表现,自身免疫病可有免疫指标阳性,尿毒症患者可见肌酐明显升高等原发病表现;炎症累及心肌时,心肌肌钙蛋白增高。

(二)胸部 X 线检查

胸部 X 线检查可无异常发现,如心包积液较多则可见心影增大,通常成人心包积液量 <250 mL、儿童 <150 mL 时,X 线难以检出。

(三)心电图

心电图检查的主要表现为:①广泛的 ST 段弓背向下型抬高或 PR 段降低:可见除 aVR 和 V_1 导联以外的所有常规导联 ST 段呈弓背向下型抬高,aVR 及 V_1 导联 ST 段压低。此外,也可见 aVR 导联 PR 段抬高,其他导联 PR 段广泛降低。上述改变可于数小时至数日后恢复正常。②一至数日后,随着 ST 段及 PR 段回到基线,逐渐出现 T 波低平及倒置,可于数周至数月后恢复正常,也可长期存在。③常有窦性心动过速。积液量较大时,可以出现 QRS 波群电交替。

(四)超声心动图

对于有血流动力学异常的急性心包炎患者,应及时行超声心动图检查,以明确有无心包积液及心包积液量,并判断有无心脏压塞,必要时可于超声引导下行心包穿刺引流术。

(五)心脏磁共振

心脏磁共振检查能清晰地显示心包积液量和分布情况,并可分辨积液的性质,如非出血性渗液多呈低信号强度,中、重度信号强度可见于尿毒症、外伤及含蛋白、细胞较多的结核性渗出液等。心脏磁共振检查可测量心包厚度,延迟增强扫描可见心包强化,对诊断心包炎敏感性较高。对于同时累及心肌的急性心包炎,心脏磁共振检查还有助于判断心肌受累情况。

(六)心包穿刺

可对心包积液进行常规、生化、病原学(细菌、真菌等)、细胞学相关检查。抽取一定量的积液也可缓解心脏压塞的症状。心包穿刺的主要指征是心脏压塞及病因未明的渗出性心包炎。

五、诊断与鉴别诊断

(一)诊断

符合以下诊断标准中的两条即可诊断急性心包炎:①胸痛,典型的尖锐胸膜性疼痛,坐位前倾可缓解;②心包摩擦音;③心电图改变,新出现的广泛的 ST 段弓背向下型抬高或 PR 段降低;④心包积液。然后需结合相关病史、临床表现及相应的辅助检查对病因做出诊断。

(二)鉴别诊断

急性心包炎应注意与其他可引起急性胸痛的疾病相鉴别。

1. 急性心肌梗死 患者多中老年发病,常伴冠心病危险因素,多无发热等全身表现,疼痛与体位及呼吸无关,通常无心包摩擦音,心电图改变较特异,于缺血、梗死部位对应的导联出现 ST 段弓背向上抬高或下斜型压低,可出现病理性 Q 波,通常发生 ST 段及 T 波的动态演变,心肌酶和肌钙蛋白可短期内升高。

2. 主动脉夹层 患者发病前常有高血压病史,疼痛为撕裂样,程度较剧烈,多位于胸骨后或背部,可向下肢放射;心电图有时也可见 ST 段及 T 波改变,无 PR 段压低;超声心动图检查有时可显示主动脉夹层;如临床疑诊应及时行主动脉 CTA 检查。

3. 肺栓塞 患者常有长期卧床、妇科和骨科手术史或恶性肿瘤等高凝易栓倾向,呼吸困难较多见,可有咯血、低血压甚至晕厥等表现。心电图典型表现为 $S_IQ_{III}T_{III}$,也可见 ST-T 改变,D-二聚体通常升高,血氧饱和度可下降,肺动脉压增高及右心室增大,确诊需行肺动脉 CTA 检查。

六、治疗

急性心包炎的治疗包括对原发疾病的病因治疗、解除心脏压塞及对症支持治疗。急性心包炎患者应积极寻找病因(如结核、肿瘤、自身免疫病等),并针对病因进行系统治疗。患者宜卧床休息,直至胸痛、发热等症状缓解和 CRP 恢复正常。阿司匹林等非甾体抗炎药是治疗急性非特异性心包炎的主要药物,可给予阿司匹林(每 8 h 750~1 000 mg)或布洛芬(每 8 h 600 mg),可有效缓解疼痛症状,必要时可使用吗啡等阿片类镇痛药。秋水仙碱对预防急性非特异性心包炎的复发有一定效果,宜根据体重低剂量使用(表 3-3-15)。对秋水仙碱有禁忌或阿司匹林等非甾体抗炎药无效的急性非特异性心包炎患者,可给予糖皮质激素,但糖皮质激素不作为一线治疗药物。

表 3-3-15 急性心包炎的药物治疗

药物	剂量	疗程	减量
阿司匹林	每 8 h 口服 750~1 000 mg	1~2 周	必须减量,每 1~2 周减量 250~500 mg
布洛芬	每 8 h 口服 600 mg	1~2 周	必须减量,每 1~2 周减量 200~400 mg
秋水仙碱	0.5 mg 每日 1 次(体重 <70 kg)或 0.5 mg 每日 2 次(体重≥70 kg)	3 个月	非必须,在最后几周可改为 0.5 mg 隔日 1 次(体重 < 70 kg)或 0.5 mg 每日 1 次(体重≥70 kg)

心包积液多、引起急性心脏压塞时,需立即行心包穿刺引流术。渗出性心包炎应尽可能引流渗出液,必要时用小量尿激酶溶解纤维素以预防心包缩窄。顽固性复发性心包炎伴严重胸痛的患者,可考虑外科心包切除术治疗。

七、预后

大多数急性心包炎(病毒性或非特异性心包炎)患者预后良好,很少发生心脏压塞,仅有 1% 左右的患者发展为缩窄性心包炎。肿瘤、结核及化脓性心包炎可发生心脏压塞,后两者发展为缩窄性心包炎的比例较高。

第二节

心包积液及心脏压塞

一、病因

健康人心包腔内有 10~50 mL 的液体起到润滑剂的作用。任何病理过程导致的心包炎症,都有可能导致心包积液的产生。严重的体循环淤血也可使心包内液体的重吸收减少，导致心包积液，穿刺伤、主动脉根部及冠状窦破裂、心室破裂等原因可产生血性心包积液。当心包积液迅速增加或积液量达到一定程度时，可造成心排血量和回心血量明显下降而产生呼吸困难等临床症状，即心脏压塞。

二、病理生理

正常时心包腔平均压力接近于零或低于大气压，吸气时呈轻度负压，呼气时近于正压。心包内少量积液一般不会影响血流动力学。如心包积液量过多或迅速增加，心包无法伸展以适应其容量的变化，将使心包内压力急剧上升，即可引起心脏受压，导致心室舒张期充盈受阻，周围静脉压升高，最终使心排血量显著降低，血压下降，出现急性心脏压塞的临床表现。

三、临床表现

心包积液的临床表现与心包积液的量及产生速度有关。如果心包积液量快速增长，如医源性冠状动脉穿孔，即使少量心包积液也可在数分钟内引起心脏压塞；反之，如果心包积液量增长缓慢，则患者可能数天或数周后才出现相应的症状和体征。

(一) 症状

呼吸困难是心包积液时最突出的症状，可能与支气管、肺、大血管受压引起肺淤血及全身缺氧有关。呼吸困难严重时，患者可呈端坐呼吸，身体前倾，呼吸浅快，面色苍白，可有发绀。也可因压迫气管、食管而产生干咳、声嘶及吞咽困难症状。还可出现上腹部疼痛、全身水肿等症状，重症患者甚至出现休克表现。

(二) 体征

心脏叩诊浊音界向两侧增大，皆为绝对浊音区；心尖冲动弱，位于心浊音界左缘的内侧或不能扪及；心音低而遥远。在有大量心包积液时，可于左肩胛骨下出现浊音及左肺受压所引起的支气管呼吸音，称心包积液征 [尤尔特征 (Ewart sign)]。少数病例可于胸骨左缘第3、4肋间闻及心包叩击音。大量心包积液可使收缩压降低，而舒张压变化不大，故脉压变小。依心脏压塞程度，脉搏可正常、减弱或出现奇脉。大量心包积液影响静脉回流，出现颈静脉怒张、肝大、肝颈静脉回流征、腹水及下肢水肿等临床表现。

(三) 心脏压塞

短期内出现大量心包积液可引起急性心脏压塞，表现为窦性心动过速、血压下降、脉压变小和静脉压明显升高，

如心排血量显著下降，可造成急性循环衰竭和休克等严重后果。如液体积聚较慢，可出现亚急性或慢性心脏压塞，表现为体循环静脉淤血、颈静脉怒张及呼吸困难等临床表现，部分患者还可出现奇脉，并可见库斯莫尔征，即吸气时颈静脉充盈更加明显。

四、辅助检查

(一) X线检查

可见心影向两侧增大，呈烧瓶状，心脏搏动减弱或消失。特别是肺野清晰而心影显著增大常是心包积液的有力证据，可与心力衰竭相鉴别。CT检查可以帮助明确诊断。

(二) 心电图

心包积液时可见肢体导联 QRS 低电压，大量心包积液时可见 P 波、QRS 波、T 波电交替，常伴窦性心动过速。

(三) 超声心动图

超声心动图对诊断心包积液简单易行，迅速可靠（图 3-3-14），可见明显液性暗区。舒张末期右心房塌陷及舒张早期右心室游离壁塌陷是诊断心脏压塞最敏感而特异的征象。此外，还可观察到吸气时右心室内径增大，左心室内径减小，室间隔左移等。超声心动图检查可用于引导心包穿刺引流。

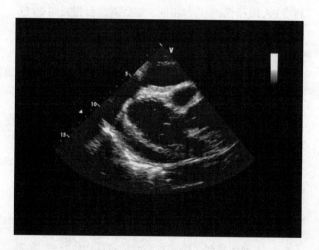

图 3-3-14 大量心包积液

(四) 心包穿刺

通过心包穿刺，一方面可对心包积液进行相关检查，明确积液性质，协助明确病因；另一方面，可迅速缓解心脏压塞症状。

五、诊断与鉴别诊断

(一) 诊断

对于呼吸困难的患者，查体发现颈静脉怒张、奇脉、心

浊音界扩大、心音遥远等典型体征,应考虑此诊断。超声心动图见心包积液可确诊。心包积液可由多种病因引起,可根据临床表现、实验室检查及心包穿刺等检查进一步明确病因。

(二) 鉴别诊断

本病主要应与心力衰竭相鉴别。心力衰竭患者多有冠心病、高血压、心脏瓣膜病、先天性心血管病或心肌病等疾病病史,查体常可闻及双下肺湿啰音,如伴心脏瓣膜病,可闻及心脏杂音,超声心动图见左心室扩大、左心室收缩功能减低等表现。

六、治疗

当发现心包积液时,应首先明确心包积液的量、血流动力学情况(特别是有无合并心脏压塞)和可能的相关疾病(如结核、肿瘤及心力衰竭等)。心包穿刺引流术是解除心脏压塞最直接有效的治疗手段。对所有血流动力学不稳定的急性心脏压塞,均应紧急行心包穿刺引流或外科心包开窗引流术,以解除心脏压塞。对伴休克患者,需扩容治疗,可增加右心房及左心室舒张末期压力,有助于提高血压。而对于血流动力学稳定的心包积液患者,则应积极明确病因,针对原发病进行治疗,但应注意监测血流动力学和心包积液变化情况。

(刘 斌)

第三节

缩窄性心包炎 🍋

数字课程学习……

▶ 章节摘要　　🄺 教学 PPT　　📋 拓展阅读　　🗒 自测题

第四部分
血管疾病

第一章　高血压

高血压是以体循环动脉血压升高为主要表现的心血管综合征,可导致心、脑、肾等多个重要器官结构与功能的改变。根据病因,高血压可以分为原发性高血压(essential hypertension)和继发性高血压(secondary hypertension)两大类。原发性高血压又称为高血压病,约占所有高血压的90%,是在遗传背景上多种危险因素共同作用的结果。继发性高血压即症状性高血压,是由某些确定的病因所导致的血压升高,占所有高血压的10 % 左右。本章重点介绍原发性高血压。

第一节
原发性高血压

一、血压的分类和定义

人群中血压呈连续性正态分布,高血压的标准是依据临床及流行病学资料界定的,2018 年中国高血压指南的血压标准见表 3-4-1。

表 3-4-1　血压水平分类和定义

分类	SBP(mmHg)	DBP(mmHg)
正常血压	<120 和	<80
正常高值	120~139 和(或)	80~89
高血压	≥140 和(或)	≥90
1 级高血压(轻度)	140~159 和(或)	90~99
2 级高血压(中度)	160~179 和(或)	100~109
3 级高血压(重度)	≥ 180 和(或)	≥110
单纯收缩期高血压	≥ 140 和	<90

注:当 SBP 和 DBP 分属于不同级别时,以较高的分级为准。

二、病因与发病机制

(一)病因

原发性高血压是遗传因素和各种环境因素共同作用的结果。

1. 遗传因素　流行病学研究提示,原发性高血压发病有明显的家族聚集性,父母双方均有高血压,其子女的发病率可达 46%。目前认为,高血压发病是由众多微效基因参与、涉及基因－基因和基因－环境因素交互作用的复杂过程。

2. 环境因素

(1)膳食与行为　盐是与高血压发生发展密切相关的环境因素之一。多数高血压患者在限盐后血压下降。膳食中钠/钾比值亦与血压呈正相关。多食蔬菜、水果、牛奶和果汁的饮食习惯与血压水平呈负相关,酒精摄入量与血压水平呈线性相关。此外,缺乏体育锻炼、睡眠时间不足等不良行为与习惯与血压升高呈正相关。

(2)心理因素　研究表明,精神心理因素与原发性高血压之间存在着共同的病理生理学机制。长期精神紧张、焦虑者,高血压发病率明显增高。

(3)其他因素　超重、肥胖者高血压发病率升高,血脂异常者高血压风险也明显增高。吸烟及睡眠呼吸暂停低通气综合征(SAHS)与高血压呈正相关,口服避孕药也常会引起轻度可逆的血压升高。

(二)发病机制

原发性高血压的发病机制至今尚无统一完整的认识,目前认为可能与以下几个环节有关。

1. 神经机制　各种原因引起的应激反应使大脑中枢功能紊乱,交感、副交感神经平衡失调,交感神经活性增强,外周血管收缩,最终引起血压升高。

2. 激素机制　肾素－血管紧张素－醛固酮系统（RAAS）激活。肾小球旁细胞分泌肾素，肾素催化血管紧张素原生成血管紧张素Ⅰ（Ang Ⅰ），Ang Ⅰ在血管紧张素转换酶（ACE）的作用下，转变为血管紧张素Ⅱ（Ang Ⅱ）。Ang Ⅱ作用在 AT1 受体，通过直接收缩小动脉或通过促进醛固酮分泌或儿茶酚胺的释放，升高血压。ACE 还能通过抑制缓激肽（BK）的降解，使体内 BK 增加，引起扩血管效应，对抗 Ang Ⅱ的升压作用。RAAS 中还有一条参与血压调控的途径是 ACE2/Ang1~7 途径。ACE2 将 Ang Ⅱ降解为 Ang1~7，或将 Ang Ⅰ转化为 Ang1~9，再经 ACE 作用转化为 Ang1~7。Ang1~7 能对抗 Ang Ⅱ导致的诸多不利作用。循环中的 Ang Ⅱ主要与血流动力学的急性调节（使血压升高）有关，而组织器官局部的 Ang Ⅱ在高血压的靶器官损害方面起了更重要的作用。

3. 血管机制　大动脉及小动脉结构与功能的变化，也就是血管重构为血压升高的机制之一，各种原因使血管内皮受损后，在黏附分子的作用下，白细胞、血小板等黏附在血管壁，并释放多种有害的细胞因子（如氧自由基、白细胞介素等），加重血管壁的硬化和重塑，与血压升高之间形成恶性循环。此外，内皮功能受损，其合成和释放的舒张血管因子如 NO 和前列环素（PGI_2）减少，而具有强烈收缩血管作用的内皮素和血栓素（TXA2）释放增加，同样会促进高血压的发生发展。

4. 胰岛素抵抗（insulin resistance, IR）　是指机体对胰岛素作用的敏感性下降，导致胰岛素代偿性分泌增加，形成高胰岛素血症。高胰岛素血症可使电解质代谢发生障碍，细胞内钠、钙增加，体内儿茶酚胺水平升高，并增加缩血管因子（如内皮素）的释放、减少前列腺素的合成，从而影响血管舒缩功能，促使血压升高。

5. 肾机制　各种原因引起肾性水肿、钠潴留，增加心排血量，通过全身血流自身调节使外周血管阻力和血压升高。高盐饮食加上遗传性或获得性肾排钠能力的下降使许多高血压患者的基本病理生理异常。

三、临床表现

（一）症状

原发性高血压大多起病缓慢，缺乏特异性的临床表现，约 2/5 的患者无症状，仅在体检或偶测血压中发现。常见的临床症状有头晕、头痛、耳鸣等常见的神经功能失调的表现，上述症状多数在休息及血压正常后逐渐缓解。随着病情的进展，靶器官受损后可出现相应受累器官的症状。

（二）体征

原发性高血压患者缺少特异性的体征。体格检查的主要目的是排除继发性高血压及评估靶器官受累情况。周围血管搏动、血管杂音、心脏杂音是体格检查的重点项目。心脏听诊可有第二心音亢进、收缩期杂音或喀喇音。

某些体征可提示继发性高血压的可能，如向心性肥胖、满月脸、皮肤紫纹（库欣综合征），肾血管杂音（肾血管性疾病），四肢血压不对称（大动脉炎或主动脉夹层）。

四、检查

（一）测量血压

血压的测量是原发性高血压诊断和评估的前提。评价血压水平的方法有以下几种：直接测量法，即将导管经周围动脉送入主动脉，导管末端经换能器转换后，在监护仪上直接显示血压数值；间接测量法，目前推荐采用通过认证的上臂式全自动电子血压计。

高血压的诊断主要靠血压测量，准确的血压测量对于诊断高血压极为重要，目前包括：诊室血压测量、家庭血压测量和 24 h 动态血压监测 3 种方法。目前诊室血压测量仍作为主要诊断高血压及血压分级的方法。24 h 动态血压监测可诊断白大衣高血压，发现隐匿性高血压，对观察血压昼夜节律及评估降压疗效等都有重要作用。家测血压作为诊室血压的重要补充同样具有重要作用。

（二）基本检查

1. 血液检查　全血细胞计数、血红蛋白、尿液常规（红细胞、蛋白、糖和沉渣镜检）、血液生化（包括肝肾功能、血糖、血脂和尿酸及电解质）。

2. 心电图检查　对原发性高血压引起的心肌肥厚、心律失常、冠心病等的诊断具有重要提示或明确诊断作用。

3. 胸部 X 线检查　显示的心胸比可提示心脏有无扩大，另外对于主动脉夹层、主动脉缩窄等也能提供诊断线索。

（三）推荐检查

1. 尿白蛋白肌酐比、血同型半胱氨酸测定　对于高血压靶器官损害评估及危险分层具有重要意义。

2. 超声检查　可评估高血压患者是否存在心房、心室的结构和功能改变，颈动脉超声有助于评估颈动脉的增厚和斑块，如疑似有外周动脉病变应做周围血管超声检查。腹部超声主要检查双肾、肾动脉及肾上腺，用于排除继发性高血压及评估原发性高血压肾受累情况。

3. 眼底检查　高血压眼底改变可以分为 4 个级别：Ⅰ级，视网膜小动脉出现硬化、狭窄、变细；Ⅱ级，出现动脉交叉压迫征、静脉阻塞征；Ⅲ级，视网膜出现渗出、出血；Ⅳ

级,在Ⅲ级眼底改变的基础上出现视神经盘水肿。

五、诊断、评估与鉴别诊断

(一)诊断

成人在未服用抗高血压药的情况下,经3次非同日测量血压,收缩压≥140 mmHg和(或)舒张压≥90 mmHg,诊断为高血压。如患者既往有高血压病史,目前正在服用降压药物,即使血压低于140/90 mmHg,也应诊断为高血压。家庭血压测量≥135/85 mmHg,24 h动态血压监测≥130/80 mmHg。

(二)危险评估与预后

高血压的预后与血压水平有关,还与相关的危险因素、靶器官损害和临床疾病相关。将相关的因素综合分层可将高血压患者分为低危、中危、高危和极高危。风险越高,预后越差(表3-4-2,表3-4-3)。

(三)鉴别诊断

原发性高血压在明确诊断之前应排除各种继发性高血压,很多继发性高血压在原发疾病治愈后,血压水平可完全恢复正常。在询问病史和体格检查时,需高度注意继发性高血压的症状与体征。常见继发性高血压包括肾实质性高血压、肾血管性高血压、内分泌疾病相关高血压(嗜铬细胞瘤、原发性醛固酮增多症、库欣综合征)。

睡眠呼吸暂停是引起高血压的独立危险因素,且高血压的程度与呼吸暂停的严重程度相关,如不能有效治疗睡眠时呼吸暂停,血压也将难以控制。临床表现和多导睡眠图检测可诊断本病。

药物导致的高血压或高血压加重临床上也较为常见。引起血压升高的常用药物有:非甾体抗炎药、口服避孕药、皮质激素、抗抑郁药等。

表3-4-2 高血压患者心血管危险分层标准

其他心血管危险因素和疾病史	血压(mmHg)			
	SBP 130~139和(或)DBP 85~89	SBP 140~159和(或)DBP 90~99	SBP 160~179和(或)DBP 100~109	SBP ≥180和(或)DBP ≥110
无		低危	中危	高危
1~2个其他危险因素	低危	中危	中/高危	很高危
≥3个其他危险因素,靶器官损害,或CKD3期,无并发症的糖尿病	中/高危	高危	高危	很高危
临床并发症,或CKD≥4期,有并发症的糖尿病	高/很高危	很高危	很高危	很高危

注:CKD:慢性肾病。

表3-4-3 影响高血压患者心血管预后的重要因素

心血管危险因素	靶器官损害	伴发临床疾病
高血压(1~3级) 男性>55岁,女性>65岁 吸烟或被动吸烟 糖耐量受损(2 h血糖7.8~11.0 mmol/L)和(或)空腹血糖异常(6.1~6.9 mmol/L) 血脂异常 　TC≥5.2 mmol/L(200 mg/dL)或 　LDL-C≥3.4 mmol/L(130 mg/dL) 　或HDL-C<1.0 mmol/L(40 mg/dL) 早发心血管病家族史(一级亲属发病年龄<50岁) 腹型肥胖(腰围:男性≥90 cm,女性≥85 cm)或肥胖(BMI≥28 kg/m²) 高同型半胱氨酸血症(≥15 μmol/L)	左心室肥厚 　心电图:Sokolow-Lyon电压>3.8 mV或Comell乘积>244 mV·ms 　超声心动图LVMI:男性≥115 g/m²,女性≥95 g/m² 颈动脉超声IMT≥0.9 mm或动脉粥样斑块颈-股动脉脉搏波速率≥12 m/s 　(*选择使用) 踝/臂血压指数<0.9 　(*选择使用) 估算的肾小球滤过率降低[eGFR30~59 mL/(min·1.73 m²)]或血清肌酐轻度升高: 　男性115~133 μmol/L(1.3~1.5 mg/dL),女性107~124 μmol/L(1.2~1.4 mg/dL) 微量白蛋白尿:30~300 mg/24 h或白蛋白/肌酐比:≥30 mg/g(3.5 mg/mmol)	脑血管病 　脑出血,缺血性脑卒中,短暂性脑缺血发作 心脏疾病 　心肌梗死史,心绞痛,冠状动脉血运重建,慢性心力衰竭,心房颤动 肾病 　糖尿病肾病 　肾功能受损包括 　eGFR<30 mL/(min·1.73 m²) 　血肌酐升高: 　男性≥133 μmol/L(1.5 mg/dL), 　女性≥124 μmol/L(1.4 mg/dL) 　蛋白尿(≥300 mg/24 h) 外周血管疾病 视网膜病变 　出血或渗出,视神经盘水肿 糖尿病 　新诊断:空腹血糖:≥7.0 mmol/L(126 mg/dL), 　餐后血糖:≥11.1 mmol/L(200 mg/dL) 　已治疗但未控制:糖化血红蛋白(HbAlc):≥6.5%

注:TC,总胆固醇;LDL-C,低密度脂蛋白胆固醇;HDL-C,高密度脂蛋白胆固醇;LVMI,左心室质量指数;IMT,颈动脉内膜中层厚度;BMI,体质量指数。

六、治疗

(一) 治疗目标

原发性高血压患者,首要的治疗目标是防治靶器官损伤、减少心血管事件的发生和降低死亡风险。这需要在降压的同时,治疗所有已明确的可逆的危险因素(包括吸烟、酗酒、血脂异常和糖尿病等)。此外,还需处理原发性高血压并存的临床情况。

普通原发性高血压患者,血压应控制在 140/90 mmHg 以下,如能耐受可以进一步降低至 130/80 mmHg 以下;合并糖尿病、慢性肾病、心力衰竭、病情稳定的冠心病应降至 130/80 mmHg 以下。老年人收缩压应降至 150 mmHg 以下,如能耐受可以降低至 140 mmHg 以下。

(二) 治疗计划

1. 非药物治疗 改善生活方式对降低血压和心血管危险因素的改善作用已得到广泛认可,适用于所有原发性高血压患者。戒烟限酒;减轻体重:通过减少热量摄入和增加体力活动,运动强度宜因人而异,一般每周 3~5 次,每次 30~60 min 的有氧运动,尽量将体质量指数控制在 24 kg/m^2 以下。合理膳食:低钠饮食,钠的摄入每天少于 2.4 g(相当于氯化钠 6 g);同时要保持良好心态,正确对待环境压力。

2. 药物治疗 大多数原发性高血压患者都应在数周及 1 个月内将血压逐渐降至目标水平。根据血压基线水平、危险因素及有无并发症,在起始治疗时采用单药治疗或两种药物的低剂量联合治疗都是合理的。一般情况下,1 级高血压起始选用一种降压药,2 级高血压选用两种降压药;常规剂量下单药降低血压的幅度约为 10/5 mmHg。以下 5 类药物均可以作为降压治疗的初始用药和维持用药。一般情况下尽可能选用长效制剂,以平稳降压并减少不良反应。

(1) 利尿药 包括噻嗪类、袢利尿药和保钾利尿药。降压治疗一般选用低剂量噻嗪类利尿药,多用于钠水负荷为主的患者(如老年人及食盐量高或盐敏感高血压患者)可作为首选,低剂量噻嗪类利尿药可联合血管紧张素系统抑制剂(RASI),有提高降压疗效及减少不良反应的优势。袢利尿药用于 eGFR<30 mL/min 的慢性肾病患者。保钾利尿药用于低钾血症患者,醛固酮受体拮抗剂还用于顽固性原发性高血压及原发性醛固酮增多症的患者。排钾利尿药可能致血钾减低,长期相对大剂量噻嗪类利尿药还有可能影响患者血糖、血脂及血尿酸的水平。

(2) β 受体阻滞剂 通过抑制交感神经过度激活并间接抑制 RAAS 兴奋,起到降低血压的作用,适用于交感神经兴奋性高的高血压患者。尤其适用于年轻心率增快及合并冠心病或心功能不全的患者。临床常用高选择性的 β$_1$ 受体阻滞剂。禁用或慎用于二度以上窦房或房室传导阻滞、哮喘及外周血管疾病的患者。一般情况下不可突然停药,以防发生症状性反跳现象。

(3) 钙通道阻滞剂 通过改善血管的收缩达到降压效果,较适合于老年单纯收缩期高血压患者及动脉硬化的患者,降压疗效肯定。钙通道阻滞剂的个体差异相对较小,且疗效一般不受高盐饮食、非甾体抗炎药等的影响,对血脂、血糖、血尿酸和肾功能均无不利影响,对胰岛素抵抗作用是中性的。常使用二氢吡啶类钙通道阻滞剂。钙通道阻滞剂无明确的禁忌证,主要不良反为血管扩张所致的头痛、踝部水肿或牙龈肿胀。一般选用长效,而短效制剂有可能引起反射性心率加快。

(4) 血管紧张素系统抑制剂(RASI) 包括:①血管紧张素转换酶抑制药(ACEI):通过抑制循环和局部 RAAS,升高缓激肽水平,降低血压、保护靶器官。②AngⅡ 1 型受体拮抗剂(ARB):通过拮抗 AngⅡ 1 型受体发挥降压作用。其降压疗效和靶器官保护作用与 ACEI 相似。高盐饮食患者 RAAS 处于相对抑制状态,单用 ACEI 或 ARB 效果欠佳,加用利尿药可显著提高疗效。RASI 类药物除了良好的降压作用外,可改善胰岛素抵抗,对伴有左心室肥厚、心功能不全、冠心病和肾功能损害的患者有降压以外的益处。ACEI 最常见的不良反应是干咳,故对 ACEI 引起咳嗽的患者亦可考虑换用 ARB 类药物。其他不良反应有高钾血症、血管神经性水肿等。肾动脉狭窄、高钾血症或严重肾衰竭、严重主动脉狭窄、梗阻性肥厚型心肌病和妊娠患者禁用。

(5) α 受体阻滞剂 通过阻断突触后 α 受体,扩张外周血管而发挥降压作用,对伴有前列腺肥大或顽固性高血压的患者是较好的选择。α 受体阻滞剂对糖、脂代谢无明显不良影响。常见的不良反应为直立性低血压,心力衰竭患者慎用。

3. 联合用药 可减少增加单药剂量所带来的不良反应,提高降压的达标率。指南推荐的联合治疗方案有:以利尿药为基础加 ACEI 或 ARB 或钙通道阻滞剂,以钙通道阻滞剂为基础加 ACEI 或 ARB,二氢吡啶类钙通道阻滞剂联合 β 受体阻滞剂。如两药联合仍不能奏效,可考虑加用第 3 种药物。联合用药推荐首选单片固定复方制剂。

4. 难治性高血压的诊治 在改善生活方式及使用足量的包括利尿药在内的至少 3 种降压药治疗持续 1 个月的措施下,血压仍不能达标时,称为难治性高血压又称顽固性高血压。难治性高血压可能的原因包括：未查出的继发原因、应用可升高血压的药物、体重增加、重度饮酒、容量负荷过重（利尿药治疗不充分，高盐摄入）等。假性难治性高血压的常见原因有：单纯性诊所（白大衣）高血压，测压方法有问题（患者上臂较粗时未使用较大的袖带），降压治疗依从性差等。难治性高血压的处理应先找出可能的原因，针对病因处理。部分患者加用醛固酮受体拮抗剂可能有一定的疗效。

（三）高血压危象的处理

1. 高血压急症（hypertensive emergencies） 是指血压短期内严重升高（BP>180/120 mmHg）并伴新发进行性靶器官功能不全的表现。常见高血压急症包括高血压脑病、脑卒中、急性左心衰竭、急性心肌梗死、不稳定型心绞痛、主动脉夹层等。高血压急症应持续监测血压，并尽快应用静脉降压药。降压原则是最初 1~2 h 使平均动脉血压下降25% 左右，在以后的 2~6 h 血压降至约 160/100 mmHg，以后 24~48 h 逐步降低血压达到正常水平。需特别注意，急性缺血性卒中，没有明确临床试验证据要求立即抗高血压治疗；主动脉夹层应将收缩压迅速降至 100 mmHg 左右（如能耐受）。

2. 高血压亚急症（hypertensive urgencies） 是血压短期内严重升高但不伴新发靶器官损害，可用口服降压药将血压逐渐降至正常水平。

（四）特殊人群的降压治疗

1. 老年高血压 降压治疗同样受益，但注意血压应逐步降低，尤其体质较弱者降压不可太快，并应注意部分患者在药物治疗后可出现直立性低血压。老年人常有多种危险因素、靶器官损害和心血管病，须结合考虑选用药物。老年人高血压的收缩压目标值为 150 mmHg，五大类一线降压药物均可使用，单纯收缩期高血压常首选钙通道阻滞剂和利尿药。

2. 高血压伴冠心病 稳定型心绞痛时首选 β 受体阻滞剂或长效钙通道阻滞剂，急性冠脉综合征（ACS）时选用 β 受体阻滞剂和 ACEI 或 ARB，心肌梗死后患者用 ACEI或 ARB、β 受体阻滞剂和醛固酮受体拮抗剂。

3. 高血压伴心力衰竭 能够耐受者均应使用 ACEI或 ARB 和 β 受体阻滞剂，部分患者联合使用醛固酮受体拮抗剂，容量负荷高者联合使用袢利尿药，射血分数降低的心力衰竭可以使用沙库巴曲缬沙坦。

4. 高血压伴糖尿病 首选 ACEI 或 ARB，常需加用钙拮抗药或噻嗪类利尿药，心率快者可联合 β 受体阻滞剂。ARB 和 ACEI 对降低蛋白尿，防治糖尿病性肾损害作用相对较好。

5. 高血压伴慢性肾病 ACEI、ARB 有利于防止肾病进展，但需根据肾功能水平决定是否使用，钙拮抗药和 β 受体阻滞剂均可联合使用，重度患者可合用袢利尿药。

6. 妊娠相关高血压疾病 目前将妊娠相关高血压疾病分为妊娠高血压（gestational hypertension）、先兆子痫（pre-eclampsia）、子痫（eclampsia）、妊娠合并慢性高血压（chronic hypertension）和慢性高血压伴发先兆子痫。

对妊娠相关高血压疾病要依据血压水平、妊娠年龄及来自母亲和胎儿的相关危险因素选择治疗方案，包括加强母儿监测，镇静，防止抽搐，积极降压。严重高血压且病情危重有可能威胁孕妇生命时，需终止妊娠。

当血压升高≥160/110 mmHg 时，应积极降压，以防脑卒中及子痫的发生。当血压升高≥140/90 mmHg 时，建议降压治疗。降压目标值：当孕妇未并发器官功能损伤，将收缩压控制在 130~155 mmHg，舒张压控制在 80~105 mmHg；孕妇并发器官功能损伤，则收缩压应控制在130~139 mmHg，舒张压应控制在 80~89 mmHg；血压不可低于 130/80 mmHg，以保证子宫胎盘血流灌注。

降压药的选择除了要有效地降低母亲的血压外，还必须对胎儿安全无害。常用的降压药有：硝苯地平、拉贝洛尔、肼屈嗪、甲基多巴等，禁用 ACEI、ARB。

第二节
继发性高血压

继发性高血压是继发于其他疾病的血压升高，约占所有高血压的 10%。通过治疗原发性疾病，高血压可得到改善或根治。因此，应及早明确诊断原发性疾病，以阻止病情进展。

一、筛查人群

1. 年龄 <30 岁的中、重度高血压患者。

2. 症状、体征或实验室有怀疑的线索：如顽固性低血钾，肢体脉搏不对称、减弱及消失，阵发性血压增高，伴心悸、出汗，腹部血管听到粗糙杂音等。

3. 3 种药物联合治疗效果差，或近期血压明显增高。

4. 夜间明显打鼾或者间断暂停，白天容易困倦。

5. 恶性高血压。

二、分类

常见继发性高血压如下。

1. 肾实质性高血压　各种肾实质疾病引起的高血压，包括急、慢性肾小球肾炎，糖尿病肾病、慢性肾盂肾炎等，是最常见的继发性高血压。患者常有血尿、蛋白尿和肾功能减退等表现。

2. 肾血管性高血压　单侧或双侧肾动脉及其分支狭窄进展到一定的程度，即可引起肾血管性高血压，常见病因包括肾动脉粥样硬化、多发性大动脉炎、肾动脉纤维肌性发育不良等。突发的高血压尤其是女性 30 岁以前，应考虑纤维肌性增生不良。肾动脉狭窄者可在脐旁闻及血管杂音，但不常见。实验室检查可有高肾素、低血钾。晚期患者可出现肾功能进行性减退和患侧肾体积缩小。如临床上高度怀疑本病，应进一步做肾动脉超声、CT 或磁共振血管成像及肾动脉造影检查。

3. 原发性醛固酮增多症　肾上腺皮质增生或肿瘤导致醛固酮分泌过多，患者常有轻至中度高血压，夜尿增多，口渴，发作性肌无力、搐搦或手足麻木感等表现。检测血浆肾素 / 醛固酮比值常作为筛查方法。

4. 嗜铬细胞瘤　起源于肾上腺髓质、交感神经节和体内其他部位嗜铬组织，肿瘤间歇或持续释放过多儿茶酚胺，引起血压骤然升高、头痛、多汗、面色苍白等表现。

5. 库欣综合征　肾上腺皮质分泌过量糖皮质激素，患者除有高血压外，还常有向心性肥胖、满月脸、多毛、皮肤变薄、痤疮等表现。尿 24 h 皮质醇或其代谢产物水平检测，小剂量地塞米松试验，有助于该病的诊断。

6. 其他病因　甲状腺功能亢进、甲状腺功能减退、主动脉缩窄、药源性等原因可引起高血压。

三、诊断

继发性高血压的临床表现根据其病因不同，差别较大。诊断主要依据病史、典型症状体征和辅助检查结果进行。辅助检查包括肾功能、血电解质、血醛固酮、肾素、24 h 尿 17- 羟类固醇和 17- 酮类固醇，以及超声、放射性核素、CT、MRI、血管造影等。

四、治疗

治疗包括原发疾病治疗和对症治疗。采用手术、放射和药物治疗原发疾病，并酌情使用降压药物控制血压。此类疾病的临床表现、诊断与治疗参见第五篇第二部分、第七篇第一部分及第三篇第四部分。

（孙宁玲　王鸿懿）

第二章　动脉粥样硬化

动脉粥样硬化（atherosclerosis）是在多种危险因素作用下大、中动脉血管壁发生脂质积聚、纤维基质形成和细胞迁移增生，形成黄色粥样病变。该病是一种慢性进行性疾病，其特点是从受累动脉的内膜开始，先后有多种病变合并存在。早期的脂质条纹由胆固醇、脂质和含脂滴的泡沫细胞构成，可在青少年就出现；继而缓慢发生纤维组织增生，包绕脂质核心，钙质沉着，动脉中层逐渐退变形成纤维斑块，使得动脉管壁增厚和管腔缩小，易于造成组织缺血；脂质池和坏死核心进一步增大，形成粥样斑块，易于发生斑块破裂、斑块内出血及局部血栓形成，常引起急性心血管事件。

一、病因与发病机制

（一）病因

本病是多病因的疾病，多种因素作用于不同环节，这些因素被称为危险因素。主要的危险因素如下。

1. 年龄、性别、种族、家族史　属于不可改变的危险因素。本病多见于中、老年人，但在一些青壮年人甚至儿童的尸检中，也发现有早期的粥样硬化病变。近年来临床发病有年轻化趋势。与男性相比，女性发病率较低，但在绝经期后发病率增加。另外，各种族人群本病的发病率不尽相同，而且本病也具有家族易感性。

2. 血脂异常　脂质代谢异常是动脉粥样硬化重要的危险因素。胆固醇直接出现在粥样硬化斑块中，主要是以氧化修饰低密度脂蛋白（oxidized low density lipoprotein，ox-LDL）和胆固醇酯形式存在。总胆固醇（TC）、三酰甘油（TG）、低密度脂蛋白（low density lipoprotein，LDL）或极低密度脂蛋白（very low density lipoprotein，VLDL）增高，相应的载脂蛋白 B（ApoB）增高；高密度脂蛋白（high density lipoprotein，HDL），即 α 脂蛋白减低，载脂蛋白 A（apo lipoprotein A，ApoA）降低都被认为是危险因素。此外，脂蛋白（a）[Lp（a）]增高也可能是独立的危险因素。在临床实践中,以 TC 及 LDL 增高最受关注。

3. 高血压　发生动脉粥样硬化不良事件的危险在高血压前期(120~139/80~89mmHg)患者中就存在,其中,收缩压每增加 20mmHg 或舒张压每升高 10mmHg,冠心病和脑卒中病死率都会加倍。

4. 吸烟　吸烟者与不吸烟者比较,本病的发病率和病死率增高 2~6 倍,且与每日吸烟的支数成正比。被动吸烟也是危险因素。

5. 糖尿病和糖耐量异常　相关研究指出,糖尿病是冠心病的等危症,在 10 年内发生主要心血管事件的风险与已有冠心病患者等同。因而,它是最高级别的危险因素。75% 糖尿病患者的死亡原因是动脉粥样硬化性心血管疾病(ASCVD)。

6. 其他　动脉粥样硬化的可能危险因素包括 C 反应蛋白、同型半胱氨酸、纤维蛋白原、D- 二聚体,内膜中膜厚度、冠状动脉钙化评分和系统感染标志物增高。迄今为止,只有 C 反应蛋白增高在指南中占有一席之地。C 反应蛋白是人类全身炎症反应标志物,其增高是冠状动脉事件的独立危险因素。另外,大气污染、PM2.5 和 PM10 增高也是冠状动脉事件的独立危险因素。

(二)发病机制

既往曾有脂质浸润学说、血栓形成学说、平滑肌细胞克隆学说等从不同角度来阐述本病。近年诸多研究支持"内皮损伤学说"和"炎症学说"。认为本病的各种危险因素最终都损伤动脉血管内膜,而粥样硬化病变的形成是动脉对内膜损伤做出的炎症 – 纤维增生性反应的结果(图 3-4-1)。

二、临床表现

临床表现主要取决于血管病变及受累器官的缺血程度,冠状动脉粥样硬化者,若管径狭窄达 75% 以上,则可发生心绞痛、心肌梗死、心律失常,甚至猝死。主动脉粥样硬化大多数无特异症状,少数可形成主动脉瘤。脑动脉粥样硬化可引起脑缺血、脑萎缩,或造成脑血管破裂出血。肾动脉粥样硬化常引起夜尿增多、顽固性高血压,严重者可有肾功能不全。肠系膜动脉粥样硬化可表现为饱餐后腹痛、便血等症状。下肢动脉粥样硬化引起血管腔严重狭窄者,可出现间歇性跛行、足背动脉搏动消失,严重者甚至可发生坏疽。

三、辅助检查

(一)实验室检查

本病尚缺乏敏感而有特异性的早期实验室诊断方法。多数患者有血脂质代谢异常表现;一些患者血浆同型半胱氨酸水平升高,C 反应蛋白升高。

(二)影像学检查

血管造影可显示动脉管腔狭窄或动脉瘤病变,以及病变的所在部位、范围和程度,有助于确定是否为介入或外科手术治疗的适应证和选择施行手术的方式;多普勒超声检查有助于判断颈动脉、四肢动脉和肾动脉的血流情况和血管病变。MRI 显像有助于判断脑动脉的功能情况及脑组织的病变情况。CTA 可显示冠状动脉病变狭窄程度与范围等。

近年来出现了一些介入诊断新方法:血管内超声显像(IVUS)对于明确粥样硬化形态和结构及斑块稳定性很有帮助;血管镜检查在识别粥样病变基础上的血栓形成方面很有优势;光学相干断层成像(optical coherence tomography,OCT)是辅助血管造影的高分辨率斑块检测手段,可以在体显示斑块的组织学结构。冠状动脉血流储备分数(fractional flow reserve,FFR)可准确评价血管狭

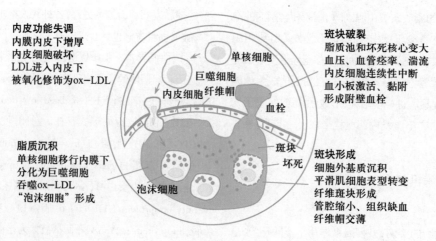

图 3-4-1　动脉粥样硬化发病机制

窄病变与心肌缺血的关系,是冠状动脉病变功能学评价的"金指标"。随着人工智能技术(AI)的进步,将CTA影像与FFR技术结合的CT-FFR可望用于无创性诊断动脉粥样硬化。

四、诊断与鉴别诊断

(一)诊断

本病早期诊断不容易,如有明显器官缺血症状时,通过检查发现血脂异常,超声及动脉造影发现血管狭窄性或扩张性病变考虑诊断本病。

(二)鉴别诊断

不同动脉粥样硬化可导致不同临床表现,如主动脉粥样硬化可引起主动脉狭窄和主动脉瘤,冠状动脉粥样硬化可引起心绞痛和心肌梗死,肾动脉粥样硬化可引起高血压等。应与相应部位心血管病进行鉴别(表3-4-4)。

表3-4-4　不同动脉粥样硬化鉴别诊断

不同动脉粥样硬化所致	需鉴别疾病
主动脉粥样硬化所致	梅毒性主动脉炎、主动脉瘤、纵隔肿瘤
冠状动脉粥样硬化所致	冠状动脉其他病变
肾动脉粥样硬化所致	
高血压	其他原因的高血压
肾动脉血栓形成	肾结石
四肢动脉粥样硬化所致	其他病因的动脉病变

五、治疗与预防

首先应积极进行一级预防,推行健康的生活方式,有效控制危险因素,延缓或阻止动脉粥样硬化的发生和防止进展成临床心血管疾病。已发生并发症者,应及时治疗防止其恶化,延长患者寿命。

(一)一般防治措施

1. 平衡膳食　食用低脂、低胆固醇(每日不超过300 mg)膳食,多食蔬菜水果;限制饮酒;减少钠盐摄入,每天食盐控制在6 g以内,钾盐摄入≥4.7 g/d。

2. 规律运动　每周至少5 d,每天30 min中等强度的有氧运动,或每周3 d每天20 min高强度的有氧运动,避免连续2 d不运动,推荐每天快步走>6 000步,速率是每分钟100步。运动耐量下降者也应进行适当的体育活动。

3. 控制体重　维持体质量指数(BMI)在18~24 kg/m^2。

4. 戒烟　并尽量避免被动吸烟。

5. 积极控制危险因素　危险因素包括高血压、高脂血症、糖尿病、肥胖症等。

(二)药物治疗

针对动脉粥样硬化的药物治疗主要为降脂治疗和抗血小板治疗。降脂治疗的主要靶标为降低LDL-C,主要包括抑制胆固醇合成的他汀类、抑制肠道胆固醇吸收的依折麦布和抑制肝细胞表面LDL受体降解的PCSK9抑制剂等。抗血小板药如阿司匹林、P2Y12受体抑制剂氯吡格雷和替格瑞洛等。

(三)介入治疗和外科手术治疗

如血管狭窄严重或闭塞特别是冠状动脉、肾动脉、颈动脉和四肢动脉,可行介入或外科手术,再通或重建血管通路,以恢复动脉的供血。经皮穿刺腔内血管成形术,将凸入动脉管腔的粥样物质压向动脉壁而使血管通畅;在此基础上发展了经皮腔内血管旋磨术、激光成形术、血栓抽吸术等多种介入治疗,将粥样物质切下、磨碎、气化、吸出而使血管再通。目前应用最多的还是经皮腔内血管成形术和支架(stent)包括药物洗脱支架植入术。

(袁祖贻)

第三章　冠状动脉粥样硬化性心脏病

冠状动脉粥样硬化性心脏病(coronary atherosclerotic heart disease)简称冠心病(coronary heart disease,CHD),是指由于粥样硬化斑块发生在冠状动脉致使管腔狭窄或阻塞,导致心肌缺血缺氧损伤或坏死而引起的心脏病。

近年趋向于根据发病特点和治疗原则不同将CHD分为以下两类:①慢性冠脉综合征(chronic coronary syndrome,CCS):指除急性冠脉综合征(acute coronary syndrome,ACS)外包括冠状动脉痉挛和冠状动脉微循环障碍在内其他所有冠心病表现的总称,包括稳定型心绞痛、缺血性心肌病和隐匿性冠心病等。②ACS:包括非ST段抬高ACS和ST段抬高ACS,前者又分为不稳定型心绞痛(unstable angina pectoris,UAP)和非ST段抬高心肌梗死(non-ST segment elevation myocardial infarction,NSTEMI),后者主要是ST段抬高心肌梗死(ST segment elevation myocardial infarction，STEMI）。

第一节
稳定型心绞痛

稳定型心绞痛（stable angina pectoris，SAP）亦称稳定型劳力性心绞痛，是冠状动脉固定性严重狭窄基础上由于心肌负荷增加引起心肌急剧、暂时的缺血与缺氧的临床综合征。其特点为阵发性胸骨后压迫性疼痛，可放射至胸前区和左上肢尺侧，常于劳动负荷增加时发作，持续数分钟，休息或用硝酸酯类制剂后缓解。疼痛发作的程度、频度、性质及诱发因素在数周至数月内无明显变化。

一、病因与发病机制

心绞痛主要由冠状动脉供血与心肌需血之间发生矛盾时产生。正常情况下，冠状动脉有很大的储备，充分扩张时血流量可增加到休息的 6~7 倍。冠状动脉粥样硬化导致血管狭窄，血供不足。当心脏负荷突然增加，如劳累、激动、饱餐等，使得心脏前、后负荷增加，心肌收缩力增加、心率增快，而致心肌氧耗量增加，心肌需血增加，而冠状动脉不能有效扩张，供血无法相应增加，即可引起心绞痛。

心肌在缺血缺氧的情况下，产生并积聚过多的代谢产物，如乳酸、丙酮酸等酸性物质，或类似激肽的多肽类物质，刺激心脏自主神经的传入纤维末梢，经相应的交感神经节和脊髓段传至大脑，产生疼痛感觉。这种痛觉常投射到与自主神经进入水平相同的脊髓段的脊神经所分布的皮肤区域，故心绞痛常表现为胸骨后疼痛并放射至左肩、臂和手指，而多不在心脏位置。

二、临床表现

（一）症状

1. 疼痛部位　典型的心绞痛部位是在胸骨后或左前胸，范围常不局限，可以放射到颈部、咽部、颌部、上腹部、肩背部、左臂及左手指尺侧。但每次心绞痛发作部位往往是固定的。

2. 疼痛性质　常呈压迫、紧缩、憋闷或烧灼、窒息、沉重感。有的患者只述为胸部不适，主观感觉差异较大。但一般不会是针刺样疼痛。

3. 疼痛持续时间　呈阵发性发作，持续数分钟，一般不会超过 10 min，也不会转瞬即逝或持续数小时。

4. 诱发因素及缓解方式　发作与劳力或情绪激动等有关，寒冷、饱餐、吸烟等亦可诱发。多发生在劳力当时而不是之后，停下休息即可缓解；舌下含服硝酸甘油可在 2~5 min 迅速缓解症状。

（二）体征

稳定型心绞痛体格检查常无明显异常。心绞痛发作时可有心率增快、血压升高、焦虑、出汗，有时可闻及第四心音、第三心音或奔马律，或出现心尖区收缩期杂音，第二心音逆分裂，双肺底偶闻及湿啰音。

三、辅助检查

（一）实验室检查

为了解冠心病的危险因素，行血糖、血脂检查；血尿常规、肝肾功能、电解质、肝炎相关抗原、HIV 及梅毒血清试验，需在冠状动脉造影术前进行。胸痛较明显者，需查心肌肌钙蛋白、肌酸激酶及同工酶，以与 ACS 相鉴别。

（二）心电图

1. 静息心电图检查　所有胸痛患者均应行静息心电图检查，但静息心电图正常不能排除冠心病。

2. 心绞痛发作时心电图检查　心绞痛发作时心电图检查，绝大多数患者可出现暂时性心肌缺血引起的 ST-T 改变。静息心电图有 ST 段压低或 T 波倒置，但胸痛发作时呈"假性正常化"，也支持诊断。

3. 24 h 动态心电图　主要应用于动态观察心电图 ST-T 改变和各种心律失常的发生。可通过与患者自觉症状相对照，如有与症状时间相一致的缺血性 ST-T 变化，有助于诊断。

4. 心电图运动负荷试验　运动可以增加心脏负荷以诱发心肌缺血，检测发现心电图改变，有助于心绞痛诊断。主要适用于有运动能力，有心绞痛症状，但静息心电图无异常的患者。

（三）胸部 X 线检查

胸部 X 线检查有助于了解心肺疾病的情况，如有无充血性心力衰竭等。对稳定型心绞痛并无诊断意义。

（四）冠状动脉造影术

冠状动脉造影术是显示冠状动脉粥样硬化性病变最有价值的有创性检测手段，是诊断冠心病的金标准。严重肾衰竭、造影剂过敏、精神异常不能合作或合并其他严重疾病者不宜行冠状动脉造影术。

（五）放射性核素检查

放射性核素检查包括心肌灌注显像、心室腔显像、心肌代谢显像等，有助于判断心肌缺血或坏死。心肌灌注显像常用 ^{201}Tl 或 $^{99m}Tc-MIBI$ 静脉注射，使正常心肌显像而缺血区不显影的"冷点"显像点,结合运动或药物负荷试验,还可查出静息时心肌无明显缺血的患者。用 ^{113m}In、^{99m}Tc 标记红细胞或白蛋白行心室血池显影,有助于了解室壁运动、心室射血分数等。

四、诊断与鉴别诊断

(一)诊断

根据典型的发作特点和体征,含服硝酸甘油后疼痛缓解,结合年龄和存在冠心病的危险因素,除外其他原因所致的心绞痛,一般即可建立诊断。各种检查发现心肌有缺血表现有助于明确诊断。

(二)鉴别诊断

1. 急性心肌梗死　疼痛部位与心绞痛相仿,但性质更剧烈,持续时间可达数小时,含服硝酸甘油多不能缓解。

2. 其他疾病引起的心绞痛　包括严重的主动脉瓣病变、风湿热、梅毒性主动脉炎引起的冠状动脉口狭窄或闭塞、肥厚型心肌病、X 综合征、心肌桥及先天性冠状动脉畸形。要根据病史及其他辅助检查来进行鉴别。

3. 肋间神经痛和肋软骨炎　疼痛部位常累及 1~2 个肋间,但并不一定局限在胸前,多为刺痛或灼痛,多为持续性而非发作性,咳嗽、用力呼吸和身体转动可使疼痛加剧,沿神经行径有压痛。

4. 心脏神经症　患者常诉胸痛,但多为短暂(几秒钟)的刺痛或持久(几小时)的隐痛。深吸一大口气或叹息时可缓解。胸痛部位多在左胸乳房下心尖区附近或经常变动,与劳动负荷无关,硝酸甘油含服无效或在 10 min 后才见效。常伴有心悸、疲乏、头晕、失眠及其他神经症症状。

5. 不典型疼痛　本病还需与食管病变、纵隔病变、食管裂孔疝、溃疡病、肠道疾病、颈椎病等所引起的胸腹疼痛相鉴别。

五、治疗

稳定型心绞痛的治疗目的为:①预防心肌梗死、猝死,提高生存率。②减轻症状和缺血发作,改善生活质量。

治疗通常采用改变生活方式、药物治疗和血运重建 3 种方法。

(一)改变生活方式

加强对患者的教育,协助患者戒烟,适量运动,控制血压、血糖、血脂、体重等,减少心血管危险因素。

(二)药物治疗

1. 改善预后的药物

(1)抗血小板药　阿司匹林通过抑制环氧化酶和血栓素 2(TXA2)的合成达到抗血小板聚集的目的,可降低心肌梗死、脑卒中等危险,无禁忌患者均应服用。其他的抗血小板抑制剂还有氯吡格雷、替格瑞洛及普拉格雷等。通过选择性抑制血小板 ADP 受体,阻断血小板激活和聚集。

(2)β 受体阻滞剂　心肌梗死后患者使用 β 受体阻滞剂可明显降低心血管事件危险,对稳定型心绞痛患者是否具有同样的保护作用尚不清楚。目前常用制剂有美托洛尔、比索洛尔、卡维地洛等。

(3)他汀类调脂药物　能有效降低 LDL-C,并降低心血管事件风险,还有延缓斑块进展、稳定斑块等作用。因此所有无禁忌证的患者均应服用。如应用他汀类药物后血脂水平仍不达标,可以考虑加用胆固醇吸收抑制剂依折麦布或前蛋白转化酶枯草杆菌蛋白酶 /kexin9 型(proprotein convertase subtilisin/kexin type 9,PCSK9)抑制剂。

(4)血管紧张素转换酶抑制药　研究表明,其可使稳定型心绞痛患者的主要终点事件的相对危险性降低。在稳定型心绞痛患者中,合并糖尿病、心力衰竭或左心室收缩功能不全的高危患者应该使用 ACEI。所有冠心病患者均能从 ACEI 治疗中获益。

2. 减轻症状、改善缺血的药物

(1)硝酸酯类药物　可直接扩张冠状动脉,增加冠状动脉循环的血流量;还可通过对周围血管的扩张,减少心脏前后负荷和心肌的需氧,从而缓解心绞痛。

(2)钙通道阻滞剂　可抑制 Ca^{2+} 进入细胞内及心肌细胞兴奋收缩偶联中 Ca^{2+} 的作用,因而可以抑制心肌收缩、减少心肌耗氧,扩张冠状动脉,改善冠状动脉血流;还可以扩张周围血管,减轻心脏负荷,抑血小板聚集,改善心肌微循环。常用地尔硫䓬、维拉帕米、硝苯地平等。外周水肿、便秘、心悸、面部潮红是所有钙通道阻滞剂常见的不良反应,还有头痛、头晕、低血压等不良反应。

(3)β 受体阻滞剂　能抑制心脏 β 肾上腺素受体,从而减慢心率、减弱心肌收缩力、降低血压,以减少心肌耗氧量,减少心绞痛发作和增加运动耐量。因此,β 受体阻滞剂也是稳定型心绞痛患者改善心肌缺血的主要药物。但有严重心动过缓、支气管哮喘的患者禁用此药。与硝酸酯类药物合用时,应注意直立性低血压等不良反应的发生。β 受体阻滞剂与二氢吡啶类钙通道阻滞剂联用时,可减轻后者引起的反射性心动过速。

(三)血运重建

稳定型心绞痛的血运重建治疗主要包括经皮冠状动

脉介入术（percutaneous coronary intervention，PCI）和冠状动脉旁路移植术（coronary artery bypass grafting，CABG）。

1. PCI 包括单纯球囊扩张、冠状动脉支架术、冠状动脉旋磨术、冠状动脉定向旋切术、药物洗脱球囊扩张术等。主要适用于稳定型心绞痛经优化药物治疗后仍有症状，有大面积心肌缺血客观证据的患者。

2. CABG 主要是在体外循环下施行主动脉－冠状动脉旁路移植手术，取患者左胸廓内动脉（左乳内动脉）或大隐静脉作为旁路桥，与远端冠状动脉吻合，引主动脉血流以改善病变冠状动脉所供应心肌的血流供应。主要适用于复杂冠状动脉病变如冠状动脉多支血管病变，尤其是合并糖尿病的患者，建议经心脏团队讨论后决定是否接受 CABG 治疗。

第二节
非 ST 段抬高急性冠脉综合征

非 ST 段抬高急性冠脉综合征（non-ST segment elevation acute coronary syndrome，NSTACS）是在动脉粥样硬化病变的基础上，发生斑块破裂或侵蚀，并发血栓形成、血管痉挛及微血管栓塞等所导致的急性或亚急性心肌缺血缺氧。包括不稳定型心绞痛（UAP）和非 ST 段抬高型心肌梗死（NSTEMI）。

一、病因与发病机制

NSTACS 与稳定型心绞痛不同的是，冠状动脉内的粥样硬化斑块是不稳定的、进展的。粥样斑块松动、裂纹或破裂，引发血小板在受损内皮表面黏附、活化、聚集，形成血栓，导致病变血管完全性或非完全性闭塞，继发心肌血流灌注减少。而血小板聚集和破裂斑块碎片导致的微血管栓塞，促发心肌损伤标志物的释放。

二、临床表现

（一）症状

UAP 胸痛的部位、性质与稳定型心绞痛相似，但一般尚具有以下 3 个特征之一。

1. 静息性心绞痛 心绞痛发作在休息时，并且持续时间通常在 20 min 以上。

2. 初发心绞痛 1 个月内新发心绞痛，可表现自发性发作与劳力性发作并存，且程度严重。

3. 恶化劳力性心绞痛 既往有心绞痛病史，近 1 个月内心绞痛恶化加重，发作次数频繁、时间延长、程度加重

或痛阈降低。

（二）体征

大部分 UAP 或 NSTEMI 者可无明显体征。发作时可有出汗、皮肤苍白湿冷、恶心、呕吐、心动过速或出现第三、第四心音等表现。

三、辅助检查

（一）心电图检查

UAP 发作时心电图有一过性 ST 段偏移和（或）T 波倒置；如心电图变化持续 12 h 以上，则提示发生 NSTEMI。NSTEMI 时不出现病理性 Q 波，但有持续性 ST 段压低≥0.1 mV，或伴对称性 T 波倒置，相应 R 波电压进行性降低。

（二）心肌损伤标志物检查

UAP 时，心肌损伤标志物一般无异常增高；NSTEMI 时，血心肌肌钙蛋白、肌酸激酶及其同工酶等常有明显升高。

（三）冠状动脉造影或其他侵入性检查

冠状动脉造影能提供详尽的血管解剖方面的信息，协助评价预后和指导治疗。其他检查还有冠状动脉内超声显像、光学相干断层扫描、冠状动脉内镜及冠状动脉血流储备分数测定等。

四、诊断与鉴别诊断

（一）诊断

主诉符合上述临床表现的心绞痛，结合心电图等辅助检查，UAP 和 NSTEMI 的诊断基本可以明确。同时根据病史、疼痛特点、临床表现、心电图及心肌损伤标志物测定结果，可以对 NST ACS 进行危险分层，以更好地指导治疗和判断预后。高危的临床特点包括持续长时间（>20 min）静息性胸痛，缺血性症状在 48 h 内恶化，血流动力学受影响（左心室功能下降、充血性心力衰竭及出现低血压等），心电图上广泛的 ST-T 改变及心肌肌钙蛋白 T（cTnT）阳性。

（二）鉴别诊断

1. 急性心包炎 UAP 与 NSTEMI 可有较剧烈而持久的心前区疼痛，心电图有 ST 段和 T 波变化。而心包炎患者有发热、血常规异常，且疼痛常于深呼吸和咳嗽时加重，坐位前倾时减轻。体检可发现心包摩擦音；心电图除 aVR 和 V_1 导联外，各导联均有 ST 段弓背向下的抬高，无异常 Q 波。

2. 肺动脉栓塞 亦可出现胸痛的症状，但有右心负荷增加的表现。同时心电图可能会出现特征性 $S_1Q_{III}T_{III}$ 改变。实验室检查心肌损伤标志物一般无明显升高，D-二聚体升高。肺部 X 线片、CT、放射性核素肺通气－灌

注扫描及选择性肺动脉造影有助于诊断。

3. 主动脉夹层 患者多数因出现剧烈胸背部疼痛而就诊；但疼痛一开始即达高峰，常放射到背、肋、腹、腰和下肢，双上肢血压可有明显差异。胸部 X 线可见主动脉增宽，结合 CT 或 MRI 主动脉断层成像及超声心动图，可确定诊断。

4. 其他疾病 部分急腹症、胸膜炎、气胸等心脏以外疾病引起的胸痛，依据特异性体征、心电图等其他辅助检查可以进行鉴别。

五、治疗

治疗目的是缓解缺血症状，避免不良心血管事件的发生。而治疗结局与是否能迅速诊断、进行危险分层、选择合适治疗方案密切相关。此外，冠心病应进行长期二级预防，寻找和控制危险因素，并给予持续的药物治疗。

(一) 一般治疗

患者应卧床休息，给予持续心电监护，消除情绪紧张和顾虑。有发绀、呼吸困难或其他高危表现者给予吸氧。保持大便通畅、避免咳嗽。同时积极诊治可能引起心肌耗氧量增加的疾病，如感染、贫血等。

(二) 药物治疗

1. 抗血小板治疗

(1) 阿司匹林 若无禁忌，入院时均应接受阿司匹林治疗，起始负荷剂量为 160~325 mg，以后长期小剂量 75~100 mg/d 维持。

(2) 腺苷二磷酸受体拮抗剂 氯吡格雷、替格瑞洛和普拉格雷等药物能拮抗血小板 ADP 受体，从而抑制血小板聚集。

(3) 血小板糖蛋白 IIb/IIIa 受体阻滞剂 激活的血小板糖蛋白 IIb/IIIa 受体与纤维蛋白原结合，导致血小板血栓的形成，这是血小板聚集的最后和唯一途径。该类阻滞剂的代表药物有阿昔单抗、替罗非班和依替巴肽。对于冠状动脉解剖不明的 NESTACS 患者，目前不推荐常规应用此类药物。

2. 抗凝治疗 常规应用于中危和高危组的 UAP 和 NSTEMI 患者中。

(1) 普通肝素 推荐用量是静脉注射 80 U/kg 后，以 15~18 U/(kg·h) 的速率静脉滴注，治疗过程中需监测活化部分凝血活酶时间 (APTT)，并相应调整肝素用量，使得 APTT 控制在 45~70 s。

(2) 低分子量肝素 与普通肝素相比，其在降低心血管事件发生方面有更优或相等的疗效；同时低分子量肝素比普通肝素具有更好的抗 Xa 因子及 IIa 因子活性的作用，可皮下应用，不需要实验室监测；故具有疗效更肯定、使用更方便的优点。常用药物有依诺肝素、达肝素、磺达肝癸钠等。

3. 抗心肌缺血治疗

(1) 硝酸酯类药物 可以扩张冠状动脉，增加冠状动脉循环的血流量；还可通过对周围血管的扩张，减少心脏前后负荷和心肌的需氧，从而缓解心绞痛。

(2) β 受体阻滞剂 通过抑制心脏 β 肾上腺素受体，以减少心肌耗氧量。用药后要求静息心率降至 55~60 次/min。

(3) 钙通道阻滞剂 能有效减轻心绞痛症状，可作为治疗持续性心肌缺血的次选药物，是变异型心绞痛的首选药物。

4. 降脂治疗 他汀类药物有稳定斑块作用，能降低冠状动脉疾病的病死率和心肌梗死的发生率。如应用他汀类药物后血脂水平仍不达标，可以考虑加用依折麦布或 PCSK9 抑制剂。

5. 血管紧张素转换酶抑制药 研究表明，长期应用 ACEI 类药物对预防缺血再发生、降低心血管事件发生率有益。因此，除非有禁忌证 (如双侧肾动脉狭窄、低血压等)，所有 UAP 和 NSTEMI 患者都可选用 ACEI。

(三) 血运重建治疗

1. 经皮冠状动脉内介入治疗 UAP 和 NSTEMI 的高危患者，尤其是血流动力学不稳定、心肌损伤标志物显著升高、顽固性或反复发作心绞痛伴 ST 段改变、有心力衰竭或危及生命的心律失常者，应尽早 (2 h 内) 行冠状动脉造影术和 PCI 治疗。

2. 冠状动脉旁路移植术 能够改善症状和心脏功能，特别是对左主干和多支冠状动脉病变及冠心病合并左心功能不全的患者均能明显延长生存时间。

(四) 二级预防

1. 改变生活方式 对患者进行教育。患者应控制饮食，避免进食高胆固醇食物，多进食蔬菜、鱼肉等；适当参加体育锻炼，减轻体重。

2. 长期药物治疗 长期服用阿司匹林、ACEI、降血脂药 (如他汀类药) 等。

第三节
急性 ST 段抬高心肌梗死

急性 ST 段抬高心肌梗死 (STEMI) 是在冠状动脉病变基础上，发生冠状动脉供血急剧减少或中断，使相应的心肌严重而持久缺血所致的部分心肌坏死。近1/2的患者以往有心绞痛发作。吸烟、肥胖、糖尿病、缺乏运动者较易患病。

一、病因与发病机制

基本病因是冠状动脉粥样硬化斑块出现破裂、侵蚀或钙化小结，继发血栓形成，造成一支或多支冠状动脉痉挛、狭窄、完全阻塞和心肌供血障碍，而侧支循环未充分建立。偶由冠状动脉栓塞、特殊炎症、先天性畸形等诱发。

二、病理与病理生理

（一）病理

1. 冠状动脉病变　大多数急性心肌梗死（acute myocardial infarction，AMI）患者冠状动脉内可见粥样硬化斑块破裂并发血栓形成使管腔闭塞。STEMI发生后数小时所做的冠状动脉造影显示，90%以上心肌梗死相关动脉发生完全闭塞；少数患者冠状动脉未见完全闭塞，可能为血栓自溶、血小板一过性聚集造成闭塞或严重的持续性冠状动脉痉挛发作使冠状动脉血流减少所致。

2. 心肌病变　在冠状动脉闭塞后20~30 min，受其供血的心肌即有少量坏死，开始了心肌梗死的病理过程。1~2 h绝大部分心肌呈凝固性坏死，心肌间质充血水肿，伴大量炎症细胞浸润。在坏死发生后至少6~8 h，肉眼才可辨认坏死的心肌，缺血病变区的心肌呈苍白、轻度肿胀；之后坏死心肌逐渐溶解，随后逐渐形成肉芽组织。坏死组织在1~2周后开始吸收，并逐渐纤维化；6~8周形成瘢痕愈合，称为陈旧性或愈合性心肌梗死。

从心肌急性缺血到坏死是一个发展过程。当心电图上显示相应区域ST段抬高时，表明相应的冠状动脉已经闭塞而导致心肌全层损伤（变异型心绞痛除外），伴有心肌损伤标志物的升高，临床诊断为STEMI。绝大多数患者会进展为较大面积Q波性梗死；但若诊断及处理及时，在心肌坏死前开通闭塞血管，则Q波可不出现。如果胸痛不伴有ST段抬高，提示相应动脉未完全闭塞，心肌缺血损伤未累及心肌全层，则是NSTEMI。两者在处理上是不同的，后者与不稳定型心绞痛处理原则类似，故现合称为NST ACS。

（二）病理生理

STEMI的共同病理生理特征是心肌坏死后心肌收缩和舒张功能障碍、心室重构，并继发一系列血流动力学变化。

1. 心肌收缩和舒张功能障碍　冠状动脉急性闭塞时，相关心肌依次发生4种异常收缩形式：①运动同步失调，即相邻心肌节段收缩不一致；②收缩减弱；③无收缩；④反常收缩，即收缩期心肌膨出。而残余正常心肌在早期则出现收缩增强，以代偿心脏做功。随着梗死的病理进展，梗死区出现某种程度的收缩恢复，而非梗死区过度运动减弱。如果心肌缺血范围太大，左心室泵功能受到损害，进而出现心排血量减少、血压下降等一系列血流动力学变化。右心室梗死主要的病理生理改变是急性右心衰竭的血流动力学变化。

2. 心室重构　心肌梗死后，心室腔大小、形态、厚度等发生改变，称为心室重构；而这些重构过程又会进一步影响心肌的收缩和舒张功能。重构是左心室扩张和残余非梗死心肌肥厚等因素的综合结果。梗死范围、左心室负荷状态、梗死相关动脉通畅程度为影响重构的重要因素。在AMI的治疗中则应注意对心室重构的干预。

三、临床表现

（一）诱发因素

冬春季节发病较多，与气候寒冷、骤变有关。约1/2的患者有诱发因素，如剧烈运动、情绪激动、精神紧张、饱餐，或者急性失血、感染性休克、创伤、发热等。

（二）先兆

1/2以上的患者在发病前数日有乏力、胸部不适，活动时心悸、气促、心绞痛等症状，其中以初发型心绞痛和恶化型心绞痛最突出。疼痛时可伴大汗、恶心、呕吐和心动过速，或伴有心功能不全、严重心律失常、血压波动大等；同时心电图示ST段一过性明显抬高或压低，T波倒置或增高，应警惕近期发生AMI的可能。

（三）症状

症状与梗死的范围、部位、冠状动脉侧支循环建立情况密切相关。

1. 疼痛　是最先出现的症状，部位和性质类似心绞痛，疼痛程度较重，持续时间较长，可达数小时到数天，休息和含服硝酸甘油多不能缓解。患者常烦躁不安、出汗、恐惧，有濒死感。部分患者疼痛部分位于上腹部，或放射至背部及下颌。

2. 全身症状　可有发热、心动过速、白细胞计数升高、红细胞沉降率增快等，由坏死物质吸收所致。一般发生在心肌梗死后24~48 h，程度与梗死范围相关，体温一般在38 ℃，很少超过39 ℃，持续1周左右。

3. 胃肠道症状　可伴有恶心、呕吐、上腹胀痛等胃肠道症状，与迷走神经受坏死心肌刺激和心排血量降低、组织灌注不足等相关。

4. 心律失常　见于75%~95%的患者,多发生在起病1~2周,以24 h内最多见。各种心律失常中以室性心律失常最多,尤其是室性期前收缩。各种程度的房室传导阻滞和束支传导阻滞也较多,严重者发生完全性房室传导阻滞。

5. 低血压和休克　疼痛中血压下降常见,可持续数周后再上升。如疼痛缓解而收缩压低于80 mmHg,患者有烦躁不安、面色苍白、皮肤湿冷、脉细而快、大汗淋漓、尿量减少(<20 mL/h)、意识模糊者,则为休克表现。主要为心肌广泛(>40%)坏死,心排血量急剧下降所致,神经反射引起的周围血管扩张为次要原因,右心室梗死的患者还有血容量不足的因素参与。

6. 心力衰竭　发生率为32%~48%。主要是急性左心衰竭,可在起病初,也可在疼痛、休克好转阶段,为梗死后心肌收缩力显著减弱或不协调所致。患者出现呼吸困难、咳嗽、发绀、烦躁等,严重者或进而发生右心衰竭的表现,出现颈静脉怒张、肝淤血等。右心室梗死者,一开始即可出现右心衰竭的表现。

根据有无心力衰竭及其严重程度,常按照Killip分级法对AMI进行心功能分级。①Ⅰ级:尚无心力衰竭的表现;②Ⅱ级:轻、中度心力衰竭,主要表现是肺底湿啰音(<50%肺野)、第三心音奔马律及胸部X线片上肺淤血的表现;③Ⅲ级:重度心力衰竭,肺部湿啰音(>50%肺野);④Ⅳ级:心源性休克,血压下降、尿量减少、皮肤湿冷、发绀、呼吸急促、脉细速等。

(四)体征

AMI时,心脏浊音界可轻度到中度扩大;心率可增快,也可减慢;第一、二心音多减弱,可闻及第三心音或奔马律;可出现心包摩擦音,为反应性纤维蛋白性心包炎所致;发生乳头肌功能失调者,心尖区可闻及收缩期杂音;发生室间隔穿孔者,胸骨左缘可闻及响亮收缩期杂音,常伴震颤;右心室梗死者可出现颈静脉怒张、水肿等右心衰竭体征。

(五)并发症

1. 机械性并发症

(1) 乳头肌功能失调或断裂　总发生率可高达50%。二尖瓣乳头肌因缺血、坏死等使收缩功能发生障碍,造成不同程度的二尖瓣脱垂或关闭不全,心尖区出现收缩期杂音,可引起心力衰竭。乳头肌完全断裂较少见,多见于二尖瓣后乳头肌,发生在下壁心肌梗死者,心力衰竭明显,可迅速发生肺水肿。

(2) 心脏破裂　较少见,起病1周内多见。多为心室游离壁破裂,典型表现包括持续性心前区疼痛、心电图ST-T改变、迅速进展的血流动力学衰竭、急性心脏压塞和电机械分离。也可出现室间隔穿孔,胸骨左缘突然出现粗糙的全收缩期杂音或可触及震颤,可引起心源性休克。心脏破裂也可为亚急性,患者可存活数月。

(3) 心室壁瘤　主要累及左心室心尖部,发生率5%~20%。梗死部位的心室壁在心室腔内压力的影响下向外膨出而形成,见于梗死面积较大的患者。心电图上除了AMI的异常Q波外,约2/3患者同时伴有持续性ST段弓背向上抬高。

2. 栓塞性并发症　主要是指心室附壁血栓或下肢静脉血栓破碎脱落所致的体循环或肺动脉栓塞。多发生在梗死后第1周内。

3. 心肌梗死后综合征　于AMI后数周至数月内出现,并可反复发生。可能是机体对心肌坏死物质所形成的自身抗原的超敏反应。可表现为心包炎、胸膜炎或肺炎,有发热、胸痛、白细胞增多、红细胞沉降率增快等症状。

四、辅助检查

1. 心电图　典型的心电图动态变化为STEMI的特征之一,为临床上进行梗死的检出和定位的有效方法。

(1) 特征性改变　STEMI的心电图特点为:在面向坏死心肌区的导联上出现:①ST段弓背向上型抬高;②宽而深的Q波(病理性Q波);③T波倒置,往往深而宽,两肢对称。无Q波心肌梗死的心内膜下心肌梗死患者,心电图中则无病理性Q波出现。如图3-4-2所示,急性前壁心肌梗死患者 V_{1-3} 导联QRS波群呈QS形,V_4、V_5 导联呈rS形。V_{1-5} ST段弓背向上抬高,与T波前支形成单向曲线。

可以根据ST段及Q波的导联数来判断,见表3-4-5。

(2) 动态性变化　有Q波的心肌梗死患者:①起病数小时内,可无异常,或出现异常高大、两肢不对称的T波。②数小时后,ST段明显抬高,呈弓背向上,与直立的T波连接,形成单相曲线。数小时到2 d内出现病理性Q波,同时R波减低。Q波在3~4 d稳定,以后70%~80%永久存在,为急性期改变。③如不进行治疗,ST段抬高持续数日至2周,逐渐回到基线水平,T波则变平坦或倒置,为亚急性期改变。④数周至数月后,T波呈V形倒置,两支对称,并可永久存在。

(3) 定位和范围　可以根据ST段及Q波的导联数来判断。

2. 超声心动图　可依据超声心动图上室壁运动异常对心肌缺血范围区域进行判断,同时可以评估心脏功能、乳头肌功能和室间隔穿孔、室壁瘤等的发生。也可以用于

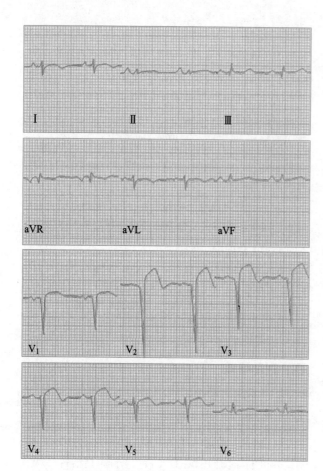

图 3-4-2 急性前壁心肌梗死心电图

鉴别诊断,如主动脉夹层。

3. 实验室检查

（1）一般检查 在起病 24~48 h 后,白细胞可增加,红细胞沉降率增快,均可持续 1~3 周。

（2）心肌损伤标志物

1）心肌肌钙蛋白:心肌肌钙蛋白 T 或 I（cTnT 或 cTnI）出现在 AMI 后 3~6 h,24~48 h 达高峰,cTnI 持续 7~9 d,cTnT 持续约 14 d。cTn 对 AMI 诊断具有其他心肌损伤标志物不具备的特异性和敏感性。

2）血清心肌酶:磷酸肌酸激酶（CK）在起病 6 h 内增高,24 h 内达高峰,3~4 d 恢复正常;谷草转氨酶（天冬氨酸氨基转移酶,AST）在起病 6~12 h 后升高,24~48 h 达高峰,3~6 d 后降至正常;乳酸脱氢酶（LDH）在起病 8~10 h 后升高,2~3 d 达高峰,1~2 周恢复正常。CK 的同工酶 CK-MB 诊断特异性稍高,起病后 4 h 内增高,16~24 h 达高峰,2~4 d 降至正常,其高峰时间是否提前出现有助于判断溶栓治疗是否成功。

3）肌红蛋白:出现最早,恢复也快,但特异性差。

4. 冠状动脉造影术 在施行各种介入治疗时,可先行选择性冠状动脉造影术,以明确病变情况,协助治疗方案。

五、诊断与鉴别诊断

（一）诊断

依据典型的临床表现、特征性心电图、血清心肌损伤标志物水平的动态改变,3 项中具备 2 项,特别是后 2 项,即可确诊。老年患者突发严重心律失常、心力衰竭、上腹部疼痛或呕吐等表现而原因未明者,均应考虑 AMI 的可能。

表 3-4-5 ST 抬高型心肌梗死的心电图定位诊断

导联	前间隔	局限前壁	前侧壁	广泛前壁	下壁[1]	下间壁	下侧壁	高侧壁[2]	正后壁[3]
V₁	+			+		+			
V₂	+			+		+			
V₃	+	+		+		+			
V₄		+		+					
V₅		+	+	+			+		
V₆			+				+		
V₇			+				+		+
V₈									+
aVR									
aVL		±	+	±	−	−	−	+	
aVF		···		···	+	+	+		
I		±	+	±	−	−	−		
II		···		···	+	+	+		
III		···		···	+	+	+		−

注:"+"为正面改变,表示典型 Q 波、ST 段抬高及 T 波变化;"−"为反面改变,表示与"+"相反的变化;"±"为可能有正面改变;"···"为可能有反面改变。

①即膈面,右心室心肌梗死不易从心电图得到诊断,但此时 CR₄R（或 V₄R）导联的 ST 段抬高,可作为下壁 MI 扩展到右心室的参考指标。

②在 V₅、V₆、V₇ 导联高 1~2 肋间处有正面改变。③V₁、V₂、V₃ 导联 R 波增高。

(二)鉴别诊断

1. 心绞痛 胸痛部位、性质基本相似。但 AMI 的胸痛持续时间更长、更为剧烈,休息或含服硝酸甘油不易缓解,可出现血流动力学的改变,并有特征性动态的心电图和心肌损伤标志物变化。

2. 主动脉夹层、肺动脉栓塞、急性心包炎 根据典型症状体征、辅助检查可确诊,详见本章第二节。

3. 急腹症 急性胰腺炎、消化道溃疡穿孔、急性胆囊炎等,均有上腹部疼痛,可伴有休克。仔细询问病史、体格检查、心电图、心肌损伤标志物检查等可鉴别诊断。

六、治疗

治疗原则是保护和维持心脏功能,挽救濒死心肌,防止梗死面积扩大,缩小心肌缺血范围,及时处理各种并发症。

(一)院前急救

院前急救的基本任务是帮助 AMI 患者安全、迅速地转运到医院,以便尽早开始再灌注治疗。送达急诊室后应力争在 10 min 内完成病史采集、临床检查和心电图检查,以明确诊断。

(二)监护和一般治疗

1. 休息 发病后短期需卧床休息,鼓励患者积极配合治疗,解除焦虑和紧张情绪。

2. 吸氧 对伴有休克或心力衰竭的患者具有明显疗效,对于一般患者也利于防止心律失常,并改善心肌缺血缺氧,有助于减轻疼痛。

3. 监测 在 CCU 进行心电图、血压、呼吸、血氧的监测,必要时还需监测肺毛细血管压和中心静脉压。

4. 护理 建立静脉通道,以方便给药。起病初以流质食物为主,注意减少咳嗽、预防便秘;除病重、血流动力学不稳定者外,应鼓励患者早期活动,有利于减少并发症。

(三)镇痛

开通梗死相关血管、恢复心肌供血是解除疼痛最有效的方法。在再灌注前可以选用下列药物镇痛。

1. 吗啡或哌替啶 吗啡 2~4 mg 静脉注射,必要时 5~10 min 后重复;但需注意低血压和呼吸抑制的不良反应。哌替啶(杜冷丁)50~100 mg 肌内注射。

2. 硝酸酯 通过扩张冠状动脉,增加冠状动脉血流量及静脉容量,降低心脏负荷。然而下壁心肌梗死、可疑右心室梗死或明显低血压患者,不适合使用。

(四)再灌注治疗

早期开通闭塞冠状动脉,使缺血心肌恢复供血称为缺血再灌注。可以挽救濒死心肌、防止梗死面积扩大,改善预后。

1. 溶栓治疗 纤维蛋白溶解药物可以减小冠状动脉内血栓,早期静脉应用溶栓药物能提高 STEMI 患者的生存率。对于 NSTEMI 者禁忌溶栓。

(1)适应证 持续胸痛超过 30 min,含服硝酸甘油症状不能缓解;相邻 2 个或更多导联 ST 段抬高 >0.1 mV,或新出现的左束支传导阻滞;起病 <12 h 以内,若 12~24 h 患者仍有胸痛且 ST 段抬高导联有 R 波者。发病到给予溶栓药物的时间为影响溶栓效果的主要因素。如果在发病 3 h 内给予溶栓药物,则治疗效果与急诊 PCI 相当;但 3 h 后效果不如 PCI,且出血风险增加。对于年龄 >75 岁的患者,溶栓治疗会增加脑出血的风险,是否行溶栓治疗应权衡利弊。如患者为广泛前壁心肌梗死,血流动力学不稳定,在无条件行急诊 PCI 的条件下仍应进行溶栓治疗;反之,若为下壁心肌梗死,血流动力学不稳定,可不进行溶栓治疗。

(2)禁忌证 绝对禁忌证:有出血性脑卒中病史,或 1 年内曾发生其他脑卒中或脑血管事件;已知颅内肿瘤;活动性内脏出血(月经除外);可疑主动脉夹层。相对禁忌证:严重、没有控制的高血压;既往有脑血管事件,但不在绝对禁忌证范围内;已在抗凝治疗(INR ≥ 2~3);近期外伤(2~4 周),或长时间(>10 min)的心肺复苏或大手术;不能压迫的血管穿刺;近期有内脏出血(2~4 周);既往应用过链激酶(尤其是 5 d~2 年)或有超敏反应者;妊娠;活动性消化性溃疡;慢性严重高血压病史。

(3)溶栓药物的应用

1)尿激酶:150 万 U 30 min 内静脉滴注。

2)链激酶:150 万 U 在 60 min 内静脉滴注;但链激酶可能发生超敏反应,不主张重复使用。以上两种药物在溶栓后均需普通肝素或低分子量肝素辅助治疗。

3)阿替普酶:为重组组织型纤溶酶原激活剂(recombinant tissue-type plasminogen activator, rt-PA),90 min 内静脉给予 100 mg:先静脉注射 15 mg,继而 30 min 内静脉滴注 50 mg,接着 60 min 内再给予 35 mg;需注意出血倾向。

(4)溶栓再通的标准 ①直接指征:冠状动脉造影检查示血管再通,根据 TIMI 分级达到 2、3 级者表明血管再通。②间接指征:抬高的 ST 段于 2 h 内回降 >50%,胸痛于 2 h 内消失,2 h 内出现再灌注心律失常,血清 CK-MB 峰值提前出现(在发病 14 h 内)。

2. 介入治疗 在发病数小时内进行 PCI 可以较为安全、有效地恢复心肌再灌注。溶栓治疗失败或有治疗禁忌的患者,或无条件行 PCI 的医院进行溶栓处理后转运的患者,可以行转运或补救性 PCI。

3. 冠状动脉旁路移植术 溶栓治疗或介入治疗失败患者,合并室间隔穿孔、乳头肌断裂的并发症者,可考虑行急诊冠状动脉旁路移植术。

(五)抗血小板治疗

阿司匹林对 STEMI 有效,首剂 300 mg 咀嚼服用,以后 100 mg/d 长期维持。氯吡格雷首剂 300~600 mg,以后 75 mg/d 维持。替格瑞洛首剂 180 mg,以后 90 mg,每日 2 次,维持。

(六)抗凝治疗

凝血酶是使纤维蛋白原转变为纤维蛋白,进而形成血栓的关键环节。对于溶栓治疗的患者,肝素为辅助用药。低分子量肝素可皮下应用,出血风险小,较普通肝素疗效更肯定、更安全。

(七)降脂

他汀类药物具有稳定斑块、改善内皮功能,应早期使用。如应用他汀类药物后血脂水平仍不达标,可以考虑加用依折麦布或 PCSK9 抑制剂。

(八)抗心律失常治疗

除 β 受体阻滞剂外,即刻和长期抗心律失常治疗仅用于致命性或有严重症状的心律失常,但必须建立在积极治疗心肌缺血、纠正电解质紊乱和酸碱平衡失调等治疗基础之上。

(九)心力衰竭和休克的治疗

1. 补充血容量 估计血容量不足,或中心静脉压和肺动脉压低者,可用低分子右旋糖酐或葡萄糖液,输液后如中心静脉压上升 >18 cmH_2O,肺动脉压 >15~18 mmHg,则应停止。右心室梗死时,中心静脉压升高未必是补充血容量的禁忌证。

2. 应用升压药 补充血容量后,肺动脉压和心排血量正常,而血压仍不升高,考虑血管张力不足,可给予多巴胺、多巴酚丁胺、去甲肾上腺素等药物。

3. 血管扩张药 经上述处理,血压仍不升高,而肺动脉压增高、心排血量低或周围血管明显收缩,以致四肢厥冷并有发绀时,可予硝普钠、硝酸甘油静脉滴注。

4. 主动脉内气囊反搏 心源性休克患者的心排血量显著降低,可予主动脉内球囊反搏术进行辅助循环。

5. 体外膜氧合 核心部分是膜肺(人工肺)和血泵(人工心脏),可以对重症心肺功能衰竭患者进行长时间心肺支持,为危重症的抢救赢得宝贵的时间。

(十)右心室梗死的处理

下壁心肌梗死患者中近 50% 有右心室缺血,但只有 10%~15% 有明确的血流动力学异常。低血压、无肺部湿啰音和颈静脉压升高为临床主要表现,是右心室梗死的特征。治疗上与左心室梗死有所区别,宜补充血容量,在 24 h 内可静脉输液 3~6 L,直到低血压得到纠正,或肺毛细血管压达 15~18 mmHg,可配合正性肌力药物。不宜用利尿药。伴房室传导阻滞者可予临时起搏。

(十一)恢复期处理

病情稳定者可考虑出院。出院后仍应注意休息,坚持服药,加强随访。

(徐 凯 韩雅玲)

第四章　经皮冠状动脉介入术 🌐

第五章　主动脉疾病 🌐

数字课程学习⋯⋯

▶ 章节摘要　　💻 教学 PPT　　📋 拓展阅读　　📝 自测题

第一部分

食管胃肠道疾病

第一章 概述

一、食管胃肠道疾病的流行病学

食管胃肠道疾病与遗传因素、机体功能、生态环境及社会因素密切相关。随着社会发展和人们生活方式的改变,我国食管胃肠道疾病流行病学近年来已有明显变化,主要表现在以下 4 个方面。①消化道感染性疾病总体发生率呈明显下降趋势,如食物中毒、细菌性痢疾、伤寒、阿米巴痢疾、蛔虫病、血吸虫病等。但由于抗生素的广泛应用,抗生素相关性腹泻的发生率呈增高趋势。②食管癌发生率呈下降趋势,而大肠癌发生率明显升高。胃肠道淋巴瘤发生率也呈增高趋势。③炎性肠病(包括溃疡性结肠炎和克罗恩病)发生率逐年显著递增。这可能与我国消化内镜检查技术的普及和提高有关。炎性肠病的发生与感染和机体免疫功能过激等因素相关,其中一个重要机制是食管胃肠道上皮及免疫细胞过度表达细胞因子和趋化因子及其受体,诱发非特异性炎症。但与国外研究结果不同的是,我国炎性肠病的发生与基因型并无明确相关性。④功能性消化道疾病(包括胃食管反流性疾病、功能性消化不良和肠易激综合征)的发生率明显升高,尤其在经济发达地区,与精神心理疾病共病显著增多。精神心理性疾病如抑郁症、焦虑症或神经性厌食也可存在消化道症状。

认清食管胃肠道疾病流行病学的变化趋势对于掌握消化道疾病特点,扎实而有效地开展消化道疾病的诊疗工作具有重要意义。

二、食管胃肠道疾病的诊断与鉴别诊断

食管胃肠道疾病不仅发生于消化系统,也可以波及全身其他系统,还可以是其他系统疾病在食管胃肠道的局部表现。食管胃肠道疾病诊断和鉴别诊断依赖于完整的病史采集和有针对性的检查,不能局限于食管胃肠道,而应将机体作为一个完整系统来考虑。

(一) 病史采集与体格检查

医生通过与患者的有效沟通和全面系统的体格检查进而掌握关于疾病发生、发展和转归的第一手资料,为诊断和鉴别诊断提供重要线索和主要依据,医生需要有良好的沟通技巧,以采集准确的病史。病史采集必须是及时和准确的,应尽可能细致和客观,尤其要注意疾病发生发展与环境社会因素的相关性。系统而有效的体格检查不仅能对病情做出及时而准确的诊断,且能避免过度检查,既节省费用,又能减少患者的损伤和痛苦。应当高度重视的是,同一种疾病在不同患者身上症状和体征有可能不尽相同,相似的症状和体征也可能是不同疾病所致。因此,对采集的病史进行客观而灵活的分析,对于准确的诊断至关重要。当然,仅仅有病史是不够的,准确的诊断还必须借助进一步的检验和检查。

(二) 实验室检查

食管胃肠道疾病实验室检查中,粪便常规检查是一项简便易行的诊断方法。粪便的肉眼观察、显微镜下检查、隐血试验及细菌学检查可为临床诊断(尤其是食管胃肠道感染性疾病)提供重要依据。此外,体液(包括血液和腹水)和尿液的检查对于食管胃肠道疾病的诊断也十分重要。

食管胃肠道疾病相关实验室检查还包括自身抗体分析、病原体抗体分析、肿瘤标志物分析、激素水平分析、小肠吸收功能分析等。自身抗体分析有助于诊断风湿免疫性疾病,病原体抗体分析可确诊某些感染性疾病(如伤寒),肿瘤标志物检测对于诊断肿瘤有良好的参考价值,激素水平分析对促胃液素过多所致的佐林格－埃利森综合征和血管活性肠肽过多所致的"胰性霍乱"等疾病有诊断价值,小肠吸收功能分析有助于诊断小肠黏膜病变和肠道菌

群紊乱。此外,病原学检查及药敏试验对于诊断和治疗食管胃肠道感染性疾病(如细菌性痢疾、伤寒、阿米巴痢疾等)至关重要,其中病原学检查标本应包括大小便、血液及腹水等。

(三)影像学检查

影像学检查包括 B 超、X 线、磁共振成像(MRI)和放射性核素检查。

1. B 超检查　对腹水和腹部包块及肝、胆、胰腺和脾等实性器官病变有良好的诊断价值。

2. X 线检查　包括常规 X 线、CT、正电子发射计算机体层成像(PET/CT)及介入等检查。常规腹部 X 线检查对腹部积气和腹水有良好的诊断价值。食管胃肠道造影检查对消化道运动异常有良好的诊断价值。胃肠低张气钡双重造影对于了解消化道微小病变有参考价值。CT、PET/CT 检查则有助于食管胃肠道肿瘤的诊断和鉴别诊断,还可用于恶性肿瘤的术前诊断及分期评估。血管造影有助于诊断食管胃肠道出血和缺血性疾病,对肿瘤性疾病的诊断也有参考价值。

3. MRI 检查　对腹部实性器官(肝、胆、胰腺和脾)病变和腹部占位性病变及血管性病变有良好的定位和定性诊断价值。

4. 放射性核素检查　^{13}C 或 ^{14}C 尿素呼气试验可检测消化道是否感染幽门螺杆菌(*Helicobacter pylori*,Hp)。静脉注射 ^{99m}Tc 标记的自体红细胞有助于诊断出血速率在 0.1 mL/min 以上的活动性出血。

随着影像学技术的不断提高,影像学对临床疾病诊断和治疗起着重要甚至决定性作用。但是,从患者远期健康考虑,影像学检查必须有明确的适应证,同时兼顾患者的经济承受能力,避免过度检查。

(四)内镜检查

内镜检查这一革命性的诊断和治疗技术由德国人 Bozzini 于 1805 年首先提出。内镜技术经过了 200 余年的发展,经历了硬式内镜、纤维内镜和电子内镜 3 个阶段。目前的消化内镜检查还包括超声技术、染色技术、放大技术和激光共聚焦显微内镜检查术(confocal laser endomicroscopy)等,这些新技术使得内镜检查在消化系统疾病诊断和鉴别诊断中的应用得到进一步的普及和提高。消化内镜包括胃镜、十二指肠镜、小肠镜、结肠镜、胆道镜、超声内镜、腹腔镜、胶囊内镜,能够覆盖从口腔到肛门的全消化道和腹腔。随着内镜技术的提高和观念的转变,胃镜和结肠镜通过消化道某些特定部位的人工造口进入胸腔、腹腔和盆腔进行诊断性检查和治疗的新技术已在临床逐

渐普及,被称为经自然腔道内镜手术(NOTES)技术。消化内镜检查能够对全食管胃肠道任何部位的病变和腹腔、盆腔病变进行直接观察、拍照和录像,能够对病灶进行染色、活检(包括病理学和细胞学检查)及超声检查,对于诊断食管胃肠道感染性疾病、炎性肠病、肿瘤性疾病、血管性疾病、腹腔疾病、盆腔疾病及肝、胆、胰、脾的某些疾病非常准确有效。

(五)胃肠道动力学检查

胃肠道动力学检查包括食管压力和食管腔内 pH 测定、胃肠排空试验、结直肠和肛门的压力检测。食管测压和食管 pH 监测有助于诊断胃食管反流性疾病。以放射性核素(^{99m}Tc 标记固体餐,$^{111m}InDTDA$ 标记液体餐)或钡条标记的食物进行胃肠排空检查,有助于诊断胃肠动力障碍性疾病。肛门直肠测压则有助于诊断排便障碍。

三、食管胃肠道疾病的治疗

食管胃肠道疾病治疗包括病因治疗和对症治疗。治疗的原则是预防与治疗并重,个体化与综合性突出。

首先,大部分食管胃肠道疾病的发生发展与个人生活习惯和环境因素密切相关,养成规律的饮食和生活习惯、节制烟酒、注意饮食卫生是预防消化系统疾病的基础。其次,由于精神心理因素所致的食管胃肠道疾病日益增多,消化科医生应对疾病的精神心理因素给予足够重视,认清精神、心理因素与疾病的相关性,加强多科室(如心理科)间的合作,采用多种治疗手段,包括合理选择精神药物,以达到最佳治疗效果。

除了重视疾病预防与精神、心理因素外,食管胃肠道疾病治疗尚需特别注意以下几个方面。

(一)全局观

食管胃肠道疾病可以仅存在于食管胃肠道,也可能影响其他系统,或者是其他系统疾病在消化系统的表现。因此,食管胃肠道疾病的治疗不能只针对食管胃肠道,也不能只针对某一症状或病灶,必须把食管胃肠道疾病放在机体这个完整系统中综合考虑,将整体治疗和局部治疗有机地结合,使治疗更加有效。

(二)早发现,早诊断,早治疗

食管胃肠道肿瘤的治疗效果取决于能否早期发现,而早期发现的关键是定期体检,尤其是胃肠镜检查。为此,欧美及日本等国家已将胃肠镜检查纳入 40 岁以上健康人群常规体检内容。局限于食管胃肠道黏膜层的早期肿瘤目前常规行内镜下微创治疗,包括内镜黏膜切除术(endoscopic mucosal resection,EMR)和内镜黏膜

下剥离术（endoscopic submucosal dissection，ESD），不仅大大减少创伤和患者痛苦，并能明显降低医疗费用，而且能达到根治性的效果。此外，食管胃肠道肿瘤常起源于癌前病变，如 Barrett 食管、慢性萎缩性胃炎、腺瘤性息肉、炎性肠病，重视对食管胃肠道癌前病变的治疗对于预防食管胃肠道肿瘤的发生有重要意义。

（三）新技术，新方法

随着科技的发展和研究的深入，食管胃肠道疾病的诊断手段和治疗方法在不断地更新进步。医务人员必须终身学习，掌握最先进的医学知识和技能，以最有效的方法治疗疾病，解除患者痛苦。近年来，食管胃肠道内镜技术的应用重点已由过去的诊断转向目前的治疗，局限于黏膜层的消化道肿瘤均可在胃镜或肠镜下得到根治，十二指肠镜对于胆道和胰腺疾病的治疗也已取代部分外科手术治疗。生物治疗已成为食管胃肠道疾病治疗的重要方法，对食管胃肠道肿瘤、感染和炎性肠病的治疗有良好效果：抗血管内皮生长因子抗体广泛用于肿瘤治疗；抗肿瘤坏死因子 α 抗体则对重症及难治性和复发性炎性肠病有良好的治疗效果，尤其是对有窦道和瘘管形成的克罗恩病疗效显著。

（四）慢性疾病治疗

食管胃肠道疾病中相当一部分是慢性疾病（如消化性溃疡），而大部分慢性疾病的发展和转归有一定的规律。因此，应指导患者掌握疾病的规律，采取积极的措施预防疾病复发和加重，防止并发症和后遗症的发生。

（五）合理应用抗生素

食管胃肠道感染性疾病的治疗效果取决于合理选择抗生素，包括根据临床经验和药敏试验结果用药。但是，抗生素（尤其是滥用）本身会引起一系列问题，包括对重要器官毒性、细菌耐药性和抗生素相关性肠炎。其基本原则是选择足量和短疗程，相对窄谱的抗生素。

（六）营养支持治疗

食管胃肠道疾病通常会影响食物的摄入、消化、吸收，可导致不同程度的营养不良，最终影响治疗效果。因此，营养支持（包括胃肠营养和胃肠外营养）对食管胃肠道疾病治疗至关重要。合理的营养支持治疗能增强治疗效果，促进患者康复。

（七）加强医患沟通

食管胃肠道疾病的治疗效果不仅取决于医务人员的诊断水平和治疗技术，患者对自身疾病的正确认识及对医务人员的信赖与合作同样至关重要。因此，让患者理性看待自身疾病，消除紧张心理，树立治疗信心，对医务人员给予足够的信赖和密切的配合，方能收到最佳治疗效果，并能避免医患纠纷。

（姜 泊 谢 珊）

第二章 食管疾病

第一节
胃食管反流病

胃食管反流病（gastroesophageal reflux disease，GERD）是指胃和十二指肠内容物反复反流入食管引起症状和（或）并发症的一种疾病，以烧心和反酸为主要临床表现。约 25% 的 GERD 患者内镜下见食管黏膜破损，称为反流性食管炎（reflux esophagitis，RE）。绝大部分 GERD 患者内镜下可无食管炎表现，这类 GERD 又称内镜阴性的胃食管反流病或称非糜烂性反流病（nonerosive reflux disease，NERD）。GERD 世界患病率为 13.3%，肥胖患者多见。

一、病因与发病机制

GERD 是由多种因素造成的上消化道动力障碍性疾病，病因是食管的抗反流防御机制减弱和反流物对食管黏膜的攻击作用。

（一）食管抗反流防御机制减弱

食管的抗反流防御机制由食管的抗反流屏障、食管对反流物的清除及黏膜对反流攻击作用的抵抗力构成，其减弱是 GERD 的主要病因。

食管下括约肌（lower esophageal sphincter，LES）、膈肌脚、膈食管韧带、食管与胃底之间的锐角（His 角）等构成抗反流屏障，其中 LES 是最重要的抗反流结构。多种因素可引起 LES 压相对降低，如外科术后 LES 的结构受到破坏,某些激素(如缩胆囊素、胰高血糖素、血管活性肠肽等)、食物(如高脂肪、巧克力等)、药物(如钙通道阻滞剂、地西泮)等。此外,腹内压增高(如妊娠、腹水、呕吐、负重劳动、穿紧身衣等)及胃内压增高(如饱食后、胃扩张、胃排空延迟等)均可导致 LES 压相对降低出现胃食管反流。同时,肥胖是该病的危险因素之一。一过性食管下括约肌松弛(transient LES relaxation,TLESR)是指非吞咽情况下 LES 自发性松弛,其松弛时间明显长于吞咽时 LES 松弛的时间。频发 TLESR 也会伴发反流。

生理状态下,食管原发和继发性蠕动可有效地清除胃食管反流物,即容量清除;GERD 患者容量清除能力下降,不能有效廓清反流物而导致食管黏膜损伤。食管黏膜屏障可保护食管免受反流物的损害,食管黏膜屏障包括食管上皮表面黏液、不移动水层和表面 HCO_3^-、复层鳞状上皮等构成的上皮屏障,以及黏膜下丰富的血液供应构成的后上皮屏障,多种因素可导致上述防御机制下降,如吸烟、饮酒等。当上述屏障功能受损时,食管黏膜受损。

(二) 反流物对食管黏膜的攻击作用

反流物的成分及其同食管黏膜接触时间、部位与食管黏膜损伤发生的程度有关。在酸性环境下(pH<4),胃蛋白酶是反流物中损伤食管黏膜的主要成分。当食管无法抵消反流物对黏膜的刺激和损害时,食管黏膜出现不同程度损伤,如黏膜充血、水肿、糜烂、溃疡等。

二、临床表现

(一) 症状

GERD 的临床表现可分为食管症状和食管外症状两大类。

1. 食管症状　包括烧心、反流等。烧心是指胸骨后或剑突下烧灼感,常由胸骨下段向上延伸;反流是指胃内容物在无恶心和不用力的情况下涌入咽部或口腔的感觉,含酸味时称反酸。烧心和反流是本病最常见的临床症状,而且具有特征性,被称为典型症状。

胸痛由反流物刺激食管引起,疼痛发生在胸骨后。严重时可类似于心绞痛,可放射到后背、胸部、肩部、颈部、耳后。吞咽困难可见于部分患者,可能是由食管动力障碍或炎性狭窄所致,临床症状呈间歇性,进食固体或液体食物均可发生。胸痛和吞咽困难等临床症状为非典型症状。

2. 食管外症状　反流物刺激食管引起迷走神经反射或直接损伤食管以外的组织或器官所致,如反流性咽喉炎、慢性咳嗽和哮喘。

(二) 体征

GERD 一般无特殊阳性体征,当发生反流累及咽喉、口腔、肺部等可有相应表现。

(三) 并发症

1. 上消化道出血　常见于 RE 患者,食管黏膜破损可导致上消化道出血。

2. 食管狭窄　是由于食管炎症反复刺激,致使纤维组织增生,最终形成瘢痕狭窄。一般发生在食管下段,经过数年后可转移到食管中部或更高部位。吞咽困难是其临床标志。

3. 巴雷特食管(Barrett esophagus)　目前研究认为,巴雷特食管可发生在 RE 的基础上,亦可不伴有 RE。巴雷特食管是食管腺癌的癌前病变,其腺癌的发生率较健康人高 30~50 倍。

三、辅助检查

(一) 食管钡剂 X 线造影和放射性核素检查

传统的食管钡剂 X 线造影检查对诊断 RE 敏感性不高,但能诊断食管狭窄。放射性核素胃食管反流检查能定量显示胃内放射性核素标记的液体反流,胃食管交界处屏障功能低下时较易出现阳性结果,但阳性率不高,应用不普遍。

(二) 内镜检查

上消化道内镜检查是诊断 RE 最准确的方法。在存在贫血、吞咽困难或体重下降等报警征象的患者中为首选检查。内镜可以确定 RE 的严重程度及有无并发症和合并症,而结合活检可与其他原因引起的食管炎和其他食管病变(如食管癌等)鉴别。内镜下无 RE 不能排除 GERD。根据内镜下所见食管黏膜的损害程度进行 RE 分级,有利于病情判断及指导治疗。目前多采用 1994 年制定的洛杉矶分级法(LA classification)(表 4-1-1)。

表 4-1-1　RE 内镜诊断的 LA 标准

分级	内镜特征
正常	食管黏膜没有破损
A	一处或几处食管黏膜破损,长径 <5 mm,病变之间无融合
B	一处或几处食管黏膜破损,长径 >5 mm,病变之间无融合
C	一处或几处食管黏膜破损,病变之间相互有融合,但未超过食管环周的 75%
D	一处或几处食管黏膜破损,病变之间相互有融合,至少累及食管环周的 75%

附加描述项目:有无食管狭窄、食管溃疡及 Barrett 食管

（三）24 h 食管 pH 监测、食管滴酸试验、食管测压

24 h 食管 pH 联合阻抗监测的意义在于证实反流存在与否，是诊断 GERD 的金标准，能详细显示酸反流和非酸反流、昼夜反流规律、反流事件与临床症状的关系及患者对治疗的反应，使治疗个体化。

食管滴酸试验有助于确定患者的临床症状是否因其食管对酸敏感所致。在滴酸过程中，出现胸骨后疼痛或烧心的患者为阳性，目前国内医院已较少采用。

食管测压除帮助食管反流监测电极定位、术前评估食管功能和预测手术外，还能预测抗反流手术的疗效和术后出现的吞咽困难。LES 的静息压为 10~30 mmHg，如 LES 压 <6 mmHg 则容易导致反流。

四、诊断性试验

临床上对有典型症状而无报警症状的患者常用质子泵抑制剂（proton pump inhibitor，PPI）做试验性治疗，建议服用标准剂量 PPI，每日 2 次，连用 1~2 周，如临床症状明显改善，本病诊断一般可成立。PPI 试验具有方便、可行、无创和敏感性高的优点，缺点是特异性较低。

五、诊断与鉴别诊断

（一）诊断

GERD 的诊断应结合患者的临床症状及检查综合判断。符合下列条件之一可诊断为 GERD：

有胃食管反流症状，内镜下可见 RE，并排除其他病因的食管炎。

有胃食管反流症状，内镜无黏膜破损，但客观检查有胃食管反流证据，如：

（1）24 h 食管 pH 联合阻抗监测阳性。

（2）食管测压显示 LES 压力降低或 TLSER。

（3）食管钡剂 X 线造影检查提示胃食管反流。

（4）PPI 试验性治疗效果显著。

（二）鉴别诊断

GERD 需与其他病因所致食管病变（如真菌性食管炎、药物性食管炎、食管癌和贲门失弛缓症等）相鉴别，同时还需与消化性溃疡、胆道疾病等相鉴别。以胸痛为主要表现者，需与心源性胸痛及其他原因引起的非心源性胸痛进行鉴别。还应注意与功能性疾病（如功能性烧心、功能性胸痛、功能性消化不良）鉴别。

六、治疗

GERD 的治疗目的为控制症状、促进食管黏膜愈合、减少复发和防治并发症。

（一）一般治疗

改变生活方式与饮食习惯，避免易致胃食管反流的生活方式，如餐后立即平卧、着紧身衣物腰带等。应避免进食使 LES 压降低及引起胃排空延迟的食物和药物，如高脂肪、巧克力、咖啡、浓茶、抗胆碱药、多巴胺受体激动药、钙通道阻滞剂等。夜间抬高床头可减少反流发生。

（二）药物治疗

1. 抗酸药　是治疗 GERD 的主要药物，以质子泵抑制剂（PPI）类药物为主。因其疗效佳在临床广泛应用，尤其对于症状明显的 RE 患者，首选 PPI。这类药物包括奥美拉唑、兰索拉唑和埃索美拉唑等，疗程 4~8 周，以求迅速控制症状、愈合食管黏膜。轻、中症患者也可选用 H_2 受体拮抗药，包括西咪替丁、雷尼替丁等，疗程 8~12 周。

2. 胃肠促动药　多潘立酮、莫沙必利、伊托必利等可单独用于轻症患者，或与抗酸药联合应用于合并嗳气和消化不良症状的患者。

（三）维持治疗

维持治疗是巩固疗效、预防复发的重要措施，用最小的剂量达到长期治愈的目的，治疗应个体化。通常严重的反流性食管炎（LA C~D 级）需足量维持治疗，NERD 或轻度反流性食管炎的患者可采用按需治疗。

（四）抗反流手术治疗

手术一般采用胃底折叠术。抗反流手术的适应证：

①药物存在严重不良反应者；②症状严重，不愿意长期服药者。

术前需确定症状与反流相关，药物治疗无效者抗反流手术治疗可能无效。

（五）并发症的治疗

1. 食管狭窄　早期给予有效的药物治疗是预防 GERD 患者食管狭窄的重要手段。绝大部分狭窄可行内镜下食管扩张术治疗，极少数严重瘢痕性狭窄需行手术切除。扩张术后仍需长期药物维持治疗防止狭窄复发，对年轻患者亦可考虑抗反流手术。

2. 巴雷特食管　一旦出现就难以自行消除，且与食管腺癌关系密切，因此应积极治疗 GERD，预防 Barrett 食管的发生与发展，加强随访，定期内镜复查。早期发现异型增生和癌变尤为重要。治疗措施如下。

（1）PPI 治疗及长期维持治疗。

（2）有指征者可考虑抗反流手术。

（3）内镜治疗，包括射频治疗、内镜黏膜切除术治疗

等,远期治疗效果尚不肯定。

(任渝棠)

第二节
食管癌

食管癌(esophageal carcinoma)是原发于食管上皮组织的恶性肿瘤。病理学上食管癌主要分为鳞状细胞癌和腺癌,我国以鳞状细胞癌多见。但在西方国家食管癌非高发区,腺癌更多见。

一、病因与发病机制

食管癌的确切病因仍未完全明确,一般认为,其发病与人们的居住环境、不良的饮食习惯、某些微量元素缺乏、化学和生物致癌因素及遗传因素等有关。

(一) 不良的饮食习惯

长期吸烟、酗酒和不良进食习惯(进食快、喜食烫食和粗糙食物)可能造成食管的慢性损伤,导致食管上皮细胞慢性炎性改变,易于形成食管癌的癌前病变。研究发现,某些食管病变,如食管贲门失弛缓症、食管良性狭窄和食管黏膜白斑病等的食管癌发病率较高,表明慢性刺激所引起的慢性损伤和炎症在食管癌的发病中起一定作用。

(二) 营养因素

饮食缺乏动物蛋白质、新鲜蔬菜和水果,摄入的维生素 A、维生素 B_2 和维生素 C 缺乏等均是食管癌的危险因素。食物、饮水和土壤内的元素钼、硼、锌、镁、铁含量较低,可能与食管癌的发生有关。

(三) 化学和生物致癌因素

化学和生物致癌因素主要是亚硝胺类物质和真菌及其毒素。在高发区的粮食和饮水中,亚硝胺类物质和真菌毒素含量显著增高且与当地食管癌和食管上皮重度增生的患病率呈正相关。各种霉变食物中的真菌能产生致癌物质(如黄曲霉毒素),且能将硝酸盐还原为亚硝酸盐,以及促进亚硝胺的合成,两者可协同致癌。食管乳头状瘤被认为食管癌癌前状态,其与人乳头状瘤病毒感染相关。

(四) 遗传因素

食管癌的发病有明显的家族性聚集现象。在我国高发地区,本病阳性家族史者达25%~50%,其中以父系最高,旁系最低。林县等高发区居民迁至他县后,食管癌发病率与死亡率仍保持较高水平。这些现象说明,食管癌的发生与遗传因素有关。

(五) 食管癌相关基因

研究发现,食管癌和癌旁组织中 *C-myc*、*EGF*、*Int-1*、*HER-1* 基因表达增强,这些癌基因的高表达可能与食管癌的发生有关。此外,某些抑癌基因如 *Rb*、*p16* 等在食管癌组织和癌前病变组织中失活,提示抑癌基因失活可能也是食管癌发病的重要环节。近年来,通过全基因组关联研究(GWAS)技术已鉴定出多个我国的食管癌易感基因,如 *ADH1B* 和 *ALDH2* 等。

二、病理

我国食管癌的发病部位以中段最多,其次为下段,上段最少。而在西方国家,食管癌最常见的发生部位是食管下 1/3 段,包括胃食管连接处。

(一) 组织学分类

食管癌主要分为鳞状细胞癌和腺癌,另有少数为恶性程度高的未分化癌。在我国食管癌高发区 90% 为鳞状细胞癌,少数为腺癌。鳞癌与腺癌根据其分化程度分为高分化、中分化和低分化。

(二) 大体病理形态分型

1. 早期食管癌 指局限于黏膜层的食管浸润性癌,无论有无区域淋巴结转移。我国学者将其分为隐伏型、糜烂型、斑块型和乳头型。其中斑块型最多见,糜烂型次之。隐伏型是食管癌最早期的表现,多为原位癌。在显微镜下依据癌组织浸润深度的不同,早期食管癌可分为原位癌和黏膜内癌。

2. 表浅食管癌 指局限于黏膜层和黏膜下层的食管浸润性癌,无论有无区域淋巴结转移。

3. 进展期食管癌 指癌组织突破黏膜下层侵及肌层或外膜及周围器官,或同时出现淋巴结转移与远处器官转移。依据形态特点可分为髓质型、蕈伞型、溃疡型、缩窄型和未定型。

(1) 髓质型 多见,恶性程度高。病变呈坡状隆起,可侵及食管壁各层和周围组织,切面灰白色如脑髓。

(2) 蕈伞型 属高分化癌,预后较好。病变多呈圆形或卵圆形,向食管腔内突起,边缘外翻如蕈伞状,表面常有溃疡。

(3) 溃疡型 表面多有较深的溃疡,出血及转移较早,而梗阻发生较晚。

(4) 缩窄型 较少见。病变呈环形生长,质硬,累及食管全周,呈向心性收缩,梗阻出现较早,而出血和转移较晚。

(5) 未定型 少数中、晚期食管癌不能归入上述各型者。

(三) 临床病理分期

国际抗癌联盟(UICC)与美国癌症联合委员会(American Joint Committee On Cancer, AJCC)联合出版恶

性肿瘤 TNM 分期标准并不定期更新。该分期包括 T(肿瘤在食管壁浸润的深度)、N(局部淋巴结的转移)和 M(远处淋巴结和器官转移)分期。

(四)食管癌的扩散和转移方式

1. 直接扩散 早中期食管癌主要为壁内扩散。食管无浆膜层,容易直接侵犯其邻近器官。

2. 淋巴转移 是食管癌转移的主要方式,常转移至纵隔淋巴结和锁骨上淋巴结。

3. 血行转移 为晚期食管癌的转移方式,可转移至肝、肺、骨、肾、肾上腺、脑等处。

三、临床表现

(一)症状

食管癌起病隐匿,早期症状不明显,很容易被忽视,往往发现时已经属中晚期。早期症状明显者主要以吞咽时胸骨后不适、食物停滞感为主,中晚期则以进行性吞咽困难为主。

1. 早期症状 早期食管癌症状一般较轻,持续时间较短,常反复出现,时轻时重,甚至可无症状。主要症状为胸骨后不适、烧灼感、针刺样或牵拉样痛,进食通过缓慢并有滞留的感觉或轻度哽噎感。

2. 中晚期症状

(1) 吞咽困难 是食管癌的典型症状,开始时常为间歇性,呈进行性加重。由初期不能咽下固体食物逐渐发展至液体食物亦不能咽下。

(2) 食物反流 梗阻的近端因有食管扩张和潴留,可发生食物反流。同时,食管腺和唾液腺黏液分泌增加,黏液积存于扩张的食管内,患者可表现为频繁呕吐黏液,并可混有食物、血液或坏死脱落组织。反流可引起呛咳,甚至导致吸入性肺炎。

(3) 吞咽疼痛 是由癌组织糜烂、外侵,引起食管周围炎、纵隔炎等所致,也可由食管深层溃疡所引起,尤以进热食或酸性食物后明显。疼痛可涉及胸骨后、肩胛区、颈部。

(4) 消化道出血 可表现如黑便、呕血或反流食物带血,进而可能出现缺铁性贫血。

(5) 其他症状 压迫喉返神经可致声嘶、呛咳,侵犯膈神经可引起呃逆,骨转移可引起相应部位疼痛,肝转移可引起黄疸等。形成食管气管瘘时,可出现呛咳和呼吸困难。

(二)体征

早期无明显体征。晚期由于长期摄食不足导致明显的慢性脱水、营养不良、消瘦、贫血、与恶病质。锁骨上淋巴结转移时可以触及肿大的淋巴结,伴有胸膜或腹膜转移时,可出现胸腔积液或腹水。

(三)并发症

晚期食管癌可出现食管支气管瘘、纵隔脓肿、肺炎、肺脓肿、消化道大出血和主动脉大出血等并发症。

四、辅助检查

(一)内镜检查与病理检查

内镜检查与活检组织病理检查是诊断食管癌的首选方法。早期食管癌在内镜下表现为黏膜粗糙、糜烂、轻微隆起。中晚期食管癌表现为菜花样隆起、溃疡、狭窄等。色素内镜(1.2% 复方碘溶液)、电子染色内镜、放大内镜及共聚焦激光显微内镜等技术可以使病灶更突出,提高对早期食管癌的识别能力。

(二)食管钡剂造影

早期食管癌 X 线钡剂造影的征象有:①食管黏膜皱襞增粗、迂曲、中断;②食管边缘毛刺状;③小充盈缺损与小龛影;④局限性管壁僵硬或有钡剂滞留。中晚期食管癌可见病变处管腔不规则狭窄、近端食管扩张、不规则充盈缺损、管壁蠕动消失等。伴有食管气管瘘时可见造影剂外溢。

该检查目前多用于不宜行胃镜检查的患者,以及明确是否存在食管气管瘘等情况。

(三)CT 检查

CT 检查可清晰显示食管与邻近纵隔器官的关系、食管癌病灶大小、肿瘤外侵范围及程度、有无远处转移,有助于制订合理的外科手术方式及放疗计划。

(四)超声内镜检查

超声内镜(echoendoscope)有助于准确判断病变在壁内浸润的深度、壁外异常肿大的淋巴结及明确肿瘤对周围器官的浸润情况,从而对肿瘤临床分期、治疗方案选择及预后判断有重要意义。

(五)脱落细胞学检查

食管脱落细胞学检查主要用于食管癌高发区的现场普查,该方法简便、安全,患者依从性好,其阳性率可达90% 以上,常能发现一些早期病例。

五、诊断与鉴别诊断

(一)诊断

食管癌确诊需要病理学检查。典型的食管癌诊断并不困难,但早期食管癌常因缺乏明显症状而延误诊断。对食管癌高危人群(年龄 >40 岁,来自高发区,有食管癌家族史,有上消化道症状,有食管癌前疾病或癌前病变等)进行筛查是发现早期食管癌的有效方法。

（二）鉴别诊断

1. 贲门失弛缓症　是由食管壁内肌间神经丛等病变引起 LES 松弛障碍所致的良性疾病。间歇性吞咽困难是本病的典型症状，病程较长，多呈缓慢进展。X 线钡剂造影可见食管下端呈漏斗或鸟嘴状，边缘光滑。内镜检查可以明确鉴别。

2. 胃食管反流病　是胃十二指肠内容物反流入食管引起的不适，主要表现为反酸和烧心，少数患者因为食管下段瘢痕狭窄导致吞咽困难。内镜检查可以明确鉴别。

3. 食管良性狭窄　一般为腐蚀性或反流性食管炎所致，也可因长期留置胃管、胃食管手术引起。内镜检查可以明确鉴别。

六、治疗

食管癌治疗方案的选择主要取决于其病理组织学分型和临床病理分期。早期食管癌多采取内镜下切除治疗，常可达到根治效果。中晚期食管癌可采取手术、放疗、化疗、内镜治疗或多种方式联合治疗的策略。

（一）内镜治疗

随着内镜技术的发展，内镜介入治疗在食管癌的治疗上日益发挥重要作用。

病变局限在上皮层或黏膜固有层的早期食管癌或重度异型性增生是内镜下切除的绝对适应证。已明确发生淋巴结转移或病变浸润至黏膜下层深层为内镜下切除的绝对禁忌证。常用的内镜下切除技术包括内镜黏膜切除术（EMR）、多环套扎黏膜切除术（MBM）、内镜黏膜下剥离术（ESD）等。内镜下消融术，如激光、微波和氩等离子体凝固术（argon plasma coagulation，APC）等亦有一定疗效，

缺点是治疗后不能得到标本进行病理检查。

无法手术或拒绝手术治疗的进展期患者，可以选择内镜下食管扩张或金属支架置入以解除梗阻，或行经皮内镜下胃造口术（percutaneous endoscopic gastrostomy，PEG）以恢复进食，改善患者生活质量。其他如内镜下光动力学治疗（photodynamic therapy，PDT）、经内镜局部药物注射和射频消融也可用于中晚期食管癌的姑息治疗。

（二）外科手术治疗

外科手术切除是治疗 TNM 分期 I、II 期食管癌的主要方法。对于 III 期的食管癌可以先行放疗和化疗，根据治疗效果评估是否进行手术治疗。胸腹腔镜微创食管切除术与常规开胸手术相比可以减少手术并发症。

（三）放疗

放疗主要适用于上段食管癌和不能切除的中、下段食管癌。鳞癌和未分化癌对放疗敏感，而腺癌对放疗不敏感。术前放疗可使肿瘤体积缩小，提高手术切除率和术后存活率；术后放疗可降低术后淋巴结转移率。

（四）化疗

单独使用化疗效果很差，多采用联合化疗方案。一般用于无法手术的晚期食管癌姑息化疗、食管癌术后辅助化疗或局部晚期食管癌的术前新辅助化疗。

近年来，分子靶向治疗药物和免疫检查点抑制剂等也展现出了良好的治疗前景。

（任建林　许鸿志）

第三节
食管动力障碍性疾病

第三章　胃肠疾病

第一节
胃炎

一、急性胃炎

急性胃炎（acute gastritis）是指各种病因所致的胃黏膜急性炎症，在内镜下可见胃黏膜充血、水肿、炎性渗出、糜

烂、出血等表现，病变多局限于黏膜层，可出现在胃内任何部位，可以是单一病变也可为多处病变，病理组织学检查表现为胃黏膜层以中性粒细胞为主的炎症细胞浸润。临床上以急性糜烂出血性胃炎（acute erosive-hemorrhagic gastritis）最为常见，以下将对其进行详细的介绍。

（一）病因与发病机制

1. 应激　严重创伤、大手术、全身感染、颅内损伤、多器官功能衰竭等应激因素，可致胃黏膜微循环障碍、缺氧，

出现黏膜上皮细胞损伤,同时还可增加胃酸分泌,损伤血管和黏膜。

2. 药物 常见引起急性胃黏膜损伤的药物包括非甾体抗炎药(NSAID)、糖皮质激素、抗肿瘤药等。其中,NSAID可非特异性抑制环氧合酶,阻断胃黏膜生理性前列腺素生成,减少胃黏膜血流,从而导致黏膜修复障碍。抗肿瘤药物则是通过对胃黏膜产生细胞毒作用而导致黏膜损伤。

3. 酒精 具有亲脂性和溶脂性能,进入胃内会很快被吸收,从而导致黏膜的糜烂和出血。

(二)临床表现

急性糜烂出血性胃炎临床上常表现为上腹痛、恶心、呕吐、腹胀、食欲不振等。症状程度轻重不一,轻者可无症状,仅在内镜检查时发现;重者可表现为呕血、黑便、低血压、休克等。查体缺乏特异性体征,部分患者可表现为上腹部压痛。

(三)辅助检查

内镜检查可见胃黏膜出血、糜烂及浅溃疡,应激所致急性胃炎病变多位于胃体、胃底部,而NSAID所致病变多位于胃窦及十二指肠球部。小量出血仅可见大便隐血试验阳性,大量出血者还会出现红细胞计数、血红蛋白浓度、血细胞比容的下降。

(四)诊断与鉴别诊断

1. 诊断 注意对可能导致急性胃炎的病因进行询问,确诊有赖于内镜检查及活检病理结果。由于急性胃炎黏膜修复很快,临床考虑该病时应尽早完善内镜检查评估。

2. 鉴别诊断 无明显上消化道出血的急性胃炎应注意与消化性溃疡、急性胰腺炎、急性阑尾炎、急性胆囊炎等疾病相鉴别。并发上消化道出血时,应注意与消化性溃疡、胃癌、食管-胃底静脉曲张等其他疾病并发的出血相鉴别。

(五)治疗与预后

积极治疗可能导致急性糜烂出血性胃炎的原发病,去除病因。多数黏膜糜烂和出血可自行愈合止血,为促进黏膜修复、减轻出血,可予质子泵抑制剂(proton pump inhibitor, PPI)或H_2受体拮抗药(histamine 2 receptor antagonist, H_2RA)抑制胃酸分泌,或予胃黏膜保护剂促进胃黏膜修复。对于发生上消化道大出血的患者,应按照消化道出血进行治疗。

二、慢性胃炎

慢性胃炎(chronic gastritis)是指各种病因所致的胃黏膜慢性炎症伴或不伴腺体萎缩。多数慢性胃炎患者无任何症状,我国目前基于内镜诊断的慢性胃炎患病率接近90%。

(一)病因与发病机制

1. 幽门螺杆菌(Hp)感染 现有研究认为,Hp感染是慢性胃炎最主要的病因。慢性胃炎患者中有70%~90%存在Hp感染,几乎所有Hp感染者均存在慢性活动性胃炎。Hp是一种革兰氏阴性杆菌,呈螺旋状,Hp经粪—口途径传播,依靠自身鞭毛结构穿过胃内黏液层,产生毒力因子使自身黏附上皮细胞逃避免疫应答,并造成细胞损伤和胞间紧密连接的破坏,还能释放脲酶分解尿素产生NH_3,提高Hp生存环境周围的pH,这些机制均有助于Hp定植于胃黏膜表面。Hp可促进胃黏膜血管内皮细胞、上皮细胞等产生炎症因子和趋化因子,从而导致胃黏膜内中性粒细胞、淋巴细胞等炎症细胞浸润,最终导致胃内的慢性炎症。

2. 自身免疫 胃体腺壁细胞具有分泌内因子的功能,内因子在胃内可与维生素B_{12}结合避免其在胃内被消化,以保障维生素B_{12}在回肠被吸收。当自身免疫功能异常时,患者体内出现壁细胞抗体(parietal cell antibody, PCA)和(或)内因子抗体(intrinsic factor antibody, IFA),自身免疫性炎症会导致壁细胞减少,胃酸分泌随之减少;此外,内因子的减少会导致机体维生素B_{12}吸收不良,从而导致巨幼细胞贫血,即恶性贫血。因其致病机制,自身免疫性胃炎主要表现为以胃体为主的萎缩性胃炎。

3. 其他因素 各种原因导致的十二指肠胃反流、长期服用NSAID等药物、长期酒精摄入等亦是慢性胃炎相对常见的原因。

(二)分类

慢性胃炎的分类目前尚未得到统一,在2017年《中国慢性胃炎共识意见》当中,提出可以基于病因、胃炎分布、内镜和病理诊断对慢性胃炎进行分类。基于病因,慢性胃炎可分为Hp胃炎和非Hp胃炎。基于胃炎分布,可分为胃体为主胃炎、胃窦为主胃炎和全胃炎三大类,胃体为主胃炎胃酸分泌多减少,胃癌发生风险增加;胃窦为主胃炎胃酸分泌多增加,十二指肠溃疡发生风险增加。基于内镜和病理诊断,可将慢性胃炎分为非萎缩性胃炎和萎缩性胃炎,慢性非萎缩性胃炎以胃黏膜慢性炎症细胞浸润为主而不伴有萎缩性改变,活检病理提示固有腺体萎缩即可诊断慢性萎缩性胃炎。胃黏膜萎缩又可分为单纯性萎缩和化生性萎缩,后者是指胃黏膜腺体有肠上皮化生和假幽门腺化生。

(三)临床表现

慢性胃炎缺乏特征性症状,部分患者可无不适主诉,有症状者多主诉上腹痛、腹胀、餐后饱胀、早饱感等消化不良症状,有无症状及症状的严重程度与慢性胃炎的分类、镜下表现及病理严重程度均无明显相关性。查体可有上腹部轻压痛。自身免疫性胃炎患者可出现维生素 B_{12} 缺乏相关表现。

(四)辅助检查

1. 内镜及病理组织学检查 是慢性胃炎诊断最关键的手段。慢性非萎缩性胃炎内镜下可表现为黏膜粗糙、水肿、充血、渗出、红斑、出血点等。慢性萎缩性胃炎内镜下可见黏膜红白相间,皱襞变平甚至消失,部分黏膜血管显露,可伴有黏膜颗粒或结节。检查中可以观察到部分慢性胃炎同时存在糜烂、出血或胆汁反流的征象。放大内镜或电子染色内镜检查对胃炎的诊断和癌前病变的发现有参考价值。

内镜检查过程中应常规行病理组织学检查和 Hp 检测,胃炎的最终诊断应结合内镜下表现及病理检查结果。病理检查结果应对 5 种组织学变化进行描述和分级,包括 Hp、活动性、慢性炎性反应、萎缩和肠上皮化生,若有上皮内瘤变应注明。

2. Hp 检测 Hp 的存在与否是慢性胃炎诊断的一部分,也涉及其治疗。检测手段主要分为侵入性和非侵入性检查。侵入性检查是指通过内镜检查获得胃黏膜活检标本,进行快速脲酶试验、病理学染色或细菌培养,其中快速脲酶试验更为推荐。非侵入性检查手段包括 $^{13}C-$ 和 $^{14}C-$ 尿素呼气试验、单克隆粪便抗原试验及血清 Hp 抗体 IgG 检测,其中尿素呼气试验是最受推荐的检查方法,粪便抗原检查可用于儿童等呼气试验配合欠佳人员,抗体检测因其阳性不一定代表现症感染而使用受限。

3. 其他 如考虑自身免疫性胃炎可能,可检测血清 PCA 和 IFA,血清维生素 B_{12} 浓度检测亦有助于诊断。血清胃蛋白酶原(pepsinogen,PG)Ⅰ、PGⅡ及促胃液素 -17(gastrin-17)的检测可能有助于判断胃黏膜萎缩是否存在及萎缩程度。胃体萎缩者 PGⅠ、PGⅠ/Ⅱ比值降低而促胃液素 -17 水平升高,胃窦萎缩者促胃液素 -17 水平降低而 PGⅠ、PGⅠ/Ⅱ比值正常,全胃萎缩者促胃液素 -17 水平和 PGⅠ/Ⅱ比值均降低。

(五)诊断

慢性胃炎的确诊需结合内镜检查和病理组织检查的结果,病因检查方面可进行 Hp 检测和自身免疫性胃炎相关的检测。

(六)治疗

慢性胃炎的治疗以去除病因、改善症状、改善黏膜炎症为目的,遵循个体化的原则。

1. 改善饮食和生活方式 如避免长期大量饮用咖啡、大量吸烟、过量饮酒、长期应用对胃黏膜有损伤的药物(如 NSAID)等。

2. Hp 根除 2017 年《中国慢性胃炎共识意见》中指出,经检查证实 Hp 阳性的慢性胃炎患者,无论是否存在症状、有无并发症,除非存在抗衡因素,均应接受 Hp 根除治疗。推荐的根除治疗方案为包含铋剂的四联方案,即 PPI+铋剂 + 两种抗生素,疗程为 10 d 或 14 d,目前多推荐 14 d。

3. 改善症状

(1)存在黏膜糜烂,以上腹痛、烧灼感为主要症状者 可根据症状的严重程度,选择胃黏膜保护剂、抗酸剂、H_2RA 或 PPI。

(2)以上腹饱胀感、恶心、呕吐为主要症状者 可选择胃肠促动药。

(3)以腹胀、纳差等消化功能减低症状为主者 可使用消化酶制剂。

(4)伴有胆汁反流者 可加用胃肠促动药或有结合胆酸作用的胃黏膜保护剂如铝碳酸镁。

此外,自身免疫性胃炎的治疗:以对症治疗为主,合并恶性贫血的患者需终身加用维生素 B_{12} 治疗。有明显精神心理因素相关消化不良症状者,可使用抗抑郁药或抗焦虑药。

(七)预后

慢性非萎缩性胃炎病情多稳定,慢性萎缩性胃炎常伴有肠上皮化生,中 - 重度慢性萎缩性胃炎有一定的癌变率,少数伴有上皮内瘤变的慢性胃炎患者发生胃癌的风险有不同程度的增加。对伴有肠上皮化生或上皮内瘤变者,应定期进行内镜和病理组织学检查随访。

三、特殊类型的胃炎

(丁士刚)

第二节

消化性溃疡

消化性溃疡(peptic ulcer,PU)是指在各种致病因子作用下,黏膜缺损深度超过黏膜肌层,常发生于与胃酸分泌有关的消化道黏膜,临床上最常见胃溃疡(gastric ulcer,GU)和十二指肠溃疡(duodenal ulcer,DU)。消化性溃疡也可以发生在其他部位,包括胃食管交界处、胃肠吻合处和异位胃黏膜等。幽门螺杆菌(Hp)的发现使得该病从一种慢性、反复发作的疾病转变为一种可治愈的疾病。非甾体抗炎药(NSAID)的应用已成为引起老年人发病的主要原因。消化性溃疡的典型症状为长期性、周期性、节律性上腹痛,部分患者可无任何症状,而以出血、穿孔等并发症为首发表现。

一、流行病学

消化性溃疡是全球多发性疾病,好发于男性,男女患病比例为(2~5)∶1。其中 DU 多见于青壮年,GU 多见于中老年。我国消化性溃疡的发病率南方高于北方,城市高于农村。本病的发病具有季节性,多在秋冬、冬春之交。

二、病因与发病机制

消化性溃疡的发生源自胃黏膜攻击因子与防御因子的失衡。生理状态下,胃分泌胃酸和胃蛋白酶促进消化,同时胃和十二指肠也有多层黏膜防御系统保护自身。黏膜防御的损伤使酸进入已经受损的黏膜,从而导致溃疡的发生。破坏这些防御系统最主要的两种因素即 Hp 感染和 NSAID。此外,非 Hp 非 NSAID 溃疡可见于胃泌素瘤、心境障碍等其他病因。

(一)胃酸和胃蛋白酶

消化性溃疡是由胃液中的胃酸和胃蛋白酶对胃肠道黏膜的自身消化直接引起的。胃酸分泌受神经、体液的调节,而这种调节作用最终经过 H^+,K^+-ATP 酶,也是胃酸分泌调节的关键酶。胃蛋白酶原是由胃黏膜主细胞分泌,经胃酸激活转变为胃蛋白酶,其活性受到胃酸分泌的影响。无酸的情况下罕见溃疡发生。DU 常见高胃酸分泌,而 GU 胃酸分泌多正常或相对较低。胃酸分泌的增多可能与壁细胞数量增多,壁细胞对刺激物质敏感性增加,迷走神经张力升高等因素有关。

(二)Hp 感染

Hp 是一种微需氧的、单极多鞭毛、螺旋状弯曲的革兰氏阴性杆菌。Hp 感染率在世界各国差别很大。欧美国家的感染率最低(7%~33%),我国的感染率在 56%~72%。GU 的 Hp 检出率 >70%,DU 为 90%~95%。Hp 致胃十二指肠黏膜损伤的机制包括:①"漏屋顶"学说:Hp 感染引起发炎的胃黏膜如漏雨的屋顶,无雨(无胃酸)仅是暂时的干燥(无溃疡),而根除 Hp 相当于修好屋顶,使之不易漏雨,即溃疡不易复发。②促胃液素 - 胃酸学说:Hp 的脲酶分解尿素产生氨,使胃窦部 pH 升高,引起 G 细胞分泌大量促胃液素,提高胃酸分泌水平。Hp 感染胃黏膜引发炎症也可促使促胃液素分泌增加。③胃上皮化生学说:Hp 可在十二指肠内胃上皮化生部位附着定植,引起黏膜损伤,导致 DU 的发生。④介质冲洗学说:Hp 感染可引起多种炎症介质

的释放,这些炎症介质自胃排入十二指肠引起相关黏膜损伤。

(三)NSAID

在服用 NSAID 人群中,GU 发生率为 12%~30%,DU 发生率为 2%~9%。NSAID 还通过抑制环氧合酶(cyclooxygenase,COX)参与溃疡的发生。COX 是花生四烯酸代谢合成前列腺素的关键酶,分为 COX-1 和 COX-2 两种异构体。COX-1 在胃中表达,可以促进前列腺素合成,有助于维持胃上皮和黏膜屏障的完整性;COX-2 在正常的胃内不表达,而是在炎症中表达。传统的 NSAID 如布洛芬会抑制 COX-1 和 COX-2,而 COX-1 的抑制可以减少前列腺素的合成,从而减少黏膜的防御功能。

(四)其他

1. 胃十二指肠运动异常 胃排空过快可使十二指肠酸负荷增加,促使 DU 的发生。胃排空延迟和十二指肠反流可引起胃窦张力增加、促胃液素水平升高,反流的胆汁、胰液亦可对胃黏膜产生损伤,促使 GU 的发生。

2. 生活方式 吸烟可刺激胃酸分泌,引起血管收缩,也可以降低幽门括约肌张力进而增加胆汁反流。饮用咖啡、浓茶、酒精,进食高盐及辛辣饮食,进食过快、过烫或不规律进食等,均可增加消化性溃疡发生的风险。

3. 精神因素 精神紧张、情绪波动、极度焦虑可引起胃酸分泌失调,削弱胃黏膜屏障功能。严重烧伤、颅脑外伤、休克、败血症及严重器官功能衰竭等应激情况下,在胃或十二指肠发生的急性黏膜糜烂或溃疡称应激性溃疡。其中严重烧伤引起的溃疡称柯林溃疡,颅内病变引起的溃疡称库欣溃疡。

4. 遗传因素 该病在消化性溃疡患者一级亲属中的发病率明显高于对照组人群,单卵双生儿患相同类型溃疡者占 50%。消化性溃疡也可以是一些遗传性疾病的临床表现之一。

三、病理

GU 多发生于胃小弯,尤其是胃角,也可见于胃窦或高位胃体。DU 主要见于十二指肠起始部 2 cm 以内,即十二指肠球部,以前壁最多。溃疡的底部由表面向深部依次分为 4 层:①第一层为急性炎性渗出物,系由坏死细胞、组织碎片和纤维蛋白样物质组成;②第二层为以中性粒细胞为主的非特异性细胞所组成;③第三层为肉芽组织层,含有增生的毛细血管、炎症细胞和结缔组织等各种成分;④最底层为纤维样或瘢痕组织层,呈扇形,可扩展到肌层,甚至可达浆膜层。

四、临床表现

消化性溃疡患者临床表现不一,多数表现为上腹疼痛,少数可无任何症状或以出血、穿孔等并发症为首发症状。

1. 腹痛特点 ①长期性:由于溃疡发生后可自行愈合,但每次愈合后又易复发,故常有上腹疼痛长期反复发作的特点。②周期性:上腹疼痛呈反复周期性发作,尤以DU更为突出。中上腹疼痛发作可持续数天、数周或更长,继以较长时间缓解。③节律性:溃疡疼痛发作与饮食明显相关。DU的疼痛易在两餐之间发生,持续不减直至下餐进食或服抗酸药后缓解。部分DU患者由于夜间的胃酸较高,可在夜间发生腹痛。GU疼痛的发生较不规则,常在餐后1 h内发生,经1~2 h后逐渐缓解,直至下餐进食后再重复出现上述节律。④疼痛部位:DU的疼痛多出现于中上腹部或在脐上方偏右处,GU疼痛的位置也多在剑突下和剑突下偏左处。⑤疼痛性质:多呈钝痛、灼痛或饥饿样痛,一般疼痛程度较轻可忍受,若是持续性剧痛可能提示溃疡穿孔。⑥影响因素:疼痛常因精神刺激、过度疲劳、饮食不当等因素诱发或加重,可因休息、进食、服抗酸药等而减轻或缓解。

2. 其他症状 包括烧心、反酸、嗳气、恶心等其他胃肠道症状。食欲多保持正常,但偶可因进食后疼痛发作而畏食,以致体重减轻。溃疡发作期患者中上腹部可有局限性压痛,程度不重,其压痛部位与溃疡的位置基本相符。

3. 并发症

(1)出血 是消化性溃疡最常见的并发症,其在我国的发病率为16%~33%。部分消化性溃疡患者以出血为首发表现。对于消化性溃疡出血患者,在24~48 h行急诊胃镜检查是重要的诊疗措施。

(2)穿孔 是消化性溃疡最严重的并发症。该病多见于老年、男性、吸烟、饮食不规律及生活精神压力大者。典型症状为急骤上腹部剧痛进行性加重,查体时腹肌紧张,腹部压痛及反跳痛明显。

(3)幽门梗阻 是消化性溃疡的少见并发症。其主要的发病原因是消化性溃疡长期对黏膜反复侵蚀,在修复过程中纤维组织大量增生,以致形成瘢痕狭窄。幽门溃疡和DU引起的局部痉挛水肿也会导致患者发生功能性梗阻。

(4)癌变 少数GU可以发生癌变,发生率为1%~3%,DU一般不会发生癌变。对于45岁以上、溃疡经久不愈、明显消瘦、粪便隐血持续阳性的患者,需警惕癌变风险。

五、特殊类型的消化性溃疡

(一)巨大溃疡

巨大溃疡一般是指GU的直径>2.5 cm或DU的直径>2.0 cm。通常与NSAID的应用有关,但也可见于终末期肾衰竭、克罗恩病等患者。临床上常认为巨大胃溃疡恶性可能性较大。

(二)球后溃疡

球后溃疡是指溃疡位于球部以下,仅约占DU的5%,可能提示存在激素介导的胃酸过度分泌。十二指肠球后溃疡主要见于男性,以背部放射痛为特点,易于发生溃疡出血,若累及十二指肠乳头则可出现黄疸。

(三)梅克尔憩室溃疡

梅克尔憩室溃疡是发生在梅克尔憩室(Meckel diverticulum)内异位胃黏膜的溃疡。多发生于3岁以内的幼儿,成人较少见,常无症状,也可以有腹痛、腹部不适等。对于有症状的梅克尔憩室溃疡尤其是伴有出血等并发症时,手术切除梅克尔憩室是最有效的手段。

(四)无症状性溃疡

无症状性溃疡是指无任何症状,因其他疾病行内镜或X线钡餐检查时偶然发现的溃疡。该病在老年人中明显多见,与服用NSAID有关。由于不能及早发现并进行及时有效的治疗,发生大出血和穿孔的风险明显增加,以致病死率也相应增加。

(五)难治性溃疡

难治性溃疡是指抗酸治疗8周后不愈合的DU和12周后不愈合的GU。确诊该病前需要注意患者的治疗是否充分,是否吸烟,是否使用NSAID,是否存在胃酸分泌过度,是否存在慢性活动性胃炎或合并胃癌。

(六)复合性溃疡

复合性溃疡指胃、十二指肠同时存在的溃疡,多数DU发生在先,约占消化性溃疡的7%。此类溃疡患者中幽门梗阻发生率较高。

(七)幽门管溃疡

常伴胃酸分泌过高,餐后可立即出现上腹疼痛,程度较剧烈而无规律性,抗酸治疗效果较差。因幽门管痉挛和瘢痕形成,易并发幽门梗阻导致呕吐。

六、辅助检查

(一)内镜检查

内镜检查是确诊消化性溃疡的首选检查。对于上腹痛怀疑有消化性溃疡的患者,如果伴有报警症状(贫血、便隐血阳性、消瘦等），则要怀疑存在恶变，应及时进行内镜检查。内镜下良性溃疡呈圆形、椭圆形，也可呈线形、霜斑样，边缘光滑，基底洁净，表面覆黄白苔，周围黏膜充血水肿，有时可见皱襞向溃疡中心集中。如果内镜下存在溃疡，应在溃疡的边缘取活检，以便鉴别恶性溃疡。溃疡病灶分为活动期（A 期）、愈合期（H 期）和瘢痕期（S 期）3 个分期，每一期又可以被分为两个阶段。

（二）X 线钡餐

X 线钡餐是诊断消化性溃疡的常用方法，但禁用于消化道穿孔、有活动性出血、幽门梗阻的患者。X 线征象分为直接和间接两种。龛影是直接征象，呈乳头状、锥状或其他形状，边缘光滑整齐，密度均匀，底部平整或稍不整。GU 的间接征象包括痉挛性压迹、胃潴留、张力和蠕动紊乱等；DU 的间接征象包括球部激惹和球部畸形等，呈现山字形、三叶形或葫芦形。直接征象具有确诊价值，间接征象仅提示有溃疡。

（三）Hp 检测

患者是否有 Hp 感染决定了后续的治疗方案。Hp 的诊断性检测可分为侵入性检查和非侵入性检查两种。前者包括快速脲酶检测、组织学检测和细菌培养，后者包括 ^{13}C 或 ^{14}C 尿素呼气实验、粪便抗原试验和血清学检查。快速脲酶检测的敏感性和特异性均较高，但受消化道出血、质子泵抑制剂、铋剂、抗生素的影响可出现假阴性。^{13}C 或 ^{14}C 尿素呼气试验和粪便抗原试验是检测 Hp 活动性感染的常用方法。血清学检查不能区分是否为现症感染，也不能用于评估根除疗效。

七、诊断与鉴别诊断

（一）诊断

根据慢性病程，反复周期性、节律性上腹痛等症状，可初步考虑本病。X 线钡餐和内镜检查可确诊。内镜检查需要进镜至十二指肠降部，并做到完整、细致。

（二）鉴别诊断

1. 胃癌　患者的症状多为持续性，呈进行性加重，部分患者可触及腹部包块。实验室检查可见便隐血阳性及贫血。单独依靠症状、体征和实验室检查很难确诊。主要依靠 X 线钡餐造影和胃镜，且以胃镜下活检病理诊断最可靠。胃镜下良、恶性溃疡的鉴别要点见表 4-1-2。

2. 胃泌素瘤　又称佐林格 – 埃利森综合征（Zollinger-Ellison syndrome），为胰腺非 B 细胞肿瘤。患者的血清促胃液素明显升高，>200 pg/mL，胃酸分泌明显增加，基础胃酸分泌量>15 mmol/L，最大胃酸分泌量>60 mmol/L。该病表现为

表 4-1-2　胃镜下良、恶性胃溃疡的鉴别要点

鉴别点	良性溃疡	恶性溃疡
形态	圆形、椭圆或线形	不规则
基底	有灰白或黄白苔覆盖	底不平，有坏死组织和出血，被覆污秽苔
周边	多有充血红晕，略肿胀，柔软，光滑，无结节状改变	多呈结节状隆起，僵硬，可有糜烂
边界	平滑，光整，界线清楚	不规则，锯齿状，界线不清楚，白苔可溢出边界
皱襞	平缓向溃疡集中，逐渐变细	中断，虫噬状、笔尖状变细或互相融合

多发性、不典型部位、顽固性溃疡，可伴有腹泻和消瘦。

3. 功能性消化不良　临床症状包括反复发作的上腹不适、腹痛、腹胀、反酸、嗳气、恶心等，而内镜检查未见器质性损害。

4. 慢性胆囊炎和胆囊结石　发作与进食油腻有关，患者可有右上腹痛、发热、恶心、呕吐、黄疸等临床表现，查体可有右上腹压痛、墨菲征阳性。B 超检查可提示胆囊壁增厚或胆囊内可随体位移动的强回声病灶伴后方声影。

八、治疗

本病的治疗包括内科药物治疗、外科手术治疗和并发症的治疗等。治疗目的：①缓解临床症状；②促进溃疡愈合；③防止溃疡复发；④减少并发症。

（一）一般治疗

注意休息，避免过度劳累和精神紧张；戒烟酒，少饮浓茶、咖啡，避免刺激性饮食及暴饮暴食。

（二）药物治疗

1. 抑制胃酸　抗酸治疗是缓解症状与促进溃疡愈合的最主要措施，包括 H_2 受体拮抗药（H_2 receptor antagonists，H_2RA）和质子泵抑制剂（proton pump inhibitor，PPI），且以 PPI 为首选。H_2RA 可选择性竞争结合 H_2 受体，从而抑制胃酸的分泌，主要包括雷尼替丁和法莫替丁等，通常采用标准剂量，每日 2 次。PPI 通过抑制壁细胞胃酸分泌的关键酶 H^+-K^+-ATP 酶，使其不可逆失活，从而提升胃内 pH，抗酸效果比 H_2RA 更强更持久。主要有奥美拉唑、泮托拉唑、雷贝拉唑和埃索美拉唑等。

2. 保护胃黏膜　胃黏膜保护剂可分为外源覆盖型和内源修复型。硫糖铝是硫酸化蔗糖和铝盐组成的复杂化合物，可覆盖在胃十二指肠溃疡表面，阻止胃酸、胃蛋白酶侵袭溃疡面，促进溃疡愈合。胶体铋除了类似硫糖铝的作用外，还具有较强的杀灭 Hp 作用，由于肠道细菌会将铋

盐转换为铋剂硫化物,所以粪便呈现黑色,长期大量使用铋剂可能有潜在神经毒性。其他常用药物有铝碳酸镁、瑞巴派特、替普瑞酮等,主要通过中和胃酸及胆汁,增加上皮层黏液、碳酸氢盐合成及前列腺素的分泌,抑制氧自由基产生等发挥胃黏膜保护作用。

(三) 根除 Hp 治疗

根除 Hp 不仅有助于治疗消化性溃疡,也对溃疡复发和并发症起预防作用。目前我国患者对克拉霉素、甲硝唑、左氧氟沙星耐药率呈上升趋势,而对阿莫西林、四环素、呋喃唑酮的耐药率仍很低。目前推荐铋剂四联(PPI+铋剂+两种抗生素)作为主要的经验性根除 Hp 治疗方案,疗程推荐为 14 d。除含左氧氟沙星的方案不作为初次治疗方案外,根除方案不分一线、二线,应尽可能将疗效高的方案用于初次治疗。初次治疗失败后,再次根除时避免应用相同的抗生素,可在其余方案中选择一种方案进行补救治疗。推荐的幽门螺杆菌根除四联方案中抗生素组合、剂量和用法见表 4-1-3。

表 4-1-3　推荐的幽门螺杆菌根除四联方案中抗生素组合、剂量和用法

方案	抗生素 1	抗生素 2
1	阿莫西林 1 000 mg,2 次 /d	克拉霉素 500 mg,2 次 /d
2	阿莫西林 1 000 mg,2 次 /d	左氧氟沙星 500 mg,1 次 /d 或 200 mg,2 次 /d
3	阿莫西林 1 000 mg,2 次 /d	呋喃唑酮 100 mg,2 次 /d
4	四环素 500 mg,3 次 /d 或 4 次 /d	甲硝唑 400 mg,3 次 /d 或 4 次 /d
5	四环素 500 mg,3 次 /d 或 4 次 /d	呋喃唑酮 100 mg,2 次 /d
6	阿莫西林 1 000 mg,2 次 /d	甲硝唑 400 mg,3 次 /d 或 4 次 /d
7	阿莫西林 1 000 mg,2 次 /d	四环素 500 mg,3 次 /d 或 4 次 /d

(四) NSAID 相关溃疡的治疗

对服用 NSAID 出现的溃疡,若病情许可应立即停用 NSAID 或减少 NSAID 用量,停药后进行抗酸治疗,PPI 比 H_2RA 更加有效;若病情需要长期服用 NSAID 者,应尽量选择特异性 COX-2 抑制剂。NSAID 治疗前根除 Hp 可减少溃疡的发生,而单纯根除 Hp 不能预防 NSAID 溃疡再出血。对于已发生过溃疡并出血、既往有溃疡病史、高龄、同时应用抗凝血药或糖皮质激素者,应常规予 PPI 预防治疗。

(五) 外科手术治疗

由于内科治疗技术的不断发展,目前外科手术主要限于少数有并发症者:①大量或反复出血内科治疗无效;②急性穿孔;③器质性或瘢痕性幽门梗阻;④胃溃疡疑有癌变者;⑤正规内科治疗无效的顽固性溃疡。

(六) 并发症的治疗

1. 出血　大多数急性或慢性消化性溃疡患者发生少量出血,在粪便或胃液中都能发现隐血。据估计,在所有消化道大出血中,50% 是由消化性溃疡引起的。内镜下止血主要适用于活动性出血和溃疡面可见裸露血管的患者,内镜治疗的同时应静脉使用 PPI。

2. 急性穿孔　对于消化性溃疡并穿孔患者,早期外科手术预后更好,常用手术方法是穿孔修补。如果条件不理想,患者一般情况不佳,可采取保守治疗如胃内留置导管吸引减压、大量抗生素和对症支持治疗,但不如手术效果好。

3. 幽门梗阻　对于功能性幽门梗阻者必要时禁食,静脉补液,可留置胃管解除胃潴留,口服或静脉使用 PPI。不全梗阻者可应用促进胃动力药物,减少胃潴留。对于器质性幽门梗阻反复发作且内科治疗效果差者,常需外科手术治疗。

九、预后

随着对 PU 发病机制的深入研究和内科治疗的进展,消化性溃疡已成为一种可治愈的疾病。目前 PU 的病死率降至 1% 以下,主要见于高龄、合并大出血和急性穿孔患者。

(丁士刚)

第三节
胃癌

胃癌(gastric carcinoma)是指起源于胃黏膜上皮细胞的恶性肿瘤,是最常见的消化道肿瘤之一。

一、流行病学

胃癌是最常见的消化道恶性肿瘤之一。2020 年全球癌症统计数据表明,胃癌发病率居全球恶性肿瘤第 5 位,死亡率居第 4 位,2020 年全球新发胃癌病例超过 100 万例,死亡病例达 76.9 万例。男性胃癌发病率是女性的 2 倍。东亚、东欧及南美地区胃癌发病率较高,北美及北欧地区胃癌发生率较低。

二、病因与发病机制

胃癌病因与发病机制是多因素的。非贲门癌的危险因素包括幽门螺杆菌(Hp)感染、高龄、社会经济地位低下、吸烟、遗传因素、环境因素、高盐饮食及癌前状态。贲门癌的主要危险因素是胃食管反流病。

（一）幽门螺杆菌感染

Hp 感染是非贲门癌的危险因素。1994 年，国际癌症研究机构将 Hp 归为 I 类致癌物，并在 2009 年再次确认了这一分类。然而，虽然 Hp 感染是胃癌发生的危险因素，但仅有 <5% 的 Hp 感染患者最终发生胃癌。因此，单独 Hp 感染可能还不足以引起胃癌，胃癌的发生还须有其他因素如感染者的基因多态性及坏境因素等的参与。

（二）环境因素

迁居美国的日本移民流行病学研究表明，第一代日本移民仍保持胃癌高发病率，第二代移民胃癌发病率显著下降，而第三代发生胃癌的危险性已与当地美国居民相当，提示了地域环境因素与胃癌发病相关。

（三）饮食因素

胃癌患病风险增加与高盐和各种盐腌制食品（如咸鱼、腌肉和咸菜）、油炸食品、加工肉类、鱼类和酒精摄入过多及蔬菜、水果、奶类和维生素 A 摄入较少有关。

（四）遗传因素

约有 10% 的胃癌病例出现家族聚集性。

（五）癌前状态

癌前状态包括癌前病变和癌前疾病。胃癌很少直接从正常胃黏膜上皮发生，而大多发生于原有病理变化的基础上，这一类易发生癌变的胃黏膜病理组织学变化即癌前病变，主要指肠上皮化生及异型增生。癌前疾病指一些发生胃癌危险性明显增加的临床情况，主要包括：①慢性萎缩性胃炎：常与 Hp 感染有关。目前认为，慢性萎缩性胃炎是正常胃组织向胃癌转变的中间状态。②胃息肉：主要分为增生性息肉和腺瘤性息肉。前者多见，但癌变率较低，约 1%；后者不常见，但癌变率为 40%~70%。③胃溃疡：溃疡边缘黏膜反复损伤、修复，增加了细胞癌变的机会。④残胃：胃良性病变行胃次全切除术后的残胃在术后 15~20 年后患胃癌的风险显著提高。

三、分期

胃癌分期目前普遍采用美国癌症联合会（American Joint Committee on Cancer，AJCC）和国际抗癌联盟（International Union Against Cancer，UICC）联合制定的 TNM 分期标准，目前最新版为第 8 版。

早期胃癌（early gastric cancer，EGC）是指局限于黏膜或黏膜下层的胃癌，无论是否有淋巴结转移，对应 TNM 分期中的 T_1 期。早期胃癌患者预后较好，经有效治疗后 5 年生存率可到 90% 以上。

四、病理及分型

（一）大体分型

国际上广泛采用 Borrmann 胃癌分型。

1. Borrmann I 型（息肉型）　肿瘤呈息肉状、伞状或结节状，边界清楚，向胃腔内生长，表面可有坏死或浅溃疡。

2. Borrmann II 型（局限溃疡型）　肿瘤表面有明显溃疡形成，边缘隆起成堤状，肿瘤边界较清楚、局限。

3. Borrmann III 型（浸润溃疡型）　肿瘤表面有明显溃疡形成，溃疡边缘隆起，向周围及深部浸润，边界不清楚。

4. Borrmann IV 型（弥漫浸润型）　癌组织在胃壁各层弥漫浸润扩散，同时伴有纤维组织增生，浸润部胃壁增厚变硬，黏膜皱襞消失或不规整，胃腔变狭小，失去弹性。如累及全胃，可使整个胃壁增厚、变硬，称为皮革样胃（linitis plastica）。

（二）组织学分型

目前临床上采用较多的为 Lauren 分型及日本早期胃癌分化程度的分类标准。Lauren 分型较为简单，可分为肠型、弥漫型和混合型 3 种亚型。日本胃癌分化程度分类标准将早期胃癌分为未分化型和分化型。其中，将低分化腺癌、黏液腺癌、印戒细胞癌、未分化型腺癌归入未分化型，将高分化腺癌、中分化腺癌、管状腺癌和乳头状腺癌归入分化型。对于混合有多种分化程度成分的病灶，以恶性程度更高的成分作为划分分化程度类别的依据。

（三）侵袭与转移

胃癌有 4 种扩散方式。

1. 直接蔓延　胃癌向黏膜下层浸润、突破至浆膜外后可沿组织间隙侵袭至相邻器官。胃底贲门癌常侵犯食管、肝和大网膜，胃体癌多累及大网膜、肝及胰腺。

2. 淋巴结转移　约 80% 的胃癌患者存在淋巴结转移。癌细胞一般先转移到胃周淋巴结，再沿淋巴道转移至远处淋巴结。部分胃癌可转移至锁骨上淋巴结，转移到该处时称为 Virchow 淋巴结。

3. 血行播散　最常转移到肝，其次是肺、腹膜、肾上腺，也可转移到肾、脑、骨髓等。

4. 种植转移　胃癌组织侵犯、突破浆膜层后，癌细胞可脱落至腹腔、肠壁或盆腔，形成种植性转移癌灶。其中，种植于卵巢的转移癌被称为 Krukenberg 瘤。

五、临床表现

（一）症状

早期胃癌常无临床症状或仅表现为非特异性消化

道症状。进展期胃癌患者最常见的症状是上腹痛、消化道出血及体重减轻。呕血、黑便等症状仅见于不足 20% 的患者。当吞咽困难出现时,提示胃癌位于贲门、胃底部或累及食管下端。呕吐隔夜宿食提示并发幽门梗阻。

部分胃癌患者可出现副肿瘤综合征。胃癌的副肿瘤综合征包括弥漫性脂溢性角化病(Leser-Trélat 征)、黑棘皮病、游走性血栓性静脉炎等。

(二)体征

早期胃癌常无明显体征。进展期胃癌患者可有上腹部压痛,部分患者可触及上腹部肿块;肿瘤转移至肝可出现黄疸及肝大;肿瘤转移至腹膜者可出现腹水,查体时可出现移动性浊音阳性。锁骨上淋巴结转移者可触及 Virchow 淋巴结;并发 Krukenberg 瘤时可出现盆腔包块,阴道指检可扪及两侧卵巢肿大。

(三)并发症

胃癌的主要并发症包括出血、穿孔、梗阻、胃肠瘘管形成、胃周围脓肿与粘连等。

六、辅助检查

(一)实验室检查

进展期胃癌患者可出现贫血,大部分为缺铁性贫血,血常规表现为小细胞低色素性贫血。胃癌患者的血清肿瘤标志物,如血清癌胚抗原、糖类抗原 19-9、糖类抗原 72-4 等可升高。这些肿瘤标志物特异性不高,对胃癌诊断的意义不大,但对病情进展、术后复发监测和预后评估有一定价值。

(二)内镜检查

内镜检查结合黏膜活检是目前最可靠的诊断手段。

1. 早期胃癌 筛查及诊断最基础的内镜检查模式是白光内镜。根据白光内镜下的形态学特点,早期胃癌的大体分型包括隆起型(0-I型)、表浅型(0-II型)及凹陷型(0-III型)。其中,表浅型又分为表浅隆起型(0-IIa型)、表浅平坦型(0-IIb型)和表浅凹陷型(0-IIc型)(图 4-1-1)。

早期胃癌白光内镜下的表现不特异,多数病灶有自发出血、糜烂及浅溃疡,但也有较多病灶色泽正常,难以分辨。

2. 进展期胃癌 内镜下主要表现为肿瘤表面凹凸不平,糜烂,有污秽苔,活检时易出血。也可呈深大溃疡,底部覆有污秽灰白苔,溃疡边缘呈结节状隆起,无聚合皱襞,病变处无蠕动。

(三)其他影像学检查

超声多普勒检查、螺旋 CT 扫描、PET/CT 扫描及 MRI 是胃癌患者术前常行的影像学检查,对于评估胃

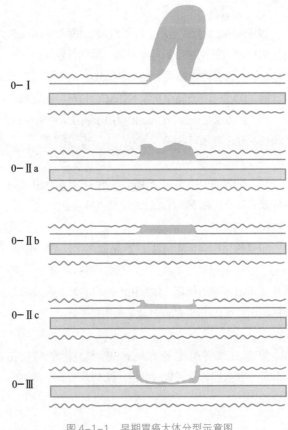

图 4-1-1　早期胃癌大体分型示意图

病变的侵犯范围、大小、程度及转移情况具有重要意义。

七、诊断与鉴别诊断

(一)诊断

胃癌的诊断主要依靠内镜检查。胃癌筛查的目标人群为年龄 ≥40 岁,且符合下列任一项者:①胃癌高发地区人群;②幽门螺杆菌感染者;③既往患有慢性萎缩性胃炎、胃溃疡、胃息肉等胃的癌前疾病;④胃癌患者一级亲属;⑤存在胃癌其他风险因素。

(二)鉴别诊断

胃癌需与某些胃良性疾病如胃溃疡、胃息肉、胃平滑肌瘤等及其他胃恶性肿瘤如胃平滑肌肉瘤、胃淋巴瘤等相鉴别。对于出现其他器官转移者,则需要与该器官原发肿瘤相鉴别。

八、治疗

胃癌的治疗需根据肿瘤临床病理分期及患者全身状况等因素,采取对应的治疗措施,以达到根治或最大程度地控制肿瘤、延长患者生存期、改善生活质量的目的。

（一）内镜下治疗

胃癌内镜下治疗仅适用于黏膜下浸润深度 <500 μm 且淋巴结转移可能性极小的早期胃癌。早期胃癌内镜下治疗的标准方法是内镜黏膜下剥离术（ESD）。

除 ESD 外，内镜黏膜切除术（EMR）也是早期胃癌内镜下治疗的方法之一，但其适应证仅限于病灶大小≤2 cm、无溃疡的分化型黏膜内癌。

（二）外科手术治疗

根治性胃癌切除术 +D2 淋巴结清扫术是治疗进展期胃癌及不符合内镜下治疗指征的早期胃癌的重要手段。

（三）化疗

胃癌的化疗包括新辅助化疗、辅助化疗及姑息化疗。对于多数临床分期为 T_2N_0 期或更高分期的胃癌患者，建议给予术前新辅助化疗。姑息化疗的目的为缓解肿瘤导致的临床症状，改善生活质量及延长生存期。

（四）放疗

放射治疗效果欠佳，仅对未分化癌、低分化癌、管状腺癌和乳头状腺癌等有一定敏感性。常与手术治疗及化疗联合应用。

九、预后

胃癌的预后主要与分期有关，早期胃癌的预后较好，但诊断率较低，大部分患者确诊时已处于进展期，部分患者诊断时已出现远处转移，预后较差。

（丁士刚）

第四节

炎性肠病

炎性肠病（inflammatory bowel disease，IBD）是一种病因尚不明确的慢性非特异性肠道炎症性疾病，包括溃疡性结肠炎（ulcerative colitis，UC）和克罗恩病（Crohn disease，CD）。两者均可合并不同程度的全身症状。该病在西方国家常见，近年来我国发病率呈逐年上升趋势。

一、溃疡性结肠炎

溃疡性结肠炎（UC）病变主要限于黏膜层和黏膜下层，呈连续性弥漫性分布，通常累及直肠，由远端向近端进展，可累及全结肠，偶可累及末段回肠。本病可发生于任何年龄，发病高峰年龄在 20~50 岁，性别差异不明显。

（一）病因与发病机制

UC 的发病机制尚未明确，它的发生可能与遗传、环境、微生物、自身免疫等因素有关。即环境因素作用于遗传易感者，当肠道菌群失调，肠上皮细胞通透性增加，最终导致过度的免疫应答。8%~14% 的患者有 IBD 家族史；环境因素则包括饮食、生活习惯及心理健康等方面；同时当肠道菌群失调导致肠上皮细胞等黏膜屏障破坏，进一步激活免疫细胞，刺激炎症免疫应答逐级放大。

（二）临床表现

1. 症状　本病呈慢性过程，起病隐匿，病程多在 4 周以上，病程迁延，反复发作。多数患者以腹痛、腹泻、黏液脓血便就诊。腹泻次数及便血与病变轻重程度有关：轻者每日排便 2~4 次，便血少量或无；重者每日 10 次以上，可见脓血，可伴发热、营养不良等全身表现。

肠外表现包括关节（外周关节炎、脊柱关节炎等）、皮肤（口腔溃疡、结节性红斑、坏疽性脓皮病等）、眼部（虹膜炎、巩膜炎、葡萄膜炎等）、肝胆（脂肪肝、原发性硬化性胆管炎、胆石症等）等器官系统受累，还可能出现血栓栓塞性疾病等。

2. 体征　轻度者可无阳性体征，重度者可有发热、心动过速等表现，左下腹或全腹压痛，若出现腹部膨隆、腹肌紧张、压痛、反跳痛伴有发热、呕吐等，需警惕中毒性巨结肠。

3. 并发症

（1）中毒性巨结肠　多见于重度 UC 患者，病情凶险。病变多累及全结肠，肠腔内大量积气，引起急性结肠扩张。临床上有脱水和电解质平衡紊乱，病情急剧恶化，毒血症明显；查体可见腹部膨隆、腹部压痛、反跳痛、肠鸣音减弱或消失。如出现溃疡穿孔，可并发急性弥漫性腹膜炎。诱因包括低钾血症、钡剂灌肠、应用抗胆碱药或麻醉药，少数可自发发生。

（2）下消化道大出血　可因溃疡腐蚀血管，引起消化道出血，出血量往往较大，内科难控制。

（3）结肠狭窄和肠梗阻　患者肠道病变反复发作，在肠道黏膜修复的过程中大量的纤维组织形成瘢痕，可引起狭窄或梗阻。

（4）大肠癌　反复的肠道炎症刺激使肠黏膜细胞异型增生，可发生癌变。发病年龄高、病程长（超过 8 年）、病变范围大者，癌变概率大。

（三）辅助检查

1. 内镜检查　肠镜检查并黏膜活组织检查是确诊 UC 的主要检查手段。病变有以下特点：①病变呈连续性、弥漫性分布，由远端向近端结肠发展。②黏膜充血水肿、质脆,自发或接触性出血,常见黏膜呈细颗粒状、多发性糜烂或溃疡,伴脓性分泌物附着。③反复发作者可出现肠管短缩、变细,肠壁僵直,结肠袋消失,炎性假息肉形成,息肉形状多样,有蒂或无蒂,有时形成黏膜桥,不会癌变。

放大内镜结合黏膜染色技术能显著提高对黏膜病变的识别率,有助于 UC 的诊断。UC 因可发生黏膜腺体异型增生而被视为癌前病变,因此需进行随访监测及对可疑病变进行干预治疗。放大内镜结合染色内镜能直观观察黏膜表面腺管开口、上皮细胞特征和血管结构形态变化,可用于监测 UC 的异型增生和癌变。

2. 组织病理学检查　可判断炎症的性质及活动度,有助于 UC 的诊断、鉴别诊断及病变良恶性评估等。

建议内镜下多点、多段取材。炎症呈连续性、弥漫性分布,组织学表现活动期可见黏膜固有层全层大量急、慢性炎性细胞浸润,大量中性粒细胞浸润(隐窝炎)及隐窝脓肿。隐窝结构改变。可伴糜烂、浅溃疡和肉芽组织。静止期隐窝结构异常可持续存在,结肠左区以远可见帕内特细胞(Paneth cell)化生。

3. X 线检查　无条件行结肠镜检查的单位可采用钡剂灌肠造影,病变具有连续性特征。早期由于黏膜水肿、糜烂,呈现颗粒样改变,肠管边缘呈锯齿状或毛刺样改变。炎性假息肉表现为肠腔内多发大小不等的圆形或椭圆形的充盈缺损。病变反复发作者可见肠管短缩,结肠袋消失呈铅管状。急性期及重型患者应暂缓检查,以免诱发中毒性巨结肠,甚至穿孔。

4. 实验室检查　粪便中可见黏液及脓血,大便隐血试验阳性,镜检可见大量的红细胞、白细胞及脓细胞。活动期时,粪便中钙卫蛋白明显增加,与病变炎症程度具有良好相关性。血液学检查白细胞、血小板升高,血红蛋白降低,严重者血清白蛋白降低。红细胞沉降率增快、C 反应蛋白升高与疾病活动相关。抗中性粒细胞抗体(anti-antineutrophilic perinuclear antibody,pANCA)在 UC 患者中阳性率约为 55%,诊断价值有限。此外,UC 患者伴原发性硬化性胆管炎者可出现肝功能异常,表现为碱性磷酸酶和谷氨酰转肽酶升高。

(四) 诊断与鉴别诊断

1. 诊断　UC 缺乏诊断的“金标准”,主要结合临床表现、实验室检查、影像学检查、内镜检查和组织病理学表现进行综合分析,在排除感染性和其他非感染性结肠炎的基础上进行诊断。

2. 疾病评估

(1) 临床类型　可分为初发型、慢性复发型。初发型指无既往史而首次发作。慢性复发型指临床缓解期再次出现症状,临床上最常见。

(2) 病变范围　采用蒙特利尔分型,分为直肠(E1)、左半结肠(E2)和广泛结肠(E3)3 型(表 4-1-4)。

表 4-1-4　溃疡性结肠炎病变范围的蒙特利尔分型

分型	分布	结肠镜下所见病变累及最大范围
E1	直肠	局限直肠,未达乙状结肠
E2	左半结肠	累及左半结肠(结肠左曲以远)
E3	广泛结肠	广泛病变累及结肠左曲以近乃至全结肠

(3) 疾病分期　活动期和缓解期。

(4) 严重程度　分为轻、中、重三度。可采用改良 Truelove 和 Witts 法对疾病严重程度进行分型。轻度指腹泻 <4 次 /d,呈黏液便,一般情况好,无发热,红细胞沉降率正常;中度指腹泻 4~6 次 /d,其他症状介于轻度与重度之间;重度指腹泻 >6 次 /d,呈黏液脓血便,发热(>37.5 ℃)、心动过速(脉搏 >90 次 /min),血红蛋白 <75% 正常值,红细胞沉降率加快(>30 mm/h)。

3. 鉴别诊断

(1) 感染性肠炎　各种致病菌感染,如痢疾杆菌、沙门菌、空肠弯曲菌和阿米巴滋养体等急慢性感染,急性发作时可有发热、腹痛、腹泻、黏液血便,病程短,往往具有自限性。抗生素治疗有效。粪便检出病原体可确诊。

(2) CD　与 UC 的临床表现、内镜和组织学特征均不同,鉴别一般不难,但当 CD 仅累及结肠时,两者之间鉴别诊断较为困难(表 4-1-5)。尽管如此,仍有 5% 左右的结肠炎症不符合 UC 和 CD 的诊断标准,临床上称为未定型结肠炎(indeterminate colitis,IC)。这一名称主要用于手术切除标本。对患有结肠 IBD 一时难以区分 UC 与 CD 者,即仅有结肠病变,但内镜及活检缺乏 UC 或 CD 的特征,称 IBD 类型待定(inflammatory bowel disease unclassified,IBDU)。

表 4-1-5　UC 与 CD 的鉴别诊断

项目	UC	CD
症状	黏液脓血便多见	腹泻,脓血便少见
病变分布	呈连续性	呈节段性
直肠受累	绝大多数	少见
肠腔狭窄	少见,中心性	多见,偏心性
内镜表现	溃疡表浅,黏膜弥漫性充血、颗粒状、脆性增加	纵行溃疡、铺路石样外观,病变间黏膜正常
活组织检查特征	固有膜全层弥漫性炎症、隐窝脓肿、隐窝结构异常、杯状细胞减少	裂隙样溃疡、非干酪样肉芽肿、黏膜下层淋巴细胞聚集

（3）UC 合并艰难辨梭菌（*Clostridium difficile*, *C.diff*）或 CMV 感染　重度 UC 或在维持治疗病情处于缓解期的患者出现难以解释的症状恶化时，应考虑合并 *C.diff* 或 CMV 感染的可能。合并 *C.diff* 感染，可以通过谷氨酸脱氢酶抗原检测、粪便毒素试验、核苷酸 PCR 等获得诊断。确诊 CMV 结肠炎可通过结肠镜下黏膜活检行 HE 染色找巨细胞包涵体、免疫组织化学染色和 CMV DNA 实时荧光定量 PCR 等方法。

此外，UC 还需与缺血性肠炎、放射性结肠炎、血吸虫感染、肠癌等相鉴别。

（五）治疗

治疗目的是诱导并维持临床缓解及黏膜愈合，防止并发症，改善患者生命质量，加强对患者的长期管理，大多数患者推荐终身维持治疗。

1. 氨基水杨酸制剂　包括传统的柳氮磺吡啶（sulfasalazine）和其他各种不同类型的 5- 氨基水杨酸（5-aminosalicylic acid, 5-ASA）。柳氮磺吡啶在回肠末端和结肠由细菌分解成磺胺吡啶和 5-ASA，主要是通过 5-ASA 抑制前列腺素的合成而发挥抗炎作用。该类药物的不良反应较 5-ASA 制剂多，主要由磺胺吡啶所致，如头痛、关节痛、恶心、呕吐、皮疹、白细胞减少等，与磺胺类药物有交叉过敏性，长期服用可出现尿路结石。服药期间应定期复查血常规，肝肾衰竭者慎用，同时还需要注意补充叶酸。

2. 糖皮质激素　适合于中重度、足量氨基水杨酸制剂控制不佳者。泼尼松剂量为 0.75~1 mg/（kg·d）口服，重症者可予静脉滴注，甲泼尼龙 40~60 mg/d，也可先用氢化可的松 200~300 mg/d 静脉滴注，后改为口服。糖皮质激素不可以长期维持治疗，一般在达到症状完全缓解后逐步减量至停药，快速停药会导致早期复发。

3. 免疫抑制剂　硫唑嘌呤（azathioprine, AZA）和 6-巯基嘌呤（6-mercaptopurine, 6-MP）两者是化学结构相似的免疫调节剂，属于巯嘌呤类药物。适用于糖皮质激素依赖或无效及糖皮质激素诱导缓解后的维持治疗。主要不良反应包括：骨髓抑制、肝肾功能损害、脱发、胰腺炎等。因此，需注意监测血常规、肝肾功能等。NUDT15 基因多态性检测对预测亚洲人群发生骨髓抑制的灵敏度与特异度高，可在硫唑嘌呤使用前检测。常用剂量为 AZA 1.5~2.5 mg/（kg·d），6-MP 0.75~1.5 mg/（kg·d），不可随意停药。

环孢素是一种细胞介导免疫抑制剂，可选择性作用于 T 淋巴细胞，静脉用量为 2~4 mg/（kg·d），可用于重度 UC 的治疗。

4. 生物制剂治疗　当激素和上述免疫抑制剂治疗无效或激素依赖或不能耐受上述药物治疗时，可考虑生物制剂治疗。

（1）英利昔单抗（infliximab, IFX）　是抗 TNF-α 人鼠嵌合体 IgG1 单克隆抗体。TNF-α 是一种刺激性细胞因子，具有多种生物学效应，并作为炎性介质参与炎性反应。抗 TNF-α 药物则通过阻断其生物学活性达到抗炎的目的，是最早被批准用于 UC 治疗的生物制剂之一。IFX 使用方法为 5~10 mg/kg，静脉滴注，在第 0、2、6 周给予作为诱导缓解；随后每隔 8 周给予相同剂量行长程维持治疗。需注意用药后合并机会性感染的问题。

（2）阿达木单抗（adalimumab, ADA）　是全人源化抗 TNF-α 单克隆抗体，可减少生物制剂抗抗体产生。

（3）维多珠单抗（vedolizumab, VDZ）　是全人源化单克隆抗体药物，通过特异性结合 α4β7 整合素，阻断 α4β7 与黏膜地址素细胞黏附分子 -1（mucosal addressin cell adhesion molecule-1, MAdCAM-1）结合，从而阻止淋巴细胞进入肠黏膜，减轻肠道炎症反应。对于伴有肠外表现的患者疗效欠佳。

5. 抗菌治疗　轻中度 UC 通常不需要抗生素治疗，对重症有继发感染患者应积极抗菌治疗，可静脉给予广谱抗生素。如合并 *C.diff*、CMV 感染或结核等机会性感染，则进行相应处理。

6. 局部用药　对病变局限在直肠或直肠乙状结肠者，强调局部用药，可采用栓剂或灌肠液，口服与局部用药合用疗效更佳。美沙拉秦栓剂 0.5~1.0 g/ 次，1~2 次 /d；美沙拉秦灌肠液 4 g/ 次，1 次 /d，睡前用药。中药保留灌肠可能有效。

7. 支持、对症治疗　急性发作期应进少纤维的流质饮食，病情好转后改为营养丰富的少渣饮食。富含纤维的食物不易被消化，可在肠腔内被细菌酵解产气增多，加重肠胀气。病情严重者禁食，予肠外营养。同时注意纠正水、电解质紊乱，贫血者应输血，补充蛋白质纠正低蛋白血症。注意忌用止泻药、抗胆碱药、阿片类制剂等，以避免诱发中毒性巨结肠。

8. 外科手术治疗　急诊手术指征包括内科无法治疗的大出血、中毒性巨结肠、肠穿孔等；择期手术指征有癌变，内科治疗效果不理想，药物不良反应大不能耐受者等。全结肠或部分直肠切除术、回肠贮袋肛管吻合术（ileal pouch-anal anastomosis, IPAA）已成为择期手术的标准术式，以 IPAA 方式最佳。

二、克罗恩病

CD 是病因不明的可累及全消化道的慢性炎性肉芽肿性疾病，与 UC 同属炎性肠病，特点为节段性或跳跃性分布的溃疡性病变，可发生于胃肠道的任何部位，而以回盲部最为常见。青少年发病多见，根据我国统计资料，发病高峰年龄为 18~35 岁，男性略多于女性。

(一) 病因与发病机制

目前认为，CD 为遗传、环境、微生物、免疫等多因素作用的结果，具体详见 UC 发病机制。

(二) 临床表现

1. 症状　本病起病隐匿，呈慢性过程，活动期与缓解期交替。主要症状为腹痛、腹泻、肛周症状和体重减轻等。

(1) 腹痛　多见，多为隐痛、绞痛或胀痛，进餐后加重。腹痛多位于右下腹，与末段回肠病变有关，其次为脐周或全腹痛，合并肠梗阻时可出现恶心、呕吐。

(2) 腹泻　多见，多数患者每日大便 2~6 次，糊状或水样，大便隐血阳性，一般无黏液或脓血。若累及肛门直肠，可表现为里急后重。

(3) 肛周症状　可有肛门内或肛周隐痛，可伴有肛周脓肿和瘘管形成，有时肛周病变可为本病的首发症状。

(4) 其他　消瘦、贫血、低蛋白血症、维生素缺乏等为 CD 的全身表现，往往由吸收不良、腹泻、食欲减退等引起。可有发热，与肠道炎症活动和继发感染有关；多数患者表现为中等度热或低热，伴有继发感染时可出现高热。

2. 体征　病情轻者多无特征性的表现。部分可在右下腹或脐周扪及较固定的肿块伴压痛。部分患者可见急性或慢性肠梗阻、肠穿孔和消化道出血、肛门周围炎症的体征。

3. 并发症　CD 的并发症包括穿孔、肠梗阻、癌变、腹腔脓肿和瘘管形成及肛周病变，偶可出现大量出血。

4. 肠外表现　同 UC。

(三) 辅助检查

1. 内镜检查

(1) 结肠镜检查　是 CD 诊断、治疗和随访的重要手段之一。其特征有：①病变呈跳跃性，病变之间的黏膜基本正常。②病变主要位于右半结肠，以回盲部多见。早期溃疡呈阿弗他样，病程发展可出现匍匐样溃疡和纵行溃疡，溃疡不连续，形态不规则，大小不等。③黏膜隆起呈鹅卵石样改变，卵石之间常为溃疡。④假息肉形成。⑤肠壁增厚伴不同程度狭窄，典型者为末段回肠的管状狭窄，狭

窄处肠壁弥漫性增厚。

(2) 胃镜检查　CD 病变可以累及整个胃肠道，因此，原则上胃镜检查应列为 CD 的常规检查项目。

(3) 小肠镜检查　分为双气囊或单气囊小肠镜，可在直视下观察小肠病变、取活检和进行内镜下治疗，但为侵入性检查，存在穿孔等并发症风险。对于典型的小肠 CD，可以清晰地观察到特征性的、跳跃性分布的纵行溃疡，底部覆盖白苔，溃疡的周边有不同程度的肉芽组织增生和充血水肿，病程长者可见瘢痕性狭窄。

(4) 胶囊内镜检查　为非侵入性检查，可以观察全小肠，对小肠黏膜异常敏感，但对一些轻微病变的诊断缺乏特异性，且有发生滞留的危险，检查前需排除梗阻及狭窄。主要适用于疑诊 CD 但结肠镜及小肠放射影像学检查阴性者。

2. 组织病理学检查

(1) 内镜活组织标本　炎症常为多灶性、不均匀分布，可见黏膜下层多量炎症细胞浸润，局灶性隐窝结构异常，可见隐窝分支、加长或缩短。非干酪样肉芽肿可见于 15%~65% 的病例。

(2) 手术切除标本　光学显微镜下可见透壁性炎症，肠壁各层均可见数量不等的淋巴细胞浸润，黏膜下层增厚，裂隙样溃疡，非干酪样肉芽肿可见于肠壁各层（包括淋巴结），一般体积较小，散在分布。

3. 影像学检查

(1) 小肠 CT 造影（computed tomography enterography, CTE）和小肠磁共振造影（MRE）　是评估小肠炎性病变的标准影像学检查，可反映肠壁的炎症改变、病变部位和范围、狭窄存在、肠腔外并发症（如瘘管、腹腔脓肿等）。活动期 CD 典型的 CTE 表现为肠壁明显增厚；肠黏膜明显强化伴有肠壁分层改变，黏膜内环和浆膜外环明显强化，呈"靶征"或"双晕征"；肠系膜血管增多、扩张、扭曲，呈"木梳征"。MRE 与 CTE 对评估小肠炎性病变的精确性相似，前者较费时，设备和技术要求较高，但无放射线暴露。肛瘘行直肠磁共振检查有助于确定肛周病变的位置和范围，了解瘘管类型及其与周围组织的解剖关系。

(2) 钡剂灌肠及小肠钡剂造影　钡剂灌肠已逐渐被结肠镜检查所代替，但对于肠腔狭窄无法继续进镜者仍有诊断价值。小肠钡剂造影敏感性低，已被 CTE 或 MRE 代替，但对无条件行 CTE 检查的单位则仍是小肠病变的重要检查手段。表现为多发性、跳跃性病变，病变处见黏膜缺损、卵石样改变、假息肉，肠腔狭窄、僵硬，可见

瘘管。

（3）经腹肠道超声检查　由于 CD 病变较深，经腹肠道超声检查有一定的优越性，可显示肠壁病变的部位和范围、肠腔狭窄、瘘管及脓肿等。主要表现为肠壁增厚（≥4 mm）；回声减低，正常肠壁层次结构模糊或消失；受累肠管僵硬、结肠袋消失；透壁炎症时可见周围脂肪层回声增强，即脂肪爬行征；肠壁血流信号较正常增多；瘘管、脓肿和肠腔狭窄。超声检查方便、无创，患者更容易接受，对 CD 的初筛及随访有一定价值，值得进一步研究。

4. 实验室检查　活动期可见红细胞沉降率加快，C 反应蛋白（CRP）、白细胞增高，红细胞及血红蛋白不同程度降低。血清钾、钠、钙、镁可低于正常水平。粪便隐血试验常阳性。有条件者可做粪便钙卫蛋白检测。外周型抗中性粒细胞胞质抗体（perinuclear antineutrophil cytoplasmic antibody，pANCA）和抗酿酒酵母抗体（anti-Saccharomyces cerevisiae antibody，ASCA）可呈阳性，但不作为 CD 常规检查项目。

（四）诊断与鉴别诊断

1. 诊断　需密切结合临床、内镜、影像学、组织活检进行综合分析，单纯依赖某一项检查容易造成误诊。因回肠末段是病变的好发部位，一般对疑有本病者应尽量将内镜插入回肠末段。WHO 曾提出 6 个诊断要点的 CD 诊断标准（表 4-1-6），该标准再次被世界胃肠组织（World Gastroenterology Organization，WGO）推荐。

表 4-1-6　WHO 推荐的克罗恩病诊断标准

项目	临床表现	放射影像学检查	内镜检查	活组织检查	手术标本
① 非连续性或节段性改变	–	阳性	阳性	–	阳性
② 卵石样外观或纵行溃疡		阳性	阳性		阳性
③ 全壁性炎性反应改变	阳性	阳性	阳性		阳性
④ 非干酪样肉芽肿		–	–	阳性	阳性
⑤ 裂沟、瘘管		阳性	阳性		阳性
⑥ 肛周病变	阳性		阳性		阳性

注：具有①、②、③者为疑诊；再加上④、⑤、⑥三者之一可确诊；具备第④项者，只要加上①、②、③三者之二亦可确诊。"–"代表无此项表现。

2. 疾病评估

（1）临床类型　临床多采用蒙特利尔分型法进行分型（表 4-1-7）。

表 4-1-7　CD 的蒙特利尔分型

项目	标准	备注
确诊年龄（A）		
A1	≤16 岁	–
A2	17~40 岁	–
A3	>40 岁	–
病变部位（L）		
L1	回肠末段	L1+L4[b]
L2	结肠	L2+L4[b]
L3	回结肠	L3+L4[b]
L4	上消化道	–
疾病行为（B）		
B1[a]	非狭窄非穿透	B1p[c]
B2	狭窄	B2p[c]
B3	穿透	B3p[c]

注：[a]，指随着时间推移，B1 可发展为 B2 或 B3；[b]，指 L4 可与 L1、L2、L3 同时存在；[c]，指 p 为肛周病变，可与 B1、B2、B3 同时存在。"–"为无此项。

（2）活动度的评价　诊断成立后可采用简便的 Harvey 和 Bradshow 的简化活动指数计算法（Crohn disease activity index，CDAI）（表 4-1-8）标准评估疾病的活动度。Best 等的 CDAI 计算法（表 4-1-9）被广泛应用于临床和科研。

表 4-1-8　简化 CD 活动指数计算法

项目	0 分	1 分	2 分	3 分	4 分
一般情况	良好	稍差	差	不良	极差
腹痛	无	轻	中	重	–
腹部包块	无	可疑	确定	伴触痛	–
腹泻	稀便每日 1 次记 1 分				
伴随疾病	每种症状记 1 分				

注："–"为无此项。伴随疾病包括关节痛、虹膜炎、结节性红斑、坏疽性脓皮病、阿弗他溃疡、裂沟、新瘘管和脓肿等。≤4 分为缓解期，5~7 分为轻度活动期，8~16 分，为中度活动期，>16 分为重度活动期。

表 4-1-9　Best CD 活动指数计算法

变量	权重
稀便次数（1 周）	2
腹痛程度（1 周总评，0~3 分）	5
一般情况（1 周总评，0~4 分）	7
肠外表现与并发症（1 项 1 分）	20
阿片类止泻药（0，1 分）	30
腹部包块（可疑 2 分，肯定 5 分）	10
血细胞比容降低值（正常[a]：男 0.4，女 0.37）	6
100×（1- 体质量 / 标准体质量）	1

注：[a]，血细胞比容正常值按我国标准。总分为各项分值之和，克罗恩病活动指数 <150 分为缓解期，≥150 分为活动期，其中 150~220 分为轻度，221~450 分为中度，>450 分为重度。

3. 鉴别诊断　需要鉴别的疾病包括肠道感染性或非感染性疾病及肠道肿瘤。

（1）肠结核　多有肺结核等结核病史，主要累及回盲部和邻近的结肠，不呈节段性分布，溃疡多为环形，浅表而不规则，病理活组织检查可见干酪样肉芽肿，抗酸杆菌染色阳性，通常不伴有肛周病变。当不能除外肠结核时应行诊断性抗结核治疗。

（2）淋巴瘤　可累及胃肠道，内镜下溃疡深大，单发或多发，多覆盖污苔，影像学检查可见肠壁明显增厚。患者发病年龄较高，常伴有发热、腹泻、腹痛、消瘦及全身淋巴结肿大，肠道黏膜组织活检或手术病理可帮助确定诊断。

（3）白塞综合征（Behcet syndrome）　又称眼－口－生殖器综合征，可累及胃肠道。溃疡深凿样，边缘锐利，单发或多发，回盲部多见。易导致肠穿孔。患者伴有反复发作的口腔溃疡、生殖器溃疡、眼部病变和皮疹，皮肤针刺试验阳性有助于诊断。

（五）治疗

治疗原则是诱导并维持临床缓解及黏膜愈合，防止并发症，改善患者生命质量，加强对患者的长期管理。根据疾病活动严重程度及对治疗的反应选择治疗方案。

1. 一般治疗

（1）戒烟　吸烟会降低药物疗效，增加手术率或术后复发率。

（2）营养支持治疗　注意纠正水、电解质紊乱，补充白蛋白以纠正低蛋白血症，贫血者应输血。重症患者需行全肠内或肠外营养，首选肠内营养。同时注意补充铁、钙、维生素等。

2. 药物治疗

（1）糖皮质激素　是控制病情活动的有效药物，适合于中至重度活动期 CD 的治疗，不用于缓解期治疗，亦无预防复发的作用。泼尼松剂量为 $0.75\sim1\ mg/(kg\cdot d)$ 口服，病情缓解后可逐渐减量至停药，快速停药会导致早期复发。布地奈德可用于病变局限于回盲部者，剂量为 $9\ mg/d$，但对中度活动期 CD 疗效弱于全身作用糖皮质激素。

（2）氨基水杨酸制剂　适用于轻度活动期结肠型、回肠型和回结肠型 CD 的治疗，用法参见 UC。

（3）免疫抑制剂　传统的药物有 6- 巯基嘌呤（6-MP）、硫唑嘌呤（AZA）和甲氨蝶呤（MTX）等。主要用于对糖皮质激素治疗无效或激素依赖的中、重度 CD，有诱导缓解和促进瘘管闭合并减少激素用量的作用，可用于维持治疗。

（4）生物制剂治疗

1）抗 TNF-α 单克隆抗体及维多珠单抗：见 UC 治疗部分。

2）乌司奴单抗（ustekinumab，UST）：是一种 IgG1 单克隆抗体，靶向作用于 IL-12/IL-23 的 p40 亚基，抑制 IL-12/IL-23 与 T 细胞、NK 细胞和抗原提呈细胞表面受体结合，从而减轻炎症反应。适用于对传统治疗或 TNF-α 拮抗剂应答不足、失应答或无法耐受的成年中重度活动性 CD 患者。

（5）抗生素治疗　CD 一般不需要抗生素治疗。如合并 *C.diff*、CMV 感染或结核等机会性感染，则进行相应处理。合并肛瘘者建议环丙沙星和（或）甲硝唑治疗。同时由肛肠外科医生评估是否需要外科处理。

（6）外科手术治疗　因术后复发率高，CD 的治疗仍以内科治疗为主，外科手术指征如下：内科治疗无效的肠梗阻、急性穿孔、大出血，腹腔脓肿、经皮脓肿引流和抗感染无效者，瘘管形成、癌变、内科治疗欠佳或无效等。

（王新颖）

第五节
大肠癌

大肠癌（colorectal cancer，CRC）系指发生于结肠与直肠黏膜上皮的恶性肿瘤，亦称结直肠癌。

一、流行病学

据 WHO 癌症研究中心的 GLOBOCAN 项目估计，2018 年全球范围内大肠癌新发病例数约为 180 万，死亡人数约为 88 万。近年研究显示，我国正处于癌症转型期，癌症谱正从发展中国家向发达国家转变，大肠癌的发病率不断升高。2018 年我国癌症中心数据显示，大肠癌发病率在男性肿瘤中居第 5 位，在女性肿瘤中居第 4 位。

二、病因与发病机制

目前大肠癌的病因已经比较明确，主要包括饮食因素、遗传因素、息肉病变因素及慢性炎症因素等，但关于病理生理机制尚未彻底明确。从发生机制上看，其发生途径主要有三：腺瘤－腺癌途径、从无到有途径和锯齿状途径。

（一）饮食环境因素

食物与肠道直接接触，其中的成分可直接影响肠道环境稳态及功能。研究显示，约有 80% 的结肠癌与饮食因素相关。且有证据表明，大肠癌是由食物成分及其引起的肠道微生物群紊乱及原癌基因、抑癌基因的改变导致的。不同种类的食物对肠道功能及代谢的影响有所不同,高脂饮食、高蛋白饮食、低膳食纤维饮食、红肉及其加工品均可能诱发结肠癌。长期高脂饮食可诱导肠干细胞的过氧化物酶体增殖物受体信号增强,使抑癌基因结肠腺瘤样息肉基因表达下调,改变肠干细胞的功能,促进肿瘤的形成,同时还可促进机体炎症状态及肠道微生物生态环境失衡,有利于肿瘤细胞的生长。植物蛋白质的摄入可增加乳杆菌和双歧杆菌的菌群数量,产生的短链脂肪酸为胃肠道提供屏障保护;而动物蛋白质则会减少短链脂肪酸的产生,同时多余的蛋白质被肠道菌群发酵会产生多种毒性物质(硝酸盐、亚硝酸盐、氨、胺等),引起肠道慢性炎症反应。水果、蔬菜和粗粮中的纤维素成分则可通过吸附水分而增加粪便体积以降低致癌物浓度,刺激肠道蠕动而减少致癌物接触肠黏膜机会,作用于肠道菌群而产生有益于肠黏膜修复的短链脂肪酸等途径减少大肠癌的发生。过量摄入红肉及肉加工品与大肠癌的患病风险存在剂量-效应关系,主要是在加工过程中产生杂环芳香胺、多环芳烃等致癌物质。另外,吸烟、大量饮酒、超重/肥胖等也是导致大肠癌发病的重要危险因素。

(二)遗传因素

大肠癌发生、发展的基本特征在于基因或者是表观遗传具有不稳定性,其中基因不稳定性以染色质不稳定为主要临床表现,微卫星不稳定次之,而表观遗传不稳定以DNA甲基化及全DNA去甲基化为主。目前已确定了50多个与大肠癌发病风险有关的候选基因座及100个左右的遗传变异。遗传性非息肉病性大肠癌,又称林奇综合征,是一种具有高度大肠癌危险的常染色体显性遗传病,该病存在3种基因表型,包括微卫星不稳定性、错配修复基因失活和错配修复基因过度甲基化,罹患大肠癌的终身危险高达80%。家族性腺瘤性息肉病是由腺瘤性息肉病基因突变(APC基因)导致的常染色体显性遗传病,约70%的患者在21岁时发生结肠癌,到35岁时几乎所有患者均发生结肠癌。除以上外,Peutz-Jeghers综合征和家族性幼年

性息肉病也有息肉恶变的风险。

(三)大肠腺瘤

作为大肠癌最主要的癌前疾病,80%以上的大肠癌源于大肠腺瘤,而后者的发生率其实较高。欧美学者研究认为,大于50岁的人群(即使无任何消化道症状)由肠镜检出患有大肠腺瘤的概率超过10%。腺瘤性息肉的癌变以绒毛状腺瘤恶变率最高,其次为绒毛管状腺瘤,管状腺瘤最低(图4-1-2)。

(四)大肠炎症

大肠炎症主要是溃疡性结肠炎、血吸虫病、克罗恩病等,发生大肠癌的概率远高于常人,尤其是幼年起病、范围大和病程长者。可能与炎症、假性息肉癌变有关。

(五)其他

胆囊切除术后,次级胆酸进入大肠增加,可能增加大肠癌的发生率。

三、病理学

虽然发生于右侧结肠的大肠癌较左侧结肠和直肠癌者增加更明显,但目前仍是左侧结肠癌和直肠癌居多。

(一)病理形态

大肠癌分为早期大肠癌和进展期大肠癌。早期系指病变局限于大肠黏膜层或黏膜下层,无论是否有淋巴结转移。其中局限于黏膜层者为黏膜内癌,侵犯黏膜下层者可能发生淋巴结转移或血行转移。进展期则指肿瘤已侵入固有肌层。

根据巴黎分型,早期大肠癌大体肉眼形态可分为5型:①息肉隆起型,包括有蒂(0-Ip)、不全有蒂(0-Isp)和无蒂(0-Is)3个亚型。②平坦隆起型,分为平坦隆起(0-IIa)和平坦隆起伴凹陷(0-IIa+IIc)两种类型。③平坦型(0-IIb)。④凹陷型,分为平坦隆起伴凹陷(0-IIc)和轻度凹陷(0-IIc+IIa)两种亚型。⑤侧向发育型(LST)。

(二)组织病理学

大肠癌分为腺癌(管状腺癌和乳头状腺癌)、黏液腺癌和未分化癌;此外,还有少数印戒细胞癌、腺鳞癌和鳞状细

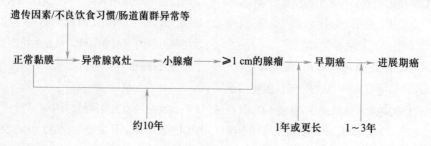

图4-1-2　大肠癌发生中经典的腺瘤-腺癌途径

胞癌等。临床上管状腺癌占大多数。

临床上常用简洁的 Dukes 分期：A 期（癌局限于肠壁）、B 期（癌穿透浆膜层）、C 期（伴局部淋巴结转移）和 D 期（远处转移）。

（四）转移途径

转移途径包括直接蔓延、淋巴转移和血行播散。另外，还有少数种植转移。

四、临床表现

男性患者多于女性，发病年龄高峰为 50 岁左右。我国的发病年龄较欧美人年轻。

（一）症状

早期多无明显症状，或仅见粪便隐血异常。病情发展到一定程度，也可出现以下症状。

1. 排便习惯与粪便性状改变　每天排便的次数明显增加，部分患者也可出现腹泻与便秘互相交替的情况。粪便的性状可表现为大便变细，便血或伴有里急后重。右侧大肠癌粪质可无异常。

2. 腹痛　右侧大肠癌居多，以钝痛为主，具体位置不明确，可在右腹部或累及中上腹。也有部分患者表现为腹胀感或腹部不适，如并发肠梗阻则可有剧痛甚至阵发性绞痛。

3. 全身症状　如贫血、乏力与低热，晚期患者可出现进行性消瘦、恶病质。

通常右侧大肠癌以全身症状、贫血和腹部肿块为主要表现。左侧大肠癌则常以便血和排便习惯改变及肠梗阻为主。

（二）体征

1. 一般状况评价及全身浅表淋巴结检查　特别是腹股沟及锁骨上淋巴结的情况。

2. 腹部视诊和触诊　检查有无肠型及蠕动波，腹部是否可以触及肿块，因癌肿位置而在不同部位发现肿块，可有不同程度的压痛感，常提示已到中晚期。腹部叩诊和听诊可了解有无移动性浊音及肠鸣音异常。

3. 直肠指检　可检出相当部分的直肠癌。了解直肠肿物的大小、形状、质地、占肠壁周径的范围、基底部活动度、与周围器官的关系。发现的直肠肿块多质地坚硬，表面呈结节状，可有肠腔狭窄。指检后指套上可有血迹或血性黏液。

4. 三合诊　对于女性直肠癌患者，怀疑有侵犯阴道壁的可能，推荐进行三合诊检查以了解肿块与阴道

的关系。

（三）并发症

大肠癌晚期可出现肠梗阻、出血、穿孔，甚至出现腹水和其他全身转移征象。

五、辅助检查

（一）实验室检查

1. 粪便隐血试验（FIT）　是目前应用最广泛的大肠癌早期筛查技术，相比愈创木脂化学法（FOBT）具有更好的敏感性和特异性，不受饮食的影响，检测结果更为准确。

2. 粪便大肠脱落标志物检测　与血液标志物不同的是，从大肠黏膜脱落的标志物本身来自肿瘤，并可持续释放，检测这些标志物可同时增加筛检的特异性和敏感性。包括粪便 DNA 检测 $k-ras$ 基因等。

3. 血清标志物的检测　癌胚抗原是最常见的肿瘤标志物，但在肠癌中缺乏特异性，临床多用于辅助诊断及预后评估。糖抗原 19-9 在大肠癌患者中明显升高，具有一定的特异性，能够预测病理分化程度及预后情况。有肝转移的患者建议筛查甲胎蛋白，可疑腹膜、卵巢转移的患者建议检测 CA125。

（二）直肠指检

大肠癌的临床表现与痔、肠炎等相似，极易误诊。直肠指检是肛直肠疾病最有效、简单的检查方法之一，是早期发现和初步诊断直肠癌的重要方法，其诊断结果准确性与医生的专业能力和临床经验相关。

（三）内镜检查

全结肠镜是目前诊断大肠癌最理想的检查方法，其可直接观察到全结肠，同时可对可疑的病灶取活检。内镜活检对确诊大肠癌有决定性的意义，切除息肉可降低大肠癌的发病率。放大内镜结合窄带成像技术（NBI）、色素内镜则明显提高了早期大肠癌的诊断率，可以通过染色放大内镜判断病变的性质及浸润深度。超声肠镜能显示肠壁 5 个层次，分析肿瘤的范围、大小、有无浸润至肠腔外，并可检测邻近器官，可了解大肠癌的分期。不同形态的进展期大肠癌内镜表现见彩图 7。

（四）影像学检查

1. 结肠 X 线检查　气钡双重造影检查有助于诊断，但不能用于大肠癌分期。如疑有肠梗阻的患者应当慎重选择。

2. 计算机断层扫描成像（CT）　推荐性胸部/全腹/盆腔 CT 增强扫描检查，可观察到肠壁的局限增厚、凸出，且有助于了解直肠癌的范围、术前分期。

3. 磁共振成像（MRI） 可弥补 CT 诊断的不足，尤其是可了解直肠周围脂肪内浸润情况，可发现或鉴别Ⅲ期患者。采用 MRI 与 CT 联合检查，能够提高结肠癌术前 T 分期的准确性，为治疗方案的制订及手术风险评估提供重要参考信息。

4. PET/CT 不推荐常规应用，但对于病情复杂、常规检查无法明确诊断的患者可作为辅助检查。为了解有无远处转移的Ⅲ期以上肿瘤，可推荐使用。

（五）病理组织学检查

推荐对临床确诊为复发或转移性大肠癌患者进行 K-ras、N-ras 基因突变检测，指导肿瘤的靶向治疗。推荐对所有大肠癌患者进行错配修复蛋白（MMR）表达或微卫星不稳定（MSI）检测，用于林奇综合征筛查、预后分层及指导免疫治疗等。

（六）开腹或腹腔镜探查术

以下情况建议行开腹或腹腔镜探查术：①经过各种诊断手段尚不能明确诊断且高度怀疑结直肠肿瘤。②出现肠梗阻，保守治疗无效。③可疑出现肠穿孔。④保守治疗无效的下消化道大出血。

六、诊断与鉴别诊断

（一）诊断流程

我国于 1990 年第一次制订大肠癌诊治规范，目前最新修订的《中国结直肠癌诊疗规范（2020 年版）》，制定了诊断流程（图 4-1-3）。

诊断率的提高有赖于无症状人群的筛查，其次针对有排便习惯改变、腹痛、血便或隐血阳性者及早进行大肠镜或 X 线钡剂检查。即便无症状，但来自大肠癌高发区 50 岁以上人群、曾患大肠癌癌前疾病者（如大肠腺瘤、溃疡性结肠炎、克罗恩病、血吸虫病）、有大肠癌或大肠腺瘤家族史的直系亲属、有盆腔放疗史者等，都要高度重视或行肠镜筛查。

（二）鉴别诊断

右侧大肠癌须与大肠阿米巴痢疾、肠结核、血吸虫病、克罗恩病及阑尾病变鉴别，而左侧大肠癌则须与溃疡性结肠炎、克罗恩病、功能性便秘、慢性细菌性痢疾和血吸虫病等相鉴别。

七、治疗

大肠癌如能早期发现与早期诊断，则有可能根治，早诊、早治是提高大肠癌 5 年生存率的主要手段。治疗原则是以手术为主的综合治疗。

（一）外科手术治疗

外科手术治疗是大肠癌根治性治疗的首选方法，尤其对于早期者。即使中晚期甚至有广泛转移者，亦可通过短路手术、造口、大肠支架植入术等姑息手术改善生活质量。

（二）结肠镜下治疗

对于早期大肠癌，通过内镜发现异常征象（如粗糙、苍白、红斑或血管网消失之黏膜），进行黏膜染色或 NBI、超

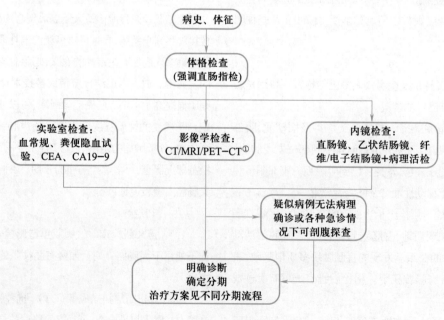

图 4-1-3 结直肠癌的诊断流程
注：①PET/CT 不常规推荐。

声肠镜等特殊内镜判断病变深度、大小范围,选择最合适的治疗手段包括高频电切、内镜黏膜切除术(EMR)或内镜黏膜下剥离术(ESD);治疗后标本通过每2 mm连续切片、精细病理检查进行治愈性评价。

(三) 化疗

化疗主要用于术前/术后的辅助治疗或者姑息治疗。5-氟尿嘧啶是现阶段肠癌标准化化疗基础,联合化疗和辅助化疗效果均优于单药治疗,且能够提高患者的生存率。临床化疗主要方案包括 CapeOx(卡培他滨 + 奥沙利铂)、FOLFOX(奥沙利铂 + 氟尿嘧啶 + 亚叶酸)、FOLFIRI(伊立替康 + 氟尿嘧啶 + 亚叶酸),或者 FOLFOXIRI(奥沙利铂 + 伊立替康 + 氟尿嘧啶 + 亚叶酸)。给药途径包括全身用药、肠腔化疗和腹腔化疗等。

(四) 放疗

有淋巴结转移者,放疗或许有效;此外,对于晚期肿瘤固定无法切除者,结合放疗的综合治疗可改善局部控制率。

(五) 靶向治疗

靶向药物包括西妥昔单抗(推荐用于 K-*ras*、N-*ras*、B-*raf* 基因野生型患者),或联合贝伐珠单抗。

(六) 其他

晚期患者可选择局部治疗,如介入、瘤体内注射、物理治疗或中医中药治疗。支持治疗应该贯穿于患者诊疗的全过程,建议多学科综合治疗,包括疼痛管理、营养支持及精神心理干预等。

八、随访

大肠癌治疗后建议患者定期随访。I 期患者,每 6 个月随访一次,共 5 年;II~III 期患者,每 3 个月随访一次,3 年,然后每 6 个月随访一次,至术后 5 年,随访内容包括血 CEA、腹部 B 超(I~II 期),每年一次胸腹盆腔 CT(III 期或 CEA、超声异常时)。肠镜检查推荐术后 1 年内进行,如术前未行全结肠镜检查,则推荐术后 3~6 个月行结肠镜检查。如肠镜检查发现结肠进展期腺瘤,切除后须在 1 年后复查。如未发现进展期腺瘤,3 年后复查,以后每 5 年一次。随诊检查出现的结直肠腺瘤均推荐切除。

九、预防

大肠癌具有明确的癌前疾病,且其发展到中晚期癌有相对较长时间,为有效地预防大肠癌提供了机会。总体来说,大肠癌的预防应为综合预防,可分为癌前疾病(主要是大肠腺瘤)的一级(防止发生)和二级(预防再发和恶变)预防。

(一) 一级预防

1. 改善生活习惯　比较肯定有效的是体育锻炼,其次添加膳食纤维、大蒜素、鱼类、牛乳和钙;而相反,增加危险度的因素包括红肉食品、酗酒、吸烟、肥胖、糖尿病等。

2. 化学预防　非甾体抗炎药(阿司匹林除外)可降低 48% 的腺瘤发病率,阿司匹林可降低 26% 的腺瘤发病率,长期随访研究也发现,阿司匹林可降低大肠癌的发病率及病死率。作为大肠癌化学预防的最可能应用于临床的有效药物,仍然有系列问题待解决,包括药物干预的具体受益人群、药物干预与筛查的联合应用价值等。此外,最新一项随机对照双盲临床试验结果发现,小檗碱可降低息肉切除术后患者结直肠腺瘤和息肉样病变的复发风险,这对预防大肠癌发生可能起重要作用。

3. 治疗癌前病变　从癌前病变(腺瘤)进展到癌,一般需要 5~10 年的时间。发现腺瘤并进行内镜下治疗可有效预防大肠癌的发生。

(二) 二级预防

二级预防是大肠癌预防的重要手段,目的是早期发现、早期诊断和早期治疗(主要是内镜下诊断和治疗),以期防止或减少恶性肿瘤引起的死亡。筛查则是将高危者从一般人群中区分开来再进一步诊断。最常用的筛检手段为直肠指检、FIT 和大肠镜检查。

(陈　烨)

第六节

肠结核 *e*

第七节

结核性腹膜炎

结核性腹膜炎(tuberculous peritonitis)是由结核分枝杆菌引起的慢性弥漫性腹膜感染。

本病可见于任何年龄,但以中青年最多见,男女比例约 1:2。在我国,本病患病率比新中国成立初期有明显减少,但近年来随着合并免疫抑制状态及 HIV 感染患者的增加,发病率有增多趋势,应予以重视。

一、病因与发病机制

由结核分枝杆菌感染引起,可继发于肺结核、肠结核、肠系膜淋巴结结核和输卵管结核及体内其他部位结核病。病灶可直接蔓延而来,少数病例由血行播散引起,可伴有结核性胸膜炎、结核性脑膜炎等多浆膜腔炎。

二、病理

本病可分为渗出、粘连、干酪3型，前两型较多见。病程中，若有上述2种或3种类型并存，称为混合型。

(一) 渗出型

腹膜充血、水肿，表面覆有纤维蛋白渗出物，伴黄白色或灰白色弥漫性粟粒样小结节，可融合成大结节。腹水少至中量，草黄色，有时呈淡血性，偶为乳糜性。

(二) 粘连型

大量纤维组织增生和蛋白质沉积使腹膜、肠系膜明显增厚。肠袢相互粘连，肠管常因受压迫、束缚而发生慢性肠梗阻。大网膜增厚变硬，卷缩成团块状，严重者可完全闭塞。本型常由渗出型腹膜炎在腹水吸收后形成，但也可能开始即以粘连为主。

(三) 干酪型

以干酪样坏死为主，肠管、大网膜、肠系膜或腹腔内器官之间相互分隔粘连成许多小房，小房可向肠管、腹壁或阴道穿透而形成内瘘或外瘘。本型多由渗出型或粘连型演变而来，是本病的重型，并发症常见。

三、临床表现

临床表现因有无原发病灶、感染途径、机体反应的差异及病理分型而异。慢性起病，早期症状较轻；也有起病急骤，以急性腹痛或骤起高热为主要表现；少数患者起病隐匿，无明显症状，行腹腔手术或尸体解剖意外发现。

(一) 症状

1. 腹痛 约2/3的患者会有腹痛，为持续或阵发性隐痛。疼痛可位于脐周、下腹甚至全腹。偶可表现为急腹症，系因肠系膜淋巴结结核或其他干酪性坏死病灶破溃引起，也可由肠结核急性穿孔引起。

2. 腹胀 常见，可由结核毒血症或腹膜炎所致肠功能紊乱引起，此外，腹水也是引起腹胀的原因。

3. 腹泻 一般每日2~4次，以糊状便居多，血便少见。多与腹膜炎所致的肠功能紊乱或合并肠结核有关。偶有腹泻与便秘交替。

4. 全身症状 毒血症常见，主要是发热与盗汗。热型以低热和中等热最多，约1/3患者有弛张热，少数可呈稽留热。高热伴有明显毒血症者，主要见于血行播散型肺结核等严重结核病患者。后期常伴有营养不良，表现为消瘦、贫血、水肿、口角炎等。

(二) 体征

1. 腹壁柔韧感 系腹膜增厚、腹壁肌张力增高或肠管粘连纠集引起，是结核性腹膜炎的常见体征。

2. 腹部肿块 多见于粘连型或干酪型，常位于脐周。肿块多由肿大的肠系膜淋巴结、增厚的大网膜、粘连的肠段或干酪样坏死性脓性物积聚而成，肿块表面不平，大小不一，边缘不规则，活动度小，压之易痛。

3. 移动性浊音 少量腹水常不易被察觉，腹水量多时移动性浊音阳性。

四、辅助检查

(一) 血常规和红细胞沉降率

可表现为轻至中度贫血，白细胞计数多正常。如腹腔结核急性扩散，则血白细胞一般较高。病变活动时红细胞沉降率增快。

(二) 结核菌素试验和γ干扰素释放试验

结核菌素试验呈强阳性及γ干扰素释放试验(interferon-γ release assay, IGRA)阳性有助于本病的诊断。

(三) 腹水检查

腹水检查对鉴别腹水性质有重要价值。腹水常为草黄色渗出液，静置后可见自然凝固块，少数为淡血色，偶见乳糜性，相对密度 >1.018，白细胞计数 >500×10^6/L，以淋巴细胞或单核细胞为主，蛋白质含量在 30 g/L 以上，腹水腺苷脱氨酶(ADA)常增高。腹水脱落细胞学检查有助于排除癌性腹水。腹水普通细菌培养结果为阴性，结核分枝杆菌培养的阳性率很低。

(四) 影像学检查

腹部 X 线片可见到钙化影，提示钙化的肠系膜淋巴结结核；X 线钡餐造影发现肠粘连、肠道溃疡等征象；B超、CT、MRI 可见腹水及增厚的腹壁、腹腔内肿大淋巴结等。

(五) 肠镜检查

肠镜检查有助于发现肠结核等肠道病变，有助于疾病的诊断与鉴别诊断。

(六) 软式内镜或腹腔镜检查

随着消化内镜技术的发展，经自然腔道内镜手术(natural orifice transluminal endoscopic surgery, NOTES)应运而生。NOTES 是指经胃、阴道、结直肠等自然腔道进入腹腔进行各种内镜下操作，包括腹腔探查、腹膜病变活检、保胆取石等一系列新技术。对于不明原因腹水而无腹膜粘连者，通过经脐或胃等软式内镜下或腹腔镜进行腹膜活检有助于确诊。镜下可见网膜、内脏表面、腹膜有散在灰白色结节，浆膜表面失去光泽。

五、诊断与鉴别诊断

（一）诊断

有以下情况应考虑本病：①中青年患者，有结核病史，伴有其他器官结核证据；②长期不明原因发热，有腹痛、腹胀、腹水、腹壁柔韧感或腹部包块；③腹水性质为渗出液，以淋巴细胞为主，普通细菌培养阴性，ADA 明显增高；④X 线钡餐造影发现肠粘连等征象；⑤结核菌素试验或 IGRA 呈强阳性；⑥腹腔镜、NOTES 结合腹膜活检病理组织学检查有确诊价值。

典型病例可做出临床诊断，予抗结核治疗（2 周以上）有效可确诊。不典型病例，在排除禁忌证后，可行手术探查并活检。

（二）鉴别诊断

1. 以腹水为主要表现者

（1）腹膜或腹腔恶性肿瘤 包括恶性淋巴瘤、腹膜转移癌、腹膜间皮瘤等，患者往往伴有发热、腹痛、消瘦等表现，腹水中找到恶性肿瘤细胞可帮助确定诊断。有时肿瘤原发灶隐蔽而已有广泛腹膜转移，此类病例鉴别诊断较困难，可通过影像学、内镜检查等寻找原发癌灶。必要时可行腹腔镜、经脐或胃等自然腔道内镜探查术或剖腹探查帮助明确诊断。

（2）肝硬化 鉴别诊断相对容易，患者伴有失代偿期肝硬化临床表现，腹水为漏出液。需要注意肝硬化合并结核性腹膜炎的可能。

（3）其他 包括结缔组织病、缩窄性心包炎、Budd-Chiari 综合征。

2. 以发热为主要表现者 结核性腹膜炎以发热为主要症状而腹部症状及体征不明显时，需要与其他原因引起的发热相鉴别。

3. 以急性腹痛为主要表现者 结核性腹膜炎可因干酪样坏死灶溃破而引起急性腹膜炎，或因肠梗阻而发生急性腹痛，此时应与常见的外科急腹症进行鉴别。应注意询问结核病史，寻找腹膜外结核病灶。

六、治疗

本病治疗的关键是及早给予合理、足够疗程的抗结核药物治疗，以达到早日康复、避免复发和防止并发症的目的。治疗期间注意休息和营养，调整全身情况和增强抗病能力是重要的辅助治疗措施。

（一）一般治疗

发热期间应卧床休息，注意营养，注意补充水、电解质及维生素，必要时给予肠内或肠外营养。

（二）药物治疗

抗结核药的选择、用法、疗程详见第二篇第二部分。在结核性腹膜炎的应用中应注意，对粘连型或干酪型病例，由于大量纤维组织增生，药物不易进入病灶达到应有浓度，病变不易控制，必要时宜考虑加强抗结核药物的联合应用，适当延长抗结核的疗程，强调全程规范治疗。

（三）抽腹水

如有大量腹水，可适当放腹水以减轻症状。

（四）外科手术治疗

当患者存在急腹症或诊断困难时，可考虑手术探查。

八、预防

结核病的预防措施参见第二篇第二部分。对肺、肠、肠系膜淋巴结、输卵管等结核病的早期诊断与积极治疗，是预防本病的关键。

（王新颖）

第八节

慢性腹泻

健康人每日解成形便一次，粪便量不超过 200~300 g。腹泻指排便次数明显超过平时习惯（>3 次 /d）并且粪质稀薄（含水量 >85%），可伴有粪便量增加（>200 g/d）。腹泻根据病程持续时间可分为急性和慢性两类，但目前对于两者的界定尚无统一标准。一般而言，腹泻持续时间超过 4 周或间歇期在 2~4 周的复发性腹泻认为是慢性腹泻（chronic diarrhea）。

一、流行病学

慢性腹泻是常见的临床症状，并非一种单独的疾病。由于慢性腹泻定义及诊断标准尚未统一，难以准确地统计人群中的发病率。据估计，西方国家慢性腹泻的发病率为 4%~5%，在我国也有 3%~5% 的人群患过慢性腹泻。

二、病因与发病机制

（一）病因

慢性腹泻的病因很多，概括地说，包括胃肠道疾病（主要是结肠疾病，胃病患者较少发生慢性腹泻，而小肠疾病相对少见）、肝胆胰疾病，也可作为全身疾病的胃肠道表现（表 4-1-8）。

表 4-1-8　慢性腹泻的常见病因

胃、肠道疾病	肝、胆、胰腺疾病	全身性疾病
胃 　胃癌、萎缩性胃炎、胃切除术后 结肠 　感染性疾病(慢性细菌性痢疾、肠结核、慢性阿米巴结肠炎、血吸虫病等) 　炎性肠病(溃疡性结肠炎、克罗恩病) 　肠易激综合征 　嗜酸粒细胞性胃肠炎 　结肠癌、肠淋巴瘤、类癌 　放射性肠炎 　盲袢综合征 　结肠血吸虫病 　显微镜下结肠炎 小肠 　克罗恩病 　盲袢综合征 　小肠肿瘤 　白塞综合征 　原发性小肠吸收不良 　乳糜泻	慢性肝炎 肝硬化 肝癌 胆管癌 胆囊切除术后 慢性胰腺炎 胰腺癌 胺前体摄取和脱羧细胞(amine precursor uptake and decarboxylation cell, APUD 细胞)瘤	糖尿病 甲状腺功能亢进症 甲状旁腺功能减退 垂体功能减退 慢性肾上腺皮质功能减退 尿毒症 系统性红斑狼疮 结节性多动脉炎 混合性风湿免疫病 食物过敏 烟酸缺乏

(二) 发病机制

1. 胃肠道水电解质生理学　在禁食期间,人体肠腔内仅含极少量液体。健康人每日 3 餐后,肠道中约有 9 L 液体。其中约 2 L 来自饮食,其余为消化道和肝胆胰分泌的消化液。肠道能处理大量来自上消化道的分泌液及食物中的水和电解质,其中小肠可吸收 90% 的水分,1~2 L 排至结肠,结肠又可吸收其中90%的水分,最终仅有 0.1~0.2 L 水分随粪便排出。如果肠道分泌和吸收的平衡被打破,即使粪便中水分仅增加 1%,都会引起明显的腹泻症状。

2. 腹泻的病理生理　腹泻的发病机制主要有以下 4 种类型,但在临床上,不少腹泻的发生常常非单一机制引起,而是多种机制共同作用的结果。

(1) 渗透性腹泻　是由肠腔内存在大量高渗性食糜或药物,体液水分大量进入高渗状态的肠腔而致。

摄入难以吸收的溶质、食物消化不良及黏膜转运机制障碍均可导致高渗性腹泻。例如,食用乳果糖或甘露醇灌肠均可引起药物性肠道渗透压升高,从而造成腹泻。肝胆胰疾病引起的胆汁酸或消化酶分泌不足,常伴有脂肪和蛋白质的消化吸收不良,也可导致腹泻。在双糖酶或单糖转运机制缺乏时,各种单糖由于不能被吸收而积存于肠腔内,使渗透压明显升高,大量水分被动进入肠腔而引起腹泻。

渗透性腹泻有两大特点:①禁食 48 h 或停止摄入难以吸收的物质后腹泻停止或显著减轻;②粪便渗透压差(stool osmotic gap)扩大(粪便渗透压与粪便电解质摩尔浓度之差)。由于粪便在排出体外时,渗透压一般与血浆渗透压相等,因此,可用血浆渗透压代替粪便渗透压。计算公式为:粪便渗透压差 = 血浆渗透压 $-2 \times ($ 粪 $[Na^+]+$ 粪 $[K^+])$,血浆渗透压恒定 290 mmol/L。健康人的粪便渗透压差在 50~125 mmol/L,渗透性腹泻患者粪便渗透压主要由不被吸收的溶质构成,Na^+ 浓度往往小于 60 mmol/L,因此粪便渗透压差 >125 mmol/L。

(2) 分泌性腹泻　是由肠黏膜受到刺激而致肠上皮细胞分泌水、电解质过多或吸收受抑制或两者并存,导致水和电解质的净分泌增加所引起的腹泻。

能引起分泌性腹泻的疾病很多,大致可分为如下。

1) 异常的介质:可以激活小肠、大肠细胞膜上的cAMP,胞内 cAMP 含量剧增,使胞质 Ca^{2+} 含量增高,甚至激活蛋白激酶,从而导致肠道分泌增加,大量水分、碳酸氢钠、氯化物和 K^+ 进入肠腔,造成分泌性腹泻。

这些介质包括细菌的肠毒素(见于急性食物中毒或肠道感染,如霍乱)、APUD 肿瘤致病理性分泌的胃肠多肽(血管活性肠肽、促胃液素、P 物质、降钙素等)、前列腺素和 5-HT 等。其中,血管活性肠肽瘤(VIP 瘤)分泌大量VIP,促进空肠、回肠和结肠的水和 Na^+、K^+、Cl^- 等电解质分泌增加,导致水样腹泻,该病也称胰性霍乱。

2) 内源或外源性导泻物质:如胆酸、脂肪酸、某些泻药等。在广泛回肠病变、回肠切除或旁路时,胆酸重吸收发生障碍而进入结肠,刺激结肠分泌而引起分泌性腹泻。过量脂肪酸对结肠的刺激也是分泌性腹泻的原因之一,而引起肠腔内脂肪酸增加的病理状况包括短肠综合征及胰腺和小肠病变导致的脂肪吸收不良等。番泻叶、酚酞等泻药也可刺激结肠分泌,从而引起分泌性腹泻。

3) 肠道弥漫性黏膜病变:如广泛小肠淋巴瘤、肠结核、克罗恩病等。

4) 分泌性直肠或乙状结肠绒毛腺瘤。

5) 先天性氯化物腹泻(Cl^--HCO_3^- 交换机制缺陷)和先天性钠腹泻(Na^+-H^+ 交换机制缺陷)等。

分泌性腹泻具有如下特点:①每日大便量超过 1 L(可多达 10 L 以上);②大便为水样;③血浆 - 粪质渗透压差 <50 mmol/L 这是由于粪便主要来自肠道过度分泌,其电解质组成和渗透压与血浆接近;④粪便的 pH 多为中性或碱性;⑤禁食 48 h 后腹泻仍持续存在,大便量仍大于 500 mL/d。

(3) 渗出性腹泻 又称为炎症性腹泻,是由于肠黏膜的完整性受到炎症等病变的破坏导致大量渗出,坏死黏膜、血浆蛋白及血液进入肠腔所致。此时,由于肠壁组织炎症及其他改变而导致肠分泌亦有增加。渗出性腹泻可分为感染性和非感染性两类。感染性的病原体可是细菌、病毒、寄生虫及真菌等;非感染性腹泻的疾病包括:炎性肠病、肿瘤、自身免疫病、放射性损伤、缺血性疾病及营养不良等。

渗出性腹泻的特点为粪便含有渗出液和血液。结肠特别是左半结肠病变多有肉眼脓血便。小肠病变渗出物及血液与粪便混在一起,除非有大量渗出或蠕动过快,一般无肉眼脓血,需显微镜检查发现。

(4) 动力性腹泻 部分药物、疾病和胃肠道手术可改变肠道正常的运动功能,促进肠蠕动,使肠内容物过快地通过肠腔,与黏膜接触时间过短,从而影响消化和吸收,发生腹泻。

引起肠道运动紊乱的原因有:①药物,如莫沙必利、普萘洛尔等。②肠神经病变,如糖尿病。③促动力性激素,如甲状腺素、生长抑素、5-HT、P 物质、前列腺素等。④胃肠手术,如胃次全切除或胃全切除、回盲部切除可分别使幽门或回盲部的活瓣作用消失而致腹泻。胃结肠、小肠结肠瘘或吻合术后,也可引起腹泻。

动力性腹泻的常见疾病包括肠易激综合征、甲状腺功能亢进症、糖尿病、胃肠手术、甲状腺髓样癌、类癌综合征等。

单纯动力性腹泻的特点为粪便不带渗出物,往往伴有肠鸣音亢进,伴或不伴腹痛。

腹泻的发生往往有以上几种机制混合作用,相互推动。此外,还有一些腹泻难以用以上的机制解释,其病理生理尚待阐明。

另外,近年来西方国家多根据慢性腹泻患者粪便的性质结合病理生理,将慢性腹泻分为水样泻(进一步细分为渗透性腹泻、分泌性腹泻)、炎症性腹泻和脂肪泻。

三、辅助检查

(一)实验室检查

1. 粪便检查 对腹泻的诊断非常重要,部分腹泻患者经粪便检查就能做出病因诊断。常用检查包括大便常规、隐血试验、大便培养及药敏(包括细菌及真菌)、病原学检测(艰难梭菌毒素、寄生虫及虫卵)、脂肪检测(苏丹Ⅲ染色)菌群分析等。

2. 血液检查 外周血常规(白细胞及分类,尤其是嗜酸性粒细胞)提示机体是否存在感染,电解质、血浆叶酸和维生素 B_{12} 浓度、肝肾功能及血气分析等可用于评估病情严重程度及营养状况。另外,检测血中自身免疫抗体有助于诊断风湿免疫病、炎性肠病等。

(二)影像学检查

1. B超 腹部B超是了解有无肝胆胰疾病最常用方法,同时对于胃肠道炎性反应和肿瘤的检出率也在日益提高。

2. X线检查 包括腹部X线片、钡餐上消化道造影、小肠造影、钡剂灌肠、胃肠通过时间、腹部 CT 及选择性血管造影等。这些检查有助于了解胃肠道走行、黏膜形态、胃肠动力、肠壁厚度及肠系膜血管的状况,可协助诊断胃肠道炎症、肿瘤、胆胰疾病、腹腔内病变等多种疾病。

3. MRI 磁共振胰胆管成像(magnetic resonace cholangiopancreatography, MRCP)对于胰胆管疾病的诊断具有极大的优势,能发现胆总管结石、胆管肿瘤、慢性胰腺炎等胰胆管疾病。另外,MRI 能够直观地测量肠壁厚度,对于判断炎性肠病活动度甚至肿瘤的诊断具有一定价值。

(三)内镜检查

结肠镜检查和活检对于结肠及回肠末端的肿瘤、炎症等病变具有重要诊断价值。一般慢性腹泻患者均应进行常规结肠镜检查,而对于原因不明的慢性腹泻,结肠镜检查阴性时,应行结肠黏膜多点活检以排除显微镜下结肠炎可能。对于影像学检查提示的胆胰疾病,如仍不能确诊或者需要进一步活检或内镜下治疗的患者,可行内镜逆行胰胆管造影(endoscopic retrograde cholangiopancreatography, ERCP)及相应的内镜下治疗。

近年问世的胶囊内镜提高了小肠病变的检出率,胶囊内镜检查的痛苦小,但观察具有不可操纵性。双气囊 / 单气囊小肠镜除可以直接观察小肠病变外,还可取活检、吸取肠液做培养及进行内镜下治疗。小肠黏膜活检有助于小肠疾病,如乳糜泻、寄生虫感染、克罗恩病、小肠淋巴瘤等的诊断。

(四)诊断性试验和特殊检查

1. 小肠吸收功能测定

(1) 脂肪吸收 粪脂量超过正常时反映小肠吸收不

良,粪便涂片苏丹Ⅲ染色是最简单的定性检查方法。另外,脂肪平衡试验是测试脂肪吸收的金标准。测定血清β胡萝卜素含量可作为脂肪吸收不良的筛选试验。

(2) 糖类吸收试验　①右旋木糖(D-xylose)吸收试验:可以间接反映小肠吸收功能。②H_2呼气试验:糖吸收不良或肠道细菌过生长的患者,肠道中未被吸收的糖类被肠道细菌发酵代谢产生H_2,是人体呼气中H_2的唯一来源。呼气中H_2的浓度增加,提示乳糖吸收不良,或者少见的蔗糖吸收不良或葡萄糖和半乳糖转运缺陷。

(3) 蛋白质吸收试验　大量蛋白质从肠道丢失,常见于胰蛋白酶分泌障碍或蛋白丢失性肠病。所以临床上很少用蛋白质吸收试验来诊断吸收不良。

(4) 维生素B_{12}吸收试验(Schilling试验)　可用于检测回肠末端吸收功能不良。

(5) 胆盐吸收试验　可了解有无回肠病变所致的胆盐吸收障碍。

2. 血浆胃肠多肽和介质测定　对于各种APUD瘤引起的分泌性腹泻有重要的诊断价值,多采用放射免疫法检测。

四、诊断与鉴别诊断

(一) 诊断

慢性腹泻的病因诊断需从病史、症状、体征、实验室检查及辅助检查中获得依据。临床资料的采集应关注起病及病程、腹泻次数及粪便性质、腹泻与腹痛的关系、伴随症状和体征、缓解与加重等因素。这些信息有助于初步区别腹泻是源于小肠、结肠,抑或其他器官,如胰腺、胆囊等。

(二) 鉴别诊断

首先,应鉴别功能性腹泻与器质性腹泻(表4-1-9)。对于临床征象提示为器质性腹泻的患者应彻底检查明确病因。对年龄超过40岁的慢性腹泻患者,应常规进行结肠镜检查以免漏诊大肠癌。

表4-1-9　功能性腹泻和器质性腹泻的鉴别诊断

功能性腹泻	器质性腹泻
年轻患者(<40岁)	年长患者(>40岁)
病史长(>1年)	病史短
症状间歇发作	进行性加重
一般状况良好,无体重下降	体重下降
查体无阳性体征	腹部压痛明显或有包块
粪便可带黏液但无脓血	粪便带血或大便隐血试验阳性者
多于早晨或餐后排便而无明显夜间排便	半夜或清早被便意扰醒
大便常规检查阴性	大便常规检查阳性

其次,应对大肠性腹泻与小肠性腹泻进行鉴别(表4-1-10)。

表4-1-10　大肠性腹泻与小肠性腹泻的鉴别诊断

鉴别点	小肠性腹泻	大肠性腹泻
粪便	量多、烂或稀薄,可含脂肪,黏液少,臭	量少,肉眼可见脓血,有黏液
大便次数	3~10次/d	次数可以更多
腹痛	脐周	下腹部或左下腹
里急后重	无	可有
体重减轻	常见	少见

最后,根据临床提示选择相应的辅助检查手段,明确病因。

五、治疗

腹泻是症状,治疗应针对病因。但相当部分的腹泻患者要根据其病理生理特点给予对症和支持治疗。

(一) 病因治疗

根据病因选择不同的治疗方法。

1. 器质性腹泻　主要针对病因治疗,也可临时选用止泻药以缓解腹泻症状。

(1) 感染性腹泻　根据病原体选择合适的抗生素治疗及感染后乳糖吸收不良的治疗。

(2) 炎性肠病　局部和(或)全身抗炎药,如5-氨基水杨酸制剂(美沙拉秦)、糖皮质激素、免疫抑制剂(硫唑嘌呤、6-巯基嘌呤、甲氨蝶呤、沙利度胺等)、生物制剂(英利昔单抗、阿达木单抗等),部分患者甚至需要手术治疗。

(3) 乳糜泻　无麸质饮食(避免大麦、小麦及黑麦等为原料的食品),维生素和矿物质补充等。

(4) 乳糖不耐受症　避免含乳糖的食物(如牛奶、冰淇淋)或使用乳糖酶补充剂。

(5) 胰腺功能不全　改良脂肪饮食,补充胰酶和抑制胃酸。

(6) 肿瘤性腹泻　手术切除、化疗、放疗等。

2. 功能性腹泻及IBS-D　避免诱发或加重腹泻症状的食物,如富含FODMAPs(即难吸收的短链糖类,如果糖、乳糖、多元醇、果聚糖、低聚半乳糖)等成分的食物,高脂肪、辛辣、麻辣和寒凉食物等。减少烟酒摄入、注意休息及保证充足睡眠等可明显减少症状反复出现及加重。改善患者对疾病的不恰当认知,建立良好的医患沟通及信任关系,可以显著提高患者近期和远期疗效。

(二) 对症治疗

1. 纠正腹泻所引起的水、电解质紊乱和酸碱平衡失调。

2. 对严重营养不良者，应给予营养支持　谷氨酰胺是体内氨基酸池中含量最多的氨基酸，它虽为非必需氨基酸，但它是生长迅速的肠黏膜细胞所特需的氨基酸，与肠黏膜的免疫功能、蛋白质合成有关。因此，对弥漫性肠黏膜受损者，谷氨酰胺是黏膜修复的重要营养物质，在补充氨基酸时应注意补充谷氨酰胺。

3. 适当的药物辅助治疗　如上述处理效果不佳或无效，可根据患者具体情况选择相应的药物治疗。例如，解痉剂包括动力调节药物曲美布汀、胃肠道解痉药物匹维溴铵等；阿片及其衍生物制剂如盐酸洛哌丁胺、地芬诺酯等。严重的非感染性腹泻可用止泻药，常见的止泻药物见表 4-1-11。益生菌可以调节肠道正常的菌群，减少致病性菌群的过度生长，目前常用的活菌制剂包括枯草杆菌二联活菌、双歧杆菌四联活菌等。对于合并明显精神心理障碍、常规药物治疗效果欠佳、以内脏高敏感性为主要表现者可考虑进行抗抑郁焦虑治疗，包括小剂量三环类抗抑郁药和 5-羟色胺再摄取抑制剂。

表 4-1-11　常用止泻药

主要作用机制	药物	剂量
收敛、吸附、保护黏膜	双八面体蒙脱石	3 g,3 次 /d
	碱式碳酸铋	0.2~0.9 g,3 次 /d
	氢氧化铝凝胶	10~20 mL,3~4 次 /d
	药用炭	1.5~4 g,2~3 次 /d
	鞣酸蛋白	1~2 g,3 次 /d
减少肠蠕动	复方樟脑酊	2~5 mL,3 次 /d
	地芬诺酯	2~5 mg,3 次 /d
	洛哌丁胺	4 mg,3 次 /d
抑制肠道过度分泌	消旋卡多曲	100 mg,3 次 /d

4. 中医中药治疗　在中医理论中，慢性腹泻多以外感邪气、内伤情志、饮食不节、病后体虚、脏腑功能失调为基本病机，应辨证施治。中医治疗有一定效果，尚需要高质量的研究证据。

六、诊治流程

腹泻的诊治流程见图 4-1-4。

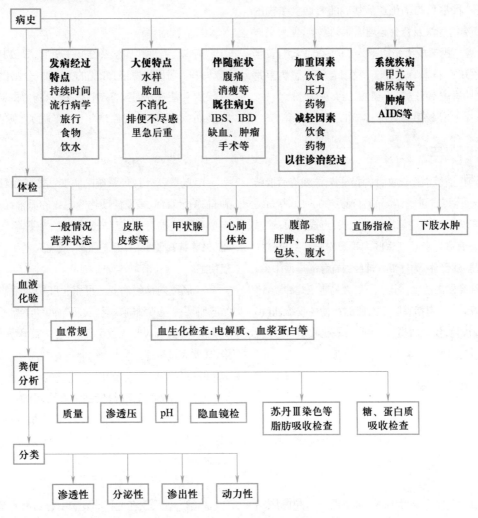

图 4-1-4　腹泻的诊治流程图

（陈　烨　刘秀莹）

便秘

便秘(constipation)是指排便次数减少、粪便量减少、粪便干结、排便费力。便秘按照病程或起病方式分为急性便秘和慢性便秘,症状持续6个月以上的称为慢性便秘。按粪便积聚的部位可分为结肠便秘和直肠便秘。结肠便秘指食物残渣在结肠运行过于迟缓;直肠便秘是指粪便已抵达直肠,但滞留过久而未被排出,故又称为排便困难。便秘按病因可分为继发性便秘和原发性便秘,继发性便秘包括各种肠道疾病、内分泌代谢性疾病、神经源性病变及药物引起的便秘;原发性便秘由于病因不清,治疗困难,又称为慢性特发性或慢性难治性便秘。临床上常用的方法是按照有无器质性疾病将便秘分为器质性便秘和功能性便秘两大类。

一、流行病学

便秘是一种常见的消化道症状。随着饮食结构的改变、生活节奏的加快及社会心理因素的影响,便秘患病率呈上升趋势。我国成人患病率为7.0%~20.3%,随着年龄的增长,便秘患病率有所升高,我国老年人患病率为15%~20%。女性患病率明显高于男性,男女患病率比为1:(1.22~4.56)。农村便秘患病率高于城市,北方高于南方。

二、正常的排便生理

食物在消化道经消化吸收后,剩余的食糜残渣运抵结肠,正常情况下,每日进入结肠的食糜达500~1 000 mL。在结肠内大部分的水及电解质被重吸收,形成粪便,输送到乙状结肠及直肠。粪便在直肠内积聚膨胀产生机械性刺激,兴奋直肠感受器,通过传入神经到脊髓的排便中枢,由此向中枢神经发出冲动,引起便意,大脑响应此冲动,产生一系列排便动作,包括直肠平滑肌的推动性收缩,肛门内、外括约肌松弛,盆底肌提升,腹肌与膈肌收缩,使腹压增高等,最终将粪便排出体外(图4-1-5)。

三、病因与发病机制

(一)消化道腔内病变

肠腔内病变如结肠的良、恶性肿瘤,引起肠道阻塞,导致便秘。

(二)消化道腔外因素

如腹腔或盆腔内肿瘤的压迫,各种原因引起的肠粘连、腔外牵拉,粪便通过困难,也可造成便秘。

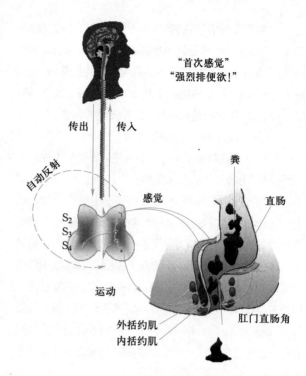

图4-1-5 排便反射示意图

(三)肠道平滑肌病变

某些全身性疾病累及结肠平滑肌,导致其张力减低,蠕动减弱,可引起便秘。常见的为:①内分泌代谢性疾病:甲状腺功能亢进症或减退症、糖尿病、尿毒症等;②肌肉疾病:进行性系统性硬化病、皮肌炎、强直性肌营养不良等。

(四)神经系统病变

1. **肠壁以外神经系统的病变** 如脑血管意外、大脑肿瘤、帕金森病、多发性硬化等导致的骶神经、腰骶脊髓、高位脊髓的损害,引起结直肠的张力下降,直肠感觉障碍,虽然有粪便积存,但无便意,或需大量积存时,才能引起便意。

2. **肠壁内神经病变** 可引起肛门内括约肌、直肠和结肠肌层神经节细胞缺乏,对正常冲动不起反应,肠平滑肌不能放松,肠段收缩狭窄,狭窄上方肠段粪便充盈而扩张,粪便大量积存。

(五)结肠应激性减退

结肠应激性减退时,特别是直肠,虽然有粪便进入直肠,但不能引起便意及排便动作。此种情况见于长期服用泻药,工作过度紧张而忽视便意,甲状旁腺功能亢进引起的高钙血症等。

(六)精神心理因素

精神心理因素在便秘的发病中起到重要作用,研究发现,长期的抑郁或焦虑状态可导致便秘的发生。发病机制尚不明确,可能与大脑皮质影响下丘脑及自主神经系统,进而导致肠蠕动和肠管张力减弱有关。

(七)药物影响

长期服用抗抑郁药、抗癫痫药、抗组胺药、抗帕金森病药、抗精神病药、解痉药、钙通道阻滞剂、止泻药、非甾体抗炎药、拟交感神经药、阿片类药等可能引起便秘。

四、临床表现

常表现为每周排便<3次,排便困难,粪便干结如羊粪状且数量少。由于粪便过于坚硬,排便时可引起肛门疼痛,并可发生肛裂、内痔出血及肛乳头炎。若粪便在直肠停留过久,可引起局部炎症反应,出现下坠感和排便不尽感。部分患者诉口苦、食欲减退、腹胀痛、下腹不适、乏力、头晕、烦躁、焦虑、失眠等症状。部分功能性便秘可在左下腹乙状结肠部位触及条索状块物。便秘患者出现报警征象,包括便血、粪便隐血试验阳性、贫血、消瘦、腹痛加剧、腹部包块等及有结、直肠息肉史和结直肠肿物家族史等情况时,应与器质性疾病相鉴别。

五、辅助检查

(一)一般检查方法

1. 直肠指检 是一项简单且十分重要的体格检查方法,常能帮助了解粪便嵌塞、肛门狭窄、痔、直肠脱垂、直肠肿块等,还可了解肛门括约肌的功能状态、直肠壁的光滑程度,对于便秘的鉴别诊断能够提供重要的信息。

2. 粪便常规、粪便隐血试验 观察粪便的一般形态,包括其量、形状、颜色、气味及寄生虫等。IBS患者的粪便伴有较多黏液;痔或肛裂时粪便表面伴有鲜血;直肠癌或有直肠病变的患者往往表现为粪便变细或粪便一侧有压迹,伴有鲜血。该检查对了解结肠、直肠、肛门有无器质性病变十分重要且简易,结合患者实际情况可进行血常规、生化或代谢、肿瘤标志物方面的检查。

3. 腹部X线检查 对于疑似便秘的患者既是一种经济的检查手段,又可作为临床病史及体格检查的补充。对肠梗阻、巨结肠诊断有一定的价值。

4. 结直肠镜检查 对可疑肛门、直肠、结肠疾病者,直肠镜或结肠镜检查可直视肠道病变并取活检进行病理学诊断。

5. 钡剂灌肠检查 不仅可以发现结肠的器质性病变,而且可观察结肠形态(狭窄或扩张)和走行(有无粘连)。

(二)特殊检查方法

1. 胃肠传输试验 用20个不透X线标志物,随试验

餐吞服,相隔一定时间后(服标志物后24、48、72 h)拍摄腹部X线片一张,计算排出率。正常情况下服标志物48~72 h后,大部分标志物已排出。根据X线片上标志物分布,有助于评估便秘是慢传输型或出口梗阻型。

2. 肛门直肠测压 可检查肛门直肠动力和感觉有无障碍,如用力排便时肛门括约肌有无矛盾收缩,是否存在直肠压力上升不足,是否缺乏肛门直肠抑制反射及直肠感觉阈值有无异常。此项检查对于便秘的分型诊断有重要意义。不同类型便秘患者直肠敏感性不同,功能性便秘常存在感觉迟钝,便秘型肠易激综合征以感觉过敏为主,糖尿病患者的便秘则存在直肠感觉降低。在功能性便秘中,出口梗阻型及混合型便秘存在排便时肛门括约肌的矛盾收缩或松弛不良。先天性巨结肠则存在肛门直肠抑制反射的缺如(图4-1-6)。

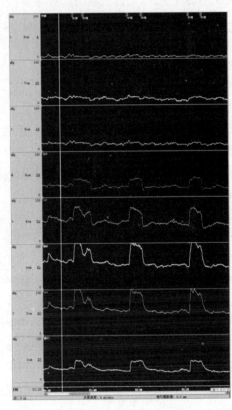

图4-1-6 出口梗阻型便秘患者直肠肛门测压图

3. 排粪造影 将钡剂模拟粪便灌入直肠内,在X线下动态观察排便过程中肛门和直肠功能变化,以了解患者有无伴随的解剖异常,如直肠膨出、直肠黏膜脱垂等。磁共振排粪造影分辨率高,无辐射,多平面成像,能同时对比观察盆腔软组织结构。对难治性排便障碍型便秘,排粪造影检查结果能为外科确定手术治疗方式提供参考。

4. 其他 气囊排出试验可作为有无排出障碍的筛选

试验,对阳性患者,需要做进一步的检查。盆底肌电图,能帮助明确病变是否为肌源性。阴部神经潜伏期测定能显示有无神经传导异常。肛门超声内镜检查可了解肛门括约肌有无缺损。

六、诊断与鉴别诊断

(一) 诊断

诊断应首先明确有无便秘,其次明确便秘的病因,评价便秘的程度及了解便秘的类型。

便秘的诊断主要取决于症状。凡有排便困难费力、排便次数减少(每周 <3 次),粪便干结、量少,可诊断为便秘。时间≥6 个月为慢性便秘。

慢性功能性便秘的诊断可参考罗马Ⅳ诊断标准:

(1) 必须包括以下 2 项或 2 项以上 ①至少 25% 的排便感到费力;②至少 25% 的排便为干球粪或硬粪;③至少 25% 的排便有不尽感;④至少 25% 的排便有肛门直肠梗阻感和(或)堵塞感;⑤至少 25% 的排便需要手法辅助,每周自发排便 <3 次。

(2) 不用泻药时很少出现稀便。

(3) 不符合肠易激综合征的诊断标准。

需要注意的是,诊断前症状出现至少 6 个月,且近 3 个月症状符合以上诊断标准;按罗马Ⅳ标准,干球粪或硬粪可以参照 Bristol 粪便性状的 1 型或 2 型;每周自发排粪次数指标应在未使用轻泻药的情况下计算。

(二) 鉴别诊断

新生儿出生后无粪便排出,应考虑直肠闭锁或无肛门。出生后有粪便排出,而后发生严重便秘并伴有明显腹胀,应考虑为先天性巨结肠。中老年人近期发生便秘,且进行性加重,应考虑到结肠癌的可能。急性便秘,伴有呕吐、腹胀及剧烈腹痛,常见于急性肠梗阻,若有腹部手术史,应考虑到肠粘连的可能。便秘伴有剧烈腹痛,多见于肠梗阻、肠套叠、铅中毒、卟啉病等。便秘伴有腹部包块,可能为结肠肿瘤、腹腔内肿瘤压迫结肠、肠结核、克罗恩病等。

七、治疗

便秘的治疗原则是根据便秘病因、类型及严重程度,采取主动的综合措施和整体治疗,以恢复正常的肠道动力和排便生理。

(一) 一般治疗

帮助患者充分认识引起便秘的因素,解除患者对排便过度紧张的情绪。改变生活方式,使其符合胃肠道通过和排便运动生理。增加膳食纤维摄取(25~35 g/d)及饮水量(1.5~2.0 L/d),增加活动量。加强排便的生理教育,养成定时排便的良好习惯,每次大便时间不宜过长(<10 min/ 次)。尽可能避免药物引起的便秘。

(二) 原发病的治疗

对于器质性便秘患者,原发病的治疗有助于便秘的缓解,也可临时选用泻药以缓解便秘症状,但应避免长期使用刺激性泻药。

(三) 药物治疗

便秘经过 4~8 周的基础治疗无效时,可酌情选用相应的药物治疗。选用通便药时,需要综合考虑药物的疗效、安全性及药物的依赖作用,根据便秘的轻重及导致便秘的病理生理有针对性地选择泻药,避免滥用。对长期慢性便秘,宜选用容积性泻药(如欧车前、麸皮等)或渗透性缓泻药(如聚乙二醇 4000、乳果糖);慢传输型便秘者可以短期使用刺激性通便药,配合胃肠促动药。急性便秘可选择盐类泻药及润滑性泻药,仅在必要时(如急性心肌梗死)选择刺激性泻药,但时间不要超过 1 周。对粪便嵌塞的患者,清洁灌肠或结合短期使用刺激性泻药以解除嵌塞后,再选用容积性泻药或渗透性泻药保持排便通畅。治疗便秘的常用药物见表 4-1-12。

表 4-1-12 治疗便秘的常用药物

药物类型	药物
膨松剂	欧车前、麦麸、甲基纤维素
渗透药	PEG 4000、乳果糖、山梨醇
盐类泻药	镁盐
刺激性泻药	番泻叶、鼠李、酚酞、蓖麻油
胃肠促动药	莫沙必利、伊托必利
润滑剂	石蜡油、麻仁润肠丸
局部栓剂	开塞露、甘油灌肠剂、复方角菜酸酯栓
微生态制剂	双歧三联活菌、枯草杆菌粪肠球菌等

(四) 生物反馈治疗

纠正不当、无效的排便动作,恢复和建立正常的排便反射。适用于功能性出口梗阻型便秘者,尤其是肛门痉挛引起的排便困难者。

(五) 手术治疗

经严格的非手术治疗后仍收效不大,且各种特殊检查显示有明确的病理解剖和确凿的功能性异常部位,可考虑手术治疗。外科手术适应证包括继发性巨结肠、部分结肠冗长、结肠无力、重度直肠膨出、直肠黏膜脱垂等。

（六）精神心理治疗

对存在心理障碍的患者应进行心理及药物治疗。目前临床应用于抑郁或焦虑状态患者的主要治疗药物为高选择性5羟色胺(5-HT)再摄取抑制剂,如氟西汀、帕罗西汀、舍曲林等。

八、诊治流程

便秘的诊治流程见图4-1-7及图4-1-8。

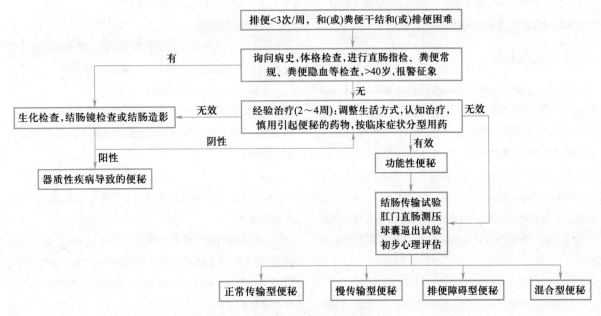

图4-1-7　便秘的诊治流程图
(慢性便秘基层诊疗指南,2019)

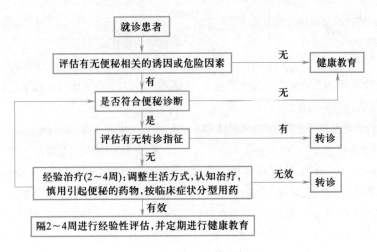

图4-1-8　便秘的管理流程
(慢性便秘基层诊疗指南,2019)

（陈　烨　刘秀莹）

第十节

消化道出血

通常以十二指肠悬韧带和回盲部为界，十二指肠悬韧带以上的消化道出血称为上消化道出血，十二指肠悬韧带至回盲部之间的小肠出血称为中消化道出血，回盲部以远的结直肠出血称为下消化道出血。

一、上消化道出血

上消化道出血（upper gastrointestinal bleeding，UGIB）是指十二指肠悬韧带（又称屈氏韧带）以上的食管、胃、十二指肠、胆管和胰管等病变引起的出血，常表现为呕血、黑便等，是临床常见急重症。临床上常根据是否为食管、胃底静脉曲张性出血分为非静脉曲张性上消化道出血（non-variceal upper gastrointestinal bleeding，NVUGIB）和静脉曲张性上消化道出血。虽然近年诊治水平已有很大提高，但在高龄、合并严重基础病时病死率仍较高，应予高度重视。

（一）病因与发病机制

上消化道出血可由上消化道本身的炎症、溃疡、肿瘤、血管病变、机械性损伤等因素引起，也可因邻近器官病变或全身性疾病累及上消化道所致。临床上最常见的病因是消化性溃疡、食管－胃底静脉曲张破裂、急性糜烂性出血性胃炎和上消化道肿瘤等。此外，抗血小板聚集药和抗凝血药等的使用也是导致上消化道出血的重要病因。上消化道出血的病因归纳如下。

1. 上消化道疾病

（1）食管疾病　食管炎（反流性食管炎、食管憩室炎），食管溃疡，食管肿瘤，食管贲门黏膜撕裂综合征（Mallory-Weiss syndrome），器械检查或异物引起的损伤，放射性损伤，强酸、强碱引起的化学性损伤。

（2）胃、十二指肠疾病　消化性溃疡，急、慢性胃炎（包括药物性），佐林格－埃利森综合征，肿瘤（胃癌、壶腹周围癌、胃泌素瘤、间质瘤、淋巴瘤、血管瘤等），血管发育异常［血管畸形、胃黏膜下恒径动脉破裂出血（Dieulafoy 病）等］，十二指肠憩室炎，胃术后病变（吻合口溃疡、吻合口或残胃黏膜糜烂、残胃癌等）及其他病变（如钩虫病、胃血吸虫病、克罗恩病、结核、嗜酸性粒细胞性胃肠炎、异位胰腺等）。

2. 门静脉高压引起的疾病　如食管－胃底静脉曲张破裂、门静脉高压性胃病。

3. 上消化道邻近器官或组织疾病

（1）胆道出血　胆囊或胆管结石，胆囊或胆管癌，胆道术后损伤，肝癌、肝脓肿或肝血管瘤破裂等。

（2）胰腺疾病累及十二指肠　胰腺脓肿、胰腺囊肿出血破裂、重症胰腺炎、胰腺癌等。

（3）胸或腹主动脉瘤破入消化道。

（4）纵隔肿瘤或脓肿破入食管。

4. 全身性疾病

（1）血管性疾病　过敏性紫癜、动脉粥样硬化、遗传性出血性毛细血管扩张（Osler disease）、弹性纤维假黄瘤（Grönblad-Strandberg syndrome）等。

（2）血液系统疾病　白血病、再生障碍性贫血、血友病、血小板减少性紫癜、弥散性血管内凝血及其他凝血机制障碍等。

（3）尿毒症。

（4）风湿性疾病　血管炎、结节性多动脉炎、系统性红斑狼疮等。

（5）应激相关性胃黏膜损伤　严重感染、手术、创伤、休克、肾上腺糖皮质激素治疗及某些疾病（如脑血管意外、肺源性心脏病、重症心力衰竭等）引起的急性糜烂性出血性胃炎甚至溃疡。

（6）急性感染性疾病　流行性出血热、钩端螺旋体病、败血症等。

（二）临床表现

上消化道出血的临床表现取决于出血病变的性质、部位、出血量和速率，与患者的年龄、基础疾病及循环功能的代偿能力也有关。

1. 呕血与黑便　呕血是上消化道出血的特征性临床表现。呕血常发生在幽门以上部位出血，但若出血量较少、速率慢亦可无呕血；反之，幽门以下出血如出血量大、速率快，可因血反流入胃腔出现呕血。

呕血多为棕褐色，呈咖啡渣样，是由血红蛋白在胃内经胃酸作用变成酸性正铁血红蛋白所致。如出血速率快且出血量大，未经胃酸作用即呕出，则为鲜红色或血块。黑便呈柏油样，黏稠而发亮，是由血红蛋白中的铁与肠内硫化物作用形成硫化亚铁所致，如出血量大，血液在肠内推进快，粪便可呈暗红色甚至鲜红色。

2. 失血性周围循环衰竭　急性大量出血由于失血量过大，出血速率过快，机体代偿功能不足，循环血容量迅速减少，引起急性周围循环衰竭。表现为头晕、心悸、乏力，突然起立时发生晕厥、肢体冷感、心率加快、血压偏低等，严重者可发生休克。少数患者就诊时也可仅有低血容量性周围循环衰竭症状，而无显性呕血或黑便。

3. 贫血 急性大量出血后均有失血性贫血,但在出血早期因有周围血管收缩与红细胞重分布等生理调节,血红蛋白浓度、红细胞计数与血细胞比容可无明显变化,故不能作为早期诊断和病情评估的依据。此后,大量组织液渗入血管内以补充失去的血浆容量,血红蛋白和红细胞因稀释而降低,这种补偿作用一般在出血后数小时至数日内完成,平均十出血后 32 h 血液稀释到最大限度。贫血程度除取决于失血量以外,还与出血前有无贫血基础、出血后机体代偿情况等因素有关。慢性消化道出血可仅在常规体检时发现有不明原因的缺铁性贫血,较严重者可出现贫血相关临床表现。

4. 发热 上消化道大量出血后,部分患者在 24 h 内出现低热,持续 3~5 d 后降至正常。引起发热的原因可能与血容量减少、周围循环衰竭、贫血、血红蛋白分解吸收等因素导致体温调节中枢功能障碍有关。如发热持续不退,应注意寻找其他因素,如有无并发呼吸道感染等。

5. 氮质血症 可分为肠源性、肾性和肾前性氮质血症 3 种。肠源性氮质血症指在上消化道大量出血后,血液蛋白质在肠道内被分解、吸收,以致血中氮质升高。肾性氮质血症是由于休克造成肾小管坏死或失血加重了原有肾病的肾损害,可出现少尿或无尿。肾前性氮质血症是由于失血性周围循环衰竭造成肾血流量减少,肾小球滤过率和肾排泄功能降低,以致氮质潴留,在纠正周围循环衰竭后,血中尿素氮可迅速恢复正常。

(三) 辅助检查

1. 内镜检查 胃镜检查是目前诊断上消化道出血病因的首选检查方法,应尽量在出血后 24~48 h 进行。急诊胃镜检查可显著提高出血病因诊断率,尤其是急性糜烂出血性胃炎和血管发育异常等导致的出血。胃镜检查可在直视下观察食管、胃、十二指肠球部至降部,从而判断出血部位、病因、出血情况及评估再出血的风险,同时针对活动性出血病灶可行内镜止血治疗。值得注意的是,临床上应谨慎权衡急诊胃镜检查的利弊,争取在患者血流动力学稳定的情况下及时进行。

2. 影像学检查 急性消化道出血期间不宜选择 X 线钡剂造影检查。主要适用于有内镜检查禁忌证或不愿意接受内镜检查的患者,在消化道出血停止及病情稳定后数天进行为宜。可以观察食管、胃和十二指肠钡剂通过情况及消化道蠕动情况,对十二指肠降部以下小肠段诊断有一定价值。胸腹部 CT 有助于上消化道占位性病变的诊断。腹部超声、CT、MRI 检查有助于了解肝和胆胰疾病,是诊断胆道出血的常用方法。

3. 选择性血管造影 如患者处于上消化道持续大出血状态,此时内镜检查将无法安全进行,或因积血而影响视野,无法判断出血部位,此时行选择性肠系膜动脉造影将是最佳诊治方案,在出血量 >0.5 mL/min 时,可以发现造影剂在出血部位溢出,不但有助于发现出血部位,还可同时进行介入治疗。也为后续手术治疗提供病变部位线索。

4. 血常规和血生化检查 急性出血多表现为正细胞正色素性贫血,出血后骨髓有明显代偿性增生,可暂时出现大细胞性贫血;慢性出血多呈小细胞低色素性贫血。出血 24 h 内网织红细胞计数即见升高,出血停止后逐渐恢复正常;如出血未止,则可持续升高。

上消化道大量出血 2~5 h 后,外周血白细胞计数可轻至中度升高,一般为 $(10~20)×10^9/L$,出血停止后 2~3 d 可恢复正常。肝硬化伴有脾功能亢进时,白细胞计数可不升高。

血中尿素氮于上消化道大量出血后数小时出现升高,24~48 h 达高峰,多不超过 14.3 mmol/L(40 mg/dL),3~4 d 后降至正常。

(四) 诊断与鉴别诊断

1. 上消化道出血诊断的确立 根据呕血、黑便及头晕、面色苍白、心率增快、血压降低等周围循环衰竭的临床表现,呕吐物或粪便隐血试验呈强阳性,血红蛋白浓度、红细胞计数及血细胞比容下降的实验证据,上消化道出血的初步诊断基本成立,但须注意以下情况。

(1) 排除消化道以外的出血因素 应该除外某些口、鼻、咽部或呼吸道病变出血,以及服用某些药物(如铁剂、铋剂)和食物(如动物血)引起的黑便。详细询问病史和体格检查有助鉴别。

(2) 判断出血来自上消化道还是中、下消化道 呕血提示上消化道出血,黑便多提示上或中消化道出血,血便多提示中或下消化道出血。当上消化道在短时间内大量出血时,亦可出现暗红色甚至鲜红色血便,此时如不伴呕血常难与下消化道出血鉴别,应在患者生命体征稳定后尽早行急诊胃镜检查明确诊断。高位小肠或右半结肠出血,如血在肠腔停留时间过久亦可表现为黑便,应先行胃镜检查排除上消化道出血,再行相关检查鉴别是否为中、下消化道出血(详见中、下消化道出血部分)。

2. 出血严重程度的评估 出血量的评估与病情严重程度判断、治疗方式选择及转归密切相关。成人每日消化道出血超过 5 mL 时,粪便隐血试验可出现阳性;每日出血量超过 50 mL 时,可出现黑便;胃内积血量达到 300 mL 时,可引起呕血。一次出血量不超过 400 mL 时,一般不会引起全身症状。短时间内出血量超过 400 mL,可出现全身症状,如头晕、心悸、乏力等。短时间内出血量超过 1 000 mL,可出现周围循环衰竭表现。急性上消化道大出血的病情严重度与出血量呈正相关。呕血与黑便的频度和量虽对出血量的估计有一定帮助,但由于出血大部分积存在胃肠道,且呕吐物与黑便常混有胃内容物或粪便,故难以精确估计出血量。对急性大出血严重程度评估最有价值的指标是血容量减少所导致周围循环衰竭的临床表现和实验室检查(表 4-1-13),应将这些临床表现的观察和相关实验室检查放在首位,并据此做出相应的紧急处理。

3. 是否存在活动性出血的评估　由于肠道内积血需经数日(一般约 3 d)才能排尽,故不能以黑便判断出血是否停止。出现下列情况时应考虑有活动性出血,需及时处理。

(1) 呕血或黑便次数增加,呕吐物呈鲜红色或排出暗红色血便,或伴有肠鸣音活跃。

(2) 经过充分输液及输血,周围循环衰竭的表现未见明显改善,或虽暂时好转而又再恶化,中心静脉压仍有波动,稍稳定又再下降。

(3) 红细胞计数、血红蛋白浓度、血细胞比容继续下降,网织红细胞计数持续升高。

(4) 补液与尿量足够的情况下,血尿素氮持续或再次升高。

(5) 胃管抽出物有较多新鲜血。

4. 出血的病因诊断　既往病史、症状和体征能为出血的病因诊断提供重要线索。慢性、周期性、节律性上腹不适或疼痛史多提示为消化性溃疡并出血。有 NSAID 或糖皮质激素类药物服用史或处于应激状态(如创伤、手术、烧伤、严重疾病等),多提示为急性胃黏膜病变出血。呕吐大量鲜血且有病毒性肝炎、血吸虫病或长期酗酒等病史,伴有肝掌、蜘蛛痣、腹壁静脉曲张、脾大、腹水等体征时,食管 - 胃底静脉曲张破裂出血可能性最大。应当注意,肝硬化合并上消化道出血,不一定都是因食管 - 胃底静脉曲张破裂所致,部分患者可能由于消化性溃疡、急性糜烂出血性胃炎、门静脉高压性胃病、异位静脉曲张破裂等疾病引起。此外,中老年患者近期出现上腹痛伴有厌食、消瘦,应警惕胃癌的可能。上消化道出血的原因与部位最终

需靠器械检查确诊,其中内镜检查是病因诊断的关键,应尽早进行;内镜检查阴性者,可进行血管造影、胃肠钡剂造影或放射性核素扫描。

(五) 治疗

上消化道大出血病情急、变化快,严重者可危及生命,应积极采取措施进行抢救。抗休克、稳定生命体征及重要器官功能应放在一切医疗措施的首位。

1. 一般急救措施　患者应卧床休息,保持呼吸道通畅,避免呕血时误吸引起窒息,必要时吸氧。活动性出血期间禁食。同时应注意:

(1) 严密监测患者生命体征变化,如心率、血压、脉搏、呼吸、肢体温度、皮肤和甲床色泽、意识状态和尿量等。

(2) 观察并记录出血情况,如呕血、黑便和便血的颜色、性状、次数和总量。

(3) 定期复查红细胞计数、血红蛋白浓度、血细胞比容、血尿素氮等。

(4) 老年和危重大出血患者宜监测中心静脉压和血清乳酸水平,同时进行心电、血氧饱和度及呼吸监护。

2. 积极补充血容量　应尽快建立有效的静脉通道,必要时应留置中心静脉导管,便于快速补液、输血。补液量以维持组织灌注为目标,尿量是有价值的参考指标。对于急性大量出血者,应尽可能施行中心静脉压监测,以调节输液量及速率,尤其在合并心肺肾等严重基础疾病和老年患者更应注意。在液体复苏达到终点指标、血流动力学稳定后,应采取限制性液体复苏,以避免过多、过快补液而引起肺水肿。以下征象对血容量补充有指导作用:意识恢复;四肢末端由湿冷、青紫转为温暖、红润,肛温与皮温差减少(<1 ℃);脉搏由快弱转为正常有力,收缩压接近正常,脉压 >30 mmHg;尿量 >0.5 mL/(kg·h);中心静脉压改善。

扩容时应先补充晶体溶液,后补充胶体溶液,晶体溶液与胶体溶液的比例为 2：1 或 3：1。存在以下情况考虑输浓缩红细胞:①收缩压 <90 mmHg,或较基础收缩压下降 >30 mmHg。②血红蛋白 <70 g/L,血细胞比容 <25%。③心率增快 >120 次 /min。

表 4-1-13　上消化道出血病情严重程度分级

分级	失血量(mL)	血压(mmHg)	心率(次 /min)	血红蛋白(g/L)	症状	休克指数
轻度	<500	基本正常	正常	无变化	头晕	0.5
中度	500~1 000	下降	>100	70~100	晕厥、口渴、少尿	1.0
重度	>1 500	收缩压 <80	>120	<70	肢冷、少尿、意识模糊	>1.5

注:休克指数 = 心率 / 收缩压;1 mmHg=0.133 kPa。

3. 止血措施

(1) 食管－胃底静脉曲张破裂出血　又称急性静脉曲张性上消化道出血(acute variceal upper gastrointestinal bleeding,AVUGIB),因其出血量大、再出血率高、病死率高,在止血措施上有其特殊性。

1) 药物治疗:应尽早给予收缩内脏血管药物,减少门静脉血流量,降低门静脉压力,从而达到止血目的。

A. 生长抑素及其类似物:可通过抑制胰高血糖素等扩血管激素的释放,间接收缩内脏血管,减少门静脉血流和压力;还可抑制肠道积血引起的胃肠充血效应。其对全身血流动力学影响小,不良反应少,为治疗 AVUGIB 最常用的药物。目前推荐给药方法:生长抑素 250 μg 静脉注射后,以 250 μg/h 静脉滴注维持 3~5 d,如仍有出血,可增加剂量至 500 μg/h 维持;生长抑素或其类似物与内镜下曲张静脉套扎或硬化治疗联合应用效果优于单一药物或内镜治疗。

B. 加压素及其类似物:加压素可减少门静脉血流量、门体侧支循环血流量和曲张静脉压力,但有明显的增加外周阻力、减少心排血量和冠状动脉血流量等不良反应,易引起腹痛、血压升高、心律失常、心绞痛,严重者可发生心肌梗死。硝酸甘油可增强加压素的降门静脉压力作用,并可减少其心血管不良反应,提高止血效率和耐受性,但对生存率无影响。目前国内仍可用垂体后叶素替代加压素。一般推荐加压素 0.2 U/min 静脉注射后以每分钟 0.4~1.0 U/min 联合硝酸甘油 10~50 μg/min 静脉滴注。特利加压素(三甘氨酰基赖氨酸加压素)是加压素的合成类似物,注射后门静脉药理效应持久,其止血效果优于加压素,可提高AVUGIB 止血率和生存率。一般推荐特利加压素首剂 2 mg 缓慢静脉注射后,每 4 h 静脉注射 1 mg,持续 24~36 h 或直至出血控制。

2) 内镜治疗:包括食管静脉曲张内镜套扎术(endoscopic ligation for esophageal varices,EVL)、内镜硬化剂注射(endoscopic injection sclerotherapy,EIS)和组织黏合剂注射治疗,不仅能达到止血目的,而且可有效预防早期再次出血。目前生长抑素等药物联合内镜治疗是急性静脉曲张出血的主要治疗方法。并发症主要有局部溃疡、出血、穿孔、瘢痕狭窄等。

3) 介入治疗:经颈静脉肝内门腔内支架分流术(transjugular intrahepatic portosystemic stent shunt,TIPSS)主要适用于出血非手术治疗(药物、内镜下治疗等)效果不佳、外科术后再发静脉曲张破裂出血、终末期肝病等待肝移植术期间静脉曲张破裂出血等情况。其能在短期内

明显降低门静脉压,可控制分流道直径,并能同时行断流术(栓塞曲张静脉),止血成功率超过 90%。TIPSS 具有创伤小、成功率高、降门静脉压力效果可靠等优点,但中远期(≥1 年)疗效尚不十分满意,且有并发肝性脑病的风险。其他介入治疗包括经球囊导管阻塞下逆行静脉曲张闭塞术(BRTO)、脾动脉栓塞术、经皮经肝曲张静脉栓塞术(PTVE)等。

4) 三腔双囊管压迫止血:经鼻腔或口插入三腔双囊管,注气入胃囊(囊内压 50~70 mmHg),向外加压牵引,用以压迫胃底曲张静脉,胃囊无效时可以考虑同时压迫食管囊(囊内压 30~40 mmHg)。气囊压迫过久会导致黏膜糜烂甚至溃疡,故持续压迫时间不宜超过 24 h,必要时可放气解除压迫一段时间后重复充盈气囊恢复压迫。此法短期内可有效控制出血,但停用后早期再出血率高,且患者痛苦大,严重并发症发生率高,仅作为过渡性疗法,以获得内镜或介入手术止血的时机。

5) 外科手术治疗:随着内镜及微创介入治疗技术的开展,传统的外科分流、断流及脾切除技术已不推荐。经规范内科药物联合内镜及微创介入治疗无效且无手术禁忌证者可选择进行外科手术治疗。肝移植是终末期肝病治疗的最佳选择,有助于改善部分患者的预后。

(2) 非静脉曲张性上消化道出血(non-variceal upper gastrointestinal bleeding,NVUGIB)　食管－胃底静脉曲张破裂出血之外的其他病因引起的上消化道大出血称为非静脉曲张性上消化道大出血,其中消化性溃疡最为常见。止血措施主要有:

1) 抑制胃酸分泌:胃酸可降低血小板功能,因此需要强烈抑制胃酸分泌,使胃内 pH>6.0 时血小板才能发挥止血功能。抑制胃酸分泌,提高胃内 pH,既可促进血小板聚集和纤维蛋白凝块的形成,避免血凝块过早溶解,有利于止血和预防再出血,又可促进消化性溃疡和急性胃黏膜损伤愈合。临床上常用的 PPI 针剂有艾司奥美拉唑、泮托拉唑等,H_2RA 针剂有雷尼替丁、法莫替丁等 。在明确出血病因前,推荐静脉使用 PPI 治疗,可以改善出血病灶的内镜下表现,从而减少内镜下止血的需要;内镜诊疗后维持 PPI 治疗,可降低高危患者再出血发生率和病死率。

2) 内镜治疗:内镜下如见活动性出血应进行内镜止血,包括药物局部注射、热凝止血(高频电凝、氩离子凝固术、热探头、微波及微光)和机械止血(局部压迫、止血夹等)。在药物局部注射治疗的基础上,联合 1 种热凝或机械止血方法,可以提高局部病灶的止血效果。其他原因引

起的出血,也可酌情使用上述方法进行内镜止血。

3) 介入治疗:选择性胃左动脉、胃十二指肠动脉、脾动脉或胰十二指肠动脉血管造影,针对造影剂外溢或病变部位经血管导管滴注加压素或去甲肾上腺素,导致小动脉和毛细血管收缩,使出血停止。无效者可用明胶海绵栓塞。上消化道各供血动脉之间侧支循环丰富,栓塞后导致组织坏死的风险较低。

4) 外科手术治疗:经药物、内镜及介入治疗仍不能止血、持续出血将危及患者生命时,应不失时机进行手术治疗。手术指征和手术方式应根据上消化道大出血的部位和不同病因而定。

（六）预后

据临床资料统计,有 80%~85% 的急性上消化道大出血患者经过基本支持治疗后出血可在短期内停止;仅有 15%~20% 的患者会持续或反复出血,这部分患者常由于出血并发症而死亡。早期、准确识别持续出血或再出血及死亡危险性高的患者,加强监护和积极治疗,是急性上消化道大出血处理的重点。提示病情严重及预后不良的主要因素有:高龄、有严重基础疾病、出血量大或短期内反复出血、特殊病因和部位的出血(如食管 - 胃底静脉曲张破裂出血)等。目前,临床上多采用 Rockall 评分系统来进行急性上消化道出血再出血和死亡风险评估,该系统依据年龄、休克状况、伴发病、内镜诊断和内镜下出血征象 5 项指标,将患者分为高危、中危和低危人群(表 4-1-14)。

二、中、下消化道出血

中消化道出血(mid gastrointestinal bleeding, MGIB)是指十二指肠悬韧带至回盲部之间的小肠出血。下消化道出血(lower gastrointestinal bleeding, LGIB)是指回盲部以远的结直肠出血。中、下消化道出血发病率较上消化道出血低,但亦常见。中消化道出血由于其位置较深,诊断较

难,但近年来随着诊断手段和治疗方法的不断完善,确诊率有了明显提高,急性大出血病死率亦有所下降,但仍有少数不明原因小肠出血诊疗较为困难。

（一）病因与发病机制

中、下消化道出血可由肠道本身的病变引起,也可因全身性疾病累及肠道所致。病因归纳如下。

1. 肠道原发疾病

(1) 小肠疾病　小肠血管畸形、小肠憩室、钩虫病、小肠肿瘤(腺癌、间质瘤、淋巴瘤、血管瘤、神经内分泌肿瘤等)、肠套叠、急性出血坏死性肠炎、色素沉着息肉综合征(Peutz-Jeghers syndrome)、NSAID 所致药物损伤和放射性肠炎等。

(2) 结肠疾病　结肠癌、结肠息肉、结肠憩室、血管畸形、溃疡性结肠炎、克罗恩病、感染性肠炎(细菌性痢疾,阿米巴痢疾、肠结核等)和放射性肠炎等。

(3) 直肠疾病　直肠损伤、非特异性直肠炎、感染性直肠炎、直肠癌、直肠神经内分泌肿瘤等。

(4) 肛管疾病　痔、肛裂、肛瘘、直肠脱垂等。

(5) 腹腔内血管疾病　急性肠系膜上动脉栓塞、急性肠系膜上静脉血栓形成、缺血性结肠炎、慢性肠系膜缺血、巴德 - 基亚里综合征、门静脉血栓形成等。

2. 全身疾病累及肠道　包括:白血病和出血性疾病;风湿性疾病,如系统性红斑狼疮、结节性多动脉炎、白塞综合征等;淋巴瘤、尿毒症性肠炎。

腹腔邻近器官恶性肿瘤浸润或脓肿破裂侵入肠腔可引起出血。

（二）临床表现

下消化道出血一般表现为排血便或暗红色大便。中消化道及右半结肠出血如在肠腔内停留较久,可表现为排柏油样便;若出血量大,肠蠕动增强使血液排出较快,亦可为排暗红色或鲜红色血便。肛门、直肠出血多表现为少量

表 4-1-14　Rockall 再出血和死亡危险性评分系统

变量	评分			
	0	1	2	3
年龄(岁)	<60	60~79	≥80	—
休克状况	无休克[a]	心动过速[b]	低血压[c]	—
伴发病	无	—	心力衰竭、缺血性心脏病和其他重要伴发病	肝衰竭、肾衰竭和癌肿播散
内镜诊断	无病变,食管贲门黏膜撕裂综合征	溃疡等其他病变	上消化道恶性疾病	—
内镜下出血征象	无或有黑斑	—	上消化道出血血液潴留,黏附血凝块,血管显露或喷血	—

注:[a],收缩压 >100 mmHg,心率 <100 次 /min;[b],收缩压 >100 mmHg,心率 >100 次 /min;[c],收缩压 <100 mmHg,心率 >100 次 /min。积分 >5 分为高危,3~4 分为中危,0~2 分为低危。

鲜血附于粪便表面。痔或肛裂出血常表现为便后滴血或喷血。黏液脓血便多见于细菌性痢疾、肠道血吸虫病、溃疡性结肠炎等，大肠癌特别是直肠、乙状结肠癌有时亦可出现黏液脓血便。

中、下消化道大量出血可引起急性周围循环衰竭，亦可出现不同程度的贫血和发热，症状和体征与上消化道出血相似。

（三）诊断与鉴别诊断

1. 排除上消化道出血　如上消化道出血量大，肠蠕动快，血液在肠腔内停留时间短，亦可表现为排暗红色血便。此时应常规行胃镜检查，以除外上消化道出血。

2. 中、下消化道出血的定位及病因诊断

（1）病史及症状　老年患者以大肠癌、血管畸形、缺血性肠病为多见。儿童则以梅克尔憩室、幼年性息肉、感染性肠炎、血液病为多见。结核病、血吸虫病、腹部放疗病史提示相应的肠道疾病。动脉硬化、口服避孕药史提示缺血性肠病。血液病、风湿病并发出血应考虑原发病引起的肠道出血。

便血的颜色和性状对出血部位的判断有提示意义（详见临床表现）。出血同时伴有发热可见于肠道炎症性病变、血液系统疾病及风湿性疾病，伴有不完全性肠梗阻可见于克罗恩病、肠结核、肠套叠及大肠癌，伴有腹部包块可见于肠道肿瘤、肠梗阻、肠套叠、肠结核、克罗恩病等，伴有皮肤、黏膜或其他器官出血常见于血液系统疾病、急性传染病等。

（2）体格检查　查体时应特别注意检查皮肤黏膜有无皮疹、紫癜、毛细血管扩张、色素斑、浅表淋巴结肿大等；腹部检查要全面细致，特别注意腹部压痛、包块、手术瘢痕和肠鸣音；同时应常规检查肛门直肠，注意痔、肛裂、瘘管；直肠指检有无肿物。

（3）实验室检查　应常规行血、尿、粪便及生化检查，疑似伤寒者做血培养及肥达试验，疑似结核者做结核菌素试验及结核感染 T 细胞 γ 干扰素释放试验，疑似全身疾病者做相应检查。

（4）内镜检查　除某些急性感染性肠炎如痢疾、伤寒、坏死性肠炎之外，绝大多数中、下消化道出血的病因及定位需依靠内镜检查确诊。

1）结肠镜检查：是诊断大肠及回肠末端病变的首选检查方法。其诊断敏感性高，可发现活动性出血，结合活检病理检查可明确病变性质。无论病变在何处发现，均应继续进镜至回肠末段，完成全结肠检查。同时，结合超声内镜、色素内镜、放大内镜有助于提高病变的检出率和诊断准确率。

2）胶囊内镜检查：是中消化道出血的一线检查方法，在消化道出血活动期和静止期均可进行，具有较高的诊断阳性率（60%～70%），重复检查能提高诊断率。其优点是具有无创性和良好的安全性。缺点是检查和阅片耗时长，不能进行镜下活检和治疗，存在诊断盲区等。存在消化道梗阻、消化道重建、小肠狭窄或者瘘管形成、双小肠畸形等情况时，不宜行此检查。

3）小肠镜检查：临床上常用的有双气囊小肠镜和单气囊小肠镜，可经口或经肛途径检查，不但可以在直视下观察病变，并通过活检进行病理诊断，还可以进行内镜下治疗，已成为诊断和治疗小肠病变的重要手段。缺点是检查时间较长，患者耐受性差，技术要求高，有一定并发症危险（肠出血、穿孔等）。

（5）X 线钡剂造影　在出血活动期是相对禁忌，一般要求在出血停止至少 3 d 之后进行。

X 线钡剂灌肠适用于诊断结肠、回盲部及阑尾病变，一般主张进行双重气钡造影。缺点是对较平坦病变、广泛而较轻的炎症性病变容易漏诊，有时无法确定病变性质。

X 线小肠钡剂检查为通过口服钡剂分段观察小肠，该检查敏感性低，漏诊率较高。插管的小肠钡剂造影可一定程度提高诊断阳性率。

（6）小肠造影　小肠 CT 造影（CTE）、小肠磁共振造影（MRE）、CTA 是小肠病变检查的重要方法。CTE 集小肠造影和 CT 检查的优点于一体，能够同时显示腔内、外病变特征。MRE 有助于发现肠壁增厚及强化、肠腔狭窄或扩张、瘘管等病变，对小肠克罗恩病的早期诊断价值较高。对于可疑小肠梗阻的患者，CTE/MRE 检查有助于全面评估肠道病变情况。CTA 有助于对出血速率≥0.3 mL/min 的小肠活动性出血的病因诊断。

（7）放射性核素显像　其方法是静脉注射 ^{99m}Tc 标记的自体红细胞或胶体硫后进行腹部扫描，以探测标志物从血管外溢的证据。此检查有助于发现出血速率 >0.1 mL/min 的活动性出血，但存在假阳性和定位不准确的缺点。

（8）血管造影　根据器官不同可选择腹腔动脉、肠系膜动脉或门静脉造影，有助于明确诊断出血速率 >0.5 mL/min 的活动性出血（特别是小肠出血），对于某些血管病变（如血管畸形和血管瘤）、血管丰富的肿瘤兼有定性价值。

（9）手术探查　各种检查均难以明确出血灶，持续大出血危及生命时常需手术探查。术中内镜检查可在术中对小肠逐段进行观察和透照检查，肠壁血管网清晰显露，对确定血管畸形、小息肉、肿瘤等具有较大价值。

（四）治疗

主要是病因治疗，应针对不同病因选择药物、内镜或外科手术治疗。大多数中、下消化道出血无需特殊治疗可自行停止，部分患者可反复多次出血，少数急性大出血需积极抢救。

1. 一般急救措施及补充血容量　详见上消化道出血部分。

2. 止血措施

（1）药物止血　对中、下消化道出血的疗效尚有争论。收缩内脏血管药物如加压素、生长抑素及其类似物静脉滴注可能有一定作用（剂量及用法详见上消化道出血）。沙利度胺对血管扩张引起的小肠出血可能有效。蛇毒凝血酶必要时亦可酌情使用。

（2）内镜下止血　内镜检查中如发现出血病灶，可行内镜下止血治疗，如热凝固、金属夹、黏膜下注射药物等措施止血。多种内镜下止血方法联合应用，能够显著降低高危患者（憩室出血、息肉切除术后出血等）的再出血、手术及死亡风险。

（3）血管介入治疗　对药物及内镜治疗无效的各种病因引起的动脉性出血，对动脉造影后动脉输注加压素无效病例，可做超选择性插管，选用明胶海绵或弹簧圈栓塞出血灶。此法易引起肠梗死，主要作为拟进行肠段手术切除病例的暂时止血措施。

（4）手术治疗　经内科治疗仍出血不止危及生命者，无论出血病变是否确诊，均是紧急手术指征。

（任建林　许鸿志）

第四章　功能性胃肠病

第一节
功能性消化不良

罗马Ⅳ标准定义功能性消化不良（functional dyspepsia，FD）为一种或多种起源于胃、十二指肠的消化不良症状，并且缺乏能解释这些症状的器质性、系统性或代谢性疾病，病程超过 6 个月，近 3 个月有发作。

一、病因与发病机制

FD 病生理机制是多因素的且至今尚未完全阐明。相关因素包括胃、十二指肠运动和感觉异常、黏膜完整性受损、低度炎症、肠脑轴失调及精神心理因素等。

突出的特征是胃容受性受损，胃底在进食时不能充分放松，导致餐后饱胀和疼痛等症状。过半的 FD 患者存在胃电节律紊乱，消化间期移行性复合运动Ⅲ期持续时间缩短或缺如，胃排空下降等胃肠道动力障碍的表现。FD 症状与患者肠脑轴调控异常导致内脏高敏感性相关，出现外周感受器、传入神经、中枢整合等水平异常，胃和十二指肠对扩张、酸和其他腔内刺激的超敏反应。有报道，FD 患者存在十二指肠嗜酸性粒细胞增多，与早期饱腹感有关。感染（如幽门螺杆菌感染）、应激、十二指肠酸暴露、吸烟和食物过敏都与十二指肠黏膜炎症和通透性改变的发病有关。

FD 患者可伴随既往不良生活事件，有性格内向、情绪不稳定等个性，常与精神疾病伴发，特别是焦虑、抑郁和神经质等。但精神心理因素的确切致病机制尚未完全阐明。

遗传因素可通过多种途径影响 FD 的发病，α_2 肾上腺受体亚型、5-HT 受体亚型及 G 蛋白 $\beta3$ 亚基等基因型都与 FD 发病有关。目前对脑肠肽与消化功能的研究发现，血浆中甲酰化的食欲刺激素（ghrelin）水平与 FD 患者症状评分相关。此外，胰高血糖素样肽 -1（GLP-1）、缩胆囊素可抑制食欲、减慢胃排空及抑制小肠运动。

二、临床表现

FD 的临床表现为一系列上消化道症状，如嗳气、餐后饱胀、早饱、上腹部疼痛和烧心等。在病程中上述症状可发生变化。起病多缓慢，病程较长，呈反复或持续性发作。常有饮食、情绪、天气等诱因，同时不少伴有睡眠障碍、抑郁、焦虑、记忆力下降、注意力不集中等症状。

早饱、餐后饱胀为常见症状，可伴或不伴上腹痛，这类症状多与进食密切相关。上腹痛表现十分常见，可伴有或不伴烧心，多无规律性，与进食可相关或不相关。

根据症状与进餐的相关性，罗马Ⅳ标准仍沿用将 FD 分为两个亚型，即餐后不适综合征（postprandial distress syndrome，PDS）和上腹痛综合征（epigastric pain syndrome，

EPS）。PDS 以进餐诱发或加重早饱和餐后饱胀不适为特点；EPS 则以上腹痛、烧心为突出症状，与进餐可能相关或不相关。两种亚型可能同时存在。在 FD 患者中，约 38% 被归类为餐后不适综合征，27% 被归类为上腹痛综合征，35% 符合两者的标准。

三、诊断与鉴别诊断

（一）诊断

根据功能性胃肠病的罗马Ⅳ标准，FD 的诊断需满足：诊断前症状出现至少 6 个月，且近 3 个月满足表 4-1-15 中所列出的诊断标准。

由于患者的症状在诊断中占有重要位置，因此要仔细、正确地询问病史。对于无报警症状者，可根据典型症状及足够长的病程进行诊断，并进一步分型为 PDS 和 EPS 来治疗。

（二）鉴别诊断

对于有报警症状及体征者：如年龄在 45 岁以上，有吞咽困难、呕血、黑便、消瘦、腹部肿块及消化不良进行性加重者，应行内镜及腹部 B 超等进一步检查除外器质性消化不良。最常见的需鉴别疾病如消化性溃疡、胃肿瘤、胰腺疾病等；以及消化系统以外的全身疾病，如糖尿病、慢性肾衰竭等。某些药物，如 NSAID、抗生素等引起的消化不良；幽门螺杆菌（Hp）相关性消化不良是由 Hp 相关胃炎引起的，在根除 Hp 后症状可以完全缓解无复发，可与 FD 鉴别。此外，应注意 FD 可能与其他功能性胃肠病如胃食管反流病、肠易激综合征并存。

四、治疗

目前尚缺乏特异性药物。临床治疗以症状为基础，根据可能存在的病因和诱因，采取综合、对症及个体化的用药原则，以达到缓解症状、提高生活质量的目的。

（一）一般治疗

向患者详细地告知并解释病情常被视为治疗的第一步，有助于消除精神紧张、不良情绪等。此外，指导其改善生活习惯，调整饮食结构，强调少食多餐，清淡饮食。去除与症状相关的因素，如避免烟、酒及服用非甾体抗炎药，可能会有助于改善消化不良的症状。

（二）药物治疗

1. 抗酸药　适用于以上腹痛及烧心为主要症状的患者，可选用 H_2RA 或 PPI。PPI 对 FD 的治疗作用优于安慰剂，PDS 患者对其反应较差。

PPI 或 H_2RA 适用于非进餐相关消化不良中以上腹痛、烧心为主要症状者。

2. 胃肠促动药　一般适用于以上腹胀、嗳气、早饱为主要症状的患者。如多潘立酮、伊托必利等。阿考替胺（acotiamide）可以改善胃底容受性及增加胃动力治疗 PDS。其他胃肠促动药包括 $5-HT_{1A}$ 受体激动剂坦度螺酮（tandospirone）和丁螺环酮（buspirone），$5-HT_{1B/D}$ 受体激动剂舒马普坦（sumatriptan）及中草药等。对胃肠促动药疗效不佳者，抗酸药和胃肠促动药可换用或合用。

3. 根除 Hp 治疗　对 Hp 阳性的 FD 患者可考虑 Hp 根除治疗 2 周，部分患者症状可能暂时缓解；对不同的 FD

表 4-1-15　FD 的罗马Ⅳ诊断标准

1. 必须包括以下一项或多项

a. 餐后饱胀；b. 早饱感；c. 上腹痛；d. 烧心

2. 没有可以解释上述临床症状的器质性疾病的证据（包括上消化道内镜检查）

餐后不适综合征的诊断标准

必须包括以下 1 项或 2 项每周至少 1 次：
①发生在进食平常餐量后的餐后饱胀（严重影响日常生活）；②早饱感使其不能完成平常餐量的进食。没有可以解释上述临床症状的器质性、系统或代谢性疾病的证据（包括上消化道内镜检查）
支持诊断的条件有：
①餐后上腹痛、烧灼感、腹胀、恶心或过度嗳气；②呕吐提示为其他疾病；③可合并烧心；④排气排便后缓解，不支持消化不良。重叠有其他消化道症状，如胃食管反流和肠易激综合征的相关表现

上腹痛综合征的诊断标准：
必须包括以下条件之一每周至少 1 次：
①上腹部疼痛（严重影响日常生活）；②烧心（严重影响日常生活）。没有可以解释上述临床症状的器质性、系统或代谢性疾病的证据（包括上消化道内镜检查）
支持诊断的条件有：
①进食前后或进餐过程中出现上腹痛；②可伴有腹胀、嗳气或者恶心；③呕吐提示其他疾病；④可伴有烧心；⑤不符合胆囊或 Oddi 括约肌功能障碍的诊断标准；⑥排气排便后缓解，不支持消化不良

注：病程超过 6 个月，近 3 个月有发作，符合以上标准。

亚组可能有不同的疗效,仍需要深入研究。

4. 抗焦虑药和抗抑郁药 抗抑郁药作为 FD 的二线治疗药物,常用于存在心理障碍的 FD 患者。抗抑郁药通常起效慢,多在服药 10~15 d 后才有效,应注意药物的不良反应。如治疗效果不满意,应注意及时取得精神学科专科的帮助和指导。此外,行为治疗、认知疗法和心理干预等也可试用。

左舒必利(levosulpiride)是多巴胺 D_2 受体特异性拮抗剂,同时还具有 5-HT$_4$ 中度受体激动作用和 5-HT$_3$ 受体弱的拮抗作用,临床上用作止吐剂、抗胃肠功能紊乱药和抗精神药。低剂量阿米替林(amitriptyline)显示对 EPS 有作用。

(蒋　绚)

第二节

功能性腹痛 🔗

第三节

肠易激综合征

肠易激综合征(irritable bowel syndrome,IBS)是一种慢性、反复发作的功能性胃肠疾病。罗马Ⅳ诊断标准仅将腹痛列为 IBS 的主要症状,我国专家则认为应将腹胀、腹部不适均纳入 IBS 的定义中,并伴随排便习惯或排便性状的改变。IBS 没有可检测到的结构异常,缺乏确切的诊断标志物,所有的定义都是基于临床表现做出。

一、病因与发病机制

IBS 的病因与发病机制目前尚不清楚,已知的影响因素包括胃肠道动力异常、内脏敏感性增高、中枢神经系统感知异常、肠脑轴调节异常、小肠细菌过度生长与低度炎症反应、精神心理异常等。

二、临床表现

(一)腹部症状和排便异常

IBS 的主要临床特征是慢性或反复发作性腹痛,常发生于进食后和排便前,与大便的频率及大便的形状变化相关,多数患者在排便或排气后缓解或减轻,疼痛部位可以局限性,也可能范围较广且定位模糊。罗马Ⅳ标准将"腹部不适"从 IBS 诊断标准中去除,但腹胀、腹部不适在我国 IBS 患者中占比高,我国专家讨论后仍建议将腹胀、腹部不适纳入 IBS 的定义中。

排便异常主要表现为形状和(或)次数异常,可表现为腹泻、便秘或腹泻便秘交替。腹泻者每日大便次数增加,多为 3~5 次,多于清晨或餐后出现,不会发生在夜间,无大便失禁,饮食和精神应激都可加重腹泻。便秘者每周仅排便 1~2 次,严重者甚至 1~2 周排便 1 次,粪便呈羊粪球状或栗子状,干硬,便秘呈缓慢渐进性,对泻药也越来越不敏感,大多数患者症状呈间歇性,每发作 2~4 d 就会出现一段时间缓解期。

(二)伴随症状

IBS 与其他功能性肠病、功能性排便障碍存在转换,常与功能性消化不良、GERD 等重叠,诊断 IBS 时需全面评估消化道症状。IBS 患者一般不会出现便血,除非伴有痔;一般不会发生营养不良和体重下降,但可能伴随其他非消化系统症状,如嗜睡、背痛、头痛、尿频、尿急;1/2 以上的 IBS 患者在心理评估中被描述为沮丧、焦虑或者抑郁。

三、辅助检查

IBS 的诊断是一种排除性诊断,就诊时应先进行一些常规检查,进一步的检查依患者的症状而定。一般需要做血常规、便常规和隐血试验,有报警症状时需要结肠 X 线钡剂灌肠造影或结肠镜检查。如果伴有反酸、烧心等消化不良症状,建议行胃镜检查。若有相关的旅游史,或相应症状如发热、血性腹泻等,可进行粪便虫卵和寄生虫检查或大便培养。右上腹痛时应做腹部 B 超排除肝胆疾病。主诉为腹泻和腹胀者,应做氢呼气试验以排除乳糖不耐受症。老年或体重明显降低者,应查红细胞沉降率、肿瘤标志物及胸部 X 线等相应检查,以排除恶性肿瘤。

四、诊断与鉴别诊断

(一)诊断

罗马Ⅳ诊断标准是以与排便相关的腹痛为 IBS 的必备条件(表 4-1-16)。根据我国国情,2020 年全国 IBS 专家共识建议仍沿用反复发作腹痛、腹胀、腹部不适为 IBS 的必备诊断条件。

表 4-1-16　肠易激综合征罗马Ⅳ诊断标准

反复发作的腹痛,最近 3 个月内平均发作至少 1 d/ 周,伴有以下 2 项或 2 项以上异常改变: (1)与排便相关; (2)伴有排便频率的改变; (3)伴有粪便性状(外观)改变。

注:诊断前症状至少出现 6 个月,近 3 个月患者有上述症状

罗马Ⅳ标准建议根据 Bristol 粪便性状量表,将 IBS 分

为四型：便秘型（IBS with predominant constipation，IBS-C）、腹泻型（IBS with predominant diarrhea，IBS-D）、混合型（IBS with mixed bowel habits，IBS-M）和不定型（IBS unclassified，IBS-U）。首诊的病史采集通常可以怀疑 IBS，具有典型症状而无器质性病变的报警征象可准确预测 IBS。器质性疾病报警征象包括发热、体重下降、便血或黑便、贫血、腹部包块和其他一些无法用功能性疾病解释的症状和体征。IBS 患者一般较健康，查体时可能没有明显的阳性体征，部分腹部触诊时有轻压痛，并以左下腹多见。

（二）鉴别诊断

IBS 主要与大部分胃肠道器质性疾病鉴别。疼痛的性质、部位和时间有助于同某些疾病的鉴别。位于上腹部和脐周的疼痛，需与消化性溃疡、胆道疾病、胃癌、胰腺癌和肠缺血等鉴别；位于下腹部的疼痛，需与炎性肠病、结肠癌等鉴别；餐后痛伴有腹胀、恶心呕吐，需与胃轻瘫和不完全性肠梗阻鉴别。便秘型患者需与一些内分泌疾病鉴别，同时需排除一些药物的不良反应，如抗胆碱药、降压药等；腹泻型患者应与甲状腺功能亢进症、炎性肠病、感染性腹泻鉴别。

五、治疗

治疗目的是消除患者顾虑，改善症状，提高生活质量。治疗原则是在建立良好的医患沟通基础上，根据主要症状进行对症治疗，注意治疗措施的个体化和综合应用。

（一）一般治疗

建立良好的生活习惯，合理饮食，避免诱发症状的食物，便秘患者可多进食高纤维食物，无麸质饮食和低 FODMAP 饮食（限制可酵解的低聚糖、双糖、单糖和多元醇）可作为辅助治疗 IBS 的重要措施。适当进行体育锻炼，增强体质。对于失眠、焦虑及抑郁状态的患者可适当给予镇静药。

（二）药物治疗

本病无特效药，主要根据患者症状予对症处理。

1. 胃肠解痉药　如抗胆碱药可暂时缓解由于肠道痉挛引起的疼痛发作。消化道选择性钙通道阻滞药如匹维溴铵、奥替溴铵对腹痛、腹泻有一定疗效。

2. 止泻药　一般的腹泻宜用吸附止泻药如蒙脱石散；洛哌丁胺或艾沙度林止泻效果好，适用于腹泻较重者，不宜长期服用。

3. 导泻药　IBS-C 一般主张使用作用温和的轻泻药，如聚乙二醇、乳果糖、甲基纤维素。普芦卡必利是选择性 5-HT$_4$ 受体激动剂；利那洛肽是作用于肠上皮细胞的鸟苷酸环化酶 C 受体激动剂；鲁比前列酮是前列腺素的衍生物，可以增加氯离子的分泌，均对消化道动力有一定的促进作用。

4. 抗抑郁药　对腹痛、腹泻症状较重，上述药物治疗不理想，或存在精神疾病共病者可试用。三环类抗抑郁药和选择性 5-HT 再摄取抑制剂可降低内脏敏感性，从而缓解腹痛，尤其对 IBS-D 患者有一定疗效。

5. 菌群调节治疗　益生菌可能对 IBS 患者有益，常用的益生菌如双歧杆菌和乳酸杆菌可以减少 IBS 腹痛、腹胀、排便不尽感，对腹泻患者有确切的治疗效果。

（三）其他治疗

心理治疗、催眠术、中医中药、针灸、生物反馈疗法等在国外报道也有一定疗效。

（蒋　绚）

第五章　胃肠道血管供血不足

肠系膜上动脉栓塞

肠系膜上动脉栓塞（superior mesenteric artery embolism，SMAE）发病年龄多为 40~60 岁，多有风湿性心脏病、冠心病、房颤病史。肠系膜上动脉主干口径较大，栓子易于进入，因此 SMAE 较常见，占急性肠系膜血管缺血疾病的 40%~50%。

一、病因与发病机制

引起 SMAE 的栓子多为来自心脏的附壁血栓，也可来源于心内膜炎患者的瓣膜赘生物或血栓、动脉硬化斑块。栓塞部位和程度不同,肠管缺血区域和病变的严重程度也不同。

二、临床表现

症状因栓塞部位、程度和侧支循环状况而异。起病急,腹部剧痛、器质性心脏病和胃肠道排空症状(恶心、呕吐或腹泻,便血)为 SMAE 的三联征。早期查体腹软,肠鸣音增强。6~12 h 可出现肠肌麻痹,持续性腹痛,肠鸣音减弱,此时如解除血管阻塞,缺血肠壁可恢复血供。12 h 后如出现腹膜刺激征,肠鸣音消失,发热,提示病变已不可逆。若栓塞发生在分支,侧支循环较好,急性发病后可自行缓解。

三、辅助检查

肠系膜上动脉栓塞时,白细胞计数和血清淀粉酶可有不同程度升高。X 线检查可见早期肠腔扩张积气,肠麻痹时可见小肠、结肠胀气,肠壁水肿、增厚;肠坏死时肠腔气体漏入肠壁,腹 X 线片可见透光带或透光环。目前,计算机体层血管成像(CTA)技术已成为首选检查,不仅可获得脉管系统的信息,还可能提示栓子的潜在来源。血管介入选择性肠系膜血管造影是诊断肠系膜上动脉栓塞的金标准,但操作复杂且有创。血管多普勒超声检查可根据血流方向及速率,判断栓塞的部位。有腹水时行诊断性腹腔穿刺,可能抽出血性液体。

四、诊断与鉴别诊断

一旦出现典型临床表现,应考虑本病。对可疑者,可进行 CTA 检查。注意与胃肠穿孔、急性胰腺炎、肠扭转、肠套叠等鉴别。

五、治疗

治疗原则为去除病因,恢复肠系膜上动脉灌注,补充血容量,维持内环境稳定,抗感染和胃肠减压等。

(一) 内科治疗

内科治疗为溶栓和抗凝治疗。溶栓剂主要为尿激酶或链激酶,可全身使用。抗凝血药治疗前后,应注意监测凝血酶原时间、出凝血时间和血小板计数,以防继发性出血。

(二) 外科手术治疗

无论何种原因造成的急性肠系膜上动脉栓塞,一旦出现肠壁缺血坏死所致的腹膜刺激征,应立即剖腹探查。对于血流动力学稳定且无晚期缺血征象的患者也可行血管内介入溶栓术或取栓术,必要时考虑血管支架

植入术。

(龚 伟)

第二节
急性肠系膜上动脉血栓形成 🖲

第三节
缺血性结肠炎 🖲

第四节
肠系膜静脉血栓形成

肠系膜静脉血栓形成(mesenteric venous thrombosis, MVT)较肠系膜动脉栓塞少见,起病隐匿,常规检查难以明确诊断。

一、病因与发病机制

MVT 按病因可分为原发性和继发性。病因明确者称为继发性,病因不明者称为原发性或特发性。继发性 MVT 病因复杂,可归纳为:①血液高凝状态:如恶性肿瘤、骨髓增生异常综合征、口服避孕药等;②肠系膜血管壁损伤:如腹腔炎症、炎性肠病等;③肠系膜静脉血流动力学改变:如肝硬化门静脉高压,充血性心力衰竭等。当静脉回流受阻时,肠管充血、水肿,黏膜下出血、肠管坏死。大量血性液体渗出至肠腔、腹腔,导致血容量减少,甚至引起休克。

二、临床表现

MVT 的临床表现取决于血管内血栓形成的位置和时间,可呈急性、亚急性或慢性。急性、亚急性患者存在不同程度的腹痛。慢性患者通常无特异性症状。随着血栓蔓延扩大,静脉血液回流受阻,可出现腹痛、腹胀、呕吐、腹泻和便血等。查体可有腹部压痛、反跳痛和腹肌紧张,肠鸣音减弱。

三、辅助检查

患者血液检查可发现白细胞计数升高,但对早期诊断帮助不大。大便隐血试验可为阳性。CT 增强扫描是首选的检查手段。选择性肠系膜血管造影或彩色多普勒检查可提供诊断依据。

四、诊断与鉴别诊断

(一) 诊断

MVT 无特异性临床表现。既往有门静脉血流淤滞、

高凝状态或血管损伤等危险因素的患者出现症状与体征不符的急腹症时,即症状重而体征轻,且 CT 造影显示静脉血液回流受阻时,拟诊 MVT。确诊依据是影像学检查显示肠系膜静脉内有血栓形成。

(二) 鉴别诊断

急性 MVT 常因腹痛就诊,需与急性胰腺炎、肠套叠、消化道穿孔等急腹症鉴别。

五、治疗

(一) 非手术治疗

对于诊断明确的急性和亚急性 MVT,应积极予抗凝治疗。除抗凝治疗外,初始治疗还包括静脉补液、肠道休息和肠道减压,并密切监测缺血加重的征象。辅助治疗包括溶栓或其他血管内治疗。

(二) 手术治疗

当出现肠穿孔、肠坏死征象时,应急诊手术探查。

(姜　泊　郭晓娟)

第五节

慢性肠系膜血管供血不足

数字课程学习……

▶ 章节摘要　　💻 教学 PPT　　📋 拓展阅读　　📝 自测题

第二部分

肝和胆道系统疾病

第一章　肝和胆道系统疾病评估

肝和胆道系统疾病的临床表现变化多样,从无症状的实验室检查异常,到症状显著的急慢性肝病、肝衰竭,从胆道结石、胆道感染到胆道肿瘤。由于肝的储备能力强,其病变后的病理生理变化过程轻重不一,有时可掩盖明显的肝损伤。此外,胆道疾病同样复杂多变。因此,系统地评估肝和胆道系统疾病是临床医生及早做出正确诊断及治疗所必需的。

第一节
肝病的评估

尽管影像学检查在肝病的诊断中起着关键性作用,但是病史、症状、体征及常规实验室检查依然十分重要,全面分析这些资料才能有针对性地选择恰当的影像学及相关特殊检查,以便尽早得出正确诊断并进行相应治疗。

一、病史与症状

病史采集在肝疾病诊断中占有相当重要的地位,典型症状可以为诊断提供重要线索乃至得出临床诊断。病史采集要掌握消化系统疾病问诊的要领,务求细致。针对患者的主要症状,要尽可能详细了解其诱因、起病情况、发病经过、用药疗效等。要详细了解其主要部位、性质、程度、时间、加剧和缓解的规律,以及伴随的其他症状等。此外,患者年龄、性别、籍贯、职业、经济状况、精神状态、饮食及生活习惯、饮酒史、毒物接触史、药物服用史、性接触史、家族史、手术史、输血史等对诊断亦有重要意义(表 4-2-1)。

先天性肝内胆管扩张及进行性家族性肝内胆汁淤积症患者常有家族史,肝豆状核变性(威尔逊病)、血色病都是染色体遗传疾病。药物性肝炎和药物相关性肝损伤常无特异性表现,究其原因一方面存在某些新上市药物的肝

表 4-2-1　肝病的危险因素

危险因素	相关肝病
家族史	血色病、肝豆状核变性、囊性纤维化、珠蛋白生成障碍性贫血、α_1-抗胰蛋白酶缺乏
饮酒(>50 g/d)	酒精性脂肪肝、酒精性肝炎、肝硬化
高脂饮食	脂肪性肝病、胆石症
高脂血症	脂肪性肝病
糖尿病	脂肪性肝病
肥胖	脂肪性肝病
有输血史	乙型肝炎、丙型肝炎
自身免疫病史	自身免疫性肝病
服药史	药物性肝损伤
非胃肠道感染(如静脉用成瘾药或做健康护理工作)	乙型肝炎、丙型肝炎
男男性行为	乙型肝炎、丙型肝炎
旅行史	甲型肝炎、戊型肝炎和乙型肝炎
炎性肠病	原发性硬化性胆管炎
肝及胆道系统手术	胆管术后狭窄、术后胆结石复发

毒性还未被认识,另一方面某些中药、草药甚至膳食补充剂导致的肝损伤并未引起关注。因此,所有肝功能检测异常者都应考虑到药物性肝损伤的可能。长期大量饮酒可导致酒精性肝损伤,要注意询问患者的酒精摄入量情况(注:酒精摄入量 g/d= 每日消耗量 mL× 酒精度数 ×0.8)。

肝病患者一般无明显腹部主诉。肝炎、肝肿瘤或肝淤血等引起肝大时,右上腹部可有轻压痛。出现腹水时可有腹胀,但患者常常在发现腰围增大或双下肢水肿时才注意到有腹水。肝病患者还可以出现一些全身症状,如肝性脑病时可表现为嗜睡、精神状态异常和个性改变,食管－胃底静脉曲张破裂出血可能是肝硬化的首发症状,肝豆状核

变性可以精神异常为首发症状。

二、体格检查

全面、细致的腹部检查是重点,同时注意全身系统检查。例如,观察面部表情可提示腹痛是否存在及其严重程度;皮肤黏膜的表现,如色素沉着、黄疸、瘀点、瘀斑、蜘蛛痣、肝掌等是诊断肝病的重要线索。腹部膨隆提示腹水或肠胀气,腹壁静脉曲张提示门静脉高压(但要检查血流方向以与下腔静脉阻塞鉴别)。腹壁紧张度、压痛和反跳痛对腹痛的鉴别诊断至关重要;触到腹部包块时,应详细记录其位置、大小、形状、表面情况、硬度、活动情况、触痛及搏动感等。发现移动性浊音提示已有中等量以上的腹水。注意肠鸣音的特点,对消化道活动性出血的诊断有帮助。肝病的体征与门静脉高压症的严重程度有关。病程早期右上腹的压痛和肝大(肝上下径 >12 cm),支持肝炎和急性肝细胞坏死。扑翼样震颤、意识模糊和昏迷的出现是肝性脑病的主要临床表现,也是病情恶化的标志。消化道出血表明肝合成能力下降及凝血障碍加重。

由于引起肝硬化的病因很多,在体检时常可发现一些特异体征。长期酗酒可引起掌腱膜的纤维化,导致第四和第五指的挛缩,也称为掌腱膜挛缩(Dupuytren contracture);还可导致肢体近端肌肉萎缩及周围神经病变。血色病患者身体的暴露部位出现特征性的色素沉着,为金属灰色,在生殖器部位和抓痕周围也可有色素沉着。血色病可特征性地出现手小关节萎缩性病变,尤其是第二和第三掌指关节。肝豆状核变性可导致急性肝衰竭伴有溶血性贫血,也可引起慢性肝衰竭及神经系统异常;查体可发现运动障碍、震颤、肌痉挛性瘫痪、僵直和构音障碍;部分患者角膜后弹力层可发现因铜沉着导致的 K-F 环(Kayser-Fleischer ring)。门静脉高压症患者可以无症状,也可出现痔、腹壁静脉曲张和脐周静脉曲张(海蛇头体征)及食管-胃底静脉曲张等门体静脉侧支开放。肝性脑病与门静脉高压症的程度和门体静脉侧支分流量的大小密切相关。

三、辅助检查

1. 实验室检查 血液常规检查可判断有无脾功能亢进及恶性贫血等。粪便常规检查是一项重要常规检查,粪便的常规检测、隐血试验、显微镜下检查对某些寄生虫病有确诊价值,必要时可做细菌培养以确定致病菌;隐血试验阳性是消化道出血的重要证据。肝生化试验(又称肝功能试验)是评估肝各种功能状态,判断有无肝损伤及其严

重程度,追踪肝病进展及评估治疗效果和预后的临床检验方法。主要包括反映肝损伤的相关指标和反映肝代谢功能状态的相关指标,这些指标具有不同的临床意义,组合起来可综合反映肝细胞受损情况、胆汁淤积情况、肝合成功能、胆红素代谢功能及肝纤维化程度等。通过对上述指标进行分析有助于诊断肝病病因,为治疗提供依据。血、尿胆红素检查可初步鉴别黄疸的性质。各型肝炎病毒标志物检测可确定病毒性肝炎类型。甲胎蛋白对于原发性肝细胞癌有较特异的诊断价值,某些血清自身抗体测定对自身免疫性肝炎、原发性胆汁性胆管炎等有重要的辅助诊断价值。腹水常规检查可大致判断出腹水系渗出性或漏出性,结合生化、细胞学及细菌培养对鉴别肝硬化合并原发性细菌性腹膜炎、结核性腹膜炎和腹腔恶性肿瘤有参考价值。

2. 内镜检查 肝硬化患者建议定期接受上消化道内镜检查,以观察有无食管-胃底静脉曲张,必要时可行内镜下治疗。

3. 影像学检查

(1) 超声检查 腹部超声因其无创性且检查费用较低,是腹腔实体器官的首选初筛检查。腹部超声可显示肝、脾,从而发现这些器官的肿瘤、囊肿、脓肿、结石等病变,并可了解有无腹水及腹水量。此外,腹部超声还能监视或引导肝、脾经皮穿刺进行诊断和治疗。彩色多普勒超声可观察肝静脉、门静脉、下腔静脉,有助于门静脉高压症的诊断与鉴别诊断。

(2) 计算机体层摄影(CT)和磁共振成像(MRI)检查 因其敏感度和分辨力高,可反映轻微的密度改变,对病灶的定位和定性效果较佳,因此对于肝病的诊断十分重要。CT 对腹腔内病变,尤其是肝、胰等实质器官及胆道系统的病变有重要诊断价值;对弥漫性病变如脂肪肝、肝硬化、胰腺炎等也有较高诊断价值。MRI 所显示的图像反映组织的结构,对占位性病变的定性诊断尤佳。磁共振胰胆管成像(MRCP)用于胰、胆管病变的诊断。磁共振血管造影(MRA)可显示门静脉及腹腔内动脉。

(3) 放射性核素检查 ^{99m}Tc-PMT 肝肿瘤阳性显像可协助原发性肝癌的诊断。

(4) 正电子发射体层成像(PET) 反映生理功能而非解剖结构,根据示踪剂的摄取水平能将生理过程形象化和数量化,对于肝肿瘤的诊断、分级和鉴别诊断均有重要价值,可与 CT 和 MRI 互补提高诊断的准确性。

四、肝功能的评估

血液检查在肝病的诊断及疗效观察和随访中至关重

要。最常用来诊断肝病的血液生化测定为肝功能试验,包括:①反映肝细胞损伤为主的谷丙转氨酶[GPT,又称丙氨酸氨基转移酶(ALT)]和谷草转氨酶[GOT,又称天冬氨酸氨基转移酶(AST)],以及反映胆汁淤积为主的碱性磷酸酶(ALP)和 γ- 谷氨酰转肽酶(GGT)。②反映胆红素代谢功能的总胆红素、结合胆红素和非结合胆红素;反映肝代谢能力的试验,如吲哚菁绿(ICG)试验和利多卡因代谢产物(MEGX)的测定。③反映肝细胞合成功能的指标,如血清白蛋白、凝血酶原时间和血清凝血因子的水平。④反映胆汁酸代谢的指标,如总胆汁酸水平。

ALT 和 AST 是临床应用最广泛的反映肝细胞损伤的生化指标。在生理状态下,两者在血清中的含量很低,通常低于 40 U/L。在致病因素的作用下,肝细胞损伤后会导致细胞内 ALT 和 AST 释放入血,引起血清氨基转移酶水平升高。因此,对于血清 ALT 和 AST 含量的分析可用于肝病诊断和鉴别诊断及评估病情严重程度。各种致病因素导致的肝病会引起 ALT 和 AST 不同程度的升高,在急性病毒性肝炎和中毒性或缺血性肝损伤时,两者常明显急剧升高(>1 000 U/L),提示存在大量肝细胞坏死。在药物性肝损伤、自身免疫性肝炎和慢性病毒性肝炎中,ALT 和 AST 水平则中度升高(一般为正常上限的 3~20 倍)。然而,在酒精性或非酒精性脂肪性肝炎和慢性丙型肝炎中,则仅表现为轻度升高(通常低于正常值上限的 3 倍)。肝硬化和胆汁淤积性肝病患者的血清 ALT 和 AST 水平也可能出现轻度升高。值得注意的是,血清中 AST 与 ALT 的比值(AST/AST)在某些特殊情况特别是对酒精性肝炎的识别中很有帮助。对于长期大量饮酒者,AST/ALT>2 提示酒精性肝病可能,AST/ALT>3 更具有诊断意义,这主要是由酒精性肝病患者中维生素 B_6 的缺乏引起的,而一般在肝中 ALT 的合成比 AST 的合成更需要维生素 B_6。因此,测定血清 AST、ALT 水平及 AST/ALT 比值有利于肝功能异常的诊断和鉴别诊断。

血清中大部分 ALP 来源于肝和骨骼,因此常将 ALP 作为相关肝病的检查指标之一,尤其是黄疸的鉴别诊断。胆管疾病时,ALP 生成增加而排泄减少,引起血清 ALP 升高。各种肝内、肝外胆管阻塞性疾病,如胰头癌、胆结石引起的胆管阻塞、原发性胆汁性胆管炎、肝内胆汁淤积等,均可引起血清 ALP 明显升高。值得注意的是,由于儿童骨骼快速生长和妊娠期胎盘的产生,可导致 ALP 生理性增高。GGT 主要存在于细胞膜和线粒体中,参与谷胱甘肽的代谢。其在肾、肝和胰腺中的含量较丰富,血清 GGT 主要来自肝,而肝 GGT 广泛分布于肝细胞的毛细胆管—

侧和整个胆管系统,因此当肝内合成亢进或胆汁排出受阻时,血清 GGT 增高。胆管阻塞性疾病时,GGT 明显升高;急、慢性肝炎及肝硬化时,GGT 轻中度升高。

胆红素是胆汁的重要成分之一,分为结合和未结合两种形式。非结合胆红素是血液循环中衰老红细胞在肝、脾及骨髓的单核巨噬细胞系统中分解和代谢的产物,不能自由透过各种生物膜,不能从肾小球滤过。非结合胆红素随血流进入肝,与葡糖醛酸结合形成结合胆红素。结合胆红素被转运到与胆小管相连的肝窦状隙的肝细胞膜表面,直接被排入胆小管随胆汁排入肠道,大部分随粪便排出。当红细胞破坏过多(溶血性贫血)、肝细胞胆红素转运蛋白缺陷(Gilbert 综合征)、葡糖醛酸结合缺陷(Gilbert 综合征和 Crigler-Najar 综合征)、胆红素排泄障碍(Dubin-Johnson 综合征)及肝胆疾病(各型肝炎、胆管梗阻等),均可引起胆红素代谢障碍。临床上通过检测血清总胆红素、结合胆红素和非结合胆红素,借以诊断有无溶血及判断肝胆系统在胆红素代谢中的功能状态,鉴别诊断溶血性疾病和肝胆疾病。

肝是人体合成白蛋白的唯一器官,其在血浆的半衰期约为 19 d。因此,白蛋白水平反映肝合成功能和储备功能,也是评估肝硬化严重程度及判断预后的重要指标。白蛋白增高主要是由于血液浓缩而导致的相对性增高。在正常饮食和肾功能正常的情况下,白蛋白降低可能与肝功能异常、肝合成功能下降有关,常见于肝硬化失代偿期和急性、慢性肝衰竭。需注意的是,由于半衰期长,白蛋白一般不用于评估急性肝损伤。凝血酶原时间(PT)是评价肝合成功能的另一指标,该指标检测血液凝固时间,凝血因子 II、V、VII、IX 和 X 因子均由肝细胞合成,因此能反映肝合成功能,判断肝病预后。PT 评价肝功能需注意排除影响 PT 延长的因素,如华法林使用、维生素 K 缺乏等。尤其是维生素 K 缺乏并不罕见,常见于某些抗生素使用导致肠道菌群改变而影响维生素 K 合成,胆道梗阻导致胆汁重吸收障碍从而影响维生素 K 的合成。

肝细胞以胆固醇为原料直接合成的胆汁酸称为初级胆汁酸,包括胆酸和鹅脱氧胆酸。初级胆汁酸随胆汁分泌进入肠道后,经肠道菌群作用,胆酸转变为脱氧胆酸,鹅脱氧胆酸转变为石胆酸,称为次级胆汁酸。以上胆汁酸在肝细胞内可与甘氨酸或牛磺酸结合成为结合胆汁酸,如甘氨胆酸、甘氨鹅脱氧胆酸、牛磺胆酸及牛磺鹅脱氧胆酸等。结合胆汁酸是由肝分泌入胆汁的主要形式,在肠道细菌作用下,可使结合胆汁酸被水解脱去甘氨酸或牛磺酸而形成游离胆汁酸。在回肠,尤其在回肠末端游离胆汁酸被重吸收经门静脉进入肝,被肝细胞摄取,在肝中已水解脱去甘氨酸或牛磺酸的胆汁酸又可以重新形成结合胆汁酸,继之又分泌进入胆汁,此即胆汁酸的肠肝循环。胆汁酸的合成、分泌、重吸收及加工转化等均与肝和胆道密切相关,因此肝和胆道疾病会影响胆汁酸的代谢,血清胆汁酸测定可反映肝细胞合成、摄取及分泌功能,并与胆道排泄功能有关。血清总胆汁酸增高常见于:①肝细胞损害,如急性肝炎、慢性活动性肝炎、肝硬化、肝癌、酒精性及中毒性肝病;②胆汁淤积,如原发性胆汁性胆管炎、原发性硬化性胆管炎、胆石症、胆道肿瘤等肝内外胆管损伤或梗阻导致的胆汁淤积性肝病;③门静脉分流,肠道中次级胆汁酸经分流的门静脉系统直接进入体循环;④进食后血清胆汁酸可一过性增高,此为生理现象。

五、肝组织检查

肝组织检查是确诊慢性肝病病因最有价值的方法之一,目前已作为常规的检查方法。适应证为:①明确肝病的临床诊断;②判断全身疾病是否累及肝;③判断已知肝病的活动性、严重性或目前状况;④评价肝病治疗的效果;⑤评价某些药物治疗(如甲氨蝶呤)的潜在肝毒性;⑥帮助明确病因,如黄疸、腹水、脾大、静脉曲张或其他提示急性或慢性肝病的征象;⑦对异常的肝功能进行评价;⑧确定有无感染性、肉芽肿性、肿瘤性疾病的存在;⑨帮助确定发热的原因;⑩确定原位肝移植术后排斥、肝炎或其他并发症的存在,发现移植物抗宿主性疾病。常用方法有经皮肝活检、经静脉肝活检、超声或 CT 引导下肝活检、经腹腔镜肝活检等。

第二节
胆道系统疾病的评估

胆道系统疾病是肝内外输送胆汁通道的解剖和(或)功能异常导致的疾病。胆石症为胆道系统最常见的疾病,其他包括感染、肿瘤也不少见。由于局部解剖复杂及与肝的关系密切,胆道系统疾病的诊断和治疗较复杂。

一、病史与症状

患者常有右上腹疼痛(可向右肩背部放射);可有对脂肪饮食不耐受、腹胀及反复发作的餐后上腹部胀痛;黄疸突然发作,并伴有腹痛、发热也多见。胆石症的临床表现与结石所在的部位、大小、性质、动态和并发症有关,可有无症状胆石症、胆绞痛、肝内胆管结石、胆总管胆石症和胆

管炎、胆源性胰腺炎等表现。患者既往可有胆石症或胆道系统手术病史。胆总管结石伴有或不伴有胆囊炎的情况较多见。患者如出现黄疸、发热、腹痛、消瘦及消化道症状,要注意胆囊癌和胆管癌的可能。

二、体格检查

全面、细致的腹部检查是重点。慢性胆囊炎除右上腹轻度触痛外,常无阳性体征;偶可扪及肿大的胆囊。发生急性胆囊炎时,可有胆囊触痛征或墨菲征(Murphy sign)阳性。当胆囊膨胀增大时,右上腹可扪及囊性包块。胆管炎常表现为发热、右上腹痛及黄疸(查科三联征)。

三、辅助检查

(一)实验室检查

血清 ALP、GGT 和胆红素水平是反映胆道系统疾病的重要实验室检查(参见肝病评估部分)。出现血清淀粉酶、血清脂肪酶升高,应注意考虑有急性胰腺炎并存。

(二)影像学检查

1. 超声检查　腹部超声是鉴别胆结石的首选影像学方法。因超声波无法穿透结石可致结石后方出现声影,从而便于诊断。检查过程中,结石可随体位移动。然而,单独的无声影可能是由胆囊息肉引起,当胆囊内充满结石或出现阻塞型胆囊管结石时,可由于无胆汁的对照而遗漏胆结石。此外,小结石可无声影,急性胆囊炎或胰腺炎时可发生肠梗阻伴腹腔积气,从而干扰检查。此外,超声还可显示肝内外胆管扩张。胆管扩张提示梗阻存在,可由胆总管结石、远端狭窄或恶性肿瘤所致。超声诊断急性胆囊炎的敏感性为 85%,特异性为 95%。除胆结石外,超声还可见胆囊壁增厚(>4 mm)和胆囊周围积液。胆囊正上方的局限性压痛(超声墨菲征)也提示急性胆囊炎。

2. 其他影像学检查

(1) 腹部 X 线片　仅有约 15% 的胆囊结石可在腹部 X 线片显示,瓷化胆囊则可显示整个或部分胆囊钙化。但单纯腹部 X 线片对胆道疾病的诊断价值有限。

(2) 胆道闪烁显像　可对肝、胆囊、胆管和十二指肠进行非侵入性的解剖学和功能性评估,尽管上述方面已被超声普遍取代,但在某些情况下,例如确认胆囊切除术后疑似的隐匿性胆漏或功能性胆囊疾病,胆道闪烁显像仍具有重要价值。通过静脉注射锝-99m(^{99m}Tc)标记的亚氨基二乙酸衍生物,其被肝摄取而后分泌入胆汁中。肝胆亚胺二乙酸(HIDA)扫描可反映肝将放射性标志物质排入无梗阻胆道树的能力,提示肝功能状态。示踪剂应在 1 h

内由肝、胆囊、胆总管和十二指肠摄取。注射放射性核素后 1 h 胆囊不显影提示胆囊管阻塞,在急性胆囊炎临床诊断中敏感性(95%)和特异性(95%)均较高,但在诊断胆囊功能障碍(如危重患者、完全肠外营养)时常出现假阳性结果。肝摄取示踪剂缓慢提示肝实质疾病。胆囊和胆管充盈,肠管充盈延迟或不充盈,可能提示十二指肠大乳头水平的梗阻。

(3) 计算机体层摄影(CT)和磁共振成像(MRI) 腹部 CT 对胆结石的诊断不如超声敏感,主要用于诊断胆石性疾病的并发症,如急性胆囊炎、胆总管结石、胰腺炎和胆囊癌。CT 也经常被用来评估伴有腹痛的急性重症患者的病情。CT 扫描可以发现胆囊结石、胆囊壁增厚、胆囊

周围积液和水肿,以及胆囊或胆囊壁积气,但与超声检查相比,其灵敏度一般较低。MRI 对于胆囊结石和常见胆管结石诊断具有高度敏感性,但 <3 mm 的结石可能会漏诊。超声内镜检查可提供良好的胆囊和胆道成像,但并非检测胆囊结石的主要影像学手段。内镜采集胆汁可用于晶体分析,能发现经腹部超声检查未见的微石症。

(4) 经皮经肝胆管造影(percutaneous transhepatic cholangiography,PTC) 是在 X 线或 B 超监视下,经皮经肝穿刺入肝内胆管,直接注入造影剂而使肝内外胆管迅速显影,可显示肝内外胆管病变部位、范围、程度和性质等,有助于对胆道疾病,特别是梗阻性黄疸的诊断和鉴别诊断。

(马　雄　王绮夏)

第二章　病毒性肝炎

第三章　肝硬化

肝硬化(liver cirrhosis)是一种由不同病因所致的肝慢性、进行性、弥漫性病变,是各种慢性肝病发展的终末阶段。病理特征为肝细胞广泛变性、坏死导致肝纤维组织弥漫增生、结节状再生及假小叶形成。临床上起病隐匿,病情发展缓慢,以肝功能损害和门静脉高压为主要表现。

一、病因与发病机制

(一) 病因

肝硬化的病因很多,在我国乙型肝炎病毒感染所致肝硬化最常见,酒精性肝病正在逐年增加,而欧美国家以酒精性肝病多见。

1. 病毒性肝炎　主要为乙型肝炎病毒(HBV)和丙型肝炎病毒(HCV)感染。在我国,HBV 感染是肝硬化的首要原因。大多数患者经过慢性肝炎阶段逐渐演变为肝硬化,HBV 和 HCV 的重叠感染可加速肝硬化发展,而急性或亚急性重型肝炎如出现大量肝细胞坏死和肝纤维化可以直接演变为肝硬化。

慢性 HBV 感染者的肝硬化发生率与感染状态有关。免疫耐受期患者只有很轻或没有肝纤维化进展,而免疫清除期是肝硬化的高发时期。肝硬化的累计发生率与持续高病毒载量呈正相关,HBV DNA 是独立于 HBeAg 和

ALT 以外能够独立预测肝硬化发生发展的危险因素。其他的高危因素如嗜酒,合并 HCV、HDV 或 HIV 感染。

2. 酒精性肝病　长期大量饮酒(折合乙醇摄入量男性≥40 g/d,女性≥20 g/d,达 5 年以上)者;或 2 周内有大量饮酒史,折合乙醇摄入量 >80 g/d。乙醇及其代谢产物(乙醛)的毒性作用可引起酒精性肝炎,继而可发展为肝硬化;酗酒引起的长期营养失调在发病上也起一定的促进作用。在我国,酒精性肝硬化(alcoholic cirrhosis)近年来发病率有明显上升趋势(参见本部分第七章)。

3. 非酒精性脂肪性肝病(non-alcoholic fatty liver disease,NAFLD)　由非酒精性脂肪性肝炎(non-alcoholic steatohepatitis,NASH)引起的肝硬化呈现逐年增多趋势,尤其对于合并代谢综合征者,NAFLD 已成为仅次于病毒性肝炎和酒精性肝病的第三大肝硬化病因(详见本部分第七章第二节)。

4. 自身免疫性肝病　包括自身免疫性肝炎、原发性胆汁性胆管炎和原发性硬化性胆管炎,均可演变为肝硬化(详见本部分第六章)。

5. 肝血液循环障碍　肝静脉和(或)下腔静脉阻塞综合征(巴德 - 基亚里综合征)、肝小静脉闭塞征、慢性充血性心力衰竭、缩窄性心包炎等引起肝长期慢性淤血、缺

氧,小叶中心区肝细胞坏死,纤维结缔组织增生导致淤血性肝硬化。

6. 其他 任何原因引起的肝内、外胆汁淤积均可发展为胆汁性肝硬化;由遗传或代谢疾病致某些代谢产物沉积于肝导致弥漫性病变也可发展为肝硬化,如铜代谢障碍所致的肝豆状核变性及铁代谢障碍所致的血色病等;长期服用某些药物或接触化学毒物如甲氨蝶呤、四氯化碳等可损伤肝而发展为肝硬化。此外,血吸虫卵可随血流进入肝后沉积于门管区,导致肝纤维化和门静脉高压;华支睾吸虫寄生于肝内外胆管,引起胆管阻塞及炎症可发展至肝硬化。部分肝硬化依据当前检测手段及诊断标准未能查明病因,称不明原因肝硬化(或隐源性肝硬化),占肝硬化全部病例的 5%~10%。

(二) 发病机制

各种原因均可以导致肝细胞损伤,发生变性、坏死,进而肝细胞再生和纤维结缔组织增生,正常的肝小叶结构破坏,被再生结节或假小叶取代。肝内星状细胞激活,胶原合成增加,降解减少,细胞外基质增加,肝窦毛细血管化、纤维组织弥漫性增生,纤维间隔血管交通吻合支产生及再生结节压迫,肝内门静脉、肝静脉和肝动脉三者分支之间失去正常循环,使肝内血液循环出现障碍。肝血液循环紊乱是形成门静脉高压的病理基础,且加重肝细胞缺血缺氧,促进肝硬化进展。肝功能减退和门静脉高压在临床上表现为多系统、多器官受累所产生的症状、体征和并发症(表 4-2-2)。

1. 门静脉高压的形成机制 正常成人的肝血流量约为 1 500 mL/min,其中 2/3 的血液和 1/2 的氧供应来自门静脉。门静脉压力取决于门静脉血流量和门静脉阻力,通常使用肝静脉压力梯度(hepatic venous pressure gradient, HVPG)来间接反映门静脉压力,正常 HVPG 为 5 mmHg 以下,当其持续高于 5 mmHg 时称为门静脉高压(portal

表 4-2-2 肝硬化病理生理基础与相关临床表现

肝功能减退	门静脉高压
全身症状:乏力、体重下降、肌肉萎缩、水肿等	门-体侧支循环开放:食管-胃底静脉曲张、痔、腹壁静脉曲张
消化系统表现:食欲减退、腹胀、腹泻、腹痛等	脾大及脾功能亢进:血象示三系减少,出血倾向及贫血
出血倾向:牙龈、鼻腔出血,皮肤黏膜紫癜等	腹水:腹胀,移动性浊音阳性
黄疸	
内分泌紊乱相关表现:肝病面容和皮肤色素沉着(黑色素生成增加);蜘蛛痣,肝掌,性功能减退,男性乳腺发育,闭经、不孕(肝对雌激素灭活减少);糖尿病患病率增加(肝对胰岛素灭活减少,胰岛素受体耐受),易发生低血糖(肝糖原储备减少)	

hypertension)。

门静脉高压主要是由纤维组织和再生结节导致的肝结构紊乱使血流阻力增高。除此之外,内源性一氧化氮(NO)生成减少导致肝内血管收缩也是门静脉高压形成的重要原因。门静脉高压主要表现为门体静脉侧支循环的形成和脾大。

(1)门-体侧支循环开放 门静脉高压时门静脉回流受阻导致侧支循环建立。侧支循环开放可引发消化道出血;同时由于大量门静脉血流直接进入体循环,导致肠内吸收的有毒物质不经肝解毒进入体循环,是肝性脑病发病的重要因素之一。主要侧支循环包括食管-胃底静脉曲张、腹壁静脉曲张、直肠下端静脉曲张(图 4-2-1)。另外,腹腔内器官与腹膜后组织间及腹壁的静脉也可建立侧支循环,形成临床上少见的异位静脉曲张。

(2)脾大 脾因门静脉高压长期淤血而增大,出现脾功能亢进,导致外周血白细胞、红细胞和血小板三系减少。

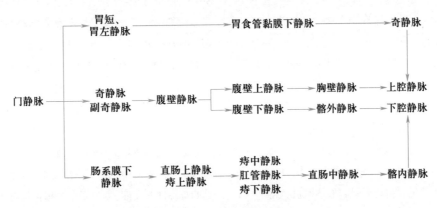

图 4-2-1 门静脉高压的主要门体侧支循环

2. 腹水的形成机制 肝硬化腹水形成是多种因素共同作用的结果。涉及的主要因素有：

（1）门静脉压力升高 门静脉高压时肝窦静水压升高，大量液体进入窦周隙［又称迪塞间隙（Disse space）］，造成肝淋巴液生成增加；当胸导管不能引流这些过多的淋巴液时，淋巴液从肝包膜直接漏入腹腔而形成腹水。

（2）血浆胶体渗透压下降 肝功能减退时，肝合成白蛋白能力下降，出现低蛋白血症。此时血浆胶体渗透压下降，导致血管内液体进入组织间隙形成腹水。

（3）有效血容量不足 肝硬化时内脏动脉扩张，机体呈高心排血量、低外周阻力的高动力血液循环状态。此时，大量血液滞留于扩张的血管内，导致有效循环血容量下降，从而激活交感神经系统、肾素 - 血管紧张素 - 醛固酮系统等，导致肾血管收缩，肾小球滤过率下降及水钠重吸收增加，发生水钠潴留。

（4）其他因素 肝硬化患者的内毒素血症可导致毛细血管通透性增加。心房钠尿肽（ANP）的相对不足及机体对其敏感性下降，使血管升压素分泌增加，造成肾血流减少，出现水钠潴留。

二、临床表现

肝硬化早期可无症状或症状轻微，病情发展缓慢，可达数年至10年以上。临床上分肝硬化代偿期和失代偿期。

（一）肝硬化代偿期

患者症状轻且无特异性，常以乏力和食欲减退为主要表现，可伴有腹胀、恶心、上腹隐痛等症状。患者营养状态一般，肝轻度增大，质地较硬，伴或不伴有轻微压痛。脾轻度至中度增大。肝功能检查正常或有轻度酶学异常，常在体检中偶然发现。

（二）肝硬化失代偿期

患者有明显的临床症状及典型的体征，主要为肝功能减退和门静脉高压两类临床表现，通常表现为食管 - 胃底静脉曲张破裂出血、肝性脑病、肝肾综合征等并发症。

1. 肝功能减退表现

（1）全身症状 一般情况和营养状态均较差，消瘦，乏力，精神萎靡，严重者卧床不起。呈现慢性肝病面容（面色晦暗无光泽），可有不规则低热、夜盲及水肿等。黄疸出现常表明肝储备功能明显减退，如黄疸持续或进行性加深则提示预后不良。

（2）消化道症状 食欲减退为常见症状，可伴有恶心、呕吐。腹胀亦常见，与胃肠积气、腹水和脾大等有关；腹水量大时，腹胀更明显，患者往往难以忍受。腹泻往往

与门静脉高压胃肠道淤血、吸收不良、肠道菌群失调等有关，导致对脂肪和蛋白质耐受差。患者可有肝区隐痛，但出现明显腹痛时要注意是否合并自发性腹膜炎、肝癌破裂、胆石症或胆道感染、消化性溃疡等疾病。

（3）出血倾向 肝硬化患者肝合成凝血因子减少，脾功能亢进致血小板减少及毛细血管脆性增加，造成凝血功能障碍，可出现牙龈出血、鼻出血、皮肤黏膜瘀斑或出血点和胃肠道出血等倾向，女性常有月经过多。

（4）内分泌紊乱相关症状 肝功能减退时，肝对雌激素的灭活作用减弱，致使雌激素在体内蓄积，并通过负反馈抑制垂体的分泌功能，从而导致雄激素及糖皮质激素分泌减少。男性可有性功能减退、男性乳腺发育，女性可发生闭经、不孕。此外，雌激素增多还可导致肝掌和蜘蛛痣。进展性肝硬化伴严重肝功能减退时易出现低血糖。

2. 门静脉高压表现 侧支循环的建立和开放、腹水、脾大是门静脉高压的三大临床表现，其中侧支循环的建立和开放对门静脉高压的诊断有特征性意义。除了明显的食管 - 胃底静脉曲张外，腹壁皮下静脉显露至曲张，严重者脐周静脉突起呈海蛇头状，听诊可闻及静脉杂音。腹水是肝硬化最常见的临床表现，失代偿期患者75%以上存在腹水，部分患者可伴有肝性胸腔积液。肝早期增大可触及，质硬而边缘钝；后期缩小，肋下常触不到。多数患者可触及增大的脾，严重者可平脐。

（三）并发症

1. 食管 - 胃底静脉曲张出血 是肝硬化最常见的致死性并发症。急性出血可突发呕血和（或）黑便，严重者引起失血性休克。肝硬化患者50%以上会出现食管 - 胃底静脉曲张，其出现与肝病的严重度相关：Child A 级患者只有40%的静脉曲张发生率，Child C 级患者则为85%（参见本部分相关内容）。

2. 自发性细菌性腹膜炎（spontaneous bacterial peritonitis, SBP） 是指在患者腹腔内无器官穿孔或创伤而发生的腹膜急性细菌性感染，多发生于腹水患者。病原菌多来自肠道、胆道或泌尿道。可出现发热、腹痛，短期内腹水迅速增加且利尿效果不佳，查体可见全腹压痛和腹膜刺激征阳性，血常规提示白细胞总数或中性粒细胞比例升高。腹水常规白细胞 $>500 \times 10^6/L$ 或多形核白细胞 $>250 \times 10^6/L$。腹水培养阳性有助于指导抗生素用药。

3. 肝性脑病（hepatic encephalopathy, HE） 是肝硬化失代偿期发生的中枢神经系统功能失调综合征，为一种常见的难治性并发症，主要表现为精神状态、认知功能、意识等改变（参见本部分第四章）。

4. 电解质紊乱和酸碱平衡失调

(1) 低钠血症　通常指血钠浓度低于 130mmol/L,包括低血容量性与高血容量性低钠血症,前者的特征是无腹水及全身水肿,血清钠浓度低,通常发生于长期的钠负平衡伴明显的细胞外液丢失时;后者则有明显的腹水及全身水肿。

(2) 低钾低氯血症　食欲减退导致钾的摄入不足,呕吐、腹泻导致钾丢失,长期应用排钾利尿药或高渗葡萄糖液、继发性醛固酮增多等,均可以导致血钾和血氯降低,引起代谢性碱中毒并诱发肝性脑病。

(3) 酸碱平衡失调　肝硬化时可发生各种酸碱平衡失调,尤以大量利尿后出现低钾性碱中毒最为常见。

5. 原发性肝癌　有 10%~25% 的肝硬化患者可发生原发性肝癌,以肝细胞癌为主。如患者在短期内出现肝迅速增大,肝区持续性疼痛,肝表面发现肿块或血性腹水,应怀疑原发性肝癌。肝炎病毒(尤其是 HBV、HCV)、黄曲霉毒素、饮水污染为其主要病因。甲胎蛋白(alpha fetoprotein,AFP)持续升高但现阶段并未明确为肝癌者,应密切随访。

6. 肝肾综合征(hepatorenal syndrome,HRS)　是指发生在晚期肝硬化腹水、肝衰竭基础上的功能性肾衰竭,肾本身无器质性改变。临床表现为自发性少尿甚至无尿、氮质血症和血肌酐升高、稀释性低钠血症及低尿钠。肝硬化腹水患者若血清肌酐增加至 >133 μmol/L 并排除其他已知的肾衰竭原因就可诊断为 HRS。临床上分为 1 型 HRS 和 2 型 HRS,1 型 HRS 又称为急进型,为一种快速、进展性的肾功能损害,2 周内血肌酐成倍上升,超过 226 μmol/L,2 周病死率超过 80%;2 型 HRS 则是一种稳定而缓慢进展的肾功能损害,但应用白蛋白和血管活性药的效果不如 1 型 HRS。

7. 肝肺综合征(hepatopulmonary syndrome,HPS)　是指严重肝硬化及与之相关的肺血管扩张及动脉血氧合功能障碍。患者可出现杵状指、发绀等。

8. 门静脉血栓形成(portal vein thrombosis,PVT)　是指门静脉主干及其属支和(或)分支内的血栓形成,发生率为 5%~20%。如果血栓形成缓慢,可无明显临床症状,如发生门静脉急性完全阻塞,可出现剧烈腹痛、腹胀、血便、休克、脾迅速增大和腹水迅速增加等,腹腔穿刺可抽出血性腹水。

三、辅助检查

(一) 实验室检查

1. 血常规　代偿期多正常,失代偿期脾功能亢进时白细胞、红细胞和血小板不同程度减少。有感染时白细胞升高,如同时合并脾功能亢进,需要与自身既往白细胞水平相比较。

2. 尿常规　一般正常,有时可出现尿胆红素阳性,并有尿胆原增加。乙肝肝硬化合并乙肝相关性肾炎时可出现不同程度的尿蛋白。有腹水的患者应进行 24 h 尿钠、尿钾测定。

3. 大便常规　消化道出血时出现肉眼可见的黑便或血便;门静脉高压性胃肠病引起的慢性出血,可有大便隐血试验阳性。

4. 肝功能试验　代偿期大多正常,失代偿期肝功能异常往往表现为肝储备功能下降。

(1) 血清酶学　肝细胞受损时,血清 ALT 和 AST 均可升高,以 ALT 升高较明显,肝细胞严重坏死时则 AST 升高更明显。γ- 谷氨酰转移酶(GGT)及碱性磷酸酶(ALP)也可有轻至中度升高。

(2) 蛋白质代谢　血清白蛋白(ALB)正常为 35~55 g/L。白蛋白 <30 g/L 时易出现腹水。当肝功能减退时白蛋白合成减少,而球蛋白(GLB)升高,出现白 / 球比例倒置,血清蛋白电泳显示以 γ 球蛋白增加为主。

(3) 凝血酶原时间　是反映肝储备功能的重要指标,肝硬化时出现不同程度延长,且不能因注射维生素 K 纠正。

(4) 胆红素代谢　肝储备功能明显下降时出现总胆红素升高,结合胆红素及非结合胆红素均升高,以结合胆红素升高为主。胆红素持续升高提示预后不良。

(5) 其他

1) 反映肝纤维化的血清学指标:包括Ⅲ型前胶原氨基端肽(PⅢP)、Ⅳ型胶原、透明质酸、层粘连蛋白等,上述指标的升高及其程度可反映肝纤维化的存在及其程度,但不能作为确诊肝纤维化的指标。

2) 脂肪代谢:代偿期血中胆固醇多正常,失代偿期可见总胆固醇特别是胆固醇酯下降。在肝硬化代偿期或失代偿期,空腹和餐后血清结合胆酸均高于正常。

3) 定量肝功能试验:主要为吲哚菁绿(ICG)清除试验,是临床初筛肝硬化患者较有价值的试验,正常值 10% 以下,肝硬化患者 ICG 滞留率明显升高,可达 50% 以上。其他包括利多卡因代谢物生成试验、氨基比林呼气试验、半乳糖耐量试验等,对手术风险的评估有重要的临床意义。

5. 血清免疫学检查　由肝炎病毒引起的肝硬化,应检测相关的病毒抗体,必要时行病毒 DNA 或 RNA 检测。

肝硬化时血清 IgG、IgM、IgA 等均可升高,以 IgG 升高为主。自身免疫性肝病引起的肝硬化可检出相应的自身抗体,如抗核抗体、抗平滑肌抗体、抗线粒体抗体等。

(二)影像学检查

1. 上消化道钡剂 X 线检查 食管静脉曲张时行食管钡剂 X 线检查显示虫蚀样或蚯蚓状充盈缺损,纵行黏膜皱襞增宽;胃底静脉曲张时胃肠钡剂可见菊花瓣样充盈缺损。

2. 腹部超声检查 B 超常见肝表面不光滑或凹凸不平,肝叶比例失调(右叶萎缩,左叶及尾叶增大),肝实质回声不均匀等提示肝硬化改变的图像,以及脾大、门静脉增宽等提示门静脉高压的超声图像,还能发现体格检查难以检出的少量腹水。B 超可提示肝硬化,但不能作为确诊依据,而且约 1/3 的肝硬化患者超声检查无明显异常发现。B 超检查可筛查是否合并原发性肝癌,多普勒超声检查可间接了解门静脉血流动力学情况。

3. CT 和 MRI CT 对肝硬化的诊断价值与 B 超相似,但对肝硬化合并原发性肝癌的诊断价值优于 B 超。MRI 在鉴别肝硬化或肝癌结节方面优于 CT,但合并腹水时其准确程度降低。

(三)特殊检查

1. 内镜检查 可确定有无食管 - 胃底静脉曲张,阳性率较钡剂 X 线检查为高,并可明确静脉曲张的程度,有利于评估出血的风险。内镜检查是消化道静脉曲张及其出血诊断的金标准,可按静脉曲张形态,是否有红色征及出血危险程度分为轻、中、重 3 度。胃镜检查亦可明确有无门静脉高压性胃病。在出现上消化道出血时,急诊胃镜检查可判明出血部位和病因,并进行相应的止血治疗。

2. 肝硬度检查 肝硬度测定(liver stiffness measurement, LSM)是近年来发展的评估肝纤维化的新技术,通过特制超声探头测量肝瞬时弹性(transient elastography, TE)的方法进行肝纤维化和肝硬化的无创诊断。通过量化肝硬度值(kPa)诊断慢性肝病和肝纤维化,出现肝硬化时,肝硬度值常大于 17.0 kPa。

3. 肝组织活检 是诊断与评价不同病因肝硬化及炎症活动程度的金标准,对代偿期肝硬化的早期诊断、肝硬化结节与小肝癌的鉴别诊断具有重要价值,但要注意掌握好适应证及禁忌证。

4. 腹水检查 腹腔穿刺术及腹水分析是诊断腹水病因最快速有效的方法,可以鉴别门静脉高压引起的腹水与其他原因引起的腹水。首次出现腹水者、原有腹水迅速增加原因未明者及疑似合并 SBP 者应做诊断性穿刺。腹水检查应包括常规检查、生化检查、腺苷脱氨酶测定及细胞

学检查。疑为腹水感染者应进行腹水细菌培养。

5. 腹腔镜检查 能在腹腔镜直视下观察肝、脾等腹腔器官,并可同时取活检进行病理检查,对诊断肝硬化病因有困难者具有重要价值。

6. 门静脉压力测定 经颈静脉插管测定肝静脉楔压与肝静脉游离压,两者之差即为肝静脉压力梯度(HVPG),可间接反映门静脉压力。HVPG 在肝硬化分期、食管 - 胃底静脉曲张出血风险、疾病预后评估和治疗效果评价中具有重要价值,正常参考值为 3~5 mmHg,6~10 mmHg 为轻度门静脉高压,>10 mmHg 为临床显著门静脉高压,常出现明显的食管 - 胃底静脉曲张,>12 mmHg 时静脉曲张破裂出血、顽固性腹水风险显著增加。

四、诊断与鉴别诊断

(一)诊断

失代偿期肝硬化诊断并不困难,依据下列各点组成的证据群可做出临床诊断。①有导致肝硬化的病因。应详细询问患者既往病史,如病毒性肝炎、长期大量饮酒、免疫失调、药物滥用、家族遗传性疾病等有关病史。②有相关的肝功能减退和门静脉高压的临床表现。③血清白蛋白下降、血清胆红素升高及凝血酶原时间延长等指标提示肝功能失代偿。④B 超、CT 或 MRI 提示肝硬化,内镜发现食管 - 胃底静脉曲张。⑤肝活检可以明确肝硬化的诊断及病理分期。

肝硬化的完整诊断应包括病因诊断、肝功能评估和并发症诊断。对肝代偿功能的评估不但有助于预后估计,且对治疗方案的选择具有重要意义。临床上常用 Child-Pugh 分级来进行评估(表 4-2-3)。

表 4-2-3　肝硬化患者 Child-Pugh 分级标准

临床或生化指标	分数		
	1	2	3
腹水	无	轻至中度	重度或顽固性
肝性脑病(级)	无	1~2	3~4
总胆红素(μmol/L)	<34	34~51	>51
白蛋白(g/L)	>35	28~35	<28
凝血酶原时间较正常延长(s)	1~3	4~6	>6
或国际标准化比值(INR)	<1.3	1.3~1.5	>1.5

A 级:总分 ≤6 分;B 级:总分 7~9 分;C 级:总分 ≥10 分。

(二)鉴别诊断

1. 肝脾大的鉴别诊断 如急慢性肝炎、原发性肝癌、血液病、代谢性疾病等引起的肝脾大,必要时可做肝穿刺

活检。

2. 腹水的鉴别诊断　应明确腹水的程度及性质,并与其他病因引起的腹水相鉴别,如结核性腹膜炎、缩窄性心包炎、肾病综合征、巨大卵巢囊肿等。肝硬化腹水常为漏出液,合并自发性腹膜炎时为渗出液。根据病史及临床表现,结合有关血清学检查及腹水检查,肝硬化腹水的鉴别诊断并不困难,必要时做腹腔镜检查常可确诊。

3. 肝硬化并发症的鉴别诊断　如上消化道出血、肝性脑病等的鉴别诊断,参见相关章节。

五、治疗

肝硬化的治疗是综合性的,关键在于早期诊断并针对病因进行治疗。忌用肝毒性药物,并给予相应处理,防止肝硬化进一步进展。进入失代偿期应注意改善肝功能,积极防治并发症,发展至终末期时需进行肝移植。

(一) 病因治疗

对于已经明确病因的肝硬化患者,应针对病因进行治疗。例如,对于乙型肝炎及丙型肝炎后肝硬化,应积极进行抗病毒治疗。酒精性肝硬化者必须戒酒。对于有先天性代谢性肝病患者应给予特殊治疗(如对肝豆状核变性进行祛铜治疗)。

抗肝纤维化治疗方面,目前已明确抗病毒治疗能够明显减轻和一定程度逆转病毒性肝炎后肝硬化,尚无其他西药在抗肝纤维化方面证实临床有效。中医学在辨证论治的基础上推荐安络化纤丸、扶正化瘀胶囊、复方鳖甲软肝片等治疗肝纤维化,文献报道有一定疗效。

1. 慢性乙型肝炎后肝硬化抗病毒治疗　代偿期乙型肝炎肝硬化患者,只要血清 HBV DNA 阳性即应抗病毒治疗,无论 ALT 是否正常;对于失代偿期乙肝肝硬化患者,无论 HBV DNA 是否阳性,ALT 是否升高,均推荐积极抗病毒治疗。抗病毒药推荐长期口服不易耐药的强效核苷类似物,如恩替卡韦或替诺福韦。治疗目标是通过抑制病毒复制,改善肝功能和肝纤维化,延缓肝硬化进展并降低肝移植需求(参见本部分相关内容)。

2. 慢性丙型肝炎后肝硬化抗病毒治疗　口服直接作用的抗丙肝病毒药的问世,使慢性丙型肝炎的治愈率达到 90% 以上,对所用 HCV RNA 阳性的患者,无论是否有肝硬化,均应接受抗病毒治疗。对于失代偿期丙肝肝硬化患者,可根据丙肝病毒基因型选择 DAA(基因 1、4、5、6 型,来迪派韦索磷布韦),或直接选择泛基因型 DAA(索磷布韦维帕他韦),并联合利巴韦林治疗 12 周;如果有利巴韦林禁忌证或无法耐受,则不联合利巴韦林,但需将疗程延

长至 24 周(参见本部分相关内容)。

(二) 一般治疗

1. 休息　代偿期患者应保证休息,避免劳累,可适度工作;失代偿期尤其是出现并发症时,应卧床休息。

2. 饮食　以高热量、高蛋白质和维生素丰富且易消化的食物为宜。肝性脑病时应限制蛋白质的摄入。钠盐和水的摄入根据有无腹水及腹水量进行调整。有食管－胃底静脉曲张的患者建议软食为主,禁食坚硬粗糙的食物。

3. 支持疗法　营养疗法对改善生活质量及降低病死率有重要作用。肝硬化患者代偿期能量供给量建议 23~35 kcal/(kg·d),合并营养不良时可酌情增加,肝性脑病时应减少能量供给。对于食欲差、营养状况欠佳的患者,可给予肠外营养,但要注意避免肠外营养相关性高血糖。如果发生高血糖,可将葡萄糖输入量降低为 2~3 g/(kg·d),并给予胰岛素治疗。重度肝性脑病的患者建议禁食蛋白质并给予支链氨基酸输注。为维持水电解质平衡,可适当输注白蛋白及血浆。

(三) 腹水的治疗

肝硬化腹水的长期治疗目标是应用最小剂量利尿药维持患者无腹水状态。其治疗措施根据分级情况而定(表 4-2-4)。一旦腹水消失,利尿药应尽早减量甚至停药。推荐 3 级腹水患者首选腹腔穿刺大量放腹水(large-volume paracentesis,LVP),每放 1L 腹水输注 8 g 白蛋白,不推荐应用其他血浆扩容药。

表 4-2-4　腹水的分级和治疗

分级	定义	治疗
1级	少量腹水,患者无腹胀,仅通过超声检查才能发现	门诊利尿药治疗
2级	中量腹水,患者有腹胀并可见明显对称性腹部膨隆	限钠,利尿,需要住院治疗
3级	大量腹水,患者腹胀明显,明显腹部膨隆,腹水超过中线	限钠、利尿、补充白蛋白、LVP 等综合治疗,必须住院治疗

1. 限制钠和水的摄入　限钠饮食和卧床休息是腹水的基础治疗,部分轻、中度腹水患者经此治疗可产生自发性利尿,腹水消退。钠摄入量控制在 4~6 g/d 以内。应用利尿药时,可适当放宽钠摄入量。出现稀释性低钠血症(血钠 <130 mmol/L)时,应同时限制水摄入量在 800~1 000 mL/d。

2. 利尿药　对基础治疗无效或腹水量大者应使用利尿药。初治者利尿药首选螺内酯 40~80 mg/d,无效时加用呋塞米 20~40 mg/d;复治患者推荐两药联合。前者为保钾利尿药,单独长期大量使用可发生高钾血症;后者为

排钾利尿药,两药合用,既可加强疗效,又可减少不良反应。使用利尿药时应监测体重变化及血生化指标。有全身水肿者推荐体重减轻不超过 1.0 kg/d,否则为 0.5 kg/d。

V_2 受体拮抗剂(vaptans,包括托伐普坦和考尼伐坦等)是一类精氨酸加压素 V_2 受体阻滞药,可通过选择性阻断集合小管主细胞 V_2 受体,促进水的排泄。这类药物的起始治疗应在医院进行,剂量逐渐滴定以取得缓慢的血钠增加,治疗初始的几天或增加剂量时均应密切监测血钠变化。应避免血钠浓度增加过快[>12 mmol/(L·d)]引起脱水、渗透性脱髓鞘综合征等。此类药物治疗时无需限水、限盐,短期(1 个月)治疗安全。

3. 提高血浆胶体渗透压 对伴有低蛋白血症的患者,每周定期输注白蛋白或血浆,可提高胶体渗透压,促进腹水消退;对于血压逐渐呈下降趋势的肝硬化患者,应避免使用血管紧张素转换酶抑制药(ACEI)或血管紧张素 Ⅱ 受体阻滞剂(ARB)。

4. 难治性腹水的治疗 难治性腹水(refractory ascites)又称顽固性腹水,是指对限制钠的摄入和大剂量利尿药治疗无效的腹水,或者治疗性腹腔穿刺放腹水后很快复发。

判定为难治性腹水前,应首先排除其他因素对利尿药疗效的影响并予以纠正,如水钠摄入限制不够、严重的水电解质紊乱(如低钾血症、低钠血症)、肾毒性药物的使用、SBP、原发性肝癌、门静脉血栓形成等,另外,对于难治性腹水建议停用 β 受体阻滞剂。

难治性腹水的治疗可采用下列方法。

(1)反复 LVP 联合白蛋白输注 为难治性腹水的一线治疗方法。在 1~2 h 放腹水 4~6 L,同时补充白蛋白 6~8 g/L,继续使用适量利尿药。但应注意禁用于有严重凝血障碍、肝性脑病、上消化道出血等情况的患者。

(2)自身腹水浓缩回输 将腹水抽出经浓缩处理(超滤或透析)后再回输到腹腔,既可保留腹水中的蛋白质,增加有效血容量,又起到清除腹水的作用,对难治性腹水有一定疗效。此法可减少输注白蛋白的剂量,降低治疗费用。不良反应包括发热、感染、DIC 等。需注意感染性或癌性腹水不能回输。

(3)经颈静脉肝内门腔内支架分流术(TIPSS) 是使用介入的方法在肝内的门静脉分支与肝静脉分支间建立分流道。这种方法对难治性腹水有效,但使肝性脑病的发生率增加。对于需要频繁 LVP 或因分隔性腹水 LVP 治疗无效的肝硬化患者,可考虑该治疗;对于部分复发性肝性胸腔积液,TIPSS 也可能有效。

(4)肝移植 难治性腹水是肝移植优先考虑的适应证。肝移植应在出现 SBP、HRS 之前进行。

(四)并发症的治疗

1. 食管 - 胃底静脉曲张破裂出血

(1)急性出血的治疗 急救措施包括防治失血性休克、积极的止血措施、预防感染和肝性脑病等(详见本篇第一部分第三章第十节)。

(2)预防再出血 急性静脉曲张出血幸存的患者是再出血和死亡的极高危人群,预防再出血的治疗称静脉曲张出血的二级预防。未经治疗者,其 1~2 年平均再出血率为 60%,病死率为 33%。因此,出血停止并且至少 5 d 无再出血证据的患者,应开始二级预防。在控制活动性曲张静脉出血后,可以在内镜下对曲张静脉进行套扎。对于无条件做套扎的食管静脉曲张,也可以使用硬化剂注射治疗。对胃底静脉曲张宜采用组织胶注射治疗。可根据具体情况联合使用上述内镜治疗方法。非选择性 β 受体阻滞剂联合 EVL 是预防再出血的最佳选择。EVL 应每 2~4 周重复,直至静脉血管闭塞,其后 1~3 个月首次复查内镜,然后每 6~12 个月复查 1 次内镜,了解有无静脉曲张复发。药物联合内镜治疗后仍有复发出血的 Child-Pugh A 级或 B 级患者,应考虑 TIPSS。有技术条件的单位,对于食管 - 胃底静脉曲张内镜治疗失败率高的患者(HVPG>20 mmHg, Child 分级 <14 分,或 Child B 级伴活动性出血者)也可考虑早期 TIPSS。药物治疗首选非选择性 β 受体阻滞剂(NSBB),如普萘洛尔、纳多洛尔等,通过内脏广泛的 $β_1$ 和 $β_2$ 阻断作用来减少门静脉回流并收缩内脏血管,可有效降低门静脉压力。用法以普萘洛尔为例,可由 10 mg/d 开始,逐日加 10 mg,逐渐加量至静息心率降为 55~60 次 /min,或降至基础心率的 75% 左右;注意维持收缩压不低于 90 mmHg。卡维地洛具有 β 受体及 $α_1$ 受体双重阻断作用,治疗以 6.25 mg/d 起始,1 周后增加至 12.5 mg/d 维持,无需密切监测心率情况;但需注意平均动脉压降低、液体潴留等不良反应,必要时调整用药剂量。

(3)预防首次出血 即静脉曲张出血的一级预防。对中重度静脉曲张伴有红色征的患者,需采取措施预防首次出血。首选 NSBB 或内镜下套扎作为首次出血的预防性治疗。对于 Child-Pugh A 级、有粗大曲张静脉但无红色征的患者,一般首选 NSBB 类药物治疗,治疗目的是降低 HVPG 至 <12 mmHg。如果 NSBB 治疗无效、不能耐受或有禁忌证者,可以慎重考虑采取 EVL 或硬化剂注射作为预防性治疗。

2. 自发性细菌性腹膜炎(SBP) 是肝硬化病情加重的重要因素,多次发生 SBP 的患者病死率明显升高,并可诱发 HRS、肝性脑病等其他严重并发症,故应立即开始积极、有效、合理的抗感染治疗。

(1) 抗生素治疗 一旦确诊为 SBP,应立即给予有效的抗生素治疗。未获得细菌培养结果之前应经验性使用抗生素。主要针对革兰氏阴性菌,兼顾革兰氏阳性菌和厌氧菌。首选第三代头孢菌素,也可使用喹诺酮类抗菌药。抗生素治疗 48 h 后,第二次腹腔穿刺有助于评估抗生素的疗效。对于耐药菌所致 SBP,应按照体外药敏试验结果更换抗生素。

(2) 人血白蛋白联合治疗 白蛋白输注联合三代头孢菌素和特利加压素可显著降低 HRS 发生率及提高生存率。

3. 肝性脑病 详见本部分第四章。

4. 肝肾综合征 预后较差,一旦确诊,应尽早开始治疗。目前治疗方法主要如下。

(1) 药物治疗 特利加压素(terlipressin)联合白蛋白是 1 型 HRS 的一线治疗,对 2 型 HRS 的有效率是 60%~70%。治疗目的是充分改善肾功能。其他治疗措施包括去甲肾上腺素、α 肾上腺受体激动剂米多君、奥曲肽

及与白蛋白的联合输注皆有一定疗效。

(2) TIPSS 可改善肾功能,促进难治性腹水的消退,对药物治疗疗效欠佳的 1 型 HRS 患者可试用。

(3) 肝移植 是治疗 HRS 的有效方法,可同时缓解 1 型和 2 型 HRS。移植前对 HRS 进行治疗,可改善肝移植后的结局。大部分患者肝移植后肾功能将恢复。

5. 肝肺综合征 目前尚无有效的内科治疗措施,给氧、TIPSS 术等只能暂时改善症状,适用于早期、轻型患者。肝移植为唯一的治疗选择。

(五) 门静脉高压的手术治疗与肝移植

手术治疗的目的主要是切断或减少曲张静脉的血流来源、降低门静脉压力和消除脾功能亢进,当前有各种断流、分流术、脾切除术及各种微创介入手术等,TIPSS 已从以往肝移植前的过渡治疗逐渐发展为延长患者生存期的有效手段。肝移植是终末期肝硬化患者治疗的最佳选择,掌握手术时机及充分的术前准备与治疗预后密切相关。

(吴 斌 王 省)

第四章 肝性脑病

肝性脑病(hepatic encephalopathy,HE)又称肝昏迷(hepatic coma),是由严重肝功能障碍或过度门体分流引起的、以代谢紊乱为主要特征、可逆的中枢神经系统功能失调综合征。

一、病因与发病机制

(一) 病因

各型肝硬化、急性肝衰竭、原发性肝癌、严重胆道感染、各种原因所致门体分流等均可导致 HE。根据病因不同,可将 HE 分为以下 3 型。

1. A 型 为急性肝衰竭(acute liver failure)相关的 HE,常在起病 2 周内出现脑病症状。亚急性肝衰竭时,HE 出现于 2~12 周,可有诱因。

2. B 型 为门体旁路性(portal systemic bypass) HE,患者存在明显失常的门体分流,但无肝本身病变,肝组织学正常。这种门体分流可以是自发的,也可由于外科或介入手术造成,如先天性血管畸形、肝内或肝外水平门静脉的部分阻塞等导致的门静脉高压。

3. C 型 为在慢性肝病、肝硬化基础上发生的 HE,常

伴门静脉高压和(或)门体分流,是 HE 中最为常见的类型。其中肝衰竭是 HE 发生的主要原因,而门体分流居于次要地位。

(二) 诱因

大多数 HE 患者均有不同类型的诱因,通过增加毒素的生成和促进毒素进入体循环及脑组织,改变脑组织对毒素的敏感性,增加毒素对神经系统的损伤等诱发 HE 的发生。诱发 HE 的因素见表 4-2-5。

(三) 发病机制

HE 的发病机制迄今为止尚未完全明确。但普遍认

表 4-2-5 肝性脑病的常见诱因及发生机制

诱因	发生机制
苯二氮䓬类、麻醉药、酒精	抑制大脑和呼吸中枢,造成缺氧
大量利尿,腹泻、呕吐、消化道出血,大量排放胸腔积液、腹水	低血容量导致肾前性氮质血症,血氨增高
大量蛋白质饮食、消化道出血、感染、顽固性便秘、代谢性碱中毒	氨的生成、吸收增加
血管阻塞(门静脉血栓、肝静脉血栓)	肠源性氨进入体循环
原发性肝癌	肝对氨的代谢能力明显减退

为是在肝功能障碍和(或)门体分流存在的情况下,机体大量产生的肠源性神经毒素不能被肝摄取、清除,而直接通过门体分流进入体循环,透过血脑屏障进入脑部,在脑组织内蓄积,导致神经功能紊乱。目前比较公认的学说包括氨中毒学说和神经递质变化学说等。

1. 氨中毒学说　氨中毒在 HE 的发病机制中占有主要地位。氨是含氮化合物的代谢产物,同时参与多种代谢的中间反应。肠道内氨经肠上皮吸收进入血液循环后,再经门静脉进入体循环。氨以两种形式存在于体内:非离子型氨(NH_3)和离子型氨(NH_4^+),两者间的互相转化受 pH 影响($NH_3 + H^+ \rightleftharpoons NH_4^+$)。$NH_4^+$ 呈盐类形式存在,不能透过血脑屏障,相对无毒;NH_3 能透过血脑屏障,具有毒性。结肠内 pH>6 时,NH_3 大量弥散入血;pH<6 时,则 NH_3 从血液转至肠腔,随粪便排泄。肝衰竭时,肝对氨的代谢能力明显减退;当有门体分流存在时,氨不经肝代谢而直接进入体循环,血氨增高并通过血脑屏障进入中枢神经系统。

氨是促发 HE 最主要的神经毒素,其对脑功能的影响包括以下几方面:①肝衰竭时大脑内氨浓度升高,星形胶质细胞合成的谷氨酰胺水平升高。谷氨酰胺本身是一种强效的细胞内渗透剂,其增加使水分流入星形胶质细胞,导致细胞肿胀,进而导致脑水肿及颅内压增高。②干扰脑细胞内三羧酸循环。③增加了对脑功能具有抑制作用的中性氨基酸,如酪氨酸、苯丙氨酸、色氨酸的摄取。④可直接干扰神经的电活动。

2. 神经递质变化学说

(1) γ- 氨基丁酸(γ-aminobutyric acid,GABA)与内源性苯二氮䓬(benzodiazepine,BZ)等神经递质　大脑神经元表面 GABA 受体与 BZ 受体及巴比妥受体紧密相连,组成 GABA/BZ 复合体,共同调节氯通道。复合体中任何一个受体被激活均可促使 Cl⁻ 内流,产生抑制性突触后电位,使神经传导被抑制。因此,肝衰竭患者对 BZ 类镇静药及巴比妥类催眠药极为敏感,而 BZ 拮抗剂(如氟马西尼)对部分 HE 患者具有促醒作用。

(2) 芳香族氨基酸与假性神经递质　食物中酪氨酸、苯丙氨酸等芳香族氨基酸经肠菌脱羧酶的作用分别转变为酪胺和苯乙胺。肝功能受损后对此两种胺的清除发生障碍,两者进入脑组织后经 β- 羟化酶的作用分别形成假性神经递质 β- 羟酪胺和苯乙醇胺。后两者的化学结构与正常的神经递质去甲肾上腺素和多巴胺相似,但不能传递神经冲动或作用很弱,被脑细胞摄取后,神经传导发生障碍,兴奋不能被正常传导到大脑皮质而产生抑制,临床

出现意识障碍。

(3) 色氨酸　是抑制性神经递质 5- 羟色胺(5-HT)的前体,可通过血脑屏障,并通过其代谢产物 5-HT 及 5- 羟吲哚乙酸参与 HE 的发生,与早期睡眠方式及昼夜节律改变有关。

3. 其他　锰离子、神经甾体、氧化应激、脑干网状系统功能紊乱等在 HE 发病中可能起一定的作用。此外,氨及硫醇等毒素与短链脂肪酸对中枢神经系统的毒性可能具有协同作用。

二、病理

急性肝衰竭所致的 HE 患者脑部通常没有明显的解剖异常,主要是脑水肿。慢性 HE 患者尸检时在脑组织发现阿尔茨海默星形胶质细胞Ⅱ型,病程较长者则大脑皮质变薄,神经元及神经纤维消失,皮质深部有片状坏死,甚至累及小脑和基底部。

三、临床表现

HE 的临床表现与患者基础疾病及诱因相关。A 型 HE 可无明显诱因,常在起病数日至数周内出现脑部症状,甚至昏迷或引发死亡。C 型 HE 以慢性反复发作性木僵和昏迷为主要表现,常有摄入大量蛋白质食物、消化道出血、感染、放腹水、大量排钾利尿等诱因。

根据意识障碍程度、神经系统体征和脑电图改变,可将 HE 从轻微的精神改变到深昏迷的临床过程分为 4 期。分期有助于早期诊断、疗效判断及预后评估。

1. Ⅰ期(前驱期)　轻微的性格改变和行为异常,出现焦虑、欣快、激动、淡漠、睡眠倒错、健忘、随地便溺等症状,问话回答尚正确,但反应缓慢。神经系统查体可无异常,可引出扑翼样震颤。脑电图多数正常。此期临床表现不明显,常被忽略。

2. Ⅱ期(昏迷前期)　嗜睡,意识错乱,行为异常(如衣冠不整或随地大小便)。计算力及定向力均减退,言语不清。有腱反射亢进、肌张力增高、踝阵挛及 Babinski 征阳性等神经系统体征,扑翼样震颤阳性。脑电图有特征性异常 δ 波。

3. Ⅲ期(昏睡期)　昏睡,但可唤醒,问话能应答,可有精神错乱及幻觉。肌张力增高、腱反射亢进、锥体束征阳性等神经系统体征持续存在或加重,扑翼样震颤可引出。脑电图常有三相波。

4. Ⅳ期(昏迷期)　昏迷,神志丧失,不能唤醒。浅昏迷时,腱反射和肌张力仍亢进;深昏迷时,各种反射消失,

肌张力降低。由于患者不能合作,扑翼样震颤无法引出。脑电图明显异常,δ波显著减慢,三相波持续存在。

轻微肝性脑病(minimal hepatic encephalopathy,MHE)是指临床上患者虽无上述症状和体征,可从事日常生活和工作,常规神经精神系统检查无异常,但用精细的智力测验和(或)电生理检测可发现异常。患者通常反应力降低,不宜驾车及高空作业。

四、辅助检查

(一) 血氨

健康人空腹静脉血氨为 6~35 μg/L,动脉血氨的含量为静脉血氨的 0.5~2 倍。一般认为,测定动脉血氨比测定静脉血氨更有临床意义,其水平与 HE 的严重程度呈正相关。动态观察血氨,对 HE 诊断与治疗有一定的参考价值。

(二) 脑电图

HE 患者脑电图的演变具有诊断价值,有利于早期发现 HE,以便及时采取治疗措施,并能判断 HE 的治疗效果。

(三) 脑电诱发电位

诱发电位(evoked potentials)是大脑皮质或皮质下层接受各种感觉器官刺激的信息后所产生的电位,其有别于脑电图所记录的大脑自发性电活动。可用于轻微 HE 的诊断和评估。

(四) 心理智能测验

早期 HE 的筛选可联合使用数字连接试验(number connection test,NCT)、数字符号试验(digit symbol test,DST)、轨迹描绘试验等心理智能测验(psychometric test)。但Ⅱ期以上 HE 不适用。这些方法简便,无需特殊器材,便于随访。

(五) 影像学检查

急性 HE 患者脑部 MRI 检查时可发现脑水肿。脑部 CT 可排除其他引起脑病及加重 HE 的原因。慢性 HE 患者则可发现有不同程度的脑萎缩。

(六) 临界闪烁频率

临界闪烁频率(critical flicker frequency,CFF)的原理是患者的视网膜胶质细胞病变与大脑星形胶质细胞轻度肿胀类似,故可作为 HE 时大脑胶质星形细胞病变的标志,通过测定 CFF 以检测 MHE。

五、诊断与鉴别诊断

(一) 诊断

肝硬化失代偿期并发中枢神经系统紊乱为 HE 主要临床表现,一般诊断并不难。HE 主要诊断依据为:①有严重肝病和(或)广泛门体静脉侧支循环形成的基础;②有 HE 的诱因;③有中枢神经系统功能紊乱及运动和反射异常;④反映肝功能的血液生化指标明显异常和(或)血氨增高;⑤脑电图异常。

MHE 的诊断依据有:①有严重肝病和(或)广泛门体静脉侧支循环形成的基础;②心理智能测验、诱发电位、脑功能性 MRI 检查及 CFF 异常。

(二) 鉴别诊断

有少部分 HE 患者肝病病史不明确,以精神症状为突出表现,易被漏诊、误诊,需了解其肝病史,并进行肝功能检测等相关检查。HE 还应与可引起昏迷的其他疾病,如糖尿病酮症酸中毒、低血糖、尿毒症、脑血管意外、中枢神经系统感染和镇静药使用过量等相鉴别。

六、治疗

HE 的治疗以治疗基础肝病和促进意识恢复为要点,早期治疗效果好。需根据不同病因和临床类型选择治疗方法。治疗上需在肝病的基础上寻找 HE 的诱因,治疗的主要措施是去除诱因、治疗氨中毒、保护肝功能、补充支链氨基酸及调节神经递质。

(一) 去除 HE 发作的诱因

1. 慎用镇静药及损伤肝功能的药物 当患者发生 HE 出现烦躁、抽搐时,可酌情使用异丙嗪、氯苯那敏(扑尔敏)等抗组胺药。在肝硬化患者特别是有严重肝功能减退时,应尽量避免使用镇静、催眠、镇痛药及麻醉药。

2. 纠正电解质紊乱和酸碱平衡失调 电解质紊乱和酸碱平衡失调可诱发 HE。低钾性碱中毒是诱发或加重 HE 的常见原因之一,治疗过程中应加强营养支持,注意利尿药的使用剂量,大量排放腹水时补充足量的白蛋白或血浆。HE 患者应及时纠正电解质紊乱和酸碱平衡失调,缺钾者补钾,碱中毒者可使用精氨酸。每日输液量尽量不超过 2 500 mL。肝硬化腹水患者的补液量应加以控制(一般约为尿量加 1 000 mL),以免出现稀释低钠而加重昏迷。

3. 止血和清除肠道积血 上消化道出血是 HE 的重要诱因之一,因此,应积极进行止血(具体止血措施见本篇第一部分第三章第十节)。肠道积血要及时清除,可采取生理盐水或弱酸液(如稀醋酸溶液)清洁灌肠,一方面促进肠道积血的排出以减少氨的生成,另一方面酸化肠道减少氨的吸收,必要时可口服或鼻饲轻泻药。

4. 预防和控制感染 肝硬化失代偿期患者易合并感染,一旦发现感染,应积极控制感染。对于肝硬化大量腹水或合并静脉曲张破裂出血者,应高度警惕感染的可能性,必要时予抗生素预防性治疗。

5. 其他 注意防治顽固性便秘,有睡眠节律障碍可给予褪黑素以调整其生物钟,有门体分流并对蛋白质食物耐受差的患者应避免高蛋白饮食。

(二) 减少肠道氮源性毒物的生成与吸收

1. 限制蛋白质的摄入 Ⅲ~Ⅳ期 HE 患者起病数日内应禁止从肠道补充蛋白质,昏迷超过 2 d 应给予静脉补充支链氨基酸溶液;Ⅰ~Ⅱ期 HE 患者可限制在 20 g/d 以内,神志恢复后逐渐增加蛋白质的摄入,从 20 g/d 开始逐渐加量至 1 g/(kg·d),以不再次出现 HE 为宜。建议以补充植物蛋白为主。治疗过程中应保证热量供应和各种维生素补充。

2. 清洁肠道 对上消化道出血或便秘患者应及时清洁肠道,方法如前述。

3. 口服不吸收双糖 乳果糖(lactulose,β- 半乳糖果糖)是一种合成的双糖。乳果糖口服或灌肠是目前国内外公认的最有效的治疗方法之一,可用于各期 HE 及 MHE 的治疗。治疗剂量为每次口服 15~30 mL,2~3 次/d,以每天排 2~3 次软便为宜。亦可用乳果糖稀释至 33.3% 保留灌肠,达到酸化肠道的作用。拉克替醇(乳糖醇,lactitol)是另一种类似乳果糖的肠道不吸收双糖,其治疗效果与乳果糖相似,但甜度低,口感好,不良反应较少。

4. 抑制肠道细菌生长 口服肠道不易吸收的抗生素可有效抑制肠道产脲酶的细菌,减少氨的生成。常用的有利福昔明、新霉素、甲硝唑等。利福昔明是利福霉素的衍生物,具有广谱、强效抑制肠道内细菌生长的作用,口服后不吸收,耐受性好,起效较快,只在胃肠道局部起作用,推荐剂量为 0.8~1.2 g/d,分 3 次口服。

5. 微生态制剂 口服某些不产脲酶的益生菌制剂,如乳酸杆菌、肠球菌、双歧杆菌等,可抑制有害菌的生长,并酸化肠道,对防止氨和有毒物质的吸收有一定作用。

(三) 促进体内氨的代谢

1. L- 鸟氨酸 -L- 天冬氨酸(L-ornithine L-aspartate,LOLA) 是两种氨基酸鸟氨酸和天冬氨酸的混合制剂,通过促进体内的尿素循环(鸟氨酸循环)而降低血氨。用法为静脉滴注,20~40 g/d,清醒后逐渐减量至 20 g/d。

2. 鸟氨酸 -α- 酮戊二酸 其降氨机制与 LOLA 相同,但疗效不如 LOLA。

3. 其他 谷氨酸钠或钾、精氨酸等药物理论上具降血氨作用,临床使用应根据血气分析及电解质情况。

(四) 调节神经递质

1. GABA/BZ 复合受体拮抗剂 氟马西尼(flumazenil)可以拮抗内源性苯二氮䓬所致的神经抑制。对Ⅲ~Ⅳ期 HE 患者具有促醒作用。静脉注射 0.5~1.0 mg,起效快,往往在数分钟之内,但维持时间很短,通常在 4 h 之内。

2. 减少或拮抗假性神经递质 口服或静脉给予支链氨基酸为主的氨基酸混合液,可纠正氨基酸代谢不平衡,竞争性抑制芳香族氨基酸进入大脑,抑制大脑中假性神经递质的形成。

(五) 人工肝及肝移植

人工肝常用于急性肝衰竭引起的 HE,对 HE 有暂时的、一定程度的疗效,有可能为肝移植赢得手术时机。目前有多种非生物型人工肝支持系统,包括血浆置换、血液透析、血液灌流、分子吸附剂再循环系统等,可清除 HE 患者血液中炎症介质、内毒素,降低血氨,降低血胆红素浓度及改善凝血酶原时间,并可补充凝血因子。

肝移植是治疗各种终末期肝病的一种有效手段,尤其是持续和反复发作的 HE。但目前供体紧缺,选择适当的时机和人群进行肝移植更为重要。

(六) 其他

1. 改善脑水肿 对 HE 并发脑水肿者,可用甘露醇或高渗葡萄糖脱水。

2. 重症监护 暴发性肝衰竭患者出现重度 HE,常并发脑水肿和多器官衰竭,应给予严密监护,并积极防治各种并发症。用冰帽降低颅内温度,维持水和电解质、酸碱平衡,保证能量供应,维护有效循环血容量,避免缺氧。保持呼吸道通畅,对深昏迷者,应做气管切开排痰给氧。

七、预后

诱因明确且容易消除(如消化道出血、低钾、便秘等)、肝功能较好及分流术后由于进食高蛋白质而引起门体分流性 HE 患者预后较好,有腹水、黄疸、出血倾向及暴发性肝衰竭的患者多数预后差。难治性 HE 肝移植后预后良好。

八、预防

防治各种肝病是预防 HE 的基础。对于 MHE 应引起临床医生的重视并进行早期干预。肝病患者应在生活中避免诱发 HE 的因素。临床工作中应避免医源性的诱因,如不恰当的利尿药的使用、大量放腹水等。HE 患者经治疗好转后需长期治疗,目前主要使用乳果糖和利福昔明或联合治疗。其中利福昔明因其良好的耐受性更适宜长期使用。

(吴 斌 王 省)

第五章 原发性肝癌

原发性肝癌(primary hepatic carcinoma,PLC)是指来源于肝细胞和(或)肝内胆管上皮细胞的恶性肿瘤,主要包括肝细胞癌(hepatocellular carcinoma,HCC)、胆管细胞癌和混合型肝癌,其中 HCC 约占 90%。大体分型以块状型最多见。本病恶性程度高,易发生浸润和转移,可能发生肝癌破裂出血,最早在肝内转移,肝外转移以肺部最常见。

一、病因与发病机制

原发性肝癌的病因与发病机制尚不完全清楚。目前认为,肝炎病毒(尤其是乙型及丙型肝炎病毒)、黄曲霉毒素、饮水污染为其主要病因。此外,酒精性肝病、脂肪肝、遗传代谢因素及微量元素缺乏等也在肝癌的发病中起一定的作用。

二、病理

肝癌的病理可根据大体情况及组织细胞构成进行分型。

三、临床表现

原发性肝癌起病多较隐匿,早期常缺乏明显的临床表现,一旦出现典型临床表现,通常已属于中晚期。本病常发生在肝硬化的基础上或以转移病灶症状为首发表现,易发生漏诊或误诊。

(一)症状

肝癌早期多无症状,中晚期肝癌症状较多,且发展迅速。

1. 肝区疼痛 多为肝癌的首发症状,可因肿瘤迅速增大使肝被膜张力增加所致,多呈持续性钝痛或胀痛。若肿瘤位于肝右叶的横膈顶部,则疼痛常可放射至右肩背部;如位于肝左叶则较早出现中上腹胀痛,偶尔可出现左季肋部或背部放射性疼痛;如肿瘤位于肝实质深部,一般很少有疼痛。肝被膜下出血或肝癌破裂可出现肝区突然剧痛伴有肝区触痛或腹膜刺激症状。

2. 消化道症状 常见有食欲不振、恶心、腹胀及腹泻等,以食欲不振和腹胀最常见。常与肿瘤压迫或累及胃和肝功能损害等有关。

3. 出血倾向 常有鼻出血、牙龈出血、皮下瘀斑等,多因肝功能失代偿或合并重度肝硬化、凝血功能障碍或晚期肿瘤并发 DIC 等所致。

4. 恶性肿瘤的全身性表现 中晚期肝癌常有乏力、消瘦,因肿瘤的代谢产物及进食少等引起,严重者可出现恶病质。如肿瘤坏死、合并感染可出现发热,热型不规则,体温波动于 38℃左右。

5. 转移灶症状 肿瘤转移到其他部位可引起相应症状,有时可为肝癌的首发症状。转移到肺后可引起咳嗽和咯血,胸膜或胸腔转移可引起胸痛和血性胸腔积液。如癌栓阻塞下腔静脉可出现下肢严重水肿甚至血压下降,阻塞肝静脉可出现巴德-基亚里综合征(Budd-Chiari syndrom),亦可出现下肢水肿。转移到骨和脊柱,可引起局部疼痛,转移到脊柱者还可压迫脊髓神经引起截瘫。颅内转移可出现相应症状和体征,颅内压增高可导致脑疝而突然死亡。

6. 副肿瘤综合征 是指由于癌组织分泌影响机体代谢的异位激素或生理活性物质所引起的一组特殊综合征。常见表现有自发性低血糖、红细胞增多症、血小板增多症、高钙血症、高胆固醇血症等。罕见表现有高血压、高血糖、性早熟和促性腺激素分泌综合征、皮肤卟啉病和异常纤维蛋白原血症等,可能与肝癌组织的异常蛋白合成、异位内分泌及卟啉代谢紊乱有关。

(二)体征

肝癌的体征取决于患者就诊时病程的早晚。早期肝癌常仅有肝轻、中度增大。明显肝脾大、黄疸、腹水及其他肝硬化表现等,多属晚期表现。

1. 肝大 进行性肝大是肝癌最常见的体征。肝右叶上段肿瘤可表现为肝上界上移、膈肌抬高、运动受限或固定,肝右叶下段肿瘤常可直接扪及肿块,左叶肿瘤常表现为剑突下肿块。增大的肝表面质硬,呈结节感,表面凹凸不平,边缘钝而不整齐,常有不同程度的压痛。

2. 黄疸 为肝癌常见体征之一,多见于肝癌晚期。常因肿瘤压迫或侵入胆管,肝门区转移的肿大淋巴结压迫胆管,胆总管癌栓形成或肝功能障碍等所致。肝门区肝癌及合并胆管癌栓者,可较早出现黄疸。

3. 腹水 由于肝癌多发生在肝硬化的基础上,肝癌患者的腹水可能单纯由肝硬化引起。门静脉主干癌栓引起的腹水增长迅速,张力较大,肝静脉或下腔静脉癌栓引起者更为严重。如肝癌结节破裂可引起血性腹水,肿瘤浸润腹膜可引起癌性腹水。

4. 其他 如脾大、下肢水肿、右侧胸腔积液等。

(三) 并发症

肝癌的并发症包括上消化道出血、肝性脑病、肝癌结节破裂出血、继发感染等。

四、辅助检查

(一) 肝癌标志物检测

1. 甲胎蛋白 (alpha-fetoprotein, AFP) 存在于胚胎早期血清中，出生后即迅速消失，如在成人血清中明显升高，需注意肝细胞癌的可能。此外，生殖腺胚胎瘤、妊娠、肝病活动期、继发性肝癌和少数消化道肿瘤 AFP 可增高，但升高不如原发性肝癌显著。

AFP 是目前最有临床价值的肝癌标志物，被广泛应用于原发性肝癌的筛查、诊断、鉴别诊断、疗效评价及预后判断。我国约 60% 的肝癌患者血清中 AFP 高于 400 μg/L。

部分良性活动性肝病 AFP 呈低浓度升高，但多不超过 200 μg/L，此时与原发性肝癌鉴别可根据 AFP 与 ALT 的绝对值及其相互关系：①AFP 持续 400 μg/L 以上者虽 ALT 稍高，仍考虑肝癌可能性大。②ALT 数倍于正常值伴 AFP 低浓度升高，则以肝病活动可能性大。③AFP 与 ALT 动态曲线分离者 (AFP 升高，ALT 下降)，则倾向于肝癌诊断。根据 AFP 来源可分成 3 种 AFP 异质体类型：AFP-L1 主要来源于良性肝细胞；AFP-L2 多数由卵黄囊肿瘤产生，或者在孕妇中升高；AFP-L3 主要来源于癌变肝细胞。因此，对 AFP-L3 的检测，以及检测 AFP-L3 占总 AFP 的比率，简称甲胎蛋白异质体比率 (AFP-L3%)，特异性可达到 95% 以上，有助于提高原发性肝癌的诊断率。

2. 其他标志物 除 AFP 外，其他标志物对原发性肝癌的诊断也在不断的研究探索。

(二) 影像学检查

正常肝组织的肝动脉供血比例约占 30%，但 HCC 的肝动脉供血可高达 90%，这是目前肝癌影像诊断及介入治疗的重要血液循环基础，在影像检查增强造影时，动脉期病变的密度高于肿瘤周围肝组织，但密度很快下降并持续低于周围正常肝组织数分钟，呈现"快进快出"的现象。目前临床常用的影像学检查方法包括：超声检查、计算机体层摄影、磁共振成像、选择性肝动脉造影及正电子发射断层成像等，不同的影像学检查方法各有其特点，应根据患者具体情况综合应用，达到优势互补、全方位评估的效果，提高肝癌诊断的敏感性和特异性。

(三) 肝穿刺活体组织学检查

若通过上述检查仍不能做出诊断，可在实时超声或 CT 引导下活检或细针穿刺行组织学或细胞学检查，是目前获得直径 2.0 cm 以下小肝癌确诊的有效方法。位于肝边缘部位的肝癌穿刺检查易引起肝癌破裂，应慎重。

五、诊断与鉴别诊断

(一) 诊断标准

早期肝癌多无临床症状，诊断主要依赖 AFP 和影像学检查。少数诊断不明确的患者需肝穿刺活检以明确诊断。肝癌的早期诊断可提高手术切除率，患者预后可获得明显改善，故肝癌的早期诊断是决定临床诊治和预后的关键。

目前国际及国内临床上，结合肝癌发生的高危因素、影像学特征及血清分子标志物，对肝癌做出临床诊断。

诊断标准：满足以下任一条项，可诊断肝癌。①肝内病灶 ≤2.0 cm，超声造影、增强 CT、增强 MRI、选择性肝动脉造影等影像学检查中有 2 项检查有肝癌的典型特征表现。②肝内病灶 >2.0 cm，超声造影、增强 CT、增强 MRI、选择性肝动脉造影等影像学检查中有 1 项检查有肝癌的典型特征表现。③肝穿刺活检阳性。

对于乙型、丙型病毒性肝炎或其他病因导致肝硬化的肝癌高危患者，至少每 6 个月进行超声检查及血清 AFP 检测。如发现肝内病灶 ≤2.0 cm，超声造影、增强 CT、增强 MRI、选择性肝动脉造影等影像学检查中仅有 1 项检查有肝癌的典型特征表现，需进行肝穿刺活检，或每 2~3 个月进行影像学检查及血清 AFP 检测以明确诊断；如发现肝内病灶 >2.0 cm，超声造影、增强 CT、增强 MRI、选择性肝动脉造影等影像学检查均无肝癌的典型特征表现，需进行肝穿刺活检协助诊断。

对于乙型、丙型病毒性肝炎或其他病因导致肝硬化的肝癌高危患者，如血清 AFP 升高，特别是 AFP 持续性增高，但影像学检查未发现肝内病变，在排除妊娠、生殖系胚胎源性肿瘤、活动性肝病及消化道肿瘤的前提下，密切随访血清 AFP 及每 2~3 个月进行影像学检查复查。

(二) 临床分期

肝癌分期的目的是有利于选择治疗方案和预后评估。巴塞罗那分期系统 (Barcelona clinic liver cancer staging system, BCLC) 是 1999 年巴塞罗那肝癌小组提出的，是肿瘤分期治疗方案和预期生存相结合的常用分期系统 (表 4-2-6)。

目前，结合我国的具体国情及实践积累，依据患者一般情况、肝肿瘤情况及肝功能情况，已建立中国肝癌分期方案 (China liver cancer staging, CNLC)，正在临床应用实践及推广 (表 4-2-7)。

表 4-2-6　BCLC 分期系统

期别	PST	肿瘤状态	Okuda 分期	肝功能状态
0 期(极早期肝癌)	0	单个肿瘤 <2.0 cm	I	Child-Pugh A 级
A 期(早期肝癌)	0	单个肿瘤或 3 个病灶直径 <3.0 cm	I~II	Child-Pugh A~B 级
B 期(中期肝癌)	0	多结节肿瘤	I~II	Child-Pugh A~B 级
C 期(进展期肝癌)	1~2	血管侵犯或肝外扩散	I~II	Child-Pugh A~B 级
D 期(终末期肝癌)	3~4	任何肿瘤状态	III	Child-Pugh C 级

注:PST,行为状态检查(performance status test)。0,正常活动;1,有症状,但几乎不影响下床活动;2,白天卧床时间少于 50%;3,白天卧床时间多于 50%;4,完全卧床。

Okuda 分期:肿瘤体积 <50% 肝体积、无腹水、白蛋白≥30 g/L、总胆红素 <3 mg/dL,各积 0 分;肿瘤体积≥50% 肝体积、有腹水、白蛋白 <30 g/L、总胆红素≥3 mg/dL,各积 1 分。Okuda I 0 分;Okuda II 1~2 分;Okuda III 3~4 分。

表 4-2-7　CNLC 分期系统

期别	PST	肝功能状态	肿瘤数量、大小	血管侵犯	肝外转移
Ia	0~2	Child-Pugh A~B 级	单个肿瘤,直径≤5.0 cm	无血管侵犯	无肝外转移
Ib	0~2	Child-Pugh A~B 级	单个肿瘤,直径 >5.0 cm,或 2~3 个肿瘤,最大直径≤3.0 cm	无血管侵犯	无肝外转移
IIa	0~2	Child-Pugh A~B 级	2~3 个肿瘤,最大直径 >3.0 cm	无血管侵犯	无肝外转移
IIb	0~2	Child-Pugh A~B 级	肿瘤数目≥4 个,肿瘤直径不论	无血管侵犯	无肝外转移
IIIa	0~2	Child-Pugh A~B 级	任何肿瘤状态	有血管侵犯	无肝外转移
IIIb	0~2	Child-Pugh A~B 级	任何肿瘤状态	任何血管侵犯情况	有肝外转移
IV	3~4	Child-Pugh C 级	任何肿瘤状态	任何血管侵犯情况	任何肝外转移

(三) 鉴别诊断

原发性肝癌需注意与其他肝占位性病变或者可能引起 AFP 升高的疾病相鉴别。

六、治疗

早期诊断和早期治疗是改善肝癌预后的最主要因素,早期肝癌应尽早采取手术切除。对于不能切除的肝癌,可根据肿瘤的分期、肝功能的代偿情况,选择治疗方案。

(一) 手术治疗

1. 手术切除治疗　仍是治疗可切除肝癌的首选方法,是患者获得长期生存的重要手段。

肝癌手术的首选指征是 CNLC 分期 Ia 期、Ib 期和 IIa 期肝癌患者,肝储备功能良好,单个肿瘤或者 2~3 个肿瘤,最大直径 >3.0 cm,无血管侵犯和肝癌转移,患者 5 年生存率可高达 70.0%。

对于 CNLC IIb 期肝癌患者,如果肿瘤局限在同一段或同侧半肝,或可同时行术中射频消融处理切除范围外的病灶,即使肿瘤数目≥4 个,无血管侵犯和肝癌转移,在术前充分评估制订手术方案,手术切除有可能获得良好的效果。

对于部分 CNLC IIIa 期肝癌,由于存在血管侵犯,需要充分评估病情,判断血管侵犯情况及癌栓累及范围,决定手术方式,并结合超声引导下消融、TACE、门静脉化疗或其他系统治疗,以获得最佳治疗效果。

2. 原位肝移植治疗　是肝癌根治性治疗手段之一,尤其适用于肝功能失代偿、不适合局部手术切除及局部消融的早期肝癌患者。关于肝癌肝移植适应证,临床上采用米兰标准、美国加州大学旧金山分校(UCSF)标准等。其中以 UCSF 标准采用较多,适应证为:①单个肿瘤直径≤6.5 cm;②肿瘤数目≤3 个,其中最大肿瘤直径≤4.5 cm,且肿瘤直径总和≤8.0 cm;③无大血管侵犯。

(二) 非手术治疗

肝癌的非手术治疗方法包括局部消融治疗、肝动脉化疗栓塞、放疗、全身化疗、免疫治疗和分子靶向治疗、中医中药治疗等。

(三) 综合治疗

多学科协作、多模式综合治疗优于单一治疗。依据"早期、微创、靶向、综合"的原则和患者的具体病情,将各种治疗方法合理、序贯应用,充分发挥各自的优势,增强互补,避免拮抗,将有助于提高总体疗效。同时,对肝癌治疗应具有整体观念,在治疗肿瘤的同时,针对原发病因,特别是病毒性肝炎给予抗病毒治疗,注意保护肝等重要器官功能,增强抗肿瘤的免疫能力,为患者制订最佳的个体化治疗方案。

七、预后

肝癌的预后与患者一般情况,肿瘤大小、侵犯转移等情况相关,以下情况预后较佳:①肿瘤直径 <5.0 cm,能手术切除者;②肿瘤包膜,病理分化程度高,无血管内癌栓形成;③患者一般情况可,无肝功能障碍。如肝癌患者合并肝硬化失代偿期肝功能障碍,或有门静脉癌栓、肝癌转移、肝癌破裂出血、消化道出血、肝性脑病等,预后差。

(吴 斌)

第六章 自身免疫性肝病

近 30 年来,随着乙型肝炎病毒疫苗全民接种、血液制品管理规范化和抗病毒药的成功研发,我国乙型、丙型肝炎等病毒感染性肝病已得到有效控制。作为非病毒性肝病的重要成员,自身免疫性肝病(autoimmune liver diseases,AILD)的诊治已成为肝病领域的突出问题之一。自身免疫性肝病是一组由异常自身免疫介导的肝胆炎症性损伤,主要包括自身免疫性肝炎(autoimmune hepatitis,AIH)、原发性胆汁性胆管炎(primary biliary cholangitis,PBC)和原发性硬化性胆管炎(primary sclerosing cholangitis,PSC)。此外,这些疾病中任意两者同时出现时称为重叠综合征,以 AIH-PBC 重叠综合征最为多见。自身免疫性肝病诊治研究的重要之处在于,早期诊断和治疗可显著改善患者的预后及其生活质量,对降低我国疾病负担、改善人民健康具有重要的现实意义和社会影响。遗传易感个体在环境等因素的诱发下发病。但 AILD 各种疾病在自身免疫的攻击对象、免疫应答类型和临床表现等方面均有各自的特点。

第一节

自身免疫性肝炎

自身免疫性肝炎是一种针对肝细胞的自身免疫反应介导的肝实质炎症,以血清自身抗体阳性、高 IgG 和(或)高丙种球蛋白血症,肝组织学存在中、重度界面性肝炎为特点,不经治疗干预常可致肝硬化、肝衰竭。AIH 临床表现多样,一般表现为慢性隐匿起病,但也有急性发作,甚至引起急性肝衰竭。免疫抑制剂治疗可显著改善生化指标和临床症状,甚至能逆转肝纤维化。随着自身抗体和肝组织病理检查的广泛开展,我国 AIH 检出率逐年增加。

女性易患自身免疫性肝炎,男女比例约为 1:4。AIH 呈全球性分布,可发生于任何年龄段,但大部分患者年龄 >40 岁。我国开展的一项全国范围内的回顾性调查发现,AIH 的峰值年龄为 51 岁,89% 为女性患者。北欧白种人的平均年发病率为 $(1.07\sim1.9)/10$ 万,患病率为 16.9/10 万,而阿拉斯加居民的患病率可高达 42.9/10 万。亚太地区的患病率为 $(4\sim24.5)/10$ 万,年发病率为 $(0.67\sim2)/10$ 万。

一、病因与发病机制

自身免疫性肝炎是由缺乏自身免疫耐受而引起,病因与发病机制尚未完全明确,是遗传易感、诱发因素、分子模拟、自身抗原应答、免疫调节功能缺陷等因素相互作用的结果。无论初始诱发因素性质如何,AIH 的发病机制主要是由错综复杂的固有性免疫和适应性免疫反应参与。抗原提呈细胞(antigen presenting cell,APC)表达的 MHC II 类分子提呈自身抗原肽,供 T 细胞受体(TCR)特异性识别,在合适的共刺激信号条件下,即 $CD4^+$ 淋巴细胞上表达的 CD28 分子与 APC 表达的 CD80/CD86 分子结合后,初始辅助性 T 细胞(Th0 细胞)被激活,再根据微环境中细胞因子和抗原性质的不同,逐渐分化成不同的细胞亚型:Th1 细胞、Th2 细胞和 Th17 细胞。这些效应细胞再进一步通过分泌相应的细胞因子,启动级联免疫反应,最终引起肝损伤。

二、临床表现

AIH 临床表现多样,大多数患者起病隐匿,一般表现为慢性肝病。最常见的症状包括嗜睡、乏力、全身不适等。体检可发现肝大、脾大、腹水等体征,偶见周围性水肿。约 1/3 患者诊断时已存在肝硬化表现,少数患者以食管-胃底静脉曲张破裂出血引起的呕血、黑便为首发症状。10%~20% 的患者无明显症状,仅在体检时意外发现血清氨基转移酶水平升高。这些无症状患者进展至肝硬化的危险性与有症状患者相近。AIH 可在女性妊娠期或产后首次发病，早期诊断和及时处理对于母婴安全非常重要。约 25% 的患者表现为急性发作，甚至可进展至急性肝衰竭。部分患者病情可呈波动性或间歇性发作，临床和生物化学异常可自行缓解，甚至在一段时间内完全恢复，但之后又会复燃。这种情况需引起高度重视，因为这些患者的肝组织学仍表现为慢性炎症的持续活动，不及时处理可进展至肝纤维化。AIH 常合并其他器官或系统性自身免疫病，如桥本甲状腺炎、炎性肠病、类风湿关节炎、干燥综合征、银屑病及系统性红斑狼疮等。

三、辅助检查

(一)肝功能检查

典型血清生物化学指标异常主要表现为肝细胞损伤型改变，血清 ALT 和 AST 水平升高，而 ALP 和 GGT 水平正常或轻微升高。病情严重或急性发作时，血清总胆红素水平可显著升高。

(二)免疫学检查

1. 自身抗体 AIH 可根据自身抗体的不同分为两型：抗核抗体(antinuclear antibodiy, ANA)和(或)抗平滑肌抗体(anti-smooth muscle antibodiy, ASMA)，或抗可溶性肝抗原/肝胰抗原抗体(anti-soluble liver antigen/liver pancreas antigen, 抗 SLA/LP)阳性者为 1 型 AIH。ANA 和 ASMA 为非器官组织特异性自身抗体，在高滴度阳性时支持 AIH 诊断，低滴度阳性可见于各种肝病甚至健康人。抗肝肾微粒体抗体 -1 型(anti-liver-kidney microsomal 1 antibody, 抗 LKM-1)和(或)抗肝细胞溶胶 I 型抗原(antiliver cytosol antigen type I, 抗 LC-1)阳性者为 2 型 AIH。此外，对常规自身抗体阴性但仍疑诊 AIH 的患者，建议检测其他自身抗体，如非典型外周型抗中性粒细胞胞质抗体(pANCA)和抗去唾液酸糖蛋白受体抗体(antibodies against asialoglycoprotein receptor, ASGPR)等。

2. 血清免疫球蛋白 IgG 和(或)γ 球蛋白升高是 AIH 特征性的血清免疫学改变之一。血清 IgG 水平可反映肝内炎症活动程度，经免疫抑制治疗后可逐渐恢复正常。因此，该项指标不仅有助于 AIH 的诊断，而且对检测治疗应答具有重要参考价值，在初诊和治疗随访过程中应常规检测。

(三)肝组织学检查

AIH 病理组织学表现多样，可为急性，也可慢性，纤维化程度也不尽相同，其病变本质是肝细胞损伤，主要病理特点有：界面性肝炎(中重度)、淋巴 - 浆细胞浸润，肝细胞呈玫瑰花环排列及淋巴细胞穿入肝细胞的组织学表现。

四、诊断与鉴别诊断

(一)诊断标准

由于 AIH 缺乏特异性的临床表现和生化指标，因此其临床诊断仍存在一定困难。国际自身免疫性肝炎学组(International Autoimmune Hepatitis Group, IAIHG)分别于 1993 年和 1999 年制订并更新了 AIH 的描述性诊断标准和诊断积分系统。虽然该积分系统对诊断 AIH 具有良好的敏感性和特异性，但包括 13 个主要临床组分，共 29 项计分等级，过于复杂的体系使之难以在临床实践中全面推广。有鉴于此，2008 年 IAIHG 提出了 AIH 的简化诊断标准，其初衷是制订一种更适合日常临床工作的积分系统，从而区别于主要用于科研的传统诊断积分系统。为便于区分，现将 1999 年更新的系统称为复杂诊断积分系统(表 4-2-8)，2008 年的为简化诊断积分系统(表 4-2-9)。

(二)鉴别诊断

ANA 和 ASMA 等自身抗体缺乏疾病特异性，低滴度的自身抗体也可见于其他多种肝内外疾病如病毒性肝炎、非酒精性脂肪性肝病、肝豆状核变性等肝病及系统性红斑狼疮、类风湿关节炎等自身免疫病。因此，需进行仔细的鉴别诊断(表 4-2-10)。

五、治疗

AIH 治疗的总体目标是获得肝组织学缓解，防止肝纤维化和肝衰竭，延长患者生存期。临床上可行的治疗目标是获得完全生物化学指标缓解，即血清氨基转移酶(ALT/AST)和 IgG 水平均恢复正常。

(一)免疫抑制治疗指征

所有活动性 AIH 患者均应接受免疫抑制治疗，并可根据疾病活动度调整治疗方案和药物剂量。中度以上炎症活动者，即血清氨基转移酶水平 >3 × (正常值上限) ULN, IgG>1.5 × ULN；急性 AIH，即 ALT 和(或)AST>10 × ULN，甚至重症(伴出凝血异常：INR>1.5)应及时启动免疫抑制治疗，以免出现急性肝衰竭。对于轻微炎症活动(血清氨基转移酶水平 <3 × ULN, IgG<1.5 × ULN)的老年(>65 岁)患者需平衡免疫抑制治疗的益处和风险做个体化处理。暂不启动免疫抑制治疗者需严密观察，如患者出现明显的临床症状，或出现明显炎症活动可进行治疗。从肝组织学角度判断，存在中度以上界面性肝炎是治

表 4-2-8　IAIHG 1999 年修正的 AIH 复杂诊断积分系统

参数 / 临床特征	计分	参数 / 临床特征	计分
女性	+2	药物史	
ALP(正常上限倍数):AST(或 ALT)(正常上限倍数)的比值		阳性	−4
		阴性	+1
<1.5	+2	平均酒精摄入量	
1.5~3.0	0	<25 g/d	+2
>3.0	−2	>60 g/d	−2
血清 γ 球蛋白或 IgG 与正常值的比值		肝组织学检查	
>2.0	+3	界面性肝炎	+3
1.5~2.0	+2	主要为淋巴 – 浆细胞浸润	+1
1.0~1.5	+1	肝细胞呈玫瑰花环样改变	+1
<1.0	0	无上述表现	−5
ANA,SMA 或 LKM-1 滴度		胆管改变	−3
>1：80	+3	其他改变	−3
1：80	+2	其他免疫性疾病	+2
1：40	+1	其他可用的参数	
<1：40	0	其他特异性自身抗体(SLA/LP,LC-1,ASGPR,pANCA)	+2
AMA 阳性	−4	阳性	
肝炎病毒标志物		HLA-DR3 或 DR4	+1
阳性	−3	对治疗的反应	
阴性	+3	完全	+2
		复发	+3

总积分的解释			
治疗前		治疗后	
明确的 AIH	≥16	明确的 AIH	≥18
可能的 AIH	10~15	可能的 AIH	12~17

注:ALP,碱性磷酸酶;AST,天冬氨酸氨基转移酶;ALT,丙氨酸氨基转移酶;IgG,免疫球蛋白 G;ANA,抗核抗体;SMA,抗平滑肌抗体;LKM-1,抗肝肾微粒体 I 型抗体;AMA,抗线粒体抗体;SLA,抗可溶性肝抗原;LC-I,抗肝细胞溶胶 I 型抗原;ASGPR,抗去唾液酸糖蛋白受体抗体;pANCA,外周型抗中性粒细胞胞质抗体;HLA,人类白细胞抗原。

表 4-2-9　简化 AIH 诊断积分系统

变量	标准	分值	备注
ANA 或 ASMA	≥1：40	1 分	相当于我国常用的 ANA 1：100 的最低滴度
ANA 或 ASMA	≥1：80	2 分	多项同时出现时最多 2 分
LKM-1	≥1：40		
SLA 阳性	阳性		
IgG	> 正常值上限	1 分	
	>1.10 倍正常值上限	2 分	
肝组织学	符合 AIH	1 分	界面性肝炎、门管区和小叶内淋巴 – 浆细胞浸润、肝细胞玫瑰样花环及穿入现象被认为是特征性肝组织学改变,4 项中具备 3 项为典型表现
	典型 AIH 表现	2 分	
排除病毒性肝炎	是	2 分	

=6 分:AIH 可能
≥ 7 分:确诊 AIH

表 4-2-10　AIH 的鉴别诊断

疾病	临床表现和实验室检查	病理学表现
HCV 感染	血清 ANA 可低滴度阳性或 LKM-1 阳性,IgG 水平轻度升高;抗 -HCV 抗体和 HCV RNA 阳性	肝细胞脂肪变性、淋巴滤泡形成、肉芽肿形成
药物性肝损伤	药物史明确,停用药物后好转;血清氨基转移酶水平升高和(或)胆汁淤积表现	门管区中性粒细胞和嗜酸粒细胞浸润、肝细胞呈大泡脂肪变性、肝细胞胆汁淤积,纤维化程度一般较轻(低于 S2)
非酒精性脂肪性肝病	1/3 患者血清 ANA 可低滴度阳性,血清氨基转移酶轻度升高,胰岛素抵抗表现	肝细胞呈大泡脂肪变性,肝窦纤维化,门管区炎症较轻
肝豆状核变性	血清 ANA 可阳性,血清铜蓝蛋白低,24 h 尿铜升高,可有角膜色素环(K-F 环)阳性	存在肝细胞脂肪变性、空泡状核形成、门管区炎症,可伴界面炎,可有大量铜沉着

疗的重要指征。桥接性坏死、多小叶坏死或塌陷性坏死、中央静脉周围炎等特点提示急性或重症 AIH,需及时启动免疫抑制治疗。

（二）治疗方案

一般优先推荐泼尼松(龙)和硫唑嘌呤联合治疗方案,联合治疗可显著减少泼尼松(龙)剂量及其不良反应。泼尼松(龙)可快速诱导症状缓解,血清氨基转移酶和 IgG 水平恢复正常;而硫唑嘌呤需 6~8 周才能发挥最佳免疫抑制效果,多用于维持缓解。硫唑嘌呤最常见的不良反应是血细胞减少,可能与红细胞内巯唑嘌呤甲基转移酶(thiopurine methyltransferase, TPMT)活性低有关。因此,加用硫唑嘌呤的患者需严密监测血常规变化,特别是用药的前 3 个月。如发生血白细胞的快速下降或白细胞 $<3.5 \times 10^9/L$ 需紧急停用硫唑嘌呤。

泼尼松(龙)单药治疗时初始剂量一般选择 40~60 mg/d,并于 4 周内逐渐减量至 15~20 mg/d。初始剂量可结合患者症状、血清氨基转移酶和 IgG 水平特别是肝组织学炎症程度进行合理选择。单药治疗适用于合并血细胞减少、巯基嘌呤甲基转移酶功能缺陷、妊娠或拟妊娠、并发恶性肿瘤的 AIH 患者。此外,患者如出现终末期肝病或急性肝衰竭等情况,需考虑进行肝移植术。

第二节
原发性胆汁性肝硬化 🔗

第三节
原发性硬化性胆管炎

原发性硬化性胆管炎(primary sclerosing cholangitis, PSC)是一种病因不明的慢性进展性胆汁淤积性肝病。病变以胆管弥漫性炎症和纤维化为特征,导致肝内、外胆管的多灶性狭窄。PSC 发病隐匿,患者早期常无明显症状,但进行性胆管梗阻和胆道炎症可致肝硬化和肝衰竭。至

今尚无有效药物可提高患者的存活率。对于合并终末期肝病、反复发作的胆管炎或者胆管高级别上皮内瘤变者,肝移植是唯一明确有效的治疗手段。

一、流行病学

PSC 属于罕见病,北美和欧洲人群的患病率为(6~16.2)/10 万,发病率为(0.9~1.3)/10 万。亚洲和南欧国家报道的患病率及发病率相对偏低。PSC 好发于男性,男女之比约为 2∶1,可发生于任何年龄,确诊疾病的中位年龄约为 40 岁。30%~80% 的 PSC 患者合并炎性肠病(IBD),其中大部分为溃疡性结肠炎(UC)。另外,PSC 患者胆管和结直肠恶性肿瘤的发病率较普通人群明显升高,3.3% ~36.4% 的 PSC 患者会发展为胆管癌。

二、病因与发病机制

迄今为止,PSC 的发病机制尚不明确。目前存在多种假说来解释本病的发生发展,如"肠漏"假说、肠道淋巴细胞归巢假说、毒性胆汁假说等,但这些理论均不能完全阐释 PSC 的病理生理机制。研究者们普遍认为,PSC 是遗传易感者在环境因素作用下发生的。

三、临床表现

PSC 临床表现多样,可起病隐匿,15%~50% 的患者诊断时无症状,仅在体检时因发现 ALP 升高而诊断,或因 IBD 及其他疾病进行肝功能筛查时诊断;出现慢性胆汁淤积者大多已有胆道狭窄或肝硬化。患者出现症状时,最常见的为上腹疼痛、瘙痒、黄疸,最常见的体征为肝脾大。发生胆管狭窄时可有继发性细菌性胆管炎,表现为上腹痛、发热、黄疸,晚期有消瘦、腹水、食管 - 胃底静脉曲张及肝性脑病等肝硬化表现。同时 PSC 可伴有与免疫相关疾病,如硬化性甲状腺炎、系统性红斑狼疮、风湿性关节炎及腹膜后纤维硬化等。

四、辅助检查

（一）肝功能检查

PSC 的血清生化异常主要表现为胆汁淤积,通常伴有 ALP、GGT 水平升高,但无明确诊断标准的临界值。ALP 波动范围很广,部分患者在病程中可维持在正常水平,有研究认为,ALP 低水平与 PSC 较好预后存在一定相关性。血清氨基转移酶通常正常,有些患者也可升高 2~3 倍正常上限。若氨基转移酶水平显著升高,需考虑存在急性胆道梗阻或自身免疫性肝炎重叠的可能。病程初期,胆红素和白蛋白常处于正常范围内,随着疾病进展可能会出现异常,晚期可有低蛋白血症及凝血功能障碍。

（二）免疫学检查

1. 自身抗体 超过 50% 的 PSC 患者血清中可检测出多种自身抗体,包括抗核抗体(ANA)、抗中性粒细胞胞质抗体(pANCA)、抗平滑肌抗体(SMA)、抗内皮细胞抗体、抗磷脂抗体等,其中 pANCA 分别在 33%~85% 的 PSC 和 40%~87% UC 患者中阳性。但上述抗体一般为低效价阳性,且对 PSC 均无诊断价值。PSC 特异性的自身抗体目前尚未发现。

2. 血清免疫球蛋白 约 30% 的患者可出现高丙种球蛋白血症,约 50% 的患者可伴有免疫球蛋白 G(IgG)或 IgM 水平的轻至中度升高,但免疫球蛋白异常及其治疗过程中的转归对预后并无明确提示意义。

（三）影像学检查

胆道成像对于 PSC 诊断的确立至关重要,以往经内镜逆行胰胆管造影(ERCP)被认为是诊断 PSC 的金标准,尤其是对诊断肝外胆管及一级肝内胆管等大胆管型 PSC 意义较大。PSC 典型的影像学表现为肝内外胆管多灶性、短节段性、环形狭窄,胆管壁僵硬缺乏弹性似铅管样,狭窄上端的胆管可扩张呈串珠样表现,进展期患者可显示长段狭窄和胆管囊状或憩室样扩张,当肝内胆管广泛受累时可表现为枯树枝样改变。ERCP 为有创检查,有发生多种严重并发症的可能,如胰腺炎、细菌性胆管炎、穿孔、出血等。对于可疑 PSC 患者,过去 10 年中磁共振胰胆管成像(MRCP)已逐渐取代了 ERCP 检查。MRCP 属于非侵入性检查,具有经济、无放射性、无创等优势。高质量 MRCP 显示胆道系统梗阻的准确性与 ERCP 相当,已成为目前首选的影像学检查方法。PSC 的 MRCP 表现主要为局限或弥漫性胆管狭窄,狭窄的胆管在 MRCP 上显影不佳,表现为胆管多处不连续或呈"虚线"状,病变较重时可出现狭窄段融合,小胆管闭塞导致肝内胆管分支减

少;其余较大胆管狭窄、僵硬似"枯树枝"状,称"剪枝征"。肝外胆管病变的主要表现为胆管粗细不均,边缘毛糙欠光滑。

（四）肝组织学检查

PSC 的诊断主要依赖影像学,肝活检对于诊断 PSC 并非必需。基本组织学改变是中等或大胆管周围"洋葱皮样"的管周纤维化伴随胆管上皮变性、萎缩最终被透明的瘢痕组织取代,上述病变加上小叶间胆管数目减少,对 PSC 具有诊断意义。由于病变主要累及大胆管,肝穿活检诊断率不到 40%。小胆管型 PSC 仅累及小胆管,表现为小叶间胆管被瘢痕组织代替,肝活检单纯出现小胆管周围纤维化仍需警惕 PSC。

五、诊断与鉴别诊断

（一）诊断

由于 PSC 自然史的高度变异性及缺乏特异性诊断标志物,PSC 严格的诊断标准尚未建立。2015 年我国共识推荐诊断标准为:①患者存在胆汁淤积的临床表现及生化学改变;②胆道成像具备 PSC 典型的影像学特征;③除外其他因素引起的胆汁淤积。若胆道成像未见明显异常发现,但其他原因不能解释的 PSC 疑诊者,需肝活检进一步确诊或除外小胆管型 PSC。

（二）鉴别标准

PSC 主要与继发性硬化性胆管炎相鉴别。继发性硬化性胆管炎是一组临床特征与 PSC 相似,但病因明确的疾病。常见病因包括胆总管结石、胆道手术创伤、反复发作的化脓性胆管炎、肿瘤性疾病(胆总管癌、肝细胞癌侵及胆管、壶腹部癌、胆总管旁淋巴结转移压迫)、胰腺疾病(胰腺癌、胰腺囊肿和慢性胰腺炎)、肝胆管寄生虫、IgG4 相关性硬化性胆管炎(IgG4-SC)等。特别是 PSC 患者既往有手术或同时患有胆道疾病或肝胆管肿瘤时,两者的鉴别诊断很有难度。仔细询问病史资料和病程中是否伴有 IBD 对于鉴别尤为重要。另外还需与其他胆汁淤积性疾病鉴别,如 PBC、AIH、药物性肝损伤、慢性活动性肝炎、酒精性肝病等。特别是有些不典型的 PSC,血清 ALP 仅轻度升高,而氨基转移酶却明显升高,易误诊为 AIH。

六、治疗

目前为止,国际 PSC 诊疗指南仍未提出推荐的药物治疗方案,内镜治疗对改善患者胆汁淤积症状有一定帮助。由于 PSC 的发病机制并未完全阐明,目前有多

种治疗药物,包括熊去氧胆酸、抗生素、免疫抑制剂及调脂药、益生菌等。PSC 患者肝内外大胆管的狭窄、扩张发生率高达 50%,因此内镜下扩张或联合支架植入以改善患者胆汁流、缓解症状,是常用治疗方法。肝移植是终末期 PSC 患者的唯一有效治疗方案,对于 PSC 推荐最佳的肝移植时机难度较大,因为这一疾病的病程、发生肝胆系统恶性肿瘤、胆道系统细菌感染及炎性肠病累及等情况在患者间的变异度较大。研究认为,相较于病毒性和酒精性肝病,PSC 等自身免疫性肝病进行肝移植的预后更佳,随着手术技巧和术后管理水平的提高,肝移植术后早期病死率显著下降,有越来越多的研究报道患者行肝移植术后胆道狭窄和 PSC 复发及再移植的情况。

(马　雄　王绮夏)

第七章　脂肪性肝病

脂肪性肝病(fatty liver disease,FLD)是以肝细胞脂肪过度储积和脂肪变性为特征的临床病理综合征,可由多种因素或疾病引起,包括酒精、药物、感染、妊娠、代谢性疾病和营养障碍等。根据有无过量饮酒病史,可分为酒精性脂肪性肝病、非酒精性脂肪性肝病。

第一节
酒精性肝病

酒精性肝病(alcoholic liver disease,ALD)是由于长期大量饮酒导致的肝中毒性损害,其疾病谱包括酒精性脂肪肝、酒精性肝炎、酒精性肝纤维化和肝硬化。严重酗酒时可诱发广泛肝细胞坏死,甚至肝衰竭。本病在欧美国家多见,近年来我国的发病率也有上升。目前居我国肝硬化病因的第 2 位。

一、病因与发病机制

乙醇(酒精)主要在小肠上段吸收,90% 以上经肝代谢。乙醇在肝内主要通过乙醇脱氢酶(ADH)代谢为乙醛,再通过乙醛脱氢酶(ALDH)代谢为乙酸进入三羧酸循环。多余的乙醇也可通过肝微粒体乙醇氧化酶系统(MEOS)、过氧化物酶(H_2O_2 酶)途径降解。

酒精性肝病的发病机制主要与以下几个方面有关:①乙醇的中间代谢产物乙醛是高度反应活性分子,与细胞内的蛋白质形成复合物,对肝有直接损伤作用,还可通过诱导自身免疫系统,间接导致肝细胞遭受免疫系统的攻击。②乙醇可诱导 MEOS 通路的细胞色素 CYP2E1,加剧细胞氧化应激和脂质过氧化反应;大量酒精摄入导致肠源性内毒素血症,促进各种炎症因子(TNF-α、IL-1、IL-2、IL-8 等)释放,引起肝细胞损伤。

增加酒精性肝病发生的危险因素主要有:①饮酒量及时间:一般而言,男性饮酒量折合乙醇摄入量 ≥ 40 g/d,女性 ≥ 20 g/d,超过 5 年;或 2 周内有大量饮酒史(>80 g/d)即可发病。②饮酒方式:空腹饮酒、连续饮酒更易造成肝损伤。③性别:同样的乙醇摄入量,女性比男性易患酒精性肝病。④遗传易感因素:被认为与酒精性肝病的发生密切相关,但具体的遗传标志物尚未确定。⑤其他肝病:合并乙型或丙型肝炎病毒感染,可增加酒精性肝病发生的危险性,并可使酒精性肝损害加重。⑥营养状态:肥胖是酒精性肝病的独立危险因素。营养不良与酒精性肝病的病死率密切相关。

二、临床表现

临床表现与患者饮酒的方式、饮酒量和嗜酒时间长短、个体对乙醇的敏感性相关,患者可在长时间内无症状和体征。

酒精性脂肪肝为最常见和最轻的类型,一般无症状或症状轻微,可有乏力、食欲不振、右上腹隐痛或不适,肝不同程度增大。

酒精性肝炎临床表现差异较大,与组织学损害程度相关。常发生在近期(数小时至数周)大量饮酒后,出现发热(一般为低热)、恶心厌食、肝区疼痛、黄疸、腹泻等症状,严重者可并发急性肝衰竭。

酒精性肝硬化发生于长期大量饮酒者,其临床表现与其他原因引起的肝硬化相似。可以门静脉高压为主要表现,伴有贫血、营养不良、肝掌、蜘蛛痣、男性乳腺发育等。可伴有慢性酒精中毒的表现,如精神神经症状(酒精依赖、戒断综合征)、慢性胰腺炎等。

三、辅助检查

（一）生化检查

血清 AST、ALT 轻中度升高，以 AST 为著，AST/ALT 常大于 2，但 AST 和 ALT 值很少大于 500 U/L，否则，应考虑是否合并其他原因引起的肝损害。禁酒 4 周后，血清 AST、ALT 基本恢复正常。此外，血清 GGT、总胆红素（TBil）、凝血酶原时间（PT）和平均血细胞比容（MCV）等指标也可有不同程度的改变。细胞膜抗体，乙醇代谢基因（乙醛脱氢酶）的检测有助于对酒精相关疾病风险的判断。

（二）影像学检查

影像学检查用于反映肝脂肪浸润的分布类型，粗略判断弥漫性脂肪肝的程度，以及是否存在肝硬化。

1. 超声检查　超声可见肝体积增大，肝近场回声弥漫性增强，肝远场回声逐渐衰减；肝内管道结构显示不清，但肝内血管走向正常。

2. CT　弥漫性肝密度降低，肝/脾的 CT 比值≤1，可明确脂肪性肝病的诊断。

3. 瞬时弹性成像　是一种快速、简单、安全、易学的检测方法，可广泛应用。它通过测量肝硬度来评价肝纤维化的程度。

（三）病理学检查

肝组织活检是确定酒精性肝病及分期分级的可靠方法，是判断肝损伤严重程度和预后判断的重要依据。

酒精性脂肪肝的病理学改变主要为大泡性或大泡性为主伴小泡性的混合性肝细胞脂肪变性。在酒精性肝炎、肝纤维化中，肝细胞内出现酒精性透明小体（马洛里小体）。

酒精性肝硬化表现为肝小叶结构完全毁损，代之以广泛纤维化和假小叶形成，多为小结节性肝硬化。根据纤维间隔有无界面性肝炎，分为活动性和静止性。

四、诊断

饮酒史是诊断酒精性肝病的必备依据，应详细询问患者饮酒的种类、每日摄入量、持续饮酒时间和饮酒方式等。我国现有酒精性肝病的诊断标准如下。

（1）有长期饮酒史，一般超过 5 年，折合乙醇摄入量男性≥40 g/d，女性≥20 g/d，或 2 周内有大量饮酒史，折合乙醇摄入量 80 g/d，但应注意性别、遗传易感性等因素的影响。乙醇摄入量（g）=饮酒量（mL）× 乙醇含量（%）×0.8。

（2）临床症状为非特异性，可无症状，或有右上腹胀痛、食欲不振、乏力、体重减轻、黄疸等；随着病情加重，可有神经精神症状和蜘蛛痣、肝掌等表现。

（3）血清 AST、ALT、GGT、TBil、PT、MCV、CDT 等指标升高。禁酒后这些指标可明显下降，通常 4 周内基本恢复正常（但 GGT 恢复较慢）有助于诊断。

（4）肝超声、CT、MRI 或弹性成像检查有典型表现。

（5）排除嗜肝病毒现症感染及药物、中毒性肝损伤、自身免疫性肝病、肝豆状核变性脂肪肝、血色病脂肪肝等。酒精性脂肪性肝病无特异性临床诊断方法，长期饮酒史的仔细询问非常重要，符合第 1 项者，排除其他原因的肝病，同时具有第 3、4 项者，可诊断为酒精性肝病。

五、治疗

（一）戒酒

戒酒是治疗酒精性肝病最重要的治疗措施，戒酒能显著改善各个阶段患者的组织学改变和生存率，减缓疾病的进展。

（二）营养支持

长期饮酒者常见蛋白质营养不良和维生素缺乏症，所以患者应在戒酒的基础上提供高蛋白质、低脂肪饮食，并注意补充维生素。

（三）药物治疗

腺苷甲硫氨酸可以改善酒精性肝病患者的临床症状和生化指标；多烯磷脂酰胆碱可稳定肝窦内皮细胞膜和肝细胞膜；乙酰半胱氨酸可促进肝细胞修复；美他多辛可加速乙醇从血清中清除；糖皮质激素用于治疗酒精性肝病尚有争议，但可改善重症酒精性肝炎患者的生存率。

（四）肝移植

严重酒精性肝硬化患者可考虑肝移植，但要求患者肝移植前戒酒 3~6 个月，并且无严重的其他器官的酒精性损害。

六、预后

酒精性脂肪肝一般预后良好，戒酒后可完全恢复。酒精性肝炎戒酒后大多可恢复。若不戒酒，酒精性脂肪肝可进展为酒精性肝炎、酒精性肝硬化甚至肝癌。

第二节
非酒精性脂肪性肝病

非酒精性脂肪性肝病（non-alcoholic fatty liver disease，NAFLD）是指除外长期过量饮酒和其他明确有肝损害因素所致的，以弥漫性肝细胞大泡性脂肪变为主要特征的临床病理综合征，包括非酒精性单纯性脂肪肝（nonalcoholic simple fatty liver，NAFL，也称单纯性脂肪肝）、非酒精性脂肪性肝炎（nonalcoholic steatohepatitis，NASH）及相关肝硬化和肝细胞癌。NAFLD 更名为代谢相关性脂肪性肝病（metabolic associated fatty liver disease，MAFLD），不仅将代谢功能障碍列为脂肪性肝病的重要病因，还避免了酒精性肝病、其他原因所致的脂肪性肝病与 MAFLD 并存时的诊断矛盾。

一、病因与发病机制

NAFLD 的病因复杂，高脂肪饮食、久坐少动的生活方式、肥胖、高血压、血脂紊乱和 2 型糖尿病等成为 NAFLD 的易感因素。"二次打击"学说和"多重打击"学说解释了部分发病机制。初次打击主要是胰岛素抵抗；第二次打击主要是脂质过量沉积的肝细胞发生氧化应激和脂质过氧化；此外，肠道菌群紊乱、遗传因素、免疫功能紊乱等在疾病发生发展中也有一定作用。

二、病理

NAFLD 的特征性病理改变是大泡性或以大泡为主的混合性肝细胞脂肪变。根据肝内脂肪变、炎症和纤维化的程度，将 NAFLD 分为单纯性脂肪性肝病、脂肪性肝炎，后者可进展成脂肪性肝纤维化、肝硬化、肝癌。

单纯性脂肪性肝病：肝小叶内 >30% 的肝细胞发生脂肪变，以大泡性脂肪变性为主，不伴有肝细胞的炎症、坏死。

脂肪性肝炎：腺泡 3 带出现气球样肝细胞，腺泡点灶状坏死，门管区炎症伴（或）门管区周围炎症。腺泡 3 带出现窦周／细胞周纤维化，可扩展到门管区及周围，出现局灶性或广泛的桥接纤维化。

三、临床表现

NAFLD 起病隐匿，进展缓慢，常无症状。少数患者可有乏力、右上腹轻度不适、肝区隐痛或上腹胀等非特异症状。严重脂肪性肝炎可出现黄疸、食欲不振、恶心、呕吐等症状。常规体检中，部分患者可发现肝大。发展至肝硬化失代偿期则可出现蜘蛛痣、肝掌、腹水等临床表现。

四、辅助检查

（一）血清学检查

血清氨基转移酶水平正常或轻、中度升高，通常以 ALT 升高为主。碱性磷酸酶（ALP）和 γ-GT 亦可有轻、中度升高。部分患者伴有血脂、尿酸、转铁蛋白、空腹血糖升高或糖耐量异常。

（二）影像学检查

超声检查是诊断脂肪性肝病的重要手段，诊断准确率高达 70%~80%。NAFLD 的超声表现为：①肝近场回声弥漫性增强，回声强于肾；②肝内管道结构显示不清；③肝远场回声逐渐衰减。根据超声在脂肪组织传播的衰减特征，可判断肝脂肪变性的程度。CT 诊断脂肪肝的依据为肝密度普遍降低，肝／脾 CT 值之比 <1.0。MRI 是无创定量肝脂肪的最优方法。

（三）病理学检查

肝穿刺组织病理学检查是确定 NAFLD 的重要方法，对鉴别局灶性脂肪性肝病与肝肿瘤、某些少见疾病（如血色病、胆固醇酯贮积病和糖原贮积病等）有重要意义。

五、诊断

NAFLD 的诊断必须符合以下 3 点：①无饮酒史或饮酒折合乙醇摄入量男性 <140 g/ 周，女性 <70 g/ 周；②排除病毒性肝炎、药物性肝病、全胃肠外营养、肝豆状核变性、自身免疫性肝病等可导致脂肪肝的特定疾病；③肝活检组织学改变符合脂肪性肝病的病理学诊断标准。

鉴于肝组织学诊断有时难以获取，NAFLD 定义为：①肝影像学表现符合弥漫性脂肪肝的诊断标准且无其他原因可供解释；和（或）②有代谢综合征相关组分的患者出现不明原因的血清 ALT 和（或）AST、γ-GT 持续增高半年，减肥和改善胰岛素抵抗后，异常酶谱和影像学脂肪肝改善或恢复正常者可明确 NAFLD 的诊断。

六、治疗

针对 NAFLD 的原发病和危险因素进行治疗，如运动、限制高热量饮食、控制血糖血脂等。目前，尚缺乏 NAFLD 的特效药物，临床上通常会使用胰岛素增敏剂（二甲双胍、吡格列酮、罗格列酮）和调脂药改善胰岛素抵抗、纠正糖脂代谢紊乱，维生素 E、多烯磷脂酰胆碱等减轻脂质过氧化。

单纯性脂肪性肝病一般只需加强运动、改变饮食即可。针对 NASH，在运动、改善饮食的基础上，选用一种或联合多种药物进行治疗。对改变生活方式和药物治疗无反应者，可通过减重手术进行治疗。

七、预后

单纯性脂肪性肝病、脂肪性肝炎一般预后良好，经积极治疗多可完全恢复或逆转。部分脂肪性肝炎可发展为脂肪性肝硬化，其预后与其他病因所致的肝硬化相似。

（聂 飚 郁冰清）

第八章　胆囊和胆道疾病

第一节
急性胆囊炎

急性胆囊炎（acute cholecystitis）是一种常见疾病，是指胆囊壁的急性炎症，根据胆囊内有无结石可分为结石性胆囊炎和非结石性胆囊炎，其中结石性胆囊炎占 90%~95%。其临床症状可有发热、右上腹痛、恶心、呕吐、黄疸等表现，病情严重者可出现化脓、坏疽、穿孔、胆内瘘。

一、病因与发病机制

（一）胆囊管梗阻

大部分急性胆囊炎与胆囊结石相关，结石嵌顿于胆囊颈或胆囊管引起胆囊机械性梗阻，发生胆囊急性炎症。

（二）细菌感染

本病与感染密切相关，主要包括血源性、肝源性感染及逆行性的肠源性感染，致病菌以革兰氏阴性菌为主，少数为革兰氏阳性菌和真菌，大多为混合感染。

当胆总管和胰管的共同通道发生梗阻时，可导致胰液反流入胆囊，损伤胆囊黏膜，发生胆囊炎。

（三）其他因素

急性胆囊炎与创伤、手术、烧伤、较长时间低血压、休克、全身性感染及较长时间全胃肠外营养等因素也有相关性，多为急性非结石性胆囊炎。

二、病理

急性单纯性胆囊炎仅见胆囊黏膜层炎症、充血、水肿；急性化脓性胆囊炎可见胆囊全层炎症，囊内充满脓液，浆膜面可见脓性纤维性渗出；当胆囊因积脓极度膨胀，引起胆囊壁出现缺血、坏疽，称为急性坏疽性胆囊炎。

三、临床表现

（一）症状

1. 腹痛　为本病最重要症状。常突然发作，表现为右上腹剧烈疼痛或全腹痛，疼痛可向右肩部和右肩胛下角等处放射。诱发因素与进食有关，特别是高脂饮食后。

2. 恶心、呕吐　和食欲不振为常见症状，见于 85%~90% 的患者，多因结石阻塞胆囊管或胆总管扩张所致。

3. 发热　轻型病例常有畏寒和低热。重型病例则可有寒战和高热，体温可达 39 ℃以上。

4. 黄疸　较少见，一般程度较轻，主要因胆总管结石、炎症、水肿、Oddi 括约肌痉挛或并发胆管炎、胰腺炎所致。

（二）体征

患者呈急性痛苦面容。少数患者可有轻度的皮肤和巩膜黄染。腹部查体可见右上腹饱满或稍膨隆，右肋下胆囊区可有局限性腹肌紧张、压痛及反跳痛，墨菲征阳性或右上腹包块。当病情加重时，腹部压痛及腹肌紧张可扩展至腹部其他区域或全腹。

（三）并发症

急性胆囊炎最初发作的 24 h 为化学性炎症为主，此后，致病菌通过胆道逆行、血液循环、淋巴途径进入胆囊，在胆汁流出不畅时可造成化脓性胆囊炎，若此时梗阻未解除，可进一步发展成坏疽性胆囊炎、胆囊穿孔、胆囊内瘘等；当胆囊内结石（>2.5 cm）通过瘘管进入肠腔，可引起结石性肠梗阻。

三、辅助检查

（一）实验室检查

白细胞计数升高，常在（10~15）×10⁹/L，分类见中性粒细胞增加。并发坏疽、穿孔、腹膜炎时，外周血白细胞计数可超过 20×10⁹/L。

血清氨基转移酶、碱性磷酸酶在急性炎症期常增高，血清胆红素亦可增高，血清淀粉酶增高时应考虑有急性胰腺炎并存。

（二）细菌学检查

患者在使用抗生素前，应先做血培养及药敏试验，以指导临床治疗。

（三）影像学检查

超声检查简便、易行，急性胆囊炎时可见胆囊增大、囊壁增厚及双影征，囊内有结石显示强回声，其后有声影。CT、MRI 均能协助诊断。

当不能明确诊断时，可采用放射性核素扫描，如有正常胆管和肠道排泄相，而胆囊区无放射性显示，则支持本病的诊断。

四、诊断与鉴别诊断

（一）诊断

依据典型的临床表现、实验室检查、影像学检查，急性胆囊炎不难诊断(表 4-2-11)。

表 4-2-11　急性胆囊炎的诊断标准

诊断依据	诊断标准
A. 局部炎症表现	墨菲征阳性,右上腹包块 / 压痛 / 反跳痛
B. 全身炎症反应	发热,C 反应蛋白升高(≥30 mg/L),白细胞升高
C. 影像学检查	急性胆囊炎的影像学表现

注:确切诊断:A、B、C 各 1 项;疑似诊断:A 1 项 +B 1 项。

(二) 鉴别诊断

本病需与下列疾病相鉴别:消化道穿孔、急性胰腺炎、急性阑尾炎、急性病毒性肝炎、心绞痛、肺炎、胸膜炎等鉴别。

五、治疗

急性胆囊炎在起病初期,症状轻微时可通过禁食或清淡低脂饮食,解除胆道痉挛而止痛,纠正电解质紊乱,抗感染等非手术方式控制炎症和症状,病情控制后必要时择期手术。对急性化脓性、坏疽性胆囊炎或胆囊穿孔时,应及时手术治疗。

(聂　飚　郁冰清)

第二节
慢性胆囊炎

第三节
胆石症

胆石症(cholelithiasis)是指胆道系统(包括胆囊、胆管和肝管)的任何部位发生结石并引起症状的一组疾病。好发于长期高脂饮食、肥胖、女性、多产、大于 40 岁、有家族史的患者。根据结石成分不同,可将胆石症分为 3 种:胆固醇性结石、胆色素性结石和混合性结石。我国的胆结石,以混合性最多见,胆色素结石次之。临床表现取决于结石是否引起胆道感染、胆道梗阻及梗阻的部位和程度。

一、病因与发病机制

1. 胆道感染　胆道系统内细菌繁殖引起局部组织炎症,且细菌、炎症坏死组织的碎屑、虫卵可作为结石的核心。

2. 胆道动力学改变　胆道运动功能异常,胆囊收缩功能障碍使得胆汁淤积、浓缩、沉淀,利于结石形成。

3. 胆汁成分改变　胆汁中胆盐、胆固醇、磷脂酰胆碱按一定比例共同维系着胆汁的稳定,任何因素促使胆汁中胆固醇浓度增加或胆盐减少,可造成胆固醇呈过饱和结晶

析出。

二、临床表现

胆石症的临床表现取决于结石是否引起胆道感染、胆道梗阻及梗阻的部位和程度。

(一) 无症状胆石症

无症状胆石症是指从未出现过症状的胆石症,常因其他原因做超声检查时发现。

(二) 胆绞痛

胆绞痛是胆石症的常见症状,由于结石堵塞胆道引起的痉挛性内脏痛。典型的胆绞痛为突发剧烈的中上腹或右上腹痛,通常在饱餐后发生,持续数小时,疼痛可以放射到右侧肩胛或背部,可伴有恶心、呕吐、冷汗。

(三) 急性胆囊炎和慢性胆囊炎

见本章第一、二节。

(四) 胆总管结石和胆管炎

大部分胆总管结石为继发性。胆总管结石最常见的并发症是胆管炎,典型的临床表现是发热、右上腹痛及黄疸(查科三联征)。

(五) 肝内胆管结石

肝内胆管结石是指发生于左右肝管汇合部以上的结石,症状可以轻微或表现为腹痛、黄疸、发热等不适。

三、辅助检查

(一) 实验室检查

血清胆红素、ALP 及 ALT 和 AST 升高,部分患者淀粉酶会有所升高;胆道感染时,多有白细胞增高。

(二) 影像学检查

1. 腹部 X 线片　简便易行,但对结石的诊断价值不大。对气肿性胆囊炎、瓷器样胆囊和胆石性肠梗阻等的诊断仍有一定价值。

2. B 超　超声检查快速、准确,诊断胆结石的特异性和敏感性均很高。常作为首选检查,可同时检查胆囊、肝、胆管和胰腺,但肠道胀气、重度肥胖可影响其观察。

3. 超声内镜　诊断胆总管胆石症的敏感性和特异性均较高,对于无扩张的胆总管内的小结石的诊断尤其有价值。

4. CT 检查　可全面显示肝内胆管结石、胆管扩张和肿块,且对高度怀疑肿瘤造成的胆总管梗阻有一定价值。但与超声检查相比,CT 对于胆石症的诊断并不具优势。

5. 胆管造影　内镜逆行胰胆管造影(ERCP)或经

皮经肝胆管造影（PTC）可以更精确地显示胆道系统。ERCP 是诊断胆总管结石的"金标准"。

6. 磁共振胰胆管成像（MRCP） 可以多方位显示肝内胆管树，准确判断肝内结石分布、胆管系统狭窄与扩张的部位和范围及肝实质病变。MRCP 为非侵入性检查，可避免 ERCP 和 PTC 所带来的风险。

四、诊断与鉴别诊断

诊断有赖于临床表现和影像学检查。典型的胆绞痛也应通过影像学的检查进一步证实。胆石症很常见，并可与其他疾患共存，发现胆石症需要与肾绞痛、肠绞痛、壶腹周围癌和胰头癌及急性胰腺炎等相鉴别。

五、治疗

无症状胆石症患者一般无需治疗，当结石直径 >3 cm 或胆囊先天异常时建议预防性胆囊切除。无症状胆石症患者一旦出现症状或并发症，应充分考虑药物治疗。胆囊切除术是治疗有症状或有并发症的胆石症的有效方法。手术方式有腹腔镜下胆囊切除术、开腹胆囊切除术，内镜十二指肠乳头切开排石。体外冲击波碎石术对患者也有益。对于无法手术的胆固醇结石患者，可以口服胆酸溶石。

（聂 飚 郁冰清）

数字课程学习……

▶ 章节摘要　　　📖 教学 PPT　　　📋 拓展阅读　　　📝 自测题

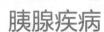

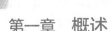

第一章　概述

胰腺疾病主要包括急性胰腺炎、慢性胰腺炎和胰腺肿瘤等。急性胰腺炎是常见的急腹症之一,它不仅是胰腺本身的炎症病变,而且是涉及多个器官的全身性疾病。随着影像新技术的发展,如 CT、MRI 灌注成像技术、经十二指肠内镜逆行胰胆管造影(ERCP)、超声内镜(EUS)检查结合细针穿刺活检术、胰管内超声检查等使得胰腺疾病的诊断变得容易。

第一节
胰腺的结构功能与疾病的关系

胰腺具有内分泌和外分泌两种功能,是人体第二大外分泌器官。其外分泌部分由腺泡、导管和间质组成,分泌胰液,内含重要的消化酶。内分泌部分由各类内分泌细胞构成的胰岛组成,胰岛细胞可以分泌胰岛素、胰高血糖素、生长抑素和胰多肽等多种内分泌激素,经循环到达机体各个靶器官,在调节营养物质的代谢中发挥重要作用。

胰液中含有胰酶、水和多种无机盐成分,胰酶由胰腺腺泡细胞分泌,胰腺小导管上皮细胞分泌不含胰酶的水和无机盐成分,其中碳酸氢盐含量较高。胰液的消化能力极强,胰酶分泌不足或缺乏可导致糖类、蛋白质和脂肪的分解障碍,从而继发性引起其他一些物质(脂溶性维生素 A、D、E、K)的吸收不良。当胰腺发生炎症时,由于胰管受阻,血中各种胰酶(如胰淀粉酶、脂肪酶、核糖核酸酶、磷脂酶 A 等)浓度增加,尿中某些胰酶(如胰淀粉酶)含量也增多。在慢性胰腺炎的发病过程中,由于胰液中 Ca^{2+} 含量增加,导致了胰腺钙化和胰管结石的发生。

第二节
胰腺疾病的诊断

临床病史询问、体格检查和常规实验室检查是诊断胰腺疾病的基本方法。近年来,随着生物学和影像学技术的发展,胰腺疾病的诊断技术也有了很大的进步。

一、病史与症状

胰腺疾病的种类较多,包括先天性疾病、炎症、肿瘤和外伤等,规范的病史采集对胰腺疾病的诊断和鉴别诊断十分重要。

腹痛是胰腺疾病常见的症状,各种胰腺疾病均可有不同性质和程度的腹痛。胰头部病变以右上腹疼痛为主,胰体部病变可表现为中上腹或脐周疼痛,胰尾部病变则以左上腹部疼痛为特征,全胰腺的病变可以出现上腹部条带状疼痛,而以上各种疼痛又均可伴随肩背部放射痛。急性病变起病常以持续性疼痛为特征,而慢性病变多有反复发作的特点。炎症性病变多表现为钝痛、刺痛和刀割样痛,肿瘤性病变则以胀痛、隐痛或上腹部不适为主。有些疼痛与体位有一定的关系,如慢性胰腺炎患者平卧位时疼痛加剧,坐位或前屈位时缓解。晚期胰体癌患者为缓解腰背部疼痛,通常采取弯腰前倾坐位或屈膝侧卧位。恶心和呕吐常是腹痛的伴随症状。急性胰腺炎患者呕吐多在腹痛后出现,先天性疾病患者呕吐多与异位或环状胰腺造成胃十二指肠梗阻有关。慢性胰腺炎则以腹胀、消化不良、食欲减退和腹泻为表现,典型病例可以出现脂肪泻。当胰腺病变累及消化道黏膜血管,可以引起呕血和便血。胰腺疾病可导致胰腺功能减退,引起患者食欲不振、吸收不良和体重下降,在慢性胰腺炎和胰腺癌患者尤为突出。

二、体格检查

皮肤和巩膜黄染可能是胰腺疾病导致胆道梗阻的重要体征。胰腺疾病引起低位胆道梗阻时，可导致胆囊继发性增大，胆囊壁张力较大，无压痛，并有一定的活动度，此称为库瓦西耶征（Courvoisier sign）阳性。急性重症胰腺炎时可以出现格雷－特纳征和卡伦征。并发局限性或弥漫性腹膜炎时，表现为腹肌紧张、腹部压痛和反跳痛，肠鸣音减弱或消失。当胰腺肿瘤或囊性病变体积增大到一定程度时可以触及腹部肿块。胰腺炎症和肿瘤还可出现脾大、腹水、静脉血栓等。

三、辅助检查

（一）实验室检查

1. 血、尿、便常规检查　急性胰腺炎、胰腺假性囊肿和胰腺外伤等病因引起局部或全身感染时，血白细胞总数和中性粒细胞计数均有不同程度的增高。尿常规检查对胰腺疾病的诊断无特异性，但有助于某些病症的鉴别。便常规检查对某些胰腺疾病的诊断具有一定的参考价值。

2. 血清学检查　急性胰腺炎发病期间血电解质可以出现异常，如低钠或高钠血症和低钾或高钾血症等，血钙浓度随病情的加重也可明显降低。血淀粉酶、脂肪酶、肝肾功能、CRP、PCT 等检查也是胰腺疾病常用的检查手段。

3. 胰腺内分泌功能检测

（1）血清缩胆囊素（CCK）。

（2）血浆胰多肽　主要由胰腺 PP 细胞分泌，空腹血浓度正常为 8~313 pmol/L，慢性胰腺炎患者其浓度明显下降。

（3）空腹血浆胰岛素水平　大多正常，口服葡萄糖、甲苯磺丁脲（D860）或静脉注射胰高血糖素后血浆胰岛素不上升者，反映胰腺内胰岛素储备减少。

4. 胰腺外分泌功能检测

（1）直接刺激试验。

（2）间接刺激试验

1）Lundh 试验：标准餐后十二指肠液中胰蛋白酶浓度 <6 U/L 为胰功能不全。

2）粪弹力蛋白酶：粪便中弹力蛋白酶 <200 μg/g 时为异常。

5. 肿瘤标志物检测　糖类抗原（CA19-9）是目前最常用的胰腺癌诊断标志物，常表达于胰腺、肝胆、肠道疾病恶性肿瘤中。CA19-9 的上升水平有助于胰腺癌与胰腺及其炎性疾病的鉴别。

6. 基因检测　此项检查项目重点针对特发性、青少年、起病急、有胰腺疾病家族史的慢性胰腺炎（CP）患者进行基因测序分析，以帮助诊疗。

（二）影像学检查

1. X 线检查　常规的腹部 X 线检查在胰腺疾病的诊断和鉴别诊断中价值十分有限。目前多被 CT 和 MRI 等检查取代。

2. 超声检查　是胰腺疾病诊断中最实用的初步筛选方法。主要用于胰腺肿瘤的诊断，通过测定肿瘤内血流，为鉴别诊断提供依据。同时，彩色多普勒超声可以在术前帮助判断肿瘤组织侵犯重要血管的部位、范围和长度，是术前评估胰腺恶性肿瘤的有效方法。

3. CT 和 MRI　CT 是显示胰腺最好的检查手段，对判断胰腺组织及其周围血管有无异常具有高度的准确性。CT 增强扫描，能发现胰腺外形尚未改变的小胰腺肿瘤（直径≤2 cm），可提高胰腺癌的早期诊断率。

4. MRI　磁共振血管成像（MRA）和磁共振胰胆管成像（MRCP）均为无损伤和无放射性检查，可对有无邻近器官转移，淋巴结和胰腺血管是否受累做出判断。MRCP 检查能反映胰胆管系统的全貌，同时显示梗阻两端情况，结合常规扫描能显示胰胆管管腔外的病变，尤其并用增强扫描，对先天性、炎症性或肿瘤性病变可做出综合诊断。

5. ERCP　临床上怀疑有胰胆管疾病的患者，在排除上消化道梗阻、严重器官功能衰竭和造影剂过敏等情况后，均可实施 ERCP 检查，特别是壶腹周围肿瘤、先天性畸形、慢性胰腺炎和急性胆源性胰腺炎等。在 ERCP 检查中，必要时还可行胰液检查和内镜下治疗。

6. 超声内镜（EUS）　可以判断出肿瘤浸润的深度，肿瘤有无周围侵犯，有无淋巴结转移和重要血管受侵犯。

7. 腔内超声（IDUS）　可用于胰腺癌和慢性胰腺炎的鉴别诊断，对胰腺肿瘤的良恶性鉴别和胰腺癌早期所致的微小浸润，具有诊断意义。

8. 正电子发射计算机体层成像（PET/CT）或 PET/MRI　反映生理功能而非解剖结构，是一种代谢功能显像。主要用于肿瘤良恶性鉴别，肿瘤分期、分型、复发、转移的早期诊断与鉴别诊断等。全身或局部扫描时，由于局部糖代谢障碍可能会导致错误的诊断。

（三）活组织检查和脱落细胞学检查

1. 活组织检查　具有确诊价值。胰腺活组织的检查主要是内镜下直接取材或应用经皮细针穿刺术，直接穿刺肿瘤病灶，吸取病灶组织。手术标本的组织学检查也属此范畴。

2. 脱落细胞学检查　胰腺癌细胞大多是来自导管上皮,容易脱落至胰液中,所以经 ERCP 收集胰液,通过细胞学检查有助于胰腺癌的早期诊断。收集腹水找癌细胞也属于此范畴。

(钟莉娴　汤绍辉)

第二章　胰腺炎

第一节
急性胰腺炎

AP 是指各种病因激活胰酶,出现以胰腺组织自身消化为特征的胰腺急性炎症反应过程,伴或不伴其他器官功能障碍、衰竭。临床表现为急性持续上腹痛、恶心、呕吐、发热,血清淀粉酶、脂肪酶活性增高,胰腺形态改变等。多数 AP 患者病情轻,预后好;少数 AP 患者可并发多器官功能衰竭,病情凶险,病死率高。

一、病因与发病机制

AP 常见的病因有胆石症、饮酒、高三酰甘油血症。其他病因包括奥迪括约肌功能障碍(sphincter of Oddi dysfunction,SOD)、胰腺肿瘤、药物和毒物、胰腺外伤、高钙血症、血管炎性、遗传性、病毒或细菌感染、自身免疫病、α_1- 抗胰蛋白酶缺乏症等。经临床与影像、生物化学等检查,不能确定病因者称为特发性胰腺炎。内镜逆行胰胆管造影(ERCP)、小肠镜操作、外科手术等医源性因素也可诱发 AP。

(一) 胆道疾病

胆道疾病是我国 AP 发病的主要病因,占 50%~60%,胆道疾病中以胆石症最为常见。由此类病因引起的 AP 称为"胆源性胰腺炎"。由于微小胆结石可在胆道系统内流动,其导致的 AP 的临床诊断较为困难。

(二) 大量饮酒和暴饮暴食

大量饮酒引起 AP 的机制为:①刺激胰液分泌增加,胰管内压增高;②引起奥迪括约肌痉挛和十二指肠乳头水肿,胰液排出受阻,胰管内压力增加;③长期嗜酒者胰液内蛋白质含量增加,易沉淀形成蛋白栓,致胰液排出不畅;④酒精在胰腺内代谢时可产生大量活性氧,激发炎症反应。

(三) 高三酰甘油血症

由血清三酰甘油(TG)水平显著升高导致的 AP 称为高三酰甘油血症性胰腺炎(HTGP),近年来其发病率呈上升趋势。当血清三酰甘油≥11.3 mmol/L 时,极易发生 AP;当三酰甘油 <5.65 mmoL/L 时,发生 AP 的危险性减少。HTGP 多见于肥胖、酗酒和糖尿病患者,且年轻男性较为多见。

(四) 胰管阻塞

胰管结石、胰管良恶性狭窄、肿瘤压迫等均可引起阻塞,当胰液分泌增多时胰管内压增高,使胰管小分支和胰腺腺泡破裂,胰液消化酶渗入间质,引起 AP。

(五) 其他

手术操作、内分泌疾病、感染及全身炎症反应、药物及自身免疫病等也可导致急性胰腺炎。此外,5%~25% 的 AP 病因不明,称为特发性胰腺炎。

急性胰腺炎的发病机制尚未完全阐明,但对各种病因共同的发病机制已有共识,即胰腺自身消化理论:①各种病因激活腺泡内酶原,发生胰腺自身消化连锁反应;②胰腺导管通透性增加,激活的胰酶渗入胰腺间质,加重胰腺炎症;③胰腺血供特点决定胰腺容易缺血,缺血导致胰腺细胞膜稳定性降低。

胰腺内激活的消化酶中,对自身消化起主要作用的有磷脂酶 A_2、激肽释放酶、弹性蛋白酶和脂肪酶。可引起以下病变:磷脂酶 A_2 在胆酸参与下分解细胞膜的磷脂,产生溶血磷脂酰胆碱和溶血脑磷脂,引起胰腺实质凝固性坏死、脂肪坏死及溶血;激肽释放酶可使激肽酶原转变为缓激肽和胰激肽,使血管舒张和通透性增加,引起水肿和休克;弹性蛋白酶可溶解血管弹性纤维,引起出血和形成血栓;脂肪酶参与胰腺及周围脂肪的坏死和液化。

AP 发病过程中,肠道菌群易位是胰腺炎并发感染的重要原因。细菌易位后,刺激巨噬细胞及中性粒细胞引起第二次高细胞因子血症,可导致多器官功能障碍综合征(MODS)。

此外,胰腺组织在损伤过程中可产生一系列炎性介质,如氧自由基、血小板活化因子、前列腺素等,与血管活性物质如 NO、血栓素 A2（TXA2）共同作用，导致胰腺血液循环障碍。同时，这些炎症因子入血后，可引起远处器官和全身酶系统损伤，参与全身炎症反应综合征（SIRS）的发生。

二、临床表现

急性胰腺炎常发生在饱食、进食油脂类食物或饮酒后，少数患者可无明确诱因。其临床表现取决于病因、病情的严重程度和诊治是否及时。

（一）症状

1. 腹痛　为本病的主要表现和首发症状，多位于上腹或左上腹，多为钝痛或锐痛，持续而剧烈，可放射至背部、胸部和左侧腹部。部分患者取弯腰屈膝位可减轻疼痛。轻症腹痛 3~5 d 即缓解。重症患者腹部剧痛持续不缓解，并发弥漫性腹膜炎可出现全腹痛。极少数年老体弱及特殊体质患者可无腹痛或腹痛轻微。腹痛的程度和部位与病情的严重程度缺乏相关性。

2. 恶心、呕吐　多数患者有恶心、呕吐，发作频繁。呕吐物为胃内容物，重者可混有胆汁，甚至血液。呕吐后腹痛不减轻。

3. 腹胀、肠梗阻　由于肠内气体积聚、液体渗出、炎症反应等因素导致腹胀、麻痹性肠梗阻时，腹胀更加明显，肠鸣音减弱或消失。

4. 发热　多为中度以上发热，一般持续 3~5 d。持续发热 1 周以上不退，体温逐日上升，白细胞明显升高的患者，要警惕有胰腺脓肿或胆道感染的可能。

5. 低血压或休克　可由疼痛、感染和有效血容量不足所致，常发生于重症胰腺炎。

6. 黄疸　部分患者可出现黄疸。

7. 水、电解质紊乱及酸碱平衡失调　急性胰腺炎患者多伴有轻重不等的脱水、低血钾和酸碱平衡失调。呕吐频繁者可有代谢性碱中毒，重症患者可有代谢性酸中毒、低钙血症等。部分患者伴血糖增高。

（二）体征

1. 轻症急性胰腺炎　腹部体征较轻，有腹部的深压痛，常与主诉腹痛程度不成比例。可有腹胀和肠鸣音减弱，肌紧张和反跳痛少见。

2. 重症急性胰腺炎　患者上腹或全腹压痛明显，并可出现腹肌紧张、反跳痛等腹膜刺激征，并发脓肿时可触及明显压痛的腹部包块。麻痹性肠梗阻时肠鸣音减弱或消失。可出现胸腔积液、腹水，多呈血性，其中淀粉酶明显升高。少数患者因胰酶、坏死组织及出血沿腹膜间隙与肌层渗入腹壁下，可致两侧胁腹部皮肤呈暗灰蓝色，称格

雷－特纳征（Grey-Turner sign）；致脐周皮肤青紫，称卡伦征（Cullen sign）。可有手足搐搦，由低血钙引起，系脂肪组织坏死分解出的脂肪酸与钙结合成脂肪酸钙，大量消耗钙所致，也与胰腺炎刺激甲状腺分泌降钙素有关，此类患者预后不佳。部分患者可出现黄疸。

（三）并发症

1. 局部并发症

（1）急性胰周液体积聚　常发生在病程早期，表现为胰腺内、胰周或胰腺远隔间隙的液体积聚，缺乏完整包膜，可单发或多发，通常会自发消退。如果持续 4~6 周或以上，可能演变成具有清晰壁的假性囊肿。

（2）急性坏死物积聚　常发生在病程早期，主要表现为胰腺和胰腺周围组织急性坏死，无明确的组织壁。

（3）胰腺假性囊肿　常发生在起病 4 周后，囊壁无上皮，系由纤维组织或肉芽组织囊壁包裹的胰液积聚，多位于胰体尾部，大小几毫米至数十厘米，可引起局部压迫症状，可触及包块。

（4）包裹性坏死　常发生在起病 4 周后，表现为界线分明的囊实性结构，主要由坏死组织及加强的壁构成。

（5）感染性胰腺坏死　通常继发于胰腺假性囊肿或包裹性坏死，内含脓液及坏死组织，CT 上的典型表现为"气泡征"。

2. 全身并发症

（1）多器官功能衰竭　器官功能衰竭是 AP 最严重的全身并发症，也是主要的死亡原因。AP 相关器官功能衰竭主要为呼吸、循环和肾衰竭，可根据改良 Marshall 评分来评定（表 4-3-1）。一个器官评分 ≥2 分则定义为器官功能衰竭；器官功能在 48 h 内恢复者为一过性器官功能衰竭，否则为持续性器官功能衰竭；超过两个器官衰竭并持续 48 h 以上者则为持续性多器官功能衰竭。

（2）全身炎症反应综合征（SIRS）　是最常见的并发症。至少具有以下临床表现中的 2 项，可以诊断为 SIRS：体温 >38 ℃或 <36 ℃；心率 >90 次/min；呼吸频率 >20 次/min 或 $PaCO_2$ <32 mmHg；血 WBC >12×10^9/L 或 <4×10^9/L。

（3）脓毒症　重症 AP 可合并脓毒症，脓毒症主要以革兰氏阴性杆菌感染为主，当重症患者机体免疫力低且大量使用抗生素时，也可出现真菌感染。

（4）腹腔内高压和腹腔间室综合征　在重症 AP 时，严重的肠道屏障功能障碍和高内毒素水平可引起腹腔内高压和腹腔间室综合征。一般采用膀胱压间接测定判断腹腔内压力。腹腔内高压定义为腹腔内压力持续或反复高于 12 mmHg。腹腔内高压分为 4 级，腹腔内

表 4-3-1 判断 SAP 伴有器官功能衰竭的改良 Marshall 评分

评分项目	0分	1分	2分	3分	4分
呼吸（PaO_2/FiO_2）	>400	301~400	201~300	101~200	<101
循环（收缩压,mmHg）	>90	<90,补液后可纠正	<90,补液后无法纠正	<90且 pH<7.3	<90且 pH<7.2
肾（Cr,μmol/L）	>134	134~169	170~310	311~439	>439

压力在 12~15 mmHg 为 Ⅰ 级,16~20 mmHg 为 Ⅱ 级,21~25 mmHg 为 Ⅲ 级,>25 mmHg 为 Ⅳ 级。当出现持续性 IAP>20 mmHg,并伴有新发的器官功能不全或衰竭时,就可以诊断为腹腔间室综合征。

（5）胰性脑病 可表现为耳鸣、复视、谵妄、言语障碍及肢体僵硬、昏迷等,多发生于 AP 早期,但具体机制不明。

三、辅助检查

（一）血常规

白细胞计数可见白细胞总数及分类均增高,中性粒细胞核左移。

（二）血清、尿酶学检查

1. 血清、尿淀粉酶测定 是诊断急性胰腺炎时最常用的检测项目,对明确诊断有重要意义,但两者的高低与病情不呈相关性。

血清淀粉酶在胰腺炎症状发生后 6~12 h 即可增高,48 h 后开始下降,多数病例可持续 3~5 d。超过正常值 3 倍有诊断价值。淀粉酶值的高低不一定反映病情轻重,出血坏死性胰腺炎淀粉酶值可正常或低于正常。尿淀粉酶值受患者尿量的影响,其变化仅作参考。尿淀粉酶升高较晚,在发病后 12~14 h 开始升高,下降缓慢,持续 1~2 周。淀粉酶的增高幅度不反映病情轻重。

2. 血清脂肪酶测定 血清脂肪酶诊断急性胰腺炎的敏感性和特异性较高,且不受巨淀粉酶血症、腮腺炎等疾病的影响,但其同样不能反映病情轻重。血清脂肪酶常在起病后 4~8 h 升高,24 h 达峰值,8~14 d 恢复正常。

（三）血清学标志物

C 反应蛋白（CRP）是组织损伤和炎症的非特异性标志物,有助于评估与监测急性胰腺炎的严重程度。入院 72 h 内其血浆水平 >150 mg/L,提示胰腺坏死,其敏感性及特异性很高。持续升高的尿素氮（BUN）>7.5 mmol/L,升高的血细胞比容（Hct）> 44%,肌酐进行性上升也是病情重症化的指标。血钙降低通常提示胰腺坏死严重。降钙素原（PCT）水平的升高也是作为有无继发局部或全身感染的参考指标。

（四）影像学检查

1. 腹部 X 线片 可排除其他急腹症,如空腔器官穿孔等。"哨兵袢"和"结肠切割征"为胰腺炎的间接征象。可发现麻痹性肠梗阻。

2. 腹部 B 超 应作为初筛检查。急性胰腺炎 B 超可见胰腺肿大,胰内及胰周围回声异常,了解胆囊和胆道情况,后期对脓肿及假性囊肿有诊断意义,受患者胃肠道积气影响。

3. 胰腺 CT 平扫有助于 AP 起病初期明确诊断,胰腺增强 CT 可精确判断胰腺坏死和渗出的范围,并判断胰腺外并发症是否存在。改良的 CT 严重指数评分（MCTSI）有助于评估 AP 的严重程度（表 4-3-2）。在 MSAP 或 SAP 的病程中,建议每 1~2 周随访 CT 检查。

表 4-3-2 改良 CT 严重指数评分

评分	胰腺坏死	胰腺炎症反应	胰腺外并发症
0	无坏死	胰腺正常	
2	坏死≤30%	胰腺和（或）胰周炎性改变	胸腔积液、腹水、血管或胃肠道受累等
4	坏死 >30%	单发或多发积液区或胰周脂肪坏死	

4. MRI 检测胰腺水肿比增强 CT 敏感。

5. 超声内镜 对明确微小胆结石、胰腺微小肿瘤有一定的价值。

四、诊断与鉴别诊断

（一）诊断

1. 诊断标准 至少需满足以下 3 条标准中的 2 条:①急性、突发、持续、剧烈的上腹部疼痛,可向背部放射;②血清淀粉酶和（或）脂肪酶活性至少高于正常上限值 3 倍;③增强 CT 或 MRI 呈 AP 典型影像学改变（胰腺水肿、胰周积液）。

2. 严重程度的判断 根据器官功能衰竭、局部或全身并发症及改良 Marshall 评分可判断急性胰腺炎的严重程度。符合 AP 诊断标准,无器官功能衰竭及并发症,为轻症 AP；伴一过性器官功能衰竭(48 h 内可恢复)，或伴局部或全身并发症，为中度重症 AP；伴有持续(>48 h)的器官功能衰竭，改良 Marshall 评分≥2 分，为重症 AP。

床边 AP 严重程度评分(BISAP)用于早期预测急性胰腺炎患者病情严重程度(表 4-3-3)。BISAP 评分≥3 分为重症急性胰腺炎。

表 4-3-3 BISAP 评分

评分项目	评分
血尿素氮 >8.9 mmol/L	1 分
精神异常	1 分
全身炎症反应综合征	1 分
年龄 60 岁以上	1 分
影像学检查提示胸腔积液	1 分

（二）鉴别诊断

急性胰腺炎需与消化性溃疡穿孔、胆石症和急性胆囊炎、急性肠梗阻等急腹症鉴别。部分心肌梗死患者也可表现为局限于上腹不适或疼痛。

五、治疗

（一）监护

AP 病情发展迅速，变化快，早期应给予严密细致的监护。严密监测生命体征，记录尿量，动态观察腹部体征，定时检测血淀粉酶，血、尿常规，粪便隐血标本，肝肾功能，血气分析，电解质、PCT、CRP 等，及时了解病情发展。若持续的器官功能衰竭超过 48 h，需紧急转到重症监护病房管理。

（二）镇痛

AP 患者需要适当的镇痛治疗。建议 AP 患者在入院 24 h 内接受止痛治疗。因吗啡会收缩奥迪括约肌，胆碱能受体拮抗剂会诱发或加重肠麻痹，不推荐使用吗啡类药物及胆碱能受体拮抗剂。在常规药物镇痛效果欠佳的情况下，也可考虑麻醉类镇静药如芬太尼、咪达唑仑等。

（三）器官功能支持

1. 早期液体复苏 目的是改善有效循环血容量和器官灌注不足，可采用"目标导向治疗"策略，分为快速扩容和调整体内液体分布两个阶段，必要时使用血管活性药(如去甲肾上腺素或多巴胺)维持血压。补液量包括基础需要量和流入组织间隙的液体量。输液种类包括胶体物质(天然胶体如新鲜血浆、人血白蛋白)、0.9% NaCl 溶液和平衡液(乳酸林格液)。扩容时应注意晶体溶液与胶体溶液的比例(推荐初始比例为晶体：胶体 =2：1)，并控制输液速率[在快速扩容阶段可达 5~10 mL/(kg·h)]。

复苏成功的指标包括：尿量 >0.5 mL/(kg·h)、平均动脉压(MAP)> 65 mmHg，心率 <120 次 /min，BUN <7.14 mmol/L(如果 BUN >7.14 mmol/L，在 24 h 内下降至少 1.79 mmol/L)，Hct 在 35%~44%。入院后的 24~48 h，应每隔 4~6 h 评估液体需求。

2. 呼吸机辅助通气 患者出现呼吸功能受损时，应及时给予鼻导管或面罩吸氧，使氧饱和度维持在 95% 以上，动态监测血气分析。当进展至 ARDS 时，应加强监护，及时采用机械通气呼吸机支持治疗。

3. 连续性肾脏替代治疗 其应用指征是伴急性肾衰竭或尿量≤0.5 mL/(kg·h)；早期伴两个或两个以上器官功能障碍；SIRS 伴心动过速、呼吸急促，经一般处理效果不明显；伴严重水、电解质紊乱；伴胰性脑病等。连续性肾脏替代治疗需要留置大静脉置管，因此也有增加血源性感染的风险。

4. 腹腔间室综合征的处理 腹腔间室综合征(abdominal compartment syndrome，ACS)的病死率极高。当 IAP 持续或反复≥12 mmHg 时，采取非手术治疗，包括胃肠减压、腹内减压(引流腹水)、改善腹壁的顺应性、适量补液及控制循环容量、改善肠道功能，目标是将 IAP 维持在 <15 mmHg。在经积极的非手术干预治疗后，IAP 仍 >20 mmHg 的患者，如同时存在其他器官功能障碍和衰竭风险，应采取更积极的外科干预治疗，直至剖腹手术减压。

5. 其他器官功能的支持 出现肝功能异常时可予以保肝药物，弥散性血管内凝血(DIC)时可使用肝素，上消化道出血可应用质子泵抑制剂。对于 SAP 患者还应特别注意维护肠道功能，因肠黏膜屏障的稳定对于减少全身并发症有重要作用，需要密切观察腹部体征及排便情况，监测肠鸣音的变化，及早给予促肠道动力药物，包括生大黄、芒硝、硫酸镁、乳果糖等，可应用谷氨酰胺制剂保护肠道黏膜屏障。同时应用中药，如芒硝等外敷有利于肠道功能的改善。

（四）抑制胰腺外分泌和胰酶抑制剂的应用

生长抑素及其类似物(奥曲肽)可以通过直接抑制胰腺外分泌而发挥作用。PPI 可通过抑制胃酸分泌而间接抑制胰腺分泌，还可以预防应激性溃疡的发生。蛋白酶抑制剂(乌司他丁、加贝酯)能够广泛抑制与 AP 进展有关的胰蛋白酶、糜蛋白酶、弹性蛋白酶、磷脂酶 A 等的释放和活性，还可稳定溶酶体膜，改善胰腺微循环，减少 AP 并发症，主张早期足量应用。

(五) 营养支持

MAP 患者在可耐受的情况下应尽早开放饮食。MSAP 和 SAP 患者通常无法耐受经口饮食，需放置胃肠道营养管输注要素营养物质，如能量不足，可辅以肠外营养。肠内营养的时机视病情的严重程度和胃肠道功能的恢复情况来定，只要患者胃肠动力能够耐受，建议尽早实行肠内营养（入院后 24~72 h）。可先采用短肽类制剂，再逐渐过渡到整蛋白类制剂。

(六) 抗菌药物应用

若有胰腺外感染，应根据血培养或其他病原学证据选择抗菌药物。对于 MSAP 及 SAP 患者，不建议常规使用预防性抗菌药物；对于胆源性 MAP 或伴有感染的 MSAP 和 SAP 应常规使用抗菌药物；对于特定 SAP 亚群如伴有广泛胰腺坏死（坏死面积 >30%）及持续器官功能衰竭的患者，预防性抗菌药物的应用可能有益。

对于胰腺坏死感染的患者，可先经验性使用抗菌药物，再根据 FNA 穿刺或引流液或血液培养结果选择针对性的抗菌药物。胰腺感染的致病菌主要为革兰氏阴性菌和厌氧菌等肠道常驻菌。抗菌药物的使用应遵循"降阶梯"策略，选择抗菌谱为针对革兰氏阴性菌和厌氧菌为主、脂溶性强、可有效通过血胰屏障的药物。如碳青霉烯类、喹诺酮类、第三代头孢菌素、甲硝唑等，疗程为 7~14 d，特殊情况下可延长应用。不推荐常规抗真菌治疗。临床上无法用细菌感染来解释发热等表现时，应考虑到真菌感染的可能，可经验性应用抗真菌药，同时进行血液或体液真菌培养。

(七) 中医中药

中药作为 AP 的治疗方法之一，有良好的疗效。单味中药，如生大黄口服或灌肠、芒硝外敷等可以缓解腹痛、腹胀、全身炎症反应；复方制剂，如清胰汤、大承气汤、柴芍承气汤有抗炎、缓解肠麻痹、保护肠黏膜屏障等作用。

(八) 外科手术治疗

内镜下清创可使 90% 的坏死性 AP 得到完全缓解，是目前治疗 AP 合并感染性胰腺坏死的首选方法。在进阶式微创引流或清除术失败且坏死组织界线明确不再扩展时，或合并严重并发症如在 AP 早期阶段严重的、非手术治疗无法缓解的腹腔间室综合征，或在 AP 后期阶段出现结肠瘘、肠壁坏死及多瘘口的患者，可选择外科手术治疗。

第二节
慢性胰腺炎 🔊

（汤绍辉　钟莉娴）

第三章　胰腺癌

胰腺癌主要起源于胰腺导管上皮及腺泡细胞，其恶性程度高，起病隐匿，发展较快，早期发现困难，预后差。临床上主要表现为腹痛、纳差、消瘦和黄疸等。发病年龄多在 40 岁以上，60~80 岁最为多见。

一、病因与发病机制

胰腺癌的病因与发病机制尚未完全明确，多数学者认为，胰腺癌可能是癌基因、抑癌基因、端粒酶、环境因素、遗传因素等多种因素共同作用的结果。胰腺癌的高危因素包括以下几个方面：①男性及绝经期后的女性，提示可能与人体内分泌相关；②慢性胰腺炎，尤其是呈家族性的胰腺炎，与胰腺癌的发生密切相关；③BMI>35 kg/m^2，其胰腺癌患病风险增加约 50%；④家族中有直系亲属在 50 岁以前诊断为胰腺癌；⑤长期吸烟；⑥糖尿病病程 10 年以上；⑦红肉和动物脂肪的摄入与胰腺癌患病风险呈正相关，而摄入水果、蔬菜和叶酸则与胰腺癌患病风险呈负相关。分子生物学研究表明，癌基因激活、抑癌基因失活及 DNA 修复基因异常起着关键作用，其中癌基因 K-ras 的突变和 HER-2/neu 基因的过度表达，抑癌基因 p16、p53、DPC4 和 BRCA2 的失活，在胰腺癌发生、发展及演进中的作用已逐渐得到证实。另外，肿瘤发生的微环境改变，如胰腺星型细胞激活对维持胰腺癌纤维化、低氧的微环境至关重要。

二、临床表现

胰腺癌起病隐匿，早期可无特定表现，部分患者有上腹不适、纳差、乏力等，出现明显症状时，病程多已进入晚期。病程较短，病情进展迅速。具体表现取决于肿瘤的部位,胰管或胆管受侵、梗阻的情况,胰腺的破坏程度,肿瘤转移及原有基础疾病等因素。

(一)症状

1. 腹痛　常为首发症状,早期程度轻或部位不固定,随病情进展逐渐加重且部位相对固定。典型的胰腺癌腹痛特点为:①胰头癌疼痛常在右上腹,体尾癌则偏左。②常为进行性加重的持续性隐痛或钝痛,可有阵发性加剧,解痉、解热镇痛药效果欠佳,常需用阿片类等强镇痛药。③夜间和(或)仰卧位时加剧,坐起、俯卧、蹲位、向前弯腰或屈膝侧卧位可使腹痛减轻。④腹痛剧烈者常有持续腰背部剧痛。

2. 消瘦　多数患者体重减轻迅速,部分患者可不伴腹痛和黄疸。晚期常呈恶病质状态。

3. 黄疸　为胰头癌的突出症状,黄疸与腹痛同时或在疼痛发生后不久出现。黄疸主要原因为:①胰头癌压迫或浸润胆总管引起。②胰体尾癌转移至肝内或肝/胆总管淋巴结所致。黄疸的特征为肝外阻塞性黄疸,持续进行性加深,伴皮肤瘙痒,尿色如浓茶,粪便颜色变浅或呈陶土色。

4. 食欲不振和消化不良　与肿瘤阻塞胰管、胆管,胰液和胆汁不能进入十二指肠有关。表现为恶心、呕吐、腹泻、腹胀,脂肪泻多为晚期表现。

5. 焦虑、抑郁　长期腹痛、失眠患者可出现精神抑郁、焦虑、个性改变等精神症状。

6. 其他症状　少数胰腺癌侵及胃、十二指肠壁而发生上消化道出血。多数患者有持续或间歇性低热。可出现胰源性糖尿病或原有糖尿病加重。偶发生深静脉血栓、血栓性静脉炎。

(二)体征

早期一般无明显体征,中晚期消瘦明显,并有上腹压痛和黄疸。可触及增大的肝,质硬,表面尚光滑。可扪及囊形、表面光滑、无压痛并可推移的增大胆囊,称库瓦西耶征,是诊断胰头癌的重要体征。上腹部可扪及胰腺肿块,肿块可以是肿瘤本身,或为腹腔内转移的淋巴结。胰腺癌的肿块一般较深,不活动,而肠系膜或大网膜的转移癌则有一定活动性。晚期患者可有腹水,多因腹膜转移所致。少数患者可有锁骨上淋巴结肿大,或直肠指检触及盆腔转移癌。

三、辅助检查

(一)血液生化,尿、便检查

黄疸时血清胆红素升高,以结合胆红素为主。血清碱性磷酸酶、γ-谷氨酰转移酶、乳酸脱氢酶、乳铁蛋白等可增高。胰管梗阻、狭窄或并发胰腺炎时,血清淀粉酶和脂肪酶可升高。葡萄糖耐量异常或血糖升高。血糖变化目前被认为与胰腺癌发病或进展相关,中老年、低体重指数、无糖尿病家族史的新发糖尿病者,或既往长期糖尿病突发血糖波动且难以控制者,均应警惕胰腺癌的发生。重度黄疸时尿胆红素阳性,尿胆原阴性,粪便可呈灰白色,粪胆原减少或消失。

(二)肿瘤标志物检测

目前尚无理想的筛选早期胰腺癌的肿瘤标志物。CA199 是最常用的胰腺癌诊断标志物,具有以下特点:①血清 CA199>37 U/mL 时,诊断胰腺癌的灵敏度和特异度分别为 78.2% 和 82.8%。②约 10% 的胰腺癌患者呈 Lewis 抗原阴性,该类患者 CA199 不升高,需结合其他肿瘤标志物如 CA125 和(或)癌胚抗原(CEA)等协助诊断。③血清 CA199 升高者,排除胆道梗阻或胆道系统感染等因素后,应高度怀疑胰腺癌。

此外,一些新型生物标志物,如外周血 microRNA、ctDNA、cfDNA、外泌体内 Glypican-1,已被尝试用于胰腺癌的诊断、评估及随访,但仍需进一步积累数据及经验。

(三)影像学检查

1. 腹部超声　B 超为首选筛查方法。B 超对晚期胰腺癌的诊断阳性率可达 90%,可显示 >2 cm 的胰腺肿瘤。表现为胰腺局限性增大,边缘回声不整齐,典型病变边缘呈火焰状,回声光点减弱、增加或不均匀,声影衰减明显,胰管不规则狭窄、扩张或中断,胆囊可增大,侵及周围大血管时表现为血管边缘粗糙及肿瘤压迫等现象。

2. 超声内镜及其引导下细针穿刺活检　是目前胰腺癌定位和定性诊断最准确的方法。超声内镜图像显示较普通体表超声清晰,可检出直径 5 mm 的肿瘤。结合细针穿刺活检,有助于提高检出率,判断肿瘤分期。EUS 也有助于判断肿瘤 T 分期。

3. 内镜逆行胰胆管造影　能直接观察十二指肠壁和壶腹部癌肿浸润情况,并可观察主胰管及其分支有无狭窄、扩张、阻塞、充盈缺损、移位,以及造影剂外渗、排空延迟等。另可显示主胰管和胆总管均受累扩张呈双管征等特征性改变。ERCP 时收集胰液做细胞学检查、行乳头切开术(EST)、胆管活检、壶腹部病理活检,可提高诊断率。必要时可放置胆道内支架,以减轻黄疸,为外科手术做准备。

4. 磁共振成像(MRI)　可显示胰腺肿瘤解剖学特征,还可评估胰周淋巴结转移情况和肝内有无转移病灶,且在与水肿型或慢性肿块型胰腺炎鉴别方面优于 CT 检查。磁共振胰胆管成像（MRCP）显示主胰管与胆总管病变的效果基本与 ERCP 相同，主要用于累及胰胆管的占位性病变诊断。缺点是无法清晰显示壶腹部病变情况。

5. 经皮肝穿刺胆道造影（PTC）　ERCP 插管失败或胆总管下段梗阻不能插管时，可以通过 PTC 显示胆管系统并通过术前插管引流，以减轻黄疸。

6. 胰腺 CT　是目前诊断胰腺癌最常用的手段，能清晰显示肿瘤大小、位置、密度及血供情况，并依此判断肿瘤与血管、邻近器官的毗邻关系，评估肿瘤的可切除性及新辅助治疗的效果。

7. 正电子发射计算机体层成像（PET/CT）或 PET/MRI　可显示肿瘤的代谢活性和代谢负荷，在发现胰外转移、评价全身肿瘤负荷方面具有明显优势。

(四) 组织病理学和细胞学检查

组织病理学和（或）细胞学检查是诊断胰腺癌的"金标准"。除拟行手术切除的患者外，其余患者在制订治疗方案前均应尽量明确病理学诊断。目前获得组织病理学或细胞学标本的方法包括：①超声、EUS 或 CT 引导下穿刺活检；②腹水脱落细胞学检查；③腹腔镜或开腹手术下探查活检。

四、诊断与鉴别诊断

影像学有胰腺占位，结合典型的临床表现，如明显食欲减退、上腹痛、进行性消瘦和黄疸，上腹扪及肿块，胰腺癌诊断并不困难。但胰腺癌确诊时已多属晚期，绝大多数已丧失外科手术的机会。因此，胰腺癌早期诊断极为重要。

由于胰腺癌早期表现无特异性，又缺乏比较准确的直接检查方法，因此诊断困难。年龄 40 岁以上，有下列疾病或近期出现下列临床表现时应重视：①持续性上腹不适，伴乏力和食欲下降。②不能解释的进行性消瘦。③不能解释的突发糖尿病或糖尿病突然加重。④上腹痛或背痛伴多发性深静脉血栓或游走性静脉炎。⑤有胰腺癌家族史，长期大量吸烟、酗酒、慢性胰腺炎、长期接触有害化学物质者。⑥导管内乳头状黏液瘤患者。⑦家族性腺瘤息肉患者。⑧良性病变行远端胃次全切除者，特别是术后 20 年以上的人群，应密切随访检查。

胰腺癌分期国际抗癌联盟（UICC）和美国癌症联合委员会（AJCC）于 2017 年公布了第 8 版 TNM 分期系统，目前已得到广泛的认可，详细内容见表 4-3-4。

表 4-3-4　UICC/AJCC TNM 分期

TNM 分期	T 分期	N 分期	M 分期
0 期	T_{is}	N_0	M_0
I A 期	T_1	N_0	M_0
I B 期	T_2	N_0	M_0
II A 期	T_3	N_0	M_0
II B 期	$T_{1\sim3}$	N_1	M_0
III 期	T_4	任何 N	M_0
	任何 T	N_2	M_0
IV 期	任何 T	任何 N	M_1

注：①T_0：无原发肿瘤的证据；N_0：无区域淋巴结转移；Tis：原位癌 N1：1~3 枚区域淋结转移；T_1：肿瘤最大径 $\leq$2 cm*；N_2：4 枚及以上淋巴结转移；T_{1a}：肿瘤最大径 $\leq$0.5 cm*；M_0：无远处转移；T_{1b}：肿瘤最大径 >0.5 cm* 且 <1 cm*；M_1：远处转移；T_{1c}：肿瘤最大径 $\geq$1 cm* 且 $\leq$2 cm*；T_2：肿瘤最大径 >2 cm* 且 $\leq$4 cm*；T_3：肿瘤最大径 >4 cm*；T_4：肿瘤不论大小，累及腹腔干、肠系膜和（或）肝总动脉。
②* 经 CT 测量（最大径），或切除标本经病理学分析。

胰腺癌应注意与慢性胰腺炎、壶腹癌、胆总管癌等相鉴别。

五、治疗

胰腺癌的治疗以争取手术根治为主。不能手术者常做姑息手术、化疗、放疗等。

(一) 外科手术治疗

根治性切除是目前治疗胰腺癌最有效的方法。术前应开展多学科团队讨论，依据影像学评估将胰腺癌分为可切除胰腺癌、交界可切除胰腺癌、局部进展期胰腺癌、合并远处转移的胰腺癌。根据患者的个人情况及影像学评估等选择合适的手术方式。

(二) 化疗

化疗前应获得胰腺癌的细胞学或组织病理学证据，MDT 讨论后，实施化疗策略。目前胰腺癌的化疗策略主要包括以下 3 种：术后辅助化疗、新辅助化疗和局部进展期不可切除或合并远处转移患者的姑息性化疗。

(三) 放疗

对胰腺癌患者是否进行放疗，需通过 MDT 综合评估后决定，建议放疗前进行 2~4 个疗程化疗。胰腺癌的放疗主要应用于以下几个方面：可切除和交界可切除胰腺癌的新辅助化放疗、胰腺癌的术后放疗、局部进展期胰腺癌的同步化放疗、术后局部肿瘤和（或）区域淋巴结复发的化放疗等。

(四) 分子靶向治疗

目前推荐使用厄洛替尼联合吉西他滨进行局部进展

或合并远处转移胰腺癌的系统治疗,但临床效果不佳。对 EGFR 扩增并 KRAS 基因野生型的局部进展或合并远处转移的胰腺癌患者,尼妥珠单抗联合吉西他滨能延长总体生存时间。对不可切除的局部进展期或合并远处转移胰腺癌患者,最新推荐进行基因检测,存在 NTRK 融合基因的患者建议使用拉罗替尼或恩曲替尼治疗;存在胚系,甚至包括体系在内的 BRCA1/2 基因突变患者,可以在铂类药物有效后的维持治疗阶段使用奥拉帕利;对于未检测到胚系 BRCA1/2 基因突变的患者,铂类药物有效后也可考虑在维持治疗阶段使用奥拉帕利,但需要高级别证据证实其有效性。

（五）免疫治疗

胸腺法新是一种广泛使用的免疫增强剂,同时与放化疗联用,具有增敏作用。免疫检查点抑制剂,如 PD-1 单克隆抗体帕利珠单抗,推荐用于具有 MSI-H 或 dMMR 分子特征的转移性胰腺癌患者。

（六）支持治疗

改善胰腺癌患者的生活质量是支持治疗的重要目的。

（1）疼痛管理在胰腺癌支持治疗中尤为重要,需要 MDT 讨论后按照癌痛治疗的三阶梯方法开展。阿片类制剂是胰腺癌疼痛治疗的基石,若阿片类药物不能控制疼痛或导致不能耐受的不良反应,推荐使用神经丛切断、EUS 引导或 CT 引导下的腹腔神经丛消融术或无水乙醇注射等。疼痛管理应达到"4A"目标,即充分镇痛、最优生存、最小不良反应、避免异常用药。

（2）营养不良甚至恶病质在终末期胰腺癌患者中较常见。生命体征平稳但自主进食障碍者,推荐营养支持治疗;生命体征不稳定和多器官功能衰竭者,原则上不考虑系统性营养支持治疗;酌情选用能够逆转恶病质异常代谢的代谢调节剂,目前使用的药物包括 ω-3 多不饱和脂肪酸和沙利度胺等。

（3）对于严重癌性腹水的患者,推荐腹腔置管引流,同时可以尝试腹腔热灌注治疗。

（4）对于胰腺外分泌功能不全,进而引起营养物质吸收障碍者,可用胰酶替代治疗。

（汤绍辉　钟莉娴）

数字课程学习……

▶ 章节摘要　　💻 教学 PPT　　📋 拓展阅读　　📝 自测题

第五篇

泌尿系统疾病

第一部分

泌尿系统疾病概述

一、泌尿系统疾病的常见临床表现

泌尿系统疾病的临床表现包括疾病本身的表现、肾功能减退后各系统并发症的表现及导致泌尿系统疾病原发病的表现。常见临床表现有:水肿、蛋白尿、血尿、高血压、腰痛、尿量异常、贫血、神经精神异常等。继发性肾病可见其他器官受损的表现,如皮疹、关节痛、发热、口腔溃疡、脱发、凝血异常等。

(一) 水肿

人体组织间隙有过多的液体积聚时称为水肿(edema),通常指皮肤及皮下组织液体潴留。水肿是肾病最常见的临床表现之一,多出现在组织疏松部位(如眼睑、颜面部)及身体下垂部位(如脚踝和胫前部位),长期卧床时最易出现在骶尾部,水肿呈现压凹性。其形成的机制主要有:①低蛋白血症导致血浆胶体渗透压降低,如肾病综合征。②水钠潴留,如慢性肾炎或肾病综合征时,肾素–血管紧张素–醛固酮系统(renin-angiotensin-aldosterone system,RAAS)兴奋,导致肾小管水钠重吸收增加等。

(二) 蛋白尿

尿蛋白定量超过 150 mg/d 和(或)尿蛋白定性阳性称为蛋白尿。肾小球滤过膜对蛋白质具有分子屏障和电荷屏障双重作用,正常情况下仅允许相对分子质量小的(<4 万)蛋白质顺利通过。故肾小球滤过的原尿中主要为小分子蛋白质(如溶菌酶、$\beta 2$ 微球蛋白、轻链蛋白等),而白蛋白(相对分子质量 6.9 万)及相对分子质量更大的免疫球蛋白则含量很低。原尿中滤出的小分子蛋白质 95%以上又进一步被近端小管重吸收,导致健康人终尿中蛋白含量极低(<150 mg/d),临床上尿常规定性试验呈阴性。

根据蛋白尿形成的原因主要分以下 4 类。

1. 生理性蛋白尿　包括功能性蛋白尿和直立性蛋白尿。功能性蛋白尿为轻度、暂时性的蛋白尿,肾结构没有实质性损害,常由发热、运动或充血性心力衰竭等引起;直立性蛋白尿多见于青春发育期的青少年,直立和脊柱前凸

姿势时出现蛋白尿,卧位时消失,一般定量 <1 g/d。

2. 肾小球性蛋白尿　由于肾小球滤过膜屏障受损,足细胞的细胞骨架结构及其裂隙膜或肾小球基膜(glomerular basement membrane,GBM)损伤,使血浆蛋白大量滤入原尿并超出肾小管重吸收能力而出现于终尿中。如病变较轻,则仅有白蛋白滤过,称为选择性蛋白尿;当病变加重,更高相对分子质量蛋白质(主要是 IgG)无选择性地滤出,称为非选择性蛋白尿。

3. 肾小管性蛋白尿　当肾小管受损或功能紊乱时,近端小管对正常滤过的蛋白质重吸收受到抑制,导致小分子蛋白质(包括 $\beta 2$ 微球蛋白、溶菌酶等)从尿中排出增多。

4. 溢出性蛋白尿　由于血液中相对分子质量低的蛋白质(如多发性骨髓瘤轻链蛋白、血红蛋白、肌红蛋白等)异常增多,经肾小球滤过后不能被肾小管全部重吸收,尿蛋白电泳显示分离的蛋白峰。

(三) 血尿

取 10 mL 尿液按 1 500 转 /min 的速率离心 5 min,取沉渣涂片于显微镜下观察,每高倍(400×)视野红细胞超过 3 个即定义为血尿。若 1 L 尿液中含血量超过 1 mL,即表现为肉眼血尿,出血量显著时尿液中可见血块。做出血尿诊断需排除月经血,子宫、阴道或肛门等部位出血污染尿液所导致的假性血尿。血尿主要见于各种肾小球肾炎、血管炎、结石、结核、感染、肿瘤等疾病,此外全身出血性疾病(如血小板减少性紫癜、血友病、再生障碍性贫血、抗凝血药使用等)或泌尿系统邻近器官感染等也可以引起血尿。

按照来源的不同,可将血尿分为肾小球源性血尿和非肾小球源性血尿。肾小球源性血尿产生的主要原因为 GBM 断裂,红细胞通过该裂缝时因血管内压力挤压受损,受损的红细胞其后通过肾小管各段又受不同渗透压和 pH 影响,呈现变形红细胞。因此,可通过两项检查协助鉴别血尿来源。①新鲜尿沉渣相差显微镜检查:变形红细胞血尿为肾小球源性,均一形态正常红细胞尿为非肾小球源

性。②尿红细胞容积分布曲线：肾小球源性血尿常呈非对称曲线，其峰值红细胞容积小于静脉峰值红细胞容积；非肾小球源性血尿常呈对称性曲线，其峰值红细胞容积大于静脉峰值红细胞容积。

（四）高血压

高血压是肾病常见的临床表现，肾病合并的高血压也称肾性高血压，是最常见的继发性高血压。肾性高血压的发生率及严重程度与肾病类型及肾功能损害程度密切相关，终末期肾病患者高血压发生率高达 90% 以上。同时高血压也是促进肾病进展的关键因素，高血压可加重蛋白尿，并促进心血管系统的损害。肾病引起的高血压可分为肾血管性高血压和肾实质病变引起的高血压，前者主要由肾动脉狭窄引起，与 RAAS 活化有关；后者则主要由于水钠潴留引起，与肾产生的缩血管物质（如内皮素）增加，舒张血管的因子（如 NO、前列腺素 E）减少等有关。近年研究认为，肾交感神经功能亢进也与高血压形成有关。

（五）腰痛

肾为腹膜后实质性器官，肾及其邻近部位病变可以出现腰痛。根据病变程度不同，可分别表现为腰部隐痛、胀痛、钝痛、剧痛和绞痛。由于肾实质表面有一层被膜结构，当肾增大时肾被膜被牵张，从而导致腰痛，其特点为持续性胀痛或钝痛，见于肾非化脓性炎症、肾盂积水、多囊肾、肾肿瘤和肾结核等。肾区剧痛常见于肾脓肿、急性间质性肾炎、肾静脉血栓形成、肾梗死、肾肿瘤晚期等。肾绞痛主要表现为患者突然感觉腰部剧烈绞痛，辗转不安，伴有恶心、呕吐、血尿，疼痛可沿输尿管向下放射至下腹部和外阴部，常为阵发性，反复发作，多由于输尿管结石引起。

（六）尿量改变与膀胱刺激征

健康人一昼夜排尿量约为 1 500 mL，24 h 尿量少于 400 mL 称为少尿，少于 100 mL 称为无尿。尿量减少的原因包括肾前性（主要是由失血、失液、创伤等引起有效循环血量急剧减少，导致肾灌注下降而引起）、肾性（指由肾实质病变引起，常见有急性肾小球肾炎、急进性肾炎、急性肾小管坏死、急性间质性肾炎、血管炎、肾静脉血栓形成、肾动脉栓塞、血栓性微血管病、急性排斥反应等）和肾后性（常见于尿路梗阻，如前列腺增生）。多尿指成人 24 h 尿量超过 2 500 mL，尿崩症者每日尿量可超过 4 000 mL。

尿频、尿急、尿痛常常是一组临床症状同时出现，也称为尿路刺激征或膀胱刺激征，是尿路感染最早和最常出现的临床表现。

二、泌尿系统疾病临床评估方法

泌尿系统疾病的检查主要包括以下几个方面：即尿液检查、肾功能检查、影像学检查、肾病理学检查及其他相关检查等。

（一）尿液检查

1. 尿常规　包括尿液外观、理化检查（如 pH、尿比重）、尿液沉渣显微镜检查（如红细胞、白细胞、管型和结晶等）、生化成分检查（如蛋白质、葡萄糖、亚硝酸盐、胆红素、尿胆原等）。常用来观察尿中红细胞形态，棘形红细胞 >5% 或异形多变型红细胞 >70% 称为肾小球源性血尿，提示肾小球疾病。

2. 尿蛋白定量　通常检测 24 h 尿蛋白排泄量、任何一次排放的尿蛋白 / 肌酐比值或尿微量白蛋白含量。若尿蛋白 <1.0 g/24 h 为少量蛋白尿，1.0~3.5 g/24 h 为中等量蛋白尿，>3.5 g/24 h 为大量蛋白尿。目前对尿白蛋白检测大多采用随机尿。健康人尿白蛋白 / 肌酐比值 <30 mg/g，30~300 mg/g 称为微量白蛋白尿，>300 mg/g 称为白蛋白尿。

3. 管型尿　尿中管型的出现表示蛋白质在肾小管内凝固，其形成与尿蛋白的性质和浓度、尿液酸碱度及尿量密切相关，宜采集清晨尿标本做检查。管型尿可因肾小球或肾小管疾病而导致，但在发热、运动后偶可见透明管型，此时不一定代表肾有病变。但若有细胞管型或较多的颗粒管型与蛋白尿同时出现，则临床意义较大。

4. 白细胞尿、脓尿和细菌尿　新鲜离心尿液每个高倍镜视野白细胞超过 5 个或 1 h 新鲜尿液白细胞数超过 40 万或 12 h 尿中超过 100 万则称为白细胞尿。因蜕变的白细胞称脓细胞，故亦称脓尿。清洁外阴后无菌技术下采集的中段尿标本，如涂片每个高倍镜视野均可见细菌，或培养菌落计数超过 10^5 个 /mL 时（阳性球菌 >10^3 个 /mL），称为细菌尿，可诊断为尿路感染。

（二）肾功能检查

1. 肾小球滤过功能　指肾单位时间内清除血浆中某一物质的能力。通常以清除率测定肾小球滤过率，推算出肾每分钟能清除多少毫升血浆中的该物质，并以体表面积校正。评估肾小球滤过率的常用方法依其准确性由高到低为菊糖清除率、放射性核素双血浆法测定、肌酐清除率、估算肾小球滤过率（estimated glomerular filtration rate，eGFR）和血清肌酐。临床上可以根据需要选择适当的方法。

（1）菊糖清除率和放射性核素法　菊糖清除率既往

被作为肾小球滤过率测定的"金标准"，但是由于操作繁琐等原因无法在临床常规应用，主要用于实验室研究。目前临床上可用单光子发射计算机体层摄影（SPECT）测定肾小球滤过率，其准确性接近菊糖清除率，可用的放射性核素标志物质有 ^{99m}Tc 等。

（2）内生肌酐清除率　根据血肌酐浓度和 24 h 尿肌酐排泄量计算获得。由于尿肌酐尚有部分来自肾小管分泌，故内生肌酐清除率高于肾小球滤过率（GFR），在血液透析和腹膜透析等接受肾脏替代治疗的患者，用此方法评估残余肾功能时其准确性下降。

（3）血清肌酐　临床常以血清肌酐（serum creatinine，Scr）浓度反映肾小球滤过功能。但该指标敏感性较低，通常肾小球滤过功能减退至正常的 50% 时血清肌酐才开始升高，故不能反映早期肾功能减退。因此，目前临床实践中多根据 Scr 来估算 GFR（eGFR），用于估算 GFR 的公式包括 MDRD 公式、Cockcroft-Gault 公式和慢性肾病流行病学合作研究（CKD-EPI）公式等，后者是目前推荐评估肾功能较为精确的方法。

2. 肾小管功能

（1）肾小管酸化功能

尿净酸排泄率 = 尿 NH_4^+ + 可滴定酸 $-HCO_3^-$

正常情况下，尿 HCO_3^- 接近为 0，尿净酸排泄 40% 来自可滴定酸，60% 来自氨。当体内酸产生增多时，主要依赖增加氨排泄来维持体内酸碱平衡。由于 HCO_3^- 的重吸收 80% 由近端小管完成，而尿 pH 的下降发生在远端肾小管，因此，当由于肾小管疾病引起肾小管性酸中毒时，可通过测定尿 HCO_3^- 排泄分数来反映近端小管酸化功能，测定尿 pH 来反映远端小管酸化功能，后者包括氯化铵或氯化钙负荷试验。

（2）肾小管浓缩稀释功能　尿液浓缩稀释情况可用尿比重和渗透压表示，尿比重受尿液中大分子物质如蛋白质和葡萄糖等含量的影响较大，其诊断学价值不如尿渗透压。常用的检查有随机尿比重和渗透压、禁水 12 h 尿渗透压、改良莫氏（浓缩稀释）试验和自由水（无溶质水）清除率。

（3）近端小管重吸收功能　如尿 N-乙酰-β-葡萄糖苷酶、尿 β2 微球蛋白和肾小管葡萄糖最大重吸收试验等。

（三）影像学检查

影像学检查包括超声检查、X 线检查、静脉肾盂造影、CT 和 MRI 等，对肾病的诊断与鉴别诊断有重要意义，可以根据患者情况选择某一种或多种影像学检查方法。其中超声检测方便、无创，可以提供关于泌尿系梗阻、肾大小、肾实质回声、占位等信息，是临床最常用的影像学检查方法；静脉肾盂造影和磁共振水成像对泌尿系梗阻的诊断学价值高于超声检查；磁共振血管成像（MRA）和 CT 血管造影有助于诊断肾血管疾病包括肾动脉狭窄、肾静脉血栓形成和肾栓塞、左肾静脉受压等。

（四）肾病理学检查

肾病理学标本多来自经皮肾穿刺活检，对多种泌尿系统疾病的诊断、病情活动性评估、预后判断和治疗指导具有重要价值。肾活检的指征主要有：①蛋白尿、肾小球源性血尿原因待查；②肾病综合征；③继发性肾小球疾病；④原因不明的急性肾衰竭，排除肾前性和尿路梗阻等因素；⑤肾移植排斥反应；⑥慢性肾病患者短期内肾功能迅速下降而肾尚无明显缩小。

（五）其他相关检查

其他相关检查包括肝炎标志物、肿瘤标志物、免疫固定电泳、自身抗体、免疫球蛋白、补体、类风湿因子、冷球蛋白、抗链球菌溶血素"O"试验等，对提示肾病病因和疾病程度有重要参考价值。

三、泌尿系统疾病的诊断与鉴别诊断

泌尿系统疾病的诊断包括定位、病因、临床分类（型）、病理和功能诊断 5 个方面。其中定位诊断要明确疾病主要发生的部位（如肾小球、肾小管、肾间质、肾血管等），临床诊断是指各种相关临床综合征的分类诊断，病因诊断主要明确是原发性、继发性还是遗传性疾病，病理诊断则依赖肾活检术明确病理类型、分型（或分期）和活动性，功能诊断包括肾小球、肾小管和肾内分泌功能评价。

需要通过询问病史、体格检查、血、尿及影像学、肾穿刺活检病理检查等，综合分析各项结果做出诊断。

（一）泌尿系统疾病常见的临床综合征

泌尿系统疾病常常以一组临床症状、体征和实验室检查结果相似的综合征形式显现，临床上将其归纳为某种临床综合征。临床综合征并不是某一个特定疾病，应当进一步明确病因、病理和肾功能情况。常见肾病临床综合征有：

1. 肾炎综合征　以肾小球源性血尿为主要表现，常伴有蛋白尿、水肿和高血压等临床表现。按病程及肾功能的改变，可分为急性肾炎综合征、急进性肾炎综合征和慢性肾炎综合征 3 种。

（1）急性肾炎综合征　急性起病，病程短（3 个月以内）。常有前驱感染，患者出现血尿、蛋白尿、水肿和高血压等临床表现。最典型的为链球菌感染后急性肾小球肾炎。

(2) 急进性肾炎综合征 除急性肾炎综合征的表现外,肾功能快速进展恶化,于数天、数周至数月内发展为少尿或无尿的肾衰竭。

(3) 慢性肾炎综合征 缓慢起病,病程迁延,反复发作。患者早期常无明显临床症状,或仅有水肿和腰酸等,血尿和蛋白尿迁延不愈或逐渐加重。随着病情加重,可逐渐出现高血压和肾功能减退。

2. 肾病综合征 指各种原因所致的以大量蛋白尿(>3.5 g/d),低白蛋白血症(<30 g/L),明显水肿和(或)高脂血症为特征的临床综合征。

3. 隐匿性肾炎综合征 起病隐匿,无自觉临床症状,大多在查体时发现。包括单纯性血尿和(或)无临床症状性蛋白尿。可见于 IgA 肾病、轻度系膜增生性肾炎和肾小管间质疾病。

4. 尿路感染综合征 主要表现为尿频、尿急和尿痛,严重者可有畏寒、发热、腰痛、血白细胞升高等全身性临床症状,见于急性肾盂肾炎等。

(二) 泌尿系统疾病的病理诊断和分类

泌尿系统疾病的病理诊断是临床诊断必要的补充,有时也是确诊的唯一方法。对于肾小球疾病的诊断,肾病理诊断和分型,对评估病情、制订治疗方案、判断预后起关键作用。

1. 常见泌尿系统疾病的基本病理改变

(1) 肾小球基本病变 主要包括增生和硬化。其中增生指细胞数增加,累及的细胞包括系膜细胞、毛细血管内皮细胞和肾小囊壁层上皮细胞。硬化指细胞外基质增加,使肾小球系膜区增宽。

(2) 肾小管基本病变 包括肾小管上皮细胞变性、萎缩和坏死等。

(3) 肾间质基本病变 包括炎症细胞浸润、水肿和肾间质纤维化等。

(4) 肾血管基本病变 包括入球小动脉、出球小动脉硬化和玻璃样变性、动脉内膜增厚和小动脉纤维素样坏死。

2. 原发性肾小球疾病的病理分型 肾小球疾病的病理分型以病变累及部位、基本病变性质(增生、硬化)和病变累及范围(局灶性与弥漫性,节段性与球性)为主要依据。按照病变累及的肾小球比例分为局灶性和弥漫性,病变肾小球数占总肾小球数的比例 <50% 者称为局灶性病变,病变累及 50% 以上肾小球者称为弥漫性病变。按照病变累及的毛细血管袢比例分为节段性和球性,病变血管袢占某个肾小球血管袢总数的比例 <50% 称为节段性,病变累及某个肾小球 50% 以上的血管袢称为球性。

世界卫生组织(WHO)1982 年提出肾小球疾病的病理分类标准:①肾小球轻微病变(minor glomerular abnormalities);②局灶节段性肾小球病变(focal segmental glomerular lesions);③弥漫性肾小球肾炎(diffusive glomerulonephritis);④膜性肾病(membranous nephropathy,MN);⑤增生性肾小球肾炎(proliferative glomerulonephritis);⑥硬化性肾小球肾炎(sclerosing glomerulonephritis);⑦未分类的肾小球肾炎(unclassified glomerulonephritis)。其中肾小球轻微病变包括微小病变性肾小球病(minimal change glomerul. patly)。局灶节段性肾小球病变包括局灶性节段性肾小球硬化(focal segmental glomerulosclerosis,FSGS)和局灶性肾小球肾炎(focal glomerulonephritis)。弥漫性肾小球肾炎的增生性肾小球肾炎包括以下 4 个病理类型:①系膜增生性肾小球肾炎(mesangial proliferative glomerulonephritis,MPGN);②毛细血管内增生性肾小球肾炎(endocapillary proliferative glomerulonephritis);③膜增生性肾小球肾炎(membranoproliferative glomerulonephritis);④新月体性肾小球肾炎(crescentic glomerulonephritis)。

2015 年"梅奥诊所 / 肾病理学会关于肾小球肾炎病理分类、诊断及报告共识"根据发病机制 / 致病类型,把肾小球肾炎分为以下 5 类。

(1) 免疫复合物相关性肾小球肾炎 ①IgA 肾病;②过敏性紫癜性肾炎;③狼疮性肾炎;④纤维性肾小球肾炎(伴多克隆免疫球蛋白沉积);⑤感染相关的肾小球肾炎;⑥其他自身免疫病导致的肾小球肾炎。

(2) 寡免疫复合物性肾小球肾炎 ①ANCA 相关性血管炎肾损害;②ANCA 阴性血管炎肾损害。

(3) 抗肾小球基膜肾炎。

(4) 单克隆免疫球蛋白相关性肾小球肾炎 ①单克隆免疫球蛋白沉积病;②伴单克隆免疫球蛋白沉积的增生性肾小球肾炎;③免疫触须样肾小球病;④纤维性肾小球肾炎(单克隆免疫球蛋白相关)。

(5) C3 肾病 ①致密物沉积病;②C3 肾小球肾炎。

四、泌尿系统疾病的防治

泌尿系统疾病防治的目的是治疗原发病、保护肾功能、改善生活质量和延长患者寿命。治疗方案应综合考虑,选择最佳方案。

(一) 一般防治措施

一般防治措施包括避免劳累,去除感染等诱因,避免接触肾毒性药物或毒物,采取健康的生活方式(如戒烟、限制饮酒、休息与锻炼相结合、控制情绪等),以及合适的饮食。

(二)针对病因与发病机制的治疗

1. 针对免疫发病机制的治疗 泌尿系统疾病尤其是原发性肾小球疾病其发病机制主要是异常的免疫反应所引起,治疗常包括糖皮质激素和其他免疫抑制剂。某些血液净化治疗(如免疫吸附、血浆置换等)能有效清除体内自身抗体和抗原 – 抗体复合物,也用于治疗危重的免疫相关性肾病,尤其是重症狼疮性肾炎和血管炎相关性肾炎等。

2. 针对非免疫发病机制的治疗 高血压、高血脂、高血糖、高尿酸血症、肥胖、蛋白尿及肾内高凝状态、RAAS激活、氧化应激等都是肾病发生和发展的促进因素。针对这些非免疫因素的治疗也是肾病治疗的重要组成部分。使用 RAAS 阻断剂和(或)钠 – 葡萄糖耦联转运体 2 抑制剂(SGLT2i),是近年来肾病领域的重要进展。

3. 并发症及合并症的治疗 肾病患者常有多种并发症和合并症,如贫血、高血压、矿物质骨代谢异常、心脑血管病变、营养不良和神经系统损害等,影响患者的生活质量和长期预后,应及时予以相应治疗。

4. 肾脏替代治疗 当患者发生严重的急性肾损伤或进入终末期肾病阶段,肾脏替代治疗是维持患者内环境稳定和纠正尿毒症症状的最有效手段。肾脏替代治疗包括血液透析、腹膜透析和肾移植。

五、肾病学的进展与展望

我国肾病学作为独立三级学科成立于 1980 年,经过40 余年的发展,学科队伍迅速壮大,专业技术水平与国际先进水平的差距显著缩小,部分领域已接近国际先进水平。我国已经形成了完整的肾病专业人才培养体系,临床服务和基础研究能力显著提升,部分领域或已处于国际先进或领先水平。但是学科发展仍不平衡,基层和一些偏远地区还存在着肾病专业队伍相对不足、诊疗技术相对薄弱的情况,有待进一步加强。

近年来,随着生活方式改变,我国终末期肾病原发病的疾病谱发生了显著变化。慢性肾小球肾炎、慢性肾盂肾炎和肾结核等疾病的发病率呈显著下降趋势,而糖尿病肾病和高血压肾损害的患病率迅速增高,人口老龄化导致老年肾病患者数也逐年增加。得益于医保的广覆盖,我国终末期肾衰竭患者的治疗率显著提升,透析患者长期生存率明显改善,透析患者人数已有 90 万人,并呈继续增长之势,我国已成为国际上透析人口最多的国家。

近年来,肾病学的基础与临床研究取得了令人鼓舞的进展。各种前沿技术在肾病学研究中得到广泛应用,一些疾病(如 IgA 肾病、遗传性肾病、多囊肾等)的分子发病机制得到了进一步阐明。导致慢性肾病进展的肾纤维化和急性肾损伤机制一直是本学科最活跃的研究领域。一些新型免疫抑制剂和生物制剂在狼疮性肾炎、难治性肾病综合征和移植肾抗排异反应中的应用,改善了部分疑难重症肾病患者的预后。SGLT2 抑制剂在糖尿病肾病和慢性肾病中的应用,低氧诱导因子脯胺酰羟化酶抑制剂的问世为肾病临床治疗增添了新的有效手段。一些新型血液净化技术显著改善了重症患者的预后,催生了危重肾病学(critical nephrology)这一崭新的领域。我国临床循证肾病学快速发展,为新药临床研发提供了有力支撑。

展望未来,我国肾病学仍面临诸多挑战。要重视慢性肾病全病程管理理念的建立和相关技术的普及,不断降低慢性肾衰竭的发生率。加强急性肾损伤和慢性肾病进展的机制及其临床转化研究,重视基于肾纤维化的关键分子靶点的新药研发。积极开展肾病理诊断技术,寻找与泌尿系统疾病进展相关的新型诊断标志物。加强产学研合作和学科交叉研究,努力提高我国血液净化技术自主创新能力,不断改善透析患者的长期生存质量。

(刘必成)

数字课程学习……

▶ 章节摘要　　💻 教学 PPT　　📋 拓展阅读　　📝 自测题

第一章 概述

根据病因不同,肾小球疾病可分为原发性、继发性和遗传性三大类。原发性肾小球疾病常病因不明;继发性肾小球疾病是指继发于全身性疾病的肾小球损害,如狼疮性肾炎、糖尿病肾病等;遗传性肾小球疾病是指遗传基因突变所致的肾小球疾病,如奥尔波特综合征(Alport syndrome)等。本章主要讨论原发性肾小球疾病。

一、分类

目前对肾小球疾病常用的分类方法是根据临床表现和肾活检病理改变进行分类。

(一)原发性肾小球疾病的临床分型

原发性肾小球疾病的临床分型主要依据其临床综合征的表现。通常一种综合征可能包括多种疾病或病理类型,因此它不应是一种最终诊断,临床工作中应尽可能结合肾活检明确病理诊断。但是考虑到临床实际需要,特别是在不能开展肾活检的情况下,下列临床诊断术语也可以作为独立的疾病诊断名词:急性肾小球肾炎(acute glomerulonephritis,AGN);急进性肾小球肾炎(rapidly progressive glomerulonephritis,RPGN);慢性肾小球肾炎(chronic glomerulonephritis,CGN);肾病综合征(nephrotic syndrome,NS);隐匿性肾炎,又称无临床症状性血尿和(或)蛋白尿(asymptomatic hematuria with or without proteinuria)。

(二)原发性肾小球疾病的病理分型

原发性肾小球疾病的病理分型见本篇第一部分。需要注意的是,肾小球疾病的临床表现和病理改变之间虽然存在一定的联系,但两者并没有必然的对应关系。对肾小球疾病临床特征的理解需要病理与临床紧密结合,既要认识到病理诊断的重要性病理改变的临床意义,也要看到病理取材的局限性。只有在临床实践中善于将两者很好结合综合分析时,才能为患者制订更好的治疗方案。

二、发病机制

原发性肾小球疾病的发病机制迄今尚未完全阐明,目前认为免疫反应介导的炎症损伤在其发病机制中发挥重要作用。一般认为,免疫反应常为肾小球疾病的始发机制,在此基础上激活炎症反应(补体、白细胞介素、活性氧等参与),最终导致肾小球损伤,出现相应的临床表现。同时,非免疫非炎症因素亦参与肾小球疾病的慢性进展。此外,遗传因素也可能在肾小球疾病发生和进展中起十分重要的作用(图 5-2-1)。

(一)免疫反应

体液免疫在肾小球疾病发病机制中的作用已获公认,近年来,细胞免疫在某些类型肾炎中的作用也得到了证实。

1. 体液免疫 是指由循环中抗原抗体结合形成的免疫复合物或肾小球内原位形成的免疫复合物激活而引起的一系列炎症反应。

(1)循环免疫复合物(circulating immune complex,CIC)介导 CIC 是介导肾小球免疫损伤最常见的发病机制。诱导肾小球免疫沉积的抗体可能针对的是下列抗原:①肾小球的正常组分,如IV型胶原 α-3 链的非胶原性结构域中的抗 GBM 抗体的靶抗原。②位于肾小球的非肾源性自身抗原,如半乳糖化不佳 IgA1(Gd-IgA1)可触发 IgG 和(或)IgA 自身抗体产生,从而形成 anti-Gd-IgA1-Gd-IgA1 免疫复合物,后者沉积于系膜区,促进肾炎的发生,这也是目前公认的 IgA 肾病发病机制。③外源性抗原或免疫聚集物,如丙型肝炎病毒(HCV)相关性膜增生性肾小球肾炎中,含 HCV 抗原的冷球蛋白可通过与肾小球

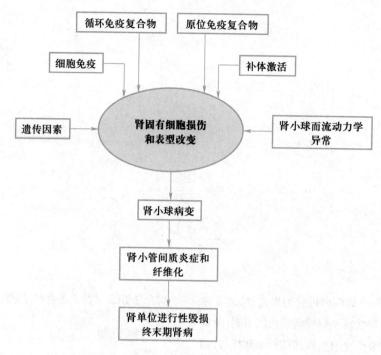

图 5-2-1 肾小球疾病发生发展机制示意图

结构的电荷亲和、被动捕获或大分子聚集物的局部沉淀，而定位于肾小球毛细血管，继而结合抗体形成 CIC，激活补体系统，导致血管炎，引起肾小球损伤。CIC 在肾小球内的沉积主要位于内皮下和(或)系膜区。由 CIC 介导的典型的肾小球疾病包括急性肾小球肾炎、系膜增生性肾炎、系膜毛细血管性肾炎等。

(2) 原位免疫复合物形成 肾小球自身抗原或外源性种植于肾小球的抗原可刺激机体产生相应的抗体，抗原与抗体结合在肾小球局部形成原位免疫复合物并导致肾损伤。典型的肾小球疾病为膜性肾病，原位免疫复合物沉积主要位于肾小球基膜(GBM)上皮侧。

(3) 补体介导 既往认为补体主要通过与抗体结合发挥作用。然而，近年来人们逐渐认识到补体同样具有不依赖抗体的致病作用，可直接介导 C3 肾小球肾炎等肾小球疾病的发生和发展。目前认为，C3 肾小球肾炎的发生主要与补体替代途径的过度激活有关。正常情况下，补体替代途径保持较低的活性水平，仅在感染等刺激后短暂活化，然而当获得性或遗传性因素导致替代途径持续活化时，C3 持续水解形成 C3b 与 B 因子结合并剪切血浆中的 C3 形成 C3b，后者继续形成 C3 转化酶，从而导致正反馈环路的建立，不断放大补体替代径路，造成肾小球损伤。

2. 细胞免疫 在缺乏抗体沉积的情况下，单个核细胞(特别是淋巴细胞和巨噬细胞)在导致肾小球疾病(如微小病变性肾病、局灶性节段性肾小球硬化和新月体性肾炎)

中发挥主要作用。实验性抗肾小球基膜肾炎模型早期即在肾小球内发现较多的单核巨噬细胞浸润；在微小病变性肾病，肾小球内没有体液免疫参与的证据，而主要表现为 T 淋巴细胞功能异常；且体外培养发现，本病患者淋巴细胞可释放血管通透性因子，导致肾小球上皮细胞足突融合。因此，细胞免疫在肾小球肾炎发病机制中的作用已为许多学者所重视。

(二) 炎症反应

免疫反应引起的肾损伤均需炎症反应的参与。在炎症反应中起主导作用的是炎症细胞和炎症介质。炎症细胞主要包括中性粒细胞、淋巴细胞、单核巨噬细胞和树突状细胞等。此外，肾固有细胞如肾小管上皮细胞、血管内皮细胞和系膜细胞等亦通过细胞外囊泡介导的细胞间对话参与炎症反应形成。炎性细胞激活后可合成和释放大量的炎症介质(如促炎因子、趋化因子、细胞因子、生长因子等)，这些炎症介质又进一步趋化和激活炎性细胞释放更多的炎症介质，从而导致炎症反应持续存在并不断放大，引起疾病的慢性进行性发展和肾纤维化形成。有关炎症介质在肾小球疾病进展中的作用研究一直是本领域非常活跃的课题，是阐明肾小球疾病发生和进展的关键途径。

(三) 非免疫因素

在肾小球疾病的慢性进展过程中，非免疫因素如高血压、蛋白尿、高脂血症等都发挥着非常重要的作用。

1. 高血压　许多临床研究表明,高血压是促进肾病慢性进展和影响慢性肾病预后的关键因素。在高血压动物模型中,存在肾血管收缩、动脉硬化和肾小动脉壁增厚等病变。高血压可引起入球小动脉扩张,导致肾小球毛细血管压(glomerular capillary pressure,PGC)增高,肾小球滤过膜通透性增加,尿蛋白增加。肾小球毛细血管剪切应力(shear stress)增加,也可促进致纤维化因子如 TGF-β1 释放,细胞外基质产生增加,导致肾小球硬化。肾小动脉硬化导致肾组织缺血缺氧,从而促进肾小管间质纤维化的发生。

2. 蛋白尿　临床与动物实验均证实,蛋白尿程度与慢性肾病患者的预后密切相关。给予动物注射大量蛋白质可引起蛋白尿,并随着尿蛋白增加,可见肾组织中 MCP-1、NLRP3 等表达增高,炎性细胞浸润和细胞外基质积聚。此外,蛋白尿可激活补体,促进超氧化物产生增加,激活肾局部肾素 – 血管紧张素系统,从而促进肾小管间质纤维化的发生。

3. 高脂血症　大多数慢性肾病患者,无论病因如何,几乎均存在不同程度的脂质代谢异常。最近研究发现,慢性肾病患者即使血脂正常,但机体存在的微炎症状态也可促进动脉粥样硬化和肾小球硬化。

三、病理表现

肾活检组织经光镜、免疫荧光和电镜检查,可以观察到肾小球疾病主要有下列病理表现:①肾小球细胞增多:常见有系膜细胞和内皮细胞增生,各种炎症细胞浸润。②基膜增厚:常与免疫复合物沉积有关,过碘酸希夫(periodic acid-Schiff,PAS)或过碘酸六胺银(periodic acid-silver metheramine,PASM)等染色及电镜检查可以清楚显示。③炎性渗出和坏死:急性肾炎肾小球内可有中性粒细胞浸润,纤维素性渗出;慢性炎症则有单核巨噬细胞和淋巴细胞浸润;血管炎患者可见毛细血管壁纤维素样坏死伴血栓形成等。④肾小球硬化。⑤肾小管和间质病变:包括:肾小管上皮细胞变性、坏死、萎缩,小管扩张、管型形成,肾间质水肿、炎细胞浸润,血管壁增厚、管腔狭窄等改变。⑥免疫球蛋白、补体等在系膜区或毛细血管袢沉积。⑦电镜下除可见电子致密物在系膜区、毛细血管袢内皮下、基膜、上皮下等不同部位的沉积,此外,还可见到其他一些具有诊断意义的特征性改变(如足突融合等)。常见肾小球疾病光镜下病理特征见表 5-2-1 和图 5-2-2。

四、新型生物标志物及基因诊断

近年来,一些新型生物标志物为肾小球疾病的无创性诊断提供了重要帮助。如血清 M 型磷脂酶 A2 受体(PLA2R)和 1 型血小板反应蛋白 7A 域(THSD7A)对膜性肾病的诊断具有重要价值。PLA2R 主要见于特发性膜性肾病,血清抗 PLA2R 抗体诊断特发性膜性肾病的灵敏度为 71%~82%,特异性达 99%。血清抗 THSD7A 抗体在膜性肾病患者中的阳性率约为 3%,在 PLA2R 阴性膜性肾病中的阳性率约为 10%。

通过基因检测发现一些少见的单基因突变,同样可为疾病治疗提供新的治疗靶点,如 COQ2、COQ6、ASCK4

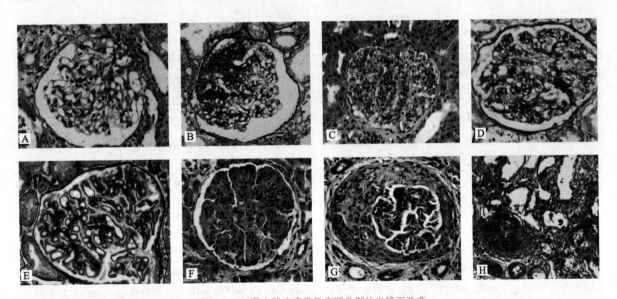

图 5-2-2　肾小球疾病常见病理类型的光镜下改变
A. 微小病变性肾病　B. 毛细血管内增生性肾炎　C. 局灶性节段性肾小球硬化　D. 系膜增生性肾炎　E. 系膜毛细血管性肾炎　F. 膜性肾病　G. 新月体性肾炎　H. 硬化性肾炎

表 5-2-1 肾小球疾病常见病理类型的病理特征

病理类型	病理特点		
	免疫荧光	光镜	电镜
微小病变性肾病	阴性	肾小球基本正常,肾小管上皮细胞可见空泡变性或滴状变性	足细胞足突广泛融合消失
毛细血管内增生性肾炎	IgG 和 C3 呈颗粒状沿毛细血管壁沉积	急性期:毛细血管内皮细胞弥漫增生伴腔内中性粒细胞浸润,导致毛细血管腔狭窄甚至阻塞;亚急性期:中性粒细胞逐渐减少,系膜增生常逐渐加重,可呈系膜增生性肾小球肾炎或膜增生性肾小球肾炎改变	基膜的上皮下可见驼峰状电子致密物沉积,系膜细胞和内皮细胞增生
局灶性节段性肾小球硬化	阴性,硬化区域或节段系膜区可见 IgM 或 C3 沉积	肾小球局灶性或节段性病变,可分为:门部型、顶端型、细胞型、塌陷型和非特殊型	足细胞足突弥漫性融合
IgA 肾病	IgA 伴或不伴 IgM、C3 等其他免疫球蛋白、补体成分在系膜区沉积	系膜细胞和(或)系膜基质弥漫增生	系膜区电子致密物沉积
膜增生性肾小球肾炎	IgG、C3 沿基膜和系膜区沉积	系膜和毛细血管内细胞增生,基膜呈双轨征	Ⅰ型:系膜区及内皮下见大量电子致密物沉积 Ⅲ型:系膜区、内皮下伴上皮下(Burkholder型)或基膜内(Strife/Anders型)电子致密物沉积
膜性肾病	IgG 和 C3 呈颗粒状沿毛细血管壁或基膜沉积	肾小球基膜弥漫性增厚	肾小球上皮下大量有序排列的电子致密物,伴基底膜钉突样增生或虫蚀状改变
新月体性肾炎	IgG 呈线状沉积于基膜(Ⅰ型),或颗粒状沉积(Ⅱ型),或无免疫物沉积(Ⅲ型)	肾小球大量新月体形成,常伴毛细血管袢纤维素样坏死	肾小球基膜断裂,肾小囊内纤维素沉积(Ⅰ型和Ⅲ型),Ⅱ型可于球内见电子致密物
硬化性肾炎	免疫病理检查常为阴性	75% 以上肾小球球性硬化,其余肾单位代偿性肥大	电镜检查已无意义

或 PDSS2 调节辅酶 Q10 生物合成,携带这些特定突变基因的患者可以通过补充辅酶 Q10 而实现临床获益。

五、临床表现

(一) 蛋白尿

蛋白尿产生的主要原因是肾小球滤过膜的电荷屏障和(或)孔径屏障损伤,当电荷屏障受损时,滤过膜上带负电荷的糖蛋白减少或消失,导致带负电荷的血浆蛋白(主要是白蛋白)滤过量比正常时明显增加,出现蛋白尿;当分子屏障被破坏时,滤过膜孔径增大、断裂,尿中还可以出现除白蛋白以外更大的血浆蛋白,如免疫球蛋白、C3等。轻度蛋白尿者临床症状不明显,往往在查体做尿检时才被发现。蛋白尿较多时,患者会发现尿泡沫增多且不容易消退,同时患者也可能伴有腰酸痛、易疲劳和水肿等症状。

(二) 血尿

肾小球疾病中,血尿产生的主要原因为红细胞从肾小球毛细血管袢进入原尿,经过肾小球滤过膜的过程中因挤压变形,受损后的红细胞通过肾小管各段又受不同渗透压和 pH 作用,红细胞容积变小甚至破裂,呈现形态多样、大小不等的变形红细胞。其临床特点多为无痛性全程肉眼血尿或镜下血尿,持续或间歇性发作,相差显微镜下检查主要为畸形红细胞。如血尿伴有大量蛋白尿和(或)管型(尤其是红细胞管型),也常提示为肾小球源性血尿。

(三) 水肿

肾小球疾病时,水、钠排泄障碍,潴留形成水肿。此外,肾小球疾病尿中丢失大量蛋白,血浆蛋白水平降低,从而造成血浆胶体渗透压降低,血管中液体进入组织间隙形成水肿;血管中液体减少造成有效循环血容量下降,激活 RAAS,抗利尿激素分泌增加,造成肾小管重吸收水、钠增加,进一步加重水肿。水肿的特点为颜面部或肢体下垂部位可凹性水肿,严重时可出现阴囊水肿、胸腔积液和腹水等。

(四) 高血压

肾小球疾病常伴发高血压,高血压的发生率与肾功能损害程度相关,终末期肾病患者高血压的发生率可高达 90% 以上。高血压的持续存在会加速肾功能的恶化,是影响肾小球疾病预后的独立危险因素。高血压发生机制主要有:①水、钠潴留:各种原因(如肾小球滤过率降低、利钠激素减少等)致水、钠排泄减少,血容量增多,血压升高。②肾素－血管紧张素系统活化:肾小球病变时,肾缺血刺激球旁细胞分泌肾素增多,激活血管紧张素系统,全身小动脉收缩,外周血管阻力增高,引起肾素依赖性高血压。③肾内扩张血管物质分泌减少:肾实质损害时,肾内前列腺素系统、激肽释放酶－激肽系统等扩张血管物质分泌减少,血压升高。此外,利尿钠肽、交感神经系统和其他内分泌激素等也会直接或间接参与肾性高血压的发生。

(五)肾功能损害

肾小球疾病如未得到良好控制而持续进展会导致肾功能损害,最终发展至终末期肾病(end stage renal disease,ESRD)。急进性肾小球肾炎常导致急性肾小球滤过率下降。部分急性肾小球肾炎可出现一过性的肾功能异常。慢性肾功能损害早期由于肾代偿,临床症状往往不明显,尿量无明显改变。贫血、乏力、消化系统临床症状常是慢性肾衰竭的早期征象,晚期患者则尿量显著减少,肾萎缩,可能出现全身多系统受累表现,特别是严重高血压、心力衰竭、心包炎、神经精神障碍、矿物质骨代谢异常、严重酸中毒和高钾血症等,而威胁患者生命。

(刘必成)

第二章　急性肾小球肾炎

急性肾小球肾炎(acute glomerulonephritis,AGN)简称急性肾炎,是一组以急性肾炎综合征(血尿、蛋白尿、水肿和高血压)为主要临床表现的泌尿系统疾病,可伴一过性肾功能损害。多种病原微生物如细菌、病毒及寄生虫等均可致病,但大多数为链球菌感染后肾小球肾炎。

一、病因与发病机制

急性链球菌感染后肾小球肾炎(poststreptococcal glomerulonephritis,PSGN)多为 β 溶血性链球菌“致肾炎菌株”(常为 A 组链球菌中的 12 型和 49 型)感染后所致,常在上呼吸道感染、皮肤感染、猩红热等链球菌感染后发生。好发于儿童,成人易感人群为酗酒、药物成瘾、先天性心血管病患者等。本质是链球菌胞壁成分 M 蛋白或某些分泌产物刺激机体产生抗体,导致循环免疫复合物在肾沉积或原位免疫复合物形成,激活补体导致肾损伤。

二、病理

急性期肾体积常较正常增大,病理改变为弥漫性毛细血管内增生性肾小球肾炎。毛细血管袢增生明显,管腔通常受压变窄。肾小球内增生的细胞主要为系膜细胞和内皮细胞。急性期有较多的中性粒细胞及单核细胞浸润,可伴有间质水肿和炎性细胞浸润。免疫荧光检查可见沿毛细血管壁和系膜区有弥漫性粗颗粒免疫复合物沉积,主要成分是 IgG 和 C3。电镜检查可见特征性上皮细胞下“驼峰状”电子致密物沉积。

三、临床表现

本病发生的高峰年龄为 3~6 岁,3 岁以下或 40 岁以上的患者少见。发作前常有前驱感染,潜伏期为 7~21 d,一般为 10 d 左右。皮肤感染引起者的潜伏期较呼吸道感染稍长。典型的急性 PSGN 临床表现为突发的血尿、蛋白尿、水肿、高血压,部分患者表现为一过性少尿和氮质血症。

(一)尿液改变

多数患者有肾小球源性血尿,近 1/2 的患者为肉眼血尿,伴有轻、中度的蛋白尿。尿量减少者常见,但无尿较少发生。若少尿、无尿持续存在,则应警惕新月体形成和急性肾衰竭。

(二)高血压

大多数患者会出现一过性高血压,多为轻、中度。其主要原因是水、钠潴留,经利尿治疗后可很快恢复正常,约 1/2 的患者需要降压治疗。

(三)水肿

几乎所有 PSGN 患者均可发生不同程度水肿,且为多数患者的首发临床症状。水肿的原因是水、钠潴留。典型表现为晨起时颜面水肿或伴双下肢非凹陷性水肿,低蛋白血症时为可凹性,严重者可伴有腹水和全身水肿,利尿治疗后好转,通常在 1~2 周消失。

(四)心功能不全

心功能不全是严重急性并发症,常见于少尿和水肿严重患者。表现为心悸、胸闷、气短、不能平卧、咳粉红色泡沫痰。查体可见颈静脉怒张、奔马律,两肺布满哮鸣音和水泡音。急性肺水肿见于 40% 的老年 PSGN 患者和 5% 的儿童。

(五)肾功能异常

部分患者在起病的早期由于肾小球滤过率降低,尿量减少而出现一过性氮质血症,多数患者予以利尿消肿数日后恢复正常,仅极少数患者发展至急性肾衰竭。

四、辅助检查

(一)尿液检查

几乎所有患者都有镜下血尿或肉眼血尿。尿中红细胞多为畸形红细胞。尿沉渣还可见白细胞、小管上皮细胞,并可有红细胞管型和颗粒管型。患者常有蛋白尿,半数患者蛋白尿 <0.5 g/d,少数患者可出现肾病范围蛋白尿。血尿和蛋白尿会持续数月,常于 1 年内恢复。若蛋白尿持续异常提示患者为慢性肾炎。

(二)血常规

血常规可有轻度贫血,常与水、钠潴留及血液稀释有关。白细胞计数可正常或升高,红细胞沉降率在急性期常加快。

(三)肾功能检查

急性期肾小球滤过率可下降,表现为一过性氮质血症。肾小管功能常不受影响,浓缩功能多正常。

(四)有关链球菌感染的细菌学及血清学检查

1. 咽拭子和细菌培养 咽部或皮肤感染灶细菌培养可提示 A 组链球菌感染,但检验的敏感性和特异性因实验方法不同而异。

2. 抗链球菌抗体动态变化 多种链球菌相关抗体包括抗链球菌溶血素 O 抗体(ASO)、抗透明质酸酶抗体(AHT)、抗链球菌激酶及抗脱氧核糖核酸酶等呈现高滴度阳性。发病 1 周开始升高,1 个月达峰,数月后恢复正常。ASO 滴度逐渐上升比单纯高滴度诊断意义更大,见于 2/3 上呼吸道感染的患者,如上升 2 倍以上,高度提示近期曾有过链球菌感染。

(五)免疫学检查

1. 补体水平动态变化 疾病早期补体 C3 和总补体(CH50)下降,8 周内逐渐恢复正常,是 PSGN 的重要特征。血浆中可溶性补体终末产物 C5b~9 急性期上升,随疾病好转逐渐恢复正常。若患者低补体血症持续存在常提示其他疾病,如 C3 肾炎、系膜毛细血管性肾小球肾炎、狼疮性肾炎或先天性低补体血症等。

2. 其他免疫学异常 循环免疫复合物、冷球蛋白、类风湿因子及抗中性粒细胞胞质抗体也可以见于 PSGN 患者。

五、诊断与鉴别诊断

(一)诊断

链球菌感染后 1~3 周出现血尿、蛋白尿、水肿和高血压等典型临床表现,伴血清 C3 动态变化,8 周内病情逐渐好转至完全缓解者,即可临床诊断。若起病后 2~3 个月病情无明显好转,仍有高血压或持续性低补体血症,或肾小球滤过率进行性下降,应行肾活检以明确诊断。

(二)鉴别诊断

1. 系膜增生性肾小球肾炎 包括 IgA 肾病和非 IgA 系膜增生性肾小球肾炎,起病可呈急性肾炎综合征表现,潜伏期较短,多于前驱感染后数小时到数日内出现血尿等急性肾炎综合征临床症状,但患者血清 C3 无降低,病情反复。IgA 肾病患者的血尿发作常与上呼吸道感染有关。

2. 其他病原微生物感染后所致的急性肾炎 常于感染高峰或感染后 3~5 d 出现急性肾炎综合征。病毒感染所引起的肾炎临床症状较轻,血清补体多正常,水肿和高血压少见,肾功能正常,呈自限性发展过程。

3. 系膜毛细血管性肾小球肾炎 临床表现类似急性肾炎综合征,但蛋白尿明显,血清补体水平持续低下,8 周内不恢复,病变持续发展,无自愈倾向,肾活检可确诊。

4. 急进性肾小球肾炎 临床表现及发病过程与急性肾炎相似,但临床症状常较重,早期出现少尿或无尿,肾功能持续进行性下降。应尽快做肾活检以明确诊断。

5. 全身性疾病肾损害 系统性红斑狼疮、系统性血管炎和原发性冷球蛋白血症等均可引起肾损害,亦可合并低补体血症,临床表现类似急性肾炎综合征,可根据其他系统受累的典型临床表现和实验室检查来鉴别。

六、治疗

本病治疗以抗感染、对症治疗为主,同时防治各种并发症、保护肾功能,以利于其自然病程的恢复。

(一)一般治疗

急性期应休息 2~3 周,直至肉眼血尿消失、水肿消退及血压恢复正常。水肿明显及血压高者应限制饮食中水和钠的摄入(成人每天食盐不超过 6 g)。肾功能正常者,无需限制饮食蛋白质的摄入量,氮质血症时应适当减少蛋白质的摄入。

(二)感染灶的治疗

上呼吸道或皮肤感染者,应选择肾毒性小的抗生素治疗10~14 d,如青霉素、头孢菌素等,青霉素过敏者可用大环内酯类抗生素。PSGN较少复发,不建议长期预防性使用抗生素。与尿检异常相关反复发作的慢性扁桃体炎,可在病情稳定后行扁桃体切除术。

(三)对症治疗

限制水、钠摄入后,水肿仍明显者,应适当使用利尿药。经上述处理血压仍控制不佳者,应给予降压药,防止心、脑血管并发症。

(四)透析治疗

发生急性肾衰竭有透析指征者,应及时行肾替代。由于本病呈自愈倾向,透析治疗帮助患者渡过危险期后,肾功能即可恢复,不需维持性透析治疗。

(刘必成　陈丽萌)

第三章　急进性肾小球肾炎

急进性肾小球肾炎(acute rapidly progressive glomerulonephritis,RPGN)是一组以急性肾炎综合征为主要临床表现,伴有肾功能快速进行性恶化(数天或数周内出现少尿或无尿、肾衰竭)。病理上,表现为50%以上的肾小球新月体形成(新月体占肾小囊面积50%以上),称新月体性肾小球肾炎(crescentic glomerulonephritis)。

一、病因与发病机制

根据免疫病理表现,RPGN分为3型:Ⅰ型,抗肾小球基膜(GBM)型RPGN;Ⅱ型,免疫复合物型RPGN;Ⅲ型,寡免疫复合物型RPGN,大部分患者血清中抗中性粒细胞胞质抗体(anti-neutrophil cytoplastic antibody,ANCA)阳性。吸烟、吸毒、接触碳氢化合物等可能是RPGN的诱发因素。遗传易感性在RPGN的发病中亦起一定作用。

二、病理

典型病理改变是肾小球内广泛新月体形成,光镜50%以上的肾小囊腔内有新月体形成(占据肾小囊腔50%以上)。早期通常为细胞性新月体,逐渐发展为细胞纤维性新月体或纤维性新月体,最终可致肾小球硬化。免疫病理的特征性改变:Ⅰ型:免疫球蛋白(主要是IgG和C3)沿基膜呈线状分布;Ⅱ型:IgG和C3在系膜区或沿毛细血管袢呈颗粒状沉积;Ⅲ型:肾小球内无或仅有微量的免疫复合物。电镜下,Ⅱ型RPGN系膜区和内皮下可见电子致密物沉积,电子致密物沉积的特点和方式与相应的基础疾病相关;Ⅰ型和Ⅲ型通常无电子致密物沉积(图5-2-3)。

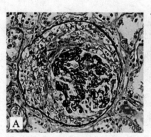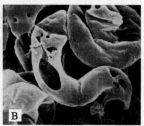

图 5-2-3　新月体性肾炎光镜和扫描电镜改变
A. 细胞性新月体形成　B. 肾小球毛细血管壁破裂

三、临床表现

Ⅰ型RPGN以青、中年多见,Ⅱ型和Ⅲ型常见于中、老年,男性居多。

部分患者有上呼吸道感染的前驱症状,起病较急,病情进展快。主要表现为肾炎综合征,如血尿、蛋白尿、水肿和高血压等。病情进展迅速,在数天或数周内出现进行性少尿或无尿,肾小球滤过率下降,迅速进展为尿毒症。少数患者起病隐匿,以不明原因的发热、关节痛、肌痛和咯血等为前驱症状,就诊时肾功能已达尿毒症期,多见于Ⅲ型RPGN。Ⅱ型RPGN常表现为肾病综合征。

早期血压正常或轻度升高,随着病情的进展而加重,严重者可发生高血压脑病、心力衰竭等并发症。胃肠道症状如恶心、呕吐等常见,少数患者可出现消化道出血。感染也是常见的并发症和导致死亡的重要原因。

四、辅助检查

尿液检查可有尿蛋白、红细胞及白细胞,可伴有红细胞管型。血肌酐及尿素氮进行性上升,肾小球滤过率进行性下降。Ⅰ型抗 GBM 抗体阳性,Ⅱ型血液循环免疫复合物或冷球蛋白阳性,可伴血 C3 降低;Ⅲ型大多 ANCA 阳性。B超及其他影像学检查可见双肾增大。

五、诊断与鉴别诊断

(一)诊断

有蛋白尿、血尿、高血压表现,且在短时间内(几天到几周)肾功能急剧恶化,应高度怀疑本病的可能,应尽早行肾活检明确诊断,根据临床和实验室检查排除继发性 RPGN 的可能。

(二)鉴别诊断

1. 原发性肾小球疾病的急剧进展　部分原发性肾小球疾病因各种诱因,病情急速进展,肾功能快速恶化,表现为急进性肾炎综合征,病理可非新月体性肾小球肾炎,常需肾活检明确诊断。

2. 继发性急进性肾炎　根据典型多系统受累的临床表现及特殊的实验室检查可鉴别,如狼疮性肾炎、过敏性紫癜肾炎等引起的急进性肾炎。

3. 血栓性微血管病　如溶血尿毒症综合征、血栓性血小板减少性紫癜等。这类疾病的共同特点是既有急性肾损伤又有微血管病性溶血的表现,可伴有严重的系统症状,如发热、血栓、神经系统受累等。肾活检呈特殊的血管病变,如肾皮质坏死、肾小球内微血栓和小动脉血栓形成等。

4. 急性肾小管坏死　本病常有诱发因素,如肾缺血(休克、脱水等)或使用肾毒性药物史(氨基糖苷类抗生素、两性霉素 B 等)。临床表现以少尿或无尿,肾小管功能损害为主,蛋白尿及血尿相对较轻。

5. 急性过敏性间质性肾炎　根据明确的药物服用史及典型的全身超敏反应表现(如发热、皮疹、关节痛等)可鉴别,常伴血、尿嗜酸性粒细胞增高。鉴别诊断困难者需行肾活检以明确。

6. 梗阻性肾病　突发的少尿或无尿,临床上无明显的蛋白尿、血尿表现,影像学(如 B 超、CT)可发现尿路梗阻表现。

六、治疗

早期诊断和及时强化治疗是提高 RPGN 治疗成功的关键,往往需要联合治疗,包括强化免疫抑制治疗及对症治疗。

(一)糖皮质激素联合细胞毒药物

糖皮质激素首选甲泼尼龙[7~15 mg/(kg·d)],静脉冲击治疗,3 次 1 个疗程,继以口服泼尼松[0.5~1.0 mg/(kg·d)],第 2~3 周逐渐减量。环磷酰胺(cyclophosphamide,CTX)是经典的细胞毒药物,常用于联合治疗。CTX 常用剂量为 15 mg/kg 静脉注射,每 3~4 周 1 次,至少连续 6 次后观察疗效。单次剂量根据肾功能和年龄调整,60 岁以上 12.5 mg/kg,70 岁以上 10 mg/kg,对于 eGFR<30 mL/min 者剂量再减少 2.5 mg/kg。

(二)生物制剂

利妥昔单抗(rituximab,RTX)是针对 B 细胞表面 CD20 分子的单克隆抗体,是近年来研究的热点。在原发性 RPGN 中主要用于:①Ⅲ型 RPGN 治疗,近年报道 RTX 在 ANCA 相关性血管炎治疗中的作用甚至优于经典的 CTX 治疗;②在难治性Ⅰ型 RPGN 中可尝试使用 RTX。RTX 剂量通常为 375 mg/(m²·周),持续 4 周,RTX 治疗后监测外周血 B 细胞数量,B 细胞数量恢复后是否再次行 RTX 治疗及其剂量与疗程目前尚无定论。

(三)血浆置换

血浆置换主要用于:①伴有肺出血的肺出血－肾炎综合征;②Ⅰ型 RPGN 的早期。每日或隔日血浆置换,置换量一般为 60 mL/kg,血浆来源紧张时可用 3%~5% 的白蛋白作为置换液。一般需持续治疗 10~14 d 或至血清抗体(如抗 GBM 抗体、ANCA)或免疫复合物转阴为止。应同时联合使用糖皮质激素和细胞毒药物。

(四)对症治疗

对症治疗包括降压、控制感染和纠正水、电解质紊乱和酸碱平衡失调等。

(五)肾脏替代治疗

对于治疗无效而进入终末期肾衰竭的患者,应予长期透析治疗。急性期已达透析指征者应尽早透析,为强化治疗争取时间及提供支持。病情稳定 6~12 个月,Ⅰ型 RPGN 血清抗 GBM 抗体阴性者,可考虑肾移植;Ⅲ型 RPGN,ANCA 持续阳性时不应推迟移植。

七、预后

早期诊断和治疗,重症患者及时强化治疗,对预后有较大改善。不同 RPGN 类型预后不同,Ⅰ型最差,多进展至终末期肾病,Ⅲ型及时治疗可能摆脱透析,Ⅱ型预后居中。

(韩　飞)

第四章 慢性肾小球肾炎

慢性肾小球肾炎（chronic glomerulonephritis，CGN）是一组表现为血尿和（或）蛋白尿，合并水肿和高血压的肾小球疾病。临床特点为病程长，病情反复发作，缓慢进展，可发展为慢性肾衰竭。

一、病因与发病机制

慢性肾小球肾炎由不同病因、不同病理类型的原发性肾小球疾病组成。发病机制主要与原发病的免疫炎症损伤有关。高血压、大量蛋白尿、高血脂等非免疫性因素亦参与其慢性发展。

二、病理

慢性肾小球肾炎的病理类型多样，常见的有系膜增生性肾小球肾炎（包括 IgA 肾病和非 IgA 系膜增生性肾小球肾炎）、局灶性节段性肾小球硬化、膜性肾病和系膜毛细血管性肾小球肾炎等。随着病情的进展，各种病理类型的肾小球肾炎均可能出现不同程度的肾小球硬化、肾小管萎缩和肾间质纤维化，最终进展为硬化性肾小球肾炎，肾萎缩。

三、临床表现

本病临床症状轻重不一，以血尿、蛋白尿、高血压和水肿为主要表现。多数患者起病隐匿，早期可有乏力、腰膝酸痛、食欲减退、间断水肿等，病情时轻时重，肾功能逐渐减退，逐渐发展至终末期肾衰竭。

多数患者有轻重不等的血压升高，部分患者以高血压为突出表现，甚至出现高血压脑病、高血压心脏病、眼底出血及视神经盘水肿等。肾功能减退时可表现为夜尿增多、贫血等。晚期主要表现为终末期肾衰竭的相应临床症状。

部分患者因感染、劳累、用肾毒性药物等，病情急剧恶化，及时去除诱因可使肾功能有所恢复。

四、辅助检查

早期尿液检查可表现为程度不等的蛋白尿和（或）血尿，异形红细胞为主，棘形红细胞超过 5% 有诊断特异性，红细胞管型可见。尿常规、空腹晨尿白蛋白 – 肌酐比值（ACR）、24 h 尿蛋白可评估蛋白尿量。部分患者出现肾病综合征范围蛋白尿（尿蛋白定量≥3.5 g/24 h）。疾病早期血红蛋白可正常或有轻度贫血，晚期出现尿浓缩功能减退、血肌酐升高和肾小球滤过率下降。

早期 B 超检查肾大小正常，晚期可出现双肾对称性缩小、皮质变薄。肾病理可表现为原发性肾小球疾病的各种病理类型，对于指导治疗和估计预后具有重要价值。

五、诊断与鉴别诊断

（一）诊断

有不明原因的血尿、蛋白尿、水肿和高血压等临床表现应警惕本病的可能。确诊前须排除继发性肾病如狼疮性肾炎、糖尿病肾病、高血压肾损害、遗传性肾小球肾炎、多发性骨髓瘤肾病等。

（二）鉴别诊断

1. 慢性肾盂肾炎　多有反复发作的尿路感染病史，尿细菌学检查常阳性，B 超检查或静脉肾盂造影显示肾形态不规则或不对称性缩小。

2. 狼疮性肾炎　好发于年轻女性，有多器官系统损害、免疫学异常等特征，肾活检可见免疫复合物广泛沉积于肾小球的各部位，免疫荧光呈现"满堂亮"，病理表现多样化。

3. 糖尿病肾病　较长时间糖尿病病史伴肾损害有助于本病诊断，患者常伴有视网膜病变，血尿较少见，肾病理的典型表现为结节性肾小球硬化。

4. 高血压肾损害　有较长时间的高血压病史，肾小管功能异常（如尿浓缩功能减退、比重降低和夜尿增多）早于肾小球功能损害，尿检异常较轻（尿蛋白 <2.0 g/24 h，以中、小分子蛋白为主）。多伴有高血压其他靶器官（如心、脑）损害和眼底改变等。

5. 奥尔波特综合征　又称遗传性肾炎。多于青少年起病，有阳性家族史（多为性连锁显性遗传），主要特征是肾损害、耳部病变（神经性耳聋）及眼疾患（球形晶状体等）同时存在，确诊需肾病理。

六、治疗

主要根据肾病理进行针对性治疗，同时应用延缓慢性肾衰竭进展的综合防治措施，减少并发症的发生。

（一）饮食控制

饮食控制的主要原则是充足热量和维生素、低盐、低脂饮食。肾功能不全的患者予优质低蛋白质饮食（每日 0.8~1.0 g/kg），同时控制饮食中磷和钾的摄入。进食低蛋白质饮食时，适当增加糖类的摄入以满足机体所需热量，防止负氮平衡。

（二）控制高血压

控制高血压是延缓慢性肾病进展的重要措施。一般首选 ACEI 或 ARB，有降低肾小球内压、减少蛋白尿及保护肾功能的作用。合并严重心功能不全、双侧肾动脉狭窄、脱水(失血、失液、强力利尿等)的患者要谨慎使用，警惕高钾血症，血钾 >5.5 mmol/L 要慎用。该类药物有可能出现血肌酐进行性升高，应用最初 4~8 周要密切检测肾功能变化。2021 年改善全球肾病预后组织(KDIGO)肾小球肾炎指南建议：血肌酐升高小于 20%，不需要停用 ACEI 或 ARB；如血肌酐升高超过 30%，应考虑停药，并寻找原因。其他降压药如钙通道阻滞剂、β受体阻滞剂、α受体阻滞剂、血管扩张药及利尿药等可单独应用或与 RAS 阻断剂联用。eGFR<30 mL/min 时，噻嗪类利尿药无效，应改用袢利尿药。

血压治疗目标建议控制在 130/80 mmHg 以下，并结合年龄、蛋白尿和肾功能情况。尿蛋白治疗目标为 <1 g/d。

2021 年 KDIGO 肾小球肾炎指南中建议收缩压控制目标为 <120 mmHg。

（三）控制蛋白尿

蛋白尿持续存在与慢性肾病进展密切相关。RAS 阻断剂是首选的降蛋白尿药物，ACEI 与 ARB 降尿蛋白作用无差异，不推荐联合应用。糖皮质激素和免疫抑制剂应结合肾病理、蛋白尿和肾功能分期进行应用，如环磷酰胺、环孢素等，应用时要注意血象和肝功能。

（四）对症处理

注意防止肾功能急剧恶化，预防感染、纠正水电解质紊乱和酸碱平衡失调，避免使用肾毒性药物，包括中药(如含马兜铃酸的关木通、广防己等)和西药(如氨基糖苷类抗生素、解热镇痛药、造影剂等)。水肿治疗常用利尿药，包括袢利尿药(呋塞米、托拉塞米)、噻嗪类利尿药等，长期应用需警惕利尿药抵抗。

（李月红　王　炜）

第五章　肾病综合征

肾病综合征(nephrotic syndrome, NS)是肾小球疾病常见的临床症候群，诊断标准包括：①大量蛋白尿(>3.5 g/d)；②低白蛋白血症(血清白蛋白 <30 g/L)；③水肿；④高脂血症。其中①、②两项为诊断的必要条件。

NS 根据病因可分为原发性和继发性，原发性 NS 原因不明，故需首先排除继发性 NS 及遗传因素方能确诊。继发性 NS 的常见病因和原发性 NS 的常见病理类型见表 5-2-2。

一、病理生理

尽管 NS 病因和病理类型不同，但病理生理过程有很多共同点。

（一）大量蛋白尿

正常状态下，肾小球滤过膜具有分子屏障和电荷屏障作用。当肾小球滤过膜受到损伤时，原尿中蛋白含量增多，当其增多显著超过近端小管重吸收量时，即形成以白蛋

表 5-2-2　肾病综合征的分类及常见病因

分类	儿童	青少年	中老年
原发性	微小病变性肾病	系膜增生性肾小球肾炎	膜性肾病
		微小病变性肾病	
		局灶性节段性肾小球硬化	
		系膜毛细血管性肾小球肾炎	
继发性	过敏性紫癜肾炎	狼疮肾炎	糖尿病肾病
	乙型肝炎病毒相关性肾炎	过敏性紫癜肾炎	肾淀粉样变性
	狼疮肾炎	乙型肝炎病毒相关性肾炎	骨髓瘤性肾病
			淋巴瘤或实体肿瘤性肾病

白为主的大量蛋白尿,这是 NS 病理生理和临床表现的基础。目前研究认为,足细胞病变在病理性蛋白尿的发生发展中起到重要作用;此外,高血压、高蛋白饮食及大量输注血浆蛋白等引起肾小球内压力增加的因素,都可以导致高灌注及高滤过,加重蛋白尿。

(二) 低白蛋白血症

低白蛋白血症是 NS 的另一个重要临床特征。NS 时大量白蛋白从尿中丢失,近端小管分解蛋白增加,胃肠道蛋白质摄入不足、吸收不良或丢失,都是导致低白蛋白血症的重要原因。患者血清白蛋白水平与尿蛋白丢失量并不完全平行,这主要是由于 NS 时肝代偿性合成白蛋白增加。当肝合成白蛋白增加不足以代偿其丢失和分解时,即出现低白蛋白血症。

(三) 水肿

一般认为,NS 水肿的发生机制主要与低蛋白血症导致血浆胶体渗透压下降,促进组织液形成有关。另一方面,由于液体在组织中潴留,有效循环血容量减少,继发肾素-血管紧张素-醛固酮系统活性增加,促进水钠重吸收而加重水肿。此外,NS 时肾原发性水钠潴留也会导致水肿。

(四) 高脂血症

NS 时常出现高胆固醇和(或)高三酰甘油血症,血清中低密度脂蛋白(LDL)、极低密度脂蛋白(VLDL)和载脂蛋白 Apo-B、Apo-CII 及 Apo-E 浓度增加,常与低白蛋白血症并存。其发生机制与肝合成脂蛋白增加和脂蛋白脱脂、分解延缓有关。

二、临床表现

NS 的共同临床表现为大量蛋白尿、低白蛋白血症、水肿、高脂血症。此外,部分患者也可出现血尿、高血压和肾功能损伤。NS 的临床表现与其病理类型有一定关系,不同病理类型的 NS,其临床过程不同。

(一) 常见病理类型及其临床表现

1. 微小病变性肾病(minimal change disease,MCD) 基本病理表现为光镜下肾小球结构大致正常,免疫荧光检查阴性。电镜下以足细胞足突广泛融合消失为主要特点,近端小管上皮细胞可见脂肪变性。MCD 占儿童原发性 NS 的 70%~90%,成人原发性 NS 的 10%~30%,中年人发病率低,老年人略有上升。典型的临床表现为 NS,重度水肿,仅 20% 左右的患者伴有轻微的镜下血尿,一般无持续性高血压,大多数患者肾功能正常,部分患者可因有效循环血容量不足导致急性肾损伤。

2. 系膜增生性肾小球肾炎(mesangial proliferative glomerulonephritis,MPGN) 病理特点为光镜下可见程度不等的肾小球系膜细胞和系膜基质弥漫增生。免疫荧光检查若在肾小球系膜区以 IgA 沉积为主则为 IgA 肾病,否则为非 IgA 系膜增生性肾小球肾炎,两者均常伴有 C3 沉积。电镜下在系膜区可见到电子致密物沉积。MPGN 在我国的发病率很高,约占原发性 NS 的 30%,显著高于欧美国家(约 10%)。本病好发于青少年,男性多于女性。患者多有前驱感染,常在上呼吸道感染后急性起病,甚至表现为急性肾炎综合征,少部分患者起病隐匿。随病变程度的加重,肾功能损害及高血压的发生率逐渐增加。

3. 膜增生性肾小球肾炎(membranoproliferative glomerulonephritis,MPGN) 又称系膜毛细血管性肾小球肾炎(mesangial capillary glomerulonephritis,MCGN)。其病理特征为光镜下可见系膜细胞和系膜基质弥漫重度增生,广泛插入到肾小球基底膜(GBM)和内皮细胞之间,GBM 呈分层状增厚,毛细血管袢呈“双轨征”。免疫荧光可见 IgG 和 C3 呈颗粒状在系膜区及毛细血管壁沉积。电镜下系膜区和内皮下可见电子致密物沉积。本病发病率目前有下降趋势,男女比例大致相同,儿童和青少年多见。约 50% 的患者常在上呼吸道感染后发病,50%~60% 的患者表现为 NS,20%~30% 表现为急性肾炎综合征,20%~30% 表现为无症状血尿和蛋白尿。几乎所有患者均伴有血尿,其中少数为发作性肉眼血尿。高血压、贫血及肾功能损伤常见。约 75% 的患者血清 C3 持续降低,对提示本病有重要意义。

4. 膜性肾病(membranous nephropathy,MN) 光镜下的特征性改变为 GBM 弥漫性增厚。病变早期仅于 GBM 上皮侧见多数排列整齐的嗜复红小颗粒(Masson 染色);进而有钉突形成(嗜银染色),GBM 逐渐增厚。免疫荧光显示 IgG 和 C3 沿肾小球毛细血管壁呈细颗粒状沉积。电镜下可见 GBM 外侧上皮细胞下有规律分布的电子致密物沉积,足突广泛融合。

本病好发于中老年,发病高峰年龄为 40~50 岁,男性多于女性,是成人常见的 NS 病理类型。通常起病隐匿,约 80% 表现为 NS,20%~55% 的患者可伴有镜下血尿,肉眼血尿很少见。大多数患者起病时肾功能正常,常在发病 5~10 年后逐渐出现肾功能损伤。MN 极易发生血栓栓塞并发症,肾静脉血栓发生率可高达 40%~50%,表现为突发腰痛或肋腹痛、血尿或蛋白尿加重和肾功能恶化。也可表现为下肢静脉血栓栓塞或肺栓塞等。

MN 依据病因可分为特发性膜性肾病(idiopathic

membranous nephropathy, IMN) 和继发性膜性肾病。在足细胞中表达的 M 型磷脂酶 A2 受体（PLA2R）是 IMN 主要的自身抗原，约 70% 的 IMN 患者可在循环中检测到 PLA2R 的自身抗体。约 10% 的 PLA2R 阴性 MN 患者的靶抗原是 1 型血小板反应蛋白 7A 域（THSD7A）。继发性 MN 常见的病因包括：肿瘤、自身免疫病（如系统性红斑狼疮等）、感染（如 HBV、HCV 感染等）。

5. 局灶性节段性肾小球硬化（focal segmental glomerulosclerosis, FSGS） 病理特点为光镜下肾小球呈局灶节段性硬化，表现为系膜基质增多、毛细血管闭塞、球囊粘连等，相应的肾小管萎缩、肾间质纤维化。免疫荧光显示 IgM 和 C3 在肾小球受累节段呈颗粒状、团块状沉积。电镜下可见肾小球上皮细胞足突广泛融合、足突与 GBM 分离等。FSGS 根据硬化部位及病理特点可分为 5 种亚型：经典型、塌陷型、顶端型、细胞型和非特异型。

FSGS 占我国原发性 NS 的 20%~25%。好发于青少年男性，起病多隐匿，部分病例可由 MCD 转变而来。临床上主要表现为大量蛋白尿及 NS，发生率可高达 50%~75%，大多数患者伴有血尿，部分可见肉眼血尿。患者确诊时常伴有高血压和肾功能减退。NS 能否缓解与预后密切相关，缓解者预后好，不缓解者 6~10 年超过 50% 进入终末期肾病。

（二）并发症

1. 感染 是 NS 的常见并发症，起病多隐匿，由于患者应用激素治疗，临床表现常不典型。感染主要与蛋白质营养不良、免疫功能紊乱及应用激素和其他免疫抑制剂治疗有关，而体腔积液和皮下水肿也为感染提供了便利条件。常见感染部位为呼吸道、泌尿道、皮肤。感染也是导致 NS 复发和疗效不佳的主要原因之一。

2. 高凝状态与血栓、栓塞 血栓、栓塞性并发症是直接影响 NS 治疗效果和预后的重要原因。NS 时有效循环血容量减少、血液浓缩、机体凝血 - 抗凝和纤溶系统失衡、血小板功能亢进、利尿药和激素等均可引起及加重血液高凝状态。本病以肾静脉血栓最为常见，发生率为 10%~50%，其中超过 50% 的病例为慢性形成。

3. 急性肾损伤 NS 患者可因有效血容量不足而致肾血流量下降，诱发肾前性少尿、氮质血症，经扩容、利尿后可得到恢复；少数病例可出现急性肾损伤，病理类型以 MCD 常见，多发生在中老年患者。肾活检病理提示肾小球病变轻微，肾间质弥漫重度水肿，肾小管可为正常或部分细胞变性、坏死，管内有大量蛋白管型。机制可能与肾间质高度水肿压迫肾小管和大量管型堵塞肾小管，导致肾小管腔内压力升高、肾小球滤过率骤然减少有关。

4. 蛋白质及脂肪代谢紊乱 长期低蛋白血症、负氮平衡可造成患者营养不良、机体免疫力低下、小儿生长发育障碍、内分泌紊乱等。药物结合蛋白减少会影响某些药物的药代动力学，使血浆游离药物浓度增加，从而影响药物疗效。内分泌激素结合蛋白缺乏可诱发内分泌紊乱。金属结合蛋白丢失可使微量元素缺乏。高脂血症不仅增加血液黏稠度，促进血栓、栓塞并发症的发生，还可增加心血管系统并发症，并可促进肾小球的硬化，需要积极治疗。

三、辅助检查

（一）尿液分析

尿蛋白定量 >3.5 g/d，定性多 >+++。尿沉渣镜检可见透明管型及颗粒管型，典型者可见脂肪管型。部分患者可见畸形红细胞。尿溶菌酶、β2 微球蛋白增多，氨基酸尿、糖尿有助于判断是否存在肾小管 - 间质损伤。

（二）血液学检查

血清白蛋白 <30 g/L，球蛋白中 α2、β 球蛋白增高，γ 球蛋白下降。红细胞沉降率增快。肾功能多正常，有效血容量不足及少尿时可有轻度氮质血症，如合并肾功能损伤，则血肌酐和尿素氮升高。持续低补体血症见于 MCPGN 及继发性 NS。

（三）影像学检查

B 超观察肾形态学，有可疑血栓形成者应行血管彩色多普勒超声或造影检查，胸部 X 线或 CT 检查可除外结核等感染性疾病。

（四）肾活检

NS 是多种不同临床 - 病理类型肾小球疾病的临床症候群，应根据不同的病理改变采取个体化治疗方案。肾活检病理检查对于疾病的诊断、治疗方案的选择及预后判断十分重要。

四、诊断与鉴别诊断

（一）诊断

NS 仅是临床初步诊断，应进一步明确病因、病理类型及并发症情况。

（二）鉴别诊断

1. 过敏性紫癜肾炎 青少年多见，常有典型的皮肤紫癜，可伴关节肿痛、腹痛及黑便，多在皮疹出现后 1~4 周出现血尿和（或）蛋白尿。肾活检常见病理改变为弥漫性系膜增生，免疫病理以 IgA 和 C3 沉积为主。

2. 狼疮性肾炎　青少年和育龄女性好发,常有发热、皮疹、光过敏等多系统受损的临床表现,免疫学检查可检出多种自身抗体,如 ANA、抗 dsDNA 抗体、抗 Sm 抗体等,补体 C3 下降。免疫病理的特点为"满堂亮"。

3. 乙型肝炎病毒相关性肾炎　儿童及青少年多见,常见的病理类型为 MN、MCPGN 等。主要依据以下三点进行诊断:①血清 HBV 抗原阳性。②患肾小球肾炎,并可除外狼疮性肾炎等继发性肾小球肾炎。③肾活检切片中找到 HBV 抗原。

4. 糖尿病肾病　发生受环境因素和遗传背景影响,40% 左右的糖尿病患者发生糖尿病肾病,常见于病程较长的糖尿病患者,早期尿微量白蛋白排出增加,并逐渐发展成 NS。糖尿病病史及特征性眼底改变有助于鉴别诊断,必要时需要行肾活检确诊。

5. 肾淀粉样变性　是一种全身性疾病,中老年好发。肾是最常受累的器官之一。原发性淀粉样变性主要累及心、肾、消化道、皮肤和神经;继发性淀粉样变性常继发于慢性化脓性感染、结核、恶性肿瘤等疾病,主要累及肾、肝和脾等器官。肾受累时体积增大,临床上常表现为大量蛋白尿和 NS。肾淀粉样变性确诊需肾活检,沉积的淀粉样物质刚果红染色阳性,偏振光显微镜下呈苹果绿双折光现象。

6. 骨髓瘤性肾病　好发于中老年男性,患者常出现骨痛、血清单株球蛋白增高、蛋白电泳 M 带及尿本周蛋白阳性,骨髓象显示浆细胞异常增生(占有核细胞的 15% 以上)。多发性骨髓瘤累及肾小球时可出现 NS。

此外,NS 还应与右心衰竭、肝硬化、营养不良、特发性水肿、经前期紧张综合征、药物性水肿等引起全身性水肿的疾病相鉴别。

五、治疗

(一) 一般治疗

NS 患者以卧床休息为主,可适当床上及床旁活动,以防止静脉血栓形成。水肿时应低盐(<3 g/d)饮食。保证热量供给,不应少于 146.5 kJ/(kg·d)。由于高蛋白饮食可引起肾小球高滤过,加重蛋白尿并促进肾病进展,目前不主张高蛋白饮食,可予正常量 0.8~1.0 g/(kg·d) 的优质蛋白质饮食。

(二) 水肿的治疗

NS 水肿的治疗目标是缓慢减轻水肿。利尿治疗前必须判断患者的血容量状态。对于血容量过度充盈的患者,应依据其水肿程度选择治疗措施。一般患者限盐和卧床休息即可达到利尿消肿的目的。重度水肿患者盐摄入量 1.7~2.3 g/d,轻、中度水肿患者 2.3~2.8 g/d。在此基础上,轻、中度水肿可加用噻嗪类和(或)潴钾利尿药治疗,重度水肿可予袢利尿药。应用利尿药的同时应注意监测离子水平。

当患者处于低容量状态时,单纯应用利尿药疗效差且危险。应先提高血浆胶体渗透压,随后加用袢利尿药。提高血浆胶体渗透压的药物包括白蛋白、血浆、低分子右旋糖酐及淀粉代血浆等。由于输入的白蛋白将于 24~48 h 由尿中排出,可引起肾小球高滤过及肾小管高代谢,造成肾小球脏层及肾小管上皮细胞损伤,促进肾间质纤维化,而影响激素疗效,故应严格掌握适应证,对严重低蛋白血症、重度水肿而又少尿(尿量 <400 mL/d)的 NS 患者,在必须利尿的情况下方可考虑使用,但也要避免过频过多。在少尿时应慎用低分子右旋糖酐及淀粉代血浆,因其易与肾小管分泌的 Tamm-Horsfall 蛋白和肾小球滤过的白蛋白一起形成管型,阻塞肾小管,并由于其高渗作用导致肾小管上皮细胞变性、坏死,诱发"渗透性肾病",导致急性肾损伤。

过快过猛的利尿治疗,有可能造成血容量不足,加重血液高黏的倾向,诱发血栓、栓塞并发症,须慎重对待。重度水肿或利尿药抵抗者,可考虑单纯超滤治疗。

(三) 蛋白尿的治疗

降低尿蛋白是治疗 NS 的中心环节,抑制免疫与炎症反应是治疗 NS 的主要手段。主要药物有:

1. 糖皮质激素　激素是治疗 NS 的主要药物,使用原则:①起始足量:常用药物为泼尼松 1 mg/(kg·d)口服,疗程 8 周,必要时可延长至 12 周。②缓慢减药:足量治疗后每 2~3 周减原用量的 10%,当减至 20 mg/d 左右时临床症状易反复,应更加缓慢减量。③长期维持:最后以最小有效剂量再维持半年或更长时间。激素可采取全日量晨起顿服或在维持用药期间两日量隔日 1 次顿服,以减轻激素的不良反应。

根据患者对激素的治疗反应,可将其分为"激素敏感型":使用 8~12 周 NS 缓解;"激素依赖型":激素减量到一定程度即复发;"激素抵抗型":常规激素治疗无效。

2. 细胞毒药物　主要有环磷酰胺、盐酸氮芥及苯丁酸氮芥等。这类药物可用于"激素依赖型"或"激素抵抗型",协同激素治疗。如果没有激素禁忌,一般不作为首选或单独治疗用药。

(1) 环磷酰胺　是最常用的细胞毒药物,应用剂量为 2 mg/(kg·d),分 1~2 次口服;或 200 mg,隔日静脉注射。

累积量达 6~8 g 后停药。主要不良反应为骨髓抑制及肝损害，并可出现性腺抑制、脱发、胃肠道反应、肺间质纤维化及出血性膀胱炎等。

(2) 苯丁酸氮芥　剂量：2 mg，每日 3 次口服，疗程 3 个月，由于毒副作用及疗效欠佳，目前已少使用。

3. 钙调神经蛋白抑制剂（CNI）　环孢素（CsA），选择性抑制辅助性 T 淋巴细胞及细胞毒性 T 淋巴细胞，可用于治疗激素及细胞毒药物无效的难治性 NS。常用量为 3~5 mg/(kg·d)，分 2 次空腹口服，服药期间需监测并维持其血药浓度谷值 100~200 ng/mL，2~3 个月后缓慢减量，疗程至少 1 年。不良反应有肝肾毒性、高血压、高尿酸血症、多毛及牙龈增生等。停药后易复发，使其应用受到限制。他克莫司（tacrolimus，FK506）肾毒性小于环孢素，成人起始剂量为 0.05~0.075 mg/(kg·d)，血药浓度保持在 5~8 ng/mL，疗程 6~12 个月，快速减量与高复发率有关。

4. 吗替麦考酚酯　在体内代谢为麦考酚酸，后者为次黄嘌呤单核苷酸脱氢酶抑制剂，通过抑制鸟嘌呤核苷酸的经典合成途径，选择性抑制 T 细胞、B 细胞增殖及抗体形成达到治疗目的。主要用于治疗难治性 NS。常用剂量为 1.5~2 g/d，分 2 次口服，疗程 3~6 个月，减量维持半年。

5. 利妥昔单抗　为抗 B 细胞表面抗原 CD20 的单克隆抗体。尤其适用于难治性 NS。常见不良反应为过敏及感染。远期效果和复发率仍需要进一步的临床观察。

6. 血管紧张素转换酶抑制药（ACEI）或血管紧张素受体阻滞药（ARB）　扩张出球小动脉大于入球小动脉，通过降低肾小球内压，减少尿蛋白。也可直接影响 GBM 对大分子的通透性，减少尿蛋白排泄。使用时应注意监测血压、血钾、肾功能。

7. 钠－葡萄糖耦联转运体 2 抑制剂（SGLT2i）　抑制近端肾小管 SGLT2，阻断近端小管对钠离子和葡萄糖的重吸收，通过管球反馈，收缩入球小动脉，减轻高滤过状态，减少尿蛋白。主要用于糖尿病肾病的治疗。最新研究表明，SGLT2i 对于非糖尿病肾病也有降低蛋白尿的作用。

8. 其他　应用激素及其他免疫抑制剂治疗 NS 有多种方案，原则上应以增强疗效的同时，尽量降低不良反应为宜。对于激素是否使用及其疗程，是否联合应用其他免疫抑制剂、免疫抑制剂的选择等，应结合患者的病理类型、年龄、肾功能及有无禁忌证等情况个体化制订治疗方案。

(四) 并发症防治

1. 感染　无需预防性应用抗生素，一旦发现感染，及时选用对致病菌敏感、强效且无肾毒性的抗生素。有明确感染灶者应尽快去除。严重感染难以控制时，应考虑减少或停用激素。

2. 高凝状态与血栓、栓塞　NS 患者由于血液浓缩、凝血纤溶系统改变及激素的使用，血栓、栓塞性并发症的发生率较高。NS 出现以下情况时应预防性抗凝治疗：①血清白蛋白低于 25 g/L；②狼疮性肾炎伴抗磷脂综合征等基础疾病；③有血栓、栓塞事件病史；④家族中有血栓、栓塞性疾病患者；⑤同时存在其他促血栓形成的因素（如充血性心力衰竭、长期卧床等）。可给予肝素或低分子量肝素，也可服用华法林。抗凝同时可辅以抗血小板药，如双嘧达莫或阿司匹林口服。不主张长期大量应用抗凝治疗，NS 纠正后即可停药。

对已发生血栓、栓塞者，治疗目标是使血栓不再进展、不形成新血栓和不产生栓子脱落。应尽早给予尿激酶或链激酶全身或局部溶栓，同时配合抗凝治疗，抗凝血药一般应持续应用半年以上，缓慢撤药。

3. 急性肾损伤　可采取以下措施。①碱化尿液：口服碳酸氢钠以减少管型形成。②原发病治疗：因其病理多为肾小球轻微病变，应予以积极治疗。③血液透析：已达到透析指征者，应给予血液透析以维持生命，并在补充血浆制品后适当脱水，以减轻肾间质水肿。NS 并发急性肾损伤若及时给予正确处理，大多数患者可恢复。

4. 蛋白质及脂肪代谢紊乱　在 NS 缓解前常难以完全纠正代谢紊乱，但应调整饮食中蛋白质和脂肪的量与结构，力争将代谢紊乱的影响减少到最低程度。NS 合并高脂血症应进行调脂治疗，可选用 HMG-CoA 还原酶抑制剂，或降三酰甘油为主的氯贝丁酯类等。NS 缓解后高脂血症可自然缓解，无需继续药物治疗。

（姚　丽　徐天华）

第六章　IgA 肾病

IgA 肾病(IgA nephropathy, IgAN)是指肾小球系膜区有弥漫性 IgA 或 IgA 为主的免疫复合物沉积的原发性肾小球疾病,以肾小球系膜增生为基本病理改变。其临床表现多种多样,包括血尿、不同程度的蛋白尿、高血压和肾功能受损等。某些系统性疾病,如过敏性紫癜、系统性红斑狼疮、干燥综合征、强直性脊柱炎、关节炎、酒精性肝硬化、慢性肝炎等也可导致肾小球系膜区 IgA 沉积,称为继发性 IgAN。本节主要介绍原发性 IgAN。

一、病因与发病机制

IgAN 的病因与发病机制目前尚未完全清楚。人体 IgA 分子包括 IgA1 和 IgA2 两种亚型,近年的研究证实,IgAN 患者肾小球系膜区沉积的多聚 IgA 或 IgA 免疫复合物为 IgA1。IgAN 患者常在呼吸道或消化道感染后出现肉眼血尿,提示黏膜免疫与 IgAN 发病机制相关,但血清中多聚 IgA1(pIgA1)的增多不能简单地归因于黏膜产生过多。研究发现,IgAN 患者骨髓中分泌 pIgA1 的浆细胞数目增多,推测机体及黏膜受到抗原刺激后,全身免疫系统反应异常参与了 IgAN 的发病机制。此外,研究还发现 IgAN 患者血清中 IgA1 的铰链区存在糖基化缺陷,这种结构异常的 IgA1 不易被肝清除,导致血浆中浓度增高,并有自发聚合倾向,形成 pIgA1 或 IgA1 免疫复合物,进而沉积在肾小球系膜区。IgAN 患者血液循环中 pIgA1 或 IgA1 免疫复合物与系膜细胞有较高亲和力,两者结合后,诱导系膜细胞分泌炎症因子、活化补体,引发 IgAN 的一系列病理改变和临床症状。此外,在 IgAN 的发生发展中,遗传因素也发挥重要作用。

二、病理

IgAN 的病理特点是以 IgA 为主的免疫复合物在肾小球系膜区沉积。其病理改变多种多样,几乎涉及增生性肾小球肾炎所有的病理类型。肾小球系膜细胞及基质增多是 IgAN 最基本的病变,系膜增生性肾小球肾炎是 IgAN 最常见的病理类型。此外,IgAN 还可表现为轻微病变型、局灶增生型、毛细血管内增生型、系膜毛细血管型、新月体型、复合型和增生硬化型等多种类型。免疫荧光以 IgA 为主呈颗粒状或团块状在系膜区沉积,伴或不伴毛细血管袢分布,常伴有 C3 沉积,一般无 C1q、C4 沉积。也可有 IgG、IgM 沉积,与 IgA 分布相似,但强度较弱。光镜下可见程度不等的肾小球系膜细胞和系膜基质弥漫增生。电镜下可见团块状电子致密物主要沉积于系膜区。

三、临床表现

IgAN 好发于青壮年男性,起病隐匿,临床表现多种多样而缺乏特征性,最常见的临床表现为发作性肉眼血尿、无症状性血尿和(或)蛋白尿。

(一)发作性肉眼血尿

40%~50% 的患者可出现肉眼血尿。起病前多有感染,常为上呼吸道感染(咽炎、扁桃体炎),其次为消化道、肺部和尿路感染。部分患者常在上呼吸道感染后(24~72 h,甚至更短)出现突发性肉眼血尿,血尿多为无痛性,持续数小时至数日。肉眼血尿发作后,尿红细胞可消失或转为镜下血尿;少数患者肉眼血尿可反复发作。部分患者肉眼血尿发作时伴有腰痛及肌肉酸痛,或一过性血压升高及氮质血症。

(二)无临床症状性血尿

发生率报道不一,常在体检时偶然发现,呈持续性或间断性镜下血尿,伴或不伴轻度蛋白尿;少数患者可有间断性肉眼血尿。既往认为预后良好,目前研究发现,轻微的临床表现可能与肾病理改变不平行,这部分患者临床预后并不一定良好,有条件应尽早行肾活检。

(三)蛋白尿

多数患者为轻度蛋白尿,5%~16.7% 的患者可出现大量蛋白尿甚至肾病综合征。

(四)其他

部分患者表现为肾病综合征、严重高血压及肾功能损害。全身症状轻重不一,可表现为水肿、全身不适、乏力、肌肉疼痛等。

四、辅助检查

(一)尿液检查

1. 尿沉渣检查　常显示尿红细胞增多,相差显微镜显示变形红细胞为主,提示肾小球源性血尿,有时可见到混合性血尿或红细胞管型。

2. 尿蛋白　可阴性,多数患者为轻度蛋白尿(<1 g/d),少数患者呈大量蛋白尿(>3.5 g/d)。

(二)血液学检查

1. 肾功能　血尿素氮、肌酐表现为正常或不同程度的升高。

2. 血 IgA　30%~50% 的患者血 IgA 升高。

3. 血清 C3　正常或轻度升高,若降低应注意排除链球菌感染后急性肾小球肾炎、急进性肾小球肾炎、系膜毛细血管性肾小球肾炎。

五、诊断与鉴别诊断

(一) 诊断

青壮年患者出现发作性肉眼血尿、无症状性血尿和(或)蛋白尿,特别是与感染有关的血尿,临床上应考虑 IgAN 的可能性。本病诊断依靠肾活检标本的免疫病理学检查。诊断原发性 IgAN 时,必须排除继发性 IgA 沉积的疾病后方可成立。

(二) 鉴别诊断

1. 链球菌感染后急性肾小球肾炎　潜伏期较长(7~14 d),有自愈倾向;而 IgAN 潜伏期短,病情反复,结合实验室检查(如血 IgA、C3、ASO),尤其是肾活检可鉴别。

2. 非 IgA 系膜增生性肾小球肾炎　临床表现与 IgAN 极为相似,鉴别诊断须依靠免疫病理检查。

3. 继发性 IgA 沉积为主的肾小球疾病　继发性肾小球疾病如过敏性紫癜、肝病、强直性脊柱炎和银屑病相关性 IgAN,可通过相应病史及实验室检查鉴别。

4. 遗传性肾小球疾病　如薄基膜肾病、奥尔波特综合征、家族性 IgAN 等。

六、治疗

IgAN 的治疗应根据患者不同的临床和病理表现给予合理治疗。

(一) 血尿及蛋白尿

1. 孤立性镜下血尿　而无蛋白尿、高血压及肾功能损伤,且肾小球及肾小管间质病变很轻者,预后较好,须定期随访,无需特殊治疗。应注意避免感染、劳累和肾毒性药物。

2. 肉眼血尿　反复发作与感染(如扁桃体炎、肠道感染等)密切相关者,应积极控制感染,注意选择无肾毒性的抗生素。扁桃体反复感染者应做扁桃体切除术,清除病灶可减少肉眼血尿的发生。此类患者一般预后较好,可根据尿蛋白的多少酌情予 ACEI/ARB 及免疫抑制治疗。

3. 无症状尿检异常者　治疗原则为抑制系膜病变、减少蛋白尿、血尿及延缓肾组织纤维化。在 ACEI/ARB 治疗的基础上,可适量应用免疫抑制治疗。

4. 大量蛋白尿者　根据病理改变予单纯激素或激素联合其他免疫抑制剂治疗,具体方案可参照本部分第六章节。

(二) 血管炎型

血管炎型的病理有血管炎的组织学特征,肾小球新月体形成或伴毛细血管袢坏死,典型者表现有大量血尿,高血压或伴有肾功能损伤。如未及时治疗,总体预后不佳,须给予积极的免疫抑制治疗。具体治疗可参照相关章节。

(三) 高血压型

高血压型是进展至终末期肾病的高危类型,积极控制高血压对保护肾功能极为重要。高血压的治疗目标同其他慢性肾炎,首选 ACEI 或 ARB,可联合钙通道阻滞剂等。此类患者常存在肾功能损伤,选择药物时应考虑肾功能状态。

(四) 慢性肾小球肾炎型

慢性肾小球肾炎型可参照一般慢性肾炎治疗原则,以延缓肾功能恶化为主要治疗目的。合并高血压者积极控制血压,病理显示活动性病变为主者,可试用激素或联合其他免疫抑制剂,如血肌酐 >265 μmol/L(3 mg/dL) 且病理呈慢性病变,应按慢性肾功能不全处理。

(姚　丽　田滨瑶)

数字课程学习……

▶ 章节摘要　　　💻 教学 PPT　　　📋 拓展阅读　　　📝 自测题

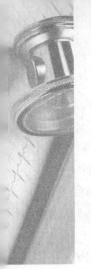

第一章　急性间质性肾炎

急性间质性肾炎（acute interstitial nephritis，AIN）是一组由多种病因引起的以短时间内发生肾间质炎症、肾小管不同程度受损伴肾衰竭为特点的临床病理综合征，肾小球和肾血管多正常或轻度病变。该病是导致急性肾衰竭的常见原因之一。最常见的病因是药物和感染，没有明确致病因素的为特发性急性间质性肾炎。此外，自身免疫病如系统性红斑狼疮、干燥综合征及移植排斥、恶性肿瘤、代谢、遗传和理化等因素也可引起 AIN。本病临床表现可轻可重，大多数病例均有明确的病因，去除病因，及时治疗，疾病可痊愈或不同程度的好转。

一、病因与发病机制

（一）病因

AIN 的病因可分为以下几类。

1. 药物　常见药物包括抗生素、抗病毒药、非甾体抗炎药、利尿药、质子泵抑制剂、抗癫痫药、别嘌醇、免疫检查点抑制剂等，某些中药也可引起 AIN。

2. 感染　常见于细菌性感染如葡萄球菌、链球菌、军团菌感染，病毒感染如 EB 病毒、巨细胞病毒、汉坦病毒、乙型肝炎病毒感染，以及其他支原体、钩端螺旋体、分枝杆菌和寄生虫感染后。

3. 自身免疫病　常见于肾小管间质性肾炎 - 眼葡萄膜炎综合征、系统性红斑狼疮、肉芽肿性间质性肾炎、干燥综合征、IgG4 相关疾病及特发性自身免疫性间质性肾炎。

4. 急性梗阻性疾病　见于急性磷酸盐肾病和急性尿酸盐肾病。

5. 肿瘤性疾病　见于淋巴增殖性疾病和浆细胞病等。

（二）发病机制

免疫因素在 AIN 的发病中起重要作用。诱发免疫介导损伤的抗原可以是内源性的（Tamm-Horsfall 蛋白、megalin 和肾小管基膜成分）或外源性的（如药物、病原微生物和化学品）。细胞免疫和体液免疫均参与 AIN 的发病过程，T 细胞活化在间质性肾炎的发生中发挥了重要作用。

二、病理

光镜下主要表现为肾间质水肿，局灶性或弥漫性炎细胞浸润。间质浸润的细胞通常包括淋巴细胞、单核细胞、嗜酸性粒细胞、中性粒细胞和浆细胞等，其中药物引起及全身感染相关性 AIN 以淋巴细胞和浆细胞为主，还可见较多嗜酸性粒细胞；特发性间质性肾炎主要是单核细胞、淋巴细胞，偶见嗜酸性粒细胞等浸润；细菌直接感染时以中性粒细胞浸润为主；病毒感染时则以单核细胞浸润为主。偶尔可以见到肉芽肿形成，尤其是在结节病和药物诱导的 AIN 中，一般为非坏死性，巨细胞少见。肾小管可有上皮细胞变性、灶状坏死及再生，小管炎症以炎性细胞浸润穿过肾小管基膜为特征，肾小球及肾血管正常或病变较轻。电镜下肾小管基膜不连续，部分增厚，基膜分层，线粒体等细胞器失去正常结构。免疫荧光检查多呈阴性，有时可见 IgG、C3 沿肾小管基膜呈线样或颗粒状沉积。非甾体抗炎药引起的 AIN 有时伴随微小病变或膜性肾病，电镜下可见脏层上皮细胞足突广泛融合等相应的病理改变。

三、临床表现

AIN 因其病因不同，临床表现各异。主要表现为突然出现的少尿或非少尿性急性或亚急性的肾功能损伤，多数患者无临床症状，也可伴有乏力、发热、恶心、呕吐、消瘦、腹痛、皮疹及关节痛等非特异性表现。肾小管功能损伤可出现低渗透压尿、肾小管性蛋白尿及水、电解质紊乱和酸碱平衡失调,部分患者表现为 Fanconi 综合征,出现糖尿、氨基酸尿、磷酸盐尿及近端肾小管性酸中毒。

(一) 药物过敏性急性间质性肾炎

常有较为特征性的病程,在使用致病药物 2~3 周后出现肾功能损伤,常表现为迅速发生少尿或非少尿性急性肾衰竭,部分伴腰痛,一般无高血压和水肿,典型的表现为伴随全身过敏症状和发热、皮疹、嗜酸性粒细胞增多的三联征。非甾体抗炎药所致 AIN 有其特殊表现,通常在开始用药数月后才出现,临床上常缺乏药物过敏的肾外临床症状及体征,更多表现为伴有大量蛋白尿的急性肾功能不全,可伴有红细胞及白细胞、白细胞管型增多。

(二) 感染性急性间质性肾炎

有严重感染的临床表现,如发热、寒战、头痛、恶心、呕吐甚至全身脓毒血症的表现。不同的病原体可能同时累及其他器官,出现相应的多器官功能障碍,如肺炎、心肌炎、肝损害、出凝血机制障碍等。患者常在感染后数日至数周出现腰痛、尿量异常和肾功能损害等。

(三) 肾小管间质性肾炎 – 眼葡萄膜炎综合征

本病又称特发性 AIN,多见于青年女性,临床表现为疲乏、发热、皮疹、肌肉疼痛等全身表现,眼部葡萄膜炎,部分患者有淋巴结肿大。眼部葡萄膜炎可以出现在间质性肾炎发病前,或与其同时出现,也可在间质性肾炎发病后出现。肾受累表现为轻到中度的蛋白尿,常有急性非少尿型肾功不全伴明显肾小管损伤。实验室检查可有贫血、嗜酸性粒细胞增多、红细胞沉降率增快、C 反应蛋白阳性及高 γ 球蛋白血症。

四、辅助检查

(一) 一般实验室检查

主要为尿液检查异常和肾功能下降。

1. 尿液检查 尿常规检查多数患者存在少到中量的蛋白尿(尿蛋白多小于 1 g/24 h,很少超过 2 g/24 h)和白细胞酯酶阳性。肉眼血尿罕见,但可伴有镜下血尿。尿液镜检的经典表现包括血尿、白细胞尿、白细胞管型和肾小管上皮细胞管型。急性过敏性间质性肾炎尿检特点是嗜酸性粒细胞。

2. 血常规 过敏所致 AIN,周围血嗜酸性粒细胞升高,在 β – 内酰胺类抗生素相关 AIN 中的发生率可达 80%,而在其他药物诱导的 AIN 中仅有 1/3。可伴有血 IgE 升高。

3. 肾功能和电解质 肾功能下降,以不明原因的突然下降最为常见,血肌酐、尿素氮异常升高,并可出现酸碱平衡失调、电解质紊乱。

4. 肾小管功能 根据累及肾小管的部位及程度不同而表现不同,常见有肾性糖尿、低渗尿、Fanconi 综合征、肾小管酸中毒、尿电解质异常等。

5. 其他 感染者可找到相应病原学依据。特发性 AIN 可有红细胞沉降率增快、C 反应蛋白及 γ 球蛋白升高。

(二) 影像学检查

超声检查最为常用,可显示双肾呈正常大小或体积增大,皮质回声增强,但 不具有特征性。如果有肾缩小、皮质变薄等可提示慢性病变。

五、诊断与鉴别诊断

(一) 诊断

凡是出现不明原因急性或亚急性肾功能损伤的患者,尿液检查示白细胞、白细胞管型和嗜酸性粒细胞尿,但血尿、蛋白尿不显著者均应考虑急性间质性肾炎的可能。如果典型的临床表现与药物使用存在时间关系,特别是曾经引起 AIN 的药物,则应考虑药物性 AIN,确诊 AIN 有时需要依靠肾活检。

同时,应进行体液微生物培养、相应的抗原或抗体检测和病原微生物的抗原 DNA 检测,明确是否存在感染相关急性间质性肾炎,不同于其他 AIN,针对病原体的抗感染治疗后,通常病情可以缓解、肾功能得到改善。

青少年或成年女性发生急性非少尿型急性肾衰竭,伴有发热、轻至中度蛋白尿、肾性糖尿、红细胞沉降率快及高 β 球蛋白血症,且无明确的药物过敏史、感染史,亦无 系统性疾病者,应警惕特发性急性间质性肾炎。诊断困难时,可做肾活检以明确诊断,如并发眼葡萄膜炎时可诊为肾小管间质肾炎 – 眼葡萄膜综合征。

(二) 鉴别诊断

与其他原因引起的急性肾衰竭的鉴别,当临床上鉴别有困难时可以通过肾活检明确。

1. 急性肾小管坏死 通常由缺血或中毒等原因导致,尿液分析常显示颗粒管型和上皮细胞管型,尿钠排泄分数 >1%,尿钠 >20 mEq/L。

2. 急性肾小球肾炎 有前驱感染病史,有高血压、水肿等临床表现,尿液检查通常显示红细胞、白细胞和红细胞管型及蛋白尿,可以出现抗链球菌溶血素 “O” 阳性。

3. 急进性肾小球肾炎 表现为进行性肾功能下降,少尿和贫血,可以出现肺出血、皮疹或皮肤溃疡、关节痛等表现,尿液检查通常显示红细胞、白细胞、红细胞管型及蛋白尿。血清学检查可以有抗肾小球基底膜抗体（anti-GBM），抗中性粒细胞胞浆抗体（ANCA）或抗核抗体（ANA）阳性。

4. 胆固醇结晶栓塞性肾病　好发于老年人，有近期动脉介入操作史，查体可见视网膜斑块、皮下结节、可触性紫癜及网状青斑，可伴有意识和认知障碍。血液检查可见嗜酸性粒细胞增多及低补体血症。

5. 肾前性因素　包括摄入减少、利尿过度、腹泻、心功能不全、低蛋白血症等有效血容量不足，尿液分析结果可以正常或接近正常。纠正肾前性因素后，肾功能常会很快恢复。

6. 肾后性梗阻　急性尿路梗阻通常伴有疼痛，但逐渐加重的梗阻可能会引起肾功能障碍而无明显症状。超声检查很容易明确是否存在肾后性梗阻。

六、治疗

大多数 AIN 的患者预后较好，而病理损害较重或治疗不及时、治疗方法不当者，可遗留肾功能不全，导致永久性肾功能损害。

（一）一般治疗

首先需要去除病因，控制感染，及时停用致敏药物，处理原发病。许多患者在感染控制或停用相关药物后，病情可以得到不同程度的自行好转。

（二）对症支持治疗

对于急性肾功能不全的患者应根据病情和并发症轻重，选择个体化的非透析或透析疗法，以维持水、电解质、酸碱的平衡，改善临床症状，同时注意防治其他并发症。

（三）特殊治疗

1. 糖皮质激素的应用　一般认为，在特发性 AIN 及免疫疾病引起的 AIN 中，激素的疗效是肯定的。若药物过敏性 AIN 及感染相关性 AIN 在停用敏感药物或感染控制后，肾功能无改善，或者病理检查提示肾间质呈弥漫性炎症或肉芽肿性间质性肾炎，则有必要早期使用糖皮质激素。AIN 激素治疗一般采用泼尼松 0.5~1.0 mg/（kg·d）口服，如果治疗无效应避免长期大剂量使用激素。如果单用激素治疗效果不佳，可以联用其他免疫抑制剂。建议使用免疫抑制剂前行肾活检术以明确间质纤维化诊断，指导治疗。

2. 血液净化　少尿型合并严重内环境紊乱的患者时应尽早开始透析；非少尿而临床情况较稳定者，无需紧急透析，可保守治疗等待肾功能的恢复，疗效不佳可根据病情按需透析。在部分抗肾小管基膜抗体阳性（免疫荧光检查示 IgG 沿肾小管基膜呈线样沉积）的患者中，以及自身免疫病引起的 AIN（如狼疮性间质性肾炎），血浆置换可能有效，但有待进一步证实。

3. 其他　如使用抗 TNF-α 抗体、氧自由基清除剂、多种生长因子等新方法治疗 AIN 已有报道，但有待进一步的实验及临床探索累积证据。

（陈丽萌　付　平）

第二章　慢性间质性肾炎 🅔

第三章　肾小管酸中毒 🅔

数字课程学习……

🎬 章节摘要　　💻 教学 PPT　　📋 拓展阅读　　📝 自测题

第四部分

肾代谢及血管性疾病

第一章 糖尿病肾病

糖尿病肾病(diabetic nephropathy,DN)是指糖尿病引起的慢性肾病(chronic kidney disease,CKD)。典型的 DN 是以早期肾小球肥大和血流动力学异常,并逐渐发展为结节性肾小球硬化为特征的肾病变,是糖尿病全身微血管病变的重要表现。DN 临床主要表现为尿蛋白水平升高和(或)肾小球滤过率(glomerular filtration rate,GFR)下降。在糖尿病人群中的发病率为 20%~40%。在欧美等发达国家,DN 是引起终末期肾病(ESRD)的最常见病因,在我国 DN 也逐渐成为住院患者中 CKD 的主要原因。

一、发病机制

(一) 高血糖相关代谢紊乱

高血糖为 DN 发生的关键因素。高血糖直接作用于肾小球系膜细胞和血管平滑肌细胞,导致细胞骨架破坏及肾小球高压。葡萄糖可在非酶条件下与各种蛋白质形成晚期糖基化终末产物(advanced glycation end product,AGE),是 DN 发生发展的重要原因。AGE 可改变肾小球系膜细胞和小管间质中细胞外基质的结构与功能;与肾小球基膜Ⅳ型胶原成分交联,使其不易降解;AGE 可诱导氧化应激反应,影响一氧化氮参与的血管内皮生理功能,干预生长因子受体并影响其信号传导等,从而引起基膜增厚及通透性下降;还可引起足细胞损害,细胞外基质增生,最终导致肾小球硬化。高血糖可激活多元醇通路,使葡萄糖转变为山梨醇,再转变为果糖;以致在细胞内堆积,造成细胞肿胀、破坏。高血糖可激活大量细胞因子包括肿瘤生长因子β、结缔组织生长因子和血管内皮生长因子等,这些细胞因子可影响系膜细胞和基质的代谢、肾血流动力学等。

(二) 血流动力学改变

糖尿病早期即可出现肾小球内高滤过、高灌注、高压力现象,主要由肾小球入球小动脉扩张所致,但其具体机制尚未阐明,目前认为是多因素所致,如生长激素和胰岛素样生长因子分泌减少,心房钠尿肽分泌过多,一氧化氮、前列腺素 E_2、前列环素 I_2 及管球反馈异常等均参与导致肾小球高灌注状态。

(三) 遗传因素及其他

无论 1 型还是 2 型糖尿病,DN 的发病均有家族聚集性,为多基因共同作用。另外,男性、吸烟、高血压、高血脂等均可促进 DN 的发生发展。

二、临床表现

DN 多起病隐匿,微量白蛋白尿是最常见的临床表现,常有 GFR 下降、高血压、水肿,并最终进展至 ESRD。

1983 年,Mogensen 将 1 型 DN 按病程进展过程分为 5 期,此分期更强调早期 DN,目前各类 DN 多沿用此分期。①1 期:肾小球高滤过和肾体积增大。在糖尿病确诊时即可存在,GFR 升高 20%~40%。尿白蛋白排泄(urinary albumin excretion,UAE)可在运动后增加。积极控制血糖可使该期病变逆转。②2 期:正常白蛋白尿期。肾小球高滤过同时出现肾结构改变,肾小球基膜增厚,系膜区基质增多。GFR 升高 20%~30%。血糖控制佳者运动后 UAE 增加,血糖控制差者静息时 UAE 也可增加。患者可持续稳定于该期。③3 期:早期 DN 期,又称"隐性 DN 期"或"微量白蛋白尿期"。肾小球基膜更厚,系膜区基质进一步增多。30%~40% 的患者糖尿病 10~15 年进入该期。GFR 升高 20%~30%。此期患者出现持续微量白蛋白尿,UAE 为 15~300 μg/min,或随机尿白蛋白 – 肌酐比值(albumin creatinine rate,ACR)30~300 μg/mg,6 个月内测量 3 次,2 次以上达标可诊断。随着病程进展,UAE 逐渐升高。此期血压开始升高,尤其是运动后升高明显,部分患者表现为血压昼夜节律改变。④4 期:临床 DN 期,又称"显性 DN 期"。肾小球弥漫病变,结节性肾小球硬化,小动脉玻璃样变。30%~40% 的患者糖尿病 15~20 年进入该期。GFR 持续明显下降,速率平均每月可达 1 mL/min。患者出现持续蛋白尿(>0.5 g/24h),多数患者出现高血压。⑤5 期:终末期肾病。病理见大量肾小球出现硬化性改变。糖尿病 25~30 年进入该期。GFR<10 mL/min,并出现尿毒症症状,需肾脏替代治疗。

2 型 DN 常较 1 型更早出现高血压。随着对疾病认识的深入,人们发现 DN 患者临床表现可不典型,部分患者仅表现为 GFR 下降而无白蛋白尿,称为非白蛋白尿糖尿病肾病(non-albuminuria diabetic nephropathy,NADN),是 DN 重要的临床亚型。

DN 常合并营养不良、心力衰竭及周围血管和神经病变,故水肿常较重,且对利尿药反应差。在进展期 DN 中,尿毒症症状如恶心、食欲不振常较早出现,并与糖尿病引起的胃肠道神经病变——胃轻瘫所引起的消化道症状叠加;由于胰岛素代谢减少,口服降血糖药蓄积等,低血糖发生率明显增加。

除上述临床表现外,DN 常合并其他表现。①Ⅳ型肾小管酸中毒:由低肾素 - 低醛固酮血症所致,常表现为严重的酸中毒和高钾血症。②泌尿系统感染:可出现上尿路感染及肾周脓肿形成等重症表现,也可有特殊病原体如结核分枝杆菌感染。③肾乳头坏死:糖尿病病史长,反复尿路感染的女性患者易出现。④神经源性膀胱:糖尿病周围神经病变引起,可出现尿潴留。⑤单侧或双侧肾动脉狭窄:较普通人群发病率明显升高。⑥造影剂肾病:DN 患者发病率明显升高,尤其在合用二甲双胍时。⑦原发性肾小球疾病:可单独或与 DN 同时发生,常见的病理类型为膜性肾病、IgA 肾病。

三、病理

DN 早中期,肾体积增大,皮质增厚苍白,质硬韧;至晚期,肾出现严重血管病变时,可出现颗粒样或瘢痕样改变,但常无明显萎缩。

(一)光镜

病变主要累及肾小球,亦可累及肾血管及小管间质。肾小球病变主要包括肾小球毛细血管袢肥大,基膜增厚,系膜细胞及基质增生。随着病情进展,系膜基质重度增生,形成结节状硬化,该结节在 PASM 染色下呈同心圆状排列,称 Kimmelstiel-Wilson 结节(K-W 结节)。肾小囊基膜与壁层上皮细胞间出现均质蜡样或玻璃样大小不等的

蛋白滴,称为肾小囊玻璃滴状病变,为 DN 特异病理表现。肾小球毛细血管袢纤维素样帽状病变位于毛细血管基膜与内皮细胞之间,为渗出性病变,与肾小囊玻璃滴状病变同为 DN 进展的表现。病变肾小球的毛细血管节段性扩张,多位于结节硬化部位的邻近部分,称为肾小球毛细血管微血管瘤。2010 年,Tervent 根据肾小球损伤的严重程度将 DN 分为四级:Ⅰ级:仅表现为肾小球基膜增厚;Ⅱa 级:轻度系膜增生(>25% 系膜区轻度系膜增生);Ⅱb 级:重度系膜增生(>25% 系膜区重度系膜增生);Ⅲ级:一个以上结节型硬化(K-W 结节);Ⅳ级:晚期糖尿病肾小球硬化(硬化小球超过 50%)。血浆蛋白沉积于小动脉中层和内皮下,可引起入球小动脉和出球小动脉玻璃样变,管腔狭窄。肾小管基膜增厚,上皮细胞空泡变性,可出现不同程度的萎缩。肾间质有不同程度的淋巴细胞和单核细胞浸润,以及纤维化。

(二)免疫荧光

可表现为 IgG 沿肾小球基膜呈线样沉积,此沉积是由于血管通透性增加所致的非特异性沉积,用白蛋白对照亦可见线样沉积。

(三)电镜

主要表现为肾小球基膜均质性增厚和系膜基质增多,无电子致密物沉积,可见足细胞足突广泛融合。

四、辅助检查

(一)尿液检查

蛋白尿常见,早期表现为微量白蛋白尿,为选择性蛋白尿;随着疾病进展,可出现大量蛋白尿,伴大分子蛋白如 IgG 排泄增加,即出现非选择性蛋白尿;尿糖可阳性。

(二)血液检查

可有血糖、糖化血红蛋白升高等糖尿病表现;随着 GFR 下降,可出现肾功能恶化的表现,如血尿素氮、血肌酐升高;以及贫血、继发性甲状旁腺功能亢进等表现。由于营养不良及肌肉体积减小,DN 患者的血肌酐值常不能准确反映患者肾功能情况。

(三)影像学检查

泌尿系彩色多普勒超声为首选。早期可表现为双肾体积增大,进展至 ESRD 后肾大小仍可正常。

(四)眼底检查

可进行检眼镜、眼底荧光造影等检查,建议由专科医生评估。糖尿病视网膜病变作为糖尿病微血管并发症,常与 DN 同时存在,对 DN 有重要预测价值。1 型 DN 中

90% 合并糖尿病视网膜病变,而 2 型 DN 中比例约 60%。眼底荧光造影有助于发现早期糖尿病视网膜病变,但需警惕造影剂肾病。

五、诊断与鉴别诊断

DN 的诊断分为临床诊断和病理诊断。DN 的临床诊断为排他性诊断,患者具有前述典型表现可做出临床诊断;病理诊断为 DN 确诊的"金标准"。

多数情况下,糖尿病起病 5 年以上出现 DN,部分 2 型糖尿病起病时即可合并 DN。应对 5 年以上 1 型糖尿病及新诊断的 2 型糖尿病患者进行每年一次的肾评估,包括蛋白尿和 GFR。上述患者合并以下情况可临床诊断 DN:①出现微量白蛋白尿或大量白蛋白尿或 GFR 下降 $<60 \text{ mL}/(\text{min} \cdot 1.73 \text{m}^2)$;②伴有糖尿病视网膜病变;③排除其他原因导致的 CKD。

糖尿病患者可合并其他各种类型的肾病,也可与 DN 同时存在。对于临床表现不典型,或合并以下情况者需行肾活检以明确诊断:①不伴糖尿病视网膜病变;②突发水肿和(或)大量尿蛋白;③短期内肾功能迅速下降;④尿沉渣活动表现。

六、治疗

糖尿病患者应积极控制血糖,早期预防 DN;发病早期,宜减少或延缓大量蛋白尿发生;进展期注意延缓肾功能进展,治疗并发症;发展至 ESRD 应行肾脏替代治疗。

(一) 生活方式干预

吸烟可促进 DN 的发生发展,糖尿病患者应戒烟,包括电子烟。而适量的运动有助于控制血压、血糖和体重,可改善患者的生活质量。肥胖人群宜减重,包括手术、饮食和运动疗法。

(二) 饮食治疗

患者应遵循糖尿病饮食,控制糖类摄入量。出现微量白蛋白尿后建议低蛋白质饮食,低蛋白质饮食可减轻肾小球高灌注从而延缓 DN 进展。宜以优质蛋白质为主,0.8 g/(kg·d);进展至大量蛋白尿或肾衰竭者,降至 0.6 g/(kg·d)。可联合 α-酮酸治疗,有助于减少蛋白尿,改善营养不良,延缓 DN 进展。另外,因患者多合并高血压、水肿,宜限盐。

(三) 控制血糖

严格控制血糖,是预防 DN 发生、延缓其进展最重要治疗方法之一。对于肾功能正常者,糖化血红蛋白控制目标宜 <7%;而对于肾功能下降、预计生存期短、反复出现低血糖及老年人,可放宽目标范围至 <8.5%。新型降血糖药物钠 - 葡萄糖协同转运蛋白 2(SGLT-2)抑制剂及胰高血糖素样肽 1(glucagon-like peptide-1,GLP-1)受体激动剂在降糖的同时可保护心肾功能,降低蛋白尿,降低全因死亡率,在无禁忌证的情况下可以应用。对于肾功能下降者,应根据 GFR 调整降血糖药及胰岛素的种类和用量,警惕低血糖发生。

(四) 控制血压

DN 常合并高血压,尤其是 2 型糖尿病;高血压常加速肾病的进展。降压药首选血管紧张素转换酶抑制药(ACEI)和血管紧张素 Ⅱ 受体 1 阻滞药(ARB),如患者血压耐受,可逐渐增加剂量。ACEI/ARB 除降低系统血压外,还可减少尿蛋白,延缓肾小球纤维化进展,对于血压正常但有蛋白尿的 DN 患者,如血压可耐受,仍建议应用。应用 ACEI/ARB 早期需密切监测肾功能和血钾变化,如 2 周内血肌酐较基础值上升超过 30% 或发生难以控制的高钾血症,则建议停用。但不建议对无蛋白尿的患者进行预防性用药。对于血压明显升高者常需与其他种类降压药联合,由于联合应用 ACEI 和 ARB 会增加不良反应,故不建议两者合用。

(五) 纠正脂代谢紊乱

高脂血症不仅直接参与糖尿病胰岛素抵抗和心血管并发症的发生,低密度脂蛋白胆固醇(LDL-C)还可通过作用于肾小球系膜细胞上的 LDL 受体,引起系膜细胞和足细胞损伤,促进蛋白尿发生,并加速肾小球硬化。可给予他汀类或贝特类降血脂药,必要时联合依折麦布。LDL-C 水平建议降至 2.6 mmol/L 以下(并发冠心病降至 1.86 mmol/L 以下),三酰甘油降至 1.5 mmol/L 以下。

(六) 其他药物

新型盐皮质激素受体拮抗剂、内皮素 -1 受体阻滞剂、活性维生素 D 受体激动剂等药物有延缓 DN 进展的作用,但疗效需进一步验证。

(七) 肾脏替代治疗

DN 由于心血管并发症多、尿毒症症状重,往往比非 DN 引起的 ESRD 更早进入肾脏替代治疗。当 GFR<15 mL/(min·1.73 m²),或根据临床表现,宜早期开始肾脏替代治疗。总体来说,DN 患者血液透析和腹膜透析生存率相当。DN 患者由于动脉硬化等问题,长期血液透析通路建立往往更为困难,且常合并眼底出血问题使抗凝血药应用受限;而腹膜透析者血糖常更难控制。DN 患者行肾移植后,

DN 可在移植肾复发,移植肾存活率和患者存活率明显低于非 DN 患者。

DN 预后不良,临床上一旦出现显性蛋白尿则病情多持续快速进展,直至 ESRD。无论选择何种肾脏替代治疗方式,预后均较非 DN 患者差。

(许钟镐)

第二章　肾动脉狭窄

肾动脉狭窄(renal artery stenosis,RAS)是指单侧或双侧肾动脉主干或其主要分支狭窄或闭塞。病变轻重不等,严重者可影响肾血流量及灌注压,导致肾小球滤过率(GFR)下降、水钠潴留、高血压和肾衰竭等。病变较轻者肾损害不明显,GFR 可正常,但仍可出现高血压。肾动脉狭窄是继发性高血压最常见的病因。

一、病因与发病机制

RAS 的常见病因为动脉粥样硬化、纤维肌发育不良(fibromuscular dysplasia,FMD)和大动脉炎。动脉粥样硬化约占 RAS 的 80%。肾动脉狭窄常引起肾血管性高血压(renal vascular hypertension),这是由肾素 - 血管紧张素 - 醛固酮系统(RAAS)活化所致。当肾灌注压降至 60 mmHg 左右时,球旁器的压力敏感性受体激活,刺激球旁细胞释放肾素,进而使血管紧张素原转换为血管紧张素 I(Ang I),后者在肺及外周的血管紧张素转换酶的作用下生成血管紧张素 II(Ang II)。Ang II 是目前已知最强的血管收缩物质之一,可直接引起外周血管收缩。Ang II 还可以与肾上腺皮质的 Ang I 受体结合,使皮质酮转换为醛固酮。醛固酮可使远端小管和集合小管对水、钠的重吸收增多,参与肾血管性高血压的发生。单侧肾动脉狭窄引起的高血压为肾素依赖性,而双侧肾动脉或孤立肾肾动脉狭窄高血压主要与容量因素有关,为非肾素依赖性。此外,肾血管性高血压患者交感神经系统活性升高,刺激肾素的释放,活化 RAAS,促进钠的重吸收,导致容量潴留。

二、病理

动脉粥样硬化性肾动脉狭窄,斑块好发于肾动脉的开口或近端 1/3 处,病变发生于动脉内膜,形成粥样斑块;可沿血管壁蔓延至肾动脉开口,引起肾动脉开口处狭窄。内膜下类脂质沉积、粥样斑块形成、溃疡、钙化,如形成血栓可导致肾萎缩和肾梗死。FMD 主要有 3 种病理类型:①血管内膜纤维组织形成。胶原呈环形沉积于血管内膜,导致光滑的管腔狭窄。②血管中层纤维组织形成,为最常见的类型。血管内膜和中膜变薄及弹力层丢失,导致动脉瘤形成。③血管中膜周围纤维组织增生。大动脉炎累及主动脉及其主要分支,是一种弥漫增生性肉芽肿性炎症。急性活动期表现为以动脉中膜为主的全层动脉炎,中层呈弥散性肉芽肿组织增生,伴有淋巴细胞和浆细胞浸润,弹力纤维明显破坏或断裂,被胶原代替;慢性炎症期表现为纤维组织增生,瘢痕形成;晚期动脉管壁增厚、弹性消失,出现管腔狭窄。

三、临床表现

RAS 可引起多种临床综合征,包括肾血管性高血压、缺血性肾病、动脉栓塞性肾病、急性肾梗死等,主要取决于肾动脉狭窄引起血流动力学改变的程度、发生速度和狭窄的性质。

(一)肾血管性高血压

肾血管性高血压的临床特点为:①血压正常者出现高血压后,病情即迅速进展。②原有高血压的患者血压近期迅速恶化,舒张压明显升高。③重症患者可出现恶性高血压(舒张压超过 130 mmHg,眼底呈高血压眼底病变 3 或 4 级改变)。④突然发作的原因不明的肺水肿。此外,约 15% 的患者因血浆醛固酮增多,可出现低钾血症。单侧肾动脉狭窄所致肾血管性高血压,若长期控制不良,会引起健侧肾小动脉硬化。

(二)缺血性肾病

可伴或不伴肾血管性高血压。肾病变主要表现为肾功能缓慢进行性减退,由于肾小管对缺血敏感,故常先出现夜尿增多,尿比重及渗透压减低等远端肾小管浓缩功能障碍表现,然后才出现肾小球功能损害,GFR 下降。尿改变常较轻微,轻度蛋白尿,一般尿蛋白定量 <1 g/d,可见少量红细胞及管型。病变晚期肾体积缩小,且两肾大小常不对称。部分肾动脉狭窄患者腹部或腰部听诊可闻及高调、粗糙的收缩期或双期血管杂音。

此外,RAS 由动脉粥样硬化或大动脉炎引起者,常有肾外表现。动脉粥样硬化性肾动脉狭窄好发于中、老年人群,合并糖尿病、脂代谢紊乱等心血管危险因素或患有其他动脉粥样硬化性疾病。值得注意的是,RAS 常缺乏特异的表现,特别是在疾病的早期阶段。目前诊断 RAS 的患者中,大部分是在诊断其他动脉粥样硬化性疾病过程中发现的,这部分患者肾表现隐匿,容易漏诊。大动脉炎好发于年轻女性,在病变活动期可有乏力、低热、食欲下降、消瘦等非特异症状,也可伴有关节炎、结节性红斑、雷诺综合征和脾大,此外常伴血管狭窄或闭塞导致的组织器官缺血症状。

四、辅助检查

(一)超声检查

B 超能快速测定双肾大小,彩色多普勒超声能观察肾动脉主干及肾内血流变化,从而提供 RAS 的间接信息。近年来,微气泡超声造影可增加诊断的准确性。

(二)放射性核素检查

仅做核素显像意义不大,阳性率极低。需做卡托普利肾显像试验(服卡托普利 25~50 mg,比较服药前后肾显像结果),肾动脉狭窄侧肾对核素摄入减少、排泄延缓,可提供间接诊断信息。

(三)磁共振或螺旋 CT 血管造影

磁共振或螺旋 CT 血管造影能清楚显示肾动脉及肾实质影像,并可三维成像,对诊断肾动脉狭窄敏感性及特异性均高。由于螺旋 CT 血管造影的碘造影剂对肾有一定损害,故 eGFR<60 mL/min 的肾衰竭患者应慎用;以前认为此时可选用磁共振血管成像(magnetic resonance angiography,MRA),但近年发现,钆造影剂体内蓄积可引起肾源性系统性纤维化,需引起注意。

(四)肾动脉血管造影

主动脉 – 肾动脉造影可观察肾动脉开口处是否有粥样硬化斑块病变;选择性肾动脉造影,能准确显示肾动脉狭窄部位、范围、程度及侧支循环形成情况(图 5-4-1),是诊断的"金标准"。肾衰竭患者宜选用非离子化造影剂,并于造影后水化扩容,促进造影剂排泄,以减轻肾损害。

(五)肾素活性

肾血管性高血压者,还应检测外周血肾素活性(peripheral renin activity,PRA),并做卡托普利试验:服卡托普利 25~50 mg,测定服药前及服药 1 h 后外周血 PRA,服药后 PRA 明显增高为阳性。有条件时,还应做双肾肾

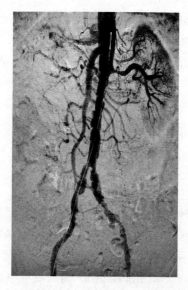

图 5-4-1 肾动脉狭窄肾动脉造影改变
DSA 显示右肾动脉次全闭塞,左肾动脉开口处狭窄。

静脉血 PRA 检测,两侧 PRA 差别大反映单侧狭窄。检测 PRA 不但能帮助诊断,而且能在一定程度上帮助预测疗效,PRA 增高的单侧肾动脉狭窄患者,血管成形术后降压疗效较好。

五、诊断

诊断 RAS 主要依靠影像学证据。超声、放射性核素检查仅为初筛检查,MRA、螺旋 CT 血管造影及肾动脉血管造影为主要诊断手段。

六、治疗

(一)血管介入治疗

肾动脉的介入治疗主要包括经皮腔内肾动脉成形术(percutaneous transluminal renal angioplasty,PTRA)和经皮腔内肾动脉成形术和支架植入术(percutaneous transluminal renal angioplasty and stenting,PTRAS)。PTRA 对由大动脉炎或 FMD 引起的病变均有较好扩张效果。由于动脉粥样硬化扩张术后易发生再狭窄,使治疗失败,故这些患者扩张术后应放置血管支架。

(二)外科手术治疗

外科手术治疗包括动脉内膜切除术、旁路移植术及自体肾移植术,可使病肾重新获得血供。

(三)药物治疗

药物治疗不能阻止肾动脉狭窄进展,但能帮助控制高血压、改善临床症状。单侧肾动脉狭窄呈高肾素者,常首选 ACEI 或 ARB,但是必须从小剂量开始,逐渐加量,以

免血压下降过快、过低。双侧肾动脉狭窄者禁服 ACEI 和 ARB。为有效控制血压,常需多种降压药物配伍应用。

药物治疗往往能有效控制肾血管性高血压,而且在患者远期存活率上药物治疗也与 PTRA 无差异,所以目前不少学者认为,肾血管性高血压应首选药物治疗。至于已导致缺血性肾病的肾动脉狭窄,为防止狭窄和肾功能损害进展,适时进行 PTRA 并放置血管支架仍为首选,若 PTRA 禁忌或 PTRA 及放置支架失败,则可考虑外科手术治疗。

(路万虹)

第三章 缺血性肾病 🅮

第四章 良性小动脉性肾硬化症 🅮

第五章 恶性小动脉性肾硬化症 🅮

数字课程学习……

▶ 章节摘要　　💻 教学 PPT　　📋 拓展阅读　　📝 自测题

第五部分

尿路感染

尿路感染(urinary tract infection, UTI)是由各种病原体入侵泌尿系统引起的感染性疾病,简称尿感。细菌为最常见病原体,也可为真菌、病毒、衣原体及支原体。根据感染部位,可分为上尿路感染(肾盂肾炎、输尿管炎)和下尿路感染(膀胱炎、尿道炎);根据有无临床症状,可分为有临床症状和无临床症状尿感;根据有无尿路异常(如梗阻、结石、畸形、膀胱输尿管反流等),可分为复杂性和非复杂性尿感;根据病原体来源不同,又分为社区获得性和院内获得性尿感。

尿感是临床常见病。长期反复发作的慢性尿感也是导致终末期肾病(ESRD)的原因之一。

一、病因与发病机制

尿感是存在相关易感因素的情况下,各种病原体侵入泌尿系统所致。

(一)病原微生物

尿感95%以上是由单一细菌引起的。革兰氏阴性杆菌,尤其是大肠埃希菌为最常见致病菌。大肠埃希菌多见于无临床症状菌尿、非复杂性尿感,或首次发生的尿感;变形杆菌、产气杆菌、克雷伯菌、铜绿假单胞菌、粪链球菌等多见于医院内感染、复发性感染、复杂性尿感或留置导尿管者;金黄色葡萄球菌感染多见于皮肤创伤或吸毒者引起的血源性感染;多种细菌感染见于留置导尿管、神经源性膀胱、结石、先天性泌尿系统发育畸形和阴道、肠道、尿道瘘等;真菌感染如白假丝酵母菌、新型隐球菌感染多见于糖尿病及使用糖皮质激素和免疫抑制剂及肾移植后的患者;结核分枝杆菌、支原体及衣原体等也可引起尿感。

(二)发病机制

1. 感染途径

(1)上行感染 为尿感的最主要感染途径。正常情况下,尿道末端周围存在着少量定植菌,膀胱具有清除病原体的功能,但某些因素(如性生活、医源性操作)引起尿道损伤,或排尿终末时后尿道尿液的反流等因素存在时,会

阴部的细菌进入膀胱的机会增加,而各种原因引起的膀胱输尿管反流(vesicoureteral reflex, VUR)和肾内反流是致病菌进一步上行,引起反流性肾病及肾盂肾炎的重要病理基础。

此外,肾髓质由于血供较少、氧分压偏低、高渗和氨浓度过高,可影响巨噬细胞的移动和活性,抑制补体激活,从而损伤免疫防御机制,使病原体易于生长繁殖。

(2)血行感染 仅占尿感的3%以下。当肾结构或功能受损时,如尿路梗阻、瘢痕、血管异常(肾血管收缩、高血压等)、钾缺乏、多囊肾、糖尿病、应用止痛药、肾功能损伤等,则易感性明显增加。致病菌主要是金黄色葡萄球菌、沙门菌属、铜绿假单胞菌和假丝酵母菌属。

(3)直接感染 细菌从邻近器官或组织的病灶,如阑尾炎脓肿、盆腔感染直接入侵肾导致的感染,但此情况很罕见。

(4)淋巴管道感染 人体盆腔的器官与右肾淋巴管是相通的,一旦盆腔器官发生炎症,细菌可从淋巴道感染肾,此种情况也很罕见。

2. 病原体的致病力 也是影响尿感的重要因素。以大肠埃希菌为例,完整的菌体(O)抗原和带负电荷的荚膜(K)抗原是决定大肠埃希菌尿路致病性的必要条件。另外,致病菌的黏附力越强,致病力也越强。大肠埃希菌表面有许多P菌毛,能表达粘连素,与尿路上皮细胞表面特异性受体结合,使菌体紧密黏附在泌尿道上皮,引起感染。

3. 机体防御机制与易感因素 正常情况下,进入泌尿系统的病原菌很快被清除,尿感发生与机体防御能力下降有关,机体防御机制与易感因素见表5-5-1。

二、临床表现

尿感的临床表现根据不同的分类、不同特殊人群、急慢性等而不同,一般可分为如下类型。

(一)膀胱炎

膀胱炎常见于年轻女性,临床表现为典型尿路刺激征:尿频、尿急、尿痛、排尿困难、耻骨上压痛等,可伴有肉眼血尿。

表 5-5-1　机体防御机制与易感因素

防御机制	易感因素
排尿的冲刷作用,尿液中高浓度尿素、Tamm-Harsefall 蛋白、高渗透压和低 pH 等	尿路梗阻、膀胱输尿管反流、神经源性膀胱
尿道和膀胱黏膜的抗菌能力,前列腺分泌物中含有的抗菌成分	有创性操作、不洁性生活
感染出现后,白细胞很快进入膀胱上皮组织和尿液中,起清除细菌的作用	妊娠、女性
输尿管膀胱连接处的活瓣,具有防止尿液、细菌进入输尿管的功能	机体免疫力低下,如糖尿病、高龄、HIV 感染、应用化疗药或免疫抑制剂等

(二) 肾盂肾炎

1. 急性肾盂肾炎　育龄期女性多见,致病细菌同急性单纯性(非复杂性)膀胱炎。临床表现为发热、寒战、腰痛、肋脊角压痛,体温多在 38 ℃以上,伴或不伴有尿路刺激症状,可有头痛、恶心、呕吐、乏力、全身酸痛、腹泻等全身症状,严重者可表现为感染性休克。

2. 慢性肾盂肾炎　常存在泌尿系统慢性梗阻或膀胱输尿管反流性疾病。其临床表现较为复杂,有时仅表现为无临床症状性菌尿。1/2 以上患者有急性肾盂肾炎病史。慢性肾盂肾炎是导致慢性肾小管间质疾病的原因之一,可出现持续肾小管功能异常,如尿酶升高、尿浓缩功能减退、夜尿增多及肾小管性酸中毒等。影像学检查有双肾大小不等、表面高低不平或肾盂肾盏的瘢痕形成和变形。慢性肾盂肾炎也是产生肾性高血压的重要原因,病变逐渐进展,至晚期则肾小球滤过率下降,导致慢性肾衰竭。

(三) 无临床症状菌尿

无临床症状菌尿指患者有菌尿而无尿路刺激等临床症状,老年女性及妊娠期女性发生率较高。

三、辅助检查

(一) 尿液检查

尿感最重要的辅助检查为尿液检查,包括尿常规、尿液标志物检查和尿病原学检查。

1. 尿常规　常有脓尿和(或)血尿(肉眼或镜下),尿常规白细胞 >5/ 显微镜下高倍视野(high power field,HPF),肾盂肾炎时常可发现白细胞管型,镜检细菌≥1/HPF。除了尿中白细胞升高外,尿中的白细胞酯酶也会呈阳性,革兰氏阴性杆菌感染时尿中亚硝酸盐阳性。

2. 尿液标志物检查　尿感时尿中性粒细胞明胶酶相关载脂蛋白(NGAL)可增高,肾盂肾炎时尿 N- 乙酰 -β- 葡萄糖苷酶(NAG)和 β2 微球蛋白(β2-MG)可增高。

3. 尿病原学检测　清洁中段尿培养可出现阳性致病微生物。也可利用涂片检查、聚合酶链反应(polymerase chain reaction,PCR) 技 术 及 二 代 测 序(next generation sequencing,NGS)技术检测病原体。

(二) 血常规

急性期特别是急性肾盂肾炎,可出现血白细胞数升高和中性粒细胞百分比增高。

(三) 影像学检查

1. 泌尿系统超声检查　是应用最广泛、最简便的方法,它能筛查结石、肾盂积水、多囊肾、肾动脉狭窄、肿瘤、泌尿道发育不全、先天性畸形、膀胱及前列腺疾病等。

2. X 线检查　根据患者的具体情况可分别行尿路 X 线片、静脉肾盂造影、逆行肾盂造影及排尿时膀胱输尿管造影,以检查有无梗阻、结石、输尿管狭窄或受压、肾下垂、泌尿系先天性畸形及膀胱输尿管反流现象等。应注意,尿感急性期不宜做造影检查。

3. 放射性核素检查　可了解单侧肾功能、尿路梗阻、膀胱输尿管反流及膀胱残余尿情况。

四、诊断与鉴别诊断

(一) 诊断

尿感的诊断根据临床表现和尿液检查结果而做出。

尿病原学检测有如下结果,可明确诊断:①在女性非复杂性膀胱炎中,中段尿培养菌落计数 >10^3 CFU/mL。②在女性非复杂性肾盂肾炎中,中段尿培养菌落计数 >10^4 CFU/mL。③在复杂性尿感中,女性:中段尿培养菌落计数 >10^5 CFU/mL,导尿管尿液 >10^4 CFU/mL;男性:中段尿培养菌落计数 >10^4 CFU/mL。④耻骨上膀胱穿刺的尿液标本,任何数量的菌落计数都有意义。⑤无临床症状菌尿的定义为尿白细胞≥5 个 /HPF,连续 2 次(间隔 24h 以上)清洁中段尿培养菌落计数≥10^5 CFU/mL。

(二) 鉴别诊断

尿感的鉴别诊断包括不同尿感类型的鉴别及与其他泌尿系疾病的鉴别。

1. 不同尿感类型的鉴别

(1) 急性与慢性尿感的鉴别　前者一般全身急性炎症症状及尿路刺激征明显;后者除表现为尿液异常外,临床表现常不典型,可有乏力、腰酸等非典型临床症状,尿路刺激征较轻,严重者可有尿浓缩功能减退、夜尿增多、肾小管酸中毒等肾小管间质功能减退的表现。

(2) 上下尿感的鉴别 前者全身临床症状较明显,后者以尿路局部刺激症状为主,临床上尿感定位有时较困难,可采取以下检测方法予以鉴别。

1) 非侵袭性检查:包括:①尿浓缩功能检测,急慢性肾盂肾炎常伴肾小管浓缩功能障碍。②尿酶检测,部分肾盂肾炎患者尿中乳酸脱氢酶、NAG 升高。③尿常规检查,发现白细胞或红细胞颗粒管型,也有助于上尿感的诊断。④尿 β2 微球蛋白测定,也有助于鉴别上、下尿感,上尿感易影响肾小管对小分子蛋白质的重吸收,尿 β2 微球蛋白升高。⑤C 反应蛋白,在肾盂肾炎时明显增高,而急性膀胱炎时升高并不明显。

2) 侵袭性检查:双侧输尿管导管法采集尿液培养,准确性很高,但必须通过膀胱镜、输尿管镜或经皮穿刺肾盂取尿,临床上不常用。

(3) 单纯与复杂尿感的鉴别 后者尿感反复发作,临床上存在不同的易感因素,可资鉴别。

2. 与其他泌尿系疾病的鉴别 急性尿感一般诊断较易,多不需做鉴别诊断。反复发作的慢性肾盂肾炎临床表现不典型,病原学的阳性率也不高,此时常需要与下列疾病进行鉴别。

(1) 慢性肾炎 以尿隐血和尿蛋白为主要表现,但当尿感合并慢性肾炎时,容易影响后者的诊断,必要时可在尿感治愈后复查尿检。尿感时的尿蛋白量一般在 1~2 g/d 以下,若 >3 g/d 则多属肾小球病变。

(2) 肾结核 是最常见的肺外结核,多系血行性感染。急性期有发热(低热)、盗汗、乏力、腰痛、尿频、尿急、尿痛、血尿等临床症状,膀胱刺激症状是肾结核的最重要、最主要也是最早出现的症状。长期慢性的膀胱刺激症状或者是一般抗炎治疗经久不愈的膀胱炎,均应考虑肾结核病变的存在。约 20% 病例可无临床表现。肺部 X 线检查,前列腺、附睾及盆腔结核的检出有助于此病的诊断。尿液检查可有血尿(镜下血尿或肉眼血尿)和脓尿,尿结核分枝杆菌培养阳性,检出率为 90% 以上。聚合酶链反应(PCR)也可用于分枝杆菌的检测,阳性率高达 95%,必要时可行尿分枝杆菌 NGS 检测,而静脉肾盂造影仅能发现较晚期的病例。

(3) 前列腺炎 急性前列腺炎除畏寒发热、血白细胞总数升高外,可有腰骶和会阴部疼痛及尿频、尿痛。慢性前列腺炎临床症状多不明显。前列腺液中白细胞数

>10 个 /HPF 及前列腺 B 超有助于鉴别诊断。

五、治疗

(一)一般治疗

应鼓励患者多饮水,勤排尿。有发热等全身感染临床症状时,应卧床休息。有诱发因素者应加以治疗,如肾结石、输尿管畸形等。

(二)抗感染治疗

1. 急性膀胱炎 病原菌绝大多数为大肠埃希菌,经验性治疗首选对革兰氏阴性杆菌有效的药物,72 h 无效应根据药敏试验结果更改抗菌药物。治疗宜选用毒性小、口服方便的抗菌药物。例如,甲氧苄啶(TMP)、复方磺胺甲噁唑(TMP-SMX)、诺氟沙星、环丙沙星和氧氟沙星等,也可选用头孢类抗生素(第 II 或 III 代),疗程有一次单剂疗法和 3 d 短程疗法,目前越来越倾向于 3 d 疗法。对于男性,临床症状超过 7 d,有留置导尿管、有耐药菌感染的可能,疗程应延长至 7~14 d。如果男性患者年龄 >50 岁,存在前列腺肥大,疗程需 4~8 周甚至 12 周。可同时口服碳酸氢钠片碱化尿液、抑制细菌生长,减轻膀胱刺激症状。如果尿检异常而无菌尿,应考虑衣原体感染的可能,宜在进行衣原体病原检测后选用四环素或磺胺类药物,与性伙伴同时服用,疗程 7~14 d。

2. 急性肾盂肾炎 病情较轻者口服药物为主,疗程 14 d;全身中毒临床症状明显者宜静脉给药,热退(通常需 48~72 h)后,改为口服给药(如尿培养阳性,有药敏试验,应根据结果调整用药),总疗程 14 d。氟喹诺酮类药物耐药性较低的地区,首选喹诺酮类药物静脉给药;氟喹诺酮类药物耐药性较高的地区,予第 II 或 III 代头孢菌素类抗生素(如头孢哌酮和头孢曲松),单环 β 内酰胺类抗生素氨曲南或氨基 / 酰氨基青霉素和 β- 内酰胺酶抑制剂的复合物等。急性肾盂肾炎应行上尿路超声,以排除尿路梗阻、肾结石。

3. 慢性肾盂肾炎 与尿路复杂情况密切相关。常见的尿路复杂情况包括反流性肾病和梗阻性肾病。慢性肾盂肾炎应积极治疗诱发因素,如肾结石、输尿管畸形、反流性肾病等;积极寻找并去除炎性病灶,如男性的前列腺炎,女性的尿道旁腺炎、阴道炎及宫颈炎;减少不必要的导尿及泌尿道器械操作等。

慢性肾盂肾炎急性发作期的治疗与急性肾盂肾炎相似,但常需抗生素联合用药,疗程应适当延长为 2~4 周,如无效,可将细菌敏感的抗生素分为 2~4 组,交替使用。每组使用一个疗程(>4 周),疗程完毕停药 3~5 d 后使用另外

一组药物,共 2~4 个月,如仍无效或再发可使用长程低剂量抗生素抑菌疗法。反复发作者应通过尿细菌培养确定菌型,明确此次发作是复发或重新感染。复发指治疗后菌尿转阴性,但在停药后 6 周内再发,且致病菌与先前感染的细菌完全相同。在菌尿转阴 6 周后发生的感染为重新感染。

4. 无临床症状菌尿 尤其是老年女性或男性患者,一般不需治疗。但孕妇、泌尿道诊疗操作前后、尿路梗阻、免疫缺陷者及学龄前儿童需进行治疗。一般口服 7 d 敏感抗生素后大部分患者可转阴。如果仍有持续菌尿,则需要进行长达 4~6 周的抗生素治疗。

5. 复杂性尿感 治疗根据疾病的严重性,包括 3 个方面:尿路结构异常的纠正、抗生素治疗和支持治疗。

大肠埃希菌仍是主要的病原菌,但是产超广谱 β- 内酰胺酶的菌株比例较高,另外,非发酵菌(如铜绿假单胞菌)和革兰氏阳性球菌(如葡萄球菌和肠球菌)也是重要的致病菌。

在抗生素应用之前,均应做清洁中段尿的培养,如果未及时做可先予经验治疗,主要有经肾排泄的氟喹诺酮类(如左氧氟沙星或环丙沙星)、二代或三代头孢菌素、磷霉素氨丁三醇或氨基糖苷类。疗程 7~14 d,但是有些情况下,可延长到 21 d。当治疗失败或病情严重的时候,应选用更广谱的、能够针对铜绿假单胞菌的抗生素。

在抗感染治疗的同时,应尽可能去除潜在的复杂因素,如果易患因素没有被去除,要达到真正治愈比较困难。因此,疗程结束后 5~9 d 及 4~6 周,应再做尿液的细菌培养,可予长疗程低剂量抗生素抑菌治疗以控制频繁的发作。

6. 特殊对象尿感

(1) 男性尿感 年龄 <50 岁的男性很少发生尿感,一旦出现,往往都存在易感因素,如泌尿系统结构或功能的异常,因此,均应做尿路影像学的检查。男性尿感常规采用 TMP-SMX 或氟喹诺酮类抗生素 14~21 d 的治疗方案。由于男性的尿道比较长,不容易受到普通细菌感染,男性泌尿系统感染需注意除外淋病奈瑟菌、支原体、衣原体、解脲脲原体、沙眼衣原体等特殊病原体感染。

年龄 >50 岁男性由于前列腺增生,尿感发生率明显上升,14~21 d 的常规治疗有复发时,高度提示存在于前列腺内的炎症没有完全清除。这时,应采用 4~6 周的抗生素治疗,疗程甚至可延长至 12 周。

(2) 妊娠妇女尿感 对妊娠期间的急性膀胱炎和急性肾盂肾炎,建议使用头孢菌素(尤其是第二、三代头孢菌素)、氨酰基青霉素 + β - 内酰胺酶抑制剂或呋喃妥因,疗程为 7 d 或 7~14 d。氟喹诺酮类、四环素类、氨基糖苷类和 TMP 等在妊娠期间禁用。

如果妊娠期间反复出现菌尿或尿感反复发作,建议每晚口服头孢氨苄(125~250 mg)或呋喃妥因(50 mg)直至分娩,分娩后还要进一步随访,并做影像学方面的检查,排除尿路异常。

(3) 绝经后女性的尿感 绝经期雌激素水平下降,阴道、尿道的黏膜上皮变薄,菌群失调,抵抗能力和自洁能力都有所下降,容易使细菌繁殖从而引起感染。治疗原则与绝经前女性类似。如果反复感染,则应行泌尿系统检查和妇科检查,以消除肿瘤、梗阻性病变、逼尿肌功能障碍或生殖道感染。口服或阴道局部应用雌激素软膏可降低尿感的发生率和再发的频率,但须在妇科医师的指导下用药和随访。

(4) 导尿管相关的尿感 重在预防,如严格无菌操作、及时拔管,尽可能缩短留置时间,应用封闭式集尿系统。若发生无临床症状菌尿,应密切观察病情变化,一般不用抗生素。一旦有感染的临床症状或合并菌血症者,应首先拔除或更换留置时间超过 7 d 的导尿管,并依据细菌培养及药敏试验结果选用抗生素,经验治疗方案同复杂性尿感,疗程 2 周。对于无临床症状真菌性尿感,一般不需要使用抗真菌药,但应拔除导尿管。如果出现尿感临床症状,或者真菌尿是全身感染的一个表现,可根据病情应用吡咯类抗真菌药(如氟康唑)或氟胞嘧啶,必要时应用两性霉素 B,疗程 10~14 d。

值得注意的是,在留置导尿的患者中,可以有金黄色葡萄球菌的感染,应针对金黄色葡萄球菌抗感染治疗。

7. 反复发作性尿感 按照复发和再次感染治疗原则不同,做如下选择。

(1) 复发的尿感治疗 在药敏试验结果的基础上,选择强有力的杀菌性抗生素,疗程不少于 6 周。

(2) 再感染的治疗 治疗方法与首次发作相同。对于 6 个月发作≥2 次或 1 年内发作≥3 次者可采用预防性用药,即长程低剂量抗生素抑菌疗法,可选用 TMP-SMX、呋喃妥因、氟喹诺酮类、头孢菌素类等,每晚睡前排尿后服用一剂,或每周 3 次各服用一剂。疗程 6~12 个月,如果停用后再发,可延长至 1~2 年或更长。

其他预防方法包括:存在膀胱输尿管反流的患者,可进行“二次排尿”,即每次排尿后数分钟再排尿一次;与性生活有关的尿感,应在性生活后立即排尿一次,并口服一次治疗剂量的抗生素。

尿感治疗的疗效评估标准为:①治疗成功,临床症状缓解,菌尿消除,疗程结束后2周及6周复查尿菌仍为阴性。②治疗失败,临床症状和菌尿在治疗期间无好转和转阴,或尿菌转阴后在治疗后2周或6周复查时尿培养阳性,且为同一菌株。

(闫铁昆)

数字课程学习……

▶ 章节摘要　　💻 教学 PPT　　📋 拓展阅读　　📝 自测题

急性肾损伤(acute renal injury,AKI)是指不超过 3 个月的肾结构或功能的异常。符合以下之一即可诊断 AKI:肾功能在 48 h 内突然降低,血肌酐(Scr)绝对值升高 ≥26.5 μmol/L(0.3 mg/dL),或 7 d 内血清肌酐增至≥1.5 倍基础值,或持续 6h 以上尿量 <0.5 mL/(kg·h)。AKI 是对既往急性肾衰竭概念的替代和扩展,它强调了肾功能从轻微病变向肾衰竭演变的全过程。AKI 既可发生在原来无泌尿系统疾病的患者,也可发生在原有慢性肾病的基础

上。该标准强调了 Scr 和尿量的动态变化,为临床早期识别与干预提供了可行性。近年来,亦有学者提出急性肾病(AKD)的概念,用以描述 AKI 在致病刺激后 7~90 d 的过渡状态。2012 年 KDIGO-AKI 指南根据血清肌酐和尿量将 AKI 分成了 3 期(表 5-6-1)。据调查,我国住院患者 AKI 发生率为 6.9%~11.6%。AKI 通常起病急,病情进展快,病情危重,是临床各科较为常见的一种危急重症,病死率较高,预后受多种因素的影响。

表 5-6-1　AKI 的 KDIGO 分期标准

分期	血清肌酐	尿量
1 期	增至基础值 1.5~1.9 倍或升高≥26.5 μmol/L(0.3 mg/dL)	<0.5 mL/(kg·h),持续 6~12 h
2 期	增至基础值 2.0~2.9 倍	<0.5 mL/(kg·h),时间≥12 h
3 期	增至基础值 3 倍 或升高≥353.6 μmol/L(4.0 mg/dL) 或开始肾脏替代治疗 或 <18 岁患者 eGFR<35 mL/(min·1.73 m^2)	<0.3 mL/(kg·h),时间≥24 h 或无尿≥12 h

一、病因与发病机制

AKI 根据病因与发病机制可分为肾前性、肾性和肾后性三大类。肾前性 AKI 指各种原因引起肾实质血流灌注减少,导致 GFR 降低,常见病因包括各种原因的液体丢失和失血等引起有效循环血容量减少,以及肾内血流动力学改变(包括肾前小动脉收缩或肾后小动脉扩张),导致肾有效血流灌注减少,约占 AKI 的 55%。肾性 AKI 伴肾实质损害,最常见的是肾缺血和肾毒性药物或毒素导致的急性肾小管坏死;其他还包括急性间质性肾炎、各种继发或原发肾小球疾病和肾血管疾病等,约占 AKI 的 40%,常见导致 AKI 的肾实质病变见表 5-6-2。肾后性 AKI 的特征是急性尿路梗阻,梗阻可发生在从肾盂到尿道口的尿路中任何部位,约占 AKI 的 5%。

AKI 可以是在原来无肾病的基础上,在中毒性和(或)缺血性等因素作用下发生的急性肾损伤,也可以发生在慢

性肾炎、糖尿病肾病等慢性肾病基础之上,这种情况称为 acute on chronic(A on C)。

(一) 肾前性 AKI

肾前性 AKI 由肾血流有效灌注不足所致,并无明显的肾实质损伤。在肾前性 AKI 早期,肾入球小动脉扩张和出球小动脉收缩,以维持 GFR 和肾血流量,可使肾功能维持正常。如果肾灌注量减少能短期内得到纠正,则血流动力学损害可以逆转,肾功能也可迅速恢复。但若低灌注持续,则可发生肾小管上皮细胞明显损伤,继而发展为急性肾小管坏死(acute tubular necrosis,ATN)。

(二) 肾性 AKI

肾性 AKI 由各种肾实质性病变或肾前性肾衰竭发展而来。引起肾性AKI的病因众多,其发生机制也各不相同。

1. 急性肾小管坏死　是肾性 AKI 最常见的原因,其病因可分为缺血性及肾毒性。目前认为,原有慢性肾病、动脉粥样硬化、高血压、肾血管疾病、糖尿病、营养不良等

表 5-6-2　肾性 AKI 的主要病因

病因	常见临床疾病及诱因
肾血管疾病	① 肾动脉:血栓形成、粥样硬化斑块、主动脉夹层、大动脉炎
	② 肾静脉:血栓形成、静脉受压等
肾小球疾病和肾微血管疾病	① 炎症:急性肾小球肾炎、狼疮性肾炎、IgA 肾病和膜增生性肾小球肾炎等急性加重、系统性小血管炎
	② 微血管病:溶血尿毒症综合征、血栓性血小板减少性紫癜、弥散性血管内凝血、HELLP 综合征
	③ 血管痉挛:恶性高血压、先兆子痫、高钙血症、硬皮病
急性间质性肾炎	① 过敏性间质性肾炎:由药物、食物等引起
	② 感染:细菌、病毒、真菌等所致
	③ 肿瘤浸润:淋巴瘤、白血病、类肉瘤等
急性肾小管坏死	① 缺血性:肾前性 AKI 持续加重进展而致
	② 外源性毒素:抗生素、造影剂、钙调神经蛋白抑制剂
	③ 内源性毒素:血红蛋白、肌红蛋白、尿酸、免疫球蛋白轻链等
肾移植排斥反应	

疾病为缺血性 ATN 的主要危险因素。某些外科手术(如腹主动脉瘤的修复术、心脏手术、肾血管再造术等)常增加缺血性 ATN 进展的风险。脓毒症相关性 ATN 虽归属为缺血性 ATN,但内毒素、炎性介质的激活及微血管内皮损伤在其发病机制中也起着重要的作用。肾毒性 ATN 常与肾毒性药物有关,常见的肾毒性药物包括肾毒性的抗微生物药(如氨基糖苷类、磺胺、阿昔洛韦、两性霉素 B)和抗肿瘤药(如顺铂、卡铂)、造影剂等。内源性肾毒性物质包括钙、肌红蛋白、血红蛋白、尿酸盐、草酸盐、骨髓瘤轻链蛋白等。高钙血症可通过引起肾内血管收缩、强制利尿致使有效血容量不足等机制导致 GFR 下降。横纹肌溶解症及溶血均可引起 AKI,横纹肌溶解症的常见原因包括挤压伤、急性肌肉缺血、长时间癫痫发作、过度运动、体温过高、感染及代谢性疾病(如低磷血症、严重甲状腺功能减退等),可卡因、3- 羟基 -3- 甲戊二酸单酰辅酶 A(HMG-CoA)还原酶抑制剂等药物也可引起骨骼肌损伤。肌红蛋白、血红蛋白一方面引起肾内氧化应激而损伤肾小管上皮细胞,另一方面形成肾小管内管型,造成肾小管梗阻。肌红蛋白、血红蛋白还可抑制一氧化氮合成,引起肾内血管收缩及缺血。某些化合物,如乙二醇(草酸钙代谢物)、甲氨蝶呤及多发性骨髓瘤轻链蛋白等,其原型或代谢产物可以凝结,造成肾小管内梗阻。

典型的 ATN 一般经历 4 个阶段:起始期、进展期、持续期和恢复期。在起始期,由于肾血流量下降引起 GFR 下降,上皮细胞坏死脱落形成管型,导致肾小管液流受阻,肾小球滤出液回漏进入间质等原因,导致 GFR 下降。如果肾血流量不能及时恢复,则细胞损伤进一步加重,引起

细胞凋亡、坏死。在进展期,肾内微血管充血明显,伴持续组织缺氧及炎症反应,尤以皮髓交界处血管内皮细胞功能障碍及白细胞黏附最为明显,进而影响再灌注。在持续期(常为 1~2 周),GFR 仍保持在低水平,尿量也最少,各种并发症开始出现,需积极干预救治,但小管细胞不断修复、迁移、增殖。在恢复期,肾小管上皮细胞持续分化、极性恢复,正常细胞及器官功能逐步好转,GFR 开始改善。此期如果上皮细胞功能延迟恢复,溶质和水的重吸收功能相对肾小球的滤过功能也延迟恢复,可伴随明显的多尿。

2. 急性间质性肾炎 (AIN)是引起 AKI 的重要病因。AIN 的病因常与药物、感染有关,部分原因不明为特发性。药物通常由青霉素类、头孢菌素类、磺胺类等抗生素及非甾体抗炎药(NSAID)等引起,其发病机制主要为Ⅳ型超敏反应。感染主要见于细菌或病毒感染等。AIN 时,肾间质可见明显的 T 淋巴细胞、单核细胞及巨噬细胞等炎性细胞浸润,病变呈弥散或片状分布,可见肾小管坏死,药物所致 AIN 常见嗜酸性粒细胞浸润,偶可见肉芽肿。

3. 肾血管性 AKI　包括肾微血管和大血管病变所致。传统的肾微血管疾病如血栓性血小板减少性紫癜、溶血尿毒症综合征、HELLP 综合征(溶血肝功能异常血小板减少综合征)、恶性高血压等均可引起肾小球毛细血管血栓形成和微血管闭塞,最终导致 AKI。肾大血管病变如动脉粥样硬化的斑块破裂和脱落,可导致肾微栓塞和胆固醇结晶,继而引起 AKI,多见于原有动脉粥样硬化患者接受血管介入治疗或应用抗凝治疗后。

4. 肾小球性 AKI　主要见于原发性和继发性肾小球疾病活跃,如新月体肾炎及既往肾小球疾病的急性加重。

二、临床表现

AKI 的临床表现差异很大,与病因及所处的分期不同有关。明显的临床症状常出现于病程中肾功能严重减退阶段,常见症状包括乏力、食欲减退、恶心、呕吐、尿量减少或尿色加深,容量过多导致急性左心衰竭时可以出现气急、呼吸困难。体检可见外周水肿、肺部湿啰音、颈静脉怒张等。AKI 的早期诊断常是基于实验室检查异常及动态变化,特别是血肌酐升高,而临床症状与体征并不明显。

ATN 是肾性 AKI 最常见类型。而肾小球、血管病变所致 AKI 则临床表现不尽相同,特别是急进性肾小球肾炎,在原发疾病没有有效的治疗时,病情将进行性发展。

(一) 起始期

起始期患者存在肾损伤危险因素(如低血压、缺血、脓毒症和肾毒素等),但尚未发生明显肾实质损伤,在此阶段如能及时采取有效措施,AKI 的后续病程常常可以提前终止。

(二) 进展期

如损伤因素持续存在,肾小管上皮发生明显损伤,出现 ATN,GFR 逐渐下降,从而进入维持期。

(三) 维持期

维持期一般持续 7~14 d,但也可低至数天或长至 4~6 周,GFR 维持在低水平。部分患者可出现少尿(<400 mL/d)或无尿(<100 mL/d),但也有些患者可无少尿,尿量在 400 mL/d 以上,后者亦称为非少尿型 AKI。随着肾功能减退,临床上会出现一系列尿毒症表现,主要是尿毒症毒素潴留和水、电解质紊乱及酸碱平衡失调所致,包括恶心、呕吐、心力衰竭、肺水肿、心律失常、尿毒症脑病、继发感染、消化道出血、多器官功能障碍等。

(四) 恢复期

随着肾小管上皮细胞逐渐修复,GFR 逐渐升高,并恢复正常或接近正常范围。少尿型患者开始出现尿量增多,继而出现多尿,再逐渐恢复正常。与 GFR 相比,肾小管上皮细胞功能的恢复相对延迟,常需数月后才能恢复。部分患者最终遗留不同程度的肾结构和功能损伤。

三、辅助检查

(一) 血液检查

血肌酐和尿素氮进行性上升,血肌酐每日平均增加 ≥44.2 μmol/L,高分解代谢者上升速率更快,每日平均增加 ≥176.8 μmol/L。可合并代谢性酸中毒、高钾血症、低钙血症、高磷血症、贫血等。

血浆尿素氮(mg/dL)与肌酐(mg/dL)的比值正常为(10~15):1。肾前性少尿时,由于肾小管功能未受损,低尿流速率导致肾小管重吸收尿素氮增加,使肾前性少尿时血浆尿素氮/肌酐不成比例增加,可达 20:1 或更高。血浆尿素氮/肌酐比值增加应注意排除消化道出血及其他应激伴有的尿素氮产生增多的情况。而 ATN 患者因肾小管重吸收尿素氮的能力下降,该比值 <(10~15):1。近年来发现,血清胱抑素 C(cystatin C)水平升高较血肌酐升高出现更早。

(二) 尿液检查

小管间质损害者,尿蛋白多为 ±~+,常以小分子蛋白为主。尿沉渣检查可见肾小管上皮细胞、上皮细胞管型和颗粒管型及少许红、白细胞等。因肾小管重吸收功能损害,尿液浓缩功能下降,尿比重降低且较固定,多在 1.015 以下。尿渗透浓度低于 350 mmoL/L,尿与血渗透浓度之比低于 1.1。尿钠含量增高,多在 20~60 mmol/L。ATN 时滤过钠分数常高于 3,而肾前性 AKI 时常低于 1。尿液指标检查须在输液、使用利尿药和高渗药物前进行,否则会影响结果。

(三) 影像学检查

泌尿系统超声能方便地观察肾的结构性改变,如肾大小、肾皮质厚度和回声强度、肾盂积水扩张等,可用于协助明确 AKI 的鉴别诊断。多普勒超声测定肾动脉阻力指数(RI)目前也被应用于 AKI 的评估。如高度怀疑梗阻性肾病,可做逆行性或静脉肾盂造影,CT 血管造影、MRI 或 SPECT 检查对检查血管有无阻塞有帮助,但要明确诊断仍需行肾血管造影,并充分考虑造影剂肾病、系统性纤维化等不良事件的风险。

(四) 肾活检

肾活检是重要的确诊手段。在排除了肾前性及肾后性原因后,无法明确致病原因(肾缺血或肾毒素)的肾性 AKI 都有肾活检指征。活检结果可确定包括急性肾小球肾炎、系统性血管炎、急进性肾小球肾炎及急性过敏性间质性肾炎等泌尿系统疾病。超声引导经皮肾活检目前应用最为广泛,亦可使用 CT 引导经皮或 DSA 引导经血管腔进行肾活检。

(五) 新型生物标志物

N- 乙酰 -β- 葡萄糖苷酶(NAG)主要分布于近端小管,是近端小管损伤的标志物。对 AKI 的诊断有较高的敏感性和特异性。尿小分子蛋白(如 α1 微球蛋白、β2 微球蛋白、视黄醇结合蛋白）一般经肾小球自由滤过后被肾小管重吸收而不被分泌，在近端小管细胞负荷过重或损伤时其重吸收减少，可出现在尿中。近年来还发现，KIM-1、NAGL、TIMP-2、IGFBP7、IL-18 等新型标志物也可反映早期 AKI，或用以指导 AKI 患者的治疗和随访策略，但其确切价值仍待进一步研究。

四、诊断与鉴别诊断

（一）诊断

AKI 的诊断标准为：血肌酐升高绝对值 $\geq 26.5\ \mu mol/L$（$\geq 0.3\ mg/dL$），或 7 d 内血清肌酐增至 ≥ 1.5 倍基础值；或尿量减少[尿量 $<0.5\ mL/(kg \cdot h)$]，持续时间超过 6 h。需要注意的是，单独用尿量改变作为诊断与分期标准时，必须考虑到影响尿量的一些因素，如尿路梗阻、血容量状态、使用利尿药及是否能准确收集尿液等。使用肌酐进行 AKI 诊断时，需考虑基线肌酐值缺失或治疗期间肌酐测定不准等因素所致的漏诊。

（二）鉴别诊断

AKI 诊断时应首先尽可能明确其病因为肾前性、肾性或肾后性，然后根据其病变部位，再进一步明确具体的病因。此外，还应仔细寻找有无慢性肾病或其他系统疾病基础。

1. 肾前性 AKI 是 AKI 最常见的原因，应详细询问病程中有无引起容量不足或相对不足的原因，包括呕吐、腹泻、进食少、严重充血性心力衰竭及利尿药使用不当等。此外，还要注意询问近期有无 NSAID、ACEI 及 ARB 等药物应用史。体检时应注意有无容量不足的常见体征，包括心动过速、全身性或直立性低血压、黏膜干燥、皮肤弹性差等。肾前性 AKI 时，实验室检查可见血肌酐和尿素氮升高，滤过钠排泄分数（FeNa）常 <1%。鉴别 AKI 病因的常见尿液诊断指标见表 5-6-3。

表 5-6-3　AKI 时的尿液诊断指标

尿液检查	肾前性	急性肾小管损伤
尿比重	>1.020	<1.010
尿渗透压（mmol/L）	>500	<350
尿钠（mmol/L）	<20	>40
尿肌酐 / 血肌酐	>40	<20
血尿素氮 / 血肌酐	>20	<20
滤过钠分数	<1%	>3%

肾前性 AKI 时血浆尿素氮（mg/dL）/ 血肌酐（mg/dL）比值常 >20:1，也有助于鉴别诊断。此值是肾前性 AKI

的典型表现，但也可见于肾后性 AKI。血尿素氮 / 血肌酐比值增加还需排除胃肠道出血、其他应激等导致的尿素产生增多。

临床上怀疑肾前性少尿时，可进行补液试验，即输液并注射利尿药，以观察输液后循环系统负荷情况。如果补足血容量后血压恢复正常，尿量增加，则支持肾前性少尿的诊断。低血压时间过长，特别是老年人伴心功能不全时，补液后无尿量增多，应怀疑过长时间的肾前性氮质血症已发展为 ATN。

2. 肾性 AKI 　ATN 患者常有前述导致有效血容量不足疾病的病史和体征，或有导致肾内血流调节异常的药物应用史。肾毒性药物既可导致 ATN，也可引起 AIN。AIN 常伴有发热、皮疹、淋巴结肿大及关节酸痛、血嗜酸性粒细胞和 IgE 升高等。肾小球肾炎、肾微血管疾病等所致 AKI 常有中等程度以上蛋白尿、肾小球源性血尿和管型尿，一些继发性疾病还常有其他系统累及的表现。肾活检常有助于鉴别诊断。

3. 肾后性 AKI 　常有前列腺肥大、前列腺肿瘤、淋巴瘤、膀胱颈部肿瘤、腹膜后疾病等病史，突然发生尿量减少或与无尿交替、肾绞痛、胁腹或下腹部疼痛、肾区叩击痛阳性及膀胱区叩诊呈浊音，均提示存在尿路梗阻的可能。膀胱导尿兼有诊断和治疗的意义。肾超声检查可见肾盂分离和肾积水，但在肾后性 AKI 早期，超声检查可出现假阴性。肾盂造影检查可帮助确诊，但需注意，使用造影剂常可加重肾损伤。

4. 慢性肾病 　是超过 3 个月的肾结构和（或）功能异常，由于疾病已慢性化，CKD 患者肾功能通常无法恢复或无法完全恢复，和 AKI 的治疗策略有较大差异。AKI 和 CKD 可通过病史（是否超过 3 个月）、影像学（观察肾是否呈现慢性化特征，如肾缩小、实质回声增强、皮质变薄、皮髓质分解不清等）、CKD 并发症（是否合并肾性贫血、CKD 矿物质 - 骨代谢异常等）加以鉴别。

五、治疗

AKI 的治疗原则是尽早识别并纠正可逆因素，避免肾受到进一步损伤，维持水、电解质、酸碱平衡是 AKI 治疗的关键。无论何种病因引起的 AKI，都必须尽快纠正病因，尽早明确诊断，及时采取干预措施。AKI 的主要治疗包括以下方面。

（一）去除病因

AKI 的治疗首先是病因治疗，特别是纠正可逆的病因，如及时停用可能会造成肾低灌注或肾毒性的药物（如

RAS 阻断剂和 NSAID 等）。对于各种严重外伤、心力衰竭、急性失血等都应进行治疗，早期需积极恢复有效循环血容量，改善心脏功能。肾后性 AKI 应及早解除梗阻。肾性 AKI 病因复杂，治疗困难。继发于肾小球肾炎、血管炎的 AKI 常需接受免疫抑制治疗。

（二）营养支持治疗

维持机体的营养状况和正常代谢，有助于损伤细胞的修复和再生，提高存活率。AKI 患者的整体能量需求并无显著升高，每日所需能量为 20~30 kcal/kg，主要由糖类和脂肪供应。非高分解代谢、非透析患者蛋白质应限制在 0.8~1.0 g/（kg·d），对于高分解代谢或营养不良及接受透析的患者蛋白质摄入量则应适当提高。优先使用肠内营养，不能口服或管喂的患者需静脉营养。

观察每日出入液量及体重变化，每日补液量应为显性失液量加上非显性失液量减去内生水量。由于非显性失液量和内生水量估计常有困难，每日大致的进液量，可按前一日尿量加 500 mL 粗略计算。发热患者只要体重不增加，可适当增加进液量。肾脏替代治疗时补液量可适当放宽。

（三）并发症治疗

1. 高钾血症　是临床急症，应给予紧急处理，具体措施包括：①10% 葡萄糖酸钙 10 mL 用 25%~50% 葡萄糖稀释后缓慢静脉注射。②5% 碳酸氢钠 100~200 mL 静脉滴注，既可纠正酸中毒又可促进 K^+ 向细胞内流。③50% 葡萄糖 50~100 mL 加胰岛素 6~12U 缓慢静脉注射，促进糖原合成，使 K^+ 向细胞内转移。④口服离子交换（降钾）树脂，15~30 g，每日 3 次；或新型钾离子结合剂环硅酸锆钠 5~10 g，每日 3 次，持续 48 h。以上措施无效或伴高分解代谢的高钾血症患者，透析是最有效的治疗方法。

2. 代谢性酸中毒　应及时治疗代谢性酸中毒，可选用 5% 碳酸氢钠 100~250 mL 静脉滴注。对于严重酸中毒患者，如 HCO_3^-<12 mmol/L 或动脉血 pH<7.2 时，应立即开始透析。

3. 充血性心力衰竭　AKI 时心力衰竭的临床表现与一般心力衰竭相似，治疗措施亦基本相同。但 AKI 患者对利尿药的反应很差；对洋地黄制剂疗效也差，加之合并电解质紊乱和在肾衰竭时洋地黄肾排泄减少，易发生洋地黄中毒。药物治疗以扩血管、减轻心脏前负荷为主。心力衰竭最有效的治疗是尽早进行血液透析。

4. 感染　是 AKI 常见并发症，也是死亡的主要原因之一。应尽早使用抗生素。根据细菌培养和药敏试验选用对肾无毒性或毒性低的药物，并按肌酐清除率调整用药剂量。

（四）肾脏替代治疗

肾脏替代治疗是严重 AKI 主要的治疗措施。急诊透析指征包括：①严重的代谢性酸中毒。②药物治疗无效的高血钾症等电解质紊乱。③利尿药治疗无效的肺水肿。④尿毒症临床症状严重者，如恶心呕吐、尿毒症脑病、癫痫发作和心包炎等。由于 AKI 患者常有血流动力学不稳定、分解代谢旺盛和需要加强营养治疗，患者可能难以耐受普通透析，近年来多采用连续性肾脏替代治疗（continuous renal replacement therapy，CRRT）。下列情况下也可考虑行腹膜透析治疗：①心功能欠佳、有心律失常或血压偏低导致循环不稳定者。②血管通路建立困难。③有活动性出血，全身肝素化有禁忌。④老年患者或近期术后、小儿患者等。

（付　平）

数字课程学习……

　章节摘要　　　教学 PPT　　　拓展阅读　　　自测题

第七部分

慢性肾病

慢性肾病(CKD)是指:①肾损伤(肾结构或功能异常)≥3个月,具体包括:白蛋白尿[尿蛋白排泄率(AER)≥30 mg/24h或尿白蛋白-肌酐比值(ACR)≥30 mg/g(≥3 mg/mmol)],尿沉渣异常,肾小管功能紊乱导致的电解质及其他异常,组织学检测异常,影像学检查结构异常,肾移植病史,伴或不伴有GFR下降。②GFR<60 mL/(min·1.73 m²)≥3个月,伴或不伴肾损伤证据。依据GFR和白蛋白尿对CKD进行分期有助于更全面地描述CKD主要不良结局的风险(表5-7-1)。

表5-7-1　慢性肾病(CKD)分期

GFR 分期	GFR[mL/min·1.73 m²)]	描述
G1	≥ 90	正常或升高
G2	60~89	轻度下降
G3a	45~59	轻到中度下降
G3b	30~44	中到重度下降
G4	15~29	重度下降
G5	< 15	肾衰竭(D:接受透析治疗)
尿白蛋白分期	AER(mg/24h)	描述
A1	< 30	正常
A2	30~300	中度增高(微量白蛋白尿)
A3	> 300	重度增高(大量白蛋白尿)

注:GFR,glomerular filtration rate,肾小球滤过率;AER,albumin excretion rate,白蛋白排泄率。

一、病因与发病机制

(一)病因

CKD病因复杂,可以导致肾小球、肾小管间质及肾血管受到持续性损害的各种原发性或继发性因素均可引起CKD。根据流行病学调查,在我国住院患者中糖尿病肾病(DN)、高血压性肾病已分别成为导致CKD的第1和第2位原因。随着CKD进行性发展,肾损害和纤维化不断加重,最后可发展为终末期肾病(ESRD),又称为尿毒症。我国ESRD病因与西方发达国家有所不同,在发达国家,DN是ESRD首位病因,我国目前仍以肾小球肾炎为主,但DN与高血压性肾病正呈快速上升趋势,值得注意。

(二)发病机制

CKD发病机制因各种原发疾病不同而存在差异,但其进展存在共同机制,即均与肾炎症和纤维化形成有关。有关肾炎症和纤维化形成机制一直是CKD研究的热点,可能与免疫反应、糖脂代谢紊乱、肾血流动力学异常、肾固有细胞活化、炎症介质释放及交互作用等有关(图5-7-1)。随着疾病进展,有效肾单位逐渐减少,肾功能失代偿导致毒素潴留,机体出现全身一系列症状,直至危及生命。尿毒症是CKD进行性发展至最严重的不可逆阶段,累及全身各个系统,特别是心血管、血液、骨骼、消化、内分泌和神经系统。

1. CKD进展的机制

(1)肾小球血流动力学改变　各种病因引起的肾单位减少,导致残存肾单位代偿性肥大,单个肾单位的GFR增加,形成肾小球高灌注、高压力和高滤过。这种肾小球内血流动力学变化,可进一步损伤和活化肾小球固有细胞(内皮细胞、系膜细胞和足细胞等),产生细胞外基质增加,最终导致肾小球硬化。

(2)蛋白尿的肾毒性作用　蛋白尿不仅导致机体营养物质丢失,更重要的是大量蛋白质从肾小球滤出后可引起:①肾小管上皮细胞溶酶体破裂;②肾小管细胞合成和释放趋化因子、促炎因子、细胞外囊泡,并通过小管细胞与巨噬细胞间对话,活化巨噬细胞和促进炎症因子释放;③与远端肾小管产生的Tamm-Horsfall蛋白相互作用,阻塞肾小管;④导致补体合成增加和活化,肾小管产氨增加;⑤尿中转铁蛋白释放铁离子,产生游离OH⁻。蛋白尿通过上述一系列反应引起肾小管间质炎症及纤维化,后者又进一步促进肾功能进行性下降。

(3)RAAS激活　CKD时,RAAS被激活,肾组织内

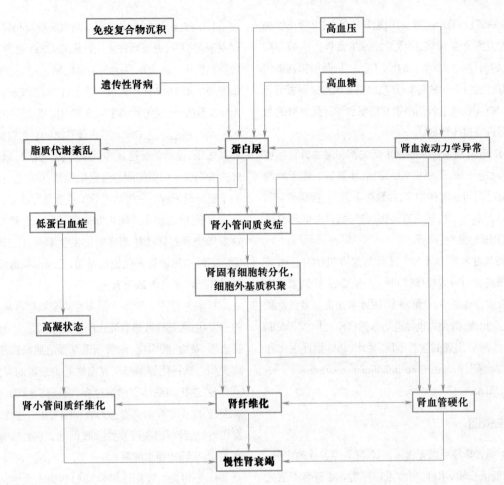

图 5-7-1　慢性肾衰竭发生机制

活化的血管紧张素Ⅱ可通过影响细胞增殖、凋亡,细胞外基质积聚和促炎作用等促进肾纤维化。

（4）血压升高　高血压可通过扩张入球小动脉,增加肾小球毛细血管内压力,增加蛋白尿,促进肾小球硬化;此外,长期高血压引起的肾血管硬化导致肾缺血性损伤,也可加快肾组织的纤维化进程。因此,高血压是导致 CKD 进展和肾功能恶化的重要因素之一。

（5）脂质代谢紊乱　CKD 患者常常合并脂质代谢紊乱,在肾小球硬化和间质纤维化区域常可发现巨噬细胞吞噬脂蛋白后形成的泡沫细胞。研究发现,巨噬细胞、系膜细胞和肾小管细胞可以产生反应性氧自由基而氧化脂蛋白,氧化的低密度脂蛋白可以刺激炎性和致纤维化细胞因子的表达,诱导细胞凋亡、巨噬细胞浸润及细胞外基质积聚。

（6）肾小管间质损伤　肾小管上皮细胞在 CKD 进展中不仅是被动受害者,还是主动参与者。蛋白尿、缺血、肾毒性物质等均可以损伤肾小管细胞,后者通过释放促炎因子、趋化因子及细胞外囊泡等,介导细胞间复杂的对话,持续放大炎症反应过程,促进小管间质纤维化形成。

2. 尿毒症临床症状的形成机制　尿毒症临床症状的发生,主要与以下 4 个方面的因素有关:①经肾排泄的毒素在体内蓄积而产生临床症状;②肾功能丧失后引起内分泌功能紊乱;③水、电解质紊乱酸碱平衡失调;④系统性微炎症反应和营养不良,加重心血管病变形成。

（1）尿毒症毒素的作用　随着肾功能减退,肾对溶质清除率下降和对某些肽类激素灭活减少,造成多种物质在血液和组织中蓄积,引起相应尿毒症临床症状和(或)功能异常,这些物质称为尿毒症毒素。常见的尿毒症毒素包括:①蛋白质和氨基酸代谢产物;②尿酸盐和马尿酸盐;③核酸代谢终产物;④脂肪酸代谢终产物;⑤其他含氮化合物;⑥糖基化终产物和高级氧化蛋白产物;⑦肽类激素及其代谢产物。尿毒症毒素可引起厌食、恶心、呕吐、皮肤瘙痒及出血倾向等,并与尿毒症脑病、淀粉样变性、周围神经病变、心血管并发症、肾性骨病等发病相关。

（2）内分泌代谢紊乱　慢性肾衰竭患者可出现一系列内分泌代谢紊乱,其中最主要的有:①促红细胞生成素

（erythro poietin，EPO）产生减少，引起肾性贫血；②肾小管细胞1α-羟化酶产生障碍，导致活性维生素D产生减少和肾小管细胞对甲状旁腺激素的反应低下，从而引起钙磷代谢失调和肾性骨病；③胰岛素、胰高血糖素代谢失调可引起糖耐量异常；④收缩血管的激素分泌增加和舒张血管的激素减少，促进高血压形成。

（3）水、电解质紊乱及酸碱平衡失调　慢性肾衰竭患者随着肾功能下降，可引起水钠潴留、水肿等。由于酸性代谢产物潴留，可引起酸中毒，导致患者乏力、食欲减退和心肌收缩抑制。此外，还常有高钾血症、低钙血症和高磷血症，也可出现低钠血症等。

（4）微炎症和营养不良　尿毒症患者机体存在微炎症状态，微炎症可导致机体对EPO产生抵抗，铁调素产生增加，蛋白质合成减少，分解增多，因此常加重患者贫血和营养不良。此外，微炎症也促进动脉粥样硬化形成。人们常把尿毒症患者出现的营养不良、炎症、动脉粥样硬化称为MIA综合征（malnutrition-inflammation-atherosclerosis syndrome，MIAS）。

二、临床表现

CKD患者早期可以无临床症状，随着原发病的进展，会逐渐出现蛋白尿、水肿、高血压和肾功能减退等一系列临床表现。由于肾具有强大的代偿功能，即使肾功能丧失60%仍能保持内环境稳定，临床症状主要以原发病表现为主，但会逐渐出现夜尿增多，常常不被患者注意。当GFR下降至正常的30%以下时，会逐渐出现一系列全身临床症状。

（一）消化系统和呼吸系统

食欲减退和晨起恶心、呕吐是尿毒症常见的早期表现。晚期患者胃肠道任何部位均可出现黏膜糜烂、溃疡，从而发生消化道出血。

晚期CKD患者可发生肺充血和水肿，称为"尿毒症肺"。临床上表现为弥散功能障碍和肺活量减少。有15%~20%的患者可发生尿毒症性胸膜炎。严重酸中毒者可表现为深大呼吸和呼吸抑制。伴钙磷代谢障碍者可发生肺转移性钙化，肺功能减退。

（二）心血管系统表现

心血管疾病（CVD）是CKD患者主要的并发症之一，尤其是进入终末期肾病阶段，心血管不良事件及动脉粥样硬化性心脏病比普通人群高15~20倍。CVD也是导致CKD患者死亡的主要原因，占终末期肾病患者死因的50%以上。

1. 高血压和左心室肥厚　高血压程度与肾功能减退程度密切相关，进展到终末期肾病的CKD患者80%以上合并高血压。高血压发生的主要机制有：①水钠潴留导致细胞外液增加；②神经体液因素的作用，如交感神经兴奋、RAAS激活、一氧化氮产生减少和内皮素分泌增加等。

左心室肥厚是CKD患者最常见的心血管病变，与长期高血压、容量负荷过重和贫血有关。此外，尿毒症动静脉内瘘吻合术可引起回心血量增加，加重左心室负担。左心室肥厚是影响心血管病预后的重要预测因素。

2. 冠状动脉粥样硬化和血管钙化　近年发现，慢性肾衰竭患者冠状动脉粥样硬化发生率高，且出现早发现象。同时动脉血管钙化也很常见，此与高磷血症、钙分布异常和胎球蛋白A缺乏有关。

3. 充血性心力衰竭　是慢性肾衰竭患者常见而严重的并发症，也是导致患者死亡的主要原因之一。水钠潴留、高血压、贫血、酸中毒、电解质紊乱及心肌缺血缺氧、心肌病变和心肌钙化等参与了充血性心力衰竭的发生。透析不充分、透析间期体重增加过多、血压高、感染、内瘘反流量大、心律失常等常诱发心力衰竭的发生。急性左心衰竭发作时，患者可出现阵发性呼吸困难、气喘、咳嗽、咳泡沫痰、不能平卧和肺水肿等。

4. 心包炎　晚期尿毒症性心包炎发生率＞50%，但仅少部分患者有明显临床症状，是尿毒症晚期严重的临床表现之一。在没有应用透析技术之前，常提示患者预后凶险。心包炎开始表现为随呼吸加重的胸痛，伴有心包摩擦音。随病情进展出现心包积液，甚至心脏压塞，需要积极抢救。

5. 尿毒症性心肌病　其病因可能与毒素潴留和贫血等有关，部分患者可伴有冠心病，出现各种心律失常。胸部X线示心影扩大，超声心动图检查可见心脏肥大、心腔扩大、心肌收缩力减弱等。

（三）血液系统表现

1. 贫血　CKD患者常合并贫血，又称肾性贫血。在CKD 3期以后几乎所有患者均出现不同程度的贫血，是慢性肾衰竭重要的临床特征。导致肾性贫血的病因主要有：①肾EPO产生不足，这是肾性贫血形成的主要原因；②营养不良，其中以铁缺乏最为常见；③尿毒症毒素引起骨髓微环境病变，导致造血障碍和红细胞寿命缩短；④慢性失血，如消化道出血、血液透析过程中失血等；⑤炎症，无论是全身感染引起的炎症还是微炎症均可以导致机体对EPO不敏感或抵抗，铁调素升高，铁利用障碍，促进贫血形成。

2. 出血倾向 临床表现为鼻出血、月经量增多、术后伤口出血不止、胃肠道出血及皮肤瘀斑，严重者可出现心包、颅内出血。其原因可能与尿毒症血小板及出凝血功能障碍有关。

(四) 内分泌代谢紊乱

内分泌代谢紊乱主要表现为：①肾相关的内分泌功能紊乱，如 1,25(OH)$_2$D$_3$、EPO 不足和肾内肾素、血管紧张素 II 活化；②下丘脑 - 垂体内分泌功能紊乱，如催乳素、促黑色素激素(MSH)、促黄体生成激素(FSH)、促卵泡激素(LH)、促肾上腺皮质激素(ACTH)等水平增高；③外周内分泌腺功能紊乱，大多数患者存在继发性甲状旁腺功能亢进(血 PTH 升高)、胰岛素受体障碍、胰高血糖素升高等。约 1/4 的患者有轻度甲状腺激素水平降低。部分患者可有性腺功能减退，表现为性腺成熟障碍或萎缩、性欲低下、闭经、不育等，可能与血清性激素水平异常等因素有关。

(五) 神经肌肉系统表现

随着 CKD 进展，患者可以出现一系列神经精神症状，包括乏力、易疲倦、注意力不集中、焦虑、睡眠障碍、记忆力减退、烦躁、嗜睡、抑郁等。尿毒症时常有反应淡漠、谵语、幻觉、惊厥、精神异常、昏迷等。还可见周围神经病变，如感觉神经障碍、肢体麻木、疼痛感和深反射迟钝或消失、肌肉痉挛、不宁腿综合征等，其发生可能与毒素潴留及水、电解质紊乱及酸碱平衡失调有关。

初次透析患者可出现透析失衡综合征，主要表现为透析后出现恶心、呕吐、头痛、惊厥、肌肉痉挛等，此与血尿素氮等降低过快，导致细胞内、外液间渗透压失衡，从而引起脑水肿有关。

(六) 皮肤表现

皮肤表现主要有皮肤干燥、瘙痒等，是尿毒症常见的表现，其发生与毒素潴留、继发性甲状旁腺功能亢进症及皮下组织钙化等有关。

(七) 矿物质和骨代谢异常

CKD 患者可出现全身性矿物质和骨代谢异常(mineral and bone disorder, MBD)，包括钙、磷、碱性磷酸酶、PTH、成纤维细胞生长因子 23 及维生素 D 代谢异常，骨转换、骨矿化、骨量、骨骼长度生长或者骨强度的异常，以及骨外钙化。

CKD 患者因为活性维生素 D$_3$ 合成减少，小肠钙吸收减少导致低血钙。但由于晚期 CKD 患者多伴有酸中毒，掩盖了低钙引起的神经肌肉临床症状；而常常在纠正代谢性酸中毒后发生手足抽搐等低钙血症表现。CKD 患者尿磷排泄减少，CKD 3 期血磷即可升高，高磷血症是导致继发性甲状旁腺功能亢进的主要原因之一。

CKD 相关性骨病包括纤维囊性骨炎、动力缺失性骨病、骨软化症、混合性尿毒症性骨病、透析相关性淀粉样骨病等。

CKD 患者还存在骨外钙化，包括血管或其他软组织钙化，可能与继发性甲状旁腺功能亢进、高磷血症、过度补充维生素 D 及钙有关。血管钙化是 CKD 患者心血管疾病病死率增加的重要危险因素。严重血管钙化可造成组织缺氧、坏死，患者疼痛难忍，皮肤破溃感染，伤口不易愈合，肢体水肿，严重者需要截肢。

(八) 水、电解质紊乱

除钙磷代谢紊乱外，CKD 患者还存在如下表现。

1. 水钠代谢紊乱 由于肾对水钠调节能力下降，患者容易发生水钠潴留、低钠血症、脱水和高钠血症。

2. 钾代谢紊乱 肾是机体排钾的主要途径，CKD 患者随着肾功能下降，高钾血症的发病率逐渐增加，是导致患者死亡的主要原因之一。

3. 镁代谢紊乱 当 GFR<20 mL/min 时，由于肾排镁减少，常有轻度高镁血症，患者常无明显临床症状。长期使用利尿药者也可发生低镁血症。

4. 代谢性酸中毒 肾衰竭患者由于肾小管产氨、泌 NH$_4^+$ 功能低下，总酸排泄量下降，每天有 20~40 mmol H$^+$ 不能及时排出体外。长期的代谢性酸中毒能加重 CKD 患者的营养不良、肾性骨病及心血管并发症。严重的代谢性酸中毒是慢性肾衰竭患者的重要死亡原因之一。

(九) 感染

感染是 CKD 患者常见的并发症和死亡原因之一。CKD 患者常合并淋巴组织萎缩和淋巴细胞减少，并且由于酸中毒、高血糖、营养不良及血浆和组织高渗透压，导致白细胞功能障碍。临床上可表现为呼吸系统、泌尿系统及皮肤、血管通路等部位感染，严重者可引起败血症，是 CKD 患者重要的死亡原因。

三、辅助检查

CKD 患者因为原发病的不同，可出现原发病的特征性实验室指标改变。同时随着 GFR 下降，还可出现肾功能失代偿后的一系列异常。

(一) 血常规和凝血功能检查

合并肾性贫血的患者不仅可以表现为小细胞低色素性贫血，也可表现为正细胞正色素性贫血，并随着肾功能的减退而加重；白细胞一般正常；血小板计数及凝血时间正常，出血时间延长，血小板聚集和黏附功能障碍，但凝血酶原时间、部分凝血酶激活时间一般也正常。

（二）尿液检查

1. 尿比重和尿渗透压　低下，晨尿比重 <1.018，尿渗透压 <450 mmol/L；尿毒症晚期，尿比重和尿渗透压固定于 1.010 和 300 mOsm/L，称为等相对密度尿和等渗尿。

2. 尿量　早期一般正常，但尿中溶质排出减少，晚期 CKD 患者常常尿量减少。

3. 尿蛋白量　因原发病不同而异，肾小球肾炎所致慢性肾衰竭晚期尿蛋白可明显减少，但糖尿病肾病患者即使进入尿毒症期也常常存在大量蛋白尿。

4. 尿沉渣　可见不同程度的红细胞、颗粒管型，肾小管间质疾病和合并尿感的患者尿中白细胞增多，蜡样管型的出现是慢性肾衰竭的重要标志。

（三）肾功能检查

对 CKD 患者均需要做 GFR 评估，应用放射性核素双血浆法测定 GFR 准确性较高，但价格偏高，需特殊设备。目前常用 CKD-EPI 公式、MDRD 公式和 Cockcroft-Gault 公式来估算 GFR（estimated GFR，eGFR）。

（四）血液生化及其他检查

血清蛋白水平降低，特别是白蛋白水平低下，血清钙、碳酸氢盐水平降低，血清磷水平升高。

（五）影像学检查

超声检查可以检测肾大小，有无畸形和占位病变，有无肾血管性疾病及尿路梗阻。①双侧肾对称性缩小，支持 CKD 所致慢性肾衰竭的诊断；②如果肾大小正常或增大，则提示急性肾损伤或多囊肾、淀粉样变、糖尿病肾病和骨髓瘤肾病等导致的慢性肾衰竭；③双侧肾大小不一致，见于单肾发育异常、慢性肾盂肾炎、肾结核或缺血性疾病。

（六）肾活检

肾已经明显缩小或确诊为 ESRD 患者禁止做肾活检。对于肾大小正常而病因不明者，特别是短期内肾功能迅速恶化，在无禁忌证的情况下可实施肾活检，以明确原发病因，特别是及时发现活动性病变，以指导临床治疗。

四、诊断

CKD 的诊断应详细了解患者的肾病史，根据临床症状、体征和相关实验室及影像学检查结果，诊断并不困难。诊断时需要注意以下几个问题。

（一）明确是否存在 CKD

尿成分异常并非都存在 CKD，膀胱、尿道、前列腺、睾丸的炎症和肿瘤等都可以引起尿成分异常，因此要予以排除。

（二）除外急性肾病变

对于既往无明确肾病史或实验室（包括影像学）检查异常的患者，应除外急性肾病变可能。存在容易导致肾病变的高危因素（如高血压、糖尿病、肥胖、肾病家族史），夜尿增多，有蛋白尿，合并不明原因的贫血，B 超显示双侧肾缩小等，强力提示为 CKD。

（三）寻找引起 CKD 进展的可逆性因素

在 CKD 基础上患者会因合并一些急性加重因素导致肾功能短期内迅速恶化，及时去除这些因素可使肾功能逆转。常见的可逆性因素有：①肾前性因素：如失血、失液或心力衰竭导致有效循环血容量不足，使用 NSAID、RAS 阻断剂（ACEI/ARB）、SGLT2 抑制剂等导致入球动脉异常收缩或出球动脉舒张；②肾后性因素：如尿路梗阻；③肾性因素：如肾小球病变活动、血管炎、急性间质性肾炎、恶性高血压、急性肾盂肾炎、造影剂肾病、高钙血症等；④血管性因素：单侧或双侧肾动脉狭窄、肾静脉血栓形成、动脉栓塞；⑤高分解代谢状态：如严重感染、创伤、消化道大出血等；⑥中草药应用不当：众多中草药（如广防己、马兜铃、天仙藤、关木通、青木香等）中含有马兜铃酸成分，可以引起马兜铃酸相关性肾病，导致肾功能损害加重。

（四）对 CKD 进行分期

在去除可逆因素后，应根据 GFR 和白蛋白尿对 CKD 进行分期（分期标准如前述），以指导治疗。

（五）明确有无并发症

常见的并发症有：①感染，如呼吸道、泌尿系统及消化道感染；②心血管并发症，如高血压、心律失常、心力衰竭、心包炎等；③肾性贫血及营养不良；④肾性骨病；⑤尿毒症性脑病；⑥高钾血症、代谢性酸中毒等。

（六）诊断 CKD 的原发疾病

CKD 非单一特异性疾病，正确诊断引起 CKD 的原发疾病（如狼疮性肾炎），及时采取对因治疗，可延缓甚至逆转肾衰竭进展，因此具有重要临床意义。

五、治疗

CKD 总的治疗原则是控制原发病活动、去除可逆因素、营养及生活方式干预、治疗并发症、延缓肾病进展、保护肾功能，适时选择肾脏替代治疗，改善患者生活质量、提高长期生存率。CKD 的防治是一项系统工程，应根据其不同分期和病因，选择不同的防治策略，最大限度地改善患者的治疗效果和生存质量。

（一）原发疾病和可逆性因素治疗

有效治疗原发疾病和去除引起肾功能恶化的可逆因素，是 CKD 治疗的基础和前提，也是有效延缓肾衰竭进展、保护肾功能的关键措施。

（二）延缓慢性肾衰竭进展

延缓肾衰竭进展是慢性肾病一体化治疗的重要策略。主要治疗措施如下。

1. **营养治疗及生活方式干预** 营养治疗应结合患者肾功能受损程度和患者具体营养情况有针对性地实施。CKD 1~2 期患者应避免高蛋白饮食[>1.3 g/（kg·d）]，CKD 3~5 期患者限制蛋白质摄入的同时补充酮酸制剂；根据尿量情况，适当限制及调整液体摄入量，维持机体液体平衡；限制钠、磷的摄入，合并高血压和水肿的患者更应严格限制钠摄入量。在营养治疗中，应当注意补充足够热量和其他营养素。鼓励患者调整生活方式，树立信心，改变不良生活习惯，避免过度劳累。

2. **控制高血压和降低蛋白尿**

（1）控制高血压 高血压是影响 CKD 进展和预后的决定性因素之一，保持降压达标是保护肾功能的重要策略。

降压药物的选择：ACEI 和 ARB 具有良好的肾保护作用，是 CKD 早期患者首选的降压药，但对于 CKD 4 期以后患者因 RAS 阻断剂可能会造成 GFR 快速下降和高钾血症，应当慎用。另外，钙通道阻滞剂（CCB）也是 CKD 患者常用的降压药物。由于 CKD 患者血压较高，常常需两种以上降压药物联合应用才能达到降压目标。RAS 阻断剂与 CCB 是临床上常用组合；如仍未达到降压目标，可在此基础上加用利尿药或 α、β 受体阻滞剂。当 GFR<30 mL/min 时，单用噻嗪类利尿药无效。

（2）降低蛋白尿 不论何种原因引起的 CKD，均应努力将蛋白尿降至 0.5 g/d 以下，降低蛋白尿可显著延缓 CKD 进展，而降压达标也有助于降低蛋白尿。RAS 阻断剂是目前常用的降低蛋白尿药物。最近研究显示，SGLT2 抑制剂联合 RAS 抑制剂对于糖尿病肾病及非糖尿病肾病患者有降低蛋白尿、延缓肾功能进展和降低心血管事件的作用。必要时针对病因应用糖皮质激素、免疫抑制剂等以降低大量蛋白尿。

3. **对症支持治疗**

（1）控制感染 根据感染部位和病原体种类选择敏感抗生素。抗生素剂量和给药间隔时间应依据 GFR 进行调整。

（2）促进尿毒症性毒物的肠道排泄 采用刺激肠蠕动、增加肠内渗透压及结合肠道内毒性物质等方式，达到促进尿毒症性毒素经肠道排泄的目的。可给予尿毒清、氧化淀粉或中药灌肠等。

（3）纠正水电解质和酸碱平衡失调 CKD 患者应将每日尿量维持在 2 L 以上，以防止水钠潴留和促进排泄代谢产物。当出现明显水钠潴留、水肿、高血压时，应给予利尿药。饮食中盐摄入量应控制于 3~5 g/d。一般酸中毒者每日补充碳酸氢钠 3~10 g，出现严重代谢性酸中毒（CO_2 结合力 <13.5 mmo/L）且经积极治疗难以纠正者，可行急诊透析治疗。

高钾血症是临床急症，要积极施治。主要措施如下：①心电图有典型高钾表现或有高钾导致神经肌肉症状时，可紧急缓慢静脉注射 10% 葡萄糖酸钙 10 mL（10~20 min），以避免严重心律失常的发生。②纠正酸中毒，除口服碳酸氢钠外，还可静脉滴注碳酸氢钠，必要时 4~6 h 后可重复。③给予袢利尿药，静脉注射呋塞米 40~80 mg（或布美他尼 2~4 mg），必要时将剂量增至 100~200 mg/ 次。④静脉滴注葡萄糖 – 胰岛素溶液，按照每 4~6 g 葡萄糖加 1U 胰岛素配制溶液。⑤严重高钾血症（血清钾 >6.5 mmol/L）且少尿者，应及时实施急诊血液净化治疗。⑥口服降钾药物环硅酸锆钠，环硅酸锆钠是一种非吸收性的无机晶体化合物，可选择性地与胃肠道中的钾结合，适用于高钾血症的长期预防和治疗。

4. **肾性贫血治疗** 治疗目的是避免患者输血，减少心血管事件发生，改善认知功能和提高生活质量。治疗肾性贫血应首先纠正失血、铁缺乏或炎症状态等加重贫血的可逆因素。肾性贫血治疗应采取综合手段，主要包括：应用红细胞生成刺激剂（erythropoiesis-stimulating agent, ESA）、补充铁剂等造血原料、充足营养及充分透析等，其中补充促红细胞生成素是最常用的有效手段。最近问世的低氧诱导因子脯氨酰羟化酶抑制剂（hypoxia-inducible factor prolyl hydroxylase inhibitor, HIF-PHI）通过促进内源性 EPO 释放和抑制铁调素，且可口服，为肾性贫血治疗提供了新的手段。治疗中应注意定期监测 Hb 水平和铁代谢状况，避免 Hb 升高过快。Hb 的理想靶目标为：Hb≥110 g/L，但不超过 130 g/L。

5. **肾性骨病治疗**

（1）高转化性骨病的治疗 控制血磷，适当补充钙剂及合理使用维生素 D。

（2）低转化性骨病（无动力型骨病）的治疗 主要以预防为主，包括预防与治疗铝中毒；合理使用活性维生素 D，避免过度抑制 PTH 分泌；合理使用钙剂，避免高血钙；

严格掌握甲状旁腺切除术适应证。

6. 防治CVD　CVD是CKD患者的主要并发症和主要死亡原因之一。CVD防治应尽早开始,综合施策,既要加强对传统危险因素(如高血压、糖尿病、脂质异常、高同型半胱氨酸血症等)的防治,也要加强对非传统危险因素(如蛋白尿、GFR下降、RAAS激活、尿毒症毒素蓄积、钙磷代谢紊乱、贫血、感染、细胞外液增加、营养不良等)的防治。选择药物时需考虑肾功能下降对药代动力学的影响,ESRD患者及时充分透析。

（三）肾脏替代治疗

进入ESRD后,肾脏替代治疗是最为有效的治疗方法。肾脏替代治疗包括血液透析、腹膜透析和肾移植(具体应用指征可见相关章节),目前血液透析应用最广。开始肾脏替代治疗前应谨慎评估患者情况,通过适当干预措施,排除可逆性因素,做好患者沟通和必要的准备,包括:①密切随访,每2~4周1次,对患者进行全面体检和系统评估;②对患者及其家属成员进行有关肾脏替代治疗和护理知识的教育;③选择合适治疗方式,建立血管通路或腹膜透析置管,肾移植患者需要选择供体和进行必要的伦理学论证等。肾脏替代治疗方式应依据患者原发疾病、生活状况、患者及家属的意愿、当地的医疗条件等综合考虑。

（刘必成）

数字课程学习……

▶ 章节摘要　　💻 教学PPT　　📋 拓展阅读　　📝 自测题

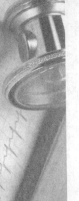

第九部分
肾脏替代治疗

肾脏替代治疗包括血液透析、腹膜透析和肾移植,是终末期肾病治疗的重要手段。血液透析和腹膜透析是最常用的肾脏替代治疗方式,因供体的限制,肾移植国内外开展比例不一。

第一章
血液透析

血液透析是将血液引出体外,经带有透析器的体外循环装置,血液与透析液经半透膜(透析膜)进行水和溶质的交换,血液中水和肌酐、尿素、钾和磷等进入透析液被清除,透析液中碱基(HCO_3^-)和钙等进入血液,达到清除水和尿毒症毒素,维持水、电解质和酸碱平衡的目的(图5-9-1)。

一、原理

水清除统称为超滤(ultrafiltration)。半透膜两侧溶液中的水可由渗透压低侧向渗透压高侧移动,称为渗透(osmosis);而液体由静水压高侧向静水压低侧(在血液侧施加正压或透析液侧给予负压)移动,称为对流(convection)。半透膜两侧的静水压称为跨膜压(transmembrane pressure,TMP)。渗透作用的水清除量与半透膜两侧溶液的渗透压有关。超滤作用清除溶质的驱动力为膜两侧的静水压差或渗透压差。超滤过程中溶质的清除是被动的,且滤出液溶质浓度与原溶液相等。超滤的溶质清除量主要与超滤率和筛选系数有关,前者指溶质的清除量,与半透膜超滤系数(K_{uf})及静水压差有关,K_{uf}代表半透膜对水的通透性能。

(一)弥散和对流

半透膜两侧溶液中溶质从浓度高侧向浓度低侧转运,称为弥散。弥散作用清除溶质的驱动力为膜两侧溶液中溶质的化学浓度差。溶质清除量与溶质及半透膜的特性有关。前者包括溶质的浓度、相对分子质量、分子的形状和所带电荷、脂溶性等。后者包括:①膜孔大小及数量、几何构型和分布;②半透膜面积和厚度;③半透膜表面特性,如所带电荷和亲水性等。

对流作用的水清除量与半透膜两侧的跨膜压有关,水移动的同时伴有溶质的同向移动,超滤过程伴随有溶质的清除。

(二)吸附

通过正、负电荷的相互作用或范德华力的作用,溶质

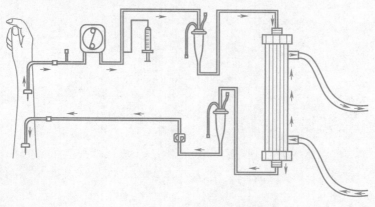

图5-9-1 血液透析示意图

与固定吸附剂(常用树脂或活性炭)结合而被清除,称为吸附(adsorption)。一些特殊半透膜或吸附剂,能特异性地与需清除物质分子表面的一些化学基团结合,特异性地清除致病物质。

二、技术要素

(一) 透析器

透析器(dialyzer)是溶质和水交换的场所。临床多使用中空纤维型透析器,中空纤维的壁为半透膜,血液在一侧流动,透析液在另一侧流动。每个透析器有数千根纤维,纤维内径为 200 μm 左右。常用的透析膜有改良纤维素膜(如醋酸纤维素膜)和合成膜(如聚砜膜、聚丙烯腈膜、聚酰胺膜等)。为保证透析器膜两侧有较大的溶质浓度差,血液与透析液必须呈逆向流动。衡量透析器性能的指标包括如下。①溶质清除效能:用清除率来表示,是指单位时间(min)内血液经透析器循环一次,能够将血中的某一溶质全部清除的血浆或血清容积(mL);②水清除效能:以 K_{uf} 表示,一般常用透析器 K_{uf} 为 2~60 mL/(mmHg·h);③生物相容性:指血液与透析膜等接触后所产生的反应,包括补体旁路系统激活、炎症因子释放和凝血系统激活等;④血室容积:透析器膜面积越大,血室容积越大。常用透析器血室容积为 50~160 mL。血室容积大,则体外循环血容量大,对机体血流动力学影响大。

透析器对水和溶质的清除效能主要取决于透析器膜面积及其性能。根据 K_{uf} 可将透析器分为:低通量透析器, K_{uf}<8 mL/(mmHg·h);中通量透析器, K_{uf} 为 8~20 mL/(mmHg·h);高通量透析器, K_{uf}>20 mL/(mmHg·h)。溶质清除方面,Kuf 的大小主要影响中、大分子的清除效能。合成膜对水和溶质的清除效能高,生物相容性好。

(二) 透析液

透析液(dialysate)配制用水必须经特殊处理,甚至达到超纯水标准,不含对人体有毒的物质(包括细菌和内毒素等)。透析液成分主要包括电解质、碱剂和葡萄糖。透析液电解质浓度与正常血清相近,一般为 Na^+ 135~140 mmol/L, K^+ 2~3 mmol/L, Ca^{2+} 1.25~1.75 mmol/L, Mg^{2+} 0.6~0.75 mmol/L, Cl^- 102~106 mmol/L。透析液多采用碳酸氢盐作为碱基, HCO_3^- 浓度 30~35 mmol/L。透析液采用无糖或含糖透析液葡萄糖浓度(6~11 mmol/L),含糖透析液的优点是不易发生低血糖反应。

(三) 透析机

血液透析机按其功能分为 3 个部分。

1. 透析液供给系统 将事先配制的浓缩透析液与透析用水按一定比例混合,监测透析液的电导度(反映溶液的离子浓度,主要是钠)和 pH;加温透析液至 35~37 ℃;探测有无漏血(透析膜破裂后,血液漏入透析液)。

2. 血液循环控制系统 血泵是驱动血液在体外循环的动力,通过调节血泵的转速控制血流量。管路动、静脉端有压力监测器,监测血流压力,了解管道内循环阻力。空气探测器用超声探测法监测静脉回路血液中有无空气,防止含有气泡的血液进入体内。肝素泵向体外循环的血液持续输注肝素,防止血液凝固。

3. 超滤控制系统 控制超滤的速率和总量,通过调节 TMP(跨膜压)实现容量控制超滤,超滤出预先设定的水量。

(四) 血管通路

血管通路指体外循环血液引出和回流的通路。理想的血管通路要有充足的血流量(一般在 250~400 mL/min),并可以反复使用。常用血管通路如下。

1. 动静脉内瘘 是长期透析患者最常用的血管通路。由动脉与邻近静脉吻合而成,最常选用桡动脉和头静脉。动静脉内瘘吻合术后数周,静脉管壁因压力作用而增厚,可耐受反复穿刺。一般内瘘最好术后 12 周后开始使用。如自体血管条件差,无法吻合,可做人工血管内瘘。动静脉内瘘使心脏负荷增加 1/10~1/5,当 eGFR<15 mL/min 且预计 3~6 个月将进行血液透析者,可考虑做动静脉内瘘手术。

2. 临时中心静脉置管 主要用于急诊透析而尚未建立永久性血管通路的患者。常选择颈内静脉和股静脉。锁骨下静脉狭窄发生率高,非常规选择。一般保留 1 周,常见并发症为血栓形成、血流量不足和感染。

3. 带隧道带涤纶套的中心静脉置管 对于因血管条件差又需长期透析者(预期 >4 周),或病重预期生命有限的患者,可选择带隧道带涤纶套中心静脉导管,感染并发症显著低于临时中心静脉置管,可留置时间长。但长期留置可致血栓形成,引起中心静脉狭窄。

(五) 抗凝方法

血透时必须抗凝,防止血液在体外循环时凝固。方法如下。①肝素抗凝:肝素与抗凝血酶Ⅲ结合,后者发生分子构象改变,与凝血酶、凝血因子 Xa 等结合并灭活之。肝素静脉注射后 5 min 起效,达峰时间为 15 min,半衰期约为 50 min。血透开始前 5~15 min 静脉端注射肝素 50~100 U/kg(0.3~0.5 mg/kg),然后持续输注 1 000 U/h(5~10 mg/h),血透结束前 30~60 min 停药。肝素可引起出血、过敏和血小板减少等不良反应。②无肝素抗凝:有出血风险的患者,可定时生理盐水冲洗滤器,但抗凝有效率低,容易凝血,透析充分性差。有活动性出血或出血倾向的患者,可选择枸橼酸钠或萘莫司他等抗凝方法。③体外局部肝素抗凝法:透析开始时于血路动脉端给予肝素 500 U,然后 500~750 U/h 持续滴注,同时静脉端给予相应剂量的鱼精蛋白中和。④低分子量肝素抗凝:与标准肝素比较,低分子量肝素抗凝作用较强,半衰期更长,达 2 h 左右。血透前静脉注射 60~80 U/kg,4 h 血液透析中一般不需追加。

三、影响透析效率的因素

影响透析效率的因素有:①透析器性能,如透析膜面积、膜通透性等,透析膜面积越大,膜通透性越高,单位时间内透析效率越高。②血液和透析液流量,一定范围内血流量和透析液流量越高,清除率越高。③透析时间,透析时间越长,溶质清除量越大,但随着透析的进行,溶质血浓度逐渐降低,透析膜表面不断有纤维蛋白等黏着,影响透析膜清除效率。一般血液透析每次 4~6 h,对中、高分子溶质清除效率不如小分子溶质。④跨膜压,跨膜压越大,水清除越多,经对流作用清除的溶质也越多。一般最高不大于 550 mmHg,防止透析膜破裂。⑤溶质相对分子质量,扩散过程中溶质清除量与溶质相对分子质量有关,溶质相对分子质量越小则清除率越高。

四、适应证和禁忌证

(一) 适应证

1. 急性肾损伤　患者出现下列情况时需考虑透析治疗:①高钾血症,血钾≥6.5 mmol/L。②血 HCO_3^-<12 mmol/L 或动脉血 pH<7.2。③少尿 2 d 以上,并伴有下列情况之一:体液过多,如球结膜水肿、胸腔积液、心包积液、心音呈奔马律或中心静脉压升高;持续呕吐;烦躁或嗜睡;血钾≥6 mmol/L 且心电图有高钾血症表现。下列情况可考虑紧急透析:①严重高钾血症,血钾≥6.5 mmol/L 或有严重心律失常;②急性肺水肿,对利尿药无良好反应;③严重代谢性酸中毒,动脉血 pH<7.2。

2. 终末期肾病　当 GFR<10 mL/(min·1.73 m²),出现下列临床表现之一者:①不能缓解的恶心、呕吐、瘙痒等尿毒症症状或营养不良;②难以纠正的高钾血症;③难以控制的进展性代谢性酸中毒;④难以控制的水钠潴留和高血压,合并充血性心力衰竭或急性肺水肿;⑤尿毒症性心包炎;⑥尿毒症性脑病和进展性神经病变。需指出的是,老年人、糖尿病患者因心血管疾病和营养不良多见,可适当提前开始透析。

3. 急性中毒　某些药物和毒物相对分子质量较小、水溶性高、与蛋白质结合率低,可经透析膜清除。包括:巴比妥类、地西泮、氯丙嗪、水合氯醛等镇静催眠药,阿米替林等三环类抗抑郁药,氨基糖苷类、多黏菌素等抗生素,有机磷、四氯化碳、砷、汞等毒物。药物、毒物中毒时首选血液灌流。

4. 其他疾病　如难治性充血性心力衰竭、严重低钠血症、高钠血症、高钾血症和高钙血症,尤其是伴尿量减少时。

(二) 禁忌证

血液透析相对禁忌证为:休克或低血压、严重活动性出血、严重心律失常等。

五、充分性评估

透析充分性指患者依靠透析而获得较好的临床状态,较高的生活质量,并发症减少和生存期延长。衡量透析充分性的指标包括患者的临床情况如食欲、血压、心功能、贫血和营养状况等,实验室指标如血清肌酐和尿素氮、电解质和酸碱平衡状况等。

临床主要以溶质清除情况对透析充分性做量化评估,常用两种方法计算透析充分性,一种以尿素清除指数(K_t/V) 测定,K 代表透析器对尿素的清除率,t 为单次透析时间,V 为尿素在体内的分布容积。K_t 乘积反映单次透析对尿素的清除量,K_t/V 则反映单次透析清除尿素量占患者体液中尿素总量的比例。另一种计算方法为尿素下降率(urea reduction ratio,URR),指透析后与透析前血清尿素氮浓度之比,反映单次透析清除尿素的量,与 K_t/V 有一定相关性,URR65% 相当于 spK_t/V 1.0~1.2。美国肾脏病基金会 K/DOQI(Kidney Dialysis Outcomes Quality Initiative) 指南推荐为:残余肾尿素清除率<2 mL/(min·1.73 m²),每周 3 次透析者,每次透析至少应达到 spK_t/V 1.2,治疗时间<5 h 者,URR 至少应达到 65%。上述指标主要反映小分子毒素的清除情况,有其局限性。

透析剂量主要依据患者的临床表现和透析充分性。透析剂量除与透析器类型有关外,可通过调整血流量、透析液流量、超滤量和速率、透析频率和每次透析时间等来实现。维持性血液透析常规方案是每周透析 3 次,每次 4~6 h,每周透析时间为 12~15 h。体重大、食欲好、残余肾功能差时,应选用较大透析膜面积的透析器,并提高血流量和透析液流量。透析超滤量和速率的设定主要根据透析间期体重增长、心功能和血压等。一般单次透析超滤量为干体重的 3%,不超过 5% 为宜。透析前血压<160/90 mmHg,

并 >120/70 mmHg。干体重指体内无水钠潴留时的体重，患者血压和心功能控制较好，无明显水肿。

六、并发症

（一）急性并发症

急性并发症指透析过程中或透析结束后早期发生的并发症，严重时可危及生命。

1. 透析失衡综合征　是指透析过程中或结束后不久，出现以神经系统表现为主的综合征，如烦躁、头痛、呕吐、血压升高，严重时嗜睡、癫痫样大发作、昏迷甚至死亡。发生机制是血液透析时，血液中大量小分子物质清除引起血浆渗透压明显下降，因血脑屏障，脑脊液和脑细胞中溶质清除量较少，造成血液和脑脊液间渗透压差增大，引起脑水肿和颅内压增高。此外，与血液 pH 变化、脑缺氧等也有相关性。多见于首次透析，应与脑血管意外等鉴别。

2. 心脑血管并发症　①低血压：较常见，多因超滤过多、过快引起有效血容量不足所致，也见于严重出血、心律失常、心肌梗死、心包出血和急性左心衰竭。②高血压：可见于透析失衡综合征、透析液钠浓度过高、精神紧张、降压药被透析清除等。③心律失常：与电解质紊乱尤其是钾和钙代谢紊乱、心肌缺血、心肌损害、心肌梗死等有关。④心

绞痛和急性心肌梗死：在缺血性心脏病的基础上，血液透析时心脏负荷加重、低氧血症等引起。⑤心力衰竭：与心功能不全、高血压、心律失常、心肌梗死、输液过多、严重透析反应等有关。⑥心包出血和心脏压塞：多在原心包炎的基础上，肝素抗凝后发生。⑦脑出血：与脑动脉粥样硬化、高血压控制不佳、脑血管畸形（多见于多囊肾病患者）等有关。

3. 透析器首次使用综合征　对透析膜或透析管路等过敏所致。

4. 发热　由致热原、消毒液或感染等引起发热。

5. 其他　如空气栓塞、溶血、肌肉痉挛等。

（二）远期并发症

血液透析患者远期并发症包括：心脑血管并发症、贫血、感染、营养不良、骨矿物质代谢紊乱等。心脑血管并发症为维持性血液透析患者的主要死亡原因。病毒性肝炎多因输血或接触血制品等引起，如乙型和丙型病毒性肝炎，随着院内感染管理的加强，新入和维持透析患者每半年进行感染相关筛查，透析患者病毒性肝炎发生率已显著下降。长期透析患者抑郁症等心理精神疾病发生率达 10%~15%，心理治疗、家庭和社会的关心十分重要，必要时给予药物治疗。

（李月红）

第二章　腹膜透析

一、原理

腹膜是一种具有半渗透性的生物膜，面积达 2.2 m²，约与人体表面积相等。腹膜毛细血管丰富，有较高的血流量，对部分溶质有双向转运能力。腹膜透析利用腹膜作为透析膜，向腹腔内注入透析液，借助毛细血管内血浆和腹腔透析液中的溶质浓度梯度和渗透梯度，通过弥散和超滤，将体内蓄积的代谢废物和多余的水分排出体外，达到清除毒素、脱水、纠正酸中毒和电解质紊乱的治疗目的。

腹膜透析装置主要由腹透管、连接系统和腹透液组成。腹透管是腹透液进出腹腔的通路，需手术置入，导管末端的最佳位置是直肠膀胱（子宫）陷凹，此处为腹腔最低位，且大网膜较少，不易被包绕。腹透管外段通过连接系统连接腹透液。

（一）溶质清除

腹膜透析中溶质转运的基本原理是弥散和对流。弥散转运由膜两侧的溶质浓度梯度所决定。腹膜透析时，血液中浓度过高的代谢废物（如尿素、肌酐、尿酸等）借助腹膜透析液和血液间的浓度差，扩散至腹腔中；透析液中的物质（如葡萄糖）则进入血液，直至腹膜两侧的溶质达到平衡。对流是指溶质借助半透膜两侧的液体压力梯度差或渗透压差，随着溶剂自半透膜的一侧跨膜向另一侧移动。腹膜透析过程中，溶质的对流转运与液体的渗透性超滤同时发生。对流转运的效率主要受腹膜透析液的渗透浓度和超滤量的影响。目前公认的溶质清除标准为：腹膜与残余肾之和的小分子溶质清除率，目标值是每周 $K_t/V \geqslant 1.7$。

（二）水分清除

超滤是腹膜透析清除水分的主要机制。液体利用渗

透压梯度或静水压梯度,从半透膜的一侧跨膜向另一侧移动的过程称为超滤。超滤的动力来源于渗透压梯度和静水压梯度。腹膜透析时,超滤的动力主要来自由透析液中葡萄糖浓度造成的腹膜两侧渗透压梯度。患者体内过多的水分自渗透压低的腹膜毛细血管中向渗透压高的腹腔中移动,达到脱水目的,同时伴有溶质对流转运的发生。

二、适应证与禁忌证

(一) 适应证

腹膜透析适用于慢性肾衰竭、急性肾损伤、容量负荷过多、电解质紊乱和酸碱平衡失调、急慢性肝衰竭、药物和毒物中毒等,目前临床上主要用于慢性肾衰竭和急性肾损伤患者。腹膜透析对残存肾功能保护较血液透析好。

1. 慢性肾衰竭 腹膜透析适用于各个年龄段、多种原因所致的慢性肾衰竭患者。以下情况应考虑首选腹膜透析:①选择在家里进行治疗,或需要白天工作或上学者;②心血管不稳定患者,如心绞痛、心肌梗死、心肌病、严重心律失常、脑血管意外、反复低血压和顽固性高血压等患者;③血管条件不佳或动静脉造瘘反复失败的患者,特别是儿童和老年人;④有明显出血或出血倾向或凝血功能障碍,尤其是重要器官出血(如颅内出血、胃肠道出血、颅内血管瘤等)患者;⑤远离血液透析中心的患者,如偏远或农村地区患者;⑥残存肾功能较好者。

对慢性肾衰竭患者可采用基于手工操作的持续不卧床腹膜透析(continuous ambulatory peritoneal dialysis, CAPD)和基于机器操作的自动腹膜透析(automated peritoneal dialysis, APD)。

常规 CAPD 每天交换透析液 3~5 次,每次使用透析液 1.5~2 L,透析液白天在腹腔内留置 4~6 h,夜间留置 8~12 h。除更换透析液时间外,其他时间患者可自由活动或从事日常工作。APD 包括连续循环腹膜透析(continuous cycling peritoneal dialysis, CCPD)、夜间间歇性腹膜透析(nocturnal intermittent peritoneal dialysis, NIPD)和潮式腹膜透析(tidal peritoneal dialysis, TPD)等。CCPD 是指夜间进行 3~6 次透析液交换,白天腹腔内留置透析液(不少于 500 mL)12~16 h。NIPD 与 CCPD 不同之处仅在于白天腹腔内不留置透析液,为干腹。TPD 是指在透析开始时向腹腔内灌入一定容量的透析液后,每个透析周期中只引流出部分液体,再用新鲜的透析液替换,透析结束后将所有腹透液引流体外。

2. 急性肾损伤 对于急性肾损伤患者,腹膜透析的优点是经济方便,不需要特殊仪器及设备,易于操作;不需

要肝素化;不需要建立血管通路;对患者血流动力学影响小。腹膜透析治疗的模式和剂量与慢性肾衰竭有所不同,更多使用间歇性腹膜透析(intermittent peritoneal dialysis, IPD)。IPD 是指根据病情每天在一定时间(如 8~10 h)快速交换多次,每次透析液在腹腔内停留的时间较短如 45 min,或 2~3 周透析 12~20 h,以快速清除体内毒素,尽快纠正代谢紊乱。

(二) 禁忌证

1. 绝对禁忌证 包括:①腹膜广泛粘连或纤维化,导致可供透析的有效腹膜面积减少;②广泛的腹部皮肤感染或炎症。

2. 相对禁忌证 包括:①新近腹腔手术;②横膈有裂孔疝;③腹部有外科引流管或重度肠梗阻;④各种腹部疝未经修补;⑤晚期妊娠或腹内巨大肿瘤;⑥严重呼吸功能不全;⑦严重营养不良等。

三、并发症及处理

(一) 非感染并发症及处理

1. 腹膜透析液流出不畅 表现为引流不畅,流出液量减少,常见为腹透管移位或腹透管堵塞所致。腹透管移位常因腹透管置入位置不当,或便秘、腹泻等肠蠕动异常有关。通过拍摄侧立位腹部 X 线片可显示腹透管移位。处理:如有便秘可试行通便;如无效,可试用手法复位。仍无效,需手术重新置管。虽有移位,但如未影响引流,可暂不处理,继续观察。

腹透管堵塞常由血块、纤维蛋白凝块、脂肪球阻塞或大网膜包裹所致。少数原因为导管受压扭曲。常表现为腹膜透析液单向(流出)不畅,晚期常为双向引流不畅。导管受压扭曲时腹膜透析液灌入和流出双向不通畅。腹腔造影显示腹膜局部造影剂浓聚。生理盐水 50~60 mL 通过腹透管快速推入,可将阻塞物推出腹透管。如果怀疑纤维素或血块堵塞导管,使用尿激酶封管。如保守治疗无效可考虑手术重新置管。如果网膜较长,可进行网膜悬吊术或适当切除网膜。

2. 疝 由于患者腹壁薄弱,腹膜透析时腹内压升高、站立位、大容量透析液及使用高渗透析液,手术置管时选用正中切口等因素,可导致腹股沟疝(直疝和斜疝)、脐疝、切口疝、膈疝、膀胱阴道疝等,一般需要外科修补。如果疝不能回纳或有疼痛症状,考虑嵌顿疝,需急诊手术。

3. 胸腔积液 由于部分患者有先天性或获得性的横膈缺失,加之腹内压增加,透析液可进入胸腔。临床表现为胸闷气短、呼吸急促,有的患者无症状。胸腔积液多数

出现在右侧,胸腔积液中葡萄糖浓度常远高于血糖浓度,是临床常用且简便的鉴别方式。也可行核素 ^{99m}Tc 扫描或亚甲蓝试验以明确诊断。如影响呼吸应暂停腹膜透析。大多数情况下需要修补横膈或使胸腔闭塞(胸膜固定术)。

4. 管周和腹壁渗漏 渗漏常发生在导管置入术后,原因多为置管手术腹膜荷包结扎不严密,或透析液注入腹腔后导致腹内压升高。管周渗漏常表现为液体从出口处渗出,透析液放入时更为明显。腹壁渗漏常表现为腹部局限性膨隆,透析液引流不足、体重增加。直立位时常有腹壁不对称表现。因腹膜透析液引流量常低于注入量,很易被误诊为超滤衰竭。腹腔造影 CT 和(或)磁共振成像有助于明确渗漏部位。

如出现管周渗漏,应放空腹腔,停止透析至少 24~48 h。如果停止腹膜透析期间患者需要透析,可暂行血液透析过渡,大部分管周渗漏者数日后可自愈。如症状无改善,需拔管重置。腹壁渗漏者,常需要仰卧位透析,并减少每次透析留腹容量或改行血液透析。数日后如症状消失,可恢复 CAPD。如上述方法无效,可进行外科修补。

(二) 感染并发症及处理

腹膜透析相关性感染包括腹膜透析相关性腹膜炎、出口处感染和隧道感染。出口处感染和隧道感染统称为导管相关感染。

1. 腹膜透析相关性腹膜炎

(1) 诊断 具备以下 3 项中的 2 项或以上可诊断:①腹痛、腹水混浊,伴或不伴发热;②腹膜透析流出液中 WBC 计数 >100×10^6/L,中性粒细胞比例 >50%;③腹膜透析流出液中培养有病原微生物的生长。

(2) 处理 一旦诊断明确需立即抗感染治疗。经验抗生素选择需覆盖革兰氏阳性菌和阴性菌(如第一代头孢菌素或万古霉素联合氨基糖苷类或第三代头孢菌素),腹腔内给药,及时根据药敏试验调整抗生素。疗程至少 2 周,重症或特殊感染需 3 周或更长。如敏感抗生素治疗 5 d 仍无改善者,需考虑拔除腹透管。如真菌感染,需立即拔管。

2. 导管相关感染

(1) 诊断 出口处感染表现为腹透管出口处出现脓性分泌物,可伴或不伴出口处周围皮肤红斑。隧道感染常伴发于出口处感染,可有红斑、水肿或皮下隧道触痛等表现,也可单独出现。隧道超声检查有助于评估隧道感染范围和疗效。

(2) 处理 常见病原菌为金黄色葡萄球菌、表皮葡萄球菌、铜绿假单胞菌等,根据药敏试验使用抗生素,疗程 2~3 周。

在局部没有触痛、脓性分泌物和水肿的情况下,强化局部护理和局部使用抗生素乳膏即可。出口处严重感染时应口服抗生素,同时每天 1~2 次换药,换药时可将纱布用高渗盐水浸湿,缠绕在导管周围 15 min。抗感染治疗直至出口处完全恢复正常,多数情况疗程 ≥2 周。难治性出口处感染或隧道感染应重新置管,同时抗感染治疗。

(韩　飞)

第三章　肾移植内科处理

数字课程学习……

🎬 章节摘要　　💻 教学 PPT　　📋 拓展阅读　　📝 自测题

第一部分

血液系统疾病概述

血液系统疾病又称为血液病,可分为:红细胞疾病、粒细胞疾病、单核细胞和巨噬细胞疾病、淋巴细胞和浆细胞疾病、造血干细胞疾病、脾功能亢进、出血性及血栓性疾病。引发血液病的原因包括:化学、物理、生物、遗传及免疫因素等。贫血、出血、发热、淋巴结、肝、脾增大、骨痛,为血液病常见的临床症状与体征。

一、病史采集

(一)主诉和现病史

仔细询问患者此次就诊感受最主要的痛苦或最明显的症状或体征。包括起病情况和患病时间、主要症状的特点、起病原因和诱因、病情的发展、伴随症状及诊治经过。血液病的常见症状如下。

1. 贫血　为血液病最常见的症状。一般表现为皮肤黏膜苍白,重者可表现为心悸、气短、乏力等。

2. 出血倾向　自发的广泛或者局部皮肤、黏膜、关节、肌肉出血或外伤、术后出血不止,或家族成员有出血史者,提示出凝血异常相关疾病。

3. 发热　粒细胞减少或免疫功能减退等原因导致患者免疫力低下,易被各种病原体感染,为感染性发热;血液系统疾病本身引起的发热,如淋巴瘤、恶性组织细胞病、白血病、骨髓纤维化等。

4. 黄疸　巩膜、黏膜、皮肤黄染、贫血貌,提示溶血性疾病,可伴贫血、肝脾大。

5. 骨痛　胸骨压痛是白血病的典型症状,其他可表现为脊柱骨、盆骨、四肢骨的疼痛。骨髓瘤患者异常浆细胞浸润骨骼,引起弥漫性骨质疏松或骨质破坏,常以骨痛为早期表现。

6. 肝脾大　可见于急慢性白血病、骨髓纤维化、脾功能亢进、溶血性贫血等疾病。

7. 淋巴结肿大　多见于淋巴瘤,需对淋巴结仔细检查,包括位置、数量、大小、硬度、表面温度、触痛,以及与邻近组织之间的关系,淋巴瘤和白血病都可致淋巴结肿大。

8. 其他　皮肤瘙痒常见于淋巴瘤,尤其是霍奇金淋巴瘤。异食癖、匙状甲可见于缺铁性贫血。

(二)既往史

身体健康情况,外伤史、手术史、输血史、药物过敏史等。例如既往胃部手术史,可引起营养性贫血。

(三)系统回顾

询问患者全身系统情况,评估是否有其他系统疾病、是否痊愈,综合判断血液系统临床表现与其他系统疾病的关联,是否为该系统疾病的并发症。

(四)个人史

询问患者出生地,疫区、疫源接触,环境、放射物质、有毒物接触史,判断地方流行病及化学、物理性损害。

(五)家族史

询问家庭成员有无血友病、遗传性球形红细胞增多症、遗传性出血性毛细血管扩张等遗传疾病。如有因血液系统疾病死亡的亲属,详细询问死因和年龄等。

二、体格检查

应对患者进行全面的体格检查。包括精神状态、营养状况,皮肤有无苍白,有无出血点、瘀斑、血肿;有无黏膜、巩膜黄染;有无关节或深部肌肉血肿;有无淋巴结肿大,如有肿大则注意检查其位置、数量、大小、硬度,以及与邻近组织的关系等;有无胸骨压痛;有无肝脾大;肺部、心脏情况;四肢情况。

三、辅助检查

(一)实验室检查

1. 血常规和外周血涂片　可同时测出血红蛋白量、红细胞数、红细胞平均体积、白细胞数、白细胞分类计数、血小板计数、网织红细胞计数等多项参数。涂片染色显微镜检查对白细胞、红细胞及血小板形态变化进行分析。

2. 骨髓检查　包括骨髓穿刺液涂片及骨髓活检。检测骨髓增生度、粒/红比值、原始细胞数量、血细胞化学染色、染色体、分子生物、免疫分型等,有助于血液系统疾病的诊断、预后分层,指导治疗。

3. 血液生化检查　如凝血功能检查,检测血浆凝血因子、纤溶及抗凝系统活力;缺铁性贫血检测血清铁蛋白及血清铁,了解体内贮铁和铁代谢情况;营养性贫血叶酸和维生素 B_{12} 检测;自身抗体的检测对于原发免疫性血小板减少症等的鉴别诊断起到重要作用,免疫球蛋白的定量、定性检测是多发性骨髓瘤诊断的重要标准之一。

(二) 影像学检查

影像学检测包括 X 线片、CT、MRI、PET/CT 等,对于部分血液学疾病(尤其是血液病恶性肿瘤:淋巴瘤、多发性骨髓瘤等)的诊断、分期、分级及疗效评价等方面起到重要的作用。

四、诊断与治疗

(一) 诊断

主要依靠详细询问病史,全面体格检查,结合有针对性的辅助检查,综合进行分析诊断。血液病的检查项目繁多,需要综合分析,全面考虑,从而选择恰当的检查进行诊断。

(二) 治疗

1. 去除诱因　使患者脱离致病因素的影响,如电离辐射、化学物质(如苯),某些药物的致病作用已被公认,应在工作和生活中注意防护,但部分血液系统疾病的病因难以明确或无法避免,致使治疗效果受到影响。

2. 支持和对症治疗　如定期输注成分血,造血因子的应用,感染和出血等合并症的有效防治等,对于某些血液病患者保证生活质量或保证强化治疗的实施是十分重要的基本治疗。

3. 保持正常血液功能及其成分

(1) 化疗　通过杀灭癌细胞达到治疗目的。是血液病的基本治疗方法,对于绝大多数恶性血液病联合化疗仍是目前的首选治疗。

(2) 靶向药物、诱导分化治疗　酪氨酸激酶抑制剂甲磺酸伊马替尼用于治疗 BCR/ABL 慢性髓细胞性白血病,全反式维 A 酸治疗急性早幼粒细胞白血病。

(3) 放疗　利用 γ 射线、X 射线等电离辐射杀灭白血病及淋巴瘤细胞,适用于肿瘤比较局限或用于化疗药物不易到达的部位,如颅脑照射。

(4) 免疫抑制剂　使用糖皮质激素、环孢素、抗淋巴细胞球蛋白等可减少具有异常功能的淋巴细胞数量,抑制其异常功能以治疗自身免疫性溶血性贫血、再生障碍性贫血及血小板减少性紫癜等。

(5) 抗凝及溶栓治疗　如弥散性血管内凝血时为防止凝血因子进一步消耗,采用肝素抗凝;血小板过多时为防止血小板异常聚集采用双嘧达莫等;血栓形成时,使用尿激酶等溶栓,以恢复血流通畅。

4. 造血干细胞移植及细胞治疗　造血干细胞移植 (hematopoietic stem cell transplantation, HSCT),可以根治绝大部分血液系统恶性肿瘤疾病,也可用于血液系统非恶性疾病的治疗,如重型再生障碍性贫血、珠蛋白生成障碍性贫血、范科尼贫血等。近年来,以嵌合抗原受体 T 细胞 (CAR-T 细胞)为代表的细胞治疗进展迅猛,用于白血病、淋巴瘤、骨髓瘤的治疗,具有一定的疗效。

(黄晓军)

数字课程学习……

▶ 章节摘要　　　💻 教学 PPT　　　📋 拓展阅读　　　📝 自测题

第二部分

骨髓造血干细胞的恶性克隆性疾病

第一章 白血病

概述

白血病(leukemia)是起源于造血干、祖细胞的恶性克隆性疾病。克隆性白血病细胞因增殖失控、分化障碍、凋亡受阻等机制在骨髓和其他造血组织中大量增殖累积,抑制骨髓正常造血功能,并浸润其他器官、系统。临床可见不同程度的贫血、出血、感染发热及肝、脾、淋巴结肿大和骨骼疼痛等浸润征象。

一、分类

根据白血病的分化程度、自然病程的长短可分为急性、慢性白血病。急性白血病(acute leukemia, AL)细胞分化停滞在早期阶段,以原始及早幼细胞为主,疾病发展迅速,病程数月。慢性白血病(chronic leukemia, CL)细胞分化较好,以幼稚或成熟细胞为主,发展缓慢,病程数年。按病变细胞系列分类,包括髓系的粒、单、红、巨核系和淋巴系的 T 细胞系和 B 细胞系。临床上常将白血病分为淋巴细胞白血病、髓细胞白血病和混合细胞白血病等。根据受累细胞系,将急性白血病分为急性髓系白血病(acute myeloid leukemia, AML)和急性淋巴细胞白血病(acute lymphoblastic leukemia, ALL),按照细胞形态和细胞化学染色 AML 分为 M_0、M_1、M_2、M_3、M_4、M_5、M_6 和 M_7 型,ALL 分为 L_1、L_2 和 L_3 型。慢性白血病则主要包括慢性髓细胞白血病(chronic myeloid leukemia, CML)和慢性淋巴细胞白血病(chronic lymphocytic leukemia, CLL)。

二、病因与发病机制

(一)病因

白血病的病因尚未完全清楚,可能与病毒、辐射、化学制剂及遗传因素有关。

1. 病毒　EB 病毒为双链 DNA 病毒,与 Burkitt 淋巴瘤/白血病发生有关。人类 T 淋巴细胞病毒 I 型(human T-lymphotropic virus I,HTLV-I),与成人 T 细胞白血病/淋巴瘤(ATL)相关,病毒可通过输血和性接触传播,也可经母婴传播。

2. 物理、化学因素　目前已证实,电离辐射和一些化学物质有致白血病作用,如长期接触 X 射线、β 射线、γ 射线等电离辐射,通过染色体或基因突变,造成癌基因激活和(或)抑癌基因基因失活,从而导致白血病的发生。1945 年广岛、长崎遭原子弹轰炸后,白血病的发病率显著增加,受辐射剂量越大的地区发病率越高。电磁辐射可能增加慢性淋巴细胞白血病的发病率。发病风险的高低,取决于放射剂量、时间和年龄等。含苯有机溶剂具有致白血病作用。某些用于治疗肿瘤的药品,具有明确的致白血病作用,如烷化剂和拓扑异构酶Ⅱ抑制剂,两者常导致继发急性白血病,暴露后潜伏期分别为 4~6 年和 1~2 年。部分急性早幼粒细胞白血病(APL)与乙双吗啉治疗银屑病有关。

3. 遗传因素　既往研究发现,同卵双生子中一方发生白血病,则另一方发生白血病的可能性达 20%~25%;白血病患者的一级亲属中白血病发病率是普通人群的 3 倍。患有先天性基因缺陷的人易发生淋巴瘤、白血病,如唐氏综合征、布卢姆综合征(Bloom syndrome,又称先天性血管扩张红斑病)及先天性再生障碍性贫血[如范科尼贫血 (Fanconi anemia)]等患者的白血病发病率均较高,发病年龄也较早。

(二)发病机制

白血病的发生由多个基因突变、多种机制参与,受损或突变基因引起细胞周期调节失控、分化障碍和凋亡受阻,异常细胞获得增殖优势,最终发展为白血病。经典的

"二次打击"学说认为,血液系统恶性肿瘤的发生至少需要两个遗传学打击才能发生病变。一次突变造成增殖优势(Ⅰ类突变),另一次突变造成其造血分化受阻(Ⅱ类突变)。双打击模型的一类信号是遗传学打击产生的激酶异常激活信号,导致细胞增殖能力增强。这类遗传学异常包括 BCR-ABL、FLT3 内部串联重复(FLT3 internal tandem duplication,FLT3-ITD)、*Ras* 突变、*Kit* 突变等。二类信号的遗传学打击产生转录因子异常,导致造血细胞分化发育障碍。这类遗传学打击主要包括 MLL 异常、PML-RARα、AML1-ETO 和 CBFβ-MYH11 等。

第二节
急性白血病

急性白血病(acute leukemia,AL)源于造血干、祖细胞的异常分化和增殖,大量不成熟的原始或早幼细胞在骨髓增殖并向外周血和组织器官浸润,同时抑制正常血细胞的生长和分化。临床主要表现为不同程度的贫血、出血、感染发热。淋巴结、肝、脾、中枢神经系统和皮肤是临床上最常见的髓外浸润部位。急性白血病分为 AML 和 ALL 两大类,任何年龄均可发病。ALL 多见于儿童,成人以 AML 为主。

一、分型

法 - 美 - 英(French-American-British,FAB)协作组根据白血病患者骨髓和外周血涂片,结合细胞化学染色,提出 FAB 诊断标准,将原始细胞≥30% 作为急性白血病的诊断标准,按照细胞形态和细胞化学染色,急性白血病分为 AML 和 ALL,前者再分为 M_0~M_7 型,后者再分为 L_1、L_2 和 L_3 型。目前已普遍采用世界卫生组织(WHO)公布的 WHO 分型标准,即依据形态学、免疫学、细胞遗传学和分子生物学结合的 MICM 分型。

(一) FAB 分型

1. 急性髓系白血病

(1) M_0〔急性髓细胞白血病微分化型(acute myeloid leukemia with minimal evidence of myeloid differentiation)〕 骨髓中原始细胞≥30% 非红系有核细胞,细胞形态学呈原始细胞特征,细胞过氧化物酶及苏丹黑 B 染色阳性 <3%,造血祖 / 干细胞标志物 CD34、CD117 及至少一个髓系标志物阳性,淋系抗原阴性,但有时 CD7 和(或)TdT 阳性。

(2) M_1〔急性髓系白血病未分化型(acute myeloid leukemia without maturation)〕 骨髓中原粒细胞≥90% 非红系细胞,早幼粒细胞很少,中幼粒细胞以下阶段不见

或罕见。

(3) M_2〔急性髓系白血病部分分化型(acute myeloid leukemia with maturation)〕 骨髓中原粒细胞为 30%~89% 非红系细胞,单核细胞 <20%,早幼粒细胞以下阶段至中性分叶核粒细胞 >10%。

(4) M_3〔急性早幼粒细胞白血病(acute promyelocytic leukemia,APL)〕 骨髓中以颗粒增多的异常早幼粒细胞为主(>30% 非红系细胞),其胞核大小不一,胞质中有大小不等的颗粒。

(5) M_4〔急性粒 - 单核细胞白血病(acute myelomonocytic leukemia)〕 原始和早幼粒细胞增生 >30%,原、幼单核和单核细胞 >20% 非红系细胞;除上述特点外,骨髓非红系细胞中异常嗜酸性粒细胞 >5% 的称为 M_4Eo。

(6) M_5〔急性单核细胞白血病(acute monocytic leukemia)〕 分为以下两种亚型:

1) 未分化型(M_{5a}):骨髓中原始单核细胞≥80%。

2) 部分分化型(M_{5b}):骨髓中原始单核细胞 <80%。

(7) M_6〔急性红白血病(acute erythroid leukemia)〕 骨髓中红细胞系≥50%,骨髓非红系细胞原粒细胞(或原始 + 幼稚单核细胞)≥30%。

(8) M_7〔急性巨核细胞白血病(acute megakaryoblastic leukemia)〕 骨髓中原始巨核细胞≥30%,原始巨核细胞应有电镜或单克隆抗体证实,骨髓往往干抽,活检提示原始巨核细胞增多,网状纤维增加。

2. 急性淋巴细胞白血病 依据细胞大小、核质比例可分为 L_1、L_2 和 L_3 型。

L_1:原幼淋巴细胞以小细胞(直径≤12 μm)为主。

L_2:原幼淋巴细胞以大细胞(直径 >12 μm)为主。

L_3:原幼淋巴细胞以大细胞为主,大小一致,细胞内有明显空泡,胞质嗜碱性、染色深。

(二) WHO 分型

WHO 于 2001 年发布了血液肿瘤新的分类方案,之后对此进行了一系列的修订,于 2008 年出版了第 4 版,并于 2016 年再次对第 4 版进行了修订(表 6-2-1)。

二、临床表现

急性白血病多急性起病,临床表现主要与正常造血受抑和白血病细胞浸润有关。

(一) 正常骨髓造血功能受抑表现

1. 发热 主要与正常白细胞明显减少、免疫功能缺损导致感染,或白血病本身发热有关,但后者体温多≤38.5 ℃。常见感染部位有上呼吸道、肺部、口腔、牙

表 6-2-1　急性白血病 WHO 分型(2016 年)

AML	ALL
伴重现性遗传学异常的 AML	B 淋巴细胞 ALL(B-ALL)
AML 伴 t(8;21)(q22;q22);*RUNX1-RUNX1T1*	非特殊类型的 B-ALL(NOS)
AML 伴 inv(16)(p13.1;q22) 或 t(16;16)(p13.1;q22);*CBFB-MYH11*	伴重现性遗传学异常的 B-ALL
APL 伴 *PML-RARA*	B-ALL 伴 t(9;22)(q34;q11);*BCR-ABL1*
AML 伴 t(9;11)(p21.3;q23.3);*MLLT3-KMT2A*	B-ALL 伴 t(v;11;q23.3);*KMT2A* 重排
AML 伴 t(6;9)(p23;q34.1);*DEK-NUP214*	B-ALL 伴 t\(12;21)(p13.2;q22.1);*ETV6-RUNX1*
AML 伴 inv(3)(q21.3;q26.2) 或 t(3;3)(q21.3;q26.2);*GATA2,MECOM*	B-ALL 伴超二倍体
AML(巨核细胞)伴 t(1;22)(p13.3;q13.3);*RBM15-MKL1*	B-ALL 伴亚二倍体
AML 伴 *BCR-ABL1*(暂定名亚型)	B-ALL 伴 t(5;14)(q31.1;q32.3);*IL3-IGH*
AML 伴 *NPM1* 突变	B-ALL 伴 t(1;19)(q23;p13.3);*TCF3-PBX1*
AML 伴 *CEBPA* 双突变	B-ALL,*BCR-ABL1* 样(暂定名亚型)
AML 伴 *RUNX1* 突变(暂定名亚型)	B-ALL 伴 iAMP21(暂定名亚型)
伴骨髓增生异常相关改变的 AML	T 淋巴细胞 ALL(T-ALL)
治疗相关性 AML	早期前 T 细胞淋巴细胞白血病(暂定名亚型)
AML,NOS	自然杀伤(NK)细胞淋巴细胞白血病 / 淋巴瘤(暂定名亚型)
AML 微分化型	
AML 未分化型	
AML 成熟型	
急性粒 – 单核细胞白血病	
急性单核细胞白血病	
纯红系白血病	
急性巨核细胞白血病	
急性嗜碱性粒细胞白血病	
急性全髓增生伴骨髓纤维化	
髓系肉瘤	
唐氏综合征相关的髓系增殖性疾病	
短暂性骨髓增殖异常(TAM)	
唐氏综合征相关髓系白血病	
母细胞性浆细胞样树突状细胞肿瘤	
谱系不明的 AML	
急性未分化型白血病	
混合表型 AML(MPAL)伴 t(9;22)(q34.1;q11.2);*BCR-ABL1*	
MPAL 伴 t(v11;q23.3);*KMT2A* 重排	
MPAL,B/ 髓系,NOS	
MPAL,T/ 髓系,NOS	

龈、肛周,严重时可致败血症。最常见的致病菌为革兰氏阴性杆菌,其次为革兰氏阳性球菌。因白血病患者免疫功能缺陷,还可能出现病毒、真菌及卡氏肺孢菌感染等。

2. 贫血　多呈正细胞性贫血,进行性加重。表现为面色苍白、乏力、头晕甚至呼吸困难等,甚至诱发心血管症状。

3. 出血　以皮肤瘀点、瘀斑,口腔、鼻黏膜出血多见,其次为血尿、消化道出血、月经过多。主要与 PLT 减少、凝血功能异常有关。APL 和 M_5 易并发 DIC,颅内出血为 APL 主要的死亡原因。

(二) 白血病细胞增殖浸润表现

1. 肝、脾、淋巴结肿大　肝、脾多为轻至中度增大,CLL 急性变时可发生巨脾。淋巴结肿大在 ALL 患者多见,纵隔淋巴结肿大常见于 T-ALL 患者,偶见胸腺肿大。巨大的前纵隔肿块压迫大血管和气管,会引起上腔静脉阻塞综合征或上纵隔综合征。

2. 骨骼和关节　胸骨下端压痛常见,提示髓腔内白血病细胞高度增生,具有诊断价值。白血病细胞浸润至骨膜、骨和关节会造成骨和关节疼痛,常导致行动困难。骨髓坏死时可引起骨骼剧痛。

3. 中枢神经系统白血病(central nervous system leukemia,CNSL) 多见于儿童、高白细胞性白血病、M_5 患者、ALL 和 AML 伴 t(8;21)、AML 伴 inv(16)患者。临床无症状或者出现头痛、恶心、呕吐,重者出现抽搐、昏迷等。由于常用化疗药物难以透过血脑屏障,因此成为急性白血病治疗的盲点和难点。

4. 睾丸和卵巢白血病　睾丸白血病多见于儿童及青少年 ALL,表现为一侧或两侧的睾丸无痛性肿大,活检可见白血病细胞浸润,是仅次于 CNSL 的白血病髓外复发的根源。卵巢白血病常见于儿童和青少年 ALL 完全缓解期,表现为卵巢渗血甚至破裂。

5. 其他　白血病浸润还可累及肺、胸膜、肾、消化道、心、脑、子宫、乳房、腮腺和眼部等各种组织和器官,并表现相应器官的功能障碍。2%~14% 的 AML 患者可出现粒细胞肉瘤,又称绿色瘤(chloroma),因原始细胞聚集于某一部位,富含髓过氧化物酶(myeloperoxidase,MPO),切面呈现绿色而得名;常见于 M_2、M_4 和 M_5 及 AML 伴有 t(8;21)的患者,多累及骨膜,以眼眶部位最常见,也可见于胸骨、肋骨、脊柱等处。牙龈浸润时会出现牙龈增生和肿胀;皮肤浸润时呈蓝灰色斑丘疹或皮肤粒细胞肉瘤,局部皮肤隆起变硬。

三、辅助检查

(一) 血象

常见白细胞增高,也可正常或减少,伴或不伴贫血、血小板减少。WBC>$10×10^9$/L 称为白细胞增多性白血病。白细胞增高程度常与预后相关,APL 患者 WBC≥$10×10^9$/L,B-ALL 患者 WBC≥$30×10^9$/L,T-ALL 患者 WBC≥$100×10^9$/L,提示预后不良。

(二) 骨髓细胞形态学

骨髓细胞形态学是诊断急性白血病的重要依据。骨髓增生多明显活跃或极度活跃;少数增生低下,称低增生性急性白血病(hypoplastic leukemia)。原始细胞占全部骨髓有核细胞≥30%(FAB 分型标准)或≥20%(WHO 分型标准)。骨髓象中原始细胞增多,较成熟的中间阶段细胞缺如,并残留少量成熟粒细胞,形成"裂孔现象"。正常有核红细胞和巨核细胞减少。奥氏小体常见于 AML,有时可见于 M_4 和 M_5 类型,但不见于 ALL。

(三) 细胞化学

结合骨髓细胞学和化学染色,可对各类型急性白血病进行形态学分类,为鉴别各类急性白血病提供重要依据(表 6-2-2)。

(四) 免疫分型

不同系列白血病细胞表达不同的抗原,应用单克隆抗体标记技术,通过流式细胞仪检测细胞表面(S)和胞质(C)的抗原表达来确定其谱系来源和分化程度,并作为微小残留病(micro-residual disease,MRD)的监测指标。

白血病免疫分型欧洲组(EGIL)提出了免疫学积分系统:①急性未分化型白血病(AUL),髓系和 T 细胞系或 B 细胞系抗原积分均≤2;②急性混合细胞白血病或急性双表型(白血病细胞同时表达髓系和淋巴系抗原)或双克隆(两群来源于各自干细胞的白血病细胞分别表达髓系和淋巴系抗原)或双系列(除白血病细胞来自同一干细胞外,余同双克隆型)白血病,髓系和 T 或 B 系抗原积分均 >2;③伴有髓系抗原表达的 ALL(My+ALL),T 细胞系或 B 细胞系积分 >2 同时髓系抗原表达,但积分≤2,和伴有淋巴系抗原表达的 AML(Ly+AML);髓系积分 >2 同时淋巴系抗原表达,但积分≤2;④单表型 AML,表达淋系(T 或 B)者髓系积分为 0,表达髓系者淋系积分为 0。各系列急性白血病的免疫标志物参见表 6-2-3。

(四) 细胞遗传学和分子生物学

1/2 以上的急性白血病患者中可检测出染色体和(或)基因异常。重现性遗传学异常是诊断分型、预后分层的依

表 6-2-2　常见的白血病类型细胞化学鉴别

细胞化学染色	急性淋巴细胞白血病	急性髓系白血病	急性单核细胞白血病
过氧化物酶(POX)	(−)	分化差的原始细胞(−)~(+),分化好的原始细胞(+)~(+++)	(−)~(+)
糖原反应(PAS)	(+)成块或颗粒状	弥漫性淡红色(−)/(+)	弥漫性淡红色或细颗粒状(−)/(+)
非特异性酯酶(NSE)	(−)	NaF 抑制不敏感(−)/(+)	能被 NaF 抑制(+)
碱性磷酸酶(AKP/NAP)	增加	减少或(−)	正常或增加

表 6-2-3　各系列急性白血病免疫标志物

积分	B 系抗原	T 系抗原	髓系抗原
2	CyCD79a	CyCD3	CyMPO
	CyIgM	抗−TCR α/β	
	CyCD22	抗−TCR γ/δ	
1	CD10	CD2	CD117(c-kit)
	CD19	CD5	CD13
	CD20	CD8	CD33
		CD10	CD65
0.5	TdT	TdT	CD14
	CD24	CD7	CD15
		CD1a	CD64

据和 MRD 监测的指标,预后分层和 MRD 监测对治疗策略的制订和治疗选择具有重要意义。

AML 中 t(8;21)、t(15;17)、inv(16)者预后良好,而 −5/5q、−7/7q− 和 11q23 者预后不良。但 t(8;21) 和 inv(16) 伴有

c-kit 基因突变、正常核型伴有 FLT3-ITD 突变者预后等级下降,正常核型伴 NPM1 基因突变者上升为良好预后。60%~70% 的 ALL 患者起病时有染色体核型改变,包括染色体数目异常(如亚二倍体、近三倍体、超二倍体等)和染色体结构异常(如缺失、增加、易位和倒位等)。许多染色体易位伴随融合基因的形成,如 9 号染色体和 22 号染色体易位形成 t(9;22)(q34;q11.2),产生了融合基因 BCR-ABL,约占成人 ALL 的 25%,但在儿童中仅有 2%~4%,预后不良,超二倍体者预后良好。AML 和 ALL 常见遗传学异常与预后意义见表 6-2-4 和表 6-2-5。

四、诊断与鉴别诊断

(一)诊断

根据患者的临床表现、血象和骨髓象及免疫表型分析诊断 AL 一般不难,但白血病类型不同治疗方案不同,应采用 MICM(形态学、免疫学、细胞遗传学和分子学)诊断模式进一步分型。

WHO 分型标准以原始粒或单核细胞在全部骨髓有

表 6-2-4　欧洲白血病网(ELN,2017)推荐的 AML 遗传学预后分层

预后分层	遗传学和分子学特征
好	t(8;21)(q22;q22.1); RUNX1-RUNX1T1 inv(16)(p13.1q22) 或 t(16;16)(p13.1;q22); CBFB-MYH11 NPM1 突变,不伴 FLT3-ITD,或 FLT3-ITD 等位基因突变比率≤0.5(FLT3-ITD^{low}) CEBPA 双等位基因突变
中等	NPM1 突变,但 FLT3-ITD 等位基因突变比率 >0.5 野生型 NPM1,无 FLT3-ITD,或 FLT3-ITD^{low}(无其他不良预后遗传学特点) t(9;11)(p21.3;q23.3); MLLT3-KMT2A 其他
差	t(6;9)(p23;q34.1); DEK-NUP214 t(v;11q23.3); KMT2A 重排 t(9;22)(q34.1;q11.2); BCR-ABL1 inv(3)(q21.3q26.2) 或 t(3;3)(q21.3;q26.2); GATA2,MECOM(EVI1) −5 或 del(5q);−7;−17/abn(17p) 复杂核型(≥3abns)或单体核型 野生型 NPM1,伴 FLT3-ITD^{high} RUNX1 突变 ASXL1 突变 TP53 突变

表 6-2-5　ALL 常见的染色体异常和受累基因

类型	染色体异常	融合基因	预后分层
B-ALL	t(9;22)(q34;q11.2)	*BCR-ABL*	不良
	t(v;11q23)	*MLL* 重排	不良
	t(12;21)(p13;q23)	*ETV6-RUNX1（TEL-AML1）*	
	t(1;19)(q23;p13.3)	*E2A-PBX1*	
	t(5;14)(q31;q32)	*IL3-IGH*	
	亚二倍体		
	超二倍体(>50 条)		良好
T-ALL	t(11;14)(p13;q11)	*TCRα,TCRδ*	
	t(1;14)(p32;q11)	*TAL-1*	
	t(7;9)(q34;q34)	*NOTCH1,TCRB*	
伯基特型白血病	t(8;14)(q24;q32)	*MYC,IgH*	
	t(2;8)(p12;q24)	*MYC,IgK*	
	t(8;22)(q24;q11)	*MYC,Igλ*	

核细胞（ANC）中的比例≥20% 诊断 AML；当患有克隆性重现性细胞遗传学异常 t(8;21)(q22;q22)、inv(16)(p13q22) 或 t(16;16)(p13;q22) 及 t(15;17)(q22;q12) 时，即使原始细胞 <20%，也应诊断为 AML。

ALL 的诊断要求骨髓或外周血中原始淋巴细胞的比例≥20%，WHO 分型将满足这一比例的淋巴母细胞性淋巴瘤（lymphoblastic lymphoma，LBL）和 ALL 视为同一疾病实体的不同表现，从而将 ALL 分为前体 B 细胞急性淋巴细胞白血病 / B 淋巴母细胞淋巴瘤（前体 B-ALL/B-LBL）和前体 T 细胞急性淋巴细胞白血病 / T 淋巴母细胞淋巴瘤（前体 T-ALL/T-LBL），而将 FAB 分型的 ALL-L$_3$ 命名为 Burkitt 淋巴瘤 / 白血病，归入成熟 B 细胞肿瘤。对有骨髓纤维化及骨髓坏死的患者必须进行骨髓活检并结合病理切片的免疫组织化学染色才可确定诊断。奥氏小体见于 AML，ALL 中则为阴性。MDS 转化或有 MDS 特点的 AML，常伴多系病态造血。

（二）鉴别诊断

1. 类白血病反应　表现为外周血白细胞增多，一般不伴贫血或血小板减少，外周血及骨髓中原始细胞 <20%，以成熟中性粒细胞为主，成熟中性粒细胞可见中毒颗粒和空泡，碱性磷酸酶积分明显增高，无奥氏小体。常有明确病因，如恶性肿瘤、感染、中毒、大出血、急性溶血等。

2. 传染性单核细胞增多症　临床表现类似，如发热、淋巴结和肝脾大，血涂片可见大量异型淋巴细胞，血清嗜异性凝集试验阳性，EB 病毒标志物阳性，为自限性疾病。

3. 急性粒细胞缺乏症恢复期　骨髓中的早幼粒细胞可明显增加尤其是在应用 G-CSF 的患者。不累及红系、巨核系，早幼粒细胞中无奥氏小体，无白血病相关基因。

4. 重型再生障碍性贫血　全血细胞减少可伴严重感染、出血，与低增生性急性白血病相鉴别，外周血涂片和骨髓检查可鉴别。

5. 骨髓增生异常综合征　表现为血细胞减少（尤其是白细胞减少）的 AML 患者需与骨髓增生异常综合征相鉴别。主要鉴别点在于，骨髓增生异常综合征原始细胞 <20%，一般没有脾、淋巴结肿大及其他浸润症状。

五、治疗

急性白血病确诊后，首先根据 MICM 结果进行预后危险度分层，结合患者年龄、一般情况等制订个体化治疗策略、尽早干预。对一般情况好、年龄较轻的急性白血病患者，治疗以治愈为目的；对高龄或一般条件较差的患者，治疗的目的是减轻症状，提高生活质量，延长生存期。

（一）化疗

化疗的目的是最大限度杀灭白血病细胞，达到和维持完全缓解（complete remission，CR），延长生存期，提高治愈率。2021 年第 2 版 NCCN 指南将 CR 定义为：白血病症状和体征消失，外周血中性粒细胞绝对值 >1.0×10^9/L，PLT≥100×10^9/L，骨髓象中原始细胞（原单核细胞 + 幼单核细胞或原淋巴细胞 + 幼淋巴细胞）<5%，APL 则要求原始粒细胞 + 早幼粒细胞 <5%，红细胞及巨核细胞系列正常。

理想的 CR 应为白血病免疫学、细胞遗传学及分子生物学异常均消失。

初治患者的化疗原则为：早期、联合、充分、间歇、分阶段。主要分为诱导缓解治疗与缓解后治疗两个阶段。

1. 治疗策略

（1）诱导缓解治疗（remission induction therapy）　指联合化疗迅速杀灭体内白血病细胞，使达到血液学完全缓解。

（2）缓解后治疗（post-remission therapy）　指诱导缓解达 CR 后，进行包括巩固、强化、维持治疗在内的缓解后治疗，旨在最大限度清除残存白血病细胞，以期达到细胞遗传学缓解或分子生物学缓解，防止复发。

（3）复发病例的治疗　称再诱导（reinduction）或挽救治疗（salvage therapy），以克服耐药、争取再缓解、延长生存期为主要目的。

2. 非 APL 的 AML 治疗

（1）诱导缓解治疗　目前，AML 常用化疗方案有以下几种：①蒽环类药物，主要是柔红霉素（daunorubicin，DNR）联合阿糖胞苷（cytosine arabinoside，AraC），即 DA3+7 方案，是国际最通用的 AML 诱导缓解方案。一般用法为 DNR，45~90 mg/(m^2·d)×3 d，AraC 100~200 mg/(m^2·d)×7 d。②我国 AML 诱导缓解治疗常用三尖杉酯类生物碱，如三尖杉酯碱（harringtonine，HT）和高三尖杉酯碱（homoharringtonine，HHT），常用量为 2.5~3 mg/(m^2·d)×(5~7) d。三药联合方案 HDA（HHT 联合 DA）、HMA（HHT 联合米托蒽醌、AraC）、HAA（HHT 联合阿柔比星、AraC）。

（2）缓解后治疗　诱导缓解后治疗策略包括强化巩固治疗、异基因造血干细胞移植（allogeneic hematopoietic stem cell transplantation，allo-HSCT），或小剂量维持治疗。应基于患者遗传学特征的危险度分层来制订治疗策略。①低危组，首选大剂量 Ara-C 为主的巩固化疗，可以使用大剂量阿糖胞苷，3~4 个疗程。也可以使用中剂量阿糖胞苷或者标准剂量阿糖胞苷的方案进行巩固治疗。②中危组，HSCT 和化疗均可采用。自体 HSCT（auto-HSCT）适用于部分中低危组患者。③高危组，首选异基因 HSCT（allo-HSCT）。④初诊时白血病细胞高，伴髓外病变，M_4/M_5，存在 t(8;21) 或 inv(16)，或有颅内出血者，应在 CR 后做脑脊液检查并鞘内预防性用甲氨蝶呤（MTX）、阿糖胞苷及地塞米松。

（3）难治性和复发性 AML 的治疗　在目前 AML 治疗措施下，仍有 10%~30% 的患者对一线标准诱导方案无效，有 40%~80% 获得 CR 的患者最终复发。复发定义为：①骨髓中原始细胞≥5%；②外周血中出现原始细胞；③出现髓外白血病。难治（refractory）和复发（relapsed）AML 对再治疗手段的耐药程度和治疗反应各不相同，取决于疾病本身特点、复发性质、复发时机和复发次数，其中初次缓解（CR1）期的长短更有评估意义。凡一线方案充分治疗无效，CR 后 6 个月内复发，或复发后再治疗但不能达到二次缓解（CR2）的患者属于高度耐药的 AML。各国学者提出了难治性 AML 的各种判断标准，其中最为通用的是德国 AMLCG 协作组提出的 4 项标准，即：①标准诱导方案化疗 2 个疗程不缓解；②CR1 6 个月内复发；③CR1 6 个月后复发，用原诱导方案再治疗无效；④二次和多次复发。需注意的是，因诱导化疗剂量不足导致治疗无效者，可能对标准剂量方案依然敏感，并能获得缓解，这类病例不属于难治性 AML。

为克服临床耐药，难治性和复发性 AML 的治疗原则是：①使用与一线治疗无交叉耐药的其他药物、靶向药物组成的新方案；②使用大剂量（high dose，HD）、中剂量（intermediate dose，ID）AraC；③应用耐药逆转剂；④造血干细胞移植；⑤临床试验。但上述方案的缓解率相差甚大，多数情况下缓解期较短。

美国食品药品管理局（FDA）已批准 IDH2 抑制剂恩西地平（enasidenib）和 IDH1 抑制剂艾伏尼布（ivosidenib）用于复发 IDH 突变 AML 患者，酪氨酸激酶抑制剂吉列替尼（gilteritinib）也被批准用于复发 FLT3 突变 AML 患者。这些靶向药物可以与化疗联合使用，用于具有上述突变的患者。

由于难治性和复发性 AML 单用化疗的远期效果都很差，一般主张对年龄 <55 岁，有合适供者的原发难治患者和 CR1 <1~2 年的复发病例采用异基因造血干细胞移植，以期获得长期无病生存。

3. 急性早幼粒细胞白血病（APL）的治疗　APL 是一种特殊类型的急性髓系白血病（AML），绝大多数患者具有特异性染色体易位 t(15;17)(q22;q12)，形成 PML-RARα 融合基因，其蛋白产物导致细胞分化阻滞和凋亡不足，是 APL 发生的主要分子机制。

（1）危险度分层　根据治疗方案不同可分为两种：①ATRA 联合化疗作为一线治疗模式下的预后分层，低危：WBC<10×10^9/L，PLT≥40×10^9/L；中危：WBC<10×10^9/L，PLT<40×10^9/L；高危：WBC≥10×10^9/L。②ATRA 联合砷剂作为一线治疗模式下的预后分层，低危：WBC<10×10^9/L；高危：WBC≥10×10^9/L。目前常常把低危组和中危组放在一起作为低危组，治疗策略相同。

(2) 中低危组 APL

1) 全反式维 A 酸（ATRA）联合砷剂的治疗方案

A. 诱导治疗：ATRA 25 mg/（m²·d）同时联合三氧化二砷[简称亚砷酸，0.16mg/（kg·d）或复方黄黛片（60 mg/kg·d），直到 CR。

B. 巩固治疗：ATRA 25 mg/（m²·d）×2 周，间歇 2 周，为 1 个疗程，共 7 个疗程。亚砷酸 0.16 mg/（kg·d）或者复方黄黛片 60 mg/（kg·d）×4 周，间歇 4 周，为 1 个疗程，共 4 个疗程。总计约 7 个月。维持治疗可用，也可不用。

2) 维甲酸 + 砷剂 + 化疗的治疗方案

A. 诱导治疗：ATRA 25 mg/（m²·d）联合亚砷酸 0.16 mg/（kg·d）或复方黄黛片 60 mg/（kg·d），直到 CR。

B. 巩固治疗（2~3 个疗程）：可选方案：HA 方案（HHT 联合 Ara-C）、MA 方案（米托蒽醌联合 Ara-C）、DA 方案（柔红霉素联合 Ara-C）、IA 方案（伊达比星联合 Ara-C）。必须达到分子学转阴后方可开始维持治疗。

C. 维持治疗：每 3 个月为 1 个周期，第 1 个月：ATRA：25 mg/（m²·d）×14 d，间歇 14 d；第 2 个月和第 3 个月：亚砷酸 0.16 mg/（kg·d）或复方黄黛片 60 mg/（kg·d）×14 d，间歇 14 d。完成 8 个周期，维持治疗期总计约 2 年。

(3) 高危组 APL

1) 维 A 酸 + 砷剂 + 化疗诱导治疗继之巩固、维持治疗

A. 诱导治疗：ATRA 25 mg/（m²·d）联合亚砷酸 0.16 mg/（kg·d）或复方黄黛片 60 mg/（kg·d），直到 CR；DNR 45 mg/（m²·d）或 IDA 8 mg/（m²·d）第 1~3 d。

B. 巩固治疗（3 个疗程）：可选用以下方案：HA 方案（HHT 联合 Ara-C）、MA 方案（米托蒽醌联合 Ara-C）、DA 方案（柔红霉素联合 Ara-C）、IA 方案（伊达比星联合 Ara-C）。必须达到分子学转阴后方可开始维持治疗。

C. 维持治疗：每 3 个月为 1 个周期，第 1 个月：ATRA：25 mg/（m²·d）×14 d，间歇 14 d；第 2 个月和第 3 个月：亚砷酸 0.16 mg/（kg·d）或复方黄黛片 60 mg/（kg·d）×14 d，间歇 14 d。完成 8 个周期，维持治疗期总计约 2 年。

2) 维 A 酸 + 砷剂 + 诱导、巩固、维持治疗

A. 诱导治疗：ATRA 25 mg/（m²·d），第 1~36 d；亚砷酸 0.16 mg/（kg·d），第 9~36 d；伊达比星 6~12 mg/（m²·d），静脉注射，第 2、4、6、8 d。

B. 巩固治疗（2 个疗程）：ATRA 25 mg/（m²·d），第 1~28 d + 亚砷酸 0.16 mg/（kg·d），第 1~28 d；ATRA25 mg/（m²·d），第 1~7 d、15~21 d、29~35 d + 亚砷酸 0.16 mg/（kg·d），第 1~5、8~12 d、15~19 d、22~26、29~33 d。

C. 维持治疗（2 年）：每 3 个月为 1 个周期；ATRA：25 mg/（m²·d），第 1~14 d；6-MP 50~90 mg/（m²·d），第 15~90 d；MTX 5~15 mg/m²，每周 1 次，共 11 次。共 8 个周期，维持治疗期总计约 2 年余。

治疗及随访期间定量监测 *PML-RARα* 融合基因，使之保持阴性。如果患者连续两次骨髓标本 *PML-RARα* 融合基因阳性，或血液学复发，则改用其他治疗，如加用化疗，并联合 ATRA 和砷剂，或大剂量化疗，或考虑异基因造血干细胞移植。在 APL 诱导治疗过程中，为了减少出血的风险，应维持 PLT>（30~50）×10⁹/L，纤维蛋白原 >1.5 g/L。

(4) 诱导分化综合征　主要表现为不明原因发热、呼吸困难、胸腔或心包积液、肺部浸润、肾衰竭、低血压、体重增加 5 kg，符合 2~3 个者属于轻度分化综合征，符合 4 个或更多个者属于重度分化综合征。分化综合征的发生通常发生于初诊或复发患者，WBC>10×10⁹/L 并持续增长者，应考虑停用 ATRA 或亚砷酸，或者减量，并密切关注体液容量负荷和肺功能状态，尽早使用地塞米松（10 mg，静脉注射，每日 2 次）直至低氧血症解除。低中危 APL 患者，ATRA 联合砷剂作为一线治疗方案中建议预防性鞘内治疗；高危 APL 或复发患者，因发生 CNSL 的风险增加，对这些患者应进行至少 2~6 次预防性鞘内治疗。对于已诊断 CNSL 患者，按照 CNSL 常规鞘内方案执行。

4. ALL 的治疗　ALL 包括 B-ALL 和 T-ALL，其中 B-ALL 中 20%~30% 的患者染色体伴（9；22）（q34；q11.2）/ *BCR-ABL1* 重现性遗传学异常，称为 Ph⁺-ALL。根据 NCCN 指南，完全缓解的定义为：外周血无原始细胞，无髓外白血病；骨髓三系造血恢复，原始细胞 <5%；中性粒细胞绝对计数 >1.0×10⁹/L；PLT>100×10⁹/L；4 周内无复发。

(1) Ph⁻-ALL 的治疗

1) 诱导治疗：通常采用长春地辛、蒽环类药物（如柔红霉素或多柔比星）和糖皮质激素（如泼尼松或地塞米松）为基础的 VDP 诱导缓解方案，还可加用门冬酰胺酶（L-ASP）和（或）环磷酰胺，治疗周期一般为 4~6 周。CD20 阳性的 ALL 患者可以采用化疗联合抗 CD20 单克隆抗体的治疗方案。诱导治疗第（28±7）d 判断是否获得 CR。

2) 缓解后治疗：获得 CR 后根据患者的疾病危险度分层判断是否需要行 allo-HSCT，拟行 allo-HSCT 者应尽早寻找供者，在一定的巩固强化治疗后尽快移植。对于低危、早期 MRD 阴性的患者或无法行 allo-HSCT 的患者，应接受强化巩固治疗和维持治疗。强化巩固治疗，常用的药物包括甲氨蝶呤（MTX）、阿糖胞苷（Ara-C）、6- 巯嘌呤（6-MP）、环磷酰胺、糖皮质激素和 L-ASP。高剂量

MTX 和高剂量 Ara-C 已广泛用于成人 ALL 治疗,可预防全身和睾丸复发,治疗 CNSL。巩固治疗中加强 L-ASP 的用药可以提高疗效,而且在巩固治疗中的耐受性要比诱导缓解期好。

3）维持治疗:ALL 患者强调维持治疗,常用方案是 6- 巯嘌呤(6-MP)和 MTX:6-MP 60~100 mg/m² 每日 1 次,MTX 15~30 mg/m² 每周 1 次。自取得 CR 后总的治疗周期至少 2 年。

（2）Ph⁺-ALL 的治疗　Ph⁺-ALL 是一组预后较差的亚型,酪氨酸激酶抑制剂(tyrosine kinase inhibitor, TKI)的应用改善了这些患者的生存结局。

1）诱导治疗:与一般 Ph 阴性 ALL 一样,建议予 VCR 或长春地辛、蒽环 / 蒽醌类药物、糖皮质激素为基础的方案(VDP)诱导治疗;鼓励进行临床研究。一旦融合基因或者 FISH 证实为 Ph⁺-ALL 则进入 Ph⁺-ALL 治疗指南,可以不再应用 L-Asp。自确诊之日起即可以加用(或酌情于第 8 d 或 15 d 开始)TKI,可以选择的 TKI 种类包括:伊马替尼、尼洛替尼、达沙替尼和普纳替尼,其中首选的 TKI 为伊马替尼和达沙替尼。推荐用药剂量:伊马替尼 400~600 mg/d,达沙替尼 100~140 mg/d。

2）缓解后治疗:原则上参考一般 Ph⁻-ALL,但可以不再使用 L-Asp。TKI 优先推荐持续应用,至维持治疗结束(无条件应用 TKI 的患者按一般 ALL 的治疗方案进行)。有合适供者的患者可选择 allo-HSCT,移植后继续用 TKI 维持治疗。

（3）老年 Ph⁺-ALL（年龄≥60 岁）的治疗:可以采用 VDP 为基础的方案联合 TKI。TKI 优先推荐持续应用,至维持治疗结束。

（4）中枢神经系统白血病的防治　中枢神经系统是白血病的主要庇护所,发生 CNSL 的高危因素主要有:T-ALL,成熟 B-ALL,Ph⁺-ALL,外周血高白细胞数,合并 t（4;11）易位白血病细胞增殖指数增高,血清 LDH 和碱性磷酸酶活性增高等。

CNSL 预防性治疗方法包括如下。①鞘内化疗:CR 后鞘内注射,主要用药包括地塞米松和 Ara-C,联合或不联合 MTX。鞘内注射次数一般应达 6 次以上,高危患者可达 12 次以上,鞘内注射频率一般不超过 2 次 / 周。②放疗:一般在缓解后巩固化疗期进行,放射部位为单纯头颅或头颅加脊髓。③大剂量全身化疗:常用的有大剂量 MTX 或大剂量 Ara-C。大剂量化疗对睾丸白血病也有防治作用。上述方法单用对 CNSL 防治效果较差,现提倡鞘内注射化疗加全身大剂量化疗,或加放疗,但颅脑放疗

因可导致患者(尤其是儿童)生长停滞、智商低下和继发脑肿瘤,已逐渐少用,且一般禁忌在颅脑放疗后再用大剂量 MTX,以免引起脑损害。

（5）睾丸白血病治疗　男性 T-ALL 患者常发生睾丸浸润,多累及双侧睾丸,可据临床表现和睾丸穿刺活检确诊,治疗以放疗为主。

（6）难治性和复发性 ALL 的治疗　难治性和复发性 ALL 接受挽救化疗的疗效都不理想,近年来出现的新药和细胞免疫治疗方法给这些患者带来了希望。CD19、CD3 双特异性抗体和 CD22 单抗 - 化疗药物复合物可用于难治性和复发性 B-ALL 患者。嵌合抗原受体(chimeric antigen receptor, CAR)T 细胞治疗,是将嵌合抗原受体以核酸形式导入至宿主 T 细胞基因组中,构建特异性 CAR-T 细胞,然后再将体外扩增后的 CAR-T 细胞回输至患者体内。多项临床试验证实,CAR-T 细胞治疗明显提高了复发难治 B-ALL 的缓解率。但对于复发难治的 ALL,不论采用何种方案获得 CR,持续时间都较短暂,应尽早考虑 allo-HSCT。

（二）支持治疗

1. 高白细胞的处理　白细胞数较高（>50×10⁹/L）的患者,因大量幼稚细胞在毛细血管淤滞,血黏度增加,同时释放多种生物活性物质,而引发一系列急性病症:①毛细血管淤滞综合征;②急性呼吸窘迫综合征(ARDS);③肿瘤溶解综合征,常因高尿酸、高血钾引起尿酸性肾病,必须紧急处理。治疗前可用羟基脲 2~3 g/d,连用 2~3 d,然后再进行正规化疗。同时用别嘌醇 300~600 mg/d,碳酸氢钠 1.5 g/d,分 3 次口服,用以预防高尿酸血症。发生尿酸性肾病时,应予适量补液,并用 5% 碳酸氢钠 250~500 mL/d,使尿液碱化。针对 ALL 患者,可予以糖皮质激素 3~5 d,联合或不联合环磷酰胺;同时予水化（每日补液量 >3 L/m²,每小时尿量 >150 mL/m²）和别嘌醇降尿酸（每日 1 次,每次 100 mg,每日最大量 800 mg）。

2. 感染的防治　感染是白血病患者最常见的合并症,尤其是革兰氏阴性杆菌感染,一旦发生进展迅速。因此及时地对感染进行恰当处理至关重要。在取送各种病原菌培养后,须立即给予经验性治疗,待病原体明确后,再换用敏感抗生素。在中性粒细胞绝对值低于 1.0×10⁹/L 时,可预防性给予口服抗菌药和抗真菌药。

3. 纠正贫血　轻度贫血一般无需处理,严重贫血可吸氧、输浓缩红细胞维持 Hb>80 g/L。对因多次输血体内已产生白细胞抗体,以致常发生输血反应的患者,可输洗涤红细胞。

4. 出血合并症的预防及治疗 出血是 AL 患者的主要死亡原因之一,约15%的死亡是直接由出血引起的。引起出血的主要原因有:①血小板减少;②白血病细胞大量增殖或化疗时被破坏,胞质内的促凝物释放入血,激活外源性凝血系统,导致 DIC;③白血病细胞在血管内积聚停滞,损伤小动、静脉内皮,甚至浸润血管壁的肌层,使血管脆性增加,引起血管损伤,导致局部严重出血;④药物。通常血小板 <15×10⁹/L 时,出血时间延长,而血小板 <10×10⁹/L 时,应及时输注血小板。当患者有发热、感染、凝血异常及活动性出血时,应作预防性血小板输注,以维持血小板数 >20×10⁹/L。在凝血因子缺乏及发生 DIC 时,需用补充疗法来治疗,输冷冻沉淀物,补充凝血因子、纤维蛋白原等。如缺少抗凝血酶Ⅲ和凝血酶,可输新鲜冷冻血浆。局部出血,如发生消化道出血时,在补充血小板及凝血因子的同时,可给予云南白药、止血粉等口服及补充维生素 K,月经过多可用丙酸睾酮、苯甲酸雌二醇等,亦可用酚磺乙胺。

5. 营养支持 白血病系严重消耗性疾病,并且化疗和放疗可引起患者消化道黏膜炎及功能紊乱。应注意补充营养,维持水、电解质平衡,应进食高蛋白质、高热量、易消化食物,必要时经静脉补充营养。

(黄晓军)

第三节

慢性髓细胞性白血病

慢性髓细胞性白血病(chronic myelogenous leukemia, CML)是一种以髓系增生为主的造血干细胞恶性疾病。CML 全球的年发病率为(1~2)/10 万,占成人白血病总数的 15%~20%,各个年龄组中均可发生,随着年龄增长而发病率逐渐增加,中位诊断年龄在亚洲国家偏年轻,为40~50 岁,欧美国家年长,为 55~65 岁,男女比例约1.4：1,自然病程为 3~5 年,酪氨酸激酶抑制剂(TKI)的应用使 CML 的病程彻底改观,对于绝大多数患者来说,CML 已经成为一种慢性可控制的肿瘤。

一、发病机制

9 号染色体长臂(9q34)与 22 号染色体长臂(22q11)相互易位形成了短于正常的 22 号染色体,即 t(9;22)(q34;q11),被称为费城染色体(Philadelphia chromosome,Ph,图6-2-1),是本病的标志性细胞遗传学特征。9 号染色体上的 *ABL* 基因与 22 号染色体上的 *BCR* 基因融合形成的

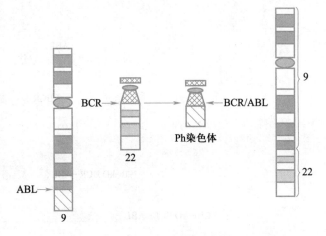

图 6-2-1 Ph 染色体示意图

BCR-ABL 基因是致病的分子学基础,最常见的两种融合类型是 *BCR* 基因上外显子 13(b2)和外显子 14(b3)分别与 *ABL* 基因上外显子 2(a2)形成的 *b2a2* 和 *b3a2* 型基因,均编码 P210 蛋白;少见的包括 *BCR* 基因上外显子 19(e19)和外显子 1(e1)分别与 a2 形成的 *e19a2* 型和 *e1a2* 基因,编码 P230 蛋白和 P190 蛋白(图 6-2-2);位于 *BCR* 基因上的其他断裂点与 *ABL* 基因所形成的融合也有个案报道。异常的融合蛋白(如 P210 蛋白、P230 蛋白和 P190 蛋白)具有超乎正常的酪氨酸激酶活性,干扰造血干/祖细胞一系列的细胞增殖、凋亡和黏附信号,从而造成血细胞增殖失控、抗凋亡及不成熟细胞提前释放至外周血中,导致CML 的发生。

二、临床表现

超过 85% 的患者发病时处于慢性期,部分患者无任何症状,因查体或偶然发现血象异常或脾大。典型症状包括乏力、低热、盗汗、左上腹胀满、体重下降等症状。查体可触及增大的脾,或腹部 B 超显示脾大。如果疾病处于加速期或急变期,病情恶化,常伴有不明原因的发热、骨痛、脾进行性增大等症状。

三、实验室检查

1. 血常规 白细胞(WBC)增高,可伴有血红蛋白(Hb)下降或血小板(PLT)增高。外周血白血病分类可见不成熟粒系细胞,嗜碱性粒细胞和嗜酸性粒细胞增多。

2. 骨髓形态学 增生极度活跃,以粒系增生为主,可伴有巨核细胞系增生,相对红系增殖受抑。

3. 细胞遗传学分析 以显带法进行染色体核型分析,可见 Ph 染色体。

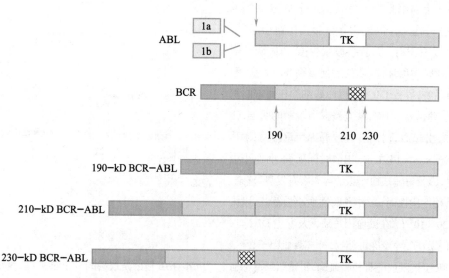

图 6-2-2　*BCR-ABL* 融合基因不同融合位点（示意图）

4. 分子学检测　外周血或骨髓标本经 RT-PCR 检测，确认存在 *BCR-ABL* 融合基因。如果 *BCR-ABL* 融合基因为阴性，需检测 *JAK2*、*CALR* 和 *MPL* 突变等髓系增殖性肿瘤相关的基因突变。

四、诊断与鉴别诊断

（一）诊断

如果患者出现 WBC 增高或伴脾大，外周血中可见髓系不成熟细胞，应高度怀疑 CML。存在 Ph 染色体和（或）*BCR-ABL* 融合基因阳性是诊断 CML 的必要条件。

（二）鉴别诊断

疑诊 CML 时，需注意患者有无其他疾病史（如感染、自身免疫病）、特殊服药史、妊娠或应激状况。如果 WBC 增高不能以类白血病反应解释，需要进行细胞遗传学和分子学检查，鉴别是否为 CML 或其他髓系增殖性肿瘤等疾病。

1. 类白血病反应　见于感染、药物、妊娠、恶性肿瘤、应激状态等。有相应与原发病相关的临床表现。WBC 可达 $50 \times 10^9/L$ 或以上，外周血中可见中、晚幼粒细胞，但少有原始细胞，也无嗜碱性粒细胞和嗜酸性粒细胞增高，原发病控制后血象恢复正常。Ph 染色体和 *BCR-ABL* 融合基因均为阴性。

2. 髓系增殖性肿瘤

（1）CML　常伴有 PLT 增高和脾大，具有特征性的细胞遗传学和分子学标志：Ph 染色体和 *BCR-ABL* 融合基因阳性。

（2）原发性血小板增多症　PLT 增高显著，$\geq 450 \times 10^9/L$，骨髓中大而成熟的巨核细胞增殖，可以检出 *JAK2*、*CALR* 或 *MPL* 突变或其他克隆性异常标志，但 Ph 染色体和 *BCR-ABL* 融合基因均为阴性。

（3）骨髓纤维化　骨髓中网硬蛋白或胶原纤维显著增生，骨髓中巨核细胞增殖并伴有异型性，可以检出 *JAK2*、*CALR* 或 *MPL* 突变或其他克隆性异常标志，但 Ph 染色体和 *BCR-ABL* 融合基因均为阴性。

五、疾病分期和危险度分层

1. 疾病分期　CML 的疾病过程一般分为 3 个阶段：慢性期（chronic phase, CP）、加速期（accelerated phase, AP）和急变期（blast phase, BP）。大部分 CML 患者就诊时处于 CP，常隐匿起病，20%~40% 的患者没有症状，在常规检查时发现白细胞计数增高，也可以表现为疲劳、体重下降、盗汗、脾大、贫血或血小板增多。有些患者没有经过 CP 就以 BP 就诊，大部分 CP 患者自然病程 3~5 年内即可发展为进展期（AP 和 BP）CML。疾病的进展伴随着临床表现的恶化及严重的贫血、血小板减少与脾大所带来的相关症状。约 70% 的 BP 患者最终发生急髓变，20%~30% 发生急淋变。CML 的分期标准见表 6-2-6。

2. CP 患者的疾病危险度分层　目前，常用的评分系统为 Sokal 和 ELTS（EUTOS 长期生存，EUTOS long term survival）积分，均以临床指标作为与 CML 相关生存期的预测因素，计算公式如表 6-2-7 所示。研究显示，ELTS 积分更适合老年患者的预后评估。无论哪种评分系统，高危均预示治疗反应差和生存期缩短，对治疗药物的选择具有一定的指导意义。

表 6-2-6 CML 分期

分期	M. D. Anderson 癌症中心标准	WHO 标准
慢性期	未达诊断加速期或急变期的标准	未达到诊断加速期或急变期的标准
加速期	符合至少一项下列指标:	符合至少一项下列指标:
	(1) 外周血或骨髓中原始细胞占 15%~29%	(1) 外周血和(或)骨髓有核细胞中原始细胞占 10%~19%
	(2) 外周血或骨髓中原始细胞 - 早幼粒细胞≥30%	(2) 外周血嗜碱性粒细胞≥20%
	(3) 外周血嗜碱性粒细胞≥20%	(3) 与治疗无关的血小板降低(< 100×10^9/L)或治疗无法控制的持续血小板增高(>$1\,000 \times 10^9$/L)
	(4) 与治疗无关的血小板降低(< 100×10^9/L)	(4) 治疗无法控制的进行性脾大和白细胞计数增加
	(5) 治疗中出现除 Ph 染色体外的细胞遗传学克隆演变	(5) 治疗中出现除 Ph 染色体外的细胞遗传学克隆演变
急变期	符合至少一项下列指标:	符合至少一项下列指标:
	(1) 外周血或骨髓中原始细胞占≥30%	(1) 外周血白细胞或骨髓有核细胞中原始细胞≥20%
	(2) 髓外原始细胞浸润	(2) 髓外原始细胞浸润
		(3) 骨髓活检出现大片状或灶状原始细胞

注:WHO 标准中原始细胞可来源于髓系(包括中性粒细胞、嗜酸性粒细胞、嗜碱性粒细胞、单核细胞、红系、巨核系或上述任意组合)和(或)淋系,对于少数形态学难以分辨原始细胞来源者,推荐免疫分型予以确认;片状和簇状巨核细胞增生伴有显著的网硬蛋白或胶原蛋白纤维化,和(或)严重粒细胞发育不良提示加速期。上述现象常伴随加速期其他特征,目前尚未作为独立诊断依据。

表 6-2-7 Sokal 和 ELTS 积分公式

Sokal 积分	低危	中危	高危
Exp [0.011 6 × (年龄 −43.4)]+0.034 5 × (脾大小 −7.51)+0.188 × [(血小板 /700)^2−0.563]+ 0.088 7 × (原始细胞 −2.10)	<0.8	0.8~1.2	>1.2

ELTS 积分	低危	中危	高危
0.002 5 × (年龄 /10)^3+0.061 5 × 脾大小 +0.105 2 × 外周血原始细胞 +0.410 4 × (血小板计数 / 1 000)$^{-0.5}$	≤1.568 0	1.568 0~2.218 5	>2.2185

注:血小板单位为 ×10^9/L,年龄单位为岁,脾大小单位为肋下厘米数,原始细胞为外周血分类中所占百分数。所有数据应在任何 CML 相关治疗开始前获得。

六、治疗

20 世纪中期,以白消安、羟基脲为代表的化疗仅能缓解患者症状,不能阻止疾病的进展,也无法改变疾病的总病程。70—80 年代,α 干扰素成为了不适合接受异基因造血干细胞移植(allo-HSCT)患者的选择,因为不足 30% 的 CP 患者可以获得细胞遗传学反应,并伴随生存期延长,但多数患者不能获益于干扰素 α 治疗,总体上,CML 患者的生存期延长有限。同期,allo-HSCT 成为了年轻 CML 患者的首选治疗,长期疾病根治率为 50% 左右,但患者自身、供者来源和经济等因素限制了绝大多数 CML 患者接受 allo-HSCT。

2000 年后,针对 CML 发病机制中关键靶分子 BCR-ABL 融合蛋白研发上市的首个 TKI 药物——甲磺酸伊马替尼,开启了 CML 的靶向治疗时代。伊马替尼能相对特异地抑制 BCR-ABL 激酶活性,在体外试验中,抑制 CML 细胞增殖,并诱导其凋亡。伊马替尼的问世,显著地改善

了 CML 患者的生存期,80%~90% 的患者的生存期接近健康人,并提高了患者的生活质量。伊马替尼作为一线治疗初发 CML-CP 患者的长期结果证实,10 年生存率为 80%~90%。二代 TKI(如尼洛替尼、达沙替尼、博舒替尼和拉多替尼)、三代 TKI(如普纳替尼)的陆续面世,加快和提高了患者的治疗反应率和反应深度,有效克服了大部分伊马替尼耐药,也为伊马替尼不耐受患者提供了更多选择,使致命的 CML 成为一种可控的慢性疾病。

1. CP 患者的一线治疗　国际上推荐的 CP 患者一线 TKI 包括伊马替尼、尼洛替尼、达沙替尼、博舒替尼和拉多替尼。我国食品药品监督管理局批准及 CML 中国诊断与治疗指南(2020 年版)推荐的药物及其用法包括伊马替尼 400 mg/d、尼洛替尼 600 mg/d、氟马替尼 600 mg/d、达沙替尼 100 mg/d。

CML 的治疗目标包括延长生存期、减少疾病进展、改善生活质量和获得无治疗缓解(即停药)。一线 TKI 的选

择应当在明确治疗目标的基础上,依据患者的疾病分期和危险度、年龄、共存疾病和合并用药等因素选择恰当的药物。中高危患者疾病进展风险高于低危患者,适合选用二代 TKI 作为一线治疗。对于期望停药的年轻患者,选择二代 TKI 有望快速获得深层分子学反应(deep molecular response,DMR),达到停药的门槛。对于年老和(或)存在基础疾病的患者,一代 TKI 具有更好的安全性,而二代 TKI 相关的心脑血管栓塞性事件、糖脂代谢异常和肺部并发症可能是致死性的不良反应,特别需要谨慎使用。

2. TKI 治疗期间的疗效监测 疾病监测已成为 TKI 治疗中密不可分的组成,它不仅用于评估患者体内白血病负荷的变化,判断治疗反应,还有助于保证治疗的依从性,发现早期耐药,预测远期疗效,指导个体化治疗干预,并降低总体治疗费用。TKI 治疗期间的监测包括血液学、细胞遗传学、分子学和 ABL 激酶区突变反应分析。

血液学监测包括全血细胞计数和外周血及骨髓细胞形态学分析,以判断疾病分期并评估血液学反应。细胞遗传学监测包括传统的染色体显带(G 显带或 R 显带)技术和荧光原位杂交(fluorescence in situ hybridization,FISH)技术,观察 Ph 阳性细胞的比例,以评估细胞遗传学反应,并可发现 Ph 染色体变异和 Ph 阳性(Ph$^+$)或 Ph 阴性(Ph$^-$)细胞的附加异常,识别高危人群和疾病进展。分子学监测

采用实时定量 RT-PCR(qRT-PCR)方法,精确识别体内 BCR-ABL 转录本水平,是最常用和敏感的评估 CML 疾病负荷的方法,敏感性为 0.001%~0.01%。qRT-PCR 推荐以外周血为标本,具有方便、微痛、便宜、可重复、患者依从性好等优点。ABL 激酶区突变分析可以应用外周血或骨髓为标本,推荐的方法为直接测序法(Sanger 测序法,敏感性为 10%~20%)或针对 BCR-ABL 激酶区的二代测序,以发现 ABL 激酶区点突变,识别 TKI 耐药,指导后续治疗选择。

3. 治疗反应 CML 患者的治疗反应包括血液学、细胞遗传学和分子学反应,标准见表 6-2-8。

TKI 用于一线治疗时,在重要时间点根据血液学、细胞遗传学和分子学监测的指标,欧洲白血病网(European Leukmia Net,ELN)推荐(2013 年版)将患者疗效分为最佳、警告和失败(表 6-2-9)。

ELN 推荐(2020 年版)更强调各个时间点分子学反应的重要性,并且 TKI 一线和二线治疗反应评估标准统一共用一个。相同的观点是,达到"最佳"反应的患者预示持久获得良好的治疗结果,可维持原治疗;达到"失败"的患者疾病进展和死亡的风险显著增加,需要及时转换治疗;"警告"则是处于两者之间的灰色地带,患者需要密切监测,一旦达到"失败"标准,应尽快转换治疗方案。

表 6-2-8 CML 患者的治疗反应

范围	反应	定义
血液学*	完全血液学反应(complete hematological response,CHR)	白细胞 $<10 \times 10^9$/L
		血小板 $<450 \times 10^9$/L
		外周血无髓系不成熟细胞
		外周血嗜碱性粒细胞 <5%
		无髓外浸润的症状或体征,脾不可触及
细胞遗传学	完全细胞遗传学反应(complete cytogenetic response,CCyR)	Ph$^+$ 0
	部分细胞遗传学反应(partial cytogenetic response,PCyR)	Ph$^+$ 1%~35%
	次要细胞遗传学反应(minor cytogenetic response,MinorCyR)	Ph$^+$ 36%~65%
	微小细胞遗传学反应(minimal cytogenetic response,MiniCyR)	Ph$^+$ 66%~95%
	无反应(no cytogenetic response,NoCyR)	Ph$^+$>95%
	主要细胞遗传学反应(major cytogenetic response,MCyR)	Ph$^+$≤35%
分子学	主要分子学反应(major molecular response,MMR)或 MR3.0	BCR-ABL≤0.1%(IS)
	MR4.0	BCR-ABL≤0.01%(IS),或 ABL 转录本 >10 000 时 BCR-ABL 不可测得
	MR4.5	BCR-ABL≤0.003 2%(IS),或 ABL 转录本 >32 000 时 BCR-ABL 不可测得
	MR5.0	BCR-ABL≤0.001%(IS),或 ABL 转录本 >100 000 时 BCR-ABL 不可测得

注:*,血液学反应达到标准需持续≥4 周;IS,国际标准化(international scale)。

表 6-2-9　欧洲白血病网推荐(2013 年版)一线酪氨酸抑制剂治疗反应标准

时间点	最佳	警告	失败
基线	NA	高危,或 CCA/Ph⁺,主要途径	NA
3 个月	BCR-ABL≤10% 和(或)Ph⁺≤35%	BCR-ABL>10%,和(或)Ph⁺36%~95%	无 CHR,和(或)Ph⁺>95%
6 个月	BCR-ABL<1% 和(或)Ph⁺0	BCR-ABL 1%~10%,和(或)Ph⁺ 1%~35%	BCR-ABL>10%,和(或)Ph⁺ >35%
12 个月	BCR-ABL ≤0.1%	BCR-ABL>0.1%~1%	BCR-ABL>1%,和(或)Ph⁺ >0
之后任何时间	BCR-ABL≤0.1%	CCA/Ph⁻ (-7 或 7q-)	丧失 CHR
			丧失 CCyR
			确认丧失 MMR*
			突变
			CCA/Ph⁺

注:NA,不适用(not applicable)。*,在连续两次检测中,其中一次的 BCR-ABL 转录水平≥1%。CCA/Ph⁺,Ph⁺ 细胞克隆性染色体异常;CCA/Ph⁻,Ph⁻ 细胞克隆性染色体异常。

4. 二线 TKI 治疗　ABL 突变类型是选择二线 TKI 的首要指标(表 6-2-10)。伊马替尼耐药患者中只有 20%~50% 存在 ABL 突变,而绝大多数突变对两种二代 TKI 用药的敏感性并无差异或者并不清楚有无差异。在这种情况下,需要根据患者的疾病分期、年龄、共存疾病及药物不良反应来选择药物种类和剂量。对于 CP 患者,达沙替尼和尼洛替尼均可选择;而对于进展期患者,达沙替尼更有优势。如有肺部疾病、出血病史及正在接受非甾体抗炎药治疗的患者,尼洛替尼可能更为合适。相反,达沙替尼更适合有胰腺炎、糖尿病的患者。但对于大多数患者,没有明确的可以指导选择用药的依据时,可参考医生对药物的熟悉程度、患者的生活习惯、价格等做出选择。老年患者和既往有 TKI 不耐受患者,可以考虑适当减少剂量的治疗。

5. 无治疗缓解　对于已经取得长期、稳定、深层分子学反应的 CML-CP 患者,停用 TKI、追求无治疗缓解(treatment free remission,TFR)可以视为一个新的治疗目标。虽然已有数版欧美国家 TFR 指南的公布,但很多问题尚未解决。由 6 位血液病专家和 6 位 CML 患者倡导者(部分有停药经历)组成的欧洲指导组,以患者为中心,旨在指导患者的治疗选择(包括 TFR),帮助建立更好的医患关系,并满足患者的情感和心理需求。欧洲指导组从患者 - 医生联合的独特视角,发布了如何认识和实践 TFR 的讨论推荐,包括以下 5 个主要方面:什么是 TFR,TFR 的合适时机,哪些人符合或不符合停药,患者停药需要考虑的因素,停药综合征,潜在的患者心理问题,分子学复发和重启治疗。这是迄今为止最为全面和具有可操作性的关于 CML 患者追求停药和尝试 TFR 的综合推荐,值得关注该领域的患者和医生借鉴,内容见表 6-2-11。

欧洲指导组强调了符合 TFR 条件患者需要考虑的因素,并提倡 CML 患者应该到能够提供高质量、规律性分子学监测、具有专业的 CML 医生和心理支持的医院就诊。尽管当前不确定哪些患者是尝试 TFR 的最佳群体,哪些因素可以预测停药后 MMR 丧失,但持久的 TKI 治疗时间和 DMR 持续时间、规律的高质量分子学监测是 TFR 成功的有力保障。目前,进行停药试验和尝试 TFR 的患者中大部分是持续接受伊马替尼治疗的,尚并无证据显示停止伊马替尼和二代 TKI 用药后分子学复发的概率有别,即伊马替尼和二代 TKI 停药获得 TFR 的成功率无显著差异,但接受二代 TKI 治疗的确可以缩短达到符合停药的标准。随着尝试 TFR 成为许多 CML 患者的追求和疾病管理的一部分,患者对停药的担忧将是患者 - 医生讨论中的首要问题。因此,充分的知情和更多的 TFR 数据将会使更多的 CML 患者愿意尝试停药。强调充分的沟通、合适的人群、合适

表 6-2-10　根据 ABL 突变状态选择治疗方式

突变	治疗选择
T315I	普纳替尼,造血干细胞移植,临床试验
V299L	普纳替尼,尼洛替尼
T315A	普纳替尼,尼洛替尼,伊马替尼*,博苏替尼
F317L/V/I/C	普纳替尼,尼洛替尼,博苏替尼
Y253H,E255K/V,F359C/V/I	普纳替尼,达沙替尼,博苏替尼
任意其他突变	普纳替尼,达沙替尼,尼洛替尼,博苏替尼

注:*,如果是在达沙替尼治疗中出现的。目前博苏替尼针对伊马替尼耐药突变的临床数据不多,部分体外数据显示 E255K/V 突变对博苏替尼敏感性不足。

表 6-2-11　欧洲指导组综合 CML 患者 – 医生的讨论，对停药和尝试 TFR 的建议

CML 治疗目标	(1) 早期目标是快速减少肿瘤负荷或白血病数量
	(2) 长期目标是最长的生存期
	(3) 与诊断 CML 前相同的生活质量
TFR 的定义和时机	(1) 定义：TFR 指停止 TKI 治疗的患者持续维持 MMR 且不需要重启治疗的一种状态
	(2) 时机：CML 慢性期患者持续达到稳定 DMR 至少 2 年可以考虑停药、尝试 TFR
哪些患者符合尝试 TFR 的标准	尝试 TFR 前需要考虑以下因素：
	(1) 初诊时处于慢性期
	(2) 未曾在任何时间、对任何 TKI 发生耐药
	(3) 达到 DMR 至少 2 年
	(4) 患者应该充分知情 TFR，并积极主动地停药而非迫于压力
	(5) 患者应当充分理解分子学复发并不代表治疗 "失败"，此时需要重启治疗
	(6) 分子学监测可在 2~4 周重复进行。
哪些患者不适于尝试 TFR	已经取得 MMR 但仍未达到 DMR 的患者不适合尝试 TFR！
	(1) 医生应该确保这些患者持续治疗并达到治疗目标或处于安全港湾，获得与普通人相似的寿命
	(2) 这些患者可以维持原治疗，等待达到更深层分子学反应，只要达到持续 DMR，TFR 就有可能尝试
	(3) 如果患者渴望停药或有特殊需求需要改变治疗，医生应当同患者沟通转换二代 TKI，以帮助患者取得更深的分子学反应
	(4) 医生需要告知患者不同 TKI 的不良反应
患者考虑停止 TKI 治疗	患者停药前应当考虑或知晓以下因素：
	(1) 医生应该强调随访的重要性和频率，患者需要更加频繁地就诊
	(2) TFR 并不意味着疾病治愈，任何时候都可能出现分子学复发，并需要重启治疗
	(3) 即使获得 TFR，医生也应当提醒患者需要持续甚至终身门诊随访和定期监测
TKI 停药综合征	对于考虑停药的患者，医生应当与之沟通 TKI 停药综合征及如何处理：
	(1) 有些患者停药后会出现肌肉骨骼痛，一般给予止痛药即可
	(2) 除了持续监测疾病，常规门诊检查能够帮助识别出先前 TKI 治疗引起的长期毒性，即使已经停药仍可发生
	(3) 停药综合征应该予以监测并可以治疗
停药和尝试 TFR 的心理影响	(1) 目前指南没有提到关于停止 TKI 和尝试 TFR 治疗带来的心理问题
	(2) 指导组提倡关注 TFR 患者潜在的心理问题并做常规监测，因为专业的心理帮助对某些患者是有必要的
	(3) 医生应当意识到 TFR 监测中 BCR-ABL 水平波动可能会导致患者出现焦虑。
分子学复发和重启治疗	患者应该知晓无治疗期持续时长不一，几个月或数年。医生应该解释由于分子学复发引起重启治疗的可能性

注：DMR，深层分子学反应（deep molecular response）即 BCR-ABL 转录本≤0.01%；MMR，主要分子学反应（major molecular response）即 BCR-ABL 转录本≤0.1%；TFR，无治疗缓解（treatment free remission）。

的时机、规范的高质量监测和管理是 CML 患者追求 TFR 成功的必要条件。

6. 进展期患者的治疗　针对 AP 和 BP 患者，伊马替尼推荐初始剂量为 600 mg/d 或 800 mg/d，尼洛替尼为 400 mg 2 次 /d，达沙替尼为 70 mg 2 次 /d 或 140 mg 1 次 /d。

关于进展期患者的治疗，分为未曾使用过 TKI 的和在 TKI 治疗中由 CP 疾病进展至 AP 或 BP 的两种。所有 BP 患者和未获得最佳治疗反应的 AP 患者均应在 TKI 或联合化疗获得反应后推荐 allo-HSCT。

七、诊治流程

CML 的诊治流程如图 6-2-3 所示。

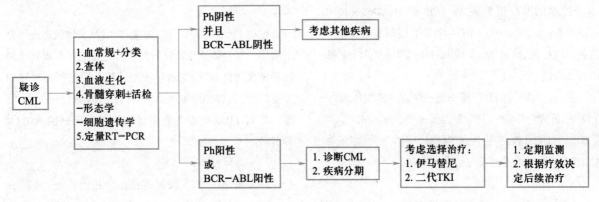

图 6-2-3 慢性髓细胞性白血病诊治流程图

（江 倩）

第四节

慢性淋巴细胞白血病

慢性淋巴细胞白血病（chronic lymphocytic leukemia, CLL）在北美和欧洲比东亚国家常见。特征是成熟的小B淋巴细胞在外周血、骨髓、淋巴结和脾中积聚。小淋巴细胞淋巴瘤（small lymphocytic lymphoma, SLL）与 CLL 是同一种疾病的不同表现，具有 CLL 的细胞形态和免疫表型特征，2016 年 WHO 分类中将两者合为同一亚型，即CLL/SLL，归属于成熟 B 细胞淋巴瘤。

一、临床表现

本病男性发病率约为女性的 2 倍，中位年龄为 65 岁。起病缓慢，早期往往无症状，常因淋巴结肿大或血象检查异常引起注意。临床上可以表现为疲倦乏力、消瘦、发热、盗汗及贫血、出血等症状。常见的体征是淋巴结肿大和脾大，轻度肝大。淋巴细胞可浸润至皮肤、肺、神经系统等结外组织，但由浸润所致的症状并不多见。由于免疫功能减退，容易发生感染。约 8% 的患者发生自身免疫性溶血性贫血。小部分患者有肾病综合征、天疱疮等副肿瘤表现。

二、辅助检查

（一）血象

外周血白细胞计数增多，以小淋巴细胞增多为主。中性粒细胞比值降低。随病情发展，血小板减少，贫血逐渐明显。如并发自身免疫性溶血性贫血，则抗人球蛋白试验往往呈阳性。

（二）骨髓象

骨髓涂片有核细胞增生活跃，淋巴细胞≥40%，以成熟淋巴细胞为主。红系、粒系和巨核系细胞比例减少，有

溶血时幼红细胞可代偿性增生。

（三）淋巴结活检

淋巴结组织学特征是成熟的小淋巴细胞浸润。CLL 向多形性大细胞淋巴瘤转化者称 Richter 综合征，预后较差。

（四）免疫表型

淋巴细胞具有单克隆性特征，限制性表达 κ 或 λ 轻链。典型的免疫表型为：$CD19^+$、$CD5^+$、$CD23^+$、$CD200^+$、$CD10^-$、$FMC7^-$、$CD43^+$，sIg、CD20 及 CD79b 弱表达。$CD38^+$ 或 $ZAP70^+$ 者预后不良。

（五）细胞遗传学

常规核型分析仅约 50% 的患者骨髓细胞有染色体异常，利用荧光原位杂交（FISH）技术可将检出率提高至80%，以 $13q^-$、$11q^-$、+12、$17p^-$ 等常见。

（六）分子生物学

伴有 *IGHV* 突变者预后较好，*p53* 基因突变预后较差。

三、诊断与鉴别诊断

（一）诊断

1. 诊断标准（中华医学会血液学分会 2018 年修订）

达到以下标准可以诊断 CLL：外周血单克隆 B 细胞计数≥$5×10^9$/L，或 B 细胞 <$5×10^9$/L，存在 CLL 细胞骨髓浸润所致的血细胞减少。血涂片中白血病细胞特征性表现为小的、成熟淋巴细胞，胞质少、胞核致密，核仁不明显，染色质部分聚集。外周血淋巴细胞中不典型淋巴细胞及幼稚淋巴细胞 <55%。典型的免疫表型：$CD5^+$、$CD10^-$、$CD19^+$、$FMC7^-$、$CD23^+$、$CD200^+$、$CD43^+$。表面免疫球蛋白（sIg）、CD20 及 CD79b 弱表达（dim）。B 细胞限制性表达 κ 或 λ 轻链或 >25% 的 B 细胞 sIg 不表达。

2. 诊断分期 诊断明确后则进行诊断分期。Binet 分期：①A 期，MBC≥$5×10^9$/L，Hb≥100 g/L，Plt≥$100×10^9$/L，

<3个区域的淋巴组织肿大。②B期,MBC≥5×10⁹/L,Hb≥100 g/L,Plt≥100×10⁹/L,≥3个区域的淋巴组织肿大。③C期,MBC≥5×10⁹/L,Hb<100 g/L和(或)Plt<100×10⁹/L。

颈、腋下、腹股沟淋巴结不论一侧或双侧均各作为一个区域,肝脾各作为一个区域,共计5个区域。MBC,单克隆B淋巴细胞计数。免疫性血细胞减少不作为分期的标准。A、B、C 3期的中位生存期分别为>10年、7年和2年。

(二) 鉴别诊断

1. 感染引起的反应性淋巴细胞增多　多为暂时性的,随着感染被控制淋巴细胞计数恢复正常。

2. 其他小B细胞淋巴瘤转化型淋巴细胞白血病　淋巴瘤转化型淋巴细胞白血病具有明确的淋巴瘤的病史,主要与套细胞淋巴瘤、滤泡淋巴瘤、边缘区淋巴瘤鉴别。

3. 幼淋巴细胞白血病　老年人多见,但病程较CLL为急,脾大更明显,白细胞计数往往很高,外周血幼稚淋巴细胞>55%,表达sIg、FMC7、CD79b。

4. 毛细胞白血病　常表现为脾大和全血细胞减少,肿瘤细胞源于B淋巴细胞,在光镜和电镜下呈多毛状,免疫学表型为CD5⁻、CD19⁺、CD103⁺、CD25⁺和CD11c⁺。

四、治疗

(一) 治疗原则

按中华医学会血液学分会2018年制订的指南,不是所有CLL都需要治疗,符合以下条件至少1项时开始治疗:①进行性骨髓衰竭,表现为血红蛋白和(或)血小板进行性减少。②巨脾(肋下>6 cm)或进行性或有症状的脾大。③巨块型淋巴结肿大(最长直径>10 cm)或进行性或有症状的淋巴结肿大。④进行性淋巴细胞增多,如2个月内增多>50%,或淋巴细胞倍增时间(LDT)<6个月。如初始淋巴细胞<30×10⁹/L,不能单凭LDT作为治疗指征。⑤淋巴细胞数>200×10⁹/L,或存在白细胞淤滞症状。⑥自身免疫性溶血性贫血和(或)免疫性血小板减少对糖皮质激素或其他标准治疗反应不佳。⑦至少存在下列一种疾病相关症状:在前6个月内无明显原因的体重下降≥10%;严重疲乏(如ECOG体能状态≥2分,不能进行常规活动);无感染证据,体温>38 ℃,持续2周以上;无感染证据,夜间盗汗1个月以上。⑧符合所参加临床试验的入组条件。

根据*TP53*缺失和(或)突变、年龄及身体状态进行分层治疗。年轻体能状态良好的患者建议选择含嘌呤类似物的免疫化疗,其他患者可使用以苯丁酸氮芥为基础的免疫化疗、布鲁顿酪氨酸激酶(BTK)抑制剂或支持治疗等。伴有TP53突变的患者优先选择临床试验或BTK抑制剂。

(二) 化疗

1. 烷化剂　苯丁酸氮芥是最常用的药物,剂量2~8 mg/d,口服。1~2周后根据血象调整药物剂量,以防骨髓过分抑制。环磷酰胺口服(50~100 mg/d)。联合糖皮质激素可提高疗效。

2. 苯达莫司汀　疗效优于苯丁酸氮芥,其结构与烷化剂和嘌呤类似物具有共同特征,但其活性主要来源于烷化剂,较氟达拉滨耐受性好,但也可能出现严重骨髓抑制,需注意预防感染。

3. 核苷类似物　氟达拉滨(fludarabine)剂量25~30 mg/(m²·d),静脉滴注,3~5 d为1个疗程。每隔4周重复应用。骨髓抑制、免疫抑制持续时间长。

(三) 放疗

放疗仅用于淋巴结肿大出现压迫症状或化疗疗效不佳者。

(四) 免疫治疗

抗CD20单克隆抗体[人鼠嵌合型抗体,利妥昔单抗(rituximab);人源化抗体,如奥法木单抗(ofatumumab)、阿托珠单抗(obinutuzumab)]广泛用于治疗CD20⁺的淋巴瘤患者。campath-1H(抗CD52单抗体)因继发感染严重较少应用。

(五) 免疫化疗联合治疗

免疫化疗联合治疗方案有FR、FCR、BR和R-COP等。

(六) 针对B细胞受体信号通路的靶向药物

伊布替尼(ibrutinib)是口服的不可逆BTK抑制剂,显著提高17p⁻患者的无进展生存期。

(七) 并发症治疗

由于老年和低免疫球蛋白血症,容易发生感染,并常为致死原因,反复感染者可输注免疫球蛋白。并发自身免疫性溶血性贫血或血小板减少性紫癜可用糖皮质激素,若仍无效且脾大明显者,可考虑切除脾。

(刘　辉)

第二章　骨髓增生异常综合征

骨髓增生异常综合征（myelodysplastic syndrome，MDS）是一组起源于造血干细胞的异质性克隆性疾病，以骨髓病态造血、难治性血细胞减少为特点，转化为急性髓性白血病的风险较高。任何年龄均可发病，但多数为中老年患者。自 1982 年 FAB 协作组确定该病以来，在定义、诊断、分型及治疗等方面均取得较多进展。

一、病因与发病机制

（一）病因

大多数 MDS 患者的病因尚不明确。对于无明确发病因素的患者，称为原发性 MDS。对于少数有明显的发病因素，如长期接触苯类化合物或既往接受过放、化疗的患者，称为继发性 MDS。

（二）发病机制

细胞培养、遗传学、分子生物学的大量研究证实，MDS 是一种起源于造血干细胞的克隆性疾病，可累及一系或多系血细胞。异常克隆细胞在骨髓中由于分化成熟障碍和中途凋亡细胞比例增加，进而出现病态造血和无效造血。不少 MDS 患者可发现染色体异常、癌基因突变或抑癌基因失活，表明相关基因和染色体的异常也参与了 MDS 的发病。

二、分型

（一）FAB 分型

根据 MDS 患者外周血、骨髓中原始细胞的比例、形态学改变及单核细胞数量等，FAB 协作组将 MDS 分为 5 型（表 6-2-12）：难治性贫血（refractory anemia，RA）、环形铁粒幼细胞性难治性贫血（refractory anemia with ringed sideroblast，RAS）、难治性贫血伴原始细胞增多（refractory anemia with excess blast，RAEB）、难治性贫血伴原始细胞增多转变型（RAEB in transformation，RAEB-t）、慢性粒 - 单核细胞白血病（chronic myelomonocytic leukemia，CMML）。

（二）2008 WHO 诊断分型

WHO 于 2008 年提出了 MDS 分型标准（表 6-2-13），主要与 FAB 有以下不同：①提出了难治性血细胞减少伴单系病态造血（refractory cytopenia with unilineage dysplasia，RCUD），包括难治性贫血（单一红系病态造血）、难治性中性粒细胞减少（单一粒系病态造血）、难治性血小板减少（单一巨核系病态造血）。②增设难治性血细胞减少伴多系增生异常（refractory cytopenia with multilineage dysplasia，RCMD），包括同时有粒系和（或）巨核系发育异常的难治性贫血。③将仅有 5 号染色体长臂缺失的 RA 独立为 5q⁻ 综合征，特指那些原发性单独 5q 染色体缺失，并伴有难治性贫血、血小板计数正常或增高、原始细胞无或少见（<1%）、骨髓原始细胞 <5% 的患者。④将 RAEB-t 归入 AML，骨髓原始细胞比例达到 20% 或以上即诊断 AML。⑤根据原始细胞比例将 RAEB 再细分为 RAEB1 和 RAEB2。⑥将 CMML 归入 MDS/MPD（骨髓增生异常综合征/骨髓增殖性疾病）。⑦新增加了 MDS 未能分类（MDS-U）。

2016 年，WHO 发布了 MDS 新修订分型，见表 6-2-14。

三、临床表现

MDS 临床表现无特殊性，症状和体征主要是各类血细胞减少的反映。

绝大多数的 MDS 患者主要表现为缓慢进行性贫血症状，如头晕、乏力、活动后心悸、气促等；伴有粒细胞严重减少或功能障碍，可出现发热等相应感染症状；血小板明显减少或功能障碍，可出现皮肤瘀斑、牙龈出血、鼻腔出血及内脏出血等。不同类型的 MDS 患者表现略有差异，低危患者（如 RA、RAS、RCMD 等）呈慢性病程，病情发展缓慢，一般以顽固性贫血的

表 6-2-12　MDS 的 FAB 分型

FAB 类型	外周血		骨髓		奥氏小体
	原始细胞（%）	单核细胞 >1×10⁹/L	原始粒细胞（%）	环形铁粒幼细胞	
RA	≤1	-	<5	-	-
RAS	≤1	-	<5	> 全髓有核细胞 15%	-
RAEB	<5	-	5~20	±	-
RAEB-t	≥5	+	20~30	±	+
CMML	<5	+	5~20	±	-

表 6-2-13　WHO MDS 分型标准

分型	外周血	骨髓
难治性血细胞减少伴单系病态造血（RCUD） 　难治性贫血（RA） 　难治性中性粒细胞减少（RN） 　难治性血小板减少（RT）	1 系或 2 系血细胞减少 [1] 原始细胞无或少（<1%）[2]	1 系病态造血：病态造血的细胞占该系细胞 10% 或以上 原始细胞 <5% 环形铁粒幼细胞 <15%
伴环形铁粒幼细胞性难治性贫血（RARS）	贫血 无原始细胞	环形铁粒幼细胞 ≥15% 仅红系病态造血 原始细胞 <5%
难治性血细胞减少伴多系增生异常（RCMD）	血细胞减少 原始细胞无或少（<1%）[2] 无奥氏小体 单核细胞 <1×10^9/L	≥2 系病态造血的细胞 ≥10% 原始细胞 <5% 无奥氏小体 ± 环形铁粒幼细胞 ≥15%
难治性贫血伴原始细胞增多 -1 （RAEB-1）	血细胞减少 原始细胞 <5%[2] 无奥氏小体 单核细胞 <1×10^9/L	一系或多系病态造血 原始细胞 5%~9%[2] 无奥氏小体
难治性贫血伴原始细胞增多 -2 （RAEB-2）	血细胞减少 原始细胞 5%~19% 有或无奥氏小体 [3] 单核细胞 <1×10^9/L	一系或多系病态造血 原始细胞 10%~19% 有或无奥氏小体 [3]
MDS- 未分类（MDS-U）	血细胞减少 原始细胞 ≤1%[2]	1 系或多系病态造血细胞 <10%，伴细胞遗传学异常可拟诊 MDS，原始细胞 <5%
MDS 伴单纯 5q⁻	贫血 血小板正常或升高 原始细胞无或少见（<1%）	分叶减少的巨核细胞正常或增多 原始细胞 <5% 细胞遗传学异常仅见 5q⁻ 无奥氏小体

注：1. RCUD 中主要是单一系血细胞减少，个别患者可见到两系血细胞减少，当出现三系血细胞减少时应诊断为 MDS-U。

2. 如果骨髓中原始细胞 <5%，外周血原始细胞达到 2%~4%，则诊断为 RAEB-1。如 RCUD 和 RCMD 患者外周血原始细胞为 1%，应诊断为 MDS-U。

3. 伴有奥氏小体，原始细胞在外周血中 <5%，骨髓中 <10%，应诊断为 RAEB-2。

表 6-2-14　WHO（2016）MDS 修订分型

疾病类型	发育异常	血细胞减少	环形铁粒幼红细胞	骨髓和外周血原始细胞	常规核型分析
MDS 伴单系血细胞发育异常（MDS-SLD）	1 系	1~2 系	<15% 或 <5%	骨髓 <5%，外周血 <1%，无奥氏小体	任何核型，但不符合伴单纯 del(5q) MDS 标准
MDS 伴多系血细胞发育异常（MDS-MLD）	2~3 系	1~3 系	<15% 或 <5%	骨髓 <5%，外周血 <1%，无奥氏小体	任何核型，但不符合伴单纯 del(5q) MDS 标准
MDS 伴环形铁粒幼红细胞（MDS-RS）					
MDS-RS-SLD	1 系	1~2 系	≥ 15% 或 ≥ 5%	骨髓 <5%，外周血 <1%，无奥氏小体	任何核型，但不符合伴单纯 del(5q) MDS 标准
MDS-RS-MLD	2~3 系	1~3 系	≥ 15% 或 ≥ 5%	骨髓 <5%，外周血 <1%，无奥氏小体	任何核型，但不符合伴单纯 del(5q) MDS 标准
MDS 伴单纯 del(5q)	1~3 系	1~2 系	任何比例	骨髓 <5%，外周血 <1%，无奥氏小体	仅有 del(5q)，可以伴有 1 个其他异常 [−7 或 del(7q) 除外]
MDS 伴原始细胞增多（MDS-EB）					
MDS-EB-1	0~3 系	1~3 系	任何比例	骨髓 5%~9% 或外周血 2%~4%，无奥氏小体	任何核型
MDS-EB-2	0~3 系	1~3 系	任何比例	骨髓 10%~19% 或 外周血 5%~19% 或有奥氏小体	任何核型
MDS，不能分类型（MDS-U）					
外周血原始细胞 1%	1~3 系	1~3 系	任何比例	骨髓 <5%，外周血 =1%，无奥氏小体	任何核型
单系血细胞发育异常伴全血细胞减少	1 系	3 系	任何比例	骨髓 <5%，外周血 <1%，无奥氏小体	任何核型
伴有诊断意义核型异常	0 系	1~3 系	<5%	骨髓 <5%，外周血 <1%，无奥氏小体	有定义 MDS 的核型异常

相关表现为主,出血和感染较为少见,一般无肝、脾、淋巴结大。高危患者(RAEB)病情发展较快,除贫血表现外,还常伴有出血和感染表现,可出现肝、脾和淋巴结增大。

四、辅助检查

(一)血象

MDS 患者的血象表现为一系或多系血细胞减少,90% 以上的患者表现红细胞减少,50% 的患者确诊时表现全血细胞减少,20%~25% 为红细胞伴血小板减少,5%~10% 为红细胞伴白细胞减少,仅有不到 5% 的患者表现单一白细胞或血小板减少。外周血细胞除了数量减少外,细胞形态也可出现发育异常(病态造血),如红系出现巨大红细胞、点彩红细胞及幼红细胞等,粒 - 单核细胞系表现核分叶过多或过少、Pelger-Huët 样畸形、核质发育不平衡及出现原幼细胞增多等,而血小板形态异常主要表现为巨大血小板。

(二)骨髓象

90% 的 MDS 患者骨髓象为增生活跃或明显活跃,也有 10% 的患者骨髓增生减低。骨髓红系、粒系或巨核系病态造血细胞超过 10% 是诊断 MDS 的重要依据。骨髓红系病态造血包括巨幼样变、奇数核、核碎裂、核质发育不平衡等,粒 - 单核细胞系表现原幼细胞增多、胞质内颗粒减少或缺乏、核质发育不平衡及出现环形铁粒幼细胞等,巨核细胞主要表现淋巴样小巨核细胞及单核、双核或多核幼巨核细胞增多。

(三)细胞遗传学

染色体异常可出现于 40%~70% 的 MDS 患者,多为缺失性改变,以 −5/5q⁻、−7/7q⁻、20q⁻ 及 +8 最为常见,部分 MDS 患者可出现两种或以上染色体异常,称为复杂核型异常。−5/5q⁻ 和 20q⁻ 预后较好,−7/7q⁻ 及复杂核型异常预后差。

(四)骨髓病理学检查

骨髓病理学检查可见造血细胞定位紊乱,部分 MDS 患者可见 3~5 个以上聚集成簇的原粒或早幼粒细胞位于骨小梁或小梁间区,即特征性的"幼稚前体细胞异常定位"(abnormal localization of immature precursor,ALIP)。

(五)骨髓祖细胞培养

大多数 MDS 患者体外骨髓集落培养常出现粒单祖细胞(CFU-GM)集落减少、集簇增多、集簇/集落比值增加及白血病祖细胞(CFU-L)集落增多。

五、诊断与鉴别诊断

(一)诊断

患者有外周血一系或多系血细胞减少及相应的临床症状和体征;实验室检查见骨髓红系、粒系或巨核系病态造血细胞超过 10% 或环形铁粒幼细胞 >15%,典型的染色体异常,骨髓病理 ALIP 特征性改变,骨髓祖细胞培养集落减少而集簇增多;除外需要鉴别诊断的其他疾病,可考虑 MDS 的诊断。MDS 诊断明确后再根据血象、骨髓象及染色体结果进行分型。需要指出的是,目前 MDS 的诊断是多指标的综合诊断,单纯病态造血并不能诊断 MDS。

(二)鉴别诊断

1. 再生障碍性贫血(aplastic anemia,AA) 患者表现全血细胞减少,常需与骨髓增生低下的 MDS 鉴别。但 MDS 的网织红细胞通常正常或升高,外周血可见到有核红细胞,骨髓病态造血细胞比例 >10% 及早期细胞比例不低或增加,多数患者具有克隆性染色体异常,而 AA 无上述异常。

2. 巨幼细胞性贫血 MDS 患者的骨髓检查中常出现红细胞系的巨幼样变,需要与巨幼细胞性贫血进行鉴别,但 MDS 患者血清中维生素 B_{12} 和叶酸水平正常或增多,对维生素 B_{12} 和叶酸试验治疗无反应。

3. 阵发性睡眠性血红蛋白尿症(paroxysmal nocturnal hemoglobinuria,PNH) 可以出现病态造血及全血细胞减少的表现,但 PNH 患者哈姆试验(Ham test)等特异性实验室检查阳性及 CD55⁺、CD59⁺ 细胞减少可供鉴别。

4. 急性白血病 部分 AL 可表现全血细胞减少,但 AL 骨髓原始细胞增高 >20%,可以据此鉴别。

六、治疗

不同危险组 MDS 的治疗是不同的,目前常用 MDS 国际预后积分系统(IPSS)、WHO 分型预后积分系统(WPSS)(表 6-2-15)、修订 IPSS(IPSS-R)(表 6-2-16)进行预后评估,再结合患者的年龄、体能状况等因素进一步决定治疗方案。分组标准为:低危 0 分,中危 −1(lnt-1)0.5~1 分,中危 −2(lnt-2)1.5~2 分,高危≥2.5 分(表 6-2-17)。对于低危或中危 −1 患者,治疗目的主要为刺激残存正常造血干、祖细胞的造血能力和(或)改善 MDS 异常造血克隆的造血效率,从而改善患者的生活质量,可给予支持治疗、促造血治疗及免疫调节剂等治疗。对于中危 −2 及高危患者,治疗目的则是根除 MDS 异常造血

表 6-2-15　骨髓增生异常综合征(MDS)的 WHO 分型预后积分系统(WPSS,2011 年版)

预后变量	积分			
	0	1	2	3
WHO 分类	RCUD、RARS、伴单纯 del(5q)的 MDS	RCMD	RAEB-1	RAEB-2
染色体核型 [a]	好	中等	差	
严重贫血 [b]	无	有		

注:RCUD,难治性血细胞减少伴单系发育异常;RARS,难治性贫血伴环形铁粒幼红细胞;RCMD,难治性贫血伴多系发育异常;RAEB,难治性贫血伴原始细胞过多。
[a] 预后好核型:正常核型,-Y,del(5q),del(20q)预后中等核型:其余异常;预后差核型:复杂(≥3 个异常)或 7 号染色体异常。
[b] 男性患者血红蛋白 <90 g/L,女性患者血红蛋白 <80 g/L。
WPSS 危险度分类:极低危:0 分;低危:1 分;中危:2 分;高危:3~4 分;极高危:5~6 分。

表 6-2-16　骨髓增生异常综合征修订国际预后积分系统(IPSS-R)

预后变量	积分						
	0	0.5	1	1.5	2	3	4
细胞遗传学	很好		好		中等	差	极差
骨髓原始细胞(%)	≤2		2~5		5~10	>10	
血红蛋白(g/L)	≥100		80~100	<80			
血小板计数(×10⁹/L)	≥100	50~100	<50				
中性粒细胞绝对计数(×10⁹/L)	≥0.8	<0.8					

注:[a] 极好:-Y,del(11q);好:正常核型,del(5q),12p-,del(20q),del(5q)附加另一种异常;中等:del(7q),+8,+19,i(17q),其他 1 个或 2 个独立克隆的染色体异常;差:-7,inv(3)/t(3q),-7/del(7q)附加另一种异常,复杂异常(3 个);极差:复杂异常(>3 个)。
IPSS-R 危险度分级:极低危,≤1.5 分;低危,1.5~3 分;中危,3~4.5 分;高危,4.5~6 分;极高危,>6 分。

克隆、恢复正常造血,可采用化疗或异基因造血干细胞移植。

表 6-2-17　MDS 国际预后积分系统

预后因素	标准	积分
外周血细胞	无或 1 系血细胞减少 *	0
	2 系或 3 系血细胞减少	0.5
骨髓原始细胞	<5%	0
	5%~10%	0.5
	11%~20%	1.5
	21%~30%	2
细胞遗传学	核型正常、-Y,5q⁻,20q⁻	0
	核型 +8 或其他异常	0.5
	核型 -7,复合异常(≥3 个异常)	1

注:* 外周血细胞减少标准:血红蛋白 <100 g/L,中性粒细胞 <1.5×10⁹/L,血小板 <100×10⁹/L。

(一)支持治疗

对于大多数病情平稳、以顽固性血细胞减少为主要表现,特别是对于低危和高龄的 MDS 患者,治疗目标主要是提高血细胞数量和保持较好的生活质量,支持治疗是这些患者的主要甚至唯一治疗手段。

1. 输血及抗生素使用　严重贫血者可输注红细胞,对因血小板减少而有出血倾向的患者可输注血小板,对于粒细胞减少伴感染的患者应使用广谱抗生素。

2. 细胞因子　对于反复贫血且血清 EPO 水平 <500 mU/mL 的患者,可使用红细胞生成素,对于粒细胞缺乏反复感染的患者可使用粒-单系集落刺激因子或粒细胞集落刺激因子。

3. 去铁治疗　对反复大量输血的患者,应考虑应用去铁药物,以防铁过载和血色病发生。常用铁螯合剂包括去铁胺、去铁酮和地拉罗斯(deferasirox)。

4. 雄激素　司坦唑醇、十一酸睾酮、人工雄激素等可改善部分 MDS 患者的造血功能。

(二)去甲基化药物

部分 MDS 患者抑癌基因启动子存在 DNA 高度甲基化,导致抑癌基因失活。已有临床研究表明,去甲基化药物如 5-氮杂胞苷、地西他滨、阿扎胞苷等可延缓 MDS 向 AML 转化的进程,提高生存质量和生存期,可作为中危-2 和高危患者的一线选择药物。

(三)异基因造血干细胞移植

既往研究表明,异基因造血干细胞移植能改变疾病自然进程甚至治愈 MDS,但移植相关病死率较高,必须选择合适的移植时机。对于 IPSS 中危-2 及高危组年龄 <50 岁,

或骨髓原始细胞 <5% 但伴高危细胞遗传学或严重多系细胞减少或输血依赖的患者,应考虑行异基因造血干细胞移植。

(四)免疫调节剂及免疫抑制剂

已有研究证实,免疫抑制剂抗胸腺免疫球蛋白、环孢素及免疫调节剂沙利度胺、来那度胺可改善部分 MDS 患者的疾病进程,延长生存。对于年龄 <60 岁的低危患者、HLA-DR15 阳性、PNH 克隆阳性、低增生的 MDS 患者,建议使用免疫抑制剂。对于 5q⁻ 综合征患者,来那度胺具有较理想的疗效。

(五)其他

MDS 造血细胞发育异常,异常克隆细胞分化成熟受阻,分化诱导治疗可能促使有缺陷的造血祖细胞恢复正常,常用维甲醇类、维生素 D_3 及其代谢产物等。对于高危组患者,在无明显化疗禁忌的情况下,可选择化疗,根据患者年龄和身体状态选择标准或低剂量化疗,多采用 AML 的化疗方案。由于 MDS 患者正常造血储备能力较差,对化疗的承受能力较低,应注意加强支持治疗及隔离保护。

(徐 兵)

第三章 骨髓增殖性肿瘤

第一节
概述

一、分类

2016 年世界卫生组织(WHO)髓系肿瘤分类中,将 MPN 分为两大类,即 BCR-ABL 阳性的慢性粒细胞白血病(chronic myelocytic leukemia,CML)及 BCR-ABL 阴性 MPN,后者包括 CSF3R 阳性的慢性中性粒细胞白血病(chronic neutrophilic leukemia,CNL);真性红细胞增多症(polycythemia vera,PV);原发性骨髓纤维化(primary myelofibrosis,PMF);原发性血小板增多症(essential thrombocythemia,ET);慢性嗜酸性粒细胞白血病,非特指型(chronic eosinophilic leukemia-not otherwise specified,CEL-NOS);肥大细胞增生症(mastocytosis,通常 KIT 突变)及骨髓增殖性肿瘤,不能分类(MPN,U)。

二、病因与发病机制

大多数 MPN 具有编码胞质或受体酪氨酸激酶的基因异常,包括易位或点突变,导致酪氨酸激酶激活信号转导通路异常,引发血细胞异常增殖。例如,CML 的 BCR-ABL 融合基因及位于 9 号染色体(9p24)JAK2 基因突变,后者见于 BCR-ABL 阴性的 MPN,最常见的突变为 $JAK2^{V617F}$(第 617 位缬氨酸→苯丙氨酸)。$JAK2^{V617F}$ 突变见于几乎所有的 PV 及 50% 的 PMF 和 ET 的病例。MPL 基因突变可见于 3%~5% 的 ET 和 8%~10% 的 PMF 病例,常见的类型

为 W515L 和 W515K,均发生在 MPL 基因的第 10 号外显子。最近的研究显示,67%~88% 的 JAK2 突变阴性 ET 或 PMF 病例可检出 CALR 基因第 9 号外显子的缺失突变,且与 JAK2、MPL 突变互排斥,提示 CALR 突变是 MPN 重要的驱动突变。

第二节
真性红细胞增多症

真性红细胞增多症(PV)简称真红,是一种以获得性克隆性红细胞异常增多为主要表现的 MPN。该疾病患者外周血的血细胞比容增加,血液黏稠度增高,常伴有白细胞和血小板计数增多,脾人,病程中可出现血栓和出血等并发症。

一、病因与发病机制

本病为获得性克隆性造血干细胞疾病,90%~95% 的病例都可发现 $JAK2^{V617F}$ 基因突变。主要病理生理基础是红细胞过度增生,引起全身血容量增多和血液黏滞度增高,造成全身血管扩张和血流缓慢,从而引起血管栓塞,多见静脉血栓。出血原因主要是血管扩张、血管内皮损伤和血小板功能异常。

二、临床表现

(一)发病特点

中老年人发病居多,男性稍多于女性。起病缓慢,病

变若干年后才出现症状,或偶然行血液检查时发现。血液黏滞度增高可致血流缓慢和组织缺氧,可出现不同系统的相应症状。

(二)神经系统表现

表现为头痛、眩晕、多汗、疲乏、健忘、耳鸣、眼花、视力障碍、肢端麻木与刺痛等症状。

(三)多血质表现

表现为皮肤和黏膜红紫,尤以面颊、唇、舌、耳、鼻尖、颈部和四肢末端(指、趾及大小鱼际)显著,结膜充血。

(四)血栓形成、栓塞和出血

发生于血小板增多时,可有血栓和梗死形成,常见于脑、周围血管、冠状动脉、门静脉、肠系膜等部位。少数病例可发生出血,多考虑与血管内膜损伤、血小板功能异常等因素有关。

(五)消化系统表现

因嗜碱性粒细胞增多,造成组胺释放并刺激胃腺壁细胞,最终引发消化性溃疡及相关症状。

(六)肝脾大

肝脾大是该病主要的阳性体征,发生率分别为40%~50%和70%~90%。脾大多为中、重度增大,表面平坦,质硬,引起腹胀、食欲缺乏、便秘。若发生脾梗死,则引起脾区疼痛。

(七)其他

由于骨髓细胞过度增殖,可导致高尿酸血症,因此出现继发性痛风、肾结石及肾功能损害。嗜碱性粒细胞增多可刺激皮肤有明显瘙痒症。由于全身血容量增加,约1/2的病例合并高血压。

三、辅助检查

(一)血液检查

多数病例的红细胞计数可增高至$(6 \sim 10) \times 10^9/L$,血红蛋白(Hb)增高至170~240 g/L,血细胞比容增高至0.6~0.8。由于缺铁,红细胞形态表现为小细胞低色素性。应用核素标记法检测红细胞容量(red cell mass,RCM)大于正常值,男 > 36 mL/kg,女 >32 mL/kg。网织红细胞计数正常。当脾大进展发生髓外造血后,外周血可有少数幼稚红细胞和幼稚粒细胞。白细胞增多至$(10 \sim 30) \times 10^9/L$,常有核左移,中性粒细胞碱性磷酸酶积分增高。血小板通常同时增多,可达$(300 \sim 1\,000) \times 10^9/L$。血液黏滞度可达到正常的5~8倍。

(二)骨髓检查

骨髓涂片可显示骨髓增生活跃或明显活跃,粒、红、巨核细胞显著增生,尤其以幼红细胞为甚。粒系中以中性晚幼粒及杆状核细胞多见。巨核细胞增多,形态较大。骨髓细胞外铁和铁粒幼细胞减少或消失。骨髓切片显示粒、红、巨核三系细胞增生,脂肪细胞被造血细胞代替。合并骨髓纤维化时网状纤维增加。

(三)血液生化检查

多数病例血尿酸可升高。血清维生素B_{12}浓度和结合力增加,血清铁降低,促红细胞生成素(EPO)分泌减少。约2/3的病例血液、尿液组胺浓度升高。血清 γ 球蛋白可增多,$α_2$球蛋白降低。

(四)染色体及基因检查

染色体异常发生率为30%~40%。基因$JAK2^{V617F}$点突变非常有助于 PV 的诊断。90%~95% 的病例可检测到$JAK2^{V617F}$基因突变。

(五)骨髓细胞体外培养

利用骨髓细胞体外培养技术评估是否有内源性红细胞集落(endogenous erythroid colonies,EEC)形成是早期和发病期 PV 较为特异性的诊断标准。

四、诊断与鉴别诊断

(一)诊断(2016 年 WHO 标准)

1. 主要诊断指标

(1) Hb　男性 >165 g/L,女性 >160 g/L;或者血细胞比容男性 >0.49,女性 >0.48;或者 RCM 超过平均正常预测值的 25%。

(2) 骨髓活检　提示相对于年龄而言的全髓细胞高增生,包括显著的红系、粒系增生和多形性、大小不等的成熟巨核细胞增殖。

(3) 基因突变　存在$JAK2^{V617F}$突变,或 JAK2 外显子12 的突变。

2. 次要诊断指标　血清 EPO 低于正常值。

主要标准(2)在以下情况不要求:如果主要标准(3)和次要标准同时满足,且 Hb 男性 >185 g/L,女性 >165 g/L,或血细胞比容男性 >0.55,女性 >0.49。符合 3 项主要标准,或前 2 项主要标准和次要标准则可诊断 PV。

(二)鉴别诊断

1. 继发性红细胞增多症

(1) 慢性缺氧状态　如高原居住、肺气肿、发绀性先天性心血管病、肺源性心脏病、慢性风湿性心脏瓣膜病等。

(2) 大量吸烟　使碳氧血红蛋白增高和异常血红蛋白病引起组织缺氧。

(3) 分泌 EPO 增多的情况　如肾囊肿、肾盂积水、肾动脉狭窄等或患肝癌、肺癌、小脑血管母细胞瘤、子宫平滑肌瘤等肿瘤时。

2. 相对性红细胞增多症 见于脱水、烧伤和慢性肾上腺皮质功能减退而致的血液浓缩。

五、治疗

(一)治疗目标

避免血栓形成,控制疾病相关症状,延缓疾病进展。

(二)治疗手段

1. 静脉放血 每隔 2~3 d 放血 200~400 mL,直至血细胞比容 <0.45。应注意:①放血后红细胞及血小板可能会反跳性增高,需用药物;②反复放血可加重缺铁;③老年及有心血管病者,放血后有诱发血栓形成的可能。放血治疗可间隔 3 个月 1 次。有条件使用血细胞分离机,可单采红细胞,但应补充与单采红细胞等容积的代血浆或同型血浆。放血仅减少红细胞,不能抑制骨髓增生;单纯的放血有较高的出血和血栓形成的危险,故放血治疗同时采用骨髓抑制药物更为合适。

2. 血栓形成的预防 若无禁忌证存在,口服小剂量阿司匹林 50~100 mg/d 长期预防治疗。

3. 降细胞治疗 对年龄 >40 岁者可考虑使用羟基脲 10~20 mg/(kg·d),维持白细胞 $(3.5~5)\times10^9$/L;而对于年龄 <40 岁或妊娠期应使用干扰素 300 万 ~500 万 U,每周 3 次,皮下注射。

4. JAK2 抑制剂 2014 年 12 月,美国 FDA 批准芦可替尼用于对羟基脲无应答或不耐受的患者。推荐其实剂量为 20 mg/d,在开始治疗的前 4 周不进行剂量调整,每次剂量调整间隔不应少于 2 周,最大剂量不超过 50 mg/d。

六、预后

本病若无严重并发症,患者通常可生存 10~15 年或以上。出血、血栓形成和栓塞是主要死因,少数患者可因疾病晚期演变为急性白血病、骨髓纤维化和骨髓衰竭等死亡。

第三节

原发性血小板增多症

原发性血小板增多症(ET)是一种造血干细胞克隆性疾病,表现为外周血血小板计数明显增多伴功能异常,也称出血性血小板增多症。临床有自发出血倾向和(或)有血栓形成,约 1/2 的病例伴有脾大。

一、病因与发病机制

本病起源于多能干细胞的克隆性病变,巨核细胞 – 血小板系增殖呈现优势。可能系异常克隆对调节因子的优先反应使得其能够分化为巨核细胞 – 血小板系。研究发现,ET 中存在 $JAK2^{V617F}$ 突变,发生率为 23%~57%。该突变可引起巨核细胞系及粒系祖细胞异常增殖,可能是本病的主要发病原因。但是,67%~88% 的 JAK2 和 MPL 突变阴性的 ET 或 PMF 病例可检出钙网蛋白(calreticulin,CALR)基因突变,提示 CALR 突变也是 MPN 重要的驱动突变。

二、临床表现

本病起病缓慢,早期可无任何临床症状,仅在血常规检查中偶然发现。出血或血栓形成为主要临床表现,可有疲劳、乏力,脾大。约 1/3 的病例就诊时表现为功能性或血管舒缩性症状,包括血管性头痛、头晕、视物模糊、手掌及足底灼痛感,肢体末梢麻木。80% 的病例常因不明原因的出血及血栓事件而就诊。出血事件多为反复发作的自发性胃肠道出血,也可发生皮肤及黏膜瘀斑、鼻出血和齿龈出血、尿血及呼吸道出血,但紫癜少见。有时也可因术后出血不止而被发现。偶有脑出血,可引起死亡。血栓发生率较出血少。

三、实验室检查

(一)血液检查

血细胞计数检查血小板计数可达到 $(1\,000~3\,000)\times10^9$/L,血涂片中可见血小板聚集,大小不一,偶见巨核细胞碎片。血小板聚集功能检测可提示血小板对胶原、腺苷二磷酸(ADP)及花生四烯酸诱导的聚集反应下降,对肾上腺素的反应消失是本病的特征之一。白细胞增多,可至 $(10~30)\times10^9$/L,中性粒细胞碱性磷酸酶活性增高。如半固体细胞培养有自发性巨核细胞集落形成单位(CFU-Meg)形成,则有利于本病的诊断。

(二)骨髓检查

骨髓涂片显示各系明显增生,以巨核细胞和血小板增生为主,巨核细胞体积较大,多为成熟型。骨髓活检有时伴轻至中度纤维组织增多。

(三)出凝血检查

出血时间延长,凝血酶原消耗时间缩短,血块退缩不良。血小板黏附功能及肾上腺素和 ADP 诱导的聚集功能均降低。凝血酶原时间正常或延长。

(四)血液生化检查

血尿酸、乳酸脱氢酶、血清酸性磷酸酶均增高,中性粒细胞碱性磷酸酶活性也增高。部分患者因血小板破坏,大量 K^+ 释放到血中,引起假性高钾血症。

(五)基因检查

1/2 以上的 ET 病例存在 $JAK2^{V617F}$ 突变。

四、诊断与鉴别诊断

(一)诊断(2016 年 WHO 标准)

1. 主要标准

(1) 血小板计数持续 ≥ 450×10^9/L。

(2) 骨髓活检示巨核细胞高度增生,胞体大、核过分叶的成熟巨核细胞数量增多,粒系、红系无显著增生或左移,且网状纤维轻度(1级)增多。

(3) 不能满足 MDS、CML、PV、PMF 及其他髓系肿瘤的诊断标准。

(4) 有 JAK2、CALR 或 MPL 基因突变。

2. 次要标准　有克隆性标志或无反应性血小板增多的证据。

符合 4 项主要标准或前 3 项主要标准和次要标准即可诊断 ET。

(二)鉴别诊断

1. 继发性血小板增多症　见于慢性炎症性疾病、急性感染恢复期、肿瘤、大量出血后、缺铁性贫血、脾切除术后或使用肾上腺素后。

2. 其他　MPN(PV、CML、MF 鉴别见各章节)。

五、治疗

(一)治疗原则

1. 无血栓病史　包括:①年龄 <60 岁,无心血管危险因素(CVR)或 $JAK2^{V617}$ 突变,可观察随诊;②年龄 < 60 岁,有 CVR 或 $JAK2^{V617}$ 突变,给予阿司匹林 100 mg/d;③年龄 <60 岁,有 CVR 和 $JAK2^{V617}$ 突变且 PLT<1 000×10^9/L,给予阿司匹林 100 mg/d;④年龄≥60 岁,无 CVR 或 $JAK2^{V617}$ 突变者给予降细胞治疗+阿司匹林 100 mg/d;⑤年龄≥60 岁,有 CVR 或 $JAK2^{V617}$ 突变者给予降细胞治疗+阿司匹林 100 mg 每日 2 次;⑥任何年龄,PLT>1 000×10^9/L,给予降细治疗。

2. 有动脉血栓病史　包括:①任何年龄,无 CVR 和 $JAK2^{V617}$ 突变,给予降细胞治疗+阿司匹林 100 mg/d;②年龄≥60 岁,有 CVR 或 $JAK2^{V617}$ 突变,给予降细胞治疗+阿司匹林 100 mg 每日 2 次。

3. 有静脉血栓病史　包括:①任何年龄,无 CVR 和 $JAK2^{V617}$ 突变,给予降细胞治疗+系统抗凝治疗;②任何

年龄,有 CVR 或 $JAK2^{V617}$ 突变,给予降细胞治疗 + 系统抗凝治疗 + 阿司匹林 100 mg/d。

4. 治疗选择的动态调整　病程中应进行动态评估并根据评估结果调整治疗方案。PLT>1 000×10^9/L 时应慎用阿司匹林,否则可增加出血风险;PLT>1 500×10^9/L 不推荐服用阿司匹林。不耐受阿司匹林的患者可换用氯吡格雷。

5. 有 CVR 的患者　应积极进行干预处理(如戒烟,控制血压和血糖等)。

(二)治疗手段

1. 抗血小板药　防治血栓并发症,应用小剂量阿司匹林 50~100 mg/d;ADP 受体拮抗剂(噻氯匹定与氯吡格雷);阿那格雷的推荐起始剂量每次 0.5 mg,每天 2 次,至少 1 周后开始调整剂量。

2. 降细胞药物　羟基脲每日 15~30 mg/kg,可长期间歇用药。

3. 干扰素　300 万 ~500 万 U,每周 3 次,皮下注射,可用于孕妇。

4. 血小板单采术(platelet apheresis)　可迅速减少血小板量,常用于妊娠、术前准备及骨髓抑制药不能奏效时。

5. 其他　脾切除术是禁忌的,因术后可致血小板明显增多,血栓形成。

六、预后

根据血小板增多的程度,病程不一,大多数病例进展缓慢,中位生存期 10~15 年。部分患者可发展成为其他类型 MPN、骨髓增生异常综合征(MDS)或急性髓系白血病(AML)。重要器官有血栓形成及出血,常为本病致死的主要原因。

第四节
原发性骨髓纤维化

原发性骨髓纤维化(PMF),简称骨纤,是一种造血干细胞克隆性增殖所致的 MPN,表现为不同程度的血细胞减少和(或)增多,外周血出现幼红细胞、幼粒细胞、泪滴状红细胞,骨髓纤维化和髓外造血,常导致肝脾大。骨髓穿刺检查常干抽,骨髓涂片可见骨髓增生低下。

一、发病机制

骨髓纤维化是骨髓造血干细胞异常克隆而引起的成

纤维细胞反应性增生。增生的血细胞异常释放血小板衍生生长因子(PDGF)及转化生长因子(TGF-β)等,刺激骨髓内成纤维细胞分裂和增生及胶原合成增多,并在骨髓基质中过度积聚,形成骨髓纤维化。肝、脾、淋巴结内的髓样化生是异常造血细胞累及髓外器官的表现,也可能由于骨髓纤维化过度增生破坏正常的骨髓超微结构,因而造血前体细胞从骨髓中释放进入周围血,并在肝、脾等髓外器官增殖,而不是代偿作用。约 65% 的纤维化期 PMF 患者存在 $JAK2^{V617F}$ 点突变,约 25% 的患者可检出 $CALR$ 基因突变,约 10% 的患者可检出 MPL 基因突变。

二、临床表现

本病中位发病年龄为 60 岁,发病隐匿,偶因发现脾大就诊和确诊。常见症状包括贫血和脾大压迫引起的各种症状,包括乏力、食欲减退、左上腹疼痛。代谢增高所致的低热、盗汗、体重下降等。少数有骨骼疼痛和出血。重度贫血和出血为本病的晚期表现。少数病例可因高尿酸血症并发痛风及肾结石。90% 的病例存在不同程度的脾大,巨脾是本病的特征性表现,质硬、表面光滑、无触痛。肝大占 50%~80%,因肝及门静脉血栓形成,可致门静脉高压症。

三、辅助检查

(一)血液检查

正常细胞性贫血,外周血有少量幼红细胞。成熟红细胞形态大小不一,常发现泪滴状红细胞,有辅助诊断价值。白细胞数增多或正常,可见中幼及晚幼粒细胞,甚至出现少数原粒及早幼粒细胞,中性粒细胞碱性磷酸酶活性增高。晚期白细胞和血小板减少。血清碱性磷酸酶、尿酸、乳酸脱氢酶、维生素 B_{12} 及组胺均见增高。

(二)骨髓检查

穿刺常呈干抽。疾病早期骨髓有核细胞增生,特别是粒系和巨核细胞,但后期显示增生低下。骨髓活检可见大量网状纤维组织,根据活检结果可将 PMF 分为 4 级(表 6-2-18)。

表 6-2-18　PMF 分级

分级	所见特征
0	无交叉分散的线型网硬蛋白,与正常骨髓一致
1	许多交叉松散的网硬蛋白网,尤其在血管周围区域
2	广泛交叉的弥漫而密集的网硬蛋白增多,偶见常由胶原构成的灶性厚纤维束和(或)局灶性骨硬化
3	广泛交叉的弥漫而密集的网硬蛋白增多,以及由胶原构成粗糙的厚纤维束,通常伴有骨硬化

(三)细胞遗传学和基因检查

无 Ph 染色体。1/2 以上的病例伴有 $JAK2^{V617F}$ 突变,但部分突变阴性病例可有 $CALR$ 或 MPL 基因突变。

(四)脾穿刺检查

类似骨髓穿刺涂片,提示髓外造血,巨核细胞增多最为明显且纤维组织增生。但穿刺后出血风险大,还需谨慎考虑和应用。

(五)肝穿刺检查

穿刺检查可见髓外造血,肝窦中有巨核细胞及幼稚细胞增生。

(六)X 线检查

约 50% 的病例 X 线检查有骨质硬化征象,骨质密度不均匀性增加,伴有斑点状透亮区,形成磨玻璃样改变;也可见到骨质疏松,新骨形成及骨膜花边样增厚。骨质变化好发于长骨的干骺端脊椎、骨盆、下肢的长骨、肱骨、肋骨等尤为明显,部分病例也有颅骨变化。

四、诊断与鉴别诊断

(一)诊断(2016 WHO 诊断标准)

WHO 2016 分型将 PMF 分为纤维化前期(pre-PMF)和显性纤维化期(overt-PMF),对应诊断标准如下。

1. pre-PMF 确诊　需要满足以下 3 项主要标准及至少 1 项次要标准。

(1)主要标准

1)骨髓活检有巨核细胞增生和异型巨核细胞,常常伴有网状纤维或胶原纤维化,或无显著的网状纤维增多(≤MF-1),巨核细胞改变必须伴有以粒细胞增生且常有红系造血减低为特征的骨髓增生程度增高。

2)不能满足 PV、CML($BCR-ABL$ 融合基因阳性)、MDS 或其他髓系肿瘤的诊断标准。

3)有 $JAK2^{V617F}$、$CALR$、MPL 基因突变,若无上述突变,则存在其他克隆性增殖标志(如 $ASXL1$,$EZH2$,$TET2$,$IDHI/IDH2$,$SRSF$,$SF3B1$),或不满足反应性骨髓网状纤维增生的最低标准。

(2)次要标准(以下检查需要连续检测两次)

1)贫血非其他疾病并发。

2)白细胞计数 $> 11 \times 10^9/$L。

3)可触及的脾大。

4)血清乳酸脱氢酶(LDH)水平增高。

2. Overt-PMF 确诊　需要满足以下 3 项主要标准及至少 1 项次要标准。

(1)主要标准

1) 巨核细胞增生和不典型性,伴网状纤维和(或)2 度或 3 度胶原纤维增生。

2) 不符合 WHO 关于 *BCR-ABL1* (+) CML、PV、骨髓增生异常综合征或其他髓系肿瘤。

3) 有 *JAK2*、*CALR* 或 *MPL* 基因突变阳性,或基因突变阴性,而其他克隆标志物阳性,或轻度反应性骨髓网状纤维化阴性(无感染、自身免疫病或其他慢性炎症性疾病、毛细胞白血病或其他淋巴系肿瘤、转移性肿瘤或慢性中毒性骨髓病)。

(2) 次要标准(以下检查需要连续检测两次)

1) 非共患病所引起的贫血。

2) 白细胞增多($\geqslant 11 \times 10^9/L$)。

3) 脾明显增大。

4) 乳酸脱氢酶(LDH)高于正常水平上限。

5) 骨髓病性贫血。

(二) 鉴别诊断

本病必须与各种原因引起的脾大相鉴别。此外,血液系统肿瘤如 CML、淋巴瘤、多发性骨髓瘤等及恶性肿瘤骨髓转移,均有可能引起继发性骨髓纤维组织局部增生,也应与本病鉴别。

五、治疗

(一) 治疗原则

对于无临床症状、病情稳定、可持续数年的患者不需要特殊治疗。

(二) 治疗手段

1. 支持治疗　贫血和低血小板需要输红细胞和血小板,长期红细胞输注应注意铁过载,配合铁螯合剂治疗。EPO 水平低者可用重组人 EPO。雄激素可加速幼红细胞的成熟与释放,但改善贫血效果不确定。

2. 缩小脾和抑制髓外造血　白细胞和血小板明显增多、有显著脾大而骨髓造血障碍不很明显时,可用沙利度胺、来那度胺、阿那格雷、羟基脲、美法仑等。部分患者可以改善症状,但不能改变自然病程。干扰素 α 和 γ 对有血小板增多的骨髓纤维化疗效较好。活性维生素 D 可抑制巨核细胞增殖,并有诱导髓细胞向单核及巨噬细胞转化的作用。

3. 脾切除　①脾大引起压迫和(或)脾梗死疼痛难以忍受;②无法控制的溶血、脾相关性血小板减少;③门静脉高压并发食管静脉曲张破裂出血。但是,脾切除后可使肝迅速增大,应慎重考虑。

4. 脾区照射　对明显脾大者,照射后可使症状减轻,脾缩小;但疗效短暂,4~6 个月后脾有可能再次增大,且有使周围血象进一步降低的不良反应。

5. JAK2 抑制剂　如芦可替尼,用于治疗中度或高风险的骨髓纤维化,包括 PMF、PV 或 ET 继发的骨髓纤维化。

6. 造血干细胞移植　是目前唯一有可能根治本病的方法,但年龄过高和有相关并发症失败率高,近年采用减低剂量预处理方案提高了成功率。

六、预后

确定诊断后中位生存期为 5 年。有 8%~20% 的患者最后演变为急性白血病,死因多为严重感染、出血、心力衰竭。

(王立新　袁　磊)

数字课程学习……

▶ 章节摘要　　💻 教学 PPT　　📋 拓展阅读　　📝 自测题

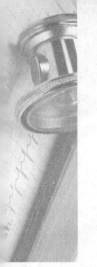

第一章 贫血概述

贫血(anemia)是指单位体积外周血中的血红蛋白(Hb)水平、红细胞(RBC)计数和(或)血细胞比容(Hct)低于可比人群正常参考值的下限。国内诊断贫血的标准一般为:成年男性 Hb<120 g/L,RBC<4.0×10^{12}/L 及 Hct<0.40;成年女性 Hb<110 g/L,RBC<3.5×10^{12}/L 及 Hct<0.37。孕妇贫血的诊断标准定为:Hb<100 g/L,Hct<0.30。由于红细胞总量测定困难,临床上常采用相对准确而且重复性好的 Hb 测定作为诊断贫血的实验室指标。

诊断贫血时应注意区分生理性贫血和特殊病理生理状态性贫血。妊娠中后期因体液增多,血液稀释,可出现生理性贫血;婴幼儿、儿童、老年人也可出现生理性贫血,应注意鉴别。此外,诊断贫血时应注意下述情况:长期居住高原地区居民的 Hb 测定值较海平面地区居民高;严重腹泻、大面积烧伤、长期限制液体摄入、高渗性腹膜透析及糖尿病酮症酸中毒等可造成机体脱水、血液浓缩,Hb 水平增高;而充血性心力衰竭、低蛋白血症及急性肾炎等可造成水潴留、血液稀释,Hb 水平降低。

一、分类

(一)按形态学特点分类

根据平均红细胞体积(mean corpuscular volume,MCV)、平均红细胞血红蛋白含量(mean corpuscular hemoglobin,MCH)和平均红细胞血红蛋白浓度(mean corpuscular hemoglobin concentration,MCHC)三项红细胞平均指数进行分类(表6-3-1)。

(二)按病因与发病机制分类

贫血的病因与发病机制分类见表6-3-2。

(三)按贫血的程度分类

按 Hb 水平分为轻度(Hb>90 g/L)、中度(Hb 60~90 g/L)、重度(Hb 30~60 g/L)及极重度(Hb<30 g/L)。

二、临床表现

贫血的临床表现可分为原发病表现及贫血相关症状两部分。原发病表现因疾病本身不同而异。贫血相关症状取决于各组织器官的缺氧程度和机体对缺氧的代偿和适应能力,与如下因素有关:①血液携氧能力。②全血容量。③呼吸循环系统代偿能力。如贫血发展迅速,伴有血容量明显改变,特别是年老体弱或有心肺疾病者,临床症状明显,患者常出现面色苍白、心动过速,甚至可发生休克和死亡。相反,如贫血发展迟缓,患者心肺代偿功能良好,Hb 降至80 g/L 甚至更低才出现症状。贫血相关症状、体征表现如下。

(一)皮肤黏膜苍白

皮肤黏膜苍白是贫血最常见的客观体征,以口唇、口

表 6-3-1 贫血的形态学分类

分类	MCV(fl)	MCH(pg)	MCHC(g/L)	常见疾病
正常细胞性贫血	82~95	27~31	320~360	再生障碍性贫血、白血病、急性溶血、急性失血
大细胞性贫血	>100	>31	320~360	巨幼细胞贫血
小细胞性贫血	<80	<27	320~360	感染、肿瘤、尿毒症
小细胞低色素性贫血	<80	<27	<320	缺铁性贫血、珠蛋白生成障碍性贫血、铁粒幼细胞贫血

表 6-3-2　贫血的病因与发病机制分类

发病机制	病因	临床疾病
红细胞 生成减少	造血干细胞异常	再生障碍性贫血、纯红细胞生成障碍性贫血、骨髓增生异常综合征、放化疗引起的骨髓抑制等
	造血微环境异常	白血病、骨髓坏死、骨髓纤维化、骨髓炎、骨髓转移癌、慢性炎症性贫血、肾性贫血等
	造血原料不足或利用障碍	缺铁性贫血、巨幼细胞贫血、铁幼粒细胞贫血等
红细胞 破坏过多	红细胞膜缺陷	遗传性球形红细胞增多症、遗传性椭圆形红细胞增多症、阵发性睡眠性血红蛋白尿症等
	红细胞酶缺陷	G-6-PD 缺乏症、丙酮酸激酶缺乏症等
	血红蛋白缺陷	珠蛋白生成障碍性贫血、异常血红蛋白病等
	红细胞以外因素	物理、化学、生物、免疫、机械等因素引起的溶血
失血	各种急、慢性失血	急性失血性贫血、慢性失血性贫血

腔黏膜、睑结膜、甲床、手掌较为明显;如合并黄疸(溶血),可表现皮肤黏膜黄染。皮肤黏膜苍白程度可反映贫血程度,但与患者的肤色、皮肤色素沉着、皮内毛细血管的扩张程度、皮下组织水分的多少有关。

(二) 组织器官缺氧的症状

1. 神经系统　头晕、头痛、眼花、耳鸣、失眠、多梦、记忆力减退,甚至晕厥、昏迷等。巨幼细胞贫血可伴有周围神经炎和脊髓退行性变。

2. 运动系统　疲乏无力、活动耐力减退、肌肉酸痛等。

3. 呼吸、循环、消化系统　呼吸、循环系统常见心悸、气促,活动时明显,严重者可出现呼吸困难、心绞痛、心力衰竭。体征上可有心动过速、脉压增大、心脏扩大、心尖部或心底部出现收缩期吹风样杂音。心电图可表现为窦性心动过速、窦性心律不齐、ST 段降低、T 波低平或倒置。贫血纠正后,这些症状和体征可消失。

消化系统常见食欲不振、腹胀、恶心、呕吐、腹泻、便秘等。舌尖和舌乳头萎缩,常见于巨幼红细胞性贫血;吞咽困难常见于缺铁性贫血;口腔黏膜炎或口腔溃疡常见于再生障碍性贫血、巨幼红细胞贫血及急性白血病。

4. 泌尿生殖系统　多尿、夜尿增多;育龄妇女可出现月经增多、减少,周期紊乱、闭经;严重者可出现性欲减退、不孕症等;血管内溶血出现血红蛋白尿。

5. 其他　低热、下肢水肿、皮肤干燥、毛发干枯、伤口愈合缓慢等。缺铁性贫血可出现反甲。急性失血性贫血可表现为休克及弥散性血管内凝血等。

三、诊断

贫血的诊断主要包括:①确定贫血的有无、程度及类型。②查明病因或原发病。在未明确病因之前,除支持治疗外,切勿乱用药,以免延误原发病的诊断。

(一) 病史

详细的病史常可提供重要的诊断线索。除询问贫血的发病时间、发病形式及病程等,还应询问饮食习惯、用药史、毒物及化学物接触史、大小便情况、出血倾向或出血史、月经生育史、体重改变、家族遗传史等情况。自幼起病,曾有严重的新生儿黄疸史及阳性家族史常提示先天性或遗传性贫血;贫血合并黄疸则提示溶血性贫血;慢性失血史可为缺铁性贫血提供线索;营养不良史、舌炎有助于巨幼细胞贫血的诊断。

(二) 体格检查

全面、系统的体格检查对贫血的病因诊断非常重要。应注意皮肤黏膜的颜色,有无皮肤、黏膜出血及黄疸,有无肝、脾、淋巴结肿大及胸骨压痛、心脏杂音、腹部包块等。皮肤黏膜苍白是贫血最常见的体征,黄疸提示溶血性黄疸,匙状指甲常见于缺铁性贫血,舌炎、舌乳头萎缩、口角糜烂多见于叶酸、维生素 B_{12} 缺乏所致巨幼细胞贫血,出血、胸骨压痛及肝、脾、淋巴结肿大常见于急性血液病,巨脾常见于骨髓增殖性疾病,贫血伴有高血压、眼睑水肿常提示为肾性贫血。

(三) 辅助检查

1. 血象检查　可确定贫血的存在和程度,对明确贫血的类型及查找病因也极为重要。网织红细胞计数反映骨髓红系造血情况,增多提示骨髓红细胞生成增多,见于缺铁性贫血、巨幼细胞贫血、溶血性贫血等;减少则表明骨髓红细胞生成减低,见于再生障碍性贫血、白血病等。红细胞指数测定可对贫血进行形态学分类,并提示相应的疾病。红细胞形态观察对一些疾病的诊断有重要价值,如小球形红细胞增多见于遗传性球形红细胞增多症,靶形红细胞增多见于珠蛋白生成障碍性贫血,泪滴状红细胞增多见于骨髓纤维化等。此外,还应注意贫血是否伴有白细胞、血小板数量及形态的改变。

2. 骨髓检查　是进行贫血类型判断及病因诊断的重要手段。包括骨髓细胞学检查及骨髓活检病理学检查。骨髓细胞学检查对判断骨髓增生度、各类细胞比值,有无异常或肿瘤细胞具有重要意义;骨髓活检对判断骨髓造血组织的分布及面积,有无骨髓纤维化,有无肿瘤转移或浸润具有重要意义。

3. 其他 项目繁多,如铁代谢的检测对于缺铁性贫血的诊断非常重要,血红蛋白分析对诊断血红蛋白病必不可少,抗人球蛋白试验为自身免疫性溶血性贫血的确诊试验,CD55、CD59 及 Flare 试验对阵发性睡眠性血红蛋白尿症的诊断较为重要,无创红细胞寿命检测对早期判断红细胞破坏有较好价值等。

四、治疗

(一) 病因治疗

病因治疗是贫血治疗的关键。对于贫血患者应详细地查找病因,有时需要多学科团队(multi disciplinary team MDT)诊疗模式,针对病因精准合理治疗才能达到治愈的目的。

(二) 输血及支持对症治疗

出现明显缺氧症状的患者可行红细胞输注。由于输血不良反应和并发症较多,应严格掌握指征:慢性贫血(Hb<60 g/L),老年患者或心脏病患者输血指征可适当放宽(Hb<80 g/L)。尽量用成分输血。休息、吸氧、营养、抗感染等也是重要的支持治疗。

(三) 药物治疗

应根据贫血的病因及病理机制选择不同的药物,如铁剂主要用于治疗缺铁性贫血;叶酸、维生素 B_{12} 可用于治疗巨幼细胞贫血;糖皮质激素和免疫抑制剂对自身免疫性溶血性贫血有确切疗效;环孢素 A、雄激素、抗胸腺细胞球蛋白(ATG)对再生障碍性贫血有良好疗效;促红细胞生成素对肾性贫血疗效较好,也可用于再生障碍性贫血、骨髓增生异常综合征的治疗等。

(四) 脾切除

脾是红细胞破坏的主要场所,也是产生抗体的重要器官。遗传性球形红细胞增多症、遗传性椭圆形红细胞增多症脾切除疗效较好。异常血红蛋白病、内科治疗无效的自身免疫性溶血性贫血、脾功能亢进等也是脾切除的适应证。

(五) 造血干细胞移植

造血干细胞移植适用于骨髓造血功能衰竭及某些严重的遗传性贫血,如重型再生障碍性贫血、骨髓增生异常综合征、重型珠蛋白生成障碍性贫血、镰状细胞贫血、阵发性睡眠性血红蛋白尿症、原发性骨髓纤维化等。

(张连生 李莉娟)

第二章 缺铁性贫血

铁是合成血红蛋白所必需的元素。当体内储存铁消耗殆尽,不能满足正常红细胞生成所需而发生的一种小细胞低色素性贫血,称为缺铁性贫血(iron deficiency anemia,IDA)。缺铁性贫血是最常见的营养性贫血。各国报道的缺铁性贫血发病率不同,但均以儿童和女性人群尤其是妊娠妇女的发病率最高。

一、铁的代谢

(一) 铁的分布和储存

铁广泛分布于机体各种组织。正常成年男性铁含量为 50~55 mg/kg,女性为 35~40 mg/kg。人体内铁以两种形式存在:其一为功能状态铁,占体内铁 70%,包括血红蛋白铁、肌红蛋白铁、转铁蛋白、含铁酶类。其二为储存铁,占 30%(男性 1 000 mg,女性 300~400 mg),以铁蛋白和含铁血黄素的形式储存于肝、脾、骨髓等器官的单核巨噬细胞系统。血清铁蛋白与铁储备密切相关,是一项反映机体铁储备较敏感的实验室指标。

(二) 铁的来源和吸收

健康人每天造血需 20~25 mg 铁,主要(约 90%)来自衰老破坏的红细胞,其次来源于饮食。健康人维持体内铁平衡需每天从食物摄铁 1~1.5 mg,孕、乳妇需 2~4 mg。饮食中的铁主要有两种形式:血红素结合的铁和非血红素结合的铁,前者主要以 Fe^{2+} 形式存在于动物食品,后者主要以 Fe^{3+} 形式存在于植物食品。动物食品铁吸收率高(可达 20%),植物食品铁吸收率低(1%~7%)。铁吸收部位主要在十二指肠及空肠上段。食物铁状态(三价、二价铁)、胃肠功能(酸碱度等)、体内铁贮量、骨髓造血状态及某些药物(如维生素 C)均会影响铁的吸收。

(三) 铁的转运

吸收入血的二价铁经铜蓝蛋白氧化成三价铁,与转铁蛋白结合后运至幼红细胞或其他需铁的组织细胞,以胞饮的方式进入细胞内后被还原成二价铁,参与血红蛋白的合成。剩余的铁以铁蛋白和含铁血黄素形式储存。

(四) 铁的再利用和排泄

健康人每日合成血红蛋白所需的铁,大部分来自衰老红细胞破坏后释放的铁,仅 1.0~1.5 mg 来自外源性吸收的铁。在红细胞生成的过程中铁被反复利用。铁的正常排泄量极少,主要由胆汁和肠道排泄,皮肤细胞代谢、出汗和尿液亦排出少量铁。正常男性每日排铁 0.5~1.0 mg。育龄期女性因月经铁丢失较多,每日排铁 1.0~1.5 mg。

二、病因与发病机制

(一) 病因

1. 铁摄入不足和需求增加　多见于婴幼儿、青少年、妊娠和哺乳期女性。婴幼儿生长迅速而铁储备量较少,如喂养不合理易发生缺铁性贫血。青少年偏食易缺铁。育龄期女性因月经过多,妊娠及哺乳期女性铁需求量增加,如饮食供给不足,易造成缺铁性贫血。长期食物缺铁也可在其他人群中引起缺铁性贫血。

2. 铁吸收障碍　铁的转化和吸收受诸多因素(如肠道环境、饮食内容和还原物质)的影响。胃次全切除术后,胃酸分泌减少,不利于将三价铁转化为二价铁,且食物快速进入空肠,绕过了铁吸收的主要部位(十二指肠),影响铁的转化和吸收而发生缺铁性贫血。无转铁蛋白血症、肝病可导致铁转运障碍,是引起缺铁性贫血的少见病因。

3. 铁丢失过多　慢性失血是缺铁性贫血最常见的病因。长期慢性失血而得不到纠正则导致缺铁,失血 1 mL 丢失铁 0.5 mg。慢性失血的原因众多,包括消化道出血、反复鼻出血、月经过多、频繁献血、出凝血异常疾病等。

(二) 发病机制

1. 对铁代谢的影响　当体内贮存铁减少,功能状态铁的生成受到影响,体内铁代谢指标会出现异常:贮存铁指标(包括血清铁蛋白和含铁血黄素)降低;血清铁和转铁蛋白饱和度降低,总铁结合力和未结合铁的转铁蛋白升高,血清可溶性转铁蛋白受体升高。

2. 对造血系统的影响　铁是合成血红素的原料,缺铁导致血红素合成障碍,红细胞内大量游离原卟啉(FEP)未能与铁结合成为血红素,累积在红细胞内或与锌原子结合成为锌原卟啉(ZPP),进而导致血红蛋白生成减少,出现小细胞低色素性贫血,严重时可影响粒系和血小板的生成。

3. 对组织细胞代谢的影响　缺铁影响含铁酶和铁依赖酶的活性,导致患者体力下降、生长发育缓慢、精神系统异常、免疫力降低,还可引起黏膜组织病变及外胚叶组织营养障碍。

三、临床表现

(一) 贫血表现

贫血的一般表现,如面色苍白、乏力、易倦、纳差、耳鸣、心悸、气促等。

(二) 缺铁原发病表现

有消化系统疾病者可出现腹痛、黑便、大便性状改变,育龄期女性可有月经增多史,有血管内溶血的患者可出现血红蛋白尿症等。

(三) 组织缺铁表现

1. 肌肉功能改变引起的体力下降　由肌红蛋白减少,含铁酶活性降低,乳酸堆积,氧化酵解循环障碍,能量降低引起。

2. 儿童与青少年发育迟缓、智商低　为单胺氧化酶活性降低所致。

3. 神经精神症状　多见于儿童,如容易兴奋、烦躁易怒或淡漠(含铁酶、单胺氧化酶活性降低)、异食症。

4. 上皮细胞代谢障碍,上皮蛋白角化、黏膜损害的表现　如口角炎、舌炎、吞咽困难;毛发干燥、易脱落;皮肤干燥、角化、萎缩、无光泽;指(趾)甲条纹隆起、扁平,甚至"反甲"。

四、辅助检查

(一) 血液、骨髓形态学检查

1. 血象　缺铁性贫血属小细胞低色素性贫血。血涂片中红细胞大小不一,红细胞分布宽度增加,细胞中心淡染区扩大。网织红细胞计数正常或轻度增加。白细胞计数多在正常范围。血小板计数正常或增加。

2. 骨髓象　红系造血呈轻或中度活跃,以中晚幼红细胞增生为主。成熟红细胞变化同外周血。粒系和巨核细胞系无显著改变。骨髓铁染色细胞内外铁均减少,尤以细胞外铁更明显,是诊断缺铁性贫血的可靠指标。

(二) 生化检查

1. 铁代谢检查　血清铁降低,总铁结合力升高,转铁蛋白饱和度降低,血清铁蛋白降低。

2. 缺铁性红细胞生成检查　缺铁性贫血时血红蛋白

合成障碍,红细胞游离原卟啉(FEP)升高。红细胞游离原卟啉与血红蛋白的比例亦升高。

五、诊断与鉴别诊断

(一)诊断

缺铁性贫血(IDA)诊断标准如下。

(1)小细胞低色素性贫血 成年男性 Hb<120 g/L,成年女性 Hb<110 g/L,孕妇 Hb<100 g/L;MCV<80 fl,MCH<27 pg,MCHC<32%。

(2)有明确的病因和临床表现。

(3)有缺铁的依据 血清铁 <8.95 μmol/L,总铁结合力 >64.44 μmol/L,转铁蛋白饱和度 <15%,血清铁蛋白 <12 μg/L。骨髓铁染色显示骨髓小粒可染铁消失,铁粒幼细胞 <15%。

(4)铁剂治疗有效。

(二)鉴别诊断

主要是与其他小细胞低色素性贫血鉴别。

1. 珠蛋白异常所致贫血 包括异常血红蛋白病和珠蛋白生成障碍性贫血,属于遗传性疾病,常有家族史,有慢性溶血表现。体检可有脾大。血涂片中可见靶形红细胞。血红蛋白电泳出现不同的异常血红蛋白带。血清铁蛋白、骨髓可染铁、血清铁和转铁蛋白饱和度不低且常增高。

2. 慢性病性贫血 肿瘤、感染或慢性炎症可引起铁代谢异常性贫血,患者有原发病表现,铁代谢检查发现血清铁蛋白和骨髓铁增多,血清铁、转铁蛋白饱和度、总铁结合力降低。

3. 铁粒幼细胞贫血 系铁失利用性贫血,表现为小细胞性贫血。分为先天性和获得性两类。骨髓中铁粒幼细胞增多,并出现特征性的环形铁粒幼细胞,其计数 >15% 时有诊断意义。患者总铁结合力不低,血清铁蛋白、转铁蛋白饱和度增高,骨髓小粒含铁血黄素颗粒增多。

4. 转铁蛋白缺乏症 表现为小细胞低色素性贫血,铁代谢检查可发现血清铁、总铁结合力、血清铁蛋白及骨髓含铁血黄素明显降低。因常染色体隐性遗传所致患者常在幼儿时发病,伴发育不良和多器官受累;继发于严重肝病、肿瘤的患者有原发病的表现。

六、治疗

(一)病因治疗

治疗缺铁性贫血重点在于病因治疗,应尽可能去除导致缺铁的病因。对于婴幼儿、青少年和妊娠女性等因摄入不足起病的患者,应调整饮食,增加含铁食物;因消化系统疾病导致铁吸收障碍或丢失增多的患者,需积极治疗原发疾病;月经量多患者需找出病因并调理月经等。

(二)铁剂治疗

铁剂治疗为治疗缺铁性贫血的有效措施。首选口服铁剂,安全且疗效可靠。常选用硫酸亚铁、富马酸亚铁和葡萄糖酸亚铁等铁制剂。每日剂量应含元素铁150~200 mg,分 2~3次口服。多数患者对口服铁剂耐受良好。少数患者可出现消化道刺激症状,如恶心、烧心、胃肠痉挛及腹泻等,可从小剂量开始,数天后增至全剂量。铁剂于进餐同时或餐后服用可减轻其不良反应,但亦减少其吸收。饮茶影响铁的吸收,故不应同时服用。维生素 C 有助于铁吸收,可配伍应用。服用铁剂后,患者网织红细胞开始上升,7~10 d达高峰。血红蛋白多在治疗 2 周后开始升高,1~2 个月后恢复正常。血红蛋白正常后,仍应继续服用铁剂 3~6 个月或待 SF>50 μg/L 后再停药,以补足机体铁储备,防止复发。

注射铁剂治疗仅限于不能口服铁剂的患者,其不良反应较多且严重,应严格掌握适应证:①不能耐受口服铁剂。②原有消化道疾病,口服铁剂会加重病情,如溃疡性结肠炎、胃十二指肠溃疡等。③消化道吸收障碍,如胃十二指肠切除术后、萎缩性胃炎等。④铁丢失(失血)过快,口服铁剂补充不及。⑤因治疗不能维持铁平衡,如血液透析。注射铁剂治疗前应计算总剂量,计算公式为:补铁总剂量(mg) = [150 - 血红蛋白(g/L)] × 体重(kg)× 0.33。常用注射铁剂是右旋糖酐铁,深部肌内注射。首次剂量 50 mg,如无明显不良反应,第二次注射 100 mg(每日量不宜超过 100 mg),每日或隔日 1 次,直至完成总剂量。注射铁剂的不良反应有局部疼痛和皮肤色素脱失及引流区淋巴结疼痛等。注射铁剂可发生超敏反应,多见于静脉用药,严重时危及生命,故应避免静脉给药。

(于　力　赖永榕)

第三章　巨幼细胞贫血

第四章 再生障碍性贫血

再生障碍性贫血（aplastic anemia，AA）简称再障，是一种获得性骨髓造血功能衰竭临床综合征，主要表现为红细胞、粒细胞、血小板减少导致的贫血、出血和感染症状。

一、病因与发病机制

（一）病因

AA病因尚未明确，可能与以下因素有关。

1. 化学因素　氯霉素类抗生素、磺胺类药物、抗肿瘤（细胞毒类）药及苯及衍生物甲苯等化学毒物，均可引起AA。与剂量关系不大，但与个人敏感性有关。

2. 物理因素　电离辐射如X线、放射性核素等。

3. 生物因素　病毒感染，特别是肝炎病毒、微小病毒B19，还见于风疹病毒、EB病毒及流感病毒感染等。

4. 其他因素　代谢性（如妊娠）、免疫性（抗体介入、移植物抗宿主反应）等因素。

（二）发病机制

AA发病机制尚未完全阐明，可能与以下因素有关。

1. 造血干细胞异常（种子学说）　造血干细胞异常包括造血干细胞量和质的异常。上述各种致病因素破坏骨髓，造成造血干细胞数量减少，集落形成能力显著降低，体外对造血生长因子（hemopoietic growth factor，HGF）反应差，CD34$^+$细胞凋亡增加。部分再障有单克隆造血异常，且可向PNH、MDS甚至白血病转化。

2. 造血微环境受损和造血生长因子异常（土壤学说）　以往的研究发现，干细胞因子（stem cell factor）基因缺陷小鼠骨髓造血功能衰竭，表现与AA一样，因此提出AA发生机制是骨髓造血微环境缺陷和造血生长因子异常学说。但后来的研究未能证实人类AA存在干细胞因子基因缺陷，而且AA骨髓造血正性调节因子水平表现为升高，而非减低。AA患者接受异基因造血干细胞移植治疗后，其骨髓造血微环境能够支持正常造血功能。因此，造血微环境缺陷和造血生长因子异常是AA发病机制的依据是不足的。

3. 免疫介导因素（免疫学说，以前称"虫子"学说）　目前认为，T淋巴细胞的异常活化和功能亢进造成骨髓损伤、造血细胞凋亡和造血功能衰竭在AA发病机制中占主要地位。再障患者T淋巴细胞数量相对增多，淋巴细胞处于异常活化状态，活化的细胞毒性T细胞（CTL，Tc细胞）增多，CD4$^+$/CD8$^+$、Th1/Th2、Tc1/Tc2细胞比例失调，且活化的效应细胞相对增多。T淋巴细胞的分泌功能异常，不经预先刺激即可自发产生IFN-γ、IL-2、TNF-α、巨噬细胞炎症蛋白（MIP）-1α等造血负性调控因子。CTL可通过细胞毒作用直接杀伤造血干细胞，造血抑制因子可以通过一些信号途径诱导造血干细胞凋亡。

二、临床表现

（一）症状

临床表现为贫血、出血和感染。根据患者的病情、血象、骨髓象及预后，AA可分为重型（SAA）和非重型（NSAA）。

1. SAA　起病多急骤，常以严重贫血或出血为主要特征，部分以感染发热为主要表现。出血不仅表现在皮膜黏膜出血，还常有内脏出血，如呕血、便血、尿血、子宫出血、眼底出血及颅内出血，后者常为本病的死亡原因。感染以呼吸道感染最常见，其次有消化道、泌尿生殖道及皮肤、黏膜感染等。感染菌种以革兰氏阴性杆菌、金黄色葡萄球菌和真菌为主，常合并败血症。多数患者有发热，体温在39℃以上，因此，感染也是常见的死亡原因。

2. NSAA　起病多缓慢，常以贫血发病。出血程度较轻，常见的出血部位有皮下、鼻黏膜及牙龈，女性可有月经过多，很少有内脏出血，感染少见且较轻。久治无效者可进展为SAA。

（二）体征

贫血面容，睑结膜及甲床苍白，皮肤可见出血点及紫癜，贫血重且时间长者，心尖区常有收缩期吹风样杂音，一般无肝、脾大。

（三）并发症

长期中、重度贫血会引发贫血性心脏病；反复多次输血易并发病毒性肝炎等病毒性疾病，而大量输血可诱发血色病；感染不能及时控制，可并发败血症甚至发生感染性休克；颅内出血是危及患者生命的最主要并发症之一。

三、辅助检查

（一）血象

全血细胞减少，校正后的网织红细胞比例<1%，淋巴细胞比例增高。至少符合以下三项中两项：Hb<100 g/L，PLT<50×10^9/L，中性粒细胞绝对值（ANC）<1.5×10^9/L。

(二) 骨髓象

多部位(不同平面)骨髓增生减低或重度减低;小粒空虚,非造血细胞(淋巴细胞、网状细胞、浆细胞、肥大细胞等)比例增高;巨核细胞明显减少或缺如;红系、粒系细胞均明显减少。

(三) 骨髓活检

骨髓全切片增生减低,造血组织减少,脂肪组织和(或)非造血细胞增多,网硬蛋白不增加,无异常细胞。

(四) 其他检查

1. T 淋巴细胞亚群检测 CD4$^+$、CD8$^+$、Th1、Th2、Th17、Treg、B 细胞等亚群及 IFN-γ、IL-10 等细胞因子异常增高或减低。

2. 造血祖细胞体外培养 集落减少,集簇增加。

3. 骨髓核素扫描 选用不同放射性核素,直接或间接判断骨髓的整体造血功能。

4. 其他 染色体核型正常,骨髓铁染色示贮铁增多,中性粒细胞碱性磷酸酶染色强阳性,溶血检查均阴性。

5. 除外检查 必须除外先天性和其他获得性、继发性 BMF(表 6-3-3)。

四、诊断与鉴别诊断

(一) 诊断

(1) 全血细胞减少,网织红细胞绝对值减少,淋巴细胞比例增高。

(2) 一般无肝脾大。

(3) 骨髓多部位增生减低,造血细胞减少,非造血细胞比例增高,骨髓小粒空虚。做骨髓活检可见造血组织均匀减少,脂肪组织增加。

(4) 除外引起全血细胞减少的其他疾病,如 PNH、MDS、急性白血病、恶性组织细胞病等。

(5) 一般抗贫血治疗无效。

(二) 临床分型

AA 目前分为 SAA 和 NSAA。国内学者曾将 AA 分为急性型(AAA)和慢性型(CAA);1986 年以后,又将 AAA 改称为重型再障Ⅰ型(SAA-Ⅰ),将 CAA 进展成的急性型称为重型再障Ⅱ型(SAA-Ⅱ)。

1. SAA 诊断标准 除了发病急,贫血进行性加重,伴严重感染和出血以外,还应具备:①骨髓细胞增生程度 < 正常的 25%,如≥ 正常的 25% 但 <50%,则残存的造血细胞应 <30%。②血常规:需具备下列三项中的两项:ANC<0.5×10⁹/L,校正的网织红细胞 <1% 或绝对值 <20×10⁹/L,PLT<20×10⁹/L。③若 ANC<0.2×10⁹/L 为极重型再障(VSAA)。

2. NSAA 诊断标准 未达到 SAA 标准的 AA。

(三) 鉴别诊断

AA 应与其他引起全血细胞减少的疾病相鉴别(表

表 6-3-3 全血细胞减少和骨髓低增生的其他疾病

疾病或临床进展	鉴别要点
PNH 相关(AA/PNH)	依据疾病及 PNH 向 AA 转化的阶段不同,患者的临床表现不同。检测外周血红细胞表面 GPI 锚链蛋白可以鉴别
低增生性 MDS/AML	低增生性 MDS 具备如下特点:粒系、巨核系增生减低,外周血、骨髓涂片和骨髓活检中存在幼稚细胞。骨髓活检标本中,网状纤维、CD34$^+$ 细胞增加及较多的残存造血面积提示为低增生性 MDS 而非 AA。若存在前体细胞异常定位(ALP)则更加提示 MDS。红系病态造血在 AA 中可见,不能据此鉴别 MDS 和 AA
自身抗体介导的全血细胞减少	包括伊文思综合征等。可检测到外周血网织红细胞或中性粒细胞比例往往不低甚或偏高,骨髓红系细胞比例不低且易见"红系造血岛",Th1/Th2 降低(Th2 细胞比例增高)、CD5$^+$B 细胞比例增高,血清 IL-4 和 IL-10 水平增高,对糖皮质激素和(或)大剂量静脉滴注丙种球蛋白的治疗反应较好
霍奇金淋巴瘤或非霍奇金淋巴瘤	可表现为全血细胞减少,骨髓增生减低,骨髓涂片可见局部淋巴瘤细胞浸润。AA 患者淋巴细胞显著增高,但系正常淋巴细胞,可通过免疫分型和基因重排检测与淋巴瘤细胞进行区分。其他如脾大等特征也可作为鉴别 AA 与淋巴瘤的依据
原发性骨髓纤维化	原发性骨髓纤维化常伴随泪滴状异常红细胞、幼稚红细胞、脾大,骨髓纤维化不合并脾大的患者则提示有可能是继发于其他恶性肿瘤
分枝杆菌感染	有时表现为全血细胞减少和骨髓增生减低,课件肉芽肿、纤维化、骨髓坏死和嗜血征象。结核分枝杆菌一般没有特征性肉芽肿。抗酸杆菌属于不典型分枝杆菌感染,其常被泡沫样巨噬细胞吞噬。如果考虑结核,应进行骨髓抗酸染色和培养
神经性厌食或长期饥饿	可表现为全血细胞减少、骨髓增生减低、脂肪细胞和造血细胞丢失,骨髓涂片背景物质增多,HE 染色为浅粉色,吉姆萨染色亦可观察到
原发免疫性血小板减少症(ITP)	部分 AA 患者初期仅表现为血小板减少,后期出现全血细胞减少,需与 ITP 相鉴别。这类 AA 患者骨髓增生减低,巨核细胞减少或消失。这种表现在 ITP 中并不常见。可用于鉴别 AA 及 ITP
MonoMAC 综合征	骨髓增生减低同时外周血单核细胞减低或极度减低可能提示该诊断

注:AA,再生障碍性贫血;PNH,阵发性睡眠性血红蛋白尿症;GPI,糖基磷脂酰肌醇;MDS,骨髓增生异常综合征;AML,急性髓系白血病;MonoMAC 综合征,分枝杆菌易感的单核细胞缺乏综合征。

6-3-3）。AA 属于骨髓衰竭（BMF）。BMF 可以分为先天性和获得性两种,而获得性 BMF 又分为原发性和继发性。

1. 原发性 BMF　主要包括:①源于造血干细胞质量异常的 BMF,如 PNH 和骨髓增生异常综合征（MDS）;②自身免疫介导的 BMF,其中又包括细胞免疫介导的 BMF（如 AA）和自身抗体介导的 BMF;③意义未明的血细胞减少（ICUS）[包括非克隆性 ICUS、意义未明克隆性血细胞减少（CCUS）]。这些情况可以是某特定疾病的过渡阶段,可发展为 MDS 或其他血液病,也可能是尚未认知的某疾病。

2. 继发性 BMF　造成继发性 BMF 的因素较多,主要包括:①造血系统肿瘤,如毛细胞白血病（HCL）、T 细胞型大颗粒淋巴细胞白血病（T-LGLL）、多发性骨髓瘤（MM）等;②其他系统肿瘤浸润骨髓;③骨髓纤维化;④严重营养性贫血;⑤急性造血功能停滞;⑥肿瘤性疾病因放化疗所致骨髓抑制等。

3. 与其他全血细胞减少疾病的鉴别

(1) PNH　是一种获得性克隆性红细胞缺陷所致的慢性血管内溶血性疾病。典型患者有血红蛋白尿（酱油色或浓茶色尿）发作,以晨起第一次尿更明显,网织红细胞升高,尿含铁血黄素试验阳性,常有轻度黄疸,易鉴别。不典型者无血红蛋白尿发作,全血细胞减少,骨髓可增生降低,易误诊为 AA。但其酸溶血试验（Ham 试验）、蛇毒因子溶血试验或微量补体溶血敏感试验阳性,CD55、CD59 表达明显下降。

(2) MDS　其某些亚型有全血细胞减少,网织红细胞有时不高甚至降低,骨髓也可低增生性,这些易与血中无幼稚细胞时更容易与急性 AA 混淆,若无肝、脾大和胸骨压痛等白血病浸润表现,临床更难以鉴别。但 AL 骨髓中原始细胞明显增加,一般均 >20%,且 AL 常伴有染色体异常、融合基因等改变。

(3) 急性造血功能停滞　是一种骨髓突然停止造血的现象。发病因素包括感染和药物。发病急,贫血迅速且严重,与 SSA 相似,但骨髓涂片尾部可见巨大原始红细胞,病程呈自限性,经 4~6 周后可自然恢复。

(4) 其他　与其他严重的营养性贫血鉴别,包括缺铁性贫血和巨幼细胞贫血,严重时可有全血细胞减少,但铁剂或叶酸和维生素 B_{12} 治疗有效,一般鉴别不难。还需与骨髓纤维化、间变大细胞淋巴瘤、自身抗体介导的全血细胞减少等鉴别,可通过骨髓象、骨髓活检等鉴别。

五、治疗

AA 一旦确诊,应明确疾病严重程度,尽早治疗。

(一) 支持对症治疗

1. 保护措施　SAA 应予以保护性隔离,有条件者应入住层流病房,注意饮食卫生;避免出血,防止外伤及剧烈活动;避免使用对骨髓有损伤作用和抑制血小板功能的药物。

2. 成分输血　输血指征一般为 Hb<60 g/L。老年（≥60 岁）、代偿反应能力低、需氧量增加时,可放宽输血阈值（Hb≤80 g/L）,尽量输注红细胞悬液。存在血小板消耗危险因素者或 SAA 预防性血小板输注阈值为 <20×10⁹/L,而病情稳定者为 <10×10⁹/L。拟行异基因造血干细胞移植者,应输注辐照或过滤后的红细胞和血小板悬液。

3. 控制感染　AA 患者发热应按"中性粒细胞减少伴发热"的治疗原则来处理。

4. 其他　患者长期输血导致血清铁蛋白水平超过 1 000 μg/L 时,应祛铁治疗。已有一些报道提示,接种疫苗可导致骨髓衰竭或 AA 复发,除非绝对需要否则不主张接种疫苗。

(二) NSAA 的治疗

1. 免疫抑制治疗（IST）　常应用环孢素（CsA）。我国一般采用剂量为 5 mg/(kg·d),维持血药浓度为 150~200 ng/mL。CsA 减量过快会增加复发风险,一般推荐疗效达平台期后持续服药至少 12 个月。服用 CsA 期间应定期检测血压、肝肾功能。

2. 促造血治疗　雄激素可以刺激骨髓红系造血,是 AA 治疗的基础促造血用药。与 CsA 配伍,治疗 NSAA 有一定疗效。一般应用司坦唑醇或十一烷睾酮,应定期复查肝功能。血小板受体激动剂（TPO-RA）如海曲泊帕（国产）、阿法曲泊帕和艾曲泊帕（进口）联合 IST 在 AA 治疗中取得较好效果。

3. 辅助治疗　应用一些中医中药和改善造血微环境的药物治疗 NSAA,可能有助于改善疗效。

(三) SAA 的治疗

SAA 的标准疗法是对年龄 >35 岁或年龄虽≤35 岁但无 HLA 相合同胞供者的患者首选 ATG/ALG 和 CsA 的免疫抑制治疗（IST）;对年龄≤35 岁且有 HLA 相合同胞供者的 SAA 患者,如无活动性感染和出血,首选 HLA 相合同胞供者造血干细胞移植。HLA 相合无关供者造血干细胞移植仅用于 ATG/ ALG 和 CsA 治疗无效的年轻 SAA 患者。造血干细胞移植前必须控制出血和感染。输血依赖的 NSAA 可采用 CsA 联合促造血（雄激素、造血生长因子）治疗,如治疗 6 个月无效则按 SAA 治疗（图 6-3-1）。

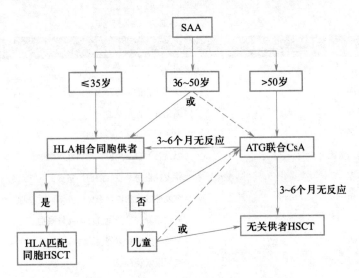

图 6-3-1　重型再生障碍性贫血（SAA）治疗选择

注：CsA：环孢素 A；HSCT：造血干细胞移植。

1. 免疫抑制剂　抗淋巴 / 胸腺细胞球蛋白（ATG/ALG）联合 CsA。兔源 ATG/ALG（法国、德国产）剂量为 3~4 mg/(kg·d)，猪源 ALG（国产）剂量为 20~30 mg/(kg·d)。ATG/ALG 需连用 5 d，用药前需做过敏试验，试验阴性方可接受 ATG/ALG 治疗。每日用 ATG/ ALG 时同步应用肾上腺糖皮质激素防止超敏反应。

2. 造血干细胞移植

(1) HLA 相合同胞供者造血干细胞移植　适用条件：①年龄≤35 岁，有 HLA 相合同胞供者的 SAA 或 VSAA 患者。②年龄 >35 岁的 SAA 患者，在 ATG/ALG 联合 CsA 治疗失败后，也可采用 HLA 相合同胞供者骨髓移植。

(2) HLA 相合的无关供者骨髓移植　适用条件：①有 HLA 完全相合供者，年龄 <50 岁（50~60 岁，须一般状况良好），SAA 或 VSAA 患者。②无 HLA 相合的同胞供者；至少一次 ATG/ALG 和 CsA 治疗失败，骨髓移植时无活动性感染和出血。

3. 造血生长因子　粒细胞 - 巨噬细胞集落刺激因子（GM-CSF）、重组人粒系集落刺激因子（G-CSF）配合免疫抑制剂使用可发挥促造血作用。也可加用重组人红细胞生成素（EPO）。

造血因子的使用应根据患者的血常规和骨髓反应而定，总疗程一般不少于 3 个月。

(四) 疗效标准

1. 基本治愈　随访 3 个月病情稳定或继续进步。

2. 明显进步　贫血和出血症状明显好转，不输血，Hb 较治疗前 1 个月内常见值增长 30 g/L 以上，并能维持 3 个月。

判定以上三项疗效标准时，患者均应 3 个月内不输血。

3. 无效　经充分治疗后，症状、血常规未达明显进步。

(赖永榕)

第五章　溶血性贫血

第一节
概述

溶血（hemolysis）是指红细胞寿命缩短、破坏增加的过程。溶血超过骨髓造血的代偿能力时，引起的贫血为溶血性贫血（hemolytic anemia，HA）。溶血发生而骨髓造血仍能代偿时，可不出现贫血，称为溶血性疾病。按临床表现可分为急性和慢性溶血性贫血，按溶血的部位分为血管内和血管外溶血，按病因分为遗传性和获得性溶血性贫血（表 6-3-4），按发病机制分为红细胞膜内在缺陷引起的和红细胞外部因素异常引起的溶血性贫血。

表 6-3-4 溶血性贫血的病因学分类

遗传性	获得性
红细胞膜缺陷	免疫性
遗传性球形红细胞增多症	血型不合的输血反应
遗传性椭圆形红细胞增多症	新生儿溶血性贫血
东南亚卵圆形红细胞增多症	自身免疫性溶血性贫血
遗传性热异形性红细胞增多症	温抗体型自身免疫性溶血性贫血
遗传性口形红细胞增多症	特发性自身免疫性溶血性贫血
遗传性干瘪红细胞增多症	继发性或症状性自身免疫性溶血性贫血
Rh 缺如综合征	药物诱发性自身免疫性溶血性贫血
遗传性棘形红细胞性疾病	冷抗体型自身免疫性溶血性贫血
无 β 脂蛋白血症	冷凝集素综合征
McLeod 表型综合征	阵发性冷性血红蛋白尿症
家族性磷脂酰胆碱胆固醇酰基转移酶缺乏症	微血管病性溶血性贫血
高磷脂酰胆碱溶血性贫血	溶血尿毒症综合征
红细胞糖酵解途径酶缺陷	弥散性血管内凝血
丙酮酸激酶缺乏症	血栓性血小板减少性紫癜
己糖激酶缺乏症	恶性肿瘤诱发性
葡萄糖磷酸异构酶缺乏症	化疗诱发性
磷酸果糖激酶缺乏症	免疫性疾病（如移植物排斥和红斑狼疮）
醛缩酶缺乏症	物理和机械因素
磷酸丙糖异构酶缺乏症	热损伤
磷酸甘油酸激酶缺乏症	人工心脏瓣膜
3- 磷酸甘油醛脱氢酶缺乏症	行军性血红蛋白尿
二磷酸甘油变位酶缺乏症	生物因素
烯醇酶缺乏症	原虫感染：疟疾、利什曼病、锥虫病等
乳酸脱氢酶缺乏症	细菌感染：巴尔通体病、梭状芽孢杆菌败血症、霍乱、伤寒
红细胞核苷酸代谢酶异常	化学、药物、毒物
嘧啶 5′- 核苷酸酶缺乏症	氧化性药物或化学物质
腺苷脱氨酶缺乏症	非氧化性药物或化学物质
腺苷酸激酶缺乏症	毒物：苯肼、砷化氢、蛇毒、毒蕈等
红细胞磷酸戊糖旁路和谷胱甘肽代谢酶缺陷	阵发性睡眠性血红蛋白尿症
葡萄糖 -6- 磷酸脱氢酶缺乏症	
谷胱甘肽还原酶缺乏症	
谷胱甘肽过氧化物酶缺乏症	
谷胱甘肽合成酶缺乏症	
谷氨酰 - 半胱氨酸合成酶缺乏症	
珠蛋白结构异常和合成障碍	
不稳定血红蛋白病	
镰状细胞贫血	
珠蛋白生成障碍性贫血	
其他纯合子血红蛋白病	

一、病因与发病机制

溶血性贫血的发病与红细胞受到破坏、血红蛋白降解和红细胞造血代偿能力受损有关,由于各种原因导致红细胞寿命缩短。

(一) 红细胞受到破坏、寿命缩短

本病因可概括为红细胞存在内在缺陷或红细胞外部因素异常。前者多见于遗传性疾病,后者常为获得性溶血。

1. 红细胞内在缺陷

(1) 红细胞膜缺陷　红细胞膜是双层磷脂结构,其间镶嵌着多种膜蛋白,其中一类称为细胞骨架蛋白,细胞骨架蛋白相互连接形成网络支架结构,支持膜脂双层,对维持红细胞正常形状和变形能力起重要作用。红细胞膜支架缺陷时,红细胞形态发生改变,如遗传性球形红细胞增多症和椭圆形红细胞增多症。无脂蛋白血症时,因红细胞膜胆固醇含量增高而磷脂酰胆碱含量降低,使红细胞呈棘状。

(2) 红细胞酶缺陷　已知 20 余种红细胞酶缺陷与溶血相关,主要包括糖代谢酶异常和核苷酸代谢酶异常。红细胞内葡萄糖代谢的主要途径包括无氧糖酵解途径和磷酸戊糖旁路途径。无氧糖酵解途径酶缺陷可造成红细胞能量来源不足,导致细胞膜功能异常,产生溶血,其典型代表是丙酮酸激酶缺乏症。磷酸戊糖旁路酶缺陷的结果是还原型谷胱甘肽减少,细胞易受氧化剂损害,发生溶血,其典型代表是葡萄糖 -6- 磷酸脱氢酶(G6PD)缺乏症。核苷酸代谢酶异常也可引起溶血性贫血,如红细胞嘧啶 5′- 核苷酸酶缺乏症。

(3) 珠蛋白异常　分为珠蛋白肽链分子结构异常(异常血红蛋白病)和肽链合成异常(珠蛋白生成障碍性贫血)两类。造成溶血的机制是异常血红蛋白在红细胞内发生聚集或形成结晶,导致红细胞变形能力下降,无法通过直径比它小的微循环,在通过单核巨噬细胞系统(如肝和脾)时破坏增加。

2. 红细胞外部因素异常

(1) 免疫性因素　红细胞膜吸附有凝集抗体、不完全抗体或补体,导致红细胞在血管内溶血或在单核巨噬细胞系统被破坏,前者如冷抗体型自身免疫性溶血性贫血(autoimmune hemolytic anemia, AIHA),后者如温抗体型 AIHA。

(2) 非免疫因素

1) 机械因素:如钙化性主动脉瓣狭窄、人工心瓣膜、行军性血红蛋白尿、微血管病性溶血性贫血、弥散性血管内凝血等。

2) 生物因素:如蛇毒、疟疾、黑热病、病毒感染和细菌感染等。

3) 化学因素:如苯肼、亚硝酸盐类等中毒,可因引起获得性高铁血红蛋白血症而溶血。

4) 其他:获得性血细胞膜糖化肌醇磷脂(GPI)锚蛋白异常,如阵发性睡眠性血红蛋白尿症(PNH)。

(二) 血红蛋白的降解

1. 血管内溶血

溶血主要在血管内发生,见于血型不合输血、输注低渗溶液及阵发性睡眠性血红蛋白尿症等。红细胞破坏后释放游离血红蛋白,一部分与血液中的珠蛋白结合,形成相对分子质量大的结合体,由肝细胞从血中清除。未被结合的游离血红蛋白能够从肾小球滤出,形成血红蛋白尿。近端小管可重吸收部分血红蛋白,并将其分解为卟啉、铁及珠蛋白。反复血管内溶血时,铁以铁蛋白或含铁血黄素的形式沉积在近端小管上皮细胞内,如细胞脱落随尿排出,即为含铁血黄素尿。急性溶血时,血红蛋白有时可引起肾小管阻塞、细胞坏死,而导致急性肾衰竭。

2. 血管外溶血

红细胞被肝、脾等部位的单核巨噬细胞系统识别、吞噬及破坏,见于遗传性球形细胞增多症、温抗体型 AIHA 等。受损红细胞释出的血红蛋白被分解为珠蛋白和血红素。珠蛋白被进一步分解利用,血红素分解为铁和卟啉。铁继续再利用,卟啉分解为游离胆红素。游离胆红素在肝与葡糖醛酸结合形成结合胆红素从胆汁中排出。胆汁中结合胆红素经肠道细菌作用,被还原为粪胆原,大部分随粪便排出。少量粪胆原又被肠道重吸收进入血液循环,重吸收的粪胆原多再次通过肝细胞重新随胆汁排泄到肠腔中去,形成"粪胆原的肠肝循环";小部分粪胆原通过肾随尿排出,称为尿胆原。

无效性红细胞生成(ineffective erythropoiesis),又称原位溶血,因造血存在缺陷,幼红细胞在释放入血液循环之前已在骨髓内被破坏,可伴有黄疸,是一种特殊的血管外溶血。见于巨幼细胞贫血、骨髓增生异常综合征(MDS)等。

(三) 骨髓红系造血的代偿

溶血可引起骨髓红系代偿性增生,导致骨髓象中粒红比例倒置。同时,外周血可出现大量网织红细胞和有核红细胞,部分红细胞含有核碎片。慢性重度溶血性贫血时,长骨部分黄髓可以转变成红髓,骨髓腔扩大,骨皮质变薄,骨骼变形。儿童溶血性贫血可在肝、脾、淋巴结等部位形成髓外造血,导致肝、脾大。

二、临床表现

临床表现主要与溶血发生的缓急、程度和部位(血管内或血管外)有关。

1. 急性溶血 起病急骤,如输血血型不合时易发生。短期内大量血管内溶血可有明显寒战,随后高热,严重腰背、四肢酸痛,伴头痛、呕吐、面色苍白和血红蛋白尿(酱油色尿)、黄疸,甚至出现休克和急性肾衰竭。

2. 慢性溶血 起病缓慢,临床表现有贫血,黄疸,肝、脾大。长期高胆红素血症可导致胆石症和肝功能损害。婴幼儿时期起病者可有骨骼变形。在慢性溶血过程中可突然发生骨髓造血功能衰竭,表现为网织红细胞减少和贫血加重,称为再生障碍性贫血危象。发生机制可能与病毒感染有关,也可能由于自身抗体同时作用于成熟红细胞及幼红细胞所致。

三、辅助检查

(一) 提示溶血的实验室检查

1. 血管内溶血

(1) 血清游离血红蛋白 >40 mg/L。

(2) 血清结合珠蛋白 <0.5 g/L。溶血停止 3~4 d 后,结合珠蛋白才恢复至原来的水平。

(3) 血红蛋白尿 尿常规示隐血阳性,尿蛋白阳性,红细胞阴性。

(4) 含铁血黄素尿(Rous 试验) 主要见于慢性血管内溶血。尿沉渣镜检时发现脱落上皮细胞内有含铁血黄素。

2. 血管外溶血

(1) 血清胆红素 血管外溶血时常伴高胆红素血症,以血清游离胆红素增加为主,结合胆红素少于总胆红素的 15%。慢性溶血性贫血患者由于长期高胆红素血症导致肝功能损害,可合并肝细胞性黄疸。

(2) 尿常规 尿胆原增多,呈强阳性,但胆红素阴性。

(3) 24 h 粪胆原和尿胆原 粪胆原和尿胆原排出增多。但慢性溶血患者肝功能减退时粪胆原才会增加,尿胆原的量并不增多。

(二) 反映红系代偿性增生的实验室检查

网织红细胞比例增加,可达 5%~80%;有时血涂片检查可见有核红细胞,在严重溶血时可见到幼粒细胞。骨髓涂片检查显示,骨髓增生活跃或明显活跃,红系比例增高,以中幼和晚幼红细胞为主,粒红比例可以倒置。部分红细胞含有核碎片,如豪-乔小体(Howell-Jolly body)和卡伯特环(Cabot ring),可见到嗜多色红细胞。

(三) 反映红细胞寿命缩短的实验室检查

红细胞寿命测定是诊断溶血的最可靠指标,可以用放射性核素 ^{51}Cr 标记红细胞的方法进行测定。但检测方法复杂,不宜作为常规检查。检测红细胞缺陷的实验室检查参见本章相关内容。

四、诊断

诊断步骤为确定有无溶血性贫血的临床和实验室证据,寻找溶血的原因。临床上有急性或慢性溶血性贫血的表现,辅助检查发现红细胞破坏增多、血红蛋白降解、骨髓代偿增生的证据,即可诊断溶血性贫血(表 6-3-5),诊断中重要的是寻找溶血的病因(表 6-3-6)。

表 6-3-5 溶血性贫血的一般实验室检查

红细胞破坏增加的检查	红细胞代偿性增生的检查
红细胞寿命测定缩短	网织红细胞计数升高
血清游离胆红素增高	外周血涂片出现有核红细胞
尿胆原升高	骨髓红系增生
血清游离血红蛋白增高	红细胞肌酸升高
血清结合珠蛋白降低	
血红蛋白尿	
含铁血黄素尿	
血清乳酸脱氢酶活性增高	
外周血破碎和畸形红细胞比例增高	

表 6-3-6 针对各类溶血性贫血发病机制的实验室检查

溶血原因	实验室检查项目
红细胞膜缺陷	红细胞形态、红细胞渗透脆性试验、酸化甘油溶解试验、SDS 聚丙烯酰胺凝胶电泳红细胞膜蛋白分析
红细胞酶缺陷	高铁血红蛋白还原试验、红细胞海因茨小体生成试验、酶活性定量测定
血红蛋白病	红细胞形态、红细胞包涵体检查、海因茨小体、异丙醇试验、血红蛋白电泳、珠蛋白肽链分析、珠蛋白 DNA 分析
阵发性睡眠性血红蛋白尿症	酸化血清溶血试验、热溶血试验、蔗糖溶血试验、蛇毒因子溶血试验、尿含铁血黄素试验、流式细胞仪测血细胞 CD55、CD59、Flaer 表达
免疫性溶血性贫血	库姆斯试验、冷凝集素试验、冷热溶血试验

五、治疗

溶血性贫血是一组异质性疾病,正确的诊断是有效治疗的基础。

(一) 去除病因

有明确病因者,去除病因才可能获得治愈。感染导致的溶血性贫血,应积极控制感染。药物引起的溶血性贫血,应停用该药物。

(二)糖皮质激素和免疫抑制剂治疗

糖皮质激素适用于温抗体型 AIHA,对阵发性睡眠性血红蛋白尿症也可能有短暂疗效,但由于激素不良反应大,不建议长期或反复使用。免疫抑制剂可应用于糖皮质激素治疗无效的 AIHA。

(三)输血

输血是重要的支持治疗或挽救生命的措施,应采用成分输血。对于 AIHA,因自身抗体存在,输血后有加重溶血的可能,但在快速溶血、出现危及生命的贫血时,依然要在治疗原发病的同时,给予患者输血支持治疗。可小量缓慢输注,抢救时并不强调输洗涤红细胞。

(四)脾切除术

脾切除术适用于红细胞破坏主要发生在脾的溶血性贫血,如遗传性球形红细胞增多症、糖皮质激素反应不良的 AIHA、某些类型血红蛋白病。

(五)其他治疗

患者应适当补充造血原料。慢性溶血性贫血叶酸消耗增加,应补充叶酸。慢性血管内溶血可增加铁丢失,证实缺铁后应适当补充。重型珠蛋白生成障碍性贫血患者长期依赖输血可导致继发性铁过载,应予铁螯合剂祛铁治疗。

第二节

血红蛋白病

血红蛋白病(hemoglobinopathies)是由于血红蛋白在质和量上的异常而发生的一类遗传性贫血病。它可分为两大类:一类是异常血红蛋白病,是由于血红蛋白发生了结构上的异常而导致的贫血症;另一类是珠蛋白生成障碍性贫血,是由某类珠蛋白合成受抑所引起的溶血性贫血,但并不涉及血红蛋白结构的异常。据 WHO 估计,全球约有 1.5 亿人携带血红蛋白病基因,并已将血红蛋白病列为严重危害人类健康的 6 种常见病之一。异常血红蛋白病在我国云南、贵州、广西、新疆等地发病率较高,珠蛋白生成障碍性贫血多发于华南及西南地区。

一、珠蛋白生成障碍性贫血

珠蛋白生成障碍性贫血(thalassemia)又称地中海贫血,是由珠蛋白基因突变或缺失导致珠蛋白肽链合成不足而引起的遗传性溶血性贫血。α 珠蛋白链缺乏者称为 α 珠蛋白生成障碍性贫血,β 珠蛋白链缺乏者称 β 珠蛋白生成障碍性贫血。临床上根据其贫血严重程度分为轻型、中间型和重型。本病广泛分布于地中海流域、中东、非洲、东南亚及我国南部等,在我国广西、广东、四川、香港、台湾北部、云南、贵州、海南、福建、湖南、湖北较多见,北方地区则少见。

(一)病因与发病机制

血红蛋白(Hb)是一种由血红素和珠蛋白组成的结合蛋白。珠蛋白有两种肽链,一种是 α 链,基因位于 16 号染色体;另一种是非 α 链(β、γ 及 δ 链),基因位于 11 号染色体。健康人出生后有 3 种 Hb:①HbA:由一对 α 链和一对 β 链组成($\alpha_2\beta_2$),为成人主要的 Hb,占 95% 以上。②HbA$_2$:由一对 α 链和一对 δ 链组成($\alpha_2\delta_2$),占 Hb 的 2%~3%。③胎儿 Hb(HbF):由一对 α 链和一对 γ 链组成($\alpha_2\gamma_2$),出生 6 个月后含量仅 1% 左右。健康人自父母双方各继承两个 α 珠蛋白基因($\alpha\alpha/\alpha\alpha$),若自父母继承一个或一个以上有缺陷的 α 珠蛋白基因,可致 α 珠蛋白链合成受到部分或完全抑制,引起 α 珠蛋白生成障碍性贫血。α 珠蛋白链的两个 α 基因的 mRNA 完全缺失可导致 α 珠蛋白链合成完全受抑制,称为 α^0 基因或 α^1 基因;若只有一个 α 基因的 mRNA 部分缺失则引起 α 珠蛋白链部分受抑制,称为 α^+ 基因或 α^2 基因。当健康人与 α 珠蛋白生成障碍性贫血基因携带者结合,或是夫妇双方都是 α 珠蛋白生成障碍性贫血基因携带者,就会产生 4 种表现型:①α^+ 基因与正常 α 基因携带者结合,产生静止型基因携带者(α^2 杂合子)。②α^0 基因与正常 α 基因携带者结合,产生 α 珠蛋白生成障碍性贫血特征(α^1 杂合子)。③α^0 基因与 α^+ 基因携带者结合,产生 HbH 病(α^1 与 α^2 双重杂合子)。④α^0 基因的纯合子,完全不能合成 α 链,即 Hb Bart 胎儿水肿综合征。

健康人自父母双方各继承一个正常 β 珠蛋白基因,若自父母继承了异常 β 珠蛋白基因,则引起 β 珠蛋白生成障碍性贫血。由于 β 珠蛋白基因突变部位和类型不同,β 珠蛋白完全不能合成称为 β^0 珠蛋白生成障碍性贫血,β 珠蛋白尚能合成但合成量不足称为 β^+ 珠蛋白生成障碍性贫血。β 珠蛋白链的合成不足或完全不能合成,引起 α 珠蛋白链与非 α 珠蛋白链的合成比例不平衡,影响正常 Hb(HbA)的合成。此外,由于 α 珠蛋白链的相对过剩,剩余的 α 珠蛋白链在红细胞内形成包涵体,导致红细胞膜的氧化损伤,造成红细胞破坏及骨髓的无效造血,临床上引起贫血、黄疸、脾大、骨髓腔扩大引起的珠蛋白生成障碍性贫血外貌等症状及体征,是 β 珠蛋白生成障碍性贫血主要的病理基础。

(二) 临床表现

1. **α 珠蛋白生成障碍性贫血** 分为 4 种类型：静止型基因携带者、α 珠蛋白生成障碍性贫血特征、HbH 病和 Hb Bart 胎儿水肿综合征。静止型基因携带者及 α 珠蛋白生成障碍性贫血者无任何症状及特征。HbH 患者出生时与正常婴儿一样，未满 1 岁前多无贫血症状，以后随着年龄增长逐渐出现典型的 HbH 病特征，主要表现为轻至中度的慢性贫血。约 2/3 以上的患者有肝脾大，间歇发作轻度黄疸，但无珠蛋白生成障碍性贫血外貌，生长发育正常，可长期存活。合并感染、妊娠或服磺胺类药、氧化剂类药时，贫血可因溶血而明显加重。患有 Hb Bart 胎儿水肿综合征的胎儿往往在妊娠 30~40 周成为死胎、流产或早产后胎儿死亡，部分存活患儿体形小，皮肤苍白、全身水肿、胸腔积液、腹水、心包积液，可有黄疸及皮肤出血点，肝脾增大明显，心脏明显肥大，胎盘大而脆，易碎裂，脐带亦常有水肿。

2. **β 珠蛋白生成障碍性贫血** 分为轻型、中间型和重型。轻型为杂合子 β 珠蛋白生成障碍性贫血，多数患者没有任何症状；少数有轻度贫血，生长发育正常，骨骼无畸形，贫血可因感染、妊娠等情况加重，脾可轻度增大。重型 β 珠蛋白生成障碍性贫血又称 Cooley 贫血，为纯合子 β 珠蛋白生成障碍性贫血，患儿初生时与正常婴儿无异，但出生后 3~6 个月，开始出现临床症状，贫血呈进行性加重，须定期输血维持生命。肝脾进行性增大，巩膜黄染，生长发育迟缓，骨骼变形，头颅增大，额部、顶部、枕部隆起，颧骨隆起，鼻梁塌陷，上颌及牙齿前突，形成典型的"珠蛋白生成障碍性贫血外貌"。长期多次输血常引起铁过载，免疫力低下、反复感染、心肌损害，常使多数患儿夭折。如能活到 10 多岁则常伴性幼稚征，出现第二性征不发育、肾上腺功能不全等症状。中间型是指不依赖输血，临床表现介于重型与轻型之间的 β 珠蛋白生成障碍性贫血患者。

(三) 辅助检查

1. **血象和骨髓象** 静止型基因携带者血象正常，红细胞内无包涵体；α 珠蛋白生成障碍性贫血特征者及轻型 β 珠蛋白生成障碍性贫血患者，Hb 正常或轻度下降；HbH 病患者，Hb 大多在 70~100 g/L；Hb Bart 胎儿水肿综合征和重型 β 珠蛋白生成障碍性贫血患者，Hb 一般在 50 g/L 以下，需定期输血维持生命。MCV 及 MCH、MCHC 显著降低，红细胞渗透脆性降低。血涂片可见红细胞大小不均、异形及靶形红细胞，可见有核红细胞，网织红细胞显著增多。HbH 患者血涂片经煌焦油蓝染色后可见红细胞中

含有灰蓝色、均匀、圆形的颗粒状 HbH 包涵体。白细胞数多正常，血小板数常增高，脾功能亢进时白细胞、血小板数减少。

骨髓涂片示溶血性贫血骨髓象，红细胞增生显著，铁染色阳性，铁粒幼细胞增多。HbH 病患者有核红细胞亦可见 HbH 包涵体。Hb Bart 胎儿水肿综合征者常有髓外造血灶。

2. **血红蛋白电泳** 静止型基因携带者及 α 珠蛋白生成障碍性贫血者 Hb 电泳正常。HbH 病患者 HbH 占 5%~40%，HbA$_2$ 及 HbF 多正常。Hb Bart 胎儿水肿综合征者 Hb 电泳几乎全部为 Hb Bart，可有微量 HbH，无 HbA、HbA$_2$ 及 HbF。轻型 β 珠蛋白生成障碍性贫血 HbA$_2$ 显著增高，范围 3.5%~7%；HbF 可以正常，部分病例可以轻度增高，一般不超过 5%。重型 β 珠蛋白生成障碍性贫血 HbF 增高明显，可达 60% 以上，HbA$_2$ 多正常或轻度增高。

3. **铁代谢检查** 静止型基因携带者、α 珠蛋白生成障碍性贫血及轻型 β 珠蛋白生成障碍性贫血患者的血清铁、铁饱和度、血清铁蛋白浓度多数正常，合并缺铁时上述指标可降低。中间型及重型 β 珠蛋白生成障碍性贫血患者的血清铁、铁饱和度、血清铁蛋白浓度常增高，呈铁过载状态；重型 β 珠蛋白生成障碍性贫血铁过载更为严重，其中血清铁蛋白浓度常 >2 500 μg/L。

4. **X 线检查** 重型 β 珠蛋白生成障碍性贫血患者骨髓长期显著增生，骨髓腔增宽、骨皮质变薄，颅骨板障增宽。颅骨 X 线片上常能看到骨皮质间的髓梁有垂直条纹，呈典型短发状变化，如"头发直立""太阳光线"状。偶在胸腔内或脊柱旁可以见到大小不等的髓外造血灶。

5. **基因诊断** 通过 DNA 限制性内切酶图谱、PCR 技术、寡核苷酸探针、斑点杂交、DNA 测序等基因诊断技术可确定珠蛋白生成障碍性贫血的基因型。

(四) 诊断

根据临床表现、血象及 Hb 分析、红细胞包涵体检查，可以诊断 HbH 病和 Hb Bart 胎儿水肿综合征。但诊断静止型携带者及 α 珠蛋白生成障碍性贫血困难，需采用基因诊断技术确诊。HbH 病及 Hb Bart 胎儿水肿综合征有条件也应进行上述基因诊断技术检查以明确基因型。

纯合子 β 珠蛋白生成障碍性贫血的临床和血液学表现很典型，诊断并不困难。对于严重进行性贫血的患儿，有脾大，外周血片显示红细胞大小不均、有靶形红细胞，红细胞渗透脆性降低，HbF 含量显著增高，大多可以确诊。家族史和籍贯对诊断有重要意义，必要时做颅骨 X 线检查及 Hb 分析，疑似病例需做基因诊断。轻型及无症状 β

珠蛋白生成障碍性贫血的诊断依据为:①小细胞低色素性贫血。②外周血涂片可见靶形红细胞。③红细胞渗透脆性减低。④HbF正常或轻度增多,HbA₂轻度增多。⑤家族调查对诊断很有价值。杂合子β珠蛋白生成障碍性贫血需与缺铁性贫血、巨幼细胞贫血相鉴别,纯合子β珠蛋白生成障碍性贫血需与新生儿黄疸、再生障碍性贫血等相鉴别。

(五)治疗

静止型基因携带者、α珠蛋白生成障碍性贫血特征及轻型β珠蛋白生成障碍性贫血者无需治疗。Hb Bart胎儿水肿综合征多于出生前死亡,目前无治疗办法,重点在于预防。HbH病、中间型及重型β珠蛋白生成障碍性贫血采用以下措施治疗。

1. 输血　目的是维持患儿的正常Hb水平,以防慢性血氧不足,减轻代偿性骨髓增生,减少肠道对铁的吸收。重型β珠蛋白生成障碍性贫血目前主张采用高输血法维持患者Hb在100~120 g/L。一般每3~4周输血1次。HbH病、中间型β珠蛋白生成障碍性贫血患者大多数能维持Hb在75 g/L以上,无需依赖长期规则输血。只有在临床症状表现如重型β珠蛋白生成障碍性贫血时,才需长期规律输血;对妊娠期间的中间型珠蛋白生成障碍性贫血患者,也需规律输血。

2. 祛铁治疗　长期反复输血及骨髓红系细胞造血过剩、肠道吸收铁增加等,可使体内铁过载,过多的铁沉积于心肌、肝、胰、脑等器官,引起组织细胞损伤和器官功能衰竭。故常须密切监测和准确评估患者铁过载状况,最普遍使用的评估方法是测定血清铁蛋白浓度。接受输注10~20 U红细胞,或血清铁蛋白浓度在1 000 μg/L以上时,应开始应用祛铁治疗。目前可选择的铁螯合剂有:去铁胺(deferoxamine,DFO)、去铁酮(deferiprone,L1)和地拉罗司(deferasirox)。

3. 脾切除术及脾动脉栓塞术　HbH病、中间型及重型β珠蛋白生成障碍性贫血出现巨脾或脾功能亢进者,可行脾切除术或脾动脉栓塞术,以减轻溶血。切脾指征为:①脾大在6 cm以上或脾功能亢进。②每年输血量超过200 mL/kg红细胞。③5岁以上(5岁以前小儿机体免疫功能发育未完善,术后常并发严重感染)。

4. γ珠蛋白基因活化剂　如羟基脲(hydroxycarbamide)、地西他滨、5-氮胞苷(azacytidine,5-Aza)、白消安(busulfan)、丁酸钠类等药物,能活化γ珠蛋白基因的表达,增加γ珠蛋白链的合成,增加HbF的合成,改善贫血症状。该类药物对中间型β珠蛋白生成障碍性贫血和Hb E/β珠蛋

白生成障碍性贫血(是我国常见的一种Hb变异,容易发生溶血性贫血)效果较好,但对重型β珠蛋白生成障碍性贫血效果较差。

5. 促造血治疗　沙利度胺对中间型β珠蛋白生成障碍性贫血患者有显著疗效。输血依赖的β珠蛋白生成障碍性贫血可通过罗特西普(luspatercept)降低输血负荷,不良反应轻微。低氧诱导因子(HIF)的靶向药物罗沙司他(roxadustat)治疗β珠蛋白生成障碍性贫血的研究正在进行中。

6. 异基因造血干细胞移植　是目前根治重型β珠蛋白生成障碍性贫血的唯一方法。对有HLA相合同胞供体的重型β珠蛋白生成障碍性贫血患者应作为首选治疗。移植效果与患者年龄、身体状况、预处理方案、供者来源、HLA相合程度及对并发症的处理等因素密切相关。根据患者是否有肝大、肝纤维化,是否规律应用铁螯合剂,可分为三级:一级为无上述3种危险因素,二级有1~2种危险因素,三级有3种危险因素。目前上述三级患者获得HLA配型相合供者的骨髓移植后,无病生存率分别为87%、85%和80%。对于没有HLA相合同胞供体的重型β珠蛋白生成障碍性贫血患者而言,可选择无关供者造血干细胞移植根治疾病。

二、其他血红蛋白病

异常Hb病,是由Hb发生结构异常而导致的贫血症。全球报道的异常血红蛋白已达827种,其中我国发现80种以上。

(一)镰状细胞贫血

镰状细胞贫血(HbS)是一类遗传性疾病,由于异常血红蛋白S所致,因红细胞呈镰刀状而得名。主要见于非洲黑人。镰变红细胞僵硬,变形性差,在微循环中易遭破坏而发生溶血。未被破坏者因含有包涵体容易在脾内破坏,导致血管外溶血。

患者出生半年后,HbF逐渐由HbS代替,症状和体征逐渐出现。一方面表现为慢性溶血性贫血,伴有巩膜轻度黄染,肝轻、中度增大,婴幼儿可见脾大。另一方面,由于毛细血管微血栓引起疼痛危象及肺、肾、肝、脑栓塞等严重合并症。当病情突然加重时,称"镰状细胞危象",感染、代谢性酸中毒、低氧条件可能诱发危象,但有时难以发现明显诱因。根据临床表现特征的不同,可将镰状细胞危象分为5型:梗死型(疼痛型)、再生障碍型、巨幼细胞型、脾滞留型和溶血型。

镰状细胞贫血的诊断标准为:①临床表现为黄疸、贫

血、肝脾大、骨关节及胸腹疼痛等。②红细胞镰变试验阳性。③遗传史。④种族地区发病。⑤血红蛋白电泳显示主要成分为 HbS。

目前尚缺乏有效治疗办法,对症治疗可以减轻症状与痛苦,对帮助患者渡过危象时期非常重要。

(二) 不稳定血红蛋白病

由于 α 或 β 珠蛋白链氨基酸组成改变,使血红蛋白分子结构不稳定,发生变性和沉淀,形成红细胞内变性珠蛋白小体(Heinz 小体),称不稳定血红蛋白。不稳定血红可引起溶血性贫血,称为不稳定血红蛋白病。目前已发现 100 余种不稳定血红蛋白,80% 以上系 β 链异常,余为 α 链异常。

不同的不稳定血红蛋白所引起的临床表现有很大差异。多数不稳定血红蛋白患者由于骨髓红系代偿性增生而不出现,或仅有轻度的溶血性贫血,但当发生感染或服用氧化剂类药物时,不稳定血红蛋白沉淀加剧,溶血性贫血加重,患者往往因此就医而确诊。除贫血外,患者还可有黄疸、脾大。若不稳定血红蛋白被氧化形成高铁血红蛋白,则出现发绀。

对原因不明的先天性非球形溶血性贫血患者均应考虑到本病的可能性。诊断的主要依据是找到不稳定血红蛋白。若发现血红蛋白的氧亲和力异常,对诊断也很有价值。部分患者有阳性家族史。热变性试验及异丙醇试验是诊断本病简便、敏感并具有一定特异性的试验。

目前无特殊治疗。应避免发生感染或服用氧化剂类药物 [如磺胺类、伯氨喹、呋喃唑酮、亚甲蓝等],以免加重溶血性贫血。脾切除对部分溶血性贫血明显且伴有脾大的患者有一定疗效;但对氧亲和力增高的患者应避免切脾手术,因切脾可能导致病情加重。妊娠时贫血可能会加重。

(三) 氧亲和力增高血红蛋白病

氧亲和力增高血红蛋白病是由于血红蛋白氨基酸组成改变,使血红蛋白对氧的亲和力增高,向组织释放氧减少,组织缺氧引起的代偿性红细胞增多症。本病系遗传病,故又称 "家族性红细胞增多症",但并非所有家族性红细胞增多症都由异常血红蛋白引起。目前已发现 40 余种氧亲和力增高的异常血红蛋白。

由于纯合子不能生存,临床所见的都是杂合子,主要表现为红细胞增多,结膜、口唇、颜面及四肢末端充血,可有头胀、头晕、头痛、失眠、易激动、四肢麻木等症状,但多数患者症状不明显。脾一般不肿大。妊娠时可能会发生流产或死胎。

有红细胞增多症及家族史者,应考虑本病。血红蛋白电泳发现异常血红蛋白区带和(或)血红蛋白氧亲和力显著增高可明确诊断。珠蛋白链氨基酸组成分析或珠蛋白基因分析可明确本病的分子病理情况。

大多数患者不需要治疗,有轻微症状者应予对症处理。仅当因红细胞显著增多(如血细胞比容 >0.60)而有可能发生血栓形成或其他并发症时,方考虑静脉放血治疗。

(四) 血红蛋白 M 病

血红蛋白 M 病是由珠蛋白链氨基酸组成改变导致高铁血红蛋白,系常染色体显性遗传病,故又名"家族性发绀症"。血红蛋白 M 病的产生不是因为红细胞酶的还原系统发生障碍,而是由于珠蛋白链上的一些与血红素中铁原子结合的氨基酸发生突变,使血红素固定在高铁状态。血红蛋白 M 病患者的血呈深棕色,患者无先天性心血管病,但自幼发绀,此种发绀与自身劳累无关。

本病的临床表现主要为发绀,其他表现不明显。累及 α 链者自出生时即有发绀,累及 β 链者在出生后 3~6 个月才出现发绀,而累及 γ 链者仅生后 1 周即呈现短暂发绀。患者除发绀外,一般无其他临床症状,生活如常人。某些 β 链变异型可有轻度溶血。服用氧化剂类药物(如磺胺类)可使症状加重。

本病应注意与其他原因引起的高铁血红蛋白发绀症相鉴别,如遗传性高铁血红蛋白症、中毒性高铁血红蛋白症等。血红蛋白光谱分析检查可明确诊断。

目前尚缺乏有效的治疗手段。病情轻,不影响患者的寿命。

(五) 血红蛋白 E 病

血红蛋白 E(HbE)病是由于 β 珠蛋白基因发生突变,使其第 6 位上的谷氨酸被赖氨酸取代而引起的异常血红蛋白病。但因谷氨酸和赖氨酸理化性质相似,对血红蛋白分子的稳定性和功能影响不大。本病属常染色体不完全显性遗传,多见于东南亚。是我国各族人民中最常见的异常血红蛋白,遍布南北 16 个省、自治区、直辖市,以广东和云南省多见。

1. HbE 病 是 HbE 纯合子所致。常伴有轻度溶血性贫血,呈小细胞低色素性。靶形红细胞可达 25%~75%。感染时贫血加重。血红蛋白电泳 HbE 高达 90% 以上。HbA_2 即使在病理情况下亦罕有高于 10% 者,HbF 正常或略增高,HbA 则缺如。

2. HbE 性状 表现为 HbA 与 HbE 基因杂合子。患者无贫血也无临床症状,血涂片中靶形红细胞 <5%,HbE 30%~40%,其余为 HbA。

3. HbE-β 珠蛋白生成障碍性贫血 为 HbE 与 β 珠蛋白生成障碍性贫血基因的双重杂合子,症状与重

型 β 珠蛋白生成障碍性贫血相似。血红蛋白电泳 HbE 60%~80%，HbF 15%~40%。治疗方法与重型珠蛋白生成障碍性贫血相似。脾切除后症状可有好转，但数年后贫血又渐加重。服用羟基脲可以使一部分患者的血红蛋白维持在一定水平。

第三节
自身免疫性溶血性贫血

自身免疫性溶血性贫血（AIHA）系由于自身产生病理性抗体吸附于红细胞表面，导致红细胞破坏增加而引起的一种获得性溶血性贫血。分为温抗体型、冷抗体型和混合型 3 种。

一、温抗体型 AIHA

（一）病因与发病机制

各年龄段均可发病，成人多见，女性多于男性。分为原发性和继发性，两者的发病率大致相仿。继发性 AIHA 的病因有淋巴组织增殖性疾病（LPD）、结缔组织病、感染（特别是儿童病毒感染）、药物（如磺胺药、青霉素、奎尼丁、甲基多巴等）、肿瘤等。儿童 AIHA 更常继发于原发性免疫缺陷病（PID）、自身免疫性淋巴细胞增生综合征（ALPS）或其他新发现的免疫调节性疾病。

温抗体一般在 37 ℃时最活跃，多数为 IgG，少数为 C3，多数为不完全抗体。表面吸附有自身抗体的致敏红细胞，在通过单核巨噬细胞系统时，抗体的 Fc 段被巨噬细胞的 Fc 受体"识别"，导致致敏的红细胞被巨噬细胞吞噬破坏，发生血管外溶血。

（二）临床表现

1. 症状　多样，轻重不一。多数患者起病缓慢，表现为乏力、虚弱、头晕、体力劳动后气促和贫血相关的其他症状。急性者起病急骤，有寒战、高热、呕吐、腹痛和腰背痛，严重时甚至衰竭、休克、昏迷。继发性 AIHA 伴随有原发病的临床表现。AIHA 可伴发免疫性血小板减少，导致出血症状，称为 Evans 综合征。

2. 体征　包括皮肤黏膜苍白、黄疸；1/2 以上的患者有轻、中度脾大，质较硬，无压痛；约 1/3 患者有肝大，常无压痛。

3. 并发症　①血栓栓塞：部分患者发生静脉血栓栓塞性疾病，如果发生肺栓塞可能会导致患者死亡。②淋巴组织增殖性疾病：是发生 AIHA 的高危因素，同样 AIHA 也是发生淋巴组织增殖性疾病的高危因素。

（三）辅助检查

1. 血象　贫血程度不一，为正常细胞性贫血。外周血涂片可见球形细胞增多及有核红细胞。网织红细胞多增高，个别可高达 50%。白细胞正常或轻度增高，少数可降低。血小板正常，如降低则提示 Evans 综合征。

2. 骨髓象　红系造血明显活跃，偶见轻度巨幼样变。

3. 库姆斯试验（Coombs test）　又称抗人球蛋白试验。直接库姆斯试验是测定吸附在红细胞膜上的不完全抗体和（或）补体较敏感的方法，是诊断 AIHA 的重要实验室检查。抗人球蛋白抗体可在体外使致敏红细胞发生凝集，即直接库姆斯试验阳性。根据加入的抗人球蛋白不同，可鉴别使红细胞致敏的是 IgG 还是 C3。间接库姆斯试验则可测定血清中游离的 IgG 或 C3。

4. 其他　血清胆红素轻或中度增高，以间接胆红素增高为主；血清乳酸脱氢酶可以增高，结合珠蛋白降低；尿胆原增高。

（四）诊断与鉴别诊断

如有溶血性贫血，直接库姆斯试验阳性，近 4 个月内无输血或可疑药物服用史；冷凝集素效价正常，可以考虑温抗体型 AIHA。库姆斯试验阴性，但临床表现较符合，糖皮质激素或脾切除有效，除外其他原因导致的溶血性贫血（包括先天性溶血性疾病、非免疫性因素导致的溶血性贫血及阵发性睡眠性血红蛋白尿症），可诊断为库姆斯试验阴性的 AIHA。排除各种继发性 AIHA 的可能，未查到病因者诊断为原发性 AIHA。继发性 AIHA 必须依据原发病的临床表现和有关实验室检查加以鉴别。

（五）治疗

1. 病因治疗和输血　有病因可寻的继发性 AIHA 患者应治疗原发病。贫血较重者或短期内血红蛋白快速下降者可以输血。血型鉴定困难或配血困难者，可以输最小不相溶血，不强调输洗涤红细胞。

2. 糖皮质激素　是治疗 AIHA 的主要药物。常选用泼尼松，初始剂量 1~1.5 mg/(kg·d) 口服，有效率 70%~80%。治疗有效者血红蛋白 1~2 周开始上升。如治疗 4 周无效，则更换其他疗法。血红蛋白恢复正常后，可逐渐减量。尽管早期完全或部分缓解率较高，但停用糖皮质激素后能获得长期缓解的患者不足 20%。为维持可接受的血红蛋白水平（>90 g/L），40%~50% 的患者需依赖小剂量的泼尼松维持治疗。目前新型药物的出现使得 AIHA 复发率降低，有望改善这一现状。糖皮质激素治疗无效或维持量超过 15 mg/d 者，应考虑改用其他疗法。

3. 免疫抑制剂　适应证：①糖皮质激素无效或复发。

②脾切除有禁忌。③需泼尼松维持量 >0.1 mg/（kg·d）才能维持疗效。常用利妥昔单抗（CD20 单抗）、他克莫司、西罗莫司、吗替麦考酚酯、环磷酰胺、硫唑嘌呤、环孢素等，皆有成功治疗本病的报道，但仍需进一步积累经验。

4. 脾切除术　适应证：①糖皮质激素治疗无效、禁忌或不耐受。②泼尼松维持量 >0.1 mg/（kg·d）才能维持疗效。③其他免疫抑制剂治疗无效。脾切除术有效率为 40%~60%。无继发自身免疫病者，脾切除疗效可能较好。脾切除术禁忌者可行脾区放疗。术后复发病例再用糖皮质激素治疗仍可能有效。

5. 其他治疗　包括达那唑、大剂量免疫球蛋白静脉注射、血浆置换等都可取得一定疗效，但疗效难以持续，且资料有限，其确切价值有待继续探讨。

二、冷抗体型 AIHA

（一）分类和临床表现

冷抗体主要是 IgM，是完全抗体，20 ℃时最活跃

1. 原发性冷凝集素病（primary cold agglutinin disease，PCAD）　PCAD 是一种形态学均一的不同于淋巴浆细胞淋巴瘤/巨球蛋白血症（LPL/WM）、边缘区淋巴瘤（MZL）等淋巴瘤的疾病。目前认为，CAD 相关的骨髓疾病是一种特殊类型的克隆性淋巴增殖性疾病，但尚不能划分到目前已经分类的淋巴增殖性疾病中。

患者遇冷后冷凝集素性 IgM 可直接在血液循环中发生红细胞凝集反应，导致血管内溶血。临床表现为寒冷环境中手足发绀，温暖后缓解。伴贫血、血红蛋白尿等。血清中可测到高滴度的冷凝集素。

2. 继发性冷凝集素综合征（secondary cold agglutinin syndrome，SCAS）　常继发于恶性 B 淋巴细胞增殖性疾病（如原发性巨球蛋白血症、淋巴瘤及多发性骨髓瘤），其他恶性肿瘤及某些感染（如支原体肺炎、传染性单核细胞增多症）。临床表现同上，可有原发疾病的表现。治疗上可针对原发病进行治疗。

3. 阵发性冷性血红蛋白尿症（paroxysmal cold hemoglobinuria，PCH）　患者体内存在 D-L 抗体。D-L 抗体是 IgG，在低温（<20 ℃）条件下与红细胞结合，复温后激活补体造成血管内红细胞的破坏。多继发于病毒或梅毒螺旋体感染。患者遇冷可出现血红蛋白尿，伴发热、腹痛、腰背痛、恶心、呕吐等，反复发作者可有脾大、黄疸、含铁血黄素尿等。冷热溶血试验（D-L 试验）阳性。

（二）治疗

并非所有患者均需药物治疗。在治疗上首选保暖，有

些患者通过保暖即可缓解症状。对溶血的患者，糖皮质激素效果不佳，可能有效的治疗包括：靶向 B 细胞的利妥昔单抗、利妥昔单抗联合氟达拉滨，硼替佐米单药或联合利妥昔单抗，补体抑制剂等。这些均有成功报道，但例数较少。输血时血制品应预热到 37℃后方可输入。血浆置换时，需用 5% 的清蛋白作为置换液，以避免血浆中的补体加剧溶血。

第四节
阵发性睡眠性血红蛋白尿症

阵发性睡眠性血红蛋白尿症（PNH）是一种红细胞膜表面补体调节蛋白缺失，导致患者的红细胞对激活的补体异常敏感，而引起的反复发作的慢性溶血性疾病，是后天获得性造血干细胞良性克隆性疾病。由于常在夜间发生，患者清晨酱油尿发作较为明显，故称为"夜间阵发性"或"睡眠性"血红蛋白尿症。近来发现，溶血也可以在其他时间发生，但一直沿用这个疾病名称。PNH 常见的临床表现为骨髓衰竭导致的血细胞减少，血管内溶血和血栓栓塞。

一、病因与发病机制

PNH 患者红细胞的细胞膜存在缺陷。正常红细胞膜上存在两种重要的补体调节蛋白，CD55 和 CD59。CD55 通过加速对膜结合 C3 转化酶的破坏起抑制作用，而 CD59 则能阻止液相的补体 C5 转变成 C5-9 膜攻击复合物。这些补体调节蛋白都需要通过糖肌醇磷脂连接蛋白（GPI 连接蛋白）连接到红细胞表面。PNH 患者由于 piga 基因突变，导致生成 GPI 的第一步，即 N- 乙酰葡糖胺不能加到磷酸肌醇（PI）上去，因而不能进而再加入 3 个甘露糖和 1 个乙醇胺最后形成完整的 GPI 连接蛋白。用荧光原位杂交技术已证明，piga 基因位于 X 染色体 p22.1 部位。由于缺乏这些补体调节蛋白，患者红细胞对激活的补体异常敏感。当体内存在激活补体因素的时候，这些红细胞就会被破坏而发生血管内溶血。如果破坏的红细胞达到一定数量，产生的血红蛋白超过了结合珠蛋白的结合能力，血浆内会出现游离血红蛋白，其经过肾小球滤出形成血红蛋白尿。

PNH 患者病态血细胞与正常血细胞同时存在，其红细胞、中性粒细胞、单核细胞、T 淋巴细胞、B 淋巴细胞、自然杀伤细胞、血小板等皆有膜蛋白缺失，已证实基因突变发生在造血干细胞水平。然而基因突变只是疾病发生

的一个因素,突变的异常细胞如何扩增,在数量上成为多数的造血细胞(但又不是恶性克隆,像白血病克隆那样发展),目前尚不清楚。同时,PNH与再生障碍性贫血(AA)存在密切的关系,两者可相互转化。目前认为,在与AA相似的免疫攻击造成的骨髓衰竭背景下,突变的PNH克隆可能获得增殖优势,在一定程度上挽救了危及生命的造血衰竭,是机体的一种"自我救赎"。

二、临床表现

本病较为罕见,起病隐袭,病情迁延,病情轻重不一。发病年龄高峰在30~50岁,男女发病率似。

(一)血管内溶血的表现

1. 血红蛋白尿 PNH的典型表现,尿液外观为红葡萄酒样、酱油样甚至呈洗肉水样。轻型血红蛋白尿仅表现为尿隐血试验阳性。睡眠时呼吸中枢敏感性降低,酸性代谢产物积聚,而补体作用最适宜的pH是6.8~7.0,所以常表现为与睡眠有关,早晨较重,下午较轻。部分患者血红蛋白尿发作并无规律,诱发因素有感染、月经、输血、手术、饮酒、疲劳、情绪波动及服用药物(如铁剂、维生素C、阿司匹林、磺胺药等)。

2. 溶血性贫血 因为是慢性溶血,很多PNH患者已耐受,症状可以不明显。当各种原因诱发患者发生急性溶血时,会出现头晕、乏力、疲倦、心悸、胸骨后及腰腹疼痛、发热等症状。

3. 黄疸 程度轻重不一,由患者溶血的程度决定。当出现溶血急性加重时,患者黄疸的程度可短时间内较重。

4. 胆石症 PNH作为长期溶血病,可合并胆石症,可能由于无症状,实际病例会更多些。

5. 肾衰竭 PNH患者肾内有含铁血黄素沉着,部分病例有轻度蛋白尿和(或)血肌酐增高。感染或严重的溶血可引起急性肾衰竭,但经处理往往可以恢复。

(二)血栓形成

溶血后红细胞释放促凝物质及补体作用于血小板膜,可促进血小板聚集,主要表现为静脉血栓,其中以肝静脉巴德-基亚里综合征较常见,其次为肠系膜、脑静脉和下肢深静脉。动脉血栓较为少见。

(三)骨髓衰竭

大部分PNH患者都有骨髓衰竭的证据,如白细胞减少、血小板减少,或者两者同时减少。白细胞减少可致各种感染,血小板减少可有出血倾向。有的患者全血细胞减少,称再障-PNH综合征。

(四)其他

部分患者有间歇性的吞咽困难和吞咽痛、腹痛、男性勃起功能障碍等表现。

三、辅助检查

(一)血象和骨髓象

血象表现为程度不等的贫血,呈小细胞低色素性贫血(因为血红蛋白尿造成铁从尿液中丢失)。血涂片中有红细胞碎片。粒细胞和(或)血小板通常也会减少,约1/2有全血细胞减少。

骨髓增生活跃,尤以幼红细胞为甚。但也有患者表现为骨髓增生低下,甚至极度低下。

(二)血管内溶血检查

当出现血管内溶血时,会出现如下检查的异常:网织红细胞计数可升高;血清胆红素升高,且以游离胆红素升高为主;血清乳酸脱氢酶显著升高;血清游离血红蛋白升高,结合珠蛋白降低。值得注意的是,以溶血为主要表现者网织红细胞增高,合并明显AA者网织红细胞上升不明显。

(三)尿液

血红蛋白尿发作时,尿隐血阳性或强阳性,但尿红细胞阴性。尿含铁血黄素试验(Rous试验)可持续阳性。

(四)特异性血清学试验

1. 酸溶血试验(哈姆试验) 特异性高,但敏感性差。阳性提示PNH。

2. 蛇毒因子溶血试验 特异性强,且敏感性优于哈姆试验。阳性提示PNH。

3. 热溶血试验和蔗糖溶血试验 特异性较差,可作为筛选方法。

这些方法曾经是诊断PNH的常规,目前其诊断地位已逐渐被流式细胞术检测PNH克隆所取代。

(五)流式细胞术

近年来,流式细胞术广泛应用于临床,可以直接检测患者缺失的锚连蛋白。最常应用的是检测血细胞表面的CD55、CD59。CD55、CD59存在于所有系列的血细胞中,且与临床表现关系密切,故常将这两种蛋白缺失作为PNH克隆的标志物。嗜水气单胞菌属的细菌产生的一种毒素——气菌溶胞蛋白(aerolysin),能通过与GPI蛋白连接,在细胞膜上形成通道,从而溶破正常细胞将其杀死。由于技术的改进,人们制成了Alexa-488标记的前气菌溶胞蛋白变异体FLAER,它同野生型前气菌溶胞蛋白相似,可特异地结合于GPI锚连蛋白,但不形成细胞通道,不会导致细胞死亡,可通过流式细胞仪进行检测。该方法具有较高的敏感性和特异性,尤其是对于中性粒细胞的检测,但不能用于红细胞的检测。FLAER 可以清楚地将很小的 PNH 细胞群区分出来,而这些患者有时通过 CD55、CD59 检测有一定困难。目前 FLAER 检测中性粒细胞和单核细胞表面的克隆大小,已成为诊断 PNH 的常规。

四、诊断与鉴别诊断

既往国内诊断标准为:临床表现符合 PNH,实验室检查如酸溶血、蛇毒因子溶血或尿含铁血黄素试验中有任两项阳性即可诊断。由于流式细胞术的广泛开展,目前以流式细胞术检测中性粒细胞和单核细胞表面的 Flaer,辅助以红细胞、粒细胞和单核细胞 CD55 和 CD59 表达,作为诊断本病特异和敏感的指标。在 AA、骨髓增生异常综合征等骨髓衰竭疾病中,要常规检测并动态监测 PNH 克隆的变化。

本病需要与缺铁性贫血、AA、MDS 和其他溶血性贫血相鉴别。

五、治疗

(一)依库珠单抗及其他补体抑制剂

依库珠单抗(eculizumab)是人源化抑制末端补体成分活化的抗体,其作用机制是特异性地结合到人末端补体蛋白 C5,通过抑制人补体 C5 向 C5a 和 C5b 的裂解,以阻断炎症因子 C5a 的释放及 5b~9 的形成。阻断补体末端增加了患者对某些严重感染的易感性,特别是脑膜炎奈瑟菌感染而引起脑膜炎,因而患者在给药前 2 周应接种疫苗进行预防。依库珠单抗治疗 PNH 可显著减轻血管内溶血,减少红细胞输注,明显改善 PNH 患者的贫血,减少血栓形成,延长生存期。输血依赖性 PNH 用药后可脱离输血并达到稳定血红蛋白水平。由于依库珠单抗可减少游离血红蛋白,因此可减轻常与 PNH 伴随的平滑肌张力障碍。最多见的不良反应是鼻咽炎、头痛、背痛和上呼吸道感染。依库珠单抗是目前治疗 PNH 溶血和血栓表现的最为有效药物,但需要长期维持使用。

尽管依库珠单抗为 PNH 的预后带来了极大的改善,但这种治疗方法仍然存在一些问题:给药方式为静脉注射,每 2 周就需要入院治疗;近 1/4 的患者在接受依库珠单抗治疗后仍然无法完全摆脱输血依赖。多方面的因素造成了该结果,如 C5 及其他补体相关基因的多态性;剂量不足或药物浓度不够造成的突破性溶血;但最重要的问题是,C5 抑制剂只阻断了补体活化的末端,而对于补体上游的 C3 通路,并不能阻断。依库珠单抗使用后的效果不佳往往与 C3 介导的血管外溶血的发生有关。针对现有治疗存在的问题,许多新药正处于研发之中。根据在补体系统中的作用位点的不同,这些新药可以分为新型 C5 抑制剂、C3 抑制剂、旁路途径的抑制剂等。目前已有多个补体抑制剂在我国开展临床试验。

(二)其他治疗

对于无条件使用依库珠单抗的患者,目前尚无有效治疗方法,以对症支持治疗,控制急性溶血,避免感染、劳累等诱发因素为主。

1. 支持疗法

(1)输血 可以输注浓缩红细胞。

(2)雄激素 可以很好地改善贫血,但有肝损伤、前列腺肥大等不良反应。

(3)铁剂 补充铁剂可伴有溶血加重,如出现溶血应停用。

2. 控制急性溶血

(1)处理感染等诱发因素。

(2)糖皮质激素 如泼尼松 20~30 mg/d,缓解后减量。

(三)骨髓移植

异基因造血干细胞移植(allo-HSCT)是目前唯一能够根治 PNH 的治疗手段,但相对 PNH 这种慢性疾病,骨髓供体的有限、移植相关的死亡和移植物抗宿主病(graft versus host disease,GVHD)的存在限制了它在 PNH 中的应用。目前,allo-HSCT 仅适用于部分病情危重、合并重型再生障碍性贫血或高危骨髓异常增生综合征的 PNH 患者,依库珠单抗治疗无效且出现了严重并发症的 PNH 患者也可以考虑进行 allo-HSCT。一些研究回顾性分析了 allo-HSCT 的疗效,发现接受了 allo-HSCT 的 PNH 患者的 5 年生存率约为 70%。由于补体抑制剂在溶血性 PNH 中的良好作用,目前已不常规对溶血为主要表现的 PNH 进行 allo-HSCT,尤其是合并血栓的患者。

(韩 冰)

数字课程学习……

▶ 章节摘要　　💻 教学 PPT　　📋 拓展阅读　　📝 自测题

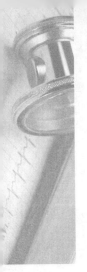

健康人外周血白细胞总数为(4~10)×10⁹/L,白细胞减少(leukopenia)是指外周血白细胞总数持续低于 4.0×10⁹/L,通常是指粒细胞减少,包括中性粒细胞、嗜酸性粒细胞及嗜碱性粒细胞的减少,其中最常见的是中性粒细胞减少(neutropenia)。中性粒细胞减少是指外周血中性粒细胞绝对计数(ANC)在成人低于 2.0×10⁹/L,儿童 ≥ 10 岁低于 1.8×10⁹/L 或 <10 岁低于 1.5×10⁹/L;ANC<0.5×10⁹/L 或预计 48 h 后 ANC<0.5×10⁹/L 时,称为粒细胞缺乏(agranulocytosis)。

一、病因与发病机制

骨髓是产生中性粒细胞的唯一场所。中性粒细胞在骨髓中的生成分为增殖池和储存池。成人每天约产生 1×10⁹/kg 中性粒细胞,其中约 90% 储存于骨髓,约 10% 释放入外周血液,后者约 50% 存于循环池,另 50% 存于边缘池,两者之间可以自由交换,构成动态平衡。中性粒细胞在血液循环中消失的时间约 6.7 h,然后进入组织或炎症部位,通过程序性细胞死亡及巨噬细胞的吞噬作用消除。

(一)病因

中性粒细胞减少的原因很多,可分为先天性或后天获得性,以后者多见。也可根据细胞动力学,将病因与发病机制分为三大类:生成减少、破坏或消耗过多、分布异常。成人中性粒细胞减少的主要原因为生成减少和自身免疫性破坏,而分布异常很少见。

1. 先天性中性粒细胞减少 是一组罕见的先天性遗传性疾病,多见于婴幼儿,主要有 3 种类型:①严重先天性中性粒细胞减少(大多具有 ELANE 基因突变);②周期性中性粒细胞减少:为常染色体显性遗传,发作呈周期性,间隔为 15~35 d,大多为 19~21 d,每次持续 3~5 d;③伴随其他先天性综合征,包括一些免疫缺陷和代谢异常综合征同时出现的中性粒细胞减少。此外,尚有种族性和良性家族性中性粒细胞减少(ethnic and benign familial neutropenia)。

2. 获得性继发性中性粒细胞减少

(1)药物相关性中性粒细胞减少 是临床最常见中性粒细胞减少的病因。抗肿瘤药物和免疫抑制剂都能直接杀伤增殖细胞群,抑制或干扰粒细胞的代谢和分裂。药物的直接毒性作用造成粒细胞减少的程度,与药物剂量相关。其他多类药物亦可通过直接的细胞毒性或药物作为半抗原在敏感者体内经免疫机制产生抗体,使粒细胞生成减少或破坏增多。常见的可导致白细胞减少的药物包括:细胞毒类抗肿瘤药物、解热镇痛药、某些抗生素、抗结核药、抗甲状腺药、免疫调节药、抗精神病药等。

(2)骨髓损伤引起的中性粒细胞减少 慢性苯中毒、放射线接触常可导致急性自限性和慢性骨髓损伤;骨髓造血组织被白血病、骨髓瘤、淋巴瘤、转移瘤等异常细胞浸润,可使骨髓造血功能衰竭,引起骨髓正常血细胞的生成减少,使中性粒细胞减少。

(3)免疫性中性粒细胞减少 ①新生儿同种免疫性中性粒细胞减少,由母亲体内产生针对来自父亲遗传的中性粒细胞特异性抗原的 IgG 抗体,通过胎盘进入胎儿体内引起,7~11 周后会自行恢复;②原发性自身免疫性粒细胞减少,见于 <4 岁的儿童,其 IgG 抗体是针对粒细胞 FcγⅢb 受体抗原,导致补体介导粒细胞溶解和脾扣押,95% 的患儿可在 2 年内自发缓解;③继发性自身免疫性粒细胞减少,是成人最常见的免疫性中性粒细胞减少,常继发于系统性红斑狼疮、类风湿关节炎、干燥综合征、免疫性甲状腺病等,中性粒细胞减少机制可为抗粒细胞抗体、细胞介导的破坏及抑制 G-CSF 抗体;④药物免疫性中性粒细胞减少,与药物的种类有关,与剂量无关,往往停药后可逐渐恢复。

(4)感染相关的中性粒细胞减少 细菌、病毒、立克次体、寄生虫感染均可引起中性粒细胞减少。细菌包括伤寒杆菌、志贺菌、布鲁菌、结核分枝杆菌等;病毒包括普通的呼吸道病毒如呼吸道合胞病毒、流感病毒等,也包括 HIV、EBV、CMV 等;寄生虫包括黑热病、疟疾等。

(5) 假性粒细胞减少　为粒细胞分布异常所致,当血流速率减慢时,粒细胞易于附着在小血管壁上,致边缘池中的粒细胞增多。见于遗传性良性假性中性粒细胞减少、严重的细菌感染、恶性营养不良病等。

（二）发病机制

1. 生成减少

(1) 骨髓损伤　电离辐射、化学毒物、细胞毒性物为最常见的继发性原因,可直接损伤或抑制造血干/祖细胞及早期分裂细胞。某些药物可引起剂量依赖性骨髓抑制或特异性免疫反应。

(2) 骨髓浸润　骨髓造血组织被白血病、骨髓瘤及转移瘤细胞等浸润可影响骨髓正常造血细胞增殖。

(3) 成熟障碍　维生素 B_{12}、叶酸缺乏者,大量幼稚粒细胞未能正常成熟,在骨髓内迅速死亡;MDS、PNH、AML、某些先天性中性粒细胞减少等疾病,前体细胞群中造血活跃但终末细胞未能最终释放入血液,出现无效造血。

(4) 感染　可见于病毒、细菌感染。其机制包括感染导致的造血前体细胞生成减少、中性粒细胞黏附于内皮细胞、消耗增加和感染时产生负性造血调控因子的作用等。

(5) 先天性中性粒细胞减少。

2. 破坏或消耗过多

(1) 药物　与药物的种类有关,尤其与剂量相关,往往停药后可逐渐恢复。

(2) 自身免疫　如系统性红斑狼疮、类风湿关节炎等。

(3) 消耗增多　重症感染时,中性粒细胞在血液或炎症部位消耗增多。

(4) 脾功能亢进　大量中性粒细胞在脾内滞留、破坏增多。

3. 分布异常

(1) 假性粒细胞减少　中性粒细胞转移至边缘池导致循环池的粒细胞相对减少,但粒细胞总数并不减少。

(2) 粒细胞滞留循环池及其他部位　如血液透析开始后 2~15 min,滞留于肺血管内;脾大,滞留于脾。

二、临床表现

（一）症状

中性粒细胞减少的临床表现常随其减少程度、减少的速率、持续时间及原发病而异。轻度减少的患者,机体的粒细胞吞噬防御功能基本不受影响,临床上不出现特殊症状,多表现为原发病症状。中度和重度减少者易出现疲乏无力、头晕、食欲减退等非特异性症状。中度减少者,除存

在其他合并因素,感染风险仅轻度增加。粒细胞缺乏者感染风险极大。常见的感染部位是呼吸道、消化道及泌尿生殖道,重者可出现高热、感染性休克。

（二）体征

有相应感染或相关原发病的阳性体征,部分患者无阳性体征。

三、辅助检查

（一）血象

血常规检查发现白细胞减少,中性粒细胞减少,淋巴细胞百分比增加。ANC ≥ $1.0 \times 10^9/L$ 为轻度、$(0.5~1.0) \times 10^9/L$ 为中度、<$0.5 \times \times 10^9/L$ 为重度。

（二）骨髓象

骨髓涂片因粒细胞减少原因不同,骨髓象各异。可表现为正常或轻度增生(代偿性增生改变)、粒细胞增生不良、成熟障碍等,可伴粒细胞形态异常如胞质出现中毒性颗粒、空泡形成及核固缩。粒细胞缺乏患者的骨髓粒系呈重度成熟受抑,中幼粒细胞阶段以下细胞几乎消失。浆细胞、淋巴细胞、网状细胞等非造血细胞可增加。

（三）中粒细胞特异性抗体测定

中粒细胞特异性抗体测定包括白细胞凝集试验、免疫荧光粒细胞抗体测定法,以判断是否存在抗粒细胞自身抗体。

（四）肾上腺素试验

肾上腺素有收缩血管的作用,能促使处于边缘池中性粒细胞转入循环池,从而改变外周池粒细胞的分布状态,可以此鉴别假性粒细胞减少。

（五）影像学检查

合并感染时,可根据临床表现选择胸部 X 线片、胸部 CT、B 超检查等。

四、诊断与鉴别诊断

（一）诊断

根据血常规检查的结果即可做出白细胞减少、中性粒细胞减少或粒细胞缺乏的诊断。为排除检查方法上的误差及正常生理因素(运动、妊娠、季节等)、年龄和种族、采血部位等影响,必要时要反复检查包括人工白细胞分类才能确定白细胞减少或中性粒细胞减少的诊断。

（二）鉴别诊断

鉴别中性粒细胞减少的病因对治疗很重要,注意了解有无药物、化学物质、放射线的接触史或放化疗史,有无感染性疾病、自身免疫病、肿瘤性疾病病史等。注意中性粒

细胞减少发病的年龄、程度、发作的速度、持续时间及周期性,是否有基础疾病及家族史等。若有脾大,需注意脾功能亢进的可能。

五、治疗

1. 祛除病因 对可疑的药物或其他致病因素,应立即停止接触。继发性减少者应积极治疗原发病,病情缓解或控制后,粒细胞可恢复正常。

2. 感染防治 轻度减少者一般不需特殊的预防措施。中度减少者感染风险增加,应注意预防,减少出入公共场所,保持卫生,祛除慢性感染灶。粒细胞缺乏者极易发生严重感染,应采取无菌隔离措施。感染者应行病原学检查,以明确感染类型和部位。在致病菌尚未明确之前,可经验性应用覆盖革兰氏阴性菌和革兰氏阳性菌的广谱抗生素治疗,待病原和药敏试验结果出来后再调整用药。若3~5 d无效,可加用抗真菌治疗。病毒感染可加用抗病毒药。静脉用免疫球蛋白有助于重症感染的治疗。

3. 促进粒细胞生成

(1) 重组人集落刺激因子 可促进中性粒细胞增殖和释放并增强其吞噬杀菌及趋化功能。目前,临床上常用的是重组人粒细胞集落刺激因子(rhG-CSF)和重组人粒细胞-巨噬细胞集落刺激因子(rhGM-CSF)。rhGCSF较rhGM-CSF作用强而快,常用剂量为2~10 μg/(kg·d),常见的不良反应有发热、肌肉骨骼酸痛、皮疹等。依据中性粒细胞减少的病因不同,rhG-CSF应用的指征和剂量不尽相同。

(2) 其他 可应用B族维生素(维生素B4、B6)、鲨肝醇、利血生等药物,疗效不确切。

4. 免疫抑制剂 自身免疫性细胞减少和免疫机制所致的粒细胞缺乏可用糖皮质激素等免疫抑制剂治疗。

5. 脾切除 费尔蒂综合征(Felty syndrome)和脾功能亢进者可考虑脾切除。

6. 造血干细胞移 适用于先天性中性粒细胞减少和先天性造血衰竭综合征的治疗。

(黄海斗)

数字课程学习……

▶ 章节摘要　　💻 教学PPT　　📋 拓展阅读　　📝 自测题

第五部分

出凝血异常疾病

第一章 概述

一、正常止血机制

掌握出凝血异常疾病,需了解人体正常的止血机制。生理止血机制主要包括:血管壁在维持凝血因子和抗凝因子动态平衡中的作用、血小板生理和与止血有关的受体 – 配体相互作用,以及凝血级联反应的错综复杂的过程。

(一)血管止血因素

1. 血管的基本结构 有3层,分别是内膜、中膜和外膜。血管内膜(tunica intima)是血管壁的最内层,由内皮和内皮下层组成。内皮层有单层连续的细胞组成血管内皮细胞(endothelial cell,EC)覆盖在整个血管内腔表面,具有屏障功能,除避免血液与促凝活性极高的内皮下基质接触外,还具有很强的抗凝活性,以保证血液在血管中的流动性。

2. 血管的功能

(1)舒缩功能 血管收缩、局部血流缓慢有利于血小板、凝血因子的积聚,促进血栓形成;血管扩张,血流加速则不利于血栓形成。

(2)抗血栓作用 内皮细胞可以合成多种具有抗凝活性的物质,如硫酸乙酰肝素糖蛋白(heparan sulfate proteoglycan,HSPG)、前列环素(PGI$_2$)、组织因子途径抑制物(tissue factor pathway inhibitor,TFPI)、ADP酶。

(3)促凝作用 正常情况下,血小板不会黏附于血管壁的内皮细胞上,当EC受损时,局部凝血 – 抗凝平衡被打破。活化EC表面表达一系列促进血小板黏附的黏附分子配体(表6-5-1)。暴露的内皮下基质含有其他促凝因子(如凝血酶敏感蛋白、纤连蛋白和胶原),作为激活物活化黏附血小板,其中,胶原是血小板的强力激活剂,引起血小板内致密颗粒的释放并活化GPⅡb/Ⅲa等受体。EC破坏后暴露的另一重要促凝因子是组织因子(tissue factor,TF),主要由内皮下平滑肌细胞和成纤维细胞产生,组织因子是生理性凝血系统的主要启动因子。EC和内皮下基质的这些促凝物质可以确保血管内皮损伤后,即时封堵局部破损部位。

(二)血小板止血因素

血小板通过膜受体与血管破损处的内皮及内皮下基质结合,介导初级止血。黏附的血小板又通过膜受体产生跨膜信号转导,诱导血小板活化,并通过将受体转位至细胞膜、改变受体的构象、释放颗粒内容物和暴露膜表面磷脂等,进一步参与凝血过程。

动脉循环中的高速血流是诠释血小板 – 血管壁相互作用的最佳模型。贴近血管壁的血流速率比血管中心慢,不同流层间可产生剪切应力,靠近血管壁处剪切应力最强,血管中心处最弱。高速的动脉血流限制了凝血反应的时间,冲破了血小板或促凝蛋白与血管壁之间的松散连接,因而不利于血栓的形成。血流中体积较大的细胞(红细胞和白细胞)倾向于在血管的中心处流动,这里的剪切应力最小;这一过程有效地将血小板向血管壁推动,把血小板置于产生止血反应的最佳位置。这种由细胞大小决定的血液流动特点,强调了血小板在动脉止血中的重要作用。与此相反,在静脉循环中血流剪切应力较小,血细胞可以在血管中任意运动,并为凝血反应的发生提供足够的时间,对血小板的数目和功能的要求相对较低。

在动脉出血部位血液高速流动,血小板必须立刻活化并黏附于受损血管。内皮下基质中含有两种重要因子:vWF和胶原。vWF是EC和巨核细胞合成的大分子物质,在血液中聚合成不均一的多聚体,较大的多聚体与血小板表面GPⅠb结合。这种结合极为迅速,但亲和力不高,仅使血小板流速变慢,血小板不再流动而是在内皮下基质上翻滚。血流剪切应力及GPⅠb–vWF相互作用产生的跨

表 6-5-1　内皮细胞及内皮下基质的促凝和抗凝作用

促凝作用	抗凝作用
血管收缩	ADP 酶：降解 ADP，抑制血小板活化
vWF：介导血小板黏附	前列环素：血管扩张，抑制血小板活化
整合素：介导血小板黏附	一氧化氮（NO）：血管扩张，抑制血小板活化
血小板 – 内皮细胞黏附分子 –1：介导血小板黏附	凝血酶调节蛋白（TM）：活化蛋白 C
选择素（E 和 P 选择素）：介导血小板黏附	组织因子途径抑制物（TFPI）：抑制外源性凝血途径
胶原：活化黏附血小板	硫酸乙酰肝素糖蛋白（HSPG）
凝血酶敏感蛋白：活化黏附血小板	组织纤溶酶原激活物（t–PA）：激活纤溶
纤连蛋白（Fn）：活化黏附血小板	
组织因子（TF）：激活外源性凝血途径	
Ⅷ因子：参与内源性凝血途径	
纤溶酶原激活抑制物 –1（PAI–1）：抑制纤溶	

膜信号转导，使血小板失去正常的盘状外形，并使血小板另一受体 GPⅡb/Ⅲa 的构型发生改变。活化的 GPⅡb/Ⅲa 可与纤维蛋白原和 vWF 结合，使血小板与内皮下组织形成高亲和力的二次黏附。

在中度血流剪切应力下，除了 vWF–GPⅠb 结合，内皮下胶原也可与血小板 GPⅠa/Ⅱa 结合阻留血小板。所以内皮下 vWF 和胶原共同启动血小板黏附，前者在血流剪切应力较大时起主要作用。胶原的作用独特，除了能与 GPⅠa/Ⅱa 结合固定血小板外，还能与 GPⅥ结合活化血小板。上述血小板黏附受体（GPⅡb/Ⅲa、GPⅠb、GPⅥ和 GPⅠa/Ⅱa）的先天性缺失常导致止血功能的严重缺陷，只有通过血小板输注方能纠正。vWF 的减少，尤其是大多聚体形式的减少，同样会增加患者的出血倾向。

血小板活化可放大血小板黏附作用。血小板的活化途径包括：①胶原和凝血酶均可与血小板上的特异性受体结合，强烈激活血小板。②虽然肾上腺素单独作用时不是血小板的强激动剂，但血小板上 α 肾上腺素受体的活化可增强血小板对较弱的激动剂，如 ADP 的活化反应。③血小板直接释放的活化物质，包括血栓烷 A₂ 和 5–羟色胺，既是血小板的激动剂又是血管收缩剂。④致密颗粒内含有的 ADP 仅作为血小板激动剂而无血管收缩作用（表 6-5-2）。血小板活化主要有以下 5 个作用：①释放对于稳定血小板 – 血小板基质有重要作用的配体。②募集更多的血小板。③小动脉收缩减慢出血。④局限并促进血小板相关的纤维蛋白形成。⑤保护血栓免于纤溶。

血小板血栓的基础是血小板 – 配体 – 血小板，纤维蛋白原和 vWF 作为配体起桥联作用。纤维蛋白原和 vWF 存储在静息血小板的 α 颗粒内，在血小板活化时被释放出来，它们均可同时与两个血小板的 GPⅡb/Ⅲa 受体结合，把血小板连接起来。GPⅡb/Ⅲa 在 Ca²⁺ 参与下，可

表 6-5-2　血小板的促凝作用

分类	成分
受体 – 配体结合促进血小板黏附聚集	GPⅠb:vWF GPⅡb/Ⅲa：纤维蛋白原和 GPⅡb/Ⅲa:vWF P 选择素：P 选择素糖蛋白配体 –1
受体 – 配体结合介导血小板活化	GPⅤ：凝血酶 GPⅣ：胶原
血小板 α 颗粒分泌蛋白	配体（纤维蛋白原、纤连蛋白、凝血酶敏感蛋白、玻基结合素和 vWF） 酶（α₂ 抗纤维蛋白溶酶及因子 V、Ⅷ和 XI） 抗肝素（血小板辅因子 4）
血小板致密颗粒分泌的激动剂	ADP、5– 羟色胺
血小板膜成分	血栓烷 A₂、磷脂酰丝氨酸

与纤维蛋白原和 vWF 上的特定氨基酸序列：精氨酸 – 甘氨酸 – 天冬氨酸（RGD）结合。一个纤维蛋白原分子在其两端各含一个 RGD 位点，vWF 大型多聚体含有数个 RGD 位点，均可与活化的 GPⅡb/Ⅲa 结合，产生血小板 – 配体 – 血小板基质。

（三）凝血级联反应

血液凝固简称凝血，凝血系统包括凝血和抗凝两个方面，正常状态时，凝血和抗凝两者之间保持动态平衡，维持血液的流动状态。凝血是由一系列凝血因子参与的复杂的生理过程。

已知的凝血因子有 13 种，WHO 按其被发现的先后次序用罗马数字编号，有凝血因子Ⅰ、Ⅱ、Ⅲ、Ⅳ、Ⅴ、Ⅶ、Ⅷ、Ⅸ、Ⅹ、Ⅺ、Ⅻ、Ⅷ及激肽释放酶原、高相对分子质量激肽原（HMWK）。因子Ⅳ为 Ca²⁺，其余凝血因子均为蛋白质，除因子Ⅲ为组织因子外，其他凝血因子均存在于新鲜血浆中。肝是大多数凝血因子合成的场所。严重肝病时，除因子Ⅷ外，其他因子的水平均降低。研究表明，因子Ⅷ不仅在肝合成，还可由血管 EC 和单核吞噬细胞系统合成。此

外,部分凝血因子的产生依赖维生素 K,如凝血酶原(因子Ⅱ)、因子Ⅶ、因子Ⅸ、因子 X 等。天然的抗凝因子蛋白 C 和蛋白 S 也是维生素 K 依赖的。华法林能阻断肝摄取维生素 K,抑制羧化酶的功能。主要的凝血因子及其特点见见表 6-5-3。

表 6-5-3　主要凝血因子及其特点

因子	名称	生成部位	是否需要维生素 K
Ⅰ	纤维蛋白原	肝	否
Ⅱ	凝血酶原	肝	是
Ⅲ	组织因子(TF)	组织、内皮、单核细胞	否
Ⅳ	钙离子(Ca²⁺)		否
Ⅴ	易变因子	肝	否
Ⅶ	稳定因子	肝	是
Ⅷ	抗血友球蛋白	肝、内皮细胞	否
Ⅸ	血浆凝血激酶	肝	是
Ⅹ	Stuart-Prower 因子	肝	是
Ⅺ	血浆凝血激酶前质	肝	否
Ⅻ	Hageman 因子	肝	否
	激肽释放酶原		否
	高分子量激肽原	肝	否
ⅩⅢ	纤维蛋白稳定因子	肝、骨髓	否

　　从实验室检查的角度可将凝血级联反应分为传统的内源性与外源性凝血途径,然后经过共同通路生成凝血酶和纤维蛋白(图 6-5-1)。组织因子(TF)是外源性凝血途径的生理性激活剂,在内皮下成纤维细胞和平滑肌细胞中表达,仅在 EC 受损时暴露于血液中。外周血单核细胞和血管 EC 暴露于炎性刺激物(如内毒素)时也可表达组织因子。凝血酶原时间(PT)即是通过测定循环中因子Ⅶ与外加的组织因子/凝血活酶的相互作用,检测外源性凝血途径(因子Ⅶ)和共同通路(因子 Ⅴ、因子 Ⅹ 和凝血酶原)中凝血因子的缺乏。其中因子Ⅱ、Ⅶ、Ⅹ 为维生素 K 依赖性因子,因此,PT 是判断华法林疗效最敏感的指标。

　　尽管传统上相互独立的内源性和外源性凝血途径便于对体外试验的解释,但体内实际的凝血过程要复杂得多。生理性凝血级联反应是由组织损伤和循环中低浓度的 TF 所启动,活化的单核细胞也表达 TF。EC 损伤后表达的 TF 与循环中微量的因子Ⅶa 结合,因子Ⅶ a-TF 在活化的血小板膜上与其酶原底物(因子Ⅸ和因子Ⅹ)结合,使因子Ⅹ转化为Ⅹa,Ⅸ 转化为 Ⅸa。Ⅹa 和 Ⅸa 均与血小板上的特异性受体结合。血小板上的 Ⅹa 因子受体和血小板结合的 Ⅴa 因子密切相关,加上游离钙和血小板表面的磷脂酰丝氨酸,形成外源性 X 酶(tenase)复合物(图6-5-2),然后生成凝血酶,尽管生成量相对较少,但仍能正反馈激活Ⅷ为 Ⅷa、因子 Ⅴ 为 Ⅴa、因子Ⅺ为Ⅺa。在循环中组织因子途径抑制物(tissue factor pathway inhibitor,TFPI)关闭外源性途径后,激活动力学更加优越的内源性凝血途径最终占据绝对地位。由于凝血酶的正反馈作用,内源性途径大大提高了级联反应的速率,因子Ⅹa 和凝血酶的生成速率呈指数级增长。因子Ⅻ、HMWK、PK 在凝血过程中的实际作用尚未明确。

　　随着凝血酶的快速生成,纤维蛋白原被酶解为纤维蛋白单体,纤维蛋白单体相互结合成为纤维蛋白支架,与血小板血栓结合。血浆或血小板释放的因子ⅩⅢ,在凝血酶的作用下生成ⅩⅢa。因子ⅩⅢa 是一种氨基转移酶,

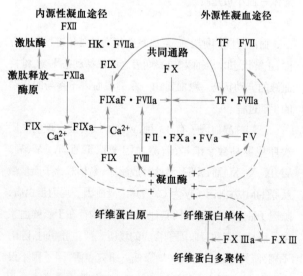

图 6-5-1　凝血级联反应

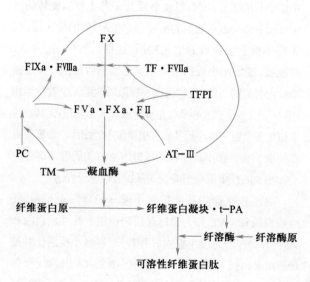

图 6-5-2　生理性凝血及抗凝血机制

可以将可溶性的纤维蛋白单体转化为不溶的纤维蛋白多体。XⅢa 还把 α₂ 抗纤溶酶连接到纤维蛋白上,阻止纤溶酶介导的血凝块溶解过程。最后,血小板血栓收缩,进一步防止纤维蛋白 - 血小板血栓被纤溶酶溶解。

二、正常抗凝机制

凝血级联反应的每个阶段均受到相应抗凝机制的制约,最主要的抗凝体系有:抗凝血酶Ⅲ、蛋白 C/ 蛋白 S 和组织因子途径抑制物(TFPI)。抗凝血酶Ⅲ(AT-Ⅲ)主要由肝合成,主要抑制凝血酶和因子 Xa 活性,对因子 Ⅸa 和因子 Ⅺa 也有明显的抑制作用,在肝素的存在下 AT-Ⅲ 的抑制活性明显增强。蛋白 C(PC)是依赖维生素 K 的糖蛋白,必须转变为活化的 PC(APC)才能发挥抗凝作用,APC 在其辅因子蛋白 S(PS)的存在下灭活因子Ⅷa 和因子 Va。TFPI 的主要作用是抑制因子 Xa 和组织因子 / 因子 Ⅶa 复合物(TF- Ⅶ a)活性。

三、纤维蛋白溶解机制

凝血级联过程中形成的纤维蛋白被溶解的过程,称纤维蛋白溶解(简称纤溶)。纤溶是体内重要的抗凝血过程,对保持血液液体状态与血管管道畅通有着重要的作用。纤溶系统包括:纤溶酶原、纤溶酶原激活剂、纤溶酶和纤溶酶抑制物。纤溶的基本过程可分为两个阶段:纤溶酶原的激活与纤维蛋白的降解(图 6-5-3)。

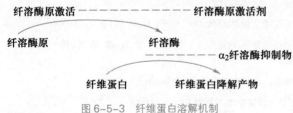

图 6-5-3 纤维蛋白溶解机制

四、出凝血异常疾病的分类

根据发生机制,出凝血异常疾病可分为以下 6 类,即血管异常性出血、血小板异常性出血、凝血因子异常性出血、病理性循环抗凝物引起的出血、纤溶亢进性出血和综合因素所致出血。

(一)血管异常

1. 先天性 遗传性出血性毛细血管扩张、家族性单纯性紫癜。

2. 获得性 过敏性紫癜、单纯性紫癜、机械性紫癜、

药物性紫癜、感染性紫癜、维生素 C 缺乏症等。

(二)血小板异常

血小板异常分为血小板数量减少和功能异常。

1. 血小板数量减少

(1)血小板生成减少 再生障碍性贫血、骨髓浸润(如急性白血病、转移癌)。

(2)血小板破坏过多

1)免疫性:原发免疫性血小板减少症、继发性免疫性血小板减少性紫癜。

2)非免疫性:血栓性血小板减少性紫癜(thrombotic thrombocytopenic purpura,TTP)、弥散性血管内凝血(DIC)。

3)血小板分布异常:主要见于脾大相关疾病。

2. 血小板功能异常

(1)先天性

1)黏附功能障碍:巨血小板综合征(Bernard-Soulier syndrome),也称巨血小板病。

2)聚集功能障碍:血小板无力症(thrombocytasthenia)。

3)血小板分泌功能障碍:贮存池病。

(2)获得性

1)尿毒症。

2)抗血小板药物应用。

3)其他疾病,如肝病等。

(三)凝血因子异常

1. 先天性凝血因子异常 血友病 A、血友病 B,凝血因子 Ⅰ、Ⅱ、Ⅴ、Ⅶ、Ⅺ、Ⅻ缺乏,血管性血友病等。

2. 获得性凝血因子异常 维生素 K 缺乏、严重肝病、尿毒症、抗磷脂综合征和 DIC 等。

(四)病理性循环抗凝物

1. 凝血因子抑制物 一般为抗体,如抗因子Ⅷ、Ⅸ、vWF 等抗体。

2. 肝素样抗凝物质。

3. 狼疮抗凝物。

(五)纤溶亢进

1. 遗传性纤溶亢进 遗传性 α₂- 纤溶酶抑制物(α₂-PI)缺乏症、先天性纤溶酶原激活抑制物(PAI-1)缺乏症。

2. 获得性纤溶亢进

(1)原发性纤溶亢进。

(2)继发性纤溶亢进,如肿瘤、手术和创伤、溶栓治疗及 DIC 等。

(六)综合因素

DIC。

五、辅助检查

出凝血异常疾病的初筛试验包括:血细胞计数(尤其是血小板计数)及血涂片检查;凝血酶原时间(PT),对外源性凝血途径和维生素 K 依赖的凝血因子缺乏极为敏感;活化部分凝血活酶时间(APTT),可检出 F Ⅷ、F Ⅸ、F Ⅺ、PK、HMWK 及 F Ⅻ缺乏;PT 和 APTT 同时延长,常提示共同通路异常;凝血酶时间(TT),可直接检测纤维蛋白原水平和功能;出血时间(BT)延长,常见于血小板减少和功能缺陷者。PT 或 APTT 延长时,应将患者和健康人血浆混合重复异常试验(混合试验),混合试验主要用以区分凝血因子缺乏(异常 PT 或异常 APTT 得到纠正)和循环抑制物(异常 PT 或异常 APTT 未纠正)(表 6-5-4)。

通过筛选试验应将出凝血异常疾病大致归入以下类型:血小板减少或功能障碍;维生素 K 缺乏或肝病所致的多种凝血因子水平降低;遗传性或获得性单一凝血因子缺乏;消耗性低凝,如 DIC 等;凝血因子的循环抑制物,如 F Ⅷ抗体等;血管异常。

六、诊断与鉴别诊断

(一)诊断

出凝血异常疾病的诊断应依据病史、体检和实验室检查进行综合判断。

1. **病史要点** 对有出血症状的患者,诊断的第一步是明确出血是局部原因(如局部炎症、血管畸形等)引起的,还是由出凝血异常疾病引起的。

(1)出血部位及方式 如鼻出血、月经过多、软组织血肿等。

(2)出血诱因 如创伤、手术、拔牙等。

(3)出血史 尤其是自幼出血史。

(4)是否有出凝血异常疾病的家族史 必要时可追溯数代,并了解二级亲属,重点查询母系亲属中有无男性出凝血异常疾病患者。

(5)其他 出血是否与药物有关,如阿司匹林、肝素、华法林等;止血是否依赖特殊血液成分;出血是否伴有其他疾病,如感染、肝病等。

2. **体格检查** 小血管出血多表现为皮肤黏膜瘀点、瘀斑,大血管出血常导致血肿或大片紫癜。皮肤黏膜或胃肠道的小血管出血常见于血小板减少、血小板功能异常、血管异常及血管性血友病。器官、关节、肌肉血肿常见于凝血因子缺乏,如血友病 A 或 B。同时存在黄疸、贫血、淋巴结肿大或胸骨压痛等体征,常提示出血系某种全身性疾病的伴随症状。

(二)鉴别诊断

出凝血异常疾病症状的鉴别诊断见表 6-5-5。

表 6-5-4 出凝血异常疾病过筛试验及其意义

试验项目	检查环节	异常原因
血常规及涂片	血小板数量及形态	血小板减少/增多,巨血小板综合征
凝血酶原时间(PT)	外源及共同途径	维生素 K 缺乏/口服香豆素类,肝病,DIC,因子(Ⅴ、Ⅶ、Ⅹ)缺乏/抑制物
活化部分凝血活酶时间(APTT)	内源及共同途径	肝素治疗,DIC,狼疮抗凝物,血管性血友病,因子(Ⅺ、Ⅸ、Ⅷ、Ⅴ、Ⅹ、Ⅻ、HMWK、PK)缺乏/抑制物
凝血酶时间(TT)	纤维蛋白原	肝素,DIC,低纤维蛋白原血症,异常纤维蛋白原血症
出血时间(BT)	血小板功能	服用抗血小板药,血小板减少,血管性血友病,贮存池病
血浆混合试验	循环抑制物	凝血时间纠正,因子缺乏凝血时间未纠正,循环抑制物

表 6-5-5 出凝血异常疾病症状的鉴别诊断

症状	血管因素	血小板因素	凝血因子减少	抗凝物质过多	纤溶亢进	DIC
皮肤黏膜瘀点	+	++	−	−	−	+
瘀斑	++	+	少见	片状出血	片状出血	+
肌肉出血	−	−	±~++	+	+	+
关节出血、畸形	−	−	±~++	+	+	+
术后迟发出血	−	−	++	+	++	+
月经过多	−	+	±~+	+	+	+
颅内出血	很少见	+	±~+	+	+	+

(侯 明)

第三章 原发免疫性血小板减少症

原发免疫性血小板减少症(primary immune thrombocytopenia, ITP)既往称特发性血小板减少性紫癜(idiopathic thrombocytopenic purpura),是临床上最常见的出凝血异常疾病。主要特点为血小板过度破坏和生成不足。ITP 的人群年发病率为(5~10)/10 万,可发生于任何年龄阶段,儿童和成人各半,男女各半。根据发病年龄、临床表现、血小板减少的持续时间等,临床上将 ITP 分为急性型和慢性型。急性型多见于儿童,慢性型多见于成人,本章主要叙述慢性型。急性 ITP 和慢性 ITP 的鉴别见表 6-5-6。

一、发病机制

(一) 血小板过度破坏

1. 血小板自身抗体 ITP 的发病机制与血小板特异性自身抗体有关。约 80% 的 ITP 患者可检出血小板抗原特异性自身抗体,多为 IgG 型。IgG 型自身抗体通过其 Fab 段与血小板膜糖蛋白自身抗原(主要位于 GPⅡb/Ⅲa 和 GPⅠb/Ⅸ)结合。自身抗体致敏的血小板通过与单核巨噬细胞表面的 Fc 受体结合被吞噬破坏。

2. 自身抗原特异性细胞毒 T 细胞 新近研究表明,ITP 患者可被自身抗原特异性细胞毒 T 细胞和 NK 细胞直接杀伤。

3. 血小板寿命缩短 用 ^{111m}In 标记 ITP 患者血小板,测定血小板休内动力学,发现患者血小板寿命明显缩短;外周血血小板计数与其生存期显著相关。血小板寿命缩短的主要原因是脾对抗体致敏血小板的过度清除。同时,脾还是自身抗体产生的重要场所。大部分接受脾切除的 ITP 患者血小板计数在术后快速回升。

(二) 血小板生成不足

血小板自身抗体与巨核细胞表面的抗原结合,导致巨核细胞数量和质量异常,使血小板生成障碍。另外,自身抗原特异性细胞毒 T 淋巴细胞可能也参与了这一过程。

二、临床表现

(一) 起病情况

慢性 ITP 起病隐袭,多数患者病因不清。多见于成人,男女均有,育龄期女性略多于同年龄段男性,60 岁以上人群的发病率为 60 岁以下人群的 2 倍。

(二) 出血症状

ITP 的出血表现常为皮肤黏膜瘀点、瘀斑,呈全身非对称性分布。皮肤出血压之不褪色。黏膜出血包括鼻出血、牙龈出血、口腔黏膜出血以及血尿;女性患者可以月经过多为唯一表现。严重血小板减少可导致颅内出血,但发生率 <1%。部分患者仅有血小板减少而没有出血症状。乏力是 ITP 的另一常见临床症状,部分患者有明显的乏力症状。慢性 ITP 呈反复发作过程,自发性缓解少见。

表 6-5-6 急、慢性原发免疫性血小板减少症的鉴别

鉴别点	急性	慢性
发病人群	儿童多见	成人多见
性别	无差异	育龄期女性略多于同龄男性
诱因	多在发病前 1~3 周有感染史	不明显
起病	急,常伴畏寒、发热	缓慢
出血症状	严重,常有黏膜及内脏出血	皮肤瘀点、瘀斑,月经过多
血小板计数	常 $<20 \times 10^9$/L	$(30~80) \times 10^9$/L
嗜酸性粒细胞增多	常见	少见
淋巴细胞增多	常见	少见
巨核细胞	正常或增多,胞质颗粒少,幼稚型比例增多,无血小板形成	正常或明显增多,胞体大小正常,颗粒型比例增多,血小板形成减少
血小板生存时间	1~6 h	1~3 d
病程	2~6 周,最长 6 个月,>80% 的病例可自行缓解	反复发作,甚至迁延数年,少见自行缓解

（三）其他表现

ITP 患者一般无肝、脾、淋巴结肿大，不到 3% 的患者因反复发作，脾可轻度增大。除非大量出血或长期月经过多，一般不伴有贫血。

三、辅助检查

（一）血细胞计数及形态

外周血血小板数目明显减少；平均血小板体积增大；血小板分布宽度增加，反映了血小板生成加速和血小板大小不均的异常程度。红细胞计数一般正常。如有短期大量出血，可有正细胞性贫血；长期慢性失血可出现小细胞低色素性贫血。白细胞计数与分类通常正常。

（二）止血和血液凝固试验

出血时间延长，血块退缩不良，束臂试验阳性；而凝血机制及纤溶机制检查正常。

（三）骨髓象

骨髓巨核细胞数目正常或增多，形态上表现为体积增大，可呈单核，胞质量少，缺乏颗粒等成熟障碍改变。红系和粒系通常正常。

（四）自身抗体系列检测

进行自身抗体系列检测以排除其他自身免疫病。ITP 可继发于系统性红斑狼疮（systemic lupus erythematosus，SLE）、抗磷脂综合征、B 淋巴细胞肿瘤、免疫性甲状腺疾病、低丙种球蛋白血症及同种异基因或自体骨髓或干细胞移植。在鉴别抗磷脂综合征时，若无抗磷脂综合征的临床症状、体征的支持，血清学或其他实验室检查对诊断的意义不大。

（五）血小板自身抗体

大部分 ITP 患者的血小板表面或血浆中可检测出血小板糖蛋白（GP）特异性抗体［IgG 和（或）IgM 型］，包括抗 GPⅡb/Ⅲa、GPⅠb/Ⅸ、GPⅠa/Ⅱa、GPⅣ、GPⅤ抗体。

四、诊断与鉴别诊断

多次检查证实血小板数量减少；脾不增大；骨髓巨核细胞数增多或正常，伴有成熟障碍，即可考虑 ITP 的诊断，但应排除其他血小板减少性疾病或因素。目前，ITP 仍以排除性诊断为主。

ITP 的国内诊断标准如下。

（1）至少两次检查血小板计数减少，血细胞形态无异常。

（2）脾一般不增大。

（3）骨髓检查示巨核细胞数增多或正常，有成熟障碍。

（4）须排除其他继发性血小板减少症，如自身免疫病、甲状腺疾病、药物诱导的血小板减少、同种免疫性血小板减少、淋巴系统增殖性疾病、骨髓增生异常（再生障碍性贫血和骨髓增生异常综合征）、恶性血液病、慢性肝病并脾功能亢进、常见变异性免疫缺陷病（CVID）及药物诱导的血小板减少、同种免疫性血小板减少、血小板消耗性减少、妊娠血小板减少、感染等所致的继发性血小板减少、假性血小板减少及先天性血小板减少等。

五、治疗

一般而言，血小板计数 $>30 \times 10^9$/L，无出血表现，且不从事可能增加出血风险的职业或活动的患者，可不予治疗。若患者有活动性出血症状，无论患者血小板减少程度如何，都应该积极治疗。对于出血严重，或血小板计数 $<10 \times 10^9$/L 者，应住院治疗。对于危及生命的严重出血，如颅内出血，应迅速输注血小板悬液，静脉滴注大剂量丙种球蛋白及大剂量糖皮质激素进行治疗。同时，避免使用任何可能引起或加重出血的药物，禁用血小板拮抗剂，有效地控制高血压及避免创伤等。

（一）糖皮质激素

糖皮质激素为 ITP 治疗的一线药物。

1. 大剂量地塞米松（HD-DXM） 4~8 周起效。原则上禁用于活动性乙型肝炎患者。40 mg/d × 4 d，口服或静脉给药，无效者可在 2 周内重复 1 个周期。

2. 泼尼松 剂量为 1 mg/（kg·d），口服；血小板升至正常或接近正常后，1 个月内尽快减至最小维持量（≤15mg/d）。足量泼尼松应用 4 周仍未完全缓解者，需考虑其他治疗。出血严重者，可短期使用大剂量甲泼尼龙（1 g/d）静脉滴注。

激素治疗 ITP 的反应率为 60%~70%。糖皮质激素治疗 ITP 的作用机制包括：①减少抗体包被的血小板在脾和骨髓中的消耗。②抑制脾抗血小板抗体的生成。③降低毛细血管通透性，改善出血症状。

（二）静脉输注丙种球蛋白（IVIg）

IVIg 的常规剂量为 0.4 g/（kg·d）× 5 d，或 1.0 g/（kg·d）× 1 次（严重者每天 1 次、连用 2 d）。

（三）免疫抑制剂

免疫抑制剂治疗 ITP 缺乏足够的循证医学证据，可根据医师经验及患者状况进行个体化选择。常用药物有环磷酰胺，1.5~3 mg/（kg·d），口服，疗程数周，为保持持续缓解，需持续给药。不良反应包括白细胞减少、脱发、出血性膀胱炎等。也可用长春新碱 1~2 mg，静脉滴注，每周 1

次,给药后 1 周内可有血小板升高,维持时间较短。也有口服硫唑嘌呤、环孢素、吗替麦考酚酯者。但由于这类药物均有较严重的不良反应,使用时应慎重。

(四) 抗 CD20 单克隆抗体

抗 CD20 单克隆抗体与 B 淋巴细胞膜的 CD20 抗原特异性结合,并引发 B 淋巴细胞溶解。剂量为:375 mg/m²,静脉滴注,每周 1 次,共 4 次;或小剂量:100 mg 静脉滴注,每周 1 次,共 4 次。

(五) 脾切除术

ITP 患者脾切除术的适应证包括:①糖皮质激素正规治 6 周无效。②糖皮质激素治疗有效,但减量或停药后复发,或需较大剂量(15 mg/d 以上)维持者。③使用糖皮质激素有禁忌者。脾切除应在 ITP 确诊 12~24 个月后进行。切脾前须对 ITP 进行重新评价。有条件患者脾切除 2 周前应给予疫苗接种(肺炎双球菌、脑膜炎奈瑟菌、流感嗜血杆菌)预防感染。对术后血小板计数上升过高、过快者进行血栓风险评估,对中高危患者给予血栓预防治疗。

(六) TPO 受体激动剂

由于 ITP 发病中存在体液和细胞免疫介导的巨核细胞数量和质量的异常,血小板生成不足,所以促血小板生成治疗已成为 ITP 现代治疗中不可或缺的重要方法。

1. 重组人 TPO 剂量 300 U/(kg·d),应用 14 d 血小板计数不升者视为无效。不良反应轻微,患者可耐受。

2. 新型 TPO 受体激动剂 罗米司亭(romiplostim)和艾曲泊帕(eltrombopag, Promacta)。艾曲泊帕用量 25 mg/d 空腹顿服,2 周无效者加量至 50 mg/d,最大剂量 75 mg/d。最大剂量应用 2~4 周无效者停药。

(七) 其他

1. 达那唑 是一种弱化的雄激素,剂量为 0.4 g~0.8 g/d,分 2~3 次口服,疗程需 2 个月左右,对部分 ITP 有效。作用机制是免疫调节,影响 Fc 受体或 Th/Ts 细胞的数量和比例。该药有肝毒性,用药期间应监测肝功能。

2. 全反式维 A 酸(ATRA) ATRA 20 mg/d 与达那唑 400 mg/d 联合应用 16 周。持续有效率 62% 左右。

3. 地西他滨 3.5 mg/(m²·d)×3d,静脉滴注,间隔 3 周后再次给药,共 3~6 周期,3 周期无效者应停用。总体有效率 50% 左右。

(侯 明)

第四章　血栓性血小板减少性紫癜 🕮

第五章　凝血功能障碍性疾病 🕮

第六章　弥散性血管内凝血 🕮

第七章　易栓症 🕮

数字课程学习……

▶ 章节摘要　　💻 教学 PPT　　📋 拓展阅读　　📝 自测题

第六部分

淋巴、浆细胞系统疾病

第一章 淋巴瘤

第一节
霍奇金淋巴瘤

霍奇金淋巴瘤由 Thomas Hodgkin 于 1832 年首先报道,主要侵及淋巴结,并以颈部淋巴结多见。1865 年,Samuel Wilks 报告了类似的有淋巴结和脾增大的病例,并命名这种病为"Hodgkin 病"。20 世纪初,德国病理学家 Carl Sternberg(1898)和美国病理学家 Dorothy Reed(1902)发现"Reed-Sternberg(R-S)"细胞,这一发现在霍奇金淋巴瘤的病理诊断中具有里程碑式的意义。

(一)病因与发病机制

EB 病毒与霍奇金淋巴瘤之间的关系已经明确。其他病原体也可能与部分 HL 的发病相关,如人类疱疹病毒-6(HHV-6)和 HHV-8。病毒感染或免疫功能障碍时,T 细胞免疫监督功能缺失或低下,某一克隆的淋巴细胞对抗原刺激出现较强的增殖反应并失去自身控制,最终导致无限制的恶性增殖而形成淋巴瘤。

(二)病理和分型

2016 版 WHO 分类中,霍奇金淋巴瘤由两类独立疾病组成,即结节性淋巴细胞为主型霍奇金淋巴瘤(nodular lymphocyte predominance Hodgkin lymphoma,NLPHL)和经典型霍奇金淋巴瘤(classical Hodgkin lymphoma,CHL)(表 6-6-1)。

1. 经典型 为 Rye 分型中的 4 亚型,具有经典的 R-S 细胞,这类细胞大小不一,直径 20~60 μm,多较大,形态极不规则。核不规则,可呈双核的"镜影"状,也可为多叶或多核,核仁大而明显,可达核的 1/3。表达 CD30,大部分表达 CD15,多不表达 CD45,较少表达 CD20 和 CD79a。为 1965 年,Rye 会议根据肿瘤细胞形态特点及背景细胞组成特点将霍奇金淋巴瘤分为淋巴细胞为主型经典型霍奇金淋巴瘤(lymphocyte-rich subtype CHL,LRCHL)、结节硬化型经典型霍奇金淋巴瘤(nodular sclerosis subtype CHL,NSCHL)、混合细胞型经典型霍奇金淋巴瘤(mixed cellularity subtype CHL,MCCHL)和淋巴细胞消减型经典型霍奇金淋巴瘤(lymphocyte-depleted subtype CHL,LDCHL)。

2. 结节性淋巴细胞为主型 无经典 R-S 细胞,而是一类"爆米花"样细胞或称淋巴细胞为主细胞(lymphocyte predominant cell,LP)。通常不表达 CD15 和 CD30 抗原,几乎均表达 CD20、CD79a 和 CD45。

(三)临床表现

本病多见于青年,依病变部位及范围不同,临床表现多样,可分为局部表现和全身表现。

1. 局部表现 无痛性进行性淋巴结肿大是典型的局部表现,以颈部淋巴结受累多见,占 60%~70%,腋下和纵隔也可见,80% 病变位于横膈以上,结外受侵较少见。肿大的淋巴结质地中等、边缘清楚,表面光滑,有活动度,可融合成团块状。淋巴结肿大可压迫或浸润邻近组织或器官引起相应的症状和体征。

2. 全身表现 发热、体重减轻、盗汗是最常见的全身症状。其次有食欲不振、易疲劳、皮肤瘙痒等。初期即有发热者占 30%~50%,热型多不规则,为中低度发热,部分呈周期性(Murchison-Pel-Ebstein 热)。皮肤瘙痒较为独特,局部性瘙痒常发生于病变局部淋巴引流的区域,可逐步发展为全身瘙痒,大多发生于纵隔或腹部有病变的病例。部分患者可出现饮酒后病变淋巴结疼痛。5%~16% 的患者可发生带状疱疹,与免疫力下降有关。

3. 结外器官受累表现 霍奇金淋巴瘤较少原发于淋巴结外淋巴组织器官,但是晚期原发于淋巴结内的霍奇金

表 6-6-1 WHO(2016)霍奇金淋巴瘤的组织学分型

类型	R-S 细胞	病理组织学特点	临床特点
结节性淋巴细胞为主型（NLPHL）	无经典 R-S 细胞,可见变异型 R-S 细胞,呈爆米花样,常不表达 CD30	结节性浸润,中小淋巴细胞为主	病变局限,预后较好
经典型			
淋巴细胞为主型（LRCHL）	较少见	可见经典 R-S 细胞,通常 CD30',呈结节性浸润,主要为中小淋巴细胞	病变常局限,预后相对较好
结节硬化型（NSHL）	明显可见,呈腔隙性	交织的胶原纤维素将浸润细胞分隔成明显结节,淋巴细胞、浆细胞、中性粒细胞和嗜酸性粒细胞多见	年轻时发病,诊断时处于I或II期,预后相对较好
混合细胞型（MCHL）	大量存在,较典型	纤维化伴局限坏死,浸润细胞明显多形性,伴血管增生和纤维化,淋巴结结构通常完全被破坏	有播散倾向,预后相对较差
淋巴细胞消减型（LDHL）	数量不等,多形性	主要为组织细胞浸润,弥漫性纤维化及坏死	多为老年发病,诊断时病变已达III期或IV期,预后最差

淋巴瘤可以侵犯结外器官。如侵犯骨髓、肝、脾、肺、肾、中枢神经系统等,并出现相应受累部位的症状。

（四）辅助检查

1. 血象和骨髓象 血象多为非特异性,可有轻度小细胞低色素性贫血,白细胞和血小板计数多正常,部分病例有嗜酸性粒细胞增高。早期通常不累及骨髓,骨髓涂片找到 R-S 细胞提示骨髓受浸润,骨髓活检可提高检出率。骨髓受侵后可出现不同程度的血细胞减少。

2. 淋巴结活检及穿刺涂片 活检获取肿瘤组织进行病理学检查是确诊和分型的手段,应尽量完整切取送检。淋巴结穿刺涂片进行细胞学检查更简便,但不如活检准确可靠,常用于深部淋巴结肿大而浅表淋巴结无肿大的患者,可根据具体情况采用 B 超或 CT 引导下穿刺。

3. 影像学检查 可为诊断提供有力证据,帮助判断病变范围和临床分期。应常规进行胸部和腹部增强 CT、PET/CT 或 MRI 检查,B 超检查亦是简便可靠的淋巴结或肿块检查手段,可以根据患者的情况酌情选用。也可选用放射性核素检查。在初次治疗前、治疗中和治疗结束后,对所有淋巴结区和容易侵犯的内脏器官进行影像学检查和评估十分必要。

（五）诊断与鉴别诊断

1. 诊断 本病诊断的目的应包括以下两点:一是明确淋巴瘤的类型,二是确定病变累及的部位及范围。确诊和分型依赖于肿大淋巴结或肿块的组织病理学检查,在混合性炎性细胞背景中发现散在分布的肿瘤性细胞(典型的 R-S 细胞),进一步蛋白水平检测特异性免疫组化标志物是诊断的依据。大多数 CHL 细胞表面均表达 CD30、CD15。35%~40% 的结节硬化型和混合细胞型 R-S 细胞表达 B 细胞抗原 CD19 和 CD20。NLPHL 是一种特殊类型,其 R-S 细胞如"爆米花样",表达 B 细胞抗原 CD20 和 CD45。

2. 鉴别诊断 应注意与慢性淋巴结炎、淋巴结结核、淋巴结转移性肿瘤等伴淋巴结肿大的疾病相鉴别。以发热为主要表现者,应与传染性单核细胞增多症、结核病、败血症、坏死性淋巴结炎、风湿病等相鉴别。

3. 临床分期 本病确诊后,必须进行临床分期,以帮助选择治疗方法和判断预后。分期方法采用 1971 年 Ann Arbor 会议制定的标准,1989 年的英国 Cotswald 会议对该分期法进行了修订,主要适用于霍奇金淋巴瘤,非霍奇金淋巴瘤也可参照应用。

I期:病变仅限于一个淋巴结区（I）,或淋巴结以外的单一器官或部位（IE）。

II期:病变累及横膈同侧的两个或更多的淋巴结区（II）,或病变局限侵犯淋巴结以外器官及横膈同侧一个以上的淋巴结区（IIE）。

III期:横膈上、下都已有淋巴结病变（III）;或同时伴有脾累及（IIIS）;或淋巴结以外某一器官受累,加上横膈两侧淋巴结累及（IIIE）;或脾及结外器官都受累（IIISE）。

IV期:病变已弥漫侵犯一个或更多的结外器官,如肺、肝、骨髓、胸膜、胃肠道、骨骼、皮肤、肾等,伴或不伴淋巴结累及（IV）。

累及部位可用以下符号标记:E,结外;X,直径 10 cm 以上的巨大肿块;L,肺;H,肝;M,骨髓;P,胸膜;O,骨骼;D,皮肤;S,脾。

所有各期又可按患者有无全身症状分为 A 或 B。A 表示无全身症状。B 表示有全身症状,包括诊断前 6 个月内无原因体重下降 >10%;不明原因体温 >38℃,连续 3 d 以上;盗汗。

（六）治疗

霍奇金淋巴瘤是一种可治愈的肿瘤,放疗与化疗是目前的主要措施,疗效显著。原则上Ⅰ~Ⅱ期患者以放疗为主,治愈率可达80%以上;Ⅲ~Ⅳ期患者以化疗为主,治愈率也可达60%以上;放化疗可联合应用。

1. 放疗　包括局部照射、扩大野照射及全淋巴结照射3种方式。如病变在横膈上采用"斗篷"式照射,包括两侧从乳突至锁骨上下、腋下、肺门、纵隔淋巴结;横膈下采用倒"Y"式照射,包括腹主动脉旁、盆腔及腹股沟淋巴结,同时照射脾及脾门。全淋巴结照射即为"斗篷"式加倒"Y"式照射,现极少应用。在进行放疗时,应对肝、肾、生殖器官、髂骨处骨髓及股骨头进行保护。

Ⅰ~Ⅱ期CHL,NCCN指南推荐的治疗方案为4~6周期ABVD方案(阿柔比星、博来霉素、长春新碱、达卡巴嗪)联合受累野放疗,根据患者的预后确定化疗的周期数和放疗剂量。NLPHL的ⅠA、ⅡA可以考虑单纯局部放疗,其余均采用化疗联合局部放疗。对有化疗禁忌或拒绝化疗者,可以考虑进行扩大野放疗。

进展期即Ⅲ~Ⅳ期的患者,常采用化疗联合受累野放疗的综合治疗。ABVD是标准方案,2周期化疗后根据PET/CT检查结果调整治疗方案;预后不佳、一般情况好的患者也可一线选择BEACOPP方案,同时根据情况联合局部受累野放疗。

2. 化疗　适应证:①不适于单用放疗的患者,即ⅠB、ⅡB、Ⅲ及Ⅳ期患者。②在紧急情况下需迅速解除压迫症状者,如脊髓压迫症、心包积液、上腔静脉受压、气管受压窒息等。③作为ⅠA、ⅡA期淋巴瘤放疗的辅助疗法,以清除照射范围以外的隐匿肿瘤灶,弥补局部放疗的不足。

经典的化疗方案主要有MOPP和ABVD方案(表6-6-2)。有研究表明,ABVD方案在完全缓解(CR)率(81%:69%)和5年无治疗失败(FFS)率(69%:50%)方面

表6-6-2　霍奇金淋巴瘤的常用联合化疗方案

化疗方案	具体用药	用药剂量	用药时间
ABVD	阿柔比星	25 mg/m²	d1,15
	博来霉素	10 mg/m²	d1,15
	长春碱	6 mg/m²	d1,15
	达卡巴嗪	375 mg/m²	d1,15
BEACOPP	阿柔比星	25 mg/m²(*35 mg/m²)	d1
(*为加强方案)	环磷酰胺	650 mg/m²(*1 250 mg/m²)	d1
	依托泊苷	100(*200) mg/m²	d1~3
	长春新碱	1.4 mg/m²(最大2 mg)	d8
	丙卡巴肼	100 mg/m²	d1~7
	泼尼松	40 mg/m²	d1~14
	博来霉素	10 mg/m²	d8
ICE	依托泊苷	100 mg/m²	d1~3
	异环磷酰胺	5 000 mg/m²	d2
	卡铂	按AUC=5,最大800 mg	d2
MOPP	氮芥	6 mg/m²	d1,8
	长春新碱	1.4 mg/m²	d1,8
	丙卡巴肼	100 mg/m²	d1~14
	泼尼松	40 mg/m²	d1~14
DHAP	顺铂	100 mg/m²	d1
	阿糖胞苷	2 g/m²	d2
	地塞米松	40 mg	d1~4
ESHAP	依托泊苷	60 mg/m²	d1~4
	顺铂	25 mg/m²	d1~4
	甲基泼尼龙	500 mg	d1~4
	阿糖胞苷	2 g/m²	d5

注:上述药物剂量摘自原文献,仅供参考,实际应用时应根据具体情况,酌情调整。

均明显优于 MOPP,成为治疗Ⅲ、Ⅳ期霍奇金淋巴瘤的首选方案。

复发和难治性霍奇金淋巴瘤主要集中在进展期的患者,治疗原则是采用二线方案化疗,完全缓解后进行自体造血干细胞移植,理想的二线方案应选择高效、不良反应可承受且不影响后期造血干细胞动员的方案,如 DHAP 方案、ICE 方案、ESHAP 方案等。

3. 靶向治疗　对于复发难治患者,除挽救性放化疗及自体造血干细胞移植外,靶向治疗也有重要的地位。

(1) 维布妥昔单抗(brentuximab vedotin,BV,SGN-35) 即 CD30 单克隆抗体 -cAC10 联合抗微管药物 MMAE 组成新的免疫毒素结合体,是一种新型的以细胞表面抗原 CD30 为靶点,引起细胞周期停滞和凋亡的抗体－药物共轨连接剂,可选择性诱导 CD30⁺细胞的凋亡,目前已被美国 FDA 批准用于治疗经自体造血干细胞移植或两种化疗方案治疗后复发的 CHL 患者。NCCN 指南将其列为自体造血干细胞治疗后维持治疗及复发后的一线推荐治疗。

(2) 抗 PD-1/PD-L1 单抗　PD-1 与配体 PD-L1 结合后,可以传递信号抑制肿瘤抗原特异性 T 细胞的活化,因此,可以阻断 PD-1/PD-L1 信号通路的手段有可能成为激活机体免疫、抑制肿瘤的新途径。抗 PD-1/PDL1 单抗已被批准上市用于复发难治的霍奇金淋巴瘤的治疗。

4. 造血干细胞移植　自体造血干细胞移植(auto-HSCT)主要适用于:初次化疗达到 CR 状态,但 1 年以内复发者;复发时伴有 B 症状者;结外复发者;经过放疗的淋巴结复发者。由于异基因造血干细胞移植(allo-HSCT)的移植相关病死率高,治疗费用高昂,配型困难,而 T 细胞去除的异基因造血干细胞移植虽可以降低病死率,但又会增加复发率和植入失败率,故 auto-HSCT 是治疗霍奇金淋巴瘤的首选方法,而 allo-HSCT 仍然应用较少。主要用于一些特殊情况,包括:①患者因各种原因导致缺乏足够的干细胞进行 auto-HSCT;②患者具有较小病变,病情稳定但骨髓持续侵犯;③auto-HSCT 后复发。

第二节

非霍奇金淋巴瘤

非霍奇金淋巴瘤(non-Hodgkin lymphoma,NHL)是起源于淋巴结或淋巴组织中的 B 细胞、T 细胞、NK 细胞的恶性肿瘤。由于细胞发育阶段和组织分布的多样性,NHL 的病理学分型和临床表现较复杂。

(一) 病因与发病机制

NHL 发病原因尚不明确,可能与病毒感染、环境因素、免疫功能异常、基因突变及遗传因素等有关。

1. 病毒　病毒感染在人类 NHL 的发生和发展中起着重要作用。

已证实 EB 病毒与 Burkitt 淋巴瘤发病相关,1964 年,Epstein 等首先从非洲儿童 Burkitt 淋巴瘤组织传代培养物中分离出 EB 病毒,此类患者80% 以上血清中 EB 病毒抗体滴度明显增高,而非 Burkitt 淋巴瘤滴度增高者仅 14%。EB 病毒与移植后淋巴组织增殖性疾病及淋巴瘤亦密切相关。此外,EB 病毒也感染 T 细胞和 NK 细胞,与部分 NK/T 细胞淋巴瘤密切相关。

20 世纪,研究者先后从 T 细胞淋巴瘤细胞和白血病细胞中分离出 C 型反转录 RNA 病毒,并命名为人类 T 细胞白血病/淋巴瘤病毒(HTLV-Ⅰ),是成人 T 细胞白血病/淋巴瘤的病因。这种病毒与早年发现的 HTLV-Ⅱ病毒是同一类病毒,后者被认为与 T 细胞皮肤淋巴瘤－蕈样肉芽肿病的发病密切相关。此外,Kaposi 肉瘤病毒也被认为与原发于体腔的淋巴瘤(primary body cavity lymphoma)相关,丙型肝炎病毒与浆细胞淋巴瘤相关。

2. 幽门螺杆菌　有较多证据表明,胃黏膜相关淋巴组织(MALT)淋巴瘤与幽门螺杆菌感染密切相关,早期病变可经抗幽门螺杆菌治疗而改善或治愈。

3. 免疫功能低下　遗传性免疫缺陷病如 Wiskott-Aldrich 综合征、遗传性丙种球蛋白缺乏症、获得性免疫缺陷综合征(AIDS)、干燥综合征等自身免疫病患者,恶性淋巴瘤的发生率远高于一般人群,器官或造血干细胞移植后的继发性肿瘤以 NHL 为多,提示 NHL 发病可能与免疫功能失调有关。

4. 环境因素　暴露于杀虫剂、除草剂、橡胶工业化学物质和苯,以及长期接触电磁场的患者发生 NHL 的概率增高。

5. 遗传因素　NHL 亦存在家庭成员聚集现象,淋巴瘤或其他血液肿瘤的同胞或一级亲属发生 NHL 的风险升高。

6. 细胞遗传学改变、基因异常　NHL 患者多数存在染色体异常,可能与发病存在一定关系。

(二) 病理和分型

病变的淋巴结肿大,常呈球形,被膜紧张,肉眼观察切面灰白色,呈鱼肉样。较大的淋巴结可见黄白色坏死灶。如淋巴结外的淋巴组织受累则形成瘤块,病理改变与淋巴结相似。显微镜下观察,受侵犯的淋巴结正常结构被破坏,淋巴滤泡及淋巴窦消失。大量增生或浸润的肿瘤细胞排列紧密,细胞成较单一。NHL 易早期播散,可呈跳跃性,侵及远处淋巴结及结外组织。

NHL 的分类分型系统几经变迁,《WHO 血液与淋巴组织肿瘤分类(2016)》将淋巴系统肿瘤按细胞起源分为 B 细胞肿瘤、T 细胞和 NK 细胞肿瘤及霍奇金淋巴瘤三大类,依据肿瘤分化阶段再将 NHL 分为前体细胞和成熟细胞肿瘤两大类(表 6-6-3),NHL 常见亚型及特征见表 6-6-4。

(三) 临床表现

NHL 发病率随年龄增长而增高,男性多于女性,可发生于身体的任何部位。临床表现多样,可表现为局部或全身淋巴结肿大,也可累及结外组织或器官并出现全身症状。

1. 局部表现 无痛性进行性淋巴结肿大是 NHL 典型的局部表现,颈部淋巴结首发者较 HL 少见,深部淋巴结或淋巴组织受累多见,如胃肠道淋巴组织及腹腔、腹膜后淋巴结。肿大的淋巴结初期可活动,随病情进展,周围出现大小不一新的肿大淋巴结,可融合成团块状。NHL 淋巴结侵犯与 HL 不同,多为跳跃性,向远处淋巴结或组织器官播散,20%~50% 有结外侵犯。有些患者经抗感染等治疗淋巴结可缩小,易误诊为淋巴结炎或淋巴结核,临床需引起注意。

仅有深部淋巴结肿大而无浅表淋巴结肿大者,初期不易被发现,常引起压迫症状,例如,纵隔淋巴结肿大引起咳嗽、肺不张及上腔静脉阻塞综合征;腹腔内淋巴结肿大可引起肠梗阻;肝门处淋巴结肿大压迫胆总管引起黄疸;腹膜后淋巴结肿大引起下肢水肿、腰背疼痛及肾盂积水等。因此常常出现误诊或漏诊,应特别注意。

2. 全身表现 发热、体重减轻、盗汗是最常见的全身症状。其次有食欲不振、疲劳、皮肤瘙痒等。全身症状与年龄、肿瘤受累范围、机体免疫状态等有关。年龄大、免疫功能差者全身症状明显。发热时热型多不规则,一般在病变较广泛或后期才发热,少数以发热起病。除皮肤型 NHL,皮肤瘙痒较少见。

NHL 常见淋巴结外病变的临床表现:咽淋巴环病变占 NHL 的 10%~15%,多在软腭、扁桃体,其次是鼻腔和鼻窦,临床有吞咽困难、鼻塞、鼻出血;肺门及纵隔受累时可出现肺部浸润、胸腔积液或心包积液;胃肠道 NHL 以回肠和胃较多见,结肠较少见,可出现食欲减退、腹痛、腹泻、腹部肿块甚至出现梗阻或消化道出血;皮肤受侵表现为皮下结节、肿块、斑块、溃疡等;骨骼受累以胸椎和腰椎最为

常见,表现为骨痛、椎体破坏、脊髓压迫症等,股骨、肋骨、盆骨、颅骨亦可受累;肝、脾、中枢神经系统、泌尿生殖系统等都可受浸润而出现相应部位的临床表现;侵犯骨髓造血系统常见,原发于淋巴结和淋巴组织者诊断为淋巴瘤,侵犯骨髓后诊断为淋巴瘤骨髓浸润。

(四) 辅助检查

1. 血液和骨髓检查 早期白细胞、红细胞和血小板多正常,可有淋巴细胞比例或绝对值增高。骨髓广泛浸润时,可出现红细胞、中性粒细胞和血小板减少。少数患者可经骨髓涂片或活检发现淋巴瘤细胞而获得诊断,骨髓广泛受侵时,血象和骨髓象与白血病类似。

2. 病理学检查 淋巴结活检及穿刺涂片行病理学检查是确诊和分型的依据。应选取较大的淋巴结并完整取出,避免挤压,适当处理后进行病理形态学、细胞遗传学、细胞免疫表型、分子遗传学检查。穿刺涂片进行细胞学检查简便易行,但不如淋巴结活检准确可靠,且标本量较小不足以进行全面检测,因此不宜作为初诊患者的检查手段。对深部淋巴结肿大,可根据具体情况采用 B 超或 CT 引导下穿刺活检,甚至剖腹探查等手段获取肿瘤组织,进行病理学检查。

3. 实验室检查 疾病活动期红细胞沉降率增快,血清乳酸脱氢酶(LDH)增高提示预后不良,LDH 是淋巴瘤国际预后指数(IPI)的重要指标之一。碱性磷酸酶增高提示骨骼受累。库姆斯试验阳性提示合并免疫性溶血性贫血。少数患者出现单克隆免疫球蛋白。β2 微球蛋白、C 反应蛋白升高与肿瘤负荷相关。

4. 影像学检查 可提供重要的诊断证据,并帮助判断病变范围,提供临床分期依据。

(1) CT 和 MRI 胸部 CT 可明确有无纵隔及肺门淋巴结肿大。对腹腔、盆腔、腹膜后器官和淋巴结的病变及累及肢体骨骼的病变,可以选择性地进行相应部位的 CT、PET/CT 或 MRI 检查,对肝、脾、肾、胰腺等器官病变可有较好的显示。

(2) B 超检查 能方便地探查浅表和腹部、盆腔的淋巴结和肿块,对肝、脾、肾等器官病变也能提供一定的诊断信息,为临床常用。

(3) 放射性核素检查 对肝、脾、骨髓、全身淋巴组织进行扫描或闪烁造影可以发现相应部位的病变。

(4) PET/CT PET 以代谢显像和定量分析为基础,快速获得多层面断层影像和三维全身扫描。CT 为计算机体层显像,PET/CT 将 PET 与 CT 融为一体,由 PET 提供病灶的代谢与功能等信息,CT 提供病灶的精确解剖定

表 6-6-3　2016 WHO 淋巴瘤分类

2016 WHO 淋巴瘤分类

B 淋巴母细胞白血病 / 淋巴瘤

    B 淋巴母细胞白血病 / 淋巴瘤,NOS

    B 淋巴母细胞白血病 / 淋巴瘤伴重现性遗传学异常

        B 淋巴母细胞白血病 / 淋巴瘤伴 t(9;22)(q34.1;q11.2);BCR-ABL1

        B 淋巴母细胞白血病 / 淋巴瘤伴 t(v;11q23.3);*KMT2A* 重排

        B 淋巴母细胞白血病 / 淋巴瘤伴 t(12;21)(p13.2;q22.1);ETV6-RUNX1

        B 淋巴母细胞白血病 / 淋巴瘤伴超二倍体

        B 淋巴母细胞白血病 / 淋巴瘤伴低二倍体

        B 淋巴母细胞白血病 / 淋巴瘤伴 t(5;14)(q31.1;q32.3)IL3-IGH

        B 淋巴母细胞白血病 / 淋巴瘤伴 t(1;19)(q23;p13.3);TCF3-PBX1

        临时病种:B 淋巴母细胞白血病 / 淋巴瘤,BCR-ABL1 样

        临时病种:B 淋巴母细胞白血病 / 淋巴瘤伴 iAMP21

T 淋巴母细胞病 / 淋巴瘤

    临时病种:早期 T 前体细胞淋巴母细胞白血病

    临时病种:自然杀伤(NK)细胞淋巴母细胞白血病 / 淋巴瘤

成熟 B 细胞肿瘤

    慢性淋巴细胞白血病 / 小淋巴细胞淋巴瘤

    单克隆 B 细胞淋巴细胞增多症 *

    B 细胞幼淋巴细胞白血病

    脾边缘区淋巴瘤

    毛细胞白血病

    脾 B 细胞淋巴瘤 / 白血病,不能分类型

        脾弥漫性红髓小 B 细胞淋巴瘤

        毛细胞白血病变异型

    淋巴浆细胞淋巴瘤

    瓦尔登斯伦巨球蛋白血症

    意义不明的单克隆丙种球蛋白病(MGUS),IgM 型 *

    μ 重链病

    γ 重链病

    α 重链病

    意义不明的单克隆丙种球蛋白病(MGUS),IgG/A 型 *

    浆细胞骨髓瘤

    骨孤立性浆细胞瘤

    骨外浆细胞瘤

    单克隆免疫球蛋白沉积病 *

    结外边缘区黏膜相关淋巴组织淋巴瘤(MALT 淋巴瘤)

    结内边缘区淋巴瘤

        儿童结内边缘区淋巴瘤

    滤泡性淋巴瘤

        原位滤泡肿瘤 *

        十二指肠型滤泡性淋巴瘤 *

    儿童型滤泡性淋巴瘤 *

    临时病种:大 B 细胞淋巴瘤伴 IRF4 重排 *

    原发性皮肤滤泡中心性淋巴瘤

    套细胞淋巴瘤

        原位套细胞肿瘤 *

    弥漫性大 B 细胞淋巴瘤(DLBCL),NOS

        生发中心 B 细胞型 *

        活化 B 细胞型 *

    富 T 细胞 / 组织细胞大 B 细胞淋巴瘤

    原发性中枢神经系统 DLBCL

    原发性皮肤 DLBCL,腿型

    EBV+DLBCL,NOS *

    临时病种:EBV + 黏膜皮肤溃疡 *

    慢性炎症相关 DLBCL

淋巴瘤样肉芽肿病
原发性纵隔(胸腺)大 B 细胞淋巴瘤
血管内大 B 细胞淋巴瘤
ALK+ 大 B 细胞淋巴瘤
浆母细胞淋巴瘤
原发性渗出性淋巴瘤
临时病种·HHV8+DLBCL,NOS *
伯基特淋巴瘤
临时病种:伯基特样淋巴瘤伴 11q 异常 *
高度恶性 B 细胞淋巴瘤,伴 *MYC* 和 *BCL2* 和(或)*BCL6* 重排 *
高度恶性 B 细胞淋巴瘤,NOS *
B 细胞淋巴瘤,不能分类,特征介于 DLBCL 和经典霍奇金淋巴瘤之间

成熟 T 细胞和 NK 细胞肿瘤
　　T 细胞幼淋巴细胞白血病
　　T 细胞性大颗粒淋巴细胞白血病
　　临时病种:NK 细胞慢性淋巴增殖性疾病
　　侵袭性 NK 细胞白血病
　　儿童系统性 EBV+T 细胞淋巴瘤 *
　　种痘水疱病样淋巴增殖性疾病 *
　　成人 T 细胞白血病 / 淋巴瘤
　　结外 NK/T 细胞淋巴瘤,鼻型
　　肠病相关性 T 细胞淋巴瘤
　　单形性嗜上皮性肠道 T 细胞淋巴瘤 *
　　临时病种:胃肠道惰性 T 淋巴细胞增殖性疾病 *
　　肝脾 T 细胞淋巴瘤
　　皮下脂膜炎样 T 细胞淋巴瘤
　　蕈样肉芽肿
　　塞扎里综合征
　　原发性皮肤 CD30⁺T 细胞淋巴增殖性疾病
　　　　淋巴瘤样丘疹病
　　　　　　原发性皮肤间变性大细胞淋巴瘤
　　原发性皮肤 γδT 细胞淋巴瘤
　　临时病种:原发性皮肤 CD8⁺ 侵袭性嗜表皮性细胞毒性 T 细胞淋巴瘤
　　临时病种:原发性皮肤肢端 CD8⁺ T 细胞淋巴瘤 *
　　临时病种:原发性皮肤 CD4⁺ 小 / 中 T 细胞淋巴增殖性疾病 *
　　外周 T 细胞淋巴瘤,NOS
　　血管免疫母细胞 T 细胞淋巴瘤
　　临时病种:滤泡 T 细胞淋巴瘤 *
　　结内外周 T 细胞淋巴瘤伴 TFH 表型 *
　　间变性大细胞淋巴瘤,ALK⁺
　　间变性大细胞淋巴瘤,ALK⁻*
　　临时病种:乳房植入物相关间变性大细胞淋巴瘤 *

移植后淋巴增殖性疾病(PTLD)
　　浆细胞增生性 PTLD
　　传染性单核细胞增多性 PTLD
　　明显滤泡增生性 PTLD*
　　多形性 PTLD
　　单形性 PTLD(B 细胞和 T 细胞 / NK 细胞类型)
　　经典霍奇金淋巴瘤 PTLD

组织细胞和树突状细胞肿瘤
　　组织细胞肉瘤
　　朗格汉斯细胞组织细胞增生症
　　朗格汉斯细胞肉瘤
　　不确定的树突状细胞肿瘤
　　指状树突状细胞肉瘤
　　滤泡树突状细胞肉瘤
　　成纤维细胞网状细胞瘤
　　播散性幼年黄色肉芽肿
　　埃德海姆－切斯特病 *

注:NOS,not otherwise specified,非特指;* 与 2008 年分类不同者。

表 6-6-4　WHO 分类方案中较常见的非霍奇金淋巴瘤亚型及其特征

亚型	病理学	免疫表型	遗传学	临床特征
DLBCL	起源于生发中心或生发中心后的激活的 B 细胞。正常淋巴结或结外组织结构消失,代之以弥漫分布的大的肿瘤性 B 细胞	CD19$^+$、CD20$^+$、CD22$^+$ CD79a$^+$、Ki-67++ 至 +++	*bcl-6*、*bcl-2*、*c-Myc*、*p53* 突变	最常见的 NHL,呈侵袭性,初诊时 40% 有结外侵犯,胃肠道最常见。高度异质性,分为若干亚型
B-SLL/CLL	起源于抗原暴露过的小 B 淋巴细胞,形态单一;可有灶性大细胞	CD5$^+$、CD23$^+$、panB$^+$ (CD19,CD20,CD22)sIg$^+$/$^-$、CD10$^-$	13q-、11q-、+12、17p-、IgHV 超突变	常白血病性起病,呈惰性过程;可发生大 B 细胞淋巴瘤转化(Ritcher 转化)
MALT-MZL	起源于生发中心后的边缘区(介于淋巴滤泡与滤泡外套区之间)的 B 细胞,肿瘤细胞与中央细胞样细胞、小淋巴细胞及单核细胞样 B 细胞相似	sIg$^+$、CD20$^+$、CD79a$^+$、CD21$^+$、CD35$^+$、CD5$^-$、CD10$^-$、CD23$^-$、CD43$^-$	胃 MALT 淋巴瘤,常见 t(11;18)、t(1;14)、t(14;18)	原发于任何淋巴结外器官和组织,胃最常见,与幽门螺杆菌有关。呈惰性过程,预后好;部分患者可发生大 B 淋巴细胞转化
FL	起源于生发中心 B 细胞。有明显的滤泡结构,肿瘤性滤泡境界不清,常缺乏套区;滤泡由中心细胞和中心母细胞组成,根据中心母细胞数目将 FL 分为 1、2、3 级	sIg$^+$、CD19$^+$、CD20$^+$、CD22$^+$、CD79a$^+$、CD10$^+$、BCL-2$^+$、CD5$^-$、CD43$^-$、CD23$^{-/+}$	90% 患者有 t(14;18)(q32;q21),*bcl-2* 基因重排	欧美国家最常见惰性 NHL。老年人多见;大部分进展缓慢,易反复复发;部分患者向 DLBCL 转化
MCL	起源于滤泡外套区,通常为生发中心前的未致敏 B 细胞,MCL 依据其临床表现可分为经典型 MCL、白血病样非淋巴结性 MCL(即惰性 MCL)、原位套细胞肿瘤(ISMCN)	CD5$^+$、CD43$^+$、panB (CD19,CD20,CD22)$^+$、CD23$^-$、CD10$^-$、BCL-6$^-$、大部分患者均为 Cyclin D1+、BCL-1+	FISH 检测到 t(11;14)(q13;q32)易位和 *bcl-1* 重排,具有诊断意义,CCND1 阴性者若 CCND2 阳性亦可协助诊断	老年男性多发;侵袭性,常累及骨髓、胃肠道、脾、咽淋巴环、肝和中枢神经系统。ISMCN 不需特殊治疗。惰性 MCL,进展缓慢,若无治疗指征,可先观察等待,若后期继发 *TP53* 突变等具有侵袭性,需给予治疗。经典型 MCL 应在诊断后积极给予治疗
BL	起源于生发中心或生发中心后的 B 细胞,有经典型和两个变异型;伴浆细胞分化 BL 和伯基特样淋巴瘤;肿瘤细胞呈弥漫性分布,形态均一,其间分布着吞噬细胞碎片的巨噬细胞,形成特征性的"满天星"现象	sIg$^+$、panB$^+$(CD19,CD20,CD22)、CD10$^+$、BCL-6$^+$、CD43$^+$、CD5$^-$、CD23$^-$、CD138$^-$、BCL-2$^-$、TdT$^-$、Ki-67 阳性率 >80%	t(8;14)、t(2;8)、*c-Myc*、*p53* 突变	高度侵袭性,与 EB 病毒感染密切相关,易结外侵犯
NK/TCL	起源于激活的 NK 细胞。以血管破坏、大块组织坏死为主要病理特征;黏膜病理学表现有分层特点,即炎性坏死层、血管肉芽层、肿瘤细胞层。根据不同解剖部位,分为上呼吸道消化道原发 NKTCL(UAT-NKTCL)和非上呼吸道消化道原发 NKTCL(NUAT-NKTCL)	CD2$^+$、CD56$^+$、CD45RO$^+$、LCA$^+$、cyCD3$^+$、细胞毒蛋白阳性、CD16$^-$、CD57$^-$、sCD3$^-$	原位杂交技术检测 EBV 阳性具有重要的诊断价值,无克隆性 *TCR* 重排	发病与 EB 病毒密切相关,特征性的鼻或面部中线进行性破坏。NUAT-NKTCL 常侵犯皮肤、胃肠道、肝、肺、睾丸等,恶性程度高,晚期患者比例高,预后较差
MF/SS	起源于成熟的定植于皮肤的 CD4$^+$T 细胞。肿瘤细胞为小至中等大小脑回状核的异型淋巴细胞,向表皮及真皮层弥漫浸润,为各期病理特征;当外周血出现 Sézary 细胞时称为 SS	CD4$^+$CD8$^-$,细胞毒蛋白阳性;其他 T 细胞抗原(CD2、CD3、CD5 和 CD7)表达有缺陷	*TCR* 基因呈克隆性重排	MF 为常见皮肤 T 细胞淋巴瘤,老年人多发,在我国相对较少见;经典型 MF 呈惰性过程;SS 为侵袭性,预后差
ALCL	起源于激活的成熟细胞毒 T 细胞。瘤细胞为间变性、多形性或免疫母细胞性,侵犯淋巴结或结外组织,皮肤、骨、软组织多见。需与其他 CD30$^+$ 皮肤淋巴增殖性疾病和 PTCL-NOS 鉴别	CD30$^+$、CD4$^+$、CD43$^+$、细胞毒蛋白阳性;CD2、CD5、CD3 通常阳性,但有丢失;CD8$^-$ 者分为 ALK$^+$ 和 ALK$^-$ 两型	*TCR* 基因呈克隆性重排,ALK$^+$ 型常见 t(2;5)/*NPM-ALK* 融合基因	ALK$^+$ 型主要在青年发病,男性多见,呈惰性过程,预后较好。ALK$^-$ 型主要见于中老年,男性多见,预后较差,5 年 OS 约为 48%
PTCL-NOS	起源于激活的成熟 T 细胞,主要是 CD4$^+$ 记忆细胞。是一组异质性的淋巴结或结外 T 细胞淋巴瘤,瘤细胞常为异型小细胞和大细胞相混合,需除外多种其他有特征性表现的 T 细胞淋巴瘤方能诊断	缺乏一种或以上的 panT 标志物,如 CD2、CD3 和 CD5 等,多为 CD4$^+$/CD8$^-$ 表型,60% 表达 CD52	*TCR* 基因呈克隆性重排	成人多见;多呈高度侵袭性,常累及结外部位,如骨髓、肝、脾等,预后不定,但一般较差
AITL	起源于 CD4$^+$ 滤泡辅助 T 细胞。淋巴结结构破坏,浸润的细胞成分复杂,包括小淋巴细胞、透明细胞和大的母细胞;分叉状的血管内皮细胞高度增生;滤泡树突状细胞(FDC)在血管周围呈网状增生	CD2$^+$、CD3$^+$、CD4$^+$、CD5$^+$、CD10$^+$、CD8$^-$ 和细胞毒蛋白阴性	+3、+5 或 +X,*TCR* 基因呈克隆性重排	发病可能与 EB 病毒相关,但肿瘤性 T 细胞 EB 病毒阴性。中老年多见,多组淋巴结肿大,常累及骨髓、肝、脾、胸膜和皮肤;侵袭性,预后差

位,可用于评估病灶及监测疗效。

5. 分子生物学及细胞遗传学检测　近年来,随着技术的发展,一些疑难病例需要进行分子遗传学检测,如染色体核型分析、荧光原位杂交(FISH)、基因重排分析方可进一步确诊。如t(14;18)是滤泡淋巴瘤的标志物,t(11;14)是套细胞淋巴瘤的标志物,t(8;14)是伯基特淋巴瘤的标志物,这些染色体检查可以协助淋巴瘤的诊断与分型。

同时,随着高通量测序技术的发展及其在临床中的应用,越来越多的淋巴瘤基因学异常被发现并用于临床及临床前检测,对淋巴瘤的诊断、预后判断、疗效分析及用药具有重要的指导意义。

(五) 诊断与鉴别诊断

本病诊断和鉴别诊断的基本原则同霍奇金淋巴瘤。

初诊时应尽量采集足够的组织标本,进行组织形态学、免疫组织化学、流式细胞分析、细胞遗传学和分子生物学检查,按照 WHO 淋巴瘤分类及其亚型标准进行诊断(见表 6-6-3),并选择适当的影像学和实验室检查以明确病变范围和阶段,参照 Ann Arbor 会议的标准进行临床分期。

(六) 治疗

化疗与放疗是治疗 NHL 的基本方法。NHL 全身病变和侵袭性进展较常见,决定了 NHL 的治疗应以化疗为主,放疗为辅,仅某些类型的 NHL I、II 期以放疗为主,化疗为辅。同时,不同类型的 NHL 可被认为是独立的疾病,具有独特的生物学和临床特征,其恶性程度和预后相差很大,因此治疗策略和方案不能一概而论,应尽量根据精确的分型和分期诊断,选择相应的治疗方案(表 6-6-5)。

1. 化疗　是 NHL 的主要和基本治疗手段。

惰性淋巴瘤如小淋巴细胞淋巴瘤、边缘区淋巴瘤、滤泡性淋巴瘤、蕈样肉芽肿病等,发展较缓慢,瘤细胞的增殖活性较低,自然病程较长。

胃 MALT 淋巴瘤局限于黏膜及黏膜下层时,可先予奥美拉唑 + 甲硝唑 + 阿莫西林清除幽门螺杆菌,治疗无效或病变累及周围淋巴结时应予联合化疗。

对某些早期无症状的患者可予观察,直至出现治疗指征,出现治疗指征后可考虑低强度化疗方案,如滤泡淋巴瘤可给予 RFC、R-CHOP、RB、R^2 等方案化疗。部分惰性淋巴瘤经治疗后生存时间可达 10 年以上,有些类型治疗后可复发,但坚持治疗亦可长期带瘤生存。

侵袭性淋巴瘤如前体 B 细胞和 T 细胞白血病 / 淋巴瘤、弥漫性大 B 细胞淋巴瘤、套细胞淋巴瘤、伯基特淋巴瘤、血管免疫母细胞 T 细胞淋巴瘤、外周 T 细胞淋巴瘤(非

特指型)等,一般进展较快,瘤细胞增殖活性较高,自然病程短,预后较差,但部分患者经高强度的化疗可以治愈。一旦确诊,在一般状态允许的情况下,应尽早进行足剂量、足疗程的联合化疗,争取完全缓解,以获得长期生存的机会。CHOP 方案是侵袭性 NHL 最常用的化疗方案,多种其他方案如 CHOPE 方案由此方案变化而来。ESHAP 和 DICE 等方案是常用的二线治疗方案。

淋巴母细胞淋巴瘤易出现骨髓受累或初诊即为白血病期,因其细胞起源均为原始细胞,故均采用急性淋巴细胞白血病的治疗方案,如 VDLP 方案、儿童 BFM-90 方案等,治疗过程中强调鞘内注射化疗药物、大剂量甲氨蝶呤的使用以预防中枢神经系统白血病。

一般化疗以 3~4 周为 1 个疗程,共 6~8 个疗程,完成 2~3 个疗程后应进行疗效评估,以确定是否继续原方案。化疗的药物、剂量、用法、疗程间隔对患者能否取得完全缓解、长期缓解率和长期生存率均很重要,应尽可能按计划治疗。

对于不同类型及分期等情况应进行中枢神经系统淋巴瘤风险评估,中枢神经系统受侵风险高危者应预防性鞘内注射化疗药物。对年龄较大和一般情况较差者,化疗的强度和间歇时间可根据情况适当调整。

在化疗期间,注意对症支持治疗。当白细胞或血小板明显减少时,应调整剂量或停止治疗,必要时给予粒细胞集落刺激因子等治疗,并注意防治感染。部分患者会出现消化道的不良反应,应及时给予对症处理。化疗期间,注意防止化疗药物对肝、肾功能的损害,高度侵袭性淋巴瘤肿瘤细胞增殖旺盛,强烈化疗可使肿瘤细胞在短时间内大量崩解,出现肿瘤溶解综合征,应特别注意预防。嘱患者多饮水,并应加服碳酸氢钠和别嘌醇片,防止高尿酸血症。对患者和家属进行心理疏导,并教育患者定期治疗,长期随访。

2. 靶向治疗　新型靶向药物也改善了淋巴瘤患者的预后。

(1) 单克隆抗体

1) 抗 CD20 单克隆抗体:B 细胞非霍奇金淋巴瘤大部分均表达 CD20,抗 CD20 单克隆抗体[利妥昔单抗(rituximab,R)]是一种针对 CD20 抗原的人鼠嵌合型单抗,主要作用机制是通过抗体依赖细胞介导的细胞毒作用(ADCC)和补体依赖的细胞毒作用(CDC)作用杀死淋巴瘤细胞,并可诱导淋巴瘤细胞凋亡,增加淋巴瘤细胞对化疗的敏感性。

新一代抗 CD20 单克隆抗体(奥托珠单抗)是在 I 型

表 6-6-5　非霍奇金淋巴瘤常用化疗方案

化疗方案	具体用药	用药剂量	用药时间
CHOP 14 d 或 21 d 一周期	阿柔比星	50 mg/m² (或 EPI 80 mg/m²)	d1
	环磷酰胺	750 mg/m²	d1
	长春新碱	1.4 mg/m² (最大量 2 mg)	d1
	泼尼松	100 mg	d1~5
CHOEP 每 21 d 一周期	阿柔比星	50 mg/m² (或 EPI 80 mg/m²)	d1
	环磷酰胺	750 mg/m²	d1
	长春新碱	1.4 mg/m² (最大量 2 mg)	d1
	依托泊苷	100 mg/m²	d1~3
	泼尼松	100 mg	d1~5
DA-EPOCH 方案 每 21 d 重复一次	依托泊苷	50 mg/(m²·d)	d1~4,96h 连续输注
	长春新碱	0.4 mg/(m²·d)	d1~4,96h 连续输注
	多柔比星	10 mg/(m²·d)	d1~4,96h 连续输注
	环磷酰胺	750 mg/m²	d5
	泼尼松	60 mg/(m²·d)	d1~5
	每次化疗后需要预防性应用 G-CSF,根据化疗后骨髓抑制情况在上一周期化疗的基础上调整化疗剂量		
GDP 方案	吉西他滨	1 g/m²	d1,d8
	顺铂	75 mg/m²	d1
	地塞米松	40 mg	d1~4
Hyper CVAD 1、3、5、7 疗程	环磷酰胺	300 mg/(m²·次)	d1~3
	美司钠	600 mg/m²	d1~3
	长春新碱	2 mg	d4,11
	地塞米松	40 mg	d1~4,11~14
	阿柔比星	50 mg/m²	d4
Hyper CVAD 2、4、6、8 疗程	甲氨蝶呤	200 mg/m²	d1 (2 h)
	甲氨蝶呤	800 mg/m²	d1 (22 h)
	四氢叶酸	首次 50 mg,随后 15 mg	MTX 后 12 h,至 MTX 水平 <0.1 μmmol/L
	阿糖胞苷	3 g/m² (年龄≥60 岁,1 g/m²)	d2,3
	甲泼尼松	50 mg	d1~3

抗 CD20 单克隆抗体利妥昔单抗基础上的升级,为糖基化工程制成的 Ⅱ 型人源化抗 CD20 单克隆抗体,与利妥昔单抗相比,奥托珠单抗诱导细胞直接死亡的作用增强,补体依赖的细胞毒作用(CDC)下降。

2) 维布妥昔单抗(BV):约有 93% 的间变大细胞淋巴瘤、64% 的 NK 细胞 /T 细胞淋巴瘤、32%~50% 的血管免疫母细胞性 T 细胞淋巴瘤、16% 的外周 T 细胞淋巴瘤(非特指型)、14%~40% 的弥漫性大 B 细胞淋巴瘤(DLBCL)和纵隔 B 细胞淋巴瘤等表达 CD30,被称为 CD30⁺ 淋巴瘤。对于 CD30 阳性的成熟 T 细胞淋巴瘤(CD30⁺ MTCL),Echelon2 研究对比了 BV(Adcetris)联合 CHP 方案(A+CHP)

与 CHOP 方案的疗效,结果表明,A+CHP 方案作为 CD30⁺ PTCL 的一线治疗可以显著改善 PFS,降低死亡风险。

(2) 信号通路抑制剂及表观遗传学药物　以细胞内信号通路和微环境为靶点的小分子药物,是抗肿瘤治疗新的有力武器。

1) BTK 抑制剂伊布替尼(ibrutinib):可选择性地抑制布鲁顿酪氨酸激酶(BTK),能够与 BTK 活性中心的半胱氨酸残基共价结合,从而抑制其活性,已经被批准用于初诊 CLL/SLL 及难治复发 MCL 的治疗,同时在 DLBCL、中枢神经系统淋巴瘤等疾病应用的研究中也显示一定的有效性。

2) BCL-2 抑制剂维奈克拉（venetoclax）：具有选择性抑制 BCL-2 因子的功能，在惰性淋巴瘤及侵袭性 B 细胞淋巴瘤中均有尝试。

3) NF-κB 通路抑制剂硼替佐米（bortezomib）：也被证实是一种有效的挽救治疗药物。

4) HDAC 抑制剂·西达本胺（chidamide）单药及联合化疗对 PTCL 也显示出良好疗效。

5) 磷脂酰肌醇 3 激酶（PI3K）抑制剂：美国 FDA 已批准上市用于部分小 B 细胞淋巴瘤。

（3）免疫调节剂　沙利度胺、来那度胺（lenalidomide）、泊马度胺（pomalidomide）具有免疫调节、抗肿瘤、调节肿瘤微环境等多种作用，可以改变多种细胞因子如 TNF-α、IL-6、IFN-γ 等的浓度，在霍奇金淋巴瘤、B-NHL 及 T-NHL 等多种淋巴瘤治疗中取得了肯定的疗效。

3. 造血干细胞移植　大剂量化疗联合自体造血干细胞移植（auto-HSCT）已经成为高危或难治复发淋巴瘤的标准治疗。中国造血干细胞移植指南推荐一线 auto-HSCT 巩固治疗的疾病包括：年龄≤65 岁的 MCL；除外低危 ALK 阳性间变性大细胞淋巴瘤的各种类型侵袭性 PTCL；年轻高危 DLBCL；虽然尚缺乏充足的证据，但 auto-HSCT 一线巩固治疗可能提高以下患者的 PFS 和 OS，如对化疗敏感的淋巴母细胞淋巴瘤（LBL）、双打击 / 双表达淋巴瘤（DHL/DPL）、治疗敏感、残留肿块直径 <2 cm 的转化淋巴瘤、原发中枢神经系统淋巴瘤（PCNSL）。auto-HSCT 治疗淋巴瘤的结果是令人鼓舞的，其中

40%~50% 以上获得肿瘤负荷缩小，18%~25% 复发病例被治愈，比常规化疗增加长期生存率 30% 以上。

异基因造血干细胞移植（allo-HSCT）由于其相关不良反应大，较少应用于淋巴瘤。但对于难治复发淋巴瘤或淋巴母细胞淋巴瘤，如果在 55 岁以下，重要器官功能正常，也可考虑异基因造血干细胞移植。

4. 细胞免疫治疗　嵌合抗原受体（chimeric antigen receptor, CAR）T 细胞治疗对于复发 / 难治的大 B 细胞淋巴瘤是一种有潜力的治疗方法。抗 CD19 CAR-T 细胞对复发难治的侵袭性 B 细胞非霍奇金淋巴瘤的治疗和预后有显著影响，40% 的患者达到持续缓解。同时，在复发难治惰性 B 细胞非霍奇金淋巴瘤包括滤泡性淋巴瘤和边缘区淋巴瘤、慢性淋巴细胞白血病、套细胞淋巴瘤等的治疗，抗 CD19 CAR-T 细胞临床研究正在进行。

此外，除 CD19 靶点外，针对 CD22、CD138、CD30、CD47、BCMA 等靶点的 CAR-T 细胞治疗的研究也在进行中。

5. 放疗　对于 NHL 患者，化疗仍为首选方案，但是对于局限期 FL、MZL 可采用单独放疗。综合治疗中，放疗多用于局部大肿块病变、化疗后残留病变、化疗后巩固治疗及姑息治疗。

6. 手术治疗　手术治疗主要用于局部病变活检取材病理诊断，或器官合并症如胃肠穿孔、肠梗阻等。此外，合并脾功能亢进的患者可行脾切除提高血象，为以后化疗创造有利条件。

（高锦洁　景红梅）

第二章　多发性骨髓瘤

多发性骨髓瘤（multiple myeloma, MM）是浆细胞恶性增殖性疾病，骨髓中克隆性浆细胞异常增生，并分泌单克隆免疫球蛋白或其片段（M 蛋白），从而导致相关器官或组织损伤。常见临床表现为骨痛、贫血、肾衰竭、感染、髓外浸润、继发淀粉样变性等。少数患者在疾病晚期时外周血中见大量浆细胞转变为继发浆细胞白血病。

MM 占血液系统肿瘤的 10% 左右，欧美国家的发病率为(3.7~10.9)/10 万，在不同人种和不同年龄中差异较大。我国的多发性骨髓瘤较西方国家略少见，1.15/10 万，

随着我国老龄化社会的进程及诊断水平的不断提高，这一数据将会不断增加。男性多于女性，(1.6~3)：1，多见于中、老年人，我国的平均发病年龄为 59 岁，较欧美人年轻 10 岁左右。

一、病因与发病机制

（一）病因

MM 确切病因目前仍不甚清楚。可能与放射线暴露有关，研究发现，原子弹爆炸幸存者的发病率是普通人群

的 5 倍,潜伏期为 20 年。化学毒物、慢性抗原刺激、自身免疫病、遗传、病毒感染(如人类疱疹病毒 8 型)等均可能导致发病,但目前均缺乏确切的证据。

(二) 发病机制

MM 存在多步骤、多阶段的复杂发病机制,发生一系列细胞遗传学或基因改变。早期发生的遗传学改变如 IgH 基因易位、超二倍体、13 号染色体序列缺失和 CyclinD1 基因表达异常等,并没有促进浆细胞的失控性增殖,但增加了其对增殖刺激的敏感性。导致 MM 发病和进展的"二次打击"包括:MAPK/STAT3 途径和 NF-κB 途径的激活突变,*C-myc* 基因异常表达等。另外,骨髓微环境与骨髓瘤细胞相互作用在肿瘤的发生、发展及耐药机制方面也扮演着重要的角色。

二、临床表现

大部分患者呈慢性起病,早期可无症状,随着疾病进展,可表现出主要与骨髓瘤细胞增生和(或)M 蛋白血症有关的两大类症状,如骨质破坏、贫血、感染、出血倾向、肾衰竭、高黏滞血症、淀粉样变性等。几乎所有多发性骨髓瘤前期均有意义未明单克隆免疫球蛋白增多症病史,监测意义未明单克隆免疫球蛋白增多症对于有症状多发性骨髓瘤的早期诊断具有重要意义。

(一) 骨质破坏

骨质破坏一般累及脊柱、头颅、骨盆、肋骨和长骨近端。常见症状为骨痛、病理性骨折,可合并截瘫。骨髓瘤浸润骨骼形成局部隆起,表现为骨旁髓外浆细胞瘤。

(二) 贫血

MM 多表现为正细胞正色素性贫血,少数合并白细胞减少和(或)血小板减少。肾衰竭时由于促红细胞生成素减少,可导致肾性贫血;其他因素,如继发感染、失血、化疗等均可加重贫血。

(三) 感染

感染是 MM 最常见的死亡原因。感染以反复发生的肺部炎症最常见,随着蛋白酶体抑制剂及单克隆抗体的广泛使用,病毒感染及真菌感染的发生也逐渐增多。

(四) 肾损害

肾损害可作为 MM 的首发症状,临床表现为蛋白尿、血尿和管型尿。急性肾衰竭多因管型肾病、脱水、感染、静脉肾盂造影等引起。慢性肾衰竭的发病机制为:①游离轻链(本周蛋白)被近端小管吸收后沉积在上皮胞质内,使肾小管细胞变性,功能受损;②高血钙引起多尿,以致少尿;③尿酸过多,沉积在肾小管。

(五) 高黏滞血症

血清中大量 M 蛋白是高黏滞血症的主要原因,常见 M 蛋白为 IgM、IgA、IgG 3 类。视网膜、脑、肾最易受累,临床表现有头晕、眩晕、眼花、耳鸣,可突然发生意识障碍、手指麻木、冠状动脉供血不足、慢性心力衰竭等症状。此外,部分患者的 M 蛋白为冷球蛋白,可引起微循环障碍,出现雷诺现象。

(六) 其他

广泛的溶骨性病变可导致高钙血症,表现为呕吐、乏力、意识模糊、多尿或便秘等症状;大量 M 蛋白的轻链可变区或整个轻链沉积于组织可导致淀粉样变性,表现为以白蛋白为主的蛋白尿、舌肥大、腮腺肿大、心脏扩大,腹泻或便秘,肝、脾大及周围神经病等;M 蛋白作用于神经髓鞘可导致多发性神经病变,临床表现为非对称性运动和感觉神经受累,出现肌肉无力、麻木和痛觉迟钝;晚期患者还可有出血倾向。部分患者出现浆细胞瘤,浆细胞瘤分为与骨质紧密相连的骨旁浆细胞瘤及与骨质不相连的软组织浆细胞瘤。

三、辅助检查

(一) 血象

几乎所有患者均有不同程度的贫血,呈正细胞正色素性;血涂片中红细胞成钱串状排列,红细胞沉降率显著增快。晚期恶性浆细胞在血中大量出现,形成浆细胞白血病。

(二) 骨髓象

形态及免疫表型异常的浆细胞的出现具有诊断意义,此类细胞一般在 10% 以上,多者可达 70%~95%,细胞形态不一,成堆出现,可呈灶性分布。典型的骨髓瘤细胞为未成熟、分化较差的浆细胞,胞质呈灰蓝色,有时可见多核(2~3 个核),核内有核仁 1~4 个,核周可出现火焰状区域,胞质内可有少数嗜苯胺蓝颗粒,偶见嗜酸性球状包涵体或大小不等的空泡。核染色质疏松,有时凝集成大块,细胞偏成熟者染色质呈车轮状排列。多部位多次穿刺或在影像学检查阳性的部位穿刺可提高阳性率。典型骨髓瘤细胞免疫表型为 CD38⁺、CD138⁺、免疫球蛋白轻链限制性表达,约 60% 的患者 CD56⁺,CD19 常呈双阴性,约有 15% 的患者表达 CD20;在免疫组化中,Mum-1⁺。CD138 磁珠分选后的荧光原位杂交技术对细胞遗传学的分析是目前广泛使用的预后分层技术,二代测序技术的应用将在未来更好揭示 MM 的异质性并用于预后分层和精准治疗。

(三) 免疫化学检查

约 80% 的患者血或尿的免疫固定电泳可见单一的 M

带;血清免疫球蛋白的测定可见单株 IgG 或 IgA 或 IgD 升高,其他 Ig 则减少;免疫固定电泳可确定 M 蛋白的类别和型别。约有 5% 的患者血清蛋白电泳及尿蛋白电泳无法检测到 M 蛋白,需要依赖血清游离轻链的检查。

(四) 血液生化检查

1. 血清白蛋白与球蛋白　血清白蛋白减少,与预后密切相关。IgG、IgA 和 IgM 型 MM 患者由于存在 M 蛋白,球蛋白明显增高。

2. 血钙、磷测定　因骨质破坏,出现高钙血症,血磷正常。本病的溶骨过程不伴成骨,血清碱性磷酸酶通常正常。

3. 血清 β2 微球蛋白　是细胞膜蛋白成分,当细胞死亡时释放至血液循环并经肾排出。如果肾功能正常,血中血清 β2 微球蛋白浓度升高常提示瘤细胞增殖快,疾病进展。

4. C 反应蛋白(CRP)和血清乳酸脱氢酶(LDH)　LDH 与肿瘤细胞活动有关;CRP 和血清 IL-6 呈正相关,故可反映疾病的严重程度。

5. 尿常规和肾功能　可有蛋白尿,血清尿素氮和肌酐可增高。

(五) 放射学检查

骨髓破坏主要有 3 种 X 线表现类型。

1. 弥漫性骨质疏松　早期患者在脊柱、肋骨和盆骨等处易见。

2. 溶骨破坏　表现为虫蚀样骨质缺损,主要见于颅骨、盆骨、脊柱、股骨和肱骨等处。

3. 病理性骨折　最常见于胸腰椎,表现为压缩性骨折,其次见于肋骨、锁骨、骨盆和四肢骨骼。为避免急性肾衰竭,应禁止对骨髓瘤患者进行静脉肾盂造影检查。有骨痛而 X 线摄片未见异常者,需进行 CT 或 MRI 检查。PET/CT 可提高骨破坏及髓外浆细胞瘤的检出。

四、诊断与鉴别诊断

(一) 诊断

MM 的诊断主要依靠克隆性浆细胞增生、大量 M 蛋白血症、骨质破坏。不是所有的 MM 都需要治疗,对于没有 SLiM-CRAB 的患者可诊断为冒烟性骨髓瘤,可不予治疗,对于高危冒烟性骨髓瘤可进入临床试验(表 6-6-6,表 6-6-7)。

表 6-6-6　冒烟型骨髓瘤诊断标准

(需满足第 3 条 + 第 1 条 / 第 2 条)

1. 血清单克隆 M 蛋白≥30 g/L, 24 h 尿轻链≥0.5 g
2. 骨髓单克隆浆细胞比例 10%~59%
3. 无相关器官及组织的损害(无 SLiM-CRAB 等终末器官损害表现)

表 6-6-7　活动性多发性骨髓瘤诊断标准

(需满足第 1 条及第 2 条中任何一项)

1. 骨髓单克隆浆细胞比例≥10% 和(或)组织活检证明有浆细胞瘤
2. 骨髓瘤引起的相关表现
(1) 靶器官损害表现 a
- [C]校正血清钙 b >2.75 mmol/L
- [R] 肾功能损害(肌酐清除率 <40 mL/min 或血清肌酐 > 177 μmmol/L)
- [A]贫血(血红蛋白低于正常下限 20 g/L 或 <100 g/L)
- [B] 溶骨性破坏,通过影像学检查(X 线片、CT 或 PET-CT)显示 1 处或多处溶骨性病变
(2) 无靶器官损害表现,但出现以下 1 项或多项指标异常(SLiM)
- [S]骨髓单克隆浆细胞比例≥60% c
- [Li]受累/非受累血清游离轻链比≥100 d
- [M]MRI 检查出现 >1 处 5 mm 以上局灶性骨质破坏

注: a,其他类型的终末器官损害也偶有发生,若证实这些器官的损害与骨髓瘤相关,可进一步支持诊断和分类; b,校正血清钙(mmol/L) = 血清总钙(mmol/L)-0.025× 血清白蛋白浓度(g/L) +1.0(mmol/L),或校正血清钙(mg/dL) = 血清总钙(mg/dL)- 血清白蛋白浓度(g/L)+ 4.0(mg/dL); c,浆细胞单克隆性可通过流式细胞术、免疫组化、免疫荧光的方法鉴定其轻链 κ/λ 限制性表达,判断骨髓浆细胞比例应采用骨髓细胞涂片和骨髓活检方法而不是流式细胞术进行计数,在穿刺和活检比例不一致时,选用浆细胞比例高的数值; d,需要受累轻链数值至少≥100 mg/L。

(二) 分型

依照 M 蛋白类型分为:IgG 型、IgA 型、IgD 型、IgM 型、IgE 型、轻链型、双克隆型及不分泌型。进一步可根据 M 蛋白的轻链型别分为 κ 型和 λ 型,例如 IgG κ 型。

(三) 分期

国际分期体系(ISS)及 Durie-Salmon(D-S)分期体系均可用,修订的国际分期系统(R-ISS)(表 6-6-8,表 6-6-9)。DS 分期现在主要用于评估肿瘤负荷,而 R-ISS 主要用于评估预后。

表 6-6-8　国际分期体系(ISS)及修订的国际分期体系(R-ISS)

分期	ISS 的标准	R-ISS 的标准
I期	$β_2$-MG<3.5 mg/L 和白蛋白≥35 g/L	ISS I 期和非细胞遗传学高危患者同时 LDH 正常水平
II期	不符合 I 和 III 期的所有患者	不符合 R-ISS I 和 III 期的所有患者
III期	$β_2$-MG≥5.5 mg/L	ISS III 期同时细胞遗传学高危患者 a 或者 LDH 高于正常水平

注: $β_2$-MG,β2 微球蛋白; a,细胞遗传学高危指间期荧光原位杂交检出 del(17p),t(4;14),t(14;16)。

(四) 鉴别诊断

MM 需与可出现 M 蛋白的下列疾病鉴别:意义未明的单克隆丙种球蛋白病(MGUS)、华氏巨球蛋白血症(WM)、AL 型淀粉样变性、孤立性浆细胞瘤(骨或骨外)、

表 6-6-9　Durie-Salmon 分期体系

分期	Durie-Salmon 分期标准	
I	血红蛋白 >100 g/L	瘤细胞数 <0.6×10^{12}/m^2 体表面积
	血清钙水平 ≤3.0 mmol/L(12 mg/dL)	
	X 线:骨骼结构正常或孤立性骨浆细胞瘤血清骨髓瘤蛋白产生率低	
	IgG<50 g/L,IgA<30 g/L,本周蛋白 <4 g/24 h	
II	不符合 I 期和 III 期的所有患者	瘤细胞数(0.6~1.2)×10^{12}/m^2 体表面积
III	血红蛋白 <85 g/L	瘤细胞数 >1.2×10^{12}/m^2 体表面积
	血清钙 >3.0 mmol/L(12 mg/dL)血清或尿骨髓瘤蛋白产生率非常高	
	IgG>70 g/L,IgA>50 g/L,本周蛋白 >12 g/24 h 骨骼检查中溶骨病损大于 3 处	
亚型	标准	
A	肾功能正常[血清肌酐水平 <176.8 μmol/L(2 mg/dL)]	
B	肾功能异常[血清肌酐水平 ≥176.8 μmol/L(2 mg/dL)]	

POEMS 综合征。此外,还需与反应性浆细胞增多症(RP)、转移性癌的溶骨性病变、浆母细胞性淋巴瘤(PBL)、单克隆免疫球蛋白相关肾损害(MGRS)等鉴别,其中 MGRS 是由于单克隆免疫球蛋白或其片段导致的肾损害,其血液学改变更接近 MGUS,但出现肾功能损害,需要肾活检证明是 M 蛋白沉积等病变所致。

五、治疗

(一) 治疗原则

1. 无症状骨髓瘤　暂不推荐治疗,高危冒烟性骨髓瘤可根据患者意愿进行综合考虑或进入临床试验。

2. 孤立性浆细胞瘤　无论是骨型还是骨外型浆细胞瘤,首选对受累野进行放疗(≥45 Gy),如有必要则行手术治疗。疾病进展至 MM 者,按 MM 治疗。

3. 多发性骨髓瘤　如有 CRAB 或 SLIM 表现需要启动治疗。如年龄≤65 岁,体能状况好,或虽 >65 岁,但经全身体能状态评分良好的患者,经有效的诱导治疗后应将自体造血干细胞移植(auto-HSCT)作为首选。拟行 auto-HSCT 的患者,在选择诱导治疗方案时需避免选择对造血干细胞有毒性的药物,含来那度胺的疗程数应≤4 个疗程,尽可能避免使用烷化剂。目前诱导多以蛋白酶体抑制剂联合免疫调节剂及地塞米松的三药联合方案为主,三药联合优于两药联合方案,加入达雷木单抗或可提高诱导治疗疗效。auto-HSCT 诱导后主张早期序贯 ASCT,对中高危的患者早期序贯 auto-HSCT 意义更为重要。auto-HSCT 前需进行干细胞的动员,预处理常用方案为美法仑 140~200 mg/m^2。

4. 不适合接受 auto-HSCT 的患者　如诱导方案有效,建议继续使用有效方案至最大疗效,随后进入维持阶段治疗。

5. 维持治疗　可选择来那度胺、硼替佐米、伊沙佐米和沙利度胺等。

6. 适合临床试验者　应考虑进入临床试验。

(二) 药物治疗

治疗药物目前分为八大类:蛋白酶体抑制剂、免疫调节剂、烷化剂、单克隆抗体、组蛋白去乙酰化酶抑制剂、小分子抑制剂、CAR-T 及疫苗。

1. 蛋白酶体抑制剂　包括硼替佐米、伊沙佐米和卡非佐米,主要通过抑制泛素蛋白酶体通路及 NF-κB 等机制,诱导肿瘤细胞的凋亡。主要不良反应为腹泻、周围神经病变、带状疱疹和血小板减少。

2. 免疫调节剂　包括沙利度胺、来那度胺和泊马度胺。通过抑制新生血管形成的同时通过多种机制抑制骨髓瘤细胞生长,改善免疫微环境。主要不良反应为周围神经病变和深静脉血栓形成、生殖畸形,在来那度胺和泊马度胺中尚会出现中性粒细胞下降。

3. 单克隆抗体　目前用于临床的包括针对 CD38、SLAM-7、BCMA 的抗体,每一个靶点又可分为裸单抗、耦联微管抑制剂或减毒干扰素的耦联单抗及双特异性抗体、三特异性抗体。

4. 烷化剂　包括环磷酰胺、美法仑和苯达莫司汀。

(三) 支持治疗

支持治疗需在化疗的基础上进行。

1. 骨病

(1) 双膦酸盐药物　包括帕米膦酸二钠、唑来膦酸。静脉制剂使用时应严格掌握输注时间,使用前后应注意监测肾功能,总使用时间不要超过 2 年,如在 2 年后仍有活动性骨损害,应间断使用。帕米膦酸二钠或唑来膦酸有引起颌骨坏死及加重肾功能损害的可能。

(2) 外科手术治疗 限于已经或即将发生的长骨病理性骨折及脊柱不稳即将发生截瘫,内科系统治疗后疼痛不缓解的患者。

(3) 局部放疗 对髓外浆细胞瘤治疗后没有缩小的患者可以考虑局部放疗。

2. 高钙血症

(1) 水化、利尿,日补液 2 000~3 000 mL,保持尿量 > 1 500 mL/d。

(2) 使用双膦酸盐。

(3) 糖皮质激素和(或)降钙素。

3. 肾衰竭

(1) 水化、利尿,减少尿酸形成和促进尿酸排泄。

(2) 有肾衰竭者,应积极透析。

(3) 慎用非甾体抗炎药。

(4) 避免静脉肾盂造影。

4. 其他 按免疫低下原则,积极治疗各种感染;贫血患者可考虑应用促红细胞生成素。

(四) 干细胞移植

适于移植的患者应在化疗诱导缓解后进行自体干细胞移植。年轻患者可考虑同种异基因造血干细胞移植。

(路 瑾)

第三章 少见恶性浆细胞病

第四章 噬血细胞性淋巴组织细胞增生症

噬血细胞性淋巴组织细胞增生症(hemophagocytic lymphohistiocytosis,HLH),又称噬血细胞综合征(hemophagocytic syndrome,HPS),是一组由遗传性或获得性免疫调节异常导致的过度炎症反应综合征。这种免疫调节异常主要表现为淋巴细胞、单核细胞、巨噬细胞系统异常激活、增殖,分泌大量炎性细胞因子。临床上,以发热、肝脾大和全血细胞减少为特点,并在造血器官发现异常活化的巨噬细胞。

一、病因与发病机制

HLH 被认为是由于单核吞噬细胞(单核细胞、巨噬细胞和树突状细胞)和 1 型淋巴细胞(NK 细胞和 Th1、CD8 和 NKT 细胞)的异常相互激活而产生的。在具有正常免疫功能的个体,当机体受到某种抗原刺激后,多种免疫细胞被激活,如巨噬细胞、NK 细胞、细胞毒性 T 细胞等,相互作用后产生大量的炎症因子和化学因子,包括 IFN-γ、TNF-α、IL-6、IL-8、IL-10、IL-12、IL-18、CXCL9 和巨噬细胞集落刺激因子等;杀伤被感染的细胞,去除异常抗原,并终止免疫反应。而在遗传性或获得性 NK 细胞和细胞毒性 T 细胞功能受损的 HLH 患者中,该过程无法完成,不能有效清除感染细胞及异常抗原,各种免疫细胞持续活化、增殖,不断分泌细胞因子和趋化因子,产生严重的炎症因子风暴,并造成组织损伤和进展性的系统器官衰竭。

HLH 根据致病因素不同,通常分为原发性 HLH 和继发性 HLH 两大类。原发性 HLH 具有明确的家族遗传和(或)基因缺陷。继发性 HLH 则常常由感染、肿瘤、自身免疫病等潜在疾病诱发。

(一) 原发性 HLH

原发性 HLH 是一种常染色体或性染色体隐性遗传病,通常于幼年期发病,也可延至青少年期或成年期发病。根据基因缺陷的特点,可进一步分为家族性 HLH(FHL)、免疫缺陷综合征相关 HLH、X 连锁淋巴组织增殖性疾病(XLP),以及 EB 病毒驱动型原发性 HLH(表 6-6-10)。国外资料报道,原发性 HLH 在儿童的年患病率为(1~10)/100万,性别比约为 1∶1。

(二) 继发性 HLH

继发性 HLH 与许多潜在基础疾病相关,并影响各年龄段人群。主要诱因包括感染、恶性肿瘤、自身免疫病。其他少见类型,包括妊娠、药物、代谢性疾病等。

1. 感染相关性 HLH 感染是导致继发性 HLH 发生的最常见病因,包括病毒、细菌、真菌及原虫感染等。其中,以病毒感染最常见;疱疹病毒尤其是 EB 病毒感染是最主要的诱因,占 1/2 以上,其他常见的有巨细胞病毒、人疱疹病毒 8 型、腺病毒、细小病毒等。诱发 HLH 的细菌类病原体种类较多,临床上常见的为结核分枝杆菌、单核细胞增生李斯特菌、肺炎支原体、麻风分枝杆菌、伯氏疏螺旋体、

表 6-6-10 原发性 HLH 分类

分型	染色体定位	相关基因	编码蛋白	蛋白功能	遗传方式
FHL					
FHL-1	9q21.3-22	未明	未明	未明	AR
FHL-2	10q22.1	PRF1	穿孔素	诱导凋亡	AR
FHL-3	17q25.1	UNC13D	Munc13-4	启动囊泡	AR
FHL-4	6q24.2	STX11	突触融合蛋白 11	囊泡转运	AR
FHL-5	19p13.2-p13.3	STXBP2	Munc18-2	囊泡转运	AR
免疫缺陷综合征(色素性疾病相关 HLH)					
GS-2	15q15-q21.1	RAB27A	Rab27a	囊泡转运;小 GTP 酶	AR
CHS	1q42.1-q42.2	LYST	Lyst	囊泡转运	AR
HPS-2	5q14.1	AP3B1	AP3β1	囊泡的合成与转运	AR
XLP					
XLP-1	Xq25	SH2D1A	SAP	信号转导和淋巴细胞激活	XL
XLP-2	Xq25	BIRC4	XIAP	抑制细胞凋亡,参与 NF-κB 信号通路	XL
NLRC4	2p22.3	NLRC4	NLRC4	促进 IL-1β,IL-18 成熟与分泌,诱导细胞焦亡	AD
CDC42	1p36.12	CDC42	CDC42	影响细胞增殖、迁移和细胞毒性,增加 IL-1β 和 IL-18 的生成	AD
EBV 驱动					
ITK	5q31-q32	ITK	ITK	T 细胞的信号转导	AR
XMEN	Xq21.1	MAGT1	Mg²⁺ 转运体	通过 T 细胞受体的 T 细胞活化	XL
CD27	12p13	CD27	CD27	淋巴细胞共刺激分子	AR
CD70	19p13.3	CD70	CD70	淋巴细胞共刺激因子	AR
CTPS1	1p34.2	CTPS1	CTPS1	淋巴细胞增殖	AR
RASGRP1	15q14	RASGRP1	RASGRP1	调节淋巴细胞发育和分化	AR

布氏杆菌等。其他的感染因素还有寄生虫及真菌感染,利什曼原虫、疟原虫为临床上常见诱发 HLH 的寄生虫。常见引起 HLH 的真菌有曲霉菌、隐球菌和荚膜组织胞浆菌等。

2. 肿瘤相关性 HLH 发病率随着年龄的增长而增高。可继发于淋巴瘤、急慢性白血病、多发性骨髓瘤、骨髓增生异常综合征(MDS)等血液系统肿瘤,也可以继发于胚胎细胞肿瘤、胸腺瘤、胃癌等实体肿瘤。肿瘤相关 HLH 在成人 HLH 中的发生率高于儿童。淋巴瘤相关 HLH 是最常见的类型,其中以 T 细胞和 NK 细胞淋巴瘤或白血病、弥漫大 B 细胞淋巴瘤、霍奇金淋巴瘤最为常见。

3. 自身免疫病相关 HLH 自身免疫病,尤其是全身性青少年特发性关节炎、成人 Still 病、系统性红斑狼疮等会出现与 HLH 相似的临床表现,称为巨噬细胞活化综合征(MAS)。由 T 细胞和巨噬细胞过度活化和增殖,致大量细胞因子产生及高炎症状态而导致。其特征为血清铁蛋白异常升高、骨髓噬血细胞比例明显增高、严重的凝血异常、中枢神经系统症状及心脏受损等。MAS 亦可见于类风湿关节炎、川崎病、混合性结缔组织病等。

4. 合并 HLH 的其他疾病 获得性免疫缺陷的患者,如 AIDS 合并 HLH 的报道并不少见。妊娠相关 HLH 也屡有报道。器官和造血干细胞移植后的患者也存在发生 HLH 的风险。罕见的 HLH 诱因还包括代谢疾病,如赖氨酸尿性蛋白不耐受和脂质贮积病等。近年,随着细胞治疗及免疫治疗的广泛应用,PD-1 抑制剂或 CAR-T 细胞治疗后 HLH 的报道也屡有出现。

二、临床表现

HLH 是一种临床综合征,具有典型但缺乏特异性的临床表现。最常见的是发热、脾大和因进行性的血细胞减少引起的一系列临床症状体征。肝功能损伤、凝血功能障碍和多变的神经系统症状也是 HLH 的主要临床表现。在继发性 HLH 还伴有与原发病相关的临床表现。

(一)发热

几乎所有的 HLH 患者均会出现发热,通常体温

>38.5 ℃,持续发热超过 1 周,且抗感染治疗无效。

(二)肝脾及淋巴结肿大

脾大可见于大多数的 HLH 患者,但需除外其他可能引起脾增大的疾病。部分患者伴有全身多发的淋巴肿大。多数 HLH 患者有肝炎表现,表现为肝大,氨基转移酶及胆红素升高。这些表现与淋巴细胞及组织细胞浸润有关。

(三)中枢神经系统症状

约 2/3 的 HLH 患者有神经系统受累表现。可表现为嗜睡、易激惹、惊厥、脑神经麻痹、共济失调、精神运动性阻滞、癫痫及昏迷等。少数患者可能以中枢神经系统症状作为首发症状出现。

(四)其他

HLH 患者因多数存在血细胞减少及凝血功能异常,可出现贫血、出血等临床表现。其他根据病因的不同,患者可能出现疾病相关的非特异性症状,如皮疹、腹泻、呕吐、咳嗽、呼吸困难等。

三、辅助检查

(一)血常规检查

通常表现为一系或多系血细胞减少,通常为两系以上血细胞减少。血红蛋白 <90 g/L(<4 周婴儿 <100 g/L),血小板 <100×10⁹/L,中性粒细胞 <1.0×10⁹/L,其中白细胞和血小板的变化更为多见。

(二)生化检查

1. 血清铁蛋白水平升高　活化的巨噬细胞分泌铁蛋白,使血清铁蛋白的水平持续升高。铁蛋白 >500 μg/L 是 HLH 的诊断标准之一。

2. 高三酰甘油血症　TNF-α 高表达而降低脂蛋白酶活性,造成三酰甘油(TG)显著升高,巨噬细胞吞噬白细胞也可分解产生大量的三酰甘油。空腹 TG>3.0 mmol/L 是 HLH 的诊断指标之一。

3. 肝功能异常　以氨基转移酶、胆红素和乳酸脱氢酶(LDH)升高为主要表现。当 LDH 升高的程度远超过氨基转移酶升高的程度时,需警惕淋巴瘤相关 HLH 的可能。

(三)凝血功能检查

纤维蛋白原(Fbg)<1.5 g/L 时具有诊断意义。细胞因子 IL-1β 及活化的巨噬细胞均可激活纤溶酶原为纤溶酶,从而增加 Fbg 分解,引起低纤维蛋白原血症及 FDP 水平升高。此外,纤维蛋白原主要在肝内合成,肝功能受损导致凝血因子合成能力下降,同时清除活化的凝血因子及纤溶酶功能受损,平衡状态被打破后可导致低凝或高凝状态,故 HLH 患者可出现出血与血栓并存的凝血功能障碍。

(四)骨髓及组织病理学检查

HLH 早期可表现为正常增生骨髓象,后期可表现为单核、巨噬细胞增多,尤其是出现典型的巨噬细胞吞噬红细胞、血小板等,此即噬血细胞现象。噬血细胞现象不仅可出现于骨髓中,还可发生于肝、脾、淋巴结、皮肤及脑脊液等组织中。噬血细胞现象可出现于多种疾病:感染、肿瘤、自身免疫病等,噬血细胞现象只反映了异常免疫病理状态,必须结合其他指标共同诊断 HLH。噬血细胞现象在诊断 HLH 中的敏感性约 60%,没有吞噬血细胞现象并不能排除 HLH。

(五)NK 细胞活性检查

NK 细胞活性降低或缺乏是诊断 HLH 的重要指标之一。原发或继发性 HLH 患者在疾病过程中均有可能出现 NK 细胞活性的降低和缺失。NK 细胞活性不等同于 NK 细胞数量和比例,而是指 NK 细胞杀伤靶细胞的能力。在原发性 HLH 患者,若固有的免疫缺陷得不到纠正,NK 细胞活性可能始终缺乏或仅部分恢复。继发性 HLH 患者在疾病活动期可能 NK 细胞活性下降,在治疗后常可恢复正常。

(六)sCD25 水平检测

可溶性 CD25(sCD25)是 T 细胞持续活化的标志之一。IL-2 受体(CD25)在 T 细胞活化过程中形成于细胞表面,受体密度增加脱落至血浆中成为可溶性 IL-2 受体(sCD25)。sCD25 是 HLH 的诊断标准之一,并用于监测疾病复发,其水平高低与体内炎症反应的严重程度呈正相关。

(七)基因及功能学检测

基因检测是原发性 HLH 诊断的"金标准"。对于疑似原发性 HLH 的患者可通过基因测序完善已知的 HLH 缺陷基因筛查,检测方法包括传统的双脱氧 DNA 链合成终止法进行 PCR 产物直接测序,以及高通量 DNA 测序技术。全外显子测序和全基因组测序技术有利于鉴定和发现新的有害基因。基因检测花费及耗时均较长,目前临床上可采用流式细胞术快速检测 NK 细胞和 CTL 表面表达 CD107a,评估其脱颗粒功能;检测穿孔素、颗粒酶、SAP、XIAP 等原发性 HLH 相关蛋白表达水平。一旦这些功能学检测出现异常,推荐尽早进行基因检测。

(八)脑脊液检查

HLH 患者脑脊液检查缺乏特异性,主要表现为细胞数与蛋白质含量增高两个方面。多为淋巴细胞轻至中度升高,部分患者脑脊液可见噬血细胞现象。除脑脊液常规、生化外,推荐进行病原学检测协助鉴别诊断。

四、诊断与鉴别诊断

(一)诊断

目前临床通用的 HLH 诊断标准为 HLH-2004 诊断标准,见表 6-6-11。

由于 HLH 缺乏特异性诊断指标,很多情况下,诊断标准在初诊时并未能完全满足,可能延误诊断。当患者出现持续发热、肝脾大和血细胞减少三联征时,应当怀疑 HLH 的可能,并予完善 HLH 诊断的相关检查。

(二)鉴别诊断

患者在明确 HLH 诊断后,需在控制 HLH 的同时,进一步明确 HLH 的诱因,鉴别原发性 HLH 及感染、肿瘤、自身免疫病等导致的继发性 HLH。

原发性 HLH 可以通过基因筛查明确诊断。而继发性 HLH 在初诊时原发病表现常常被 HLH 临床表现所掩盖。仔细询问病史,观察病情,查体,完善感染、肿瘤、免疫学等相关检查有助于发现 HLH 背后的潜在疾病。

此外,HLH 还需与其他导致血细胞减少、肝脾大的血液系统疾病,如急性白血病、骨髓纤维化等鉴别。亦需与其他组织细胞疾病,如朗格汉斯细胞组织细胞增生症相鉴别。骨髓检查及病变组织病理检查有助于协助诊断。

五、治疗

(一)治疗原则

HLH 的治疗策略主要分为两个方面,短期策略以控制过度炎症状态为主,长期策略以纠正潜在的免疫缺陷为主。无论是原发性 HLH 还是继发性 HLH,患者初诊时均以过度炎症反应为突出表现,其短期治疗策略应是一致的。控制过度炎症状态通过以下几个方面实现:①控制和消除致病诱因;②阻止 T 细胞增殖和活化;③通过阻断过度的细胞因子生成及其功能来阻止和控制炎症进程。长期纠正潜在的免疫缺陷策略包括进行异基因造血干细胞移植(allo-HSCT)来纠正缺陷基因(原发性 HLH)及治疗原发病(继发性 HLH)。

(二)诱导治疗

目前标准的 HLH 治疗方案,即 HLH-94 或 HLH-04 方案(图 6-6-1),采用依托泊苷(VP-16)、地塞米松联合或不联合环孢素 A(CSA)治疗活动期 HLH,将疾病的缓解率从过去的不足 10% 提高到 70% 左右。随后衔接异基因造血干细胞移植更使得将近 50% 的患者达到长期生存。但无论是 HLH-94 还是 HLH-2004 临床试验,其招募的患者几乎都是儿童或原发性 HLH 患者;在临床应用过程中,成年患者有效率低于儿童患者,这种差异与成年患者存在更复杂的病原学基础和繁多的诱因有关。部分自身免疫病相关 HLH 患者可以在单纯应用糖皮质激素冲击治疗后获益,一些特殊病原体感染(如杜氏利什曼原虫、布鲁菌病等)的 HLH 患者可以通过针对原发病的治疗获得缓解,无需加用细胞毒药物。但大多数 HLH 患者在 HLH 活动期并不能从仅针对于诱因的治疗中获益。

(三)维持治疗

若患者在诱导治疗的减量过程中无复发表现,并且免疫功能恢复正常,且没有已知的 HLH 相关基因缺陷,可在 8 周诱导治疗后停止针对 HLH 的治疗。而对于中枢神经系统受累、复发性/难治性疾病或已证实为原发性 HLH 的患者,可给予维持治疗。根据 HLH-94 方案,维持治疗为地塞米松加 VP-16 [VP-16 150 mg/m², 2 周 1 次;地塞

表 6-6-11 HLH-2004 诊断标准

符合以下两条标准中任何一条时可以诊断 HLH

1. 分子诊断符合 HLH:在目前已知的 HLH 相关致病基因,如 *PRF1*、*UNC13D*、*STX11*、*STXBP2*、*Rab27a*、*LYST*、*SH2D1A*、*BIRC4*、*ITK*、*AP3B1*、*XMEN*、*CD27* 等发现病理性突变

2. 符合以下 8 条指标中的 5 条或以上

(1) 发热:体温 >38.5 ℃,持续 >7 d

(2) 脾大

(3) 血细胞减少(累及外周血两系或三系):血红蛋白 <90 g/L(<4 周婴儿,血红蛋白 <100 g/L),血小板 <100×10^9/L,中性粒细胞 <1.0×10^9/L 且非骨髓造血功能减低所致

(4) 高三酰甘油血症和(或)低纤维蛋白原血症:三酰甘油 >3 mmol/L 或高于同年龄的 3 个标准差,纤维蛋白原 <1.5 g/L 或低于同年龄的 3 个标准差

(5) 在骨髓、脾、肝或淋巴结中发现噬血细胞现象

(6) NK 细胞活性降低或缺如

(7) 血清铁蛋白升高:铁蛋白 ≥500 ng/mL

(8) sCD25(可溶性 IL-2 受体)升高

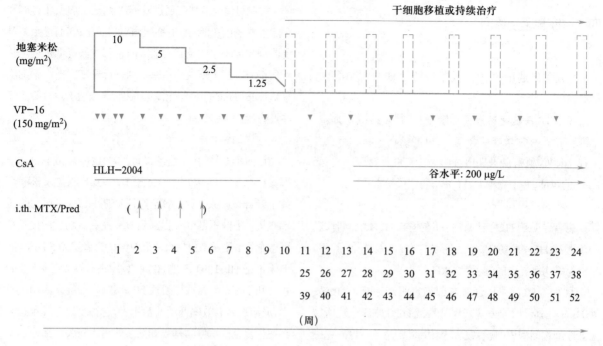

图 6-6-1 HLH-94/04 诱导治疗方案

米松 10 mg/（m²·d）×3 d，2 周 1 次交替使用］。血压稳定和肝肾储备功能良好的患者可加用 CsA。维持治疗的患者应尽快进行 allo-HSCT，因为其感染、疾病复发及长时间使用 VP-16 继发白血病 /MDS 的风险会逐渐增加。

对于继发性 HLH 患者应在 HLH 诱导治疗后病情得到有效控制后及时转入针对原发病的治疗中。

（四）异基因造血干细胞移植（allo-HSCT）

HLH 治疗的长期策略是纠正免疫缺陷，allo-HSCT 是目前治愈原发性 HLH 的唯一途径。继发性 HLH 是否需要 HSCT 取决于其原发病。关于 HSCT 选择的时机，大宗临床研究建议一旦确诊原发性 HLH，应尽早行 allo-HSCT。移植的疗效与移植前的疾病状态有密切关系，疾病缓解期进行移植可以取得较高的总体生存率。关于移植供者的选择，临床研究证实，亲缘相合或非亲缘相合移植的结果是相当的。选择亲缘供者时应筛查 HLH 基因缺陷并评估其是否存在潜在 HLH 发病倾向。关于移植预处理方案，因清髓预处理（MAC）方案与高移植相关病死率有关，减低剂量预处理（RIC）方案越来越多地被应用于 HLH 患者；与 MAC 方案相比，RIC 方案可降低毒性反应，提高 OS，但是移植后高混合嵌合状态仍需关注。

（五）挽救治疗

尽管 HLH-94 方案可明显改善 HLH 患者的转归，但是仍有约 30% 的患者对传统的治疗方案无应答，需要开展更多新的治疗以降低 HLH 的病死率。

初始诱导治疗后 2~3 周应对患者进行疗效评估，未达到部分缓解（PR）及以上疗效的患者建议尽早接受挽救治疗。目前，对 HLH 挽救治疗的研究主要聚焦于以下几类治疗。

1. 分子靶向药物　包括：①JAK 受体抑制剂，JAK/STAT 抑制剂芦可替尼（ruxolitinib）可减轻 HLH 中细胞因子驱动的高炎症反应。单药挽救治疗成人难治复发 HLH，治疗反应率达到 73.5%。②依帕伐单抗（emapalumab），为一种高亲和力、非竞争性的全人源干扰素 γ（interferon gamma，IFN-γ）单克隆抗体，通过与 IFN-γ 结合从而中断炎症循环，恢复免疫稳态。与地塞米松联合应用，27 例患者 ORR 达到 63%。③阿仑珠单抗，为一种抗 CD52 单克隆抗体，可高效耗竭 T 细胞、B 细胞和巨噬细胞，清除表达 CD52 抗原的细胞，可抑制 HLH 患者炎性因子的持续分泌。单中心研究中，22 例患者，64% 达到部分缓解，但复发率较高。④阿那白滞素（anakinra），为一种重组人 IL-1 受体拮抗剂，可阻断 IL-1 的作用，可能提高 MAS 患者的生存率。

2. 免疫化疗　包括：①DEP 方案（脂质体多柔比星 + 依托泊苷 + 甲泼尼龙），在难治性 HLH 的疗效已经得到证实，挽救治疗缓解率约 75%。②混合免疫治疗（HIT-HLH），抗胸腺细胞球蛋白（antithymocyte globulin，ATG）与依托泊苷、地塞米松联合的治疗方案，有效率可达 74%，但复发率较高。③细胞免疫治疗，化疗后序贯输注粒细胞集落刺激因子（G-CSF）动员后的外周血干细胞（PBSC）或单采淋巴细胞可能使部分难治性 HLH 患者获益。

六、预后

HLH 临床表现缺乏特异性，表现错综复杂，疾病进展迅速，若不及时进行诊断，给予合理、有效的治疗，病死率极高。近年来，随着诊断水平的提高和有效的免疫化疗方案及分子靶向药物的出现，HLH 的早期缓解率及生存率均有所改善。随着 allo-HSCT 体系的逐渐完善，原发性 HLH 的长期生存率逐渐提高。继发性 HLH 患者的预后取决于原发病，但整体差于未合并 HLH 的同类疾病患者，其中以 EB 病毒相关 HLH 及淋巴瘤相关 HLH 的预后最差。

（王　昭）

数字课程学习……

▶ 章节摘要　　💻 教学 PPT　　📋 拓展阅读　　📝 自测题

第七部分
输血及造血干细胞移植

第一部分
内分泌紊乱相关疾病

第一章　概述

一、内分泌学的概念与发展

1. 概念　内分泌学（endocrinology）是研究机体内各内分泌腺、组织和散在的内分泌细胞及其他细胞（免疫细胞、神经细胞等）所分泌激素（化学信使）及其对生命活动进行联系和调控的一门学科。激素（hormone）和内分泌（internal secretion）是内分泌学的两个基本概念。

2. 发展　随着人们对内分泌系统认识的不断加深，现代内分泌学的发展日新月异。内分泌学大致经历了腺体内分泌学、组织内分泌学和分子内分泌学 3 个阶段。伴随着研究的不断深入，很多器官和组织的内分泌功能不断被发现，传统内分泌概念不断更新。经典内分泌的主要激素与功能在 20 世纪 50 年代基本阐明，后续相继发现非传统内分泌器官，如胃肠道、心血管、皮肤、肺、肝、肾、脂肪组织及免疫细胞等组织器官也可分泌激素，并由此提出系统内分泌学的概念，大大逾越了传统内分泌的界定范围。另外，既往认为内分泌细胞和激素是一一对应关系，而新的研究发现一种内分泌细胞能产生一种或几种激素，多种内分泌细胞也可分泌同一种激素，如肠上皮细胞、胰岛细胞、下丘脑细胞均可分泌生长抑素。此外，关于激素的合成、作用、信号通路及激素抵抗等的基础和临床研究都取得了诸多新的进展。

二、激素的分类与生化

（一）激素的概念

1. 经典概念　由内分泌腺、组织或散在的内分泌细胞分泌的高效能活性物质。

2. 广义概念　细胞间传递信息的化学信使，包括经典激素、细胞因子、生长因子、神经递质和神经肽，用于完成"细胞－细胞"间的通信联系。

（二）激素的分类及作用机制

1. 激素的分类　已知的激素和化学介质达上百种，根据其化学特性可将激素分为 4 类。

（1）肽类激素　由多肽组成，经基因转录、翻译成为肽类激素前体，经裂解或加工形成具有活性的物质而发挥作用。

（2）氨基酸类激素　甲状腺素（T_4）和小部分三碘甲腺原氨酸（T_3）在甲状腺球蛋白分子中经酪氨酸碘化和偶联而成，T_4、T_3 在甲状腺滤泡细胞内经多个步骤合成并贮存于滤泡胶质，然后由滤泡细胞上皮释放入血。

（3）胺类激素　肾上腺素、去甲肾上腺素、多巴胺等来自酪氨酸，5- 羟色胺（血清素）、褪黑素（melatonin）来自色氨酸。

（4）类固醇激素　核心为环戊烷多氢菲，胆固醇经过多个酶（如碳链裂解酶、羟化酶、异构酶等）的参与和作用，转变成为糖皮质激素（皮质醇）、盐皮质激素（醛固酮）及雄性激素（脱氢表雄酮、雄烯二酮、睾酮）。维生素 D_3 由皮肤 7- 脱氢胆固醇在紫外线和一定温度条件下合成，然后经肝 25- 羟化和肾 $1\alpha-$ 羟化，形成活性维生素 D［$1,25-(OH)_2D_3$］。

2. 激素作用机制　传统内分泌学认为，激素释放入血液循环并运输至远距离的靶组织而发挥作用，这种作用方式称为远距分泌（telecrine），它是与外分泌（将分泌物释放到体外或体腔中）相对而言的。广义的激素作用方式除了远距分泌还包括：旁分泌（paracrine），激素通过细胞外液向局部或邻近传递；自分泌（autocrine），所分泌的物质直接作用于自身细胞；胞内分泌（intracrine），细胞内的化学物质直接作用在自身细胞；神经分泌（neurocrine），经神经内分泌细胞产生的激素即神经激素，沿神经细胞轴突借轴质流动送至末梢而释放。其他作用方式还包括并邻分泌、腔分泌和双重分泌等。

激素要在细胞发挥作用,必须与其特异性受体结合。受体有两个主要功能,一是识别相应激素,二是与激素结合后将细胞外的信息转换成细胞内应答反应,即信号转导过程。根据激素在靶细胞的作用方式可以分为两类,一类是激素不进入细胞,激素与受体相互作用产生第二信使传递生物信号,肽类激素和胺类激素属于此类;另一类是激素进入细胞,它们结合到胞内受体,作用于细胞核,调节基因的表达,这类激素包括甲状腺激素和类固醇激素。

内分泌系统在神经支配和物质代谢反馈调节的基础上释放激素,作用于靶细胞,从而调节人体的物质代谢、器官功能、生长发育、生殖、遗传及衰老等许多生理活动和生命过程,维持体内环境的稳定,以适应体内外复杂的变化,是机体重要的体液调节系统。人体数以万计的细胞间通过有效的信息联络,调控细胞功能,相互协调和配合,维持机体稳态,以适应生命活动和生长繁殖的需要。

三、内分泌系统的调节

(一)神经系统与内分泌系统的相互调节

1. 神经系统对内分泌系统的调节

(1)下丘脑 – 神经垂体束　下丘脑前部视上核和室旁核经神经纤维将分泌的加压素(抗利尿激素)和催产素沿神经纤维输送至神经垂体贮存。

(2)下丘脑 – 腺垂体　下丘脑正中隆突内神经核分泌垂体促激素的释放或抑制激素,通过门静脉系统调节腺垂体下丘脑神经元各促激素,再通过靶腺或靶细胞影响全身。

(3)下丘脑神经元　下丘脑的一些神经元既分泌神经激素,还可将中枢神经系统(CNS)传来的神经信息转变为激素信息,起着换能神经元的作用,从而以下丘脑为枢纽,把神经调节与体液调节紧密联系起来。

2. 内分泌系统对神经系统的重要影响　如甲状腺激素影响 CNS 的发育,也影响成熟 CNS 的活动,还具有兴奋交感神经系统的作用。

(二)内分泌系统的自身调节

正常内分泌系统的上、下级关系如下丘脑与垂体之间构成一个神经内分泌轴,以调整周围内分泌腺及靶组织。靶腺激素的增减又反作用于下丘脑及腺垂体,对其相应的释放激素起抑制或兴奋作用,称反馈作用。抑制作用为负反馈(negative feedback),兴奋作用为正反馈(positive

feedback)。在生理状态下,促激素释放激素与促激素的刺激(或抑制)作用和靶腺激素的反作用处于相对平衡状态。

(三)免疫系统与神经 – 内分泌系统的相互调节

免疫系统及其功能受到神经系统及内分泌系统的调节,在解剖与功能两方面彼此连接形成网络。神经系统通过神经末梢释放神经递质调节免疫器官和内分泌器官的活动,并通过下丘脑释放神经激素调节免疫器官的活动。神经、内分泌和免疫系统是机体内 3 个主要的调节系统,相互联系和密切配合,形成神经 – 内分泌 – 免疫系统的调节网络,在不同条件下维持机体的稳态。CNS 通过自主神经和下丘脑垂体内分泌两条途径作用于免疫细胞上相应的受体而调节免疫系统功能;免疫效应物质及免疫活性细胞产生的神经肽及激素样物质、细胞因子通过多种形式反馈调节神经内分泌系统的功能;一些细胞因子、肽类激素、神经递质及其他因子和它们的受体是神经系统、内分泌系统及免疫系统共同使用的"生物学语言",在这些介质(共同的生物学语言)的介导下,3 个系统交换信息、相互作用,使机体在生理和病理条件下保持稳态。

四、内分泌系统的疾病

内分泌疾病非常常见,可因多种原因引起病理和病理生理改变,表现为功能亢进、功能减退或功能正常。根据其病变发生在下丘脑、垂体或周围靶腺而有原发性和继发性之分。内分泌腺或靶组织对激素的敏感性或应答反应降低也可导致疾病。非内分泌组织肿瘤可异常地产生过多激素导致异位激素分泌异常综合征。此外,因医疗原因应用药物或激素可导致医源性内分泌疾病。

(一)功能亢进或减退

内分泌系统功能亢进的原因有:①肿瘤:如垂体瘤导致垂体激素的分泌增多(如 PRL、ACTH、GH、TSH 等),胰岛素瘤产生过多的胰岛素;②增生:如肾上腺增生可导致皮质醇、醛固酮的增多;③自身免疫病:如促甲状腺激素(TSH)受体被刺激性抗体(TSAb)激活导致甲状腺功能亢进症(简称甲亢)。

内分泌系统功能减退的原因有:①内分泌腺破坏:如自身免疫病导致甲状腺功能减退症(简称甲减)、肾上腺皮质功能减退症和 1 型糖尿病,其他原因包括肿瘤、感染、出血等;②内分泌腺以外的疾病:如严重全身性疾病导致的低 T_3 综合征,肾病导致的低促红细胞生成素性贫血;③激素生物合成缺陷:如 21 – 羟化酶基因突变导致糖皮质激和（或）盐皮质激素减少等。

（二）原发性或继发性

原发性甲减是由甲状腺本身疾病引起的甲减，主要是由自身免疫、甲状腺手术和甲亢 ^{131}I 治疗所致；继发性甲减是由下丘脑和垂体病变引起的 TRH 或 TSH 产生和分泌减少所致的甲减，垂体外照射、垂体大腺瘤、颅咽管瘤和产后大出血是较常见的原因。下丘脑病变导致的甲减称为三发性甲减。

（三）靶组织对激素的敏感性改变、异位激素及医源性内分泌疾病

假性甲旁减是由于甲状旁腺激素（PTH）的受体或受体后缺陷，使 PTH 对靶器官（骨、肾）组织细胞的作用受阻，从而导致 PTH 抵抗，甲状旁腺增生和 PTH 分泌增多，临床表现为低钙血症。分泌异位激素的肿瘤细胞多起源于分布在体内的神经内分泌细胞，这些细胞具有胺前体摄取和脱羧（amine precursor uptake and decarboxylation, APUD）的特性，正常情况下 APUD 细胞不分泌激素，恶变为肿瘤细胞后可以合成和分泌激素，如小细胞肺癌分泌的 ACTH 可引起异位 ACTH 综合征。外源性激素过量，如治疗系统性红斑狼疮、肾病综合征、哮喘等疾病时长期使用糖皮质激素，可导致医源性皮质醇增多症。

五、内分泌疾病诊断原则

完整的内分泌疾病的诊断包括功能诊断、病理诊断和病因诊断。

（一）功能诊断

分析某种激素的功能紊乱状态，如内分泌腺功能的亢进、正常、减退、衰竭等。

1. 临床表现　包括典型表现、非特异表现，对诊断内分泌疾病有重要意义，如向心性肥胖、紫纹提示皮质醇增多症，消瘦、多尿、口干、多饮、多食提示糖尿病。

2. 实验室检查

（1）血液和尿液测定　尿常规、血糖、血脂、电解质及酸碱平衡等检查都可反映其体内的代谢情况。

（2）激素及其代谢产物的测定　根据患者的症状和体征有选择性地检测某些激素的水平。

（3）功能测定　如兴奋试验、抑制试验等。兴奋试验主要用于内分泌功能减退时，为评估相关腺体的储备功能，如 ACTH 兴奋试验、GnRH 兴奋试验等。抑制试验多用于功能亢进者，观察其正常反馈是否存在，如地塞米松抑制试验等。

（二）定位及病理诊断

1. 影像学检查　X 线、CT、MRI 等可帮助确定内分泌腺体肿瘤的部位。

2. 核素检查　甲状腺能摄取碘，而肾上腺有摄取胆固醇的功能，可用 ^{131}I 进行甲状腺扫描，^{131}I- 胆固醇进行肾上腺扫描。

3. 超声检查　可用于甲状腺、肾上腺、胰腺、性腺和甲状旁腺肿瘤等内分泌肿瘤的定位。

4. 静脉插管　分段采血测定激素水平静脉插管分段采血测定激素水平用于某种激素增多，常规检查不能精确定位时，明确病变部位。

5. 细胞学检查　包括细胞穿刺、手术标本的细胞或病理检查。免疫组织化学技术、精液检查等均可取得细胞学证据。

（三）病因诊断

1. 自身抗体检测　许多抗体的检测有助于明确疾病的性质及自身免疫病的发病机制，甚至可作为早期诊断或疾病亚型诊断的依据，如抗甲状腺过氧化物酶抗体（thyroid peroxidase antibody, TPO-Ab）、谷氨酸脱羧酶抗体（glutamic acid decarboxylase antibody, GADA）等。

2. 染色体检查　一些内分泌和代谢性疾病是由染色体畸变引起的，如 Turner 综合征缺失一条 X 染色体。

3. HLA 鉴定　人类白细胞抗原（HLA）多态性与一些自身免疫性内分泌病相关，如白人 HLA II 类抗原中 DR3、DR4 与 1 型糖尿病、格雷夫斯病等关系比较密切。我国 DR3、DRW9 与 1 型糖尿病、桥本甲状腺炎的关系密切。

六、内分泌疾病防治原则

（一）病因治疗

目前病因已经明确的内分泌疾病为数不多，如地方性甲状腺肿、肾上腺结核病因明确可获得治愈；有些病因虽然明确但无有效方法，如多发性内分泌腺瘤病 2 型（ret 酪氨酸激酶受体突变）。

（二）纠正内分泌紊乱

1. 内分泌腺功能亢进的治疗

（1）手术治疗　手术切除导致功能亢进的肿瘤或增生组织。

（2）放疗　通过放疗破坏肿瘤或增生组织，从而减少激素的分泌。

（3）药物治疗　用药物抑制或阻滞激素的合成或分泌，如抗甲状腺药治疗甲状腺功能亢进，奥曲肽抑制多种激素的分泌（GH、PRL、胰岛素）。

2. 内分泌腺功能减退的治疗

（1）激素替代治疗　如甲状腺功能减退者补充甲状

腺激素。

(2) 药物治疗 利用化学药物刺激某种激素的分泌或增加某种激素的作用,如去氨加压素治疗中枢性尿崩症,磺脲类药物治疗糖尿病。

(3) 器官、组织或细胞移植 如胰岛细胞移植治疗糖尿病。

(三)预防

近年来,对内分泌系统疾病的认识进展很快,研究在不断的深入,不少内分泌疾病防治已成为可能,如补碘预防地方性甲状腺肿,围生期保健预防 Sheehan 综合征,生活方式干预预防糖尿病等。通过对患者进行教育、消除诱因等方法,一些内分泌疾病的慢性并发症(如糖尿病的慢性并发症)及危象(如甲状腺功能亢进危象)是可以最大限度避免的。

(赵家军 管庆波)

第二章 垂体性疾病

垂体瘤

垂体瘤又称垂体腺瘤,是指一组来源于腺垂体细胞的肿瘤,一般起源于鞍内,异位垂体瘤罕见。垂体瘤需与其他来源的鞍区占位鉴别,如下丘脑肿瘤、脑实质肿瘤、肉芽肿、炎症假瘤、血管瘤等。

垂体内部主要的细胞约有 5 种:生长激素细胞占正常腺垂体细胞的 50%,催乳素细胞占 10%~30%,促甲状腺激素细胞占 5%,促肾上腺皮质激素(ACTH)细胞占 10%~30%,促性腺激素细胞占 15%。垂体瘤可以来源于以上任何一类细胞,还可以来源于低分化或未分化垂体细胞,这些细胞在正常垂体中少量存在。不同起源的垂体瘤其生物学行为复杂多变,增殖分化能力不一,功能状态各异,临床表现多种多样,少数肿瘤为多激素分泌肿瘤,可以为多种细胞来源的复合肿瘤,或者释放多种激素单一克隆来源的腺瘤。

垂体瘤按激素分泌功能分为功能性垂体瘤和非功能性垂体瘤。功能性垂体瘤分泌相应的激素,导致靶腺功能亢进或出现激素过多的临床表现。按照肿瘤大小分为微腺瘤和大腺瘤,瘤体直径≥10 mm 为大腺瘤,<10 mm 为微腺瘤。按照组织形态学分类的依据包括 HE 染色和免疫组织化学表现。HE 染色可分为嗜酸性、嗜碱性、嫌色性;免疫组织化学能够区分瘤体细胞含有何种激素,如生长激素(growth hormone,GH)瘤、催乳素(prolactin,PRL)瘤、促肾上腺皮质激素(adrenocorticotrophic hormone,ACTH)瘤、促甲状腺激素(thyroid stimulating hormone,TSH)瘤和促性腺激素(gonadotropic hormones,GnH)瘤等。

一、病因与发病机制

垂体瘤的发病机制目前尚不完全清楚。研究认为,靶腺激素分泌减少、下丘脑调控激素的作用增强或减弱在垂体瘤的促进阶段起到一定作用。垂体细胞癌基因或抑癌基因突变,激素和生长因子及其受体的异常进一步促进细胞单克隆增殖。

(一)原癌基因和抑癌基因

1. 原癌基因激活 多数垂体瘤为单克隆性增生,目前的研究仅在少数垂体瘤能够检测到垂体瘤细胞分子水平的单克隆性变化,包括 *Gsa*、*ras*、*PKC*、c-*erbB2*(neu)、*PTTG* 等基因的突变。

2. 抑癌基因失活 肿瘤形成的"两次打击学说"认为,两个具有抑癌作用的等位基因必须同时失活,才能有利于前体细胞向肿瘤细胞转化。目前已知的抑癌基因有 *MEN-1*、*Rb*、*CDKN2A* 和 *p53* 等。

(二)激素及其受体

1. 兴奋性激素的作用增强 促激素持续增加,如异位 GHRH 的持续释放,可刺激垂体 GH 细胞的增生和肥大。

2. 抑制性激素的作用减弱 甲状腺激素通过与其核受体 TR 结合后,与特异性的激素调控反应结合元件结合而发挥作用。

(三)生长因子

有些原癌基因的产物即为生长因子,生长因子的异常分泌在肿瘤的发病中也发挥作用。垂体不仅分泌生长因子,也是生长因子的调控对象,这些生长因子包括 IGF-Ⅰ、IGF-Ⅱ、TGF-α 和 TGF-β 等。

二、临床表现

垂体瘤的临床表现主要包括:①肿瘤占位效应对周围组织的压迫引起的症状;②功能性垂体瘤引起激素分泌增多的症状;③垂体其他细胞继发于直接受压迫和(或)垂体柄受压引起的激素分泌功能异常;④下丘脑受压相关的下丘脑综合征;⑤垂体卒中。

(一)肿瘤占位效应和局部压迫症状

肿瘤占位效应和局部压迫症状主要见于大腺瘤和侵袭性腺瘤。无功能瘤由于没有明显激素分泌亢进症状,发现时间较晚,常因为肿瘤压迫症状,如头痛、视野缺损等而就诊。激素过多症状不明显的功能性腺瘤,也容易表现为大腺瘤,如男性 PRL 瘤、成人的 GH 瘤等。

肿瘤起初在鞍内生长,后逐渐向周围硬脑膜方向展开,使蝶鞍前后径增大,两侧海绵窦受压,垂体窝底部加深,同时挤压鞍膈使之凸起;向鞍上生长的肿瘤往往已经基本填满垂体窝。肿瘤的鞍上部分与鞍内部分比较可大可小,形状不规则,在鞍膈部相对狭窄形成腰部,特大肿瘤的鞍上部分可以向后压迫脑桥,导致导水管闭塞引起脑水肿。局部压迫症状还可见于生长迅速的侵袭性肿瘤。

头痛主要由于肿瘤对硬脑膜的挤压和牵张作用,导水管受压后,还将出现恶心、呕吐等颅内压增高症状。头痛起初呈持续性钝痛或胀痛,不甚剧烈,可有间歇性加剧,多位于双颞、前额、眼球后或鼻根部。由于头痛是因包裹垂体的硬脑膜囊压力增高所致,当垂体肿瘤生长突破鞍膈后,头痛反有减轻。如果肿瘤生长累及痛觉敏感组织如大血管壁等,头痛则呈顽固性。颅内压增高的头痛常较剧烈且持续,不易缓解。

肿瘤向上生长压迫视神经系统,包括视交叉、视神经和视束,由于解剖关系,以视交叉前端受压最常见,约占视神经受累的 80%。视交叉前端纤维支配双鼻侧视网膜神经纤维,导致双颞侧偏盲。

肿瘤波及侧方海绵窦引起海绵窦内走行的神经功能障碍。海绵窦内走行第Ⅲ、Ⅳ、Ⅵ对脑神经和第Ⅴ对脑神经的眼支,这些神经功能障碍导致海绵窦综合征。Ⅲ、Ⅳ、Ⅵ脑神经受累引起眼球运动异常,出现复视,三叉神经眼支受累可发生三叉神经痛和面部麻木。肿瘤向下方或下前方侵犯可以破坏鞍底的蝶骨骨质结构,出现脑脊液鼻漏。

(二)激素分泌亢进症状

功能性垂体瘤有激素分泌过多的临床表现,包括 PRL 瘤、GH 瘤、ACTH 瘤、TSH 瘤。PRL 增高在男性主要引起性功能低下,出现阳痿、性欲减退,偶尔有溢乳;在女性则表现为月经稀少或闭经、溢乳、不育等症状。GH 增高在儿童引起巨人症;在成人引起肢端肥大症,表现为肢体变粗,面容粗陋,前额突出,下颌前突,声调变高,多毛、多汗,常伴有糖耐量异常等。ACTH 增高引起库欣综合征,表现为体重增加、向心性肥胖、满月脸、腹部或大腿上部紫纹等。TSH 升高引起罕见的垂体性甲状腺功能亢进症。

(三)垂体瘤对其他细胞功能的影响

垂体瘤对其他细胞功能影响的可能原因有:①肿瘤压迫垂体柄,使下丘脑对垂体的功能调控作用减弱或消失。特别是催乳素分泌抑制因子(多巴胺)减少,出现 PRL 水平升高。②肿瘤对正常垂体组织的直接压迫作用,垂体促激素分泌减少,导致相应靶腺萎缩,激素分泌减少。由于腺垂体强大的代偿能力,受压破坏 60% 以上才出现轻微症状,超过 95% 有严重的功能减退症状。肿瘤压迫引起功能低下最敏感的细胞是 GnH 细胞和 GH 细胞,出现性腺功能低下;随后出现促甲状腺激素分泌减少,随着肿瘤的发展可逐步出现全垂体功能低下;ACTH 分泌不足比较少见,一旦出现则说明病情严重,危及生命。

(四)下丘脑综合征

巨大腺瘤向下丘脑侵犯,侵入下丘脑内部使神经纤维受累,可以出现中枢性尿崩症及体温调节、食欲调节、渴感中枢、睡眠调节功能异常,以及行为异常和自主神经功能紊乱。

(五)垂体卒中

垂体卒中一般是指垂体肿瘤出血,而非垂体梗死。垂体卒中造成垂体组织和功能不同程度的破坏,导致部分性或完全性、一过性或永久性垂体功能低下。神经垂体功能一般不受影响,合并尿崩症少见。临床上起病急促,出现额部或一侧眶后剧烈疼痛,可放射至面部,并迅速发生不同程度的视力障碍,视乳头水肿,严重者短期内双目失明;常伴有眼外肌支配神经麻痹,眼球活动异常。严重者还可出现急性肾上腺皮质功能衰竭,发生休克、昏迷甚至死亡。

三、辅助检查

（一）实验室检查

1. 各种垂体激素（GH、PRL、TSH、ACTH、FSH/LH）测定　功能性垂体瘤一般都有激素高分泌的生化表现，激素的基础水平升高。而某些垂体瘤，特别是占位效应明显的肿瘤，垂体其他细胞的功能可能受到明显影响，因此还应当注意评估垂体其他细胞的功能，如假性 PRL 瘤，由于垂体柄受压迫，PRL 可升高。

2. 各种垂体激素靶腺激素的测定　垂体高分泌的激素通常引起靶腺功能亢进，相应激素水平增加。垂体其他细胞功能受影响，则导致靶腺激素水平降低。

3. 动态试验　垂体瘤分泌激素有相对的自主性，肿瘤组织往往对相应的生理性刺激因素和抑制因素的反应不如健康人明显，如 GH 瘤对葡萄糖的抑制作用不敏感；尽管 ACTH 分泌不受小剂量地塞米松的抑制，但可被大剂量地塞米松抑制；PRL 不能被甲氧氯普胺（胃复安）兴奋等。

（二）影像学检查

1. MRI　对软组织显影良好，对病灶及其与周围组织的空间关系显示较清，是垂体瘤定位诊断的首选检查。一般正常男性垂体高度 <7 mm，女性可略高，青春期垂体高度一般不超过 10 mm，妊娠女性可到 8~11 mm，围生期女性可到 10~13 mm。在 T_1 加权显像多表现为低信号或等信号，T_2 表现为高信号。

2. CT　可作为鉴别诊断的辅助检查。CT 的优点是骨质显像清楚，能观察周围骨质受肿瘤浸润和破坏的情况，也能发现肿瘤是否有钙化灶。在 CT 上，垂体瘤呈低密度或等密度表现。

3. 岩下窦采血及激发试验　对于影像学检查阴性，临床上高度怀疑有 ACTH 腺瘤的垂体微腺瘤患者，可行岩下窦采血及激发试验协助诊断。

（三）视野检查

垂体大腺瘤病变毗邻视交叉，应进行视野评估。

四、诊断与鉴别诊断

（一）诊断

详细的病史询问和仔细的体格检查，包括肿瘤占位所引起的神经系统、眼底、视力、视野改变、激素分泌亢进或压迫正常垂体细胞所致功能减退的症状等对垂体瘤的诊断可提供重要依据。各种垂体激素（GH、PRL、TSH、ACTH、FSH/LH）及其动态功能试验对诊断、鉴别诊断及

治疗可提供一定的参考和疗效的判断。MRI 不仅可发现直径 <10 mm 的微腺瘤，而且可显示下丘脑结构，对于临床判断某些病变有肯定价值。

（二）鉴别诊断

1. Rathke 囊肿　胚胎 3~4 周时，第三脑室底部组织与颅咽管同时闭合。如果不同时闭合，则在腺垂体与神经垂体之间形成 Rathke 囊肿。MRI 显示为一孤立有明确边界的囊性病灶。

2. 颅咽管瘤　起源于垂体胚胎发生过程中残存的扁平上皮细胞，是一种常见的先天性颅内良性肿瘤，大多位于蝶鞍之上，少数在鞍内。颅咽管瘤起病多在儿童及青少年。其主要临床特点有下丘脑 - 垂体功能紊乱、颅内压增高、视力及视野障碍、尿崩症以及神经和精神症状。CT 扫描有特征性钙化。

3. 鞍结节脑膜瘤　25~50 岁为高发年龄。早期一般无内分泌障碍，可有视力障碍及头痛。晚期可出现视野缺损及眼底原发性视神经盘萎缩。

4. 淋巴细胞性垂体炎　由于自身免疫反应所致的垂体弥漫性淋巴细胞或浆细胞浸润，造成暂时或永久性的垂体功能减退。MRI 垂体弥漫性肿大，均匀明显强化，向垂体柄延伸。

五、治疗

垂体瘤的治疗是一个复杂的过程，需要多学科协作。根据患者的年龄、一般情况、肿瘤的性质、既往治疗史、对生育和发育的影响等确定治疗方案。治疗目的为：①尽可能去除肿瘤组织；②缓解肿瘤引起的占位效应，特别是视神经系统受到的影响；③纠正激素自主性的高分泌状态，缓解临床表现；④尽可能保存垂体的固有功能，恢复受到影响的激素分泌紊乱，恢复受到影响的垂体 - 靶腺的正常调节；⑤防止肿瘤复发，包括临床和生化水平的复发；⑥治疗过程还应尽可能减少治疗带来的局部和全身并发症。

（一）外科手术治疗

除了催乳素瘤，手术治疗通常是垂体瘤的首选治疗方式。手术方式包括经蝶手术及经额入路等。

1. 经蝶手术　目前随着神经外科技术的发展，90% 以上的垂体瘤采用经蝶手术治疗。其优点是创伤小，并发症少而轻，住院病程短，术后恢复快，对大部分的以鞍内病变为主或向下发展的肿瘤治疗效果肯定，肿瘤越小、越局限，治疗效果也越好。手术并发症比较少见，主要是一过性尿崩症和垂体激素分泌不足。其他并发症，包括脑脊液

漏、术后出血、颅内感染、永久性尿崩症等。

2. 经额入路　有些肿瘤需要经额入路或者结合经额入路手术，这些情况包括：①哑铃形肿瘤，鞍上部分不能回落到蝶鞍内；②肿瘤向鞍上扩张压迫视交叉；③累及周围血管的肿瘤。

（二）放疗

放疗主要作为手术的辅助治疗，指征包括：①术后肿瘤残余量比较大，且药物不能有效控制；②肿瘤于术后复发；③鞍上病变，患者拒绝经额手术。放射源有 ^{60} 钴产生的 γ 射线、直线加速器产生的 X 线和高能质子束。推荐总剂量为 45~50 Gy。放疗的主要并发症是部分或全垂体功能低下。放疗后对垂体功能应当密切随访，必要时及时给予相关靶腺激素的替代治疗。

（三）药物治疗

垂体 PRL 瘤首选药物治疗，主要有溴隐亭、培高利特、卡麦角林等多巴胺激动剂。其作用机制主要是药物与多巴胺 D_2 受体结合，负调节 PRL 基因的转录，并使催乳素瘤细胞萎缩。因此不仅能降低血 PRL 水平，还能使 PRL 腺瘤瘤体缩小。卡麦角林选择性地作用于 D_2 受体，为长效多巴胺激动剂，与溴隐亭相比，其作用时间更持久，每周只需用药 1~2 次，疗效更好，而不良反应更小，患者更易于耐受，并且对其他多巴胺激动剂耐药的患者也可能有效。多巴胺激动剂最常见的不良反应有恶心、呕吐、口干、消化不良、眩晕、直立性低血压、头痛和便秘等。

生长抑素类似物如奥曲肽、兰瑞肽等，可用于 GH 瘤、TSH 瘤和 GnH 瘤，以 GH 瘤使用较多且有特效，也可作为 PRL 瘤和 GH 瘤治疗的主要方法。抑制类固醇合成及拮抗糖皮质激素受体的药物可用于库欣病的辅助治疗：如酮康唑、氨鲁米特、米托坦、美替拉酮及米非司酮等。

第二节

肢端肥大症

肢端肥大症（acromegaly）系由生长激素过度分泌所致，常见的病因为垂体生长激素（growth hormone，GH）瘤，在骨骺已经闭合的成人导致全身多系统的组织增生、结构改变、功能和代谢异常，生存寿命的缩短等。在骨骺未闭合的儿童，导致骨骼持续生长，引起巨人症（gigantism）。肢端肥大症由 Pierre Marie 于 1886 年首先描述，以后 Harvey Cushing、Leo Davidoff 和 Percival Bailey 等分别对肢端肥大症的病理变化、放疗和手术治疗等做了详细描述。

一、病因与发病机制

（一）基因缺陷

GH 瘤的形成主要与抑癌基因的失活和原癌基因的激活有关。原癌基因激活包括 Gsα 蛋白的错义突变、*H-ras* 基因活化、垂体瘤转化基因（*PTTG*）活化。*PTTG* 为新近发现的有表达产物的原癌基因，正常细胞并没有该基因的活化和表达，而几乎全部的 GH 瘤细胞都有 *PTTG* mRNA 的升高，大腺瘤甚至升高 10 倍。故 *PTTG* 基因活化与 GH 瘤发病有一定关系。

（二）下丘脑激素

生长激素释放激素（GHRH）与垂体 GH 细胞膜上的受体结合，激活 Gsα 蛋白促使 GH 释放。但其在 GH 瘤发病作用中极为有限。GHRH 持续分泌，可能导致垂体 GH 细胞增殖，但多为多克隆性。另外，其他部位的肿瘤引起的异位 GHRH 分泌，也可以引起垂体 GH 细胞增殖和 GH 分泌增多。

（三）GH 下游激素的影响

胰岛素样生长因子 1（IGF-1）对生长激素有生理性负反馈作用。GH 瘤好发于 30~50 岁，此时 IGF-1 水平正好度过高峰进入持续下降的低分泌阶段，或许提示 IGF-1 的水平低下对 GH 的负反馈作用减弱和 GH 瘤的好发年龄有一定内在联系。

二、临床表现

GH 瘤起病隐匿，病程迁延，1/2 的患者病程在 5 年以上。起病初患者没有典型的自觉症状，或者仅有乏力，以致 GH 逐渐刺激机体多部位的组织和器官增生，待出现显著的外貌改变、功能异常或者肿瘤压迫症状后才寻求诊疗。病情活动期与静歇期可交替出现。

GH 瘤的症状主要有两方面：瘤体占位引起的局部压迫症状和长期 GH/IGF-1 分泌过多引起的生物学效应。后者又包括：①过度组织增生引起的外形改变；②一些重要器官的结构变化同时伴有明显的功能异常；③代谢效应；④内分泌改变；⑤增加肿瘤发病风险。

（一）肿瘤占位效应

垂体来源的大腺瘤或巨腺瘤（直径 >30 mm），可以产生占位效应。GH 瘤 75%~95% 为大腺瘤，对周围组织产生压迫，引起相应的症状，包括头痛、视力障碍（视野缺损、眼底改变及动眼神经麻痹等)、下丘脑功能紊乱。肿瘤的压迫还可以引起腺垂体功能的下降、高催乳素血症等。

(二) 长期 GH/IGF-1 分泌过多引起的生物学效应

1. 过度组织增生引起的外形改变　患者的外貌变化明显,具有特征性的面容,由皮肤及皮下软组织生长过度和骨骼变粗所致。包括头颅增大,面部整体宽大,轮廓粗犷,皮肤及皮下组织增厚。同时眉毛增多,鼻肥大,双唇变厚,鼻唇沟变深,舌肥大(巨舌症)。额骨、颧骨和下颌骨增生向前明显突起,使颞窝相对加深,咬合错位,齿间隙相对加宽。手足变大,鞋、帽、手套变紧;手掌和足弓变厚,皮下组织厚而坚实,手指和足趾变粗,呈香肠样改变。

全身骨骼具有不同程度的肥大,患者整体骨架变大,体重增加。在负重关节可以见到骨赘形成,同时软骨增生。关节疼痛是本病的常见表现,主要是由于关节软骨增生不均衡、滑膜增生,导致关节腔狭窄,关节面摩擦受损。

2. 重要器官的结构变化及功能异常

(1) 心血管系统　心血管疾病是肢端肥大症患者最主要的死因之一。心血管病变主要包括高血压、肥厚型心肌病、冠心病及心律失常。在 GH 和 IGF-1 的长期作用下,心脏明显增大,主要以左心室肥大为主,心室腔呈向心性肥厚,并逐渐出现全心扩大,射血分数降低,心力衰竭。

(2) 睡眠呼吸暂停　可表现为白天嗜睡、打鼾、憋气及睡眠时憋醒等。睡眠呼吸暂停可以是周围性原因所致,或者合并呼吸中枢性的异常。周围性因素主要是呼吸道出现梗阻或狭窄,舌和舌根肥大、下颌骨肥大变形、咽喉部气道黏膜肥厚及吸气相气管塌陷。另外,GH 增高可能通过神经内分泌机制抑制呼吸中枢的兴奋性。

(3) 神经系统　包括肌无力、神经肌肉疼痛和腕管综合征等。可能是由骨和软组织增生导致神经根受压所致。

3. 代谢异常

(1) 糖脂代谢异常　GH 抑制肝脂酶和脂蛋白脂肪酶活性,血浆三酰甘油增高;葡萄糖耐量减退及继发性糖尿病,甚至可出现糖尿病酮症酸中毒或糖尿病高渗性昏迷。

(2) 钙磷代谢异常　GH 刺激肾 1α-羟化酶活性,使 $1,25-(OH)_2D_3$ 合成增多;GH 和 IGF-1 还直接刺激肾小管上皮磷的重吸收,血磷明显升高,血钙处于正常水平或正常高限。

4. 内分泌功能改变　女性可出现月经周期紊乱或泌乳。男性可出现阳痿、性欲减退、胡须减少、前列腺增生和睾丸萎缩。部分 GH 瘤合并分泌 PRL,可加重性腺功能障碍。

5. 增加肿瘤发病风险　临床观察到 GH 瘤患者的恶性肿瘤发病率增高,可能与高 IGF-1 血症刺激细胞有丝分裂有关。其中结肠息肉及腺癌与肢端肥大症的关系最密切。

三、辅助检查

(一) 实验室检查

1. GH 测定　生理状态下,GH 呈脉冲式分泌,具有昼夜节律性。健康人在运动、应激时 GH 可显著升高。血浆浓度波动大,可高于 5 ng/mL,也可低于检测的灵敏度。随机 GH 不能作为诊断肢端肥大症的可靠依据。

2. IGF-1 测定　IGF-1 血浆浓度稳定,IGF-1 反映 24 h 平均 GH 浓度。单次 IGF-1 测定可以帮助判断有无 GH 分泌异常,可作为判断疾病活动程度及预后的指标。不过,IGF-1 的正常范围受到性别和年龄的影响。不同的试剂盒或测定方法、不同的实验室应当建立自己的年龄和性别特异性的正常值范围。

3. IGFBP-3 测定　胰岛素样生长因子结合蛋白 3 (insulin-like growth factor binding protein-3,IGFBP-3)与 IGF-1 在血浆中形成复合体。IGFBP-3 的诊断价值目前还有争议。

(二) 诊断性试验

1. 葡萄糖抑制试验　该试验对 GH 分泌亢进的诊断有重要意义。正常状态下,口服 100 g 葡萄糖后,GH 水平 2 h 内应下降到检测的敏感性以下,通常 <1 ng/mL。但是在 GH 瘤的患者,几乎都 >1 ng/mL。

2. 其他诊断试验　包括:①多巴胺类药物抑制试验:左旋多巴 500 mg 或溴隐亭 2.5~5 mg 口服后有约 1/2 的患者 GH 浓度下降 50% 左右。多巴胺抑制试验有反应者可确立该类药物作为辅助治疗的地位。②TRH 兴奋试验:正常 GH 细胞不受 TRH 调控,但有 50%~60% 的 GH 瘤患者对 TRH 有反应。静脉注射 TRH 500 μg 后,GH 增加 50% 即为阳性。应注意在大腺瘤特别是巨腺瘤患者,TRH 兴奋试验可诱发垂体卒中。

(三) 影像学检查

如前所述,95% 以上的高 GH 血症为垂体 GH 瘤来源,对垂体进行影像学检查可以明确大部分肢端肥大症的病变来源。MRI 可以有效发现微腺瘤,经过增强扫描甚至能发现直径 2 mm 左右的病变。绝大部分 GH 瘤为大腺瘤。非侵袭性大腺瘤呈膨胀性生长,对周围组织造成挤压和推移。侵袭性肿瘤形状不规则,破坏鞍底和鞍背的骨质结构,与侧方的海绵窦分界不清,可包绕海绵窦结构生长,压迫颈内动脉和其内的脑神经。相对而言,CT 扫描对微腺瘤诊断的敏感性较差,对局部软组织的相对空间关系显示欠佳,且扫描方位局限,主要用于评价蝶鞍骨质破坏情况。

(四) 视野及视力检查

对于大腺瘤,建议行视野及视力检查,评估视交叉受压情况。

四、诊断

根据典型的临床表现、GH 水平增高、葡萄糖抑制试验阳性,并伴有垂体影像学改变,肢端肥大症诊断较易。对早期症状不典型的患者,如仅有乏力、性功能降低,四肢和面部改变尚属早期,垂体占位病变不明显,则需首先检查有无 GH 分泌异常增高,再判断其来源。GH 水平波动大,若多次测得 GH 平均值 >5 ng/mL,要考虑有分泌功能的亢进,如 >20 ng/mL,则比较肯定。血浆 IGF-1 的浓度比较稳定,如果 IGF-1 和平均 GH 水平升高,还需进行葡萄糖抑制试验。如 2 h 内 GH 谷值不能抑制到 1 ng/mL 以下,则存在 GH 异常高分泌并呈活动性;如能抑制到 1 ng/mL 之下,为非活动性。

在肢端肥大症诊断明确后,应进行定位诊断。如垂体部位无阳性发现者,应排除异位病变。对于怀疑胸腹部肿瘤来源的异位 GHRH 或 GH 分泌性肿瘤者,对这些部位要进行 CT 或 MRI 检查。

确定了 GH 高分泌及其来源后,还应整体评价垂体内分泌功能。明确 GH 瘤为单纯性还是多激素性,有无垂体其他轴的功能受损等。

肢端肥大症一经诊断,即需要进一步判断病情的活动情况。临床提示病情活动的指标包括:①肢端呈进展性肥大;②体重持续增加;③头痛持续或进行性加重;④多汗、溢乳;⑤短期视野缩小明显;⑥糖代谢异常;⑦出现血压升高和动脉硬化表现;⑧高血磷和(或)高血钙;⑨IGF-1 明显增高;⑩GH 高于正常且不被葡萄糖抑制;⑪靶腺功能异常进行性加重。具备以上三项者,高度提示病情活动。

五、治疗

(一) 治疗目的与控制目标

GH 瘤的治疗目的主要包括:①抑制 GH 高分泌;②通过手术切除肿瘤,对于未能切除干净的肿瘤,使用放射和药物治疗缩小肿瘤,防止肿瘤增大或复发;③解除肿瘤对蝶鞍周围组织结构的压迫,保存受压组织的功能和结构的完整性;④尽可能保持垂体的内分泌功能及重建垂体功能,特别是对于尚未生育的年轻女性。从控制激素的高分泌水平而言,现在多主张严格控制水平为治愈标准:指 GH 水平 <2.5 ng/mL,葡萄糖抑制试验 GH 谷值 <1 ng/mL,相应年龄及性别的 IGF-1 浓度正常。

(二) 手术切除

从经蝶窦入路的手术创伤小,术中病死率低,临床疗效好,患者恢复快,应作为垂体瘤的首选治疗。经额入路的主要适应证为那些经蝶窦手术不能到达的肿瘤,尤其是大肿瘤、侵袭性肿瘤。

经蝶窦手术对微腺瘤的效果可以达到 90%,大腺瘤的疗效约 50%。约 10% 的患者出现术后并发症,包括永久性尿崩症、脑脊液漏、脑膜炎、海绵窦炎及垂体功能低下。手术本身的病死率很低,远期观察也不增加患者的死亡风险。

(三) 放疗

放射治疗目前一般不作为 GH 瘤的首选治疗,但可作为辅助治疗,主要用于手术不能完全切除的肿瘤,药物无法控制肿瘤生长的患者及药物或手术不能使激素水平恢复正常的患者。放疗能迅速抑制肿瘤的生长,也能一定程度缩小肿瘤;但其缺点是激素水平下降十分缓慢,不良反应发生率较高,包括视力丧失、垂体卒中、嗜睡、性格改变等。

(四) 药物治疗

对于术后未达到生化控制的患者或者不适宜手术的患者建议药物治疗。

1. 生长抑素类似物　生理状态下,GH 分泌调控主要受到生长抑素的抑制性作用,GH 的分泌脉冲也主要与生长抑素的波动有关。垂体生长激素瘤细胞膜存在生长抑素受体(SSTR)2 和 5。奥曲肽(octreotide)是人工合成的生长抑素八肽类似物,血浆半衰期可以达到 90 min,皮下注射生物学作用可以持续 8 h。奥曲肽长效缓释剂型每 4 周注射 1 次能更好地控制 GH,并不增加不良反应,使用方便。新型人工合成生长抑素类似物缓释剂兰瑞肽对 GH 有更高的选择性抑制作用,可每个月注射 1

次。不良反应为恶心、腹部不适、腹泻、脂肪泻和胆石症等。

2. 多巴胺受体激动剂 大剂量多巴胺受体激动剂对 GH 瘤有效,如溴隐亭或卡麦角林,但单独使用临床疗效不理想。对于伴有 PRL 分泌的 GH 瘤可以考虑使用,对生长抑素类似物疗效欠佳者可以合用。不良反应主要为胃肠道症状、鼻塞、睡眠障碍等,偶有心律失常。

3. GH 受体拮抗剂 GH 受体拮抗剂如培维索孟(pegvisomant)(国内尚未上市)能有效地降低 IGF-1 水平,却不能降低 GH 水平。

(五) GH 瘤的综合治疗及随访

对于微腺瘤和局限性、边界清晰的大腺瘤,经蝶手术相对容易达到全切效果。如果术后 GH、IGF-1 和葡萄糖抑制试验不能达到严格控制的标准,尚需要生长抑素类似物治疗。若经过调整剂量和注射频率还不能达标,可考虑加用多巴胺受体激动剂。对特大肿瘤和侵袭性肿瘤,手术往往有残留,如果术后病理显示为分化差、生长较快的类型,影像学有残余则应当对残余病灶进行放疗。也可直接使用生长抑素类药物,但要观察残余病灶对药物的反应。

建议术后 12 周以上行 GH 及 IGF-1 检查以避免手术应激干扰。术后 12 周以上复查垂体 MRI。定期评估视野。若行放疗,每年随访垂体功能。

第三节
垂体功能减退症

垂体功能减退症指腺垂体激素分泌减少,可以是单种激素或多种激素减少,也可由于多种促激素缺乏所致。由于垂体分泌细胞受下丘脑各种激素(因子)直接影响,垂体功能减退可原发于垂体病变,或继发于下丘脑病变和(或)鞍区占位性病变,表现为性腺、甲状腺、肾上腺等靶腺功能减退。腺垂体功能减退的严重程度与垂体受损的程度有关。垂体有很强的代偿能力,垂体组织丧失 50% 以上才出现功能减退症状。本节主要讨论腺垂体(垂体前叶)功能减退。

一、病因与发病机制

导致腺垂体功能减退的原因多种多样,垂体自身的病变或发育异常可造成腺垂体激素分泌减少;下丘脑的病变或下丘脑—垂体之间的联系中断,下丘脑的促激素分泌减少或不能到达垂体时,腺垂体细胞因得不到兴奋也可发生功能减退。成人腺垂体功能减退的常见病因为垂体肿瘤或鞍区肿瘤、鞍区手术或放疗,垂体缺血坏死、感染、浸润性病变,以及各种原因所致的下丘脑病变等。

1. 肿瘤性病变 垂体瘤增大可压迫或破坏正常垂体组织,使其功能减退或功能亢进与功能减退合并存在。垂体也可为其他恶性肿瘤的转移部位。鞍区肿瘤如颅咽管瘤、软骨瘤、脊索瘤、鞍上脑膜瘤等,可压迫邻近垂体组织。肿瘤压迫垂体柄导致垂体血供障碍或影响下丘脑释放激素传输至腺垂体,垂体瘤出血导致垂体卒中等,均可造成垂体功能减退。

2. 蝶鞍区手术、放疗和创伤 垂体瘤手术是导致垂体功能减退的重要原因。鞍区的放疗如鼻咽癌、垂体附近的肿瘤及脑部原发肿瘤等均可导致垂体功能减退。放疗损伤所致的垂体功能减退可发生在治疗后数年。严重头部损伤可引起颅底骨折,损伤垂体柄和垂体门静脉血液供应。

3. 垂体缺血性坏死 产后垂体坏死为引起女性腺垂体功能减退的常见原因。在妊娠期,垂体增生肥大,血供丰富,易遭受缺血性损害。分娩时大出血,腺垂体及垂体柄的动脉发生痉挛而致闭塞,垂体门脉系统的血源供应断绝,导致产后腺垂体缺血性坏死,临床称为希恩(Sheehan)综合征。

4. 炎症浸润性病变 ①感染:如巨细胞病毒、获得性免疫缺陷综合征(简称艾滋病)、结核分枝杆菌、真菌等感染引起的脑炎、脑膜炎、流行性出血热、梅毒或疟疾等,损伤下丘脑和垂体。②浸润性病变:如淋巴瘤、白血病、血色病、肉芽肿包括结节病、结核病和朗格汉斯细胞组织细胞增生症可造成下丘脑—垂体的损伤,导致腺垂体功能减退和尿崩症。③淋巴细胞性垂体炎:为免疫介导的腺垂体弥漫性淋巴细胞、浆细胞浸润而产生的炎症,主要发生于女性,通常在妊娠或分娩后首次发病。免疫检查点抑制剂相关垂体炎等,是免疫检查点抑制剂治疗需密切关注的内分泌相关不良反应。

5. 遗传因素 垂体胚胎发育受多种转录因子调控,若 POU1F1、PROP1、HESX1 等基因突变可导致垂体发育不全,腺垂体功能减退。生长激素基因及生长激素释放激素(GHRH)受体基因突变导致单纯性生长激素缺乏;起因于下丘脑 GnRH 分泌缺陷的促性腺激素不足,可能与胚胎发育时 GnRH 神经元由嗅基板移行至下丘脑的过程发生障碍有关,表现为孤立性促性腺激素低下性腺功能减退,同时伴有嗅觉丧失或嗅觉减退,即卡尔曼综合征

（Kallmann syndrome）。

6. 其他疾病

（1）垂体卒中　系由于梗死或出血导致的垂体组织突然破坏，常见的病因为垂体肿瘤，患者有严重的头痛伴有不同程度的视力丧失或脑神经麻痹，最终迅速导致垂体激素缺乏。

（2）空泡蝶鞍综合征　由于先天性鞍膈薄弱导致蛛网膜疝入蝶鞍中，或继发于垂体梗死、手术及放疗对鞍膈的损伤，使垂体组织受压、垂体柄移位，90%以上的垂体组织受压可导致垂体功能减退。

（3）糖皮质激素长期治疗　可抑制下丘脑CRH和垂体ACTH的分泌，突然停用糖皮质激素后可出现医源性垂体功能减退，表现为肾上腺皮质功能减退。

二、临床表现

垂体功能减退常起病隐匿。临床表现主要取决于垂体激素缺乏的程度、类型和起病的速度。据估计，约50%以上的腺垂体组织破坏后才有症状。生长激素、促性腺激素和催乳素缺乏为最早表现，促甲状腺激素缺乏次之，然后可伴有ACTH缺乏。

1. 促性腺激素缺乏　当促性腺激素缺乏发生在青春期前，男性患者表现为小睾丸、小阴茎；青春期后发生的促性腺激素缺乏，患者表现为睾丸缩小，面部及身体的毛发减少，皮肤变薄，肌肉减少，骨密度降低，性功能减退。在女性青春期前缺乏表现为原发性闭经、乳房不发育，成年女性表现为闭经或月经稀少、不育、乳房萎缩、阴道干燥及性交困难。产后垂体坏死的患者有分娩时大出血、昏厥、休克或并发感染的病史。患者产后乳房不胀、无乳汁分泌、无月经来潮，逐渐出现性功能减退及甲状腺、肾上腺皮质功能减退症状。

2. 促甲状腺激素缺乏　在垂体疾病中，TSH缺乏一般出现较晚，症状包括疲乏、软弱、便秘、怕冷及不易减轻体重等。由于在垂体功能减退时TSH仍有少量分泌，因此甲减症状一般较原发性者为轻。

3. 促肾上腺皮质激素缺乏　患者有疲乏、恶心、呕吐、厌食、体重减轻及直立性低血压等表现。体检可发现患者皮肤苍白，皮肤及乳晕色素减退。女性患者有腋毛、阴毛脱落。

4. 生长激素缺乏　儿童期生长激素缺乏呈现特征性变化。颅底、枕骨及蝶骨的软骨生长受到影响，表现为额部凸出，面部发育受抑，出牙延缓；青春期延迟，男孩有小阴茎的临床表现。

5. 垂体或鞍区肿瘤压迫症状　可有头痛、视力障碍，有时可出现颅内压增高的表现。病变累及下丘脑时可出现神经性厌食或多食、渴感减退或缺失、嗜睡或失眠、发热或低温、多汗或少汗及间脑性癫痫等下丘脑功能异常症状。

6. 垂体功能减退危象（简称垂体危象）　在患者未获得及时诊断或治疗的基础上，各种应激如感染、腹泻、呕吐、手术、外伤、麻醉及使用镇静药、安眠药等均可诱发垂体危象。临床呈现：①高热型（>40℃）；②低温型（<30℃）；③低血糖型；④低血压休克型；⑤低血钠昏迷型；⑥水中毒型；⑦混合型。各种类型可伴有相应的症状，突出表现为消化系统、循环系统和神经精神方面的症状，如高热、循环衰竭、休克、恶心、呕吐、头痛、神志不清、谵妄、抽搐、昏迷等严重垂危状态。

三、辅助检查

1. 激素水平测定　对垂体功能减退的疑似患者应做垂体－靶激素的测定及下丘脑－垂体－靶腺功能评估，包括激素的基础水平和兴奋后的变化。

（1）生长激素　生长激素呈脉冲式分泌，一天中多数时间生长激素处于低水平，单一的基础水平测定意义有限。通常，激发试验为最常用的方法，其中胰岛素耐量试验（ITT）为严重生长激素缺乏生化诊断的金标准。胰岛素样生长因子1（IGF-1）为一种依赖于GH的激素，血清IGF-1的水平十分稳定。同时，IGF-1水平在GH不足患者和健康人群之间有明显的重叠。

（2）促性腺激素　女性主要测定LH、FSH及雌二醇、孕酮。女性雌激素水平降低，促性腺激素水平降低或正常，没有排卵及基础体温改变。男性主要测定LH、FSH及睾酮。男性睾酮水平降低，促性腺激素水平降低或正常，精液检查精子数量减少，形态改变，活动度差，精液量少。青春期前单纯性促性腺激素缺乏与青春期发育延迟往往难以鉴别。

（3）ACTH　血浆ACTH水平的峰值出现于早上6:00—8:00时，午夜达最低值。血浆皮质醇浓度降低，但节律正常，口服葡萄糖耐量试验示血糖曲线低平。同时进行ACTH、皮质醇水平检测有利于鉴别原发性和继发性的皮质醇缺乏症，原发性者如艾迪生病，ACTH水平升高。胰岛素耐量试验（ITT）为判定下丘脑－垂体－肾上腺轴功能的金标准，该试验禁用于心肌缺血者和有惊厥病史者，老年人慎用。

（4）促甲状腺激素　中枢性甲减表现为甲状腺素降

低,TSH 水平低下或在正常范围,或与严重低甲状腺激素水平不匹配的轻度 TSH 升高。TRH 兴奋试验可用于鉴别 TSH 缺乏的病损部位在下丘脑或垂体,下丘脑病损者 TSH 的反应延迟,而垂体促甲状腺激素细胞受损则导致 TSH 反应障碍或无反应。

2. 影像学检查 首选 MRI 诊断。无条件或不能行 MRI 检查(如体内金属植入物)可选择鞍区增强 CT。尽可能通过无创检查,了解病变部位、大小、性质及其对邻近组织的侵犯程度。对于非颅脑病变也可通过胸部 X 线、胸腹部 CT 和 MRI 检查来协助诊断。

四、诊断与鉴别诊断

1. 诊断 本病诊断须根据病史、疾病治疗史、症状、体检,结合实验室检查和影像学发现进行全面的分析,排除其他的影响因素和疾病后才能明确。分娩时大出血,休克的病史,产后无泌乳,产后月经不来潮对于产后垂体功能减退症的诊断很有价值。

身高、体重及青春期性发育情况能提示垂体功能减退发生的原因和持续时间。临床上有生化检查结果异常的患者需进行影像学检查,MRI 为检查垂体的首选。对于鞍区占位的患者需行视野及视力测定。

2. 鉴别诊断 垂体功能减退需与以下疾病鉴别。

(1) 多内分泌腺功能减退症 如施密特综合征。

(2) 神经性厌食 有精神症状和极度消瘦、恶病质,闭经,但无阴毛、腋毛脱落,可伴有神经性贪食与厌食交替出现。

五、治疗

垂体功能减退症采用相应靶腺激素替代治疗能取得满意的效果。激素替代治疗要求尽量模拟生理节律,既要改善症状,又需避免过量。

1. 促肾上腺激素缺乏的治疗 患者确诊继发性肾上腺皮质功能减退必须尽快补充肾上腺皮质激素。氢化可的松直接补充缺少的糖皮质激素,是最合适的替代者。醋酸可的松在体内代谢为氢化可的松,起效较慢但生物活性持续较久。其他制剂包括泼尼松和地塞米松也可使用,但由于缺少监测手段,剂量的调整不易。一般氢化可的松 20~30 mg/d(或醋酸可的松 25~37.5 mg/d),早 8 点给 2/3,午后 4 点给 1/3。

2. 促甲状腺激素缺乏的治疗 继发性甲减与原发性者一样,采用甲状腺激素替代治疗,即使无临床症状,仍建议甲状腺激素替代治疗。维持剂量为 50~150 μg/d。对于老年人、冠心病患者,甲状腺激素宜从小剂量开始,并缓慢递增剂量。因甲状腺素可加快肾上腺皮质激素的代谢,治疗过程中应先补给糖皮质激素,然后再补充甲状腺激素,以防肾上腺危象的发生。

3. 促性腺激素缺乏的治疗 对于不期望生育的患者,性激素替代是最合适的治疗方法。在女性,雌、孕激素替代,建立人工周期。有利于恢复性欲、保持体力、改善骨质疏松、提高生活质量。对于男性患者,可用睾酮替代,最常用的制剂为十一酸睾酮注射剂,肌内注射,每月 1 次。口服制剂有十一酸睾酮胶丸,需每日服药 2~4 次,由于吸收的波动,睾酮水平往往低于正常。补充睾酮可减少男性腹部及内脏脂肪,增加肌肉,改善骨质疏松,提高生活质量。

若需要生育者,女性可先用雌激素促进子宫生长,然后周期性雌激素和黄体酮 3~4 个月诱导月经,然后可用尿促性素(HMG)75~150 U/d,持续 2 周,刺激卵泡生长,并肌内注射绒促性素(HCG)2 000 U 诱导排卵;男性可用 HCG 2 000 U 肌内注射,每周 2~3 次,持续 3~6 个月,然后肌内注射 HMG 75 U,每周 3 次,以期精子形成。

4. 生长激素缺乏的治疗 研究显示,在成年生长激素缺乏患者生长激素替代治疗可明显改善健康状况和生活质量。临床上,生长激素替代一般仅用于有明显乏力和生活质量差等临床表现的严重生长激素缺乏患者或用于明显的骨质疏松症患者,从小剂量开始,皮下注射,以后根据临床反应和 IGF-1 水平,每 4~6 个月调整剂量一次,直至获得稳定的替代剂量。

5. 垂体危象的处理 首先给予静脉注射 50% 葡萄糖液 40~60 mL 以抢救低血糖,继而补充 10% 葡萄糖盐水,每 500~1 000 mL 中加入氢化可的松 50~100 mg 静脉滴注,以解除急性肾上腺功能减退危象。当有大应激时,可的松的最大需求量为 200~300 mg/d。当临床情况许可时,应尽快将肾上腺皮质激素的剂量降至维持量。有循环衰竭者按休克原则治疗,有感染败血症者应积极抗感染治疗,有水中毒者主要应加强利尿。低温与甲状腺功能减退有关,可给予小剂量甲状腺激素,并用保暖毯逐渐加温。禁用或慎用麻醉药、镇静药、催眠药或降血糖药等。

生长激素缺乏性侏儒症 ⓔ

尿崩症

尿崩症(diabetes insipidus,DI)是指垂体－下丘脑病变导致精氨酸升压素[AVP,又称抗利尿激素(ADH)]合成分泌严重缺乏或部分缺乏(称中枢性尿崩症)或肾对AVP不敏感(肾性尿崩症),致肾小管重吸收水的功能障碍,从而引起多尿、烦渴、多饮、低相对密度尿和低渗尿为特征的一种综合征。尿崩症多尿指每日尿量 >30 mL/kg,而尿渗透压 <300 mmol/L,或尿比重 <1.010。尿崩症可发生于任何年龄,但以青少年为多见。男性多于女性,男女之比为 2∶1。

一、病因与发病机制

AVP 由下丘脑视上核及室旁核分泌,通过垂体柄运输并储存于神经垂体(垂体后叶)。AVP 主要受血浆渗透压、血容量及精神刺激调节。AVP 对水的调节主要作用于远端小管和集合小管,使水重吸收增多。

根据病因不同,尿崩症可分为中枢性尿崩症(central diabetes insipidus,CDI)、肾性尿崩症(nephrogenic diabetes insipidus,NDI),各型尿崩症的病因见表 7-1-1。

表 7-1-1　尿崩症的分类及病因

中枢性尿崩症	肾性尿崩症
获得性	获得性
下丘脑－垂体手术	药物(锂制剂、地美环素)
头部外伤	电解质紊乱(高钙血症、低钾血症)
肿瘤(颅咽管瘤,大垂体瘤)	尿路梗阻解除后
肉芽肿	血液病(镰状细胞贫血)
感染(脑炎、脑膜炎)	肉芽肿(结节病)
先天性畸形	肿瘤(肉瘤)
缺血	浸润(淀粉样变性)
动脉瘤	遗传性
血肿	X 连锁隐性(*AVPR2* 基因)
炎症	常染色体隐性(*AQP-2* 基因)
化学性中毒(河豚毒、蛇毒)	特发性
自身免疫	
遗传性	
常染色体显性(*AVP-NP* Ⅱ基因)	
特发性	

(一)中枢性尿崩症

任何导致 AVP 合成、分泌及释放受损的情况均可导致本病。病因可以是获得性、遗传性或特发性。获得性中枢性尿崩症通常是由各种不同类型的损伤或疾病造成的。包括下丘脑－垂体区域的手术、头颅外伤、肿瘤(各种原因所致的蝶鞍上肿瘤,包括垂体瘤、颅咽管瘤、生殖细胞瘤、松果体瘤、胶质瘤、脑膜瘤、各种转移瘤及血液细胞肿瘤)、侵犯到下丘脑和垂体柄的肉芽肿、脑实质或脑膜的感染、先天性脑畸形、广泛脑缺血、压迫垂体的血肿、动脉瘤、化学中毒(蛇毒)及自身免疫性垂体炎等。这些原因往往还影响其他神经内分泌及下丘脑的功能。

已确定的遗传性中枢性尿崩症有:①常染色体显性遗传,是由位于 20 号染色体的加压素原前体基因 *AVP-NP* Ⅱ基因突变所致。②X 连锁隐性遗传,男性发病。杂合子女性可有尿浓缩力降低,多饮、多尿不明显,症状较轻。③常染色体隐性遗传病——Wolfram 综合征,由于 *WFS1* 基因突变所致,表现为中枢性尿崩症、糖尿病、视神经萎缩、耳聋和广泛性中枢神经系统病变。

特发性中枢性尿崩症为选择性的 AVP 缺乏,原因不明。特发性中枢性尿崩症发病较晚,无家族性聚集、无 *AVP-NP* Ⅱ基因突变。

(二)肾性尿崩症

肾性尿崩症(NDI)是由肾集合小管对 AVP 不敏感或无反应所致。获得性肾性尿崩症多为药物或电解质异常导致,最常见的为锂制剂;此外,地美环素、顺铂、低钾血症、高钙血症等,以及慢性肾盂肾炎、阻塞性尿路疾病、肾小管酸中毒等也可导致获得性肾性尿崩症。这些因素可能影响了受体后的生化机制而干扰集合小管上皮细胞的通透性。

已知的遗传性肾性尿崩症有两类:常见的为 X 连锁隐性肾性尿崩症,另一类为常染色体隐性遗传性尿崩症。X 连锁隐性遗传性肾性尿崩症系由于 AVP 的肾受体(*AVPR2*)基因发生了突变。常染色体隐性遗传肾性尿崩症是由于水通道蛋白 2(AQP2)基因发生了突变。

特发性肾性尿崩症少见。在特发性的患者中,一些患者为先天性,由于很少有人做过相应的遗传学检查,因此不能排除可能存在隐性突变的可能性。

二、临床表现

尿崩症的主要临床症状为多尿、烦渴及多饮,患者通常主诉夜尿增多,夜尿症往往是成年尿崩症患者求诊的原因,儿童尿崩症患者常常表现为夜间遗尿。一般起病日期明确,常突发多尿、烦渴与多饮。逐日尿量变化一般较稳定,饮水量与尿量大致平衡,可达 5~10 L/d 或更多。尿比重 1.001~1.005,尿渗透压 50~200 mmol/L,明显低于血浆渗透压。

在大多数情况下,尿崩症本身并不伴有任何异常的体征,由于尿量增加与摄水增加相当,患者的水代谢基本保持平衡。常规的实验室检查结果除尿比重低外没有其他异常,血氯、钠、钾等电解质及尿素水平均在正常范围。尿崩症患者发生昏迷或伴有渴感中枢异常及婴幼儿不能自己调节饮水等都可导致严重的高渗表现,出现极度虚弱、发热及精神症状等。尿崩症患者白天及夜间的尿量均增加,但昼夜变化仍然存在,夜尿量约为白天尿量的 50%,因为昼夜尿量变化与溶质的排泄量有关。合并垂体功能减退时尿崩症可减轻,糖皮质激素替代治疗后症状可加重。

中枢性尿崩症及肾性尿崩症患者每日尿量基本稳定,逐日尿量变化较小,血钠、血浆渗透压水平偏高,患者渴感明显,喜饮凉水。未获得治疗久病者往往可有轻度脱水的临床表现,皮肤干燥,汗液及唾液减少、食欲减退、便秘、消瘦等,并可出现焦虑、失眠、情绪低落等精神症状。遗传性尿崩症自幼发病,尤其是遗传性肾性尿崩症者出生时就发病,未及时治疗者易发生高渗状态,往往可导致患者智力和体格发育的迟缓。

三、实验室检查

1. 尿液检查 ①尿量:尿崩症患者尿量多达 4~20 L/d。②尿比重低:尿色清,相对密度 1.000~1.005。③尿渗透压测定:尿渗透压降低(50~200 mmol/L),明显低于血浆渗透压[(300±10) mmol/L]。

2. 血浆精氨酸升压素测定 健康人随意饮水下血浆 AVP 浓度为 2.3~7.4 pmol/L,禁水后可明显升高。中枢性尿崩症患者则不能达正常水平,禁水后也不增加或增加不多。肾性尿崩症血浆 AVP 浓度正常或升高。部分性尿崩症长期多尿,影响肾对内源性 AVP 的反应性,故不易与部分性肾性尿崩症鉴别,此时做禁水试验同时测定血浆 AVP、血浆及尿渗透压有助于鉴别诊断。

3. 诊断性试验和特殊检查

(1) 禁水加压素试验 健康人禁水后血浆渗透压升高,循环血量减少,刺激 AVP 释放,从而使尿量减少,尿比重和尿渗透压升高而血浆渗透压变化不明显。当尿浓缩至最大渗透压而不能再上升时,注射加压素。此时体内已有大量 AVP 释放,已达最高抗利尿状态,注射外源性 AVP 后,尿渗透压不再升高。而尿崩症患者体内 AVP 缺乏,注射外源性 AVP 后,尿渗透压进一步升高。

方法:禁水时间一般 6~16 h 不等,视病情轻重而定。禁水前测体重、血压、血浆渗透压及尿比重。禁水期间每小时排尿一次,测尿量、尿比重或渗透压。当尿渗透压达到平台期,即连续两次尿渗透压差 <30 mmol/L,而继续禁水尿渗透压不再增加时,抽血测血浆渗透压,然后皮下注射加压素 5 U,注射后 1 h 和 2 h 测尿渗透压。对比注射前后的尿渗透压。

结果:健康人禁水后尿量明显减少,尿比重超过 1.020,尿渗透压超过 800 mmol/L,不出现明显失水。尿崩症患者禁水后尿量仍多,尿比重一般不超过 1.010,尿渗透压常不超过血浆渗透压。注射加压素后,健康人尿渗透压一般不升高,或升高不超过 5%。精神性烦渴者接近或与正常相似。中枢性尿崩症患者注射加压素后,尿渗透压进一步升高,较注射前至少增加 9%。AVP 缺乏程度越重,增加的百分比越多,完全性中枢性尿崩症者,1 h 尿渗透压增加 50% 以上;部分性中枢性尿崩症者,尿渗透压常可超过血浆渗透压,注射加压素后,尿渗透压增加在 9%~50%。肾性尿崩症在禁水后尿液不能浓缩,注射加压素后仍无反应。本法简单、可靠,但也须在严密观察下进行,以免在禁水过程中出现严重脱水。如患者排尿多、体重下降 3%~5% 或血压明显下降,应立即停止试验,让患者饮水。

(2) 高渗盐水试验 健康人滴注高渗盐水后血浆渗透压升高,AVP 大量释放,尿量减少,尿比重升高。尿崩症患者尿量不减少,尿比重不增加。在诊断尿崩症时很少使用这一试验,需要证明 AVP 释放的渗透压阈值改变时可用此试验,并在分析某些低钠、高钠血症特性时有一定价值。

中枢性尿崩症的诊断确定之后,必须尽可能明确病因。应进行垂体 MRI、视野检查,以明确或除外有无垂体或附近的肿瘤。

四、诊断与鉴别诊断

(一)诊断

1. 中枢性尿崩症 对任何一个持续多尿、烦渴、多饮、低相对密度尿者均应考虑尿崩症的可能性,利用血浆、尿渗透压测定可以诊断尿崩症。其依据是:①多尿,一般 4~10 L/d；②低渗尿，尿渗透压 < 血浆渗透压，一般低于 200 mmol/L，尿比重多在 1.005 以下；③禁水试验不能使尿渗透压和尿比重增加，而注射加压素后尿量减少，尿比重增加，尿渗透压较注射前增加 9% 以上；④加压素（AVP）或去氨加压素（DDAVP）治疗有明显效果。

2. 肾性尿崩症　诊断依据为：①持续多尿、烦渴、多饮、低相对密度尿的临床表现；②低渗尿，尿渗透压 < 血浆渗透压，一般低于 200 mmol/L，尿比重多在 1.005 以下；③注射加压素后，尿量、尿比重及尿渗透压无明显变化，肾小管对 AVP 不敏感；④血浆 AVP 浓度正常或升高；⑤某些患者基因筛查可能找到突变基因。

（三）鉴别诊断

1. 精神性烦渴　主要表现为烦渴、多饮、多尿、低相对密度尿，与尿崩症极相似，但 AVP 并不缺乏，主要由于精神因素引起烦渴、多饮，因而导致多尿与低相对密度尿。禁水试验尿量减少，尿比重、尿渗透压增加，注射加压素后尿渗透压不升高或升高小于 9%。

2. 慢性肾病　应与其他慢性肾病鉴别，尤其是肾小管疾病、低钾血症、高钙血症等均可影响肾浓缩功能而引起多尿、口渴等症状，但有相应原发疾病的临床特征，且多尿的程度也较轻。

五、治疗

（一）激素替代治疗

1. 去氨加压素（DDAVP）　为人工合成的加压素类似物。其抗利尿作用强，而无升压作用，不良反应少，为目前治疗尿崩症的首选药物。100~200 μg，1~2 次 /d 口服；或 5~20 μg 鼻腔滴剂，2 次 /d，1 h 起作用，持续 6~24 h。因个体间有很大差异，剂量及给药频率需个体化调整。部分患者可睡前服药 1 次，以控制夜间排尿和饮水次数，得到足够的睡眠和休息。

2. 鞣酸加压素（长效尿崩停）注射液　剂型为 5 U/mL，首次 0.1~0.2 mL 深部肌内注射，以后观察逐日尿量，以了解药物奏效程度及作用持续时间，从而调整剂量及间隔时间，一般注射 0.2~0.5 mL，效果可维持 3~4 d，具体剂量因人而异，用时应摇匀。慎防用量过大引起水中毒。

3. 垂体后叶素水剂　作用仅能维持 3~6 h，每日须多次注射，长期应用不便。主要用于脑损伤或手术时出现的尿崩症，每次 5~10 U，皮下注射。

（二）促 AVP 释放药物

1. 卡马西平　能刺激 AVP 分泌，使尿量减少，每次 0.2 g，2~3 次 /d。其作用不及氯磺丙脲。需注意药物的不良反应：肝损害、粒细胞减少、乏力、眩晕等。

2. 氯磺丙脲　刺激 AVP 释放并增强 AVP 对肾小管的作用。服药后可使尿量减少，尿渗透压增高，但对肾性尿崩症无效。125~250 mg，早晨一次口服。本药可引起严重低血糖，也可引起水中毒。

（三）利尿类药物

氢氯噻嗪每次 25 mg，2~3 次 /d，可使尿量减少 1/2。其作用机制可能是由于尿中排钠增加，近端小管重吸收增加，到达远端小管原尿减少，因而尿量减少，对肾性尿崩症也有效。长期服用氢氯噻嗪可能引起低钾血症、高尿酸血症等，应适当补充钾盐。阿米洛利、吲达帕胺等药物也可应用。

（四）病因治疗

继发性尿崩症以治疗原发病为主。

五、预后

预后取决于病因，轻度脑损伤或感染引起的尿崩症可完全恢复，颅内肿瘤或全身性疾病所致者，预后不良。特发性尿崩症常属永久性，在保证充足的水摄入和适当的抗利尿治疗下，通常可以维持正常生活，不影响寿命。

（李小英）

第三章　甲状腺内分泌疾病

第一节
单纯性甲状腺肿 🔗

第二节
甲状腺功能亢进症

甲状腺功能亢进症（hyperthyroidism，简称甲亢）是指甲状腺本身产生甲状腺激素过多而引起的甲状腺毒症。

甲状腺毒症（thyrotoxicosis）是指多种原因引起的甲状腺激素分泌过多，导致神经、循环、消化等系统兴奋性增高及代谢亢进的一组临床综合征。甲状腺毒症可分为甲状腺功能亢进和非甲状腺功能亢进两个类型，常见病因见表 7-1-2。

表 7-1-2　甲状腺毒症的常见原因

类型	疾病
甲状腺功能亢进	格雷夫斯病（毒性弥漫性甲状腺肿） 桥本甲状腺炎 毒性多结节性甲状腺肿 普卢默甲亢 滤泡状甲状腺癌 碘致甲状腺功能亢进症（IIH） HCG 相关性甲状腺功能亢进症 新生儿甲状腺功能亢进症 垂体 TSH 瘤
非甲状腺功能亢进	亚急性肉芽肿性甲状腺炎（亚急性甲状腺炎） 亚急性淋巴细胞性甲状腺炎（无痛性甲状腺炎） 慢性淋巴细胞性甲状腺炎（桥本甲状腺炎） 产后甲状腺炎（PPT） 服用甲状腺激素或富含甲状腺的食物 异位甲状腺（卵巢甲状腺肿等）

甲亢的主要病因为格雷夫斯病、毒性结节性甲状腺肿、普卢默甲亢等，本节重点介绍格雷夫斯病。

格雷夫斯病（Graves disease，GD）是一种自身免疫病。临床表现包括：高代谢症候群、弥漫性甲状腺肿、格雷夫斯眼病、胫前黏液性水肿和甲状腺肢端病。GD 是甲亢最常见病因，约占 85%，普通人群患病率约 1%，发病率为（15~50)/10 万。女性多见，男女之比为 1:(4~6)，高发年龄为 20~50 岁。本病发病机制尚未完全阐明。

一、病因与发病机制

（一）遗传因素

GD 有明显的家族聚集现象，约 15% 的 GD 患者近亲中患有同样的疾病，还可见到患者及其家系成员同时或先后发生其他自身免疫性甲状腺疾病。已知 GD 相关易感基因包括人类白细胞抗原（HLA）复合体基因、细胞毒性 T 细胞相关蛋白 4（CTLA4）基因、TSH 受体（TSHR）基因、蛋白酪氨酸磷酸激酶非受体型 22（PTPN22）基因等。

（二）环境因素

感染、应激及性腺激素的变化，均可能是本病的诱发因素。

（三）自身免疫

GD 发病的关键因素在于体内产生了针对 TSH 受体的特异性自身抗体，称为 TSH 受体抗体（TSH receptor antibody，TRAb）。TRAb 分为兴奋型——甲状腺刺激抗体（thyroid stimulating antibody，TSAb）和抑制型——甲状腺阻断抗体（thyroid blocking antibody，TBAb）。TSAb 作用于 TSH 受体，有 TSH 样作用，使 T_3、T_4 合成分泌增加而导致甲亢，并刺激甲状腺滤泡细胞增生引起甲状腺肿大。此外，GD 患者中还可以检出其他自身抗体，如甲状腺过氧化物酶抗体（thyroid peroxidase antibody，TPOAb）和甲状腺球蛋白抗体（thyroglobulin antibodies，TgAb）。

甲状腺和球后组织等靶器官有明显淋巴细胞浸润，其释放的多种细胞因子刺激成纤维细胞分泌黏多糖，参与 GD 及其眼病的发生。

二、临床表现

（一）一般临床表现

GD 常缓慢起病，多在发病后 0.5~1 年就诊。少数患者急性起病，精神刺激为诱因。

1. 甲状腺毒症表现

（1）高代谢症候群　患者怕热多汗、皮肤潮湿；易饥多食、体重下降、疲乏无力；可有低热，危象时高热。

（2）精神神经系统表现　多言易激动、焦虑烦躁、失眠、紧张、注意力不集中、记忆力下降。部分老年人有寡言、抑郁。由于神经肌肉兴奋性增高，舌、双手震颤，腱反射活跃，反射时间缩短。

（3）心血管系统表现　心慌、气促，活动后加剧。体征有心搏有力，窦性心动过速，心音亢进，可闻及收缩期杂音。收缩压升高，舒张压降低，脉压增大。有时尚可见毛细血管搏动征、水冲脉等周围血管征。心律失常以阵发性或持续性心房颤动多见,偶见房室传导阻滞。久病未治疗者可发展为甲亢性心脏病(详见后文)。

(4) 消化系统表现 肠蠕动增加,大便稀薄、次数增多。老年患者可出现厌食和恶心、呕吐,恶病质。可有肝大、肝功能异常,偶有黄疸。

(5) 血液和造血系统表现 周围血中白细胞总数常偏低,淋巴细胞的百分比和绝对值增多,血小板寿命缩短,易出现紫癜。由于消耗增加、营养不良及铁利用障碍,可出现贫血。

(6) 运动系统表现 主要为肌肉软弱无力。

1) 急性甲状腺毒性肌病(acute thyrotoxic myopathy):较罕见。起病急,表现为说话和(或)吞咽困难等,数周内迅速进展为呼吸肌麻痹。

2) 慢性甲状腺毒性肌病(chronic thyrotoxic myopathy):较多见。起病缓,主要累及近端肌群,如肩胛、骨盆带肌群。表现为进行性肌肉无力和萎缩,患者诉登楼、蹲位起立及梳头困难。

3) 甲状腺毒症性周期性瘫痪(thyrotoxicosis associated with periodic paralysis):多见于中国、日本等东方国家的男性患者。发作时常有血钾降低,葡萄糖和胰岛素静脉滴注可诱发本病,多与甲亢同时存在,亦有以本病为首发表现者。

4) 甲亢伴重症肌无力:发生率约为 1%。主要累及眼部肌群,表现为眼睑下垂、朝轻暮重。少数可见全身肌无力型,表现为全身肌肉无力,吞咽困难、构音不清及呼吸浅短等。

(7) 生殖系统表现 女性有月经减少,周期延长,甚至闭经;男性可出现阳痿,偶见乳腺发育。

(8) 皮肤改变 颜面潮红,少皱纹,皮肤光滑细嫩、温暖湿润。部分患者皮肤有色素脱失。少数患者有典型对称性胫前黏液性水肿(参见后文)。

2. 甲状腺肿 甲状腺呈对称、弥漫性肿大,质软,吞咽时可上下移动。少数可不对称,或无肿大。病程较长的患者,肿大的甲状腺可出现结节样变。由于血流量增多,故在部分患者的甲状腺上极或下极可闻及血管杂音,触及震颤。

3. 眼部表现 包括单纯性突眼和格雷夫斯眼病。

(1) 单纯性突眼 常见,主要因为交感神经兴奋性增加引起眼外肌群和上睑肌张力增高所致。一般双侧对称。突眼度在 16~18 mm,双侧差别不超过 2 mm,可出现眼征:①眼裂增宽(Darymple 征),瞬目减少和凝视(Stellwag 征);②眼球内聚不良或不能(Mobius 征);③眼向下看时上眼睑不能随眼球下落(von Graefe 征);④眼向上看时,前额皮肤不能皱起(Joffroy 征)。

(2) 格雷夫斯眼病(Graves ophthalmopathy,GO) 又称甲状腺相关性眼病(thyroid-associated ophthalmopathy,TAO)。常有眼球胀痛、畏光、流泪、视力减退、斜视、复视等症状。查体可见眼睑退缩,眼球明显突出,眼睑水肿、发红,结膜充血、水肿甚至膨出,眼球活动障碍等。由于角膜暴露,致角膜干燥、继发感染、溃疡等,甚至角膜穿孔、失明。

美国甲状腺学会(ATA)提出的 GD 眼部改变的分级标准见表 7-1-3,但并非所有的格雷夫斯眼病都由 0 级向 6 级顺序发展。

表 7-1-3　格雷夫斯眼病的分级标准(ATA)

分级	眼部表现
0	无症状和体征
1	无症状,有眼征如上睑挛缩,Stellwag 征、von Graefe 征等
2	软组织受累
3	眼球突出 > 正常上限 3 mm
4	眼外肌受累
5	角膜受累
6	视力丧失(视神经受累)

(二)特殊的临床表现和类型

1. 甲状腺危象(thyroid storm) 是甲状腺毒症的加重,危及患者生命,病死率高。发病机制尚未完全阐明,诱因主要有感染、甲亢术前准备不充分、应激(外伤、精神创伤、心肌梗死)、^{131}I 治疗等。各种年龄均可发生,但多见于老年患者。主要临床表现为原有的甲亢症状加重,伴有高热(39 ℃以上)、心动过速(140 次/min 以上),可出现心房颤动或心房扑动,烦躁不安、呼吸急促、厌食、恶心、呕吐、腹泻等,严重者出现虚脱、休克、嗜睡、谵妄、昏迷等。

2. 甲状腺毒症性心脏病 常在甲亢病程长且没有得到良好控制时发生。伴有下列明显的心脏病表现:严重心律失常,包括持续性或阵发性心房颤动、心房扑动、频发室性期前收缩、二度至三度房室传导阻滞等;心力衰竭;心脏扩大;心绞痛或心肌梗死。甲状腺毒症导致的心力衰竭属高动力高排血量性,常于心律失常后发生或加重。

3. 淡漠型甲亢 多见于老年患者。起病隐袭,多以淡漠、抑郁、迟钝、嗜睡、消瘦、食欲下降或心律失常等症状出现。常因消瘦或心房颤动误诊为消化道肿瘤或冠心病。

老年患者突然消瘦、新发心房颤动要考虑本病的可能。

4. 三碘甲腺原氨酸（T_3）型和甲状腺素（T_4）型甲状腺毒症　单纯血清 T_3 增高的甲状腺毒症称为 T_3 型甲状腺毒症，占甲亢的 12%，多见于女性。临床表现与普通型甲亢相同，但较轻。单纯 T_4 型甲状腺毒症，则只有 FT_4 增高，FT_3 正常，TSH 水平降低。

5. 亚临床甲亢　依赖实验室检查结果诊断。血清 T_3、T_4 正常，但是 TSH 减低。需排除其他能够抑制 TSH 水平的疾病。从亚临床甲亢发展为临床甲亢的比例每年为 4%~10%。

6. 妊娠期甲亢　妊娠时基础代谢增高，可出现怕热、食欲增加、多汗，甲状腺稍大。妊娠期甲状腺素结合球蛋白（TBG）增高，引起血清 TT_4 和 TT_3 增高，易误诊为甲亢。妊娠早期尤其是多胎妊娠及病理性妊娠时，hCG 分泌显著增多，其与 TSH 相同的亚单位刺激 TSH 受体，导致妊娠一过性甲亢，随着妊娠时间延长或中止甲亢渐消失。GD 甲亢 TRAb 阳性，可以明确病因。TRAb 可通过胎盘刺激胎儿的甲状腺，引起新生儿甲亢。妊娠期甲亢要根据妊娠期特异性 TSH、FT_4 或 TT_4 参考范围诊断，禁忌 ^{131}I 摄取率和放射性核素扫描检查。

7. 胫前黏液性水肿　约见于 5% 的 GD 患者。多发生在胫骨前下 1/3 部位，也可扩大到踝部、足部及膝部，偶可见于面部及上肢等，皮损大多对称。初起时呈紫红色皮损，皮肤粗厚，以后呈片状或结节状叠起，毛囊孔明显扩大，往往多毛、易出汗而不溃破，最后呈树皮样改变，皮损可融合，下肢粗大似象皮腿。可继发感染和色素沉着。

三、辅助检查

（一）实验室检查

1. 血清总 T_4、总 T_3 测定　在 TBG 正常的情况下，血清总 T_4（TT_4）或总 T_3（TT_3）增高，提示甲状腺毒症。甲亢时，TT_3 增高的幅度常大于 TT_4。血清中的 T_4、T_3 主要以与 TBG 结合的形式存在，TT_3 和 TT_4 测定结果受 TBG 浓度的影响，妊娠、雌激素、病毒性肝炎等使 TBG 升高，TT_3 和 TT_4 偏高；低蛋白血症、雄激素、泼尼松等使 TBG 下降，TT_3 和 TT_4 偏低。

2. FT_4 和 FT_3 测定　FT_4、FT_3 为 TT_4、TT_3 游离的部分，测定结果一般不受 TBG 等的影响，能更准确地反映甲状腺的功能状态，诊断意义较大。甲亢时升高，甲状腺功能减退时降低。

3. TSH 测定　TSH 是反映甲状腺功能最敏感的指标。GD 患者 TSH 降低。血清 TSH 水平正常，基本排除原发性甲亢。目前普遍应用第三代测定方法如免疫化学发光法，能比较敏感和准确地诊断甲亢。此法提高了亚临床甲亢的诊断率。

4. 甲状腺 ^{131}I 摄取率测定　主要用于甲亢所致的甲状腺毒症与非甲亢所致的甲状腺毒症的鉴别和甲亢 ^{131}I 治疗前的准备。甲亢时，^{131}I 摄取率升高且高峰前移；非甲亢所致的甲状腺毒症 ^{131}I 摄取率降低；单纯性甲状腺肿 ^{131}I 摄取率也升高，高峰不前移。妊娠期及哺乳期禁用。

5. 甲状腺自身抗体测定　新诊断的 GD 患者中，75%~96%TRAb 阳性。TRAb 仅能反映有针对 TSH 受体抗体的存在，不能反映抗体的功能，因此 TSAb 意义较大。TSAb 和 TRAb 是诊断 GD 和甲状腺功能正常型格雷夫斯眼病的重要指标之一，也是 GD 治疗效果判断、治疗方案选择、抗甲状腺药物停用、复发预测的重要参考指标。

（二）影像学检查

1. 甲状腺超声　显示甲状腺弥漫性肿大；彩色多普勒血流成像示血流丰富，特别是甲状腺上或下动脉收缩期峰血流速率增快。

2. 甲状腺单光子发射计算机断层显像（SPECT）　可见核素均匀性增强。

3. 眼部超声、CT、MRI　超声可见眼外肌对称性肥大，以下直肌最多见，球后脂肪间隙增宽。眼部 CT 和 MRI，可排除其他原因引起的突眼，测量突眼程度，评估眼外肌受累情况，并对比观察眼病的治疗效果。

四、诊断与鉴别诊断

（一）诊断

典型病例诊断并不困难。但轻症早期、老年及儿童患者在临床诊断中存在一定困难，需结合实验室检查综合分析。

诊断程序是：①确定有无甲状腺毒症，即测定血清甲状腺激素（T_3、T_4）和 TSH 水平；②确定引起甲状腺毒症的原因。

GD 诊断标准：①甲亢诊断成立；②甲状腺肿大呈弥漫性（触诊和超声证实），少数病例无甲状腺肿大；③眼睑退缩和其他提示格雷夫斯眼病的表现；④胫前黏液性水肿；⑤TRAb 或 TSAb 阳性。

其中，①和②为诊断必备条件，③~⑤项中具备任意一项者诊断即可成立。必要时通过甲状腺 ECT 和（或）超声检查甲状腺上或下动脉峰血流速率辅助病因诊断。

（二）鉴别诊断

1. **甲状腺结节伴甲亢** 毒性结节性甲状腺肿和自主性高功能甲状腺腺瘤鉴别的主要手段是甲状腺 ECT 和甲状腺超声。GD 时 ECT 扫描可见核素均匀性分布增强。毒性结节性甲状腺肿者可见核素分布不均匀，增强和减弱区呈灶性分布，甲状腺超声显示多个结节。自主性高功能甲状腺腺瘤则仅在肿瘤区有核素增强，其他区域核素呈稀疏分布，甲状腺超声可见单个腺瘤。

2. **甲状腺炎伴甲状腺毒症** 各种原因的甲状腺炎导致甲状腺滤泡细胞破坏出现甲状腺毒症，可伴有甲状腺肿大，血清 T_3、T_4 增高，TSH 降低，但 ^{131}I 摄取率降低，并呈动态变化。如亚急性甲状腺炎，多有病毒感染为前驱，甲状腺弥漫性肿大、疼痛、压痛，部分患者可出现短暂甲状腺毒症。甲状腺激素水平增高，而 ^{131}I 摄取率明显下降，两者呈现分离现象。红细胞沉降率增快。

五、治疗

本病常用的治疗方法有：抗甲状腺药(antithyroid drug, ATD)、^{131}I 和手术治疗等。

（一）药物治疗

1. **ATD 治疗** ATD 是目前 GD 的主要治疗手段。ATD 主要有咪唑类和硫脲类。咪唑类包括甲巯咪唑(thiamazole)和卡比马唑(carbimazol, CMZ)，硫脲类包括甲硫氧嘧啶(methylthiouracil, MTU)和丙硫氧嘧啶(propylthiouracil, PTU)。国内常用甲巯咪唑和PTU。

（1）**作用机制** 通过抑制甲状腺过氧化物酶，从而抑制甲状腺激素合成的多个环节，使甲状腺激素合成减少。大剂量PTU还能影响脱碘酶(deiodinase, DI)活性，抑制周围组织中 T_4 转变为 T_3，因此能较快地减轻甲状腺毒症，适用于甲状腺危象的患者。

甲巯咪唑的血浆半衰期为 4~6 h，但甲状腺组织中药物浓度可维持 16~24 h。PTU 血浆半衰期为 60 min。

ATD 口服后吸收迅速，在体内分布较广，主要在肝内代谢。ATD 均可通过胎盘，抑制胎儿的甲状腺功能，而PTU 不易通过胎盘，故妊娠期首选PTU。

（2）**适应证和禁忌证**

1）适应证：①所有初治的 GD 甲亢患者都可以选择ATD 治疗，特别适合于病情较轻，甲状腺轻至中度肿大者，妊娠妇女，由于其他严重疾病不适宜手术者，不适于 ^{131}I 治疗者；②术前准备；③作为 ^{131}I 治疗前的准备和治疗后短期控制甲亢症状。

2）禁忌证：①ATD 曾经导致严重过敏或出现毒性反应者；②血粒细胞低于 $0.5 \times 10^9/L$；③严重肝功能异常。

（3）**剂量和疗程** ATD 的剂量和疗程有个体差异，用药过程可大致分为初治期、减量期、维持期 3 个阶段。一般总疗程 1.5~2 年，有的患者疗程需延长。

1）初治期：甲巯咪唑每日用量 10~30 mg，一次或分次口服；PTU 每日 100~300 mg，分 3 次口服。通常服药 3~4 周后，症状减轻，1 个月后 T_3、T_4 转为正常或接近正常。如服药 1 个月后症状改善不明显，T_3、T_4 仍较高者，可适当延长初治时间。

2）减量期：症状缓解后，T_4、T_3 正常或接近正常，逐渐减少药物剂量。根据病情每 2~4 周递减 1 次，每次减甲巯咪唑 5~10 mg 或 PTU 50~100 mg。减量期间，要定期观察临床表现和血清 T_3、T_4，减量不宜过快，尽量保持甲状腺功能在正常状态或接近正常。本期一般需 2~3 个月。

3）维持期：每日用量为甲巯咪唑 5~10 mg 或 PTU 50~100 mg，至疗程结束。停药前 ATD 剂量可以进一步减少。治疗过程中如果出现甲状腺功能减退或甲状腺增大可减少 ATD 的剂量，必要时可加用左甲状腺素(LT$_4$)联合治疗。

（4）**ATD 不良反应**

1）皮肤不良反应：瘙痒最常见。严重皮疹同时合并发热、关节痛，或出现荨麻疹、血管神经性水肿及其他超敏反应则应该停药，以防出现剥脱性皮炎。

2）粒细胞减少：中性粒细胞减少多发生在用药后的 2~3 个月，也可见于服药过程中的任何时期。未治疗的 GD 甲亢也能发生中性粒细胞减少，并随着 ATD 治疗粒细胞计数可能恢复正常。在 ATD 治疗前应检测白细胞和粒细胞计数，以区分是甲亢还是 ATD 所致的粒细胞减少。

3）肝损害：常发生在开始治疗后 3 周，出现肝细胞性或胆汁淤滞性肝损害。表现为肝酶升高，胆红素升高。如发生中重度肝损害则需立即停 ATD，进行抢救。在 ATD 治疗前应检测肝功能，有助于了解肝损害原因。

（5）**停药指征** 目前认为 ATD 治疗 18~24 个月，同时 TSH 正常、TRAb 阴性、ATD 剂量小，可以停药。

（6）**疗效和预后** ATD 规律治疗后，长期缓解率为 40%~50%。

2. **辅助药物治疗** 在 ATD 治疗的初期联合使用 β 受体阻滞剂可改善心悸、紧张、震颤等症状。例如普萘洛尔(propranolol)10~40 mg/d，每日 3~4 次，口服。β 受体阻滞剂在周围组织还有抑制 T_4 转化为活性更高的 T_3 的作用。此外，β 受体阻滞剂还可用于手术、^{131}I 治疗前后及危象抢救。支气管哮喘、房室传导阻滞、心力衰竭患者禁用。普萘洛尔可引起胎儿宫内生长停滞和新生儿中枢神经系统障碍,妊娠妇女慎用。对有支气管哮喘的患者也可选用选择性 β_1 受体阻滞剂,如美托洛尔(metoprolol)、阿替洛尔(atenolol)和比索洛尔(bisoprolol)等。

(二) 放射性碘治疗

1. 原理　^{131}I 进入体内后聚积在甲状腺内,^{131}I 在衰变过程中释放出的 β 射线,可破坏甲状腺滤泡细胞,从而减少甲状腺激素的产生。

2. 适应证和禁忌证

(1) 适应证　^{131}I 治疗尤其适用于下述情形:①ATD 治疗出现不良反应、疗效差或多次复发;②有手术禁忌证或手术风险高;③老年患者(特别是伴发心血管疾病者);④合并肝功能损害;⑤甲亢合并白细胞和(或)血小板减少;⑥合并甲亢性心脏病或甲亢伴其他病因的心脏病;⑦合并周期性瘫痪。

(2) 禁忌证　妊娠和哺乳期妇女,合并疑似或确诊甲状腺癌。育龄期女性患者治疗前应注意排除妊娠。对格雷夫斯眼病患者,要全面评估,如行 ^{131}I 治疗,有些患者要在治疗后短期应用糖皮质激素。威胁视力的格雷夫斯眼病患者,不建议 ^{131}I 治疗。

3. ^{131}I 治疗后的转归　GD 的自然转归或 ^{131}I 治疗转归均可致甲减的发生。治疗后 1 年内发生的甲减与 ^{131}I 治疗剂量相关。由于辐射所致延迟效应,淋巴细胞浸润对甲状腺组织的破坏,即使 ^{131}I 治疗后甲状腺功能恢复正常,其后每年甲减发生率为 2%~3%。

(三) 外科手术治疗

手术方式首选双侧甲状腺次全切除术或甲状腺次全切除术。

1. 适应证　①对周围组织有压迫症状或胸骨后甲状腺肿患者;②经内科规范治疗效果不佳者;③对 ATD 产生严重不良反应者;④不宜行 ^{131}I 治疗或 ^{131}I 治疗效果不佳者;⑤疑似与甲状腺恶性肿瘤并存者;⑥伴中重度格雷夫斯眼病患者;⑦希望行手术治疗缩短疗程,迅速改善甲亢症状者;⑧妊娠期 GD 而 ATD 控制不佳者,可以在妊娠中期进行手术治疗;⑨毒性结节性甲状腺肿和自主性高功能甲状腺腺瘤。

2. 禁忌证　①全身状况差,如伴有严重心、肝、肾等器质性病变,或合并恶性疾病终末期等消耗性疾病,不能耐受手术者;②威胁视力的 GO;③妊娠初 3 个月和第 6 个月后。

(四) 特殊状态的治疗

1. 格雷夫斯眼病的治疗

(1) 轻度格雷夫斯眼病　病程一般呈自限性,以局部治疗和控制甲亢为主。维持甲状腺功能正常,尽量避免甲减;戒烟有益于突眼治疗。局部治疗包括:①畏光:戴有色眼镜;②角膜异物感:使用人工泪液;③保护角膜:夜间避免角膜暴露;④眶周水肿:抬高床头;⑤轻度复视:棱镜矫正。

(2) 中度和重度格雷夫斯眼病　在上述基础上强化治疗。

1) 免疫治疗:首选甲泼尼龙(methylprednisolone)冲击疗法,0.5 g 加入生理盐水静脉滴注,每周 1 次,连用 6 周;然后改 0.25 g,每周 1 次,连用 6 周。糖皮质激素的疗程一般需 3 个月以上。环磷酰胺(cyclophosphamide)、环孢素(cyclosporin)等免疫抑制剂或利妥昔单抗可作为二线选择药物。

2) 球后放疗:在大剂量糖皮质激素治疗无效或不能使用糖皮质激素时考虑应用。

3) 外科手术治疗:突眼严重,有角膜暴露及溃疡形成、压迫神经危及视力者,可行眼眶减压术。在睡眠时仍不能闭合以致眼球外露者,可行睑缘缝合术,以利眼的闭合。

2. 甲状腺危象的治疗

(1) 针对诱因治疗。

(2) 抑制甲状腺激素的合成　首选 PTU 600 mg 口服或经胃管注入,以后给予 250 mg,每 6 h 口服,待症状缓解后减至一般治疗剂量。

(3) 抑制甲状腺激素释放　服 PTU 1 h 后,用复方碘溶液 5 滴 / 次,每 8 h 一次口服,或用 0.5~1.0 g 碘化钠或碘化钾,加入 500 mL 液体中静脉滴注,每 24 h 一次。

(4) 普萘洛尔　20~40 mg,每 4~6 h 口服一次,或 1 mg 稀释后缓慢静脉注射,每 2~3 h 一次。

(5) 氢化可的松(hydrocortisone)　静脉负荷 300 mg,然后 100 mg 静脉滴注,每 6~8 h 一次。

(6) 其他治疗　选用血浆置换或腹膜透析或血液透析,清除血中过多的甲状腺激素;吸氧、纠正水和电解质紊乱,补充热量和 B 族维生素。如有高热者应采用物理或化学降温(如氯丙嗪),避免使用乙酰水杨酸类药物。保护器官功能,如心力衰竭者给予强心药等。

3. 妊娠期甲亢的治疗

(1) ATD 治疗　是妊娠期 GD 甲亢的主要治疗方法,首选 PTU。应以最小剂量维持母体血清 FT_4 在正常参考值的上限或略高于上限。治疗过程中需密切监测母体血 FT_4 水平,及时调整 ATD 剂量。

(2) 外科手术治疗　对 ATD 过敏或有其他不良反应者可手术治疗,手术于妊娠中期(第 4~6 个月)进行。

(3) 哺乳期甲亢的治疗　PTU 进入乳汁量低于甲巯咪唑，故首选 PTU。

4. 甲状腺毒症心脏病的治疗

(1) ATD 治疗　立即给予足量 ATD，控制甲状腺功能至正常。

(2) ^{131}I 治疗　经 ATD 控制甲状腺毒症，症状减轻后，尽早给予大剂量的 ^{131}I 破坏甲状腺组织。同时给予 β 受体阻滞剂保护心脏；^{131}I 治疗后 3~7 d 可以继续应用 ATD 治疗，当甲状腺激素趋向正常时逐渐减量至停药。如果发生 ^{131}I 治疗后甲减，应用 LT_4 控制血清 TSH 在正常范围，避免过量 LT_4 对心脏的不良反应。

(3) β 受体阻滞剂　可以控制心动过速。如果患者存在左心收缩功能不全，需要时可使用小剂量洋地黄制剂。

(4) 控制心房颤动　使用 β 受体阻滞剂和（或）洋地黄控制心房颤动。控制甲亢后，若心房颤动仍持续存在，可以施行电转律。

第三节
甲状腺功能减退症

甲状腺功能减退症（hypothyroidism，简称甲减）指多种原因引起甲状腺激素合成、分泌或作用不足而导致的全身性低代谢综合征。普通人群甲减的患病率为 0.8%~1.0%，女性较男性多见，男女之比为 1：(4~5)。随年龄增长，患病率升高。

分类：①根据病变部位分类：原发性甲减（primary hypothyroidism）是由于甲状腺本身病变引起的；继发性或垂体性甲减（secondary hypothyroidism）是由于垂体病变，TSH 分泌减少引起的；三发性甲减（tertiary hypothyroidism）是由于下丘脑疾病引起 TRH 分泌减少所致。②根据甲减起病年龄分类：始于胎儿或新生儿甲减称呆小病（cretinism，又称克汀病），主要表现为发育迟缓和智力低下；始于发育前儿童期的甲减，称幼年甲减；始于成人期的甲减，称成人甲减，严重者表现为黏液性水肿。③按病变原因分类：如自身免疫性甲减、药物性甲减、^{131}I 治疗后甲减、术后甲减和特发性甲减等。成人原发性甲减占成人甲减的 90%~95%，本章重点介绍成人原发性甲减。

一、病因与发病机制

成人原发性甲减的主要病因有：①自身免疫损伤：最常见的原因是自身免疫性甲状腺炎，包括桥本甲状腺炎、萎缩性甲状腺炎、亚急性淋巴细胞性甲状腺炎等；②甲状腺破坏：包括手术切除甲状腺、^{131}I 治疗后等；③碘过量：可以导致 TSH 水平升高，引起具有潜在甲状腺疾病者发生一过性甲减，也可诱发和加重自身免疫性甲状腺炎；④药物：如锂盐、抗甲状腺药等。

二、临床表现

（一）低代谢表现

怕冷、无汗、低体温；易疲劳、体重增加；典型者呈黏液性水肿面容：颜面水肿，面色苍白或蜡黄，眼睑松肿；眉毛稀疏，表情淡漠，舌大声嘶，吐词不清。头发干而脆、易脱落；由于高胡萝卜素血症，手掌、足掌皮肤呈姜黄色。

（二）各系统表现

1. 心血管系统表现　心动过缓，心音低弱，由于心肌间质水肿、非特异性心肌纤维肿胀、左心室扩张和心包积液等导致心脏增大。心电图示低电压。由于心排血量下降、心肌耗氧量减少，故心绞痛、心力衰竭在甲减时减轻。10% 的患者合并高血压，久病者易发生动脉粥样硬化及冠心病。

2. 血液系统表现　由于胃酸缺乏引起铁、叶酸、维生素 B_{12} 吸收不良，加之月经过多等因素可致缺铁性贫血或恶性贫血。恶性贫血也可能与自身免疫性甲状腺炎伴发的器官特异性自身免疫病有关。

3. 消化系统表现　厌食、纳差、腹胀、便秘，严重者出现麻痹性肠梗阻或黏液水肿性巨结肠。

4. 内分泌系统表现　性腺发育及功能障碍，男性出现阳痿，女性常有月经过多、周期不规律、闭经、生育能力减退。长期患本病者垂体常常增大，催乳素升高，发生溢乳。原发性甲减伴特发性肾上腺皮质功能减退和 1 型糖尿病者属多发性内分泌腺自身免疫综合征的一种，称为施密特综合征。

5. 精神、神经系统表现　记忆力、注意力、理解力下降，反应迟钝，嗜睡，精神抑郁、呆坐不语，重者出现妄想、幻觉、违拗甚至木僵、痴呆。腱反射弛缓期延缓，跟腱反射延长。脑电图示 α 波活动减低，幅度普遍减低，曲线平坦。

6. 肌肉与关节表现　肌肉乏力，可有暂时性肌强直、痉挛、疼痛，或进行性肌萎缩。血清肌酸激酶（CK）和乳酸脱氢酶（LDH）升高。关节也常疼痛、僵硬、肿胀。

7. 黏液性水肿昏迷　多见于病情严重、长期未获治疗者。多在冬季寒冷时发病。最常见的诱因是受寒及感染,其他如严重的全身性疾病、甲状腺激素替代治疗中断、手术、麻醉和使用镇静药等也可诱发。早期常嗜睡,昏迷时体温低($<35℃$),呼吸浅慢,心动过缓,心音弱,血压下降,四肢肌肉松弛,反射减弱或消失,可伴有心、肾衰竭,严重者危及生命。

三、辅助检查

(一) 实验室检查

1. 血红蛋白 多为轻、中度贫血,小细胞低色素性、正常细胞性、大细胞性贫血均可发生。

2. 生化检查 血清胆固醇、三酰甘油、低密度脂蛋白胆固醇(LDL-C)均增高,高密度脂蛋白胆固醇(HDL-C)降低,同型半胱氨酸(Hcy)增高,血清 CK、LDH 增高,血清钙、磷正常。

3. 血清甲状腺激素和 TSH 血清 TSH 增高、FT_4 降低是诊断本病的必备指标;血清 TT_4 减低;血清 TT_3 和 FT_3 可以在正常范围内,在严重病例中减低;反 $T_3(rT_3)$ 降低。亚临床甲减仅有血清 TSH 增高,FT_4 正常。

4. TRH 兴奋试验 主要用于鉴别原发性甲减、垂体性甲减和下丘脑性甲减。原发性甲减时,血中 TSH 显著增高;垂体性甲减在注射 TRH 后,TSH 值不升高(无反应);继发于下丘脑的甲减,在静脉注射 TRH 后 TSH 出现"延迟反应"。

5. 甲状腺自身抗体 自身免疫性甲状腺炎时,甲状腺球蛋白抗体(TgAb)或甲状腺过氧化物酶(TPOAb)阳性,其中 TPOAb 的敏感性和特异性较高。

(二) 其他检查

1. 心电图 示低电压、窦性心动过缓、T 波低平或倒置,偶有 PR 间期延长及 QRS 波群增宽。

2. X 线检查 可见心脏向两侧弥漫增大,可伴心包积液和胸腔积液,治疗后可恢复;部分患者有蝶鞍增大。

四、诊断与鉴别诊断

(一) 诊断

1. 病史及临床表现。

2. TSH 和甲状腺激素测定,血清 TSH 增高,FT_4 减低,FT_3 正常或降低,提示原发性甲减。

亚临床甲减:仅有 TSH 升高,甲状腺激素在正常范围内。需要在 3 个月内重复测定获得相似结果方可诊断。

(二) 鉴别诊断

1. 垂体性甲减 T_4 降低,T_3 正常或降低,TSH 轻度升高、正常或同时下降;而下丘脑性甲减的诊断有赖于 TRH 兴奋试验。

2. 低 T_3 综合征(又称甲状腺功能正常性病变综合征) 指由非甲状腺疾病引起的伴有低 T_3 的综合征。严重的全身性疾病、创伤和心理疾病等都可以导致甲状腺激素水平的改变。血清 TT_3、FT_3 水平减低,rT3 增高,严重时 T_4 也降低,TSH 水平正常或轻度升高。

五、治疗

本病需终身甲状腺激素替代治疗

(一) 药物替代治疗

LT_4 是甲减治疗的首选药物。口服吸收后,绝大部分与血浆蛋白结合,约 80% 与甲状腺素结合球蛋白结合。主要在肝代谢,大部分由肾排泄。长期替代治疗维持量为 $50\sim200$ μg/d($1.6\sim1.8$ μg/kg 标准体重),老年患者适量减少。一般初始剂量为 $25\sim50$ μg/d,逐渐增加剂量,直至达到 TSH 控制目标。老年患者初始剂量为 $12.5\sim25$ μg/d,替代过量容易诱发和加重冠心病。LT_4 可以通过胎盘,妊娠时母体所需的替代剂量一般较妊娠前增大,应维持血清 TSH 在妊娠特异参考范围的下 1/2 水平,以利于胎儿的正常发育。亚临床甲减患者,若伴高胆固醇血症、动脉粥样硬化性疾病或血清 TSH>10 mU/L,需要替代治疗。目的是防止临床甲减和动脉粥样硬化的发生,并使肿大的甲状腺缩小。

(二) 黏液性水肿昏迷的治疗

1. 补充甲状腺激素 首选 L- 三碘甲腺原氨酸(L-triiodothyronine,LT_3),每 4 h 静脉注射 10 μg,直至患者症状改善,清醒后改为口服;或 LT_4 首次静脉注射 300 μg,以后每天 $50\sim100$ μg,至患者清醒后改为口服。如无注射剂可予片剂鼻饲,LT_3 $20\sim30$ μg,每 $4\sim6$ h 一次,以后每 6 h $5\sim15$ μg;或 LT_4 首次 $100\sim200$ μg,以后每日 50 μg,至患者清醒后改为口服。

2. 氢化可的松 $200\sim300$ mg/d 持续静脉滴注,患者清醒后逐渐减量。

3. 补液 根据需要补液,但是补液量不宜过多。

4. 对症治疗 控制感染,治疗原发病。

5. 其他 保温、供氧、保持呼吸道通畅,必要时行气管切开、机械通气等。

第四节

甲状腺炎

甲状腺炎(thyroiditis)是指甲状腺组织发生变性、渗出、坏死、增生等炎症病理改变而导致的一系列临床病症。可分为急性甲状腺炎、亚急性甲状腺炎及慢性淋巴细胞性甲状腺炎。急性甲状腺炎并不多见，属于细菌性化脓性，本节重点介绍亚急性甲状腺炎和慢性淋巴细胞性甲状腺炎。

一、亚急性甲状腺炎

亚急性甲状腺炎(subacute thyroiditis)可分为亚急性肉芽肿性甲状腺炎和亚急性淋巴细胞性甲状腺炎两型。亚急性淋巴细胞性甲状腺炎常被称为无痛性甲状腺炎。本文重点讨论亚急性肉芽肿性甲状腺炎。亚急性肉芽肿性甲状腺炎又称为肉芽肿性甲状腺炎、巨细胞性甲状腺炎、亚急性痛性甲状腺炎、de Quervain 甲状腺炎等，占甲状腺疾病的 5%，多见于中青年女性，男女之比为 1 ∶ (3~6)，发病高峰在 40~49 岁。

(一)病因与发病机制

本病的病因未明，一般认为与病毒感染有关。多数患者于上呼吸道感染后发病，可在患者甲状腺组织发现这些病毒，或在患者血清中检出这些病毒的抗体。10%~20%的亚急性期患者血清中甲状腺自身抗体滴度轻度升高，推测可能继发于甲状腺组织破坏。

(二)临床表现

本病起病前 1~3 周有病毒性上呼吸道感染的症状。甲状腺区有疼痛，常向下颌、牙、耳及枕部放射，严重病例伴有发热。疾病早期有甲状腺毒症的表现，包括兴奋、怕热、心慌、颤抖及乏力等。甲状腺轻、中度肿大，有时单侧肿大明显，甲状腺质地较硬，触痛明显，少数患者有颈部淋巴结肿大。若治疗及时，大多数患者可得到完全恢复，一般不遗留永久甲状腺功能减退。

(三)辅助检查

1. 疾病早期　血 T_3、T_4 水平增高，TSH 降低和甲状腺 ^{131}I 摄取率降低，出现本病特征性的"分离现象"；红细胞沉降率增快。疾病早期核素扫描(^{99m}Tc 或 ^{131}I)显示甲状腺核素摄取低下。

2. 疾病中期　因甲状腺 T_3、T_4 储备耗竭，出现一过性甲减，血 T_3、T_4 降低，TSH 增高，甲状腺 ^{131}I 摄取率恢复正常。

3. 疾病后期　甲状腺功能恢复正常。

(四)诊断与鉴别诊断

1. 诊断　依据：①上呼吸道感染的全身症状；②甲状腺肿大、疼痛、质硬，触痛明显；③甲状腺核素摄取降低，血清 T_3、T_4 升高，红细胞沉降率增快；④甲状腺超声片状低回声、虫蚀样改变等；⑤甲状腺穿刺细胞学检查显示受累的滤泡有淋巴细胞和多核细胞浸润，并有多核巨细胞和肉芽组织形成。

2. 鉴别诊断

(1) 急性化脓性甲状腺炎　甲状腺局部或邻近组织红肿热痛及全身显著炎症反应；白细胞明显增高，核左移；甲状腺功能及 ^{131}I 摄取率多数正常。

(2) 结节性甲状腺肿出血　结节突然增大可伴甲状腺疼痛，出血部位伴波动感；但是无全身症状，红细胞沉降率不高；甲状腺超声对诊断有帮助。

(3) 桥本甲状腺炎　少数病例可以有甲状腺疼痛、触痛，活动期红细胞沉降率可轻度升高，并可出现短暂甲状腺毒症和核素摄取降低；但是无全身症状，并且血清 TgAb 和(或) TPOAb 滴度持续明显增高，超声显示网状、回声不均等。

(五)治疗

轻型患者仅需应用非甾体抗炎药，如布洛芬 0.3 g 每 4~6 h 一次，或吲哚美辛 25 mg，每日 2~3 次；中重型患者可给予泼尼松 20~30 mg/d，分 3 次口服，疼痛和发热的症状在 1~2 d 消失，8~10 d 后红细胞沉降率正常时逐渐减量，一般维持 4~8 周。少数患者有复发，复发后泼尼松治疗仍有效。针对甲状腺毒症，可用普萘洛尔 10 mg，每日 3 次；针对一过性甲减者，可适当给予甲状腺激素替代。本病为自限性疾病，预后良好，发生永久性甲减者少见。

二、慢性淋巴细胞性甲状腺炎

慢性淋巴细胞性甲状腺炎(chronic lymphocytic thyroiditis，CLT)包括两种临床类型，即甲状腺肿性桥本甲状腺炎(Hashimoto thyroiditis，HT)和甲状腺萎缩性甲状腺炎(atrophic thyroiditis，AT)。两者有相似的甲状腺自身抗体。不同点为前者甲状腺肿大，后者甲状腺萎缩，且血中 TRAb 检出率更高。本病的患病率国外报道为 3%~4%，国内报道为 1.0%。各年龄均可发病，以 30~50 岁多见，女性多于男性。CLT 和格雷夫斯病同属自身免疫性甲状腺疾病(autoimmune thyroid disease，AITD)。

（一）病因与发病机制

本病为器官特异性自身免疫病，其发病机制还不完全清楚。由遗传因素与环境因素相互作用而发病。

1. 遗传因素 本病有家族集聚现象。HT 与 HLA-B8 相关，AT 与 HLA-DR3 相关。HT 和 AT 患者存在高滴度的 TPOAb 和 TgAb，AT 患者可存在 TBAb。

2. 环境因素 碘摄入量是影响本病发生的重要因素。摄碘增加，发病率增加，并增加甲状腺功能异常的发生风险。

（二）临床表现

本病早期仅出现 TPOAb 或 TgAb 阳性，没有临床症状。AT 的首发症状是甲减，HT 可出现无痛性甲状腺肿大。少数患者表现为 HT 甲状腺肿大伴血清甲状腺激素水平一过性升高，称为桥本甲状腺毒症。少数病例也可伴浸润性突眼。查体发现甲状腺肿大或结节，质韧，无触压痛；AT 患者无甲状腺肿大。50% 的 HT 患者出现甲减；常与其他免疫系统疾病伴发，如艾迪生病、1 型糖尿病、特发性甲旁减等。

（三）辅助检查

TPOAb 或 TgAb 滴度显著增高，是最有意义的诊断指标。疾病晚期 ^{131}I 摄取率减低，甲状腺扫描核素分布不均匀，可见"冷结节"。甲状腺细针穿刺活检有助于诊断的确立。

（四）诊断与鉴别诊断

甲状腺肿特别是伴峡部肿大，质韧，不论甲状腺功能是否正常，都应怀疑 HT，但应除外甲状腺肿瘤，如血清 TPOAb 或 TgAb 显著增高，诊断即可成立；对抗体增高不显著的病例，必要时做甲状腺细针穿刺检查。甲状腺萎缩伴甲减，TPOAb 或 TgAb 显著增高时，AT 的诊断可以成立。

（五）治疗

本病确诊后如甲状腺肿大不明显，无甲减，可不予治疗，随诊观察。如甲状腺肿大压迫邻近器官，可给予 LT₄，尤其对近期发生的甲状腺肿效果较好；已有甲减时，必须用 LT₄ 替代治疗，从小剂量开始，缓慢加量，长期维持。亚临床甲减患者出现高胆固醇血症、动脉粥样硬化症、血清 TSH>10 mU/L 者，需 LT₄ 替代治疗。本病一般不采用手术治疗，对于药物治疗后甲状腺肿大仍较明显，影响美容或有压迫症状或疑有恶变者，可以手术治疗。

（单忠艳 李 静）

第四章 肾上腺疾病

第一节
库欣综合征

库欣综合征（Cushing syndrome）又称皮质醇增多症（hypercortisolism），其中由垂体促肾上腺皮质激素（ACTH）分泌增多所引起的临床类型，称为库欣病（Cushing disease）。

库欣综合征可发生于任何年龄，但多发于 20~45 岁，成人多于儿童，女性多于男性，男女比例为 1 : (3~8)。患者易并发高血压、糖尿病、骨质疏松等，死亡风险较健康人高 2~4 倍。

一、病因与发病机制

本病分为 ACTH 依赖性和非 ACTH 依赖性两类。ACTH 依赖性库欣综合征是指下丘脑－垂体病变或垂体以外的某些肿瘤组织分泌过量 ACTH 和（或）促肾上腺皮质激素释放激素（CRH），导致双侧肾上腺皮质增生并分泌过量的皮质醇，包括库欣病、异位 ACTH 综合征、异位 CRH 综合征。非 ACTH 依赖性库欣综合征是指肾上腺皮质肿瘤（或增生）自主分泌过量皮质醇，由于负反馈抑制，血中 ACTH 水平降低甚至检测不出，包括肾上腺皮质腺瘤、肾上腺皮质癌、双侧肾上腺小结节性增生、双侧肾上腺大结节性增生。

二、临床表现

（一）与皮质醇增多有关的临床表现

1. 典型外貌特点
（1）向心性肥胖、满月脸、水牛背，即脂肪堆积在头面部、颈背部及腹部等而四肢相对较细小。
（2）多血质外貌、痤疮。

(3) 皮肤变薄,腹部、大腿内外侧、臀部等处可见宽大的紫纹(图7-1-1)。

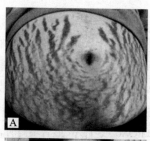
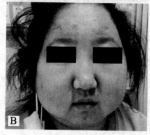

图7-1-1 库欣综合征的典型外貌

2. 心血管表现 约80%的患者有高血压。通常为持续性,收缩压和舒张压均有中度升高。长期高血压常会导致动脉硬化,还可以并发左心室肥厚、心力衰竭和脑血管意外等。

3. 代谢紊乱

(1) 糖尿病 大量皮质醇促进肝糖异生和拮抗胰岛素的降血糖作用,导致肝糖输出增加,外周组织对葡萄糖的利用减少,引起血糖升高。约1/2的库欣综合征患者有糖耐量减低,约20%的患者继发糖尿病(类固醇性糖尿病)。

(2) 电解质紊乱 皮质醇有潴钠、排钾作用。高水平的血皮质醇导致水钠潴留、低钾血症和高尿钾症,同时伴有 H$^+$ 的排泄增多而致代谢性碱中毒。但明显的低钾性碱中毒主要见于肾上腺皮质癌和异位 ACTH 综合征。

(3) 高尿钙与肾石病 高皮质醇血症影响小肠对钙的吸收,同时导致骨钙动员,大量 Ca^{2+} 进入血液后从尿中排出。血钙虽在正常低限或低于正常,但尿钙排量增加,易并发肾石病。

4. 生长发育障碍及性腺、肌肉骨骼异常 儿童患者的生长激素分泌及作用受抑制,性腺发育受抑制,使生长发育受到严重影响。成年患者性腺功能明显减退,男性可有阳痿、性欲减退、睾丸缩小变软等,女性可有月经稀少、不规则或闭经、不育、痤疮、多毛。

成人四肢肌肉可有萎缩。晚期多见骨质疏松,可有明显的骨痛,X 线检查可见脊椎压缩性骨折、多发性肋骨骨

折甚至身材变矮等。

5. 其他

(1) 免疫力低下 大量的皮质醇能抑制机体的免疫功能,患者容易合并各种感染且不易局限,严重感染时体温不一定升高,白细胞计数可正常,易于漏诊而造成严重后果。

(2) 高血红蛋白血症 皮质醇刺激骨髓造血,使红细胞计数和血红蛋白含量升高,加之患者皮肤变薄,故呈多血质外貌。

(3) 精神障碍 轻者可表现为欣快感、失眠、注意力不集中、情绪不稳定,少数可以表现为抑郁与躁狂交替发生;还有少数出现类似精神分裂症样表现或认知障碍。

(二) 特殊类型的库欣综合征

1. 周期性库欣综合征 较少见,皮质醇呈周期性分泌,周期长短不一,能自行缓解,但症状可反复发作。疾病发作期,血尿皮质醇可很高,且不受地塞米松抑制;而间歇期,血尿皮质醇可在正常范围内。

2. 异位 ACTH 分泌综合征 较为少见,是由于非内分泌组织肿瘤分泌大量 ACTH,使双侧肾上腺增生导致皮质醇过度产生,如支气管肺癌、胸腺肿瘤、胰腺肿瘤、肝癌、前列腺癌及甲状腺髓样癌异位分泌 ACTH,症状典型,且病情进展迅速。大多数异位 ACTH 综合征患者血 ACTH 明显升高,且不受地塞米松抑制。部分患者系良性肿瘤所致,其皮质醇有时可被大剂量地塞米松抑制。

3. 非 ACTH 依赖性的双侧小结节性增生 患者多为儿童和青少年,包括散发性和家族性,部分家族性患者可伴面、颈、躯干(包括口唇和巩膜)着色斑和蓝痣,以及皮肤、乳房、心房黏液瘤等,称为 Carney 综合征。

4. 非 ACTH 依赖性的双侧大结节性增生 发病年龄较大,双侧肾上腺增生,有多个直径 5 mm 以上的良性结节,一般为非色素性。肾上腺结节的形成不依赖 ACTH,可能是由 ACTH 以外的某些物质刺激肾上腺引起增生。

5. 医源性库欣综合征 糖皮质激素长期或大量使用可引起库欣综合征的临床表现。其特点为双侧肾上腺皮质萎缩,血 ACTH、皮质醇水平低下。

三、诊断与鉴别诊断

(一) 诊断

1. 功能诊断

(1) 尿游离皮质醇测定 24 h 尿游离皮质醇(urinary free cortisol,UFC) 测定被广泛用于库欣综合征的筛查。当24h-UFC 明显超过正常上限提示筛查阳性。

(2) 血皮质醇的测定及其昼夜节律变化　健康人血浆皮质醇具有明显的昼夜周期波动，以早晨 6:00-8:00 为最高，平均值为 $[(276\pm58)\,nmol/L]\,(10\pm2.1)\,\mu g/dL$；下午 4:00 平均值为 $(138\pm52)\,nmol/L\,[(4.7\pm1.9)\,\mu g/dL]$；至午夜 12:00 最低，平均值为 $(97\pm33)\,nmol/L\,[(3.5\pm1.2)\,\mu g/dL]$。库欣综合征患者昼夜节律消失，即晚 12:00 无明显降低。

(3) 小剂量地塞米松抑制试验 (low dose dexamethasone suppression test, LDDST)

1) 1 mg 地塞米松抑制试验：午夜一次口服地塞米松 1 mg，次晨 8:00 测血皮质醇，健康人试验后血皮质醇 $<50\,nmol/L\,(1.8\,\mu g/dL)$，当试验后血皮质醇 $>50\,nmol/L$ 时，提示有库欣综合征的可能。

2) 2 mg 地塞米松抑制试验：口服地塞米松每次 0.5 mg，每 6 h 一次，或每次 0.75 mg，每 8 h 一次，连服 2 d，测定服药后的血皮质醇。健康人试验后血皮质醇 $<50\,nmol/L\,(1.8\,\mu g/dL)$；试验后血皮质醇 $>50\,nmol/L$ 时，提示有库欣综合征的可能。

(4) 午夜唾液皮质醇检测　唾液皮质醇具有无创的特点，若午夜唾液皮质醇 $>4\,nmol/L\,(0.145\,\mu g/dL)$，提示有库欣综合征的可能。

2. 病因诊断

(1) 血浆 ACTH 测定　对库欣综合征的病因诊断有重要价值。ACTH 浓度较低（如 $<10\,pg/mL$）提示非 ACTH 依赖性库欣综合征，若 ACTH 浓度较高（如 $>20\,pg/mL$）则提示 ACTH 依赖性库欣综合征，异位 ACTH 综合征常明显升高，可达 300 pg/mL。

(2) 血电解质及血气分析　明显的低血钾性碱中毒，常见于肾上腺腺癌和异位 ACTH 综合征患者。

(3) 大剂量地塞米松抑制试验 (HDDST)　服用地塞米松每次 2 mg，每 6 h 一次，连续 2 d，测定服药前后血质醇及 24 h 尿皮质醇，多数库欣病的患者在服药后可抑制 50% 以上，肾上腺肿瘤或异位 ACTH 综合征则多不能达到满意的抑制。

3. 定位诊断

(1) 肾上腺 B 超　可发现部分肾上腺增生或肿瘤。

(2) 垂体和肾上腺 CT 或 MRI 检查　较大的垂体肿瘤可使蝶鞍扩大及破坏。MRI 扫描对垂体微腺瘤的定位诊断有较大价值，可发现绝大多数的微腺瘤。肾上腺 CT 扫描可显示其大小和形态，增生患者多为双侧肾上腺增大，肿瘤患者则显示一侧占位病变。

(3) 放射性核素碘化胆固醇肾上腺扫描　胆固醇呈两侧浓集者提示肾上腺皮质增生，浓集仅局限于一侧提示

肾上腺腺瘤，腺癌患者两侧均不显影或病变侧不显影而正常侧显影。

(二) 鉴别诊断

1. 假性库欣综合征　主要包括抑郁症和酒精相关性库欣综合征。抑郁症可有血皮质醇增高。酒精相关性库欣综合征 (alcohol-related Cushing syndrome) 患者可有库欣综合征样特征性改变，详细了解病史、LDDST 或戒酒后 LDDST 有助于鉴别。

2. 肥胖症　患者可有高血压、糖耐量减低、月经稀发或闭经，腹部可有条纹（大多数为白色，有时可为淡红色，但较细）。多数肥胖患者 24 h-UFC 不高，血皮质醇仍保持正常的昼夜节律。

3. 多囊卵巢综合征　典型表现有月经稀发或闭经、多毛、肥胖。由于肥胖还可以有高血压、糖耐量减低等，大多数患者有雄激素增多表现。血皮质醇一般不高，且保持正常的昼夜节律，对 LDDST 反应正常。

四、治疗

(一) ACTH 依赖性库欣综合征的治疗

1. 外科手术治疗　经蝶窦行显微外科摘除垂体肿瘤是治疗库欣病的首选方法，术后很少出现垂体功能减退。术中及术后须补充适量糖皮质激素，预防出现肾上腺皮质功能减退。

2. 放疗　适应证为手术失败或不能手术及儿童病例。在放疗起效之前用药物治疗，控制肾上腺皮质激素分泌过度。^{60}Co 射线、深度 γ 射线或直线加速器做垂体放疗。

3. 药物治疗

(1) 米托坦　该药可导致肾上腺皮质细胞坏死，产生"药物性肾上腺切除"的作用，主要用于肾上腺皮质癌的治疗，有时联合或不联合垂体放疗用于库欣病治疗，也可用于部分异位 ACTH 或异位 CRH 综合征的患者。治疗从 0.5 g/d 开始，根据患者耐受情况约每周加量一次，最大剂量为 8 ~ 12 g/d。在长期使用高剂量米托坦治疗时，常需要补充盐皮质激素。常见的不良反应包括恶心、呕吐和厌食等。

(2) 美替拉酮　可抑制 11β- 羟化酶，减少 11- 脱氧皮质醇转化为皮质醇。通常的剂量为一次 500~750 mg，3~4 次 /d。不良反应包括胃肠道不适、低钾血症、痤疮和多毛等。

(3) 酮康唑 (ketoconazole)　为咪唑类衍生物，可通过抑制 11β- 羟化酶和 CYP11A1 而抑制皮质醇合成。剂

量为 0.2~1.8 g/d，从小剂量开始，分次口服，维持量为 0.6~0.8 g/d。不良反应有恶心、乏力、肝功能受损等，需定期检查肝功能。

(4) 氨鲁米特（aminoglutethimide） 可抑制胆固醇转变为孕烯醇酮，阻止皮质醇生成。常用剂量为 0.5~1.0 g/d，分次口服。不良反应有食欲减退、发热、皮疹、嗜睡。由于其可阻滞碘代谢，故不能长期使用。服药期间需用小剂量糖皮质激素，以防止发生肾上腺皮质危象。

4. 预后 库欣病治疗后的病死率与健康人比较无明显差别，但治疗后有些症状还会持续较长时间，应定期观察有无复发，或有无肾上腺皮质功能减退。

(二) 非 ACTH 依赖性库欣综合征的治疗

不依赖 ACTH 的双侧肾上腺增生、肾上腺肿瘤（腺瘤或癌）引起的库欣综合征，通常建议手术治疗；术后少数肾上腺皮质功能减退者需终身糖皮质激素替代。肿瘤无法切除时，可以选用皮质醇合成抑制剂（详见前述药物治疗）。

第二节

原发性醛固酮增多症

原发性醛固酮增多症（primary aldosteronism，简称原醛症）是由肾上腺皮质病变致醛固酮自主分泌增多所致，其肾素－血管紧张素系统受抑制。醛固酮增多，导致水钠潴留、血容量增加而致血压增高，尿钾排泄增多可出现低钾血症。是最常见的继发性高血压之一，占所有高血压患者的 5%~10%。顽固性高血压者中原醛症高达 17%~23%。发病年龄高峰 30~50 岁，女性较男性多见。与原发性高血压相比，该病患者心、肾等靶器官损害更为严重。

一、病因

(一) 醛固酮腺瘤

醛固酮腺瘤（aldosterone-producing adenoma，APA）又称 Conn 综合征，约占原醛症的 35%，多为一侧腺瘤，直径大多为 1~2 cm，颜色呈金黄（富含脂质）。大部分醛固酮腺瘤与体细胞基因突变有关（KCNJ5 突变最常见）。

(二) 特发性醛固酮增多症

特发性醛固酮增多（idiopathic hyperaldosteronism，IHA，简称特醛症）多见，约占原醛症的 60%，病因不明，系双侧肾上腺皮质增生致醛固酮分泌过多，肾上腺可表现为局限性或弥漫性增生，甚至呈"瘤样"结节，发病机制不

清楚。

(三) 家族性醛固酮增多症

家族性醛固酮增多症（familial hyperaldos-teronism，FH）少见（<1%），分 I~Ⅳ 型。FH-I 型为糖皮质激素治疗敏感性醛固酮增多症（glucocorticoid-remediable aldosteronism，GRA），为常染色体显性遗传性疾病。多于青少年期起病，其血浆醛固酮浓度与 ACTH 的昼夜节律平行，用生理量的糖皮质激素治疗数天后可使醛固酮分泌量减少，血压、血钾恢复正常。正常状态下，醛固酮合成酶基因在肾上腺球状带表达，受血管紧张素 Ⅱ 调控，而 11β-羟化酶在束状带表达，受 ACTH 调控。GRA 患者的 11β-羟化酶基因 5' 端调控序列和醛固酮合成酶基因的编码序列融合形成一嵌合基因，此基因产物具有醛固酮合成酶活性，受 ACTH 而不受血管紧张素 Ⅱ 调控。可用分子生物学技术检测此嵌合基因。FH-Ⅱ、Ⅲ、Ⅳ 型分别由 CLCN、KCNJ5、CACNA1H 基因突变引起。

(四) 单侧肾上腺皮质增生

单侧肾上腺皮质增生少见（<2%）。系单侧肾上腺皮质增生致醛固酮分泌过多。病因不明。

(五) 分泌醛固酮的肾上腺癌

分泌醛固酮的肾上腺癌罕见，为分泌大量醛固酮的肾上腺皮质癌，往往还分泌糖皮质激素、雄激素。肿瘤体积大，直径多在 5 cm 以上，切面常显示出血、坏死。

(六) 异位醛固酮分泌性腺瘤和腺癌

异位醛固酮分泌性腺瘤和腺癌罕见，可发生于肾或卵巢、睾丸肿瘤。

二、临床表现

(一) 高血压

高血压为最常出现的症状，早期仅有高血压，无低钾血症。大多数患者表现为缓慢发展的良性高血压，随着病情进展，血压渐升高并出现轻度钾缺乏，常用降血压药对此病的临床疗效不及一般原发性高血压，部分患者可呈难治性高血压，出现心血管病变、脑卒中等。

(二) 神经肌肉功能障碍

患者常出现肌无力及周期性瘫痪，诱因多为劳累或服用氢氯噻嗪、呋塞米等利尿药。血钾越低，肌肉受累越重。瘫痪多发生于下肢，严重时累及四肢，甚至出现呼吸、吞咽困难。

(三) 肾表现

慢性失钾致肾小管上皮细胞呈空泡变性，浓缩功能减

退,伴多尿,尤其夜尿多,继发口渴、多饮。患者易并发尿路感染,尿蛋白增多,少数发生肾功能减退。

(四) 心脏表现

心电图呈低钾血症改变,表现为 QT 间期延长,T 波增宽、降低或倒置,U 波明显,T、U 波相连成驼峰状。可出现心律失常,常见阵发性室上性心动过速,最严重时可发生心室颤动。

(五) 其他表现

儿童患者有生长发育障碍,与长期缺钾等代谢紊乱有关。缺钾时胰岛素释放减少,作用减弱,可出现糖耐量减低,甚至糖尿病。

三、辅助检查

(一) 血、尿生化检查

1. 低钾血症 一般在 2~3 mmol/L,严重者更低。低钾血症往往呈持续性,也可为间歇性,早期患者血钾可正常。

2. 高钠血症 血钠一般在正常高限或略高于正常。

3. 碱血症 血 pH 和 CO_2 结合力为正常高限或略高于正常。

4. 高尿钾 在低钾血症条件下(低于 3.5 mmol/L),尿钾仍在 25 mmol/24 h 以上。

(二) 尿常规

尿 pH 为中性或偏碱性。尿比重较为固定而减低,多在 1.010~1.018,少数患者呈低渗尿。部分患者有蛋白尿。

(三) 血、尿醛固酮测定

血浆醛固酮(PAC)浓度及尿醛固酮排出量受体位及钠摄入量的影响,立位及低钠时升高。正常成人参考值:血浆醛固酮卧位时 50~250 pmol/L,立位时 80~970 pmol/L(血浆醛固酮 pmol/L 换算成 ng/dL 时除以 27.7);尿醛固酮于钠摄入量正常时 6.4~86 nmol/d,低钠摄入时 47~122 nmol/d,高钠摄入时 0~13.9 nmol/d。原醛症患者血浆、尿醛固酮常增高。

(四) 血浆肾素测定

可测定血浆肾素活性(PRA)或浓度(PRC)。正常成人 PRA 参考值:卧位(0.55±0.09) pg/(mL·h),立位 2 h 后(3.48±0.52) pg/(mL·h)。正常成人 PRC 参考值:卧位 2.8~39.9 μU/mL,立位 4.4~46.1 μU/mL。

原醛症患者肾素水平常降低。

(五) 血醛固酮 / 肾素比值(ARR)

正常成人立位 2 h 后 PAC(ng/dL)/ PRA [ng/(mL·h)]比值一般小于 30,立位 PAC(ng/dL)/ PRC(μU/mL)比值

常小于 2.0。原醛症患者 ARR 增高。

四、诊断与鉴别诊断

(一) 诊断

1. 筛查 血醛固酮高而肾素低为原醛症的典型生化特点,因此临床上采用立位 2 h 后血醛固酮 / 肾素比值(ARR)筛查原醛症。对于高血压患者,若持续性 BP>150/100 mmHg、难治性高血压、伴低钾血症或肾上腺意外瘤、有早发性高血压或早发脑血管意外或原醛症家族史,均应考虑原醛症可能,并进行筛查。

血浆醛固酮 / 肾素比值测定前注意事项:①纠正低钾(尽量使血钾在 3.5 mmol/L 以上);②正常钠饮食;③减少药物影响,如螺内酯、其他保钾利尿药及甘草制剂需停药 4 周以上,血管紧张素转换酶抑制药、血管紧张素Ⅱ受体阻滞药、二氢吡啶类钙通道阻滞剂、β 受体阻滞剂、NSAID、性激素需停药 2 周以上;难以控制的严重高血压,宜换用 α 受体阻滞剂、非二氢吡啶类钙通道阻滞剂等对 ARR 影响小的药物。

2. 确诊试验 筛查阳性的患者(立位 2 h 后 ARR 增高),可进行至少一种确诊试验来确立诊断(如静脉盐水负荷试验、卡托普利抑制试验等)。部分诊断困难的患者可给予螺内酯诊断性治疗,若能纠正电解质代谢紊乱并降低高血压,则诊断可成立。

(1) 生理盐水试验 坐位静脉滴注 0.9% NaCl 溶液,4 h 内共 2 000 mL,在输注前及输注后测血浆肾素、醛固酮。健康人滴注盐水后,血浆醛固酮水平明显下降。盐水负荷后血浆醛固酮 >8 ng/dL 可确立原醛症诊断,<6 ng/dL 排除原醛症。恶性高血压、心功能不全、严重低钾血症不宜进行此项试验。

(2) 卡托普利试验 取坐位,口服 50 mg 卡托普利,服药前及服用后 2 h 测定血浆肾素、醛固酮,健康人服药后血浆醛固酮水平下降至 8 ng/dL 以下,而 >11 ng/dL 可确立原醛症诊断。

3. 影像学检查 诊断确立后,须进一步明确病因,主要鉴别醛固酮瘤及特醛症。

(1) 肾上腺 B 超检查 可显示直径 >1.3 cm 的 APA,小腺瘤则难以发现。

(2) 肾上腺 CT 和 MRI 高分辨率 CT 可检出直径小至 5 mm 的肿瘤,可作为首选检查,但较小的肿瘤如果完全被正常组织所包围时,则检出较为困难。特醛症在 CT 扫描时表现为正常或双侧弥漫性增大,也可为局限性"瘤样"结节。因此,CT 扫描并不是区分醛固酮瘤和增生

的精确方法。

4. 肾上腺静脉取血 上述方法不能定位诊断者,可行肾上腺静脉取血(adrenal vein sampling, AVS)测定醛固酮／皮质醇比值,此法有助于确定单侧或双侧肾上腺醛固酮分泌过多,为原醛症定位诊断的"金标准"。

(二)鉴别诊断

对于有高血压、低钾血症的患者,需与以下疾病鉴别。

1. 醛固酮以外的盐皮质激素过多 患者呈高血压、低钾性碱中毒,肾素－血管紧张素系统受抑制,但血、尿醛固酮不高,反而降低。按病因可分为两组。

(1)脱氧皮质酮过多 患者因合成肾上腺皮质激素酶系缺陷,导致产生大量脱氧皮质酮(deoxycorticosterone, DOC),该激素具盐皮质激素活性。引起潴钠、排钾、高血压,抑制肾素－血管紧张素系统,醛固酮合成减少。

1) 17α-羟化酶缺陷:主要特点为性激素(雄激素及雌激素)合成受阻,男、女性性征异常,同时伴血、尿皮质醇低,血17-羟孕酮低,血ACTH升高,伴孕酮、DOC、皮质酮升高。

2) 11β-羟化酶缺陷:主要特点为雄激素合成增多,男性不完全性性早熟伴生殖器增大,女性不同程度男性化,假两性畸形;血、尿皮质醇低,ACTH高,伴DOC升高。

上述两种酶系缺陷皆伴有两侧肾上腺增大,容易被误诊为原醛症,甚至有误行肾上腺切除术者。

(2)表象性盐皮质激素过多综合征(apparent mineral-ocorticoid excess, AME) 该病是由于先天性11β-羟类固醇脱氢酶(11β-HSD)缺陷,导致皮质醇的灭活、清除减慢,皮质醇激活盐皮质激素受体,患者出现盐皮质激素过多的系列表现,如严重高血压、低钾性碱中毒。多见于儿童和青年人。螺内酯治疗有效,部分患者需联合地塞米松治疗。

2. Liddle 综合征 为一常染色体显性遗传疾病,由于肾小管上皮细胞钠通道基因突变使其处于激活状态,导致钠潴留、高血压、低钾血症、碱中毒;肾素受抑制,血、尿醛固酮低,用螺内酯无效。治疗可用阿米洛利或氨苯蝶啶。

3. 伴高血压、低钾血症的继发性醛固酮增多症 肾素活性过高所致继发性醛固酮增多症可伴高血压、低钾血症,需与原醛症鉴别。肾素过多又可分为原发性或继发性。原发性者由分泌肾素的肿瘤所引起,继发性者因肾缺血等所致。

(1)分泌肾素的肿瘤 多见于青年人,高血压、低钾血症皆较严重,血浆肾素活性非常高。肿瘤可分为两类:①肾小球旁细胞肿瘤。②肾母细胞瘤(Wilms瘤)及卵巢肿瘤。

(2)继发性肾素增高 包括恶性高血压和肾动脉狭窄性高血压等。

五、治疗

单侧肾上腺病变的原醛症(APA,单侧增生)应首选手术治疗;特醛症者手术效果差,应采用药物治疗。有时难以确定为腺瘤或特发性增生,可先用药物治疗,继续观察,定期做影像学检查,有些原来未能发现的小腺瘤,在随访过程中可显现出来。

(一)手术治疗

可行腹腔镜下单侧肾上腺切除术,术前宜用低盐饮食、螺内酯做准备,以纠正低钾血症,并减轻高血压。待血钾正常、血压下降后,减至维持量时,即可进行手术。

(二)药物治疗

对于不能手术或不同意手术治疗的肿瘤患者及特醛症患者,用螺内酯治疗,起始治疗剂量为10~20 mg/d,如病情需要,可逐渐增加至最大剂量100 mg/d。长期应用螺内酯可出现男性乳腺发育、阳痿,女性月经不调等不良反应,可改为氨苯蝶啶或阿米洛利,以助排钠潴钾。如用螺内酯治疗后血压仍控制不佳,须加用其他降压药物。

GRA可用糖皮质激素治疗,通常成人用地塞米松每日0.5~1 mg,用药后3~4周症状缓解,一般血钾上升较快而高血压较难纠正,可加用其他降压药物治疗,如钙拮抗药等。儿童地塞米松的剂量为0.05~0.1 mg/(kg·d),也可按体表面积用氢化可的松12~15 mg/m²,分3次服用,后者对生长发育影响较小。

醛固酮癌预后不良,发现时往往已失去手术根治机会,化疗药物如米托坦、氨鲁米特、酮康唑等可暂时减轻醛固酮分泌过多的临床症状,但对病程演进无明显改善。

第三节

原发性慢性肾上腺皮质功能减退症

原发性慢性肾上腺皮质功能减退症(chronic adreno-cortical hypofunction)又称艾迪生病(Addison disease),病变的部位在肾上腺皮质,系由于双侧肾上腺绝大部分被破坏,致肾上腺皮质激素不足和反馈性血浆ACTH水平增高。

一、病因

(一)感染

肾上腺结核既往为首要病因,目前相对少见,常累及双侧,皮、髓质均遭破坏,被结核性上皮样肉芽肿及干酪样坏死替代,继而出现纤维化病变及肾上腺钙化。患者同时有肺、肾、肠等部位的结核。肾上腺真菌感染、艾滋病、坏死性肾上腺炎、严重脑膜炎球菌感染等均可导致慢性或急性肾上腺皮质功能减退。儿童严重败血症可引起肾上腺内出血伴功能减退。

(二)自身免疫

两侧肾上腺皮质呈纤维化,伴炎症细胞如淋巴细胞、浆细胞和单核细胞浸润,髓质一般不受破坏。大多数患者血中可检出抗肾上腺的自身抗体。部分女性患者伴其他器官特异性自身免疫病,称为自身免疫性多内分泌腺综合征(autoimmune polyglandular syndrome,APS)。APS I 型为常染色体隐性遗传,见于儿童,主要表现为肾上腺功能减退、甲状旁腺功能减退及黏膜皮肤念珠菌病、性腺(主要是卵巢)功能减退,偶见慢性活动性肝炎、恶性贫血。APS II 型,又称施密特综合征(Schmidt syndrome),为常染色体显性遗传,见于成人,主要表现为肾上腺功能减退、自身免疫性甲状腺病((慢性淋巴细胞性甲状腺炎、甲状腺功能减退症、格雷夫斯病)和 1 型糖尿病。

(三)其他病因

肿瘤、药物、手术或放射损害等可致肾上腺皮质功能减退症。此外,淀粉样变性、先天性肾上腺发育不良症和血管栓塞等也可致此病。

肾上腺脑白质营养不良(adrenoleukodystrophy)为艾迪生病的少见原因之一。表现为肾上腺皮质及性腺功能减退,同时出现神经损害。

二、临床表现

该病的临床症状和体征是由于不同程度的糖皮质激素(以皮质醇为主)和盐皮质激素(以醛固酮为主)分泌或功能不足所致。依其不足的程度、发病的急缓和病情的轻重可分为慢性、急性和危象发作。

(一)慢性肾上腺皮质功能减退症

1. 一般表现　发病隐匿,缓慢加重。常见的临床表现有虚弱、疲乏、厌食、恶心、呕吐、腹泻、腹痛、直立性低血压和晕厥等。

2. 特征性表现　全身皮肤黏膜色素加深,暴露处、摩擦处、乳晕和瘢痕等处尤为明显,黏膜色素沉着见于牙龈、舌部、颊黏膜等处,系 ACTH 和黑素细胞刺激素分泌增多所致;继发性肾上腺皮质功能减退症一般没有色素沉着,反而表现为皮肤苍白。

3. 内分泌及代谢改变　由于糖异生作用减弱,肝糖

原耗损,可发生低血糖症状。肾排泄水负荷能力减弱及抗利尿激素释放增多,在大量饮水后可出现稀释性低钠血症。女性阴毛、腋毛稀疏或脱落,月经失调或闭经,但病情轻者仍可生育;男性常有性功能减退。

4. 易发生肾上腺危象　患者对感染、外伤等各种应激的抵抗力减弱,在发生这些情况时,可出现肾上腺危象。

5. 相关病因的症状　如结核且病灶活动或伴有其他器官活动性结核者,常有低热、盗汗等症状,体质虚弱,消瘦更严重。如与其他自身免疫病并存,则伴有相应疾病的临床表现。

(二)急性肾上腺皮质功能减退和肾上腺危象

常发生于感染、创伤、手术、分娩、过劳、大量出汗、呕吐、腹泻、失水或突然中断肾上腺皮质激素治疗等应激情况下,病情危急,常有高热、恶心、呕吐、腹痛或腹泻、脱水、血压下降、心动过速、四肢厥冷、极度虚弱无力、反应淡漠或嗜睡甚至昏迷,但也可表现为烦躁不安、谵妄或惊厥。伴肾上腺出血者还可出现腰胁和胸背部疼痛,低血糖昏迷。如不及时抢救,可发展至休克、昏迷甚至死亡。

三、辅助检查

(一)血液生化

1. 血钠、血钾　可有低钠血症和高钾血症。脱水严重时低钠血症可不明显,高钾血症一般不重,如很明显需考虑肾衰竭或其他原因。

2. 血钙　可有轻度或中度高钙血症,见于少数患者(糖皮质激素有促进肾、肠排钙作用);如有低钙血症和高磷血症,则提示合并甲状旁腺功能减退症。脱水明显时有氮质血症。

3. 血糖　空腹低血糖,口服葡萄糖耐量试验呈低平曲线。

(二)血常规检查

多为正细胞正色素性贫血,少数患者合并恶性贫血。白细胞分类示中性粒细胞减少,淋巴细胞相对增多,嗜酸性粒细胞明显增多。

(三)激素检查

1. 基础血、尿皮质醇测定　基础血、尿皮质醇测定常降低,但也可接近正常。

2. 基础血浆 ACTH 测定　原发性肾上腺皮质功能减退者明显增高,超过 55 pmol/L,常介于 88~440 pmol/L。晨间血皮质醇 <140 nmol/L (5 μg/dL)且 ACTH 超过正常

参考值上限 2 倍,可确定诊断。继发性肾上腺皮质功能减退者,ACTH 正常或降低。

3. ACTH 兴奋试验 静脉注射人工合成的 ACTH 1~24 0.25 mg,注射前和注射后 30 min 及 60 min 测血浆皮质醇,健康人血浆皮质醇可增加至 500 nmol/L 以上。

（四）影像学检查

X 线、CT 或 MRI 检查可见结核病原因患者的肾上腺增大及钙化阴影。感染、出血和转移性病变等在 CT 扫描时也可显示肾上腺增大,自身免疫病所致者肾上腺不增大。

四、诊断与鉴别诊断

（一）诊断

本病根据其典型临床症状和体征,血、尿皮质醇水平低下或正常,血 ACTH 水平明显升高和（或）ACTH 兴奋试验示储备功能低下,可确定诊断。任何患者出现不明原因的严重循环障碍,或脱水、休克、衰竭,或低血糖,或低钠血症,或难以解释的呕吐,应考虑肾上腺危象可能。

（二）鉴别诊断

本病应与继发性慢性肾上腺皮质功能减退症鉴别。后者病变部位在下丘脑 - 垂体,无皮肤黏膜色素加深,血 ACTH 水平正常或降低,其他临床表现与原发性类似。此外,还应注意与慢性消耗性疾病相鉴别。

五、治疗

（一）基础治疗

对患者进行疾病性质的教育,应终身使用肾上腺皮质激素。

1. 糖皮质激素替代治疗

（1）基础量的确定 根据身高、体重、性别、年龄、劳动强度等。

（2）模仿激素分泌昼夜节律给药 清晨睡醒时服全日量的 2/3,下午 4:00 前服下 1/3。一般成人每日总剂量开始时为氢化可的松 20~30 mg 或可的松 25~37.5 mg,以后可逐渐减量,为氢化可的松 15~20 mg 或相应量的可的松,有发热等急性情况或并发症时适当加量。

2. 食盐及盐皮质激素 应充分摄入食盐,每日至少 8~10 g,大部分患者在服用氢化可的松和充分摄盐下即可获满意效果。如患者仍感头晕、乏力、血压偏低,则需加用盐皮质激素,可每日口服 9α - 氟氢可的松（9α - fluorohydrocortisone）,上午 8:00 一次口服 0.05~0.1 mg。治疗过程中应监测血压、体重、血钠、血钾。

（二）病因治疗

对有活动性结核者,应积极抗结核治疗。补充替代剂量的肾上腺皮质激素并不影响对结核病的控制。对自身免疫病者,应检查是否有其他腺体功能减退,如存在则需做相应治疗。

（三）急性肾上腺皮质功能减退或肾上腺危象的治疗

1. 补充液体 典型危象患者液体损失量可达细胞外液的 1/5,故于初治的第 1、2 日内应迅速补充生理盐水每日 2 000~3 000 mL。对于以糖皮质激素缺乏为主、脱水相对较轻者,补盐水量适当减少。同时补充葡萄糖注射液以避免低血糖。

2. 糖皮质激素 首先立即静脉滴注氢化可的松或琥珀酸氢化可的松 100 mg,以后每 6 h 加入补液中静脉滴注 50~100 mg,病情好转后逐渐减量,呕吐停止、可进食者,改为口服。

3. 积极治疗感染及其他诱因 积极寻找并治疗感染、外伤等诱因。

（四）外科手术及其他应激时治疗

需行外科手术治疗时,术前必须纠正水、电解质紊乱和脱水,较轻的短暂应激,每日给予氢化可的松 100 mg 即可,以后按情况递减。在发生严重应激时,应每天给予氢化可的松总量 200~300 mg。大多数外科手术应激为时短暂,故可在数日内逐步减量,直到维持量。

第四节

嗜铬细胞瘤和副神经节瘤

嗜铬细胞瘤（pheochromocytoma,PCC）和副神经节瘤（paraganglioma,PGL）分别来源于肾上腺髓质的嗜铬细胞和肾上腺外的脊椎旁交感神经链的嗜铬细胞,两者合称为 PPGL。这种肿瘤持续或间断地释放大量儿茶酚胺［肾上腺素和（或）去甲肾上腺素等］,引起持续性或阵发性高血压和多个器官功能及代谢紊乱。本病各年龄段均可发病,其发病高峰为 20~50 岁,男女发病率无明显差异,儿童少见。少数患者有家族史。

一、病因

散发型 PPGL 的病因仍不清楚,家族性嗜铬细胞瘤则与遗传有关。

二、病理

散发型 PPGL 常为单个,80%~85% 的肿瘤位于肾上腺内;家族型 PPGL 常为多发性,也多位于肾上腺内,可累及双侧肾上腺,肾上腺外少见。

副神经节瘤占散发型嗜铬细胞瘤的 15%~20%,主要位于腹部,多在腹主动脉旁,其他少见部位为肾门、肾上极、肝门区、肝及下腔静脉之间、近胰头部位、髂窝或近髂窝血管处(如卵巢内、膀胱内、直肠后等)。腹外者甚少见。

PPGL 常为肾上腺肿瘤中体积最大的肿瘤,其质量可数克至数千克不等。所有的 PPGL 都具有转移潜能。非转移性 PPGL 包膜完整,表面光滑,呈棕红色,切面为颗粒状,瘤体中有囊性变及出血,显微镜下可见细胞呈多边形,可有梭形双核等,细胞大小不一,直径在 15~45 μm,排列紧密,胞质内富含颗粒,易被重铬酸钾染色。转移性有包膜浸润,细胞排列不规则,可见细胞分裂象,血管内有癌栓或远处转移等。

三、生化特征

1. 可产生去甲肾上腺素和肾上腺素 多数嗜铬细胞瘤以分泌去甲肾上腺素为主,极少数只分泌肾上腺素,而家族性嗜铬细胞瘤以肾上腺素为主;副神经节瘤除主动脉旁嗜铬体所致者外,只产生去甲肾上腺素,不能合成肾上腺素。

2. 可产生多种肽类激素 从而引起一些不典型的症状,如面部潮红、便秘、腹泻、面色苍白、血管收缩及低血压或休克等。

四、临床表现

临床表现以心血管症状为主,主要是由大量儿茶酚胺作用于肾上腺素受体所致,兼有其他系统的表现。但约60% 的患者没有症状。部分患者以低血压、休克或儿茶酚胺性心肌病起病。

(一) 心血管系统表现

1. 高血压 最常见,可表现为阵发性、持续性或在持续性高血压的基础上有阵发性加剧。25%~40% 的患者表现为发作性高血压,间歇期血压完全正常,发作持续时间短则数秒、数分钟或数小时,长则可达十几小时甚至数天;发作期血压骤升,收缩压可达 300 mmHg,舒张压亦明显增高(可达 180 mmHg),血压一般在 200~250/100~150 mmHg。可因精神刺激、剧烈运动、体位变换、大小便,

肿瘤被挤压而诱发。一般早期发作较少,随病程的延长逐渐频繁,最后可转化为持续性高血压伴阵发性加剧。约50% 的成年患者表现为持续性高血压,其中约 1/2 有阵发性加重;约 90% 的儿童患者表现为持续性高血压。有些患者(往往是儿童或少年)表现为严重高血压甚至是恶性高血压,可伴有视网膜血管病变、出血、渗出,视神经盘水肿,大量蛋白尿和氮质血症,严重时可有心、肾衰竭和高血压脑病,甚至危及生命。

2. 头痛、心悸、多汗三联征 是 PPGL 高血压发作时最常见的 3 个症状,80% 以上的患者有头痛,表现为严重的前额、枕部持续性或搏动性头痛,常较剧烈;心悸常伴有胸闷、胸痛、心前区压榨感或濒死感;有些患者平时即怕热多汗,发作时表现为大汗淋漓、面色苍白、四肢发冷,但有时也可表现为面色潮红伴有潮热感。

3. 低血压、休克 原因:①肿瘤骤然发生出血、坏死,停止释放儿茶酚胺。②大量儿茶酚胺引起严重心律失常或心力衰竭,致心排血量锐减。③大量儿茶酚胺使血管强烈收缩、组织缺氧、微血管通透性增加,血浆外溢,血容量减少。④肿瘤分泌多种扩血管物质,如舒血管肠肽、肾上腺髓质素等。

也有出现高血压和低血压相交替的表现者,往往因急性腹痛、心前区痛和高热等而被误诊为急腹症、急性心肌梗死或感染性休克。

4. 心脏改变 患者出现胸痛、心绞痛甚至急性心肌梗死。并可伴多种心律失常,如期前收缩、阵发性心动过速甚至心室颤动。也可有充血性或肥厚型心肌病、充血性心力衰竭。机制为大量儿茶酚胺引起儿茶酚胺性心肌病。

(二) 代谢紊乱

1. 基础代谢增高 肾上腺素可使患者耗氧量增加。代谢亢进可引起发热、消瘦、多汗等表现,高血压危象发作时,体温可升高 1~3 ℃,甚至出现高热。

2. 糖类、脂类代谢紊乱 肝糖原分解加速,胰岛素分泌受抑制,肝糖异生加强,可引起血糖过高,糖耐量减低,肿瘤切除后血糖可恢复正常。脂肪分解加速,血游离脂肪酸增高,患者皮下脂肪减少,体型消瘦。

3. 电解质代谢紊乱 患者可出现低钾血症和高钙血症,肿瘤切除后,血钙恢复正常。

(三) 其他临床表现

1. 消化系统表现 肠蠕动及张力减弱,引起腹胀、腹痛、便秘,甚至肠扩张;有时可有恶心、呕吐。儿茶酚胺可使胃肠壁内血管发生增殖性及闭塞性动脉内膜炎,可造成肠坏死、溃疡出血和穿孔等,此时有剧烈腹痛、休克、出

血等急腹症表现。本病患者胆石症发生率较高,与儿茶酚胺使胆囊收缩减弱、Oddi 括约肌张力增强,引起胆汁潴留有关。

2. 泌尿系统表现　长期持续性高血压可使肾血管受损,引起大量蛋白尿,甚至肾衰竭。膀胱内 PPGL 患者排尿时常引起高血压发作,可出现膀胱扩张,无痛性肉眼血尿,膀胱镜检查可做出诊断。

3. 血液系统表现　血容量减少,血细胞重新分布,周围血中白细胞增多,有时红细胞也可增多。

4. 腹部肿块　少数患者在左或右侧中上腹部可触及肿块,个别肿块可很大,扪及时应注意有可能会诱发高血压。如瘤体内出现出血和坏死时,相应部位可出现疼痛或压痛。

5. 神经系统表现　患者多有精神紧张、焦虑、烦躁,严重者有恐惧感或濒死感,甚至出现晕厥、抽搐和症状性癫痫发作等精神神经症状。

6. 其他伴发疾病　如多发性神经纤维瘤、多发性神经血管母细胞瘤等,还可伴发其他内分泌腺疾病如甲状腺髓样癌、甲状旁腺功能亢进症等。

五、辅助检查

(一) 生化检查

1. 血、尿儿茶酚胺及其代谢物测定　诊断 PPGL 首选血浆或尿液游离甲氧基肾上腺素(metanephrine,MN)和甲氧基去甲肾上腺素(normetanephrine,NMN)浓度测定。一般采用液相色谱串联质谱法(LC–MS/MS)或高效液相色谱电化学检测法(HPLC–ECD)。MN 和 NMN(合称 MNs)分别是肾上腺素(E)和去甲肾上腺素(NE)的中间代谢产物,其仅在肾上腺髓质嗜铬细胞或 PPGL 肿瘤体内代谢生成,并且以高浓度水平持续存在,MNs 的半衰期较儿茶酚胺长,也更加稳定,其特异度和灵敏度高,能更好地反映 PPGL 肿瘤的功能状态。

正常参考区间:血浆 NE 浓度 500~600 pg/mL(3.0~3.5 nmol/L),E 浓度 <100 pg/mL(545 pmol/L);多巴胺(DA) <30 pg/mL。24 h 尿正常参考值范围:NE 22.1~75.3 µg/d,尿 E 1.5~34.5 µg/d,尿 DA 93.2~470.3 µg/d。血浆游离 NMN 浓度 0.6~0.9 nmol/L,MN 浓度 0.3~0.6 nmol/L;尿 NMN 3.0~3.8 µmol/L,尿 MN 1.2~1.9 µmol/L。

2. 其他代谢产物测定　香草扁桃酸(vanillylmandelic acid,VMA)是 NE 和 E 的最终代谢产物,24 h 尿中的正常值为 <7 mg/d(35 µmol/d)。3–MT 是 DA 的中间代谢产物,检测 3–MT 可提高筛查头颈部 PGL 的灵敏度。PPGL 患者血浆 DA 及 3–MT 浓度明显增高则高度提示为转移性肿瘤。

(二) 影像学检查

肿瘤定位常在生化检查确诊有 PPGL 后,但对于临床表现不典型的患者可以先做定位检查。目前用于嗜铬细胞瘤定位的方法有 CT、MRI、^{123}I 一间碘苄胍显像(^{123}I–MIGB)、FDG–PET,以及 ^{68}Ga DOTATATE PET 等检查。

六、诊断与鉴别诊断

(一) 诊断

下列情况应考虑可能为本病:①中青年及儿童高血压、难治性高血压。②直立性低血压或血压的波动性大(血压可正常或升高)。③多汗、潮热、心悸等症状不能用甲亢或神经症解释时。④肾上腺肿块。⑤家族成员中患有本病或多发内分泌腺瘤病者。当疑诊患者血浆或尿 MNs 等水平高于正常参考值上限 1.5~2 倍时提示 PPGL 诊断。PPGL 的诊断需紧密结合临床,特别是影像学检查结果。

(二) 鉴别诊断

本病需与一些伴交感神经功能亢进和(或)高代谢状态的疾病相鉴别,包括:①冠心病所致心绞痛;②其他原因所致焦虑状态;③不稳定性原发性高血压;④伴阵发性高血压的疾病,如脑肿瘤、脊髓结核、急性卟啉病、铅中毒等;⑤绝经期综合征;⑥甲亢。

七、治疗

手术切除是 PPGL 最终的治疗手段,一经确诊,应争取尽早手术,以免因高血压危象反复发作而危及生命。非转移性 PPGL 经切除肿瘤可得到治愈。

(一) 术前治疗

手术成功的关键是充分的术前准备,术前应常规给予药物治疗。

1. α 受体阻滞剂　酚苄明(氧苯苄胺)首选,常用于术前准备,使收缩血管扩张,一般应在 2 周以上。防止手术切除后血管舒张导致的低血容量休克等。

2. β 受体阻滞剂　常用药物有普萘洛尔、阿替洛尔、美托洛尔等。需要注意的是,应在充分使用 α 受体阻滞剂后再开始使用 β 受体阻滞剂。

3. 补充血容量　必要时在术前静脉输注血浆或其他胶体溶液,血容量恢复正常后,发生直立性低血压的频率和程度可明显减轻。

（二）手术治疗

腹腔镜下肿瘤切除术一般适合于治疗直径 <6 cm 的肾上腺肿瘤；对于较大肿瘤，应考虑行开放性肿瘤切除术。

（三）术后治疗

PPGL 切除后，血压多能恢复正常，但在术后第 1 周，血压仍可偏高。术后 1 个月左右，应该监测血压状态和血、尿儿茶酚胺及代谢物，以准确判断治疗效果。由于 PPGL 有可能为多发性或复发性，故术后应随访观察。

（李启富　杨淑敏）

第五章　甲状旁腺内分泌疾病

第一节
原发性甲状旁腺功能亢进症

甲状旁腺功能亢进症（hyperparathyroidism，简称甲旁亢）可分为原发性、继发性、三发性和异位 4 种。原发性甲旁亢（primary hyperparathyroidism，PHPT）是由甲状旁腺瘤、增生或腺癌合成和分泌过多的甲状旁腺激素（PTH），引起钙、磷和骨代谢紊乱，表现为骨骼病变、肾结石、高钙血症和低磷血症等的一种全身性疾病。本章着重介绍 PHPT。

一、病因与发病机制

PHPT 的病因尚未完全明了。近年研究发现，其机制为甲状旁腺细胞基因突变引起肿瘤抑制基因失活突变和（或）钙敏感受体功能异常，从而引起甲状旁腺腺瘤和增生。

二、病理

（一）腺瘤

85% 的甲旁亢为腺瘤所致，绝大部分为单个腺瘤，常位于甲状旁腺下极。另有 6%~10% 的甲状旁腺腺瘤可位于纵隔、甲状腺内或食管后的异位甲状旁腺。腺瘤体积一般较小，重 0.5~5.0 g，但也可大至 10~20 g。有完整的包膜，瘤组织绝大多数属主细胞，组织学上与增生有时不易区分。

（二）增生

10%~15% 的甲旁亢为甲状旁腺增生，常累及上、下 4 个腺体，外形不规则，无包膜，其中主要也是主细胞。但有时增生组织周围可形成假包膜，易误认为多发性甲状旁腺腺瘤。

（三）腺癌

甲状旁腺癌数量极少。约占 PHPT 的 2% 以下。一般瘤体较腺瘤大，细胞排列成小梁状，被厚纤维索分割，细胞核大深染，有核分裂象，有包膜和血管的浸润、局部淋巴结和远处转移，转移以肺部最常见，其次为肝和骨骼。

三、临床表现

典型的甲旁亢的临床表现主要有高钙血症、骨骼病变和尿路结石 3 组特征，可单独出现或合并存在，一般进展缓慢，常数月或数年才引起患者的注意而就诊。

1. 高钙血症

（1）中枢神经系统表现　记忆力减退，情绪不稳定，有时因症状无特异性，被误诊为神经系统疾病。当血清钙浓度超过 3 mmol/L 时，容易出现明显的精神症状，如幻觉、狂躁，甚至昏迷。

（2）神经肌肉系统表现　易疲劳，四肢肌肉乏力，近端肌肉明显，重者发生肌肉萎缩。可伴有肌电图异常。

（3）消化系统表现　高钙血症导致神经肌肉兴奋性降低，胃肠蠕动缓慢，引起食欲不振、腹胀、便秘，严重时可有恶心、呕吐、反酸和上腹痛。高钙血症可刺激促胃液素分泌，导致胃酸增多，因此溃疡病较常见。还可伴发急、慢性胰腺炎，出现上腹痛、恶心、呕吐、纳差、腹泻等临床表现，甚至以急性胰腺炎发作起病。胰腺炎时约有 1/2 的患者会出现血钙水平降低，如患者的血钙值正常或增高，应除外 PHPT。

（4）其他症状　软组织钙化影响肌腱、软骨等处，可引起非特异性关节痛，多累及手指关节；皮肤钙盐沉积可引起皮肤瘙痒等。

2. 典型骨骼病变　①骨膜下吸收，以指骨桡侧最为常见,外侧骨膜下皮质呈不规则锯齿样,可进展为广泛的骨皮质吸收。②纤维囊性骨炎,常为多发,内含棕色浆液或黏液,易发生在掌骨、肋骨骨干的中央髓腔部分、长骨或骨盆,可进展并破坏表面的皮质;"棕色瘤(brown tumor)",由大量多核破骨细胞("巨细胞")混杂基质细胞及基质组成。③病理性骨折。

3. 泌尿系统表现 长期高钙血症可影响肾小管的浓缩功能,出现多尿、夜尿、口渴等,还可出现肾结石和肾实质钙化,表现为反复发作的肾绞痛和血尿。肾钙沉着症可导致肾功能逐渐下降,最后可引起肾衰竭。

4. 高钙血症危象 严重病例可出现重度高钙血症,血钙升至 3.75 mmol/L 以上,可伴肾衰竭。此时患者极度纳差、顽固性恶心、呕吐、便秘、腹泻或腹痛、烦渴、多尿、脱水、氮质血症、虚弱无力、易激惹、嗜睡,甚至高热、抽搐、昏迷等,可威胁生命,应予以紧急处理。

5. 其他 甲旁亢患者可有家族史,常为 MEN 的一部分,既可与垂体瘤及胰岛细胞瘤同时存在,即 MEN1 型;也可与嗜铬细胞瘤及甲状腺髓样癌同时存在,即 MEN2A 型。此外,还可为甲状旁腺功能亢进-颌骨肿瘤综合征(hyperparathyroidism-jaw tumor syndrome)的一部分。

(二)体征

多数病例无特殊体征,有 10%~30% 在颈部可触及肿物。骨骼有压痛、畸形、局部隆起和身材缩短等。少数患者钙沉积在角膜,早期需用裂隙灯方能检出。心电图示心动过速,QT 间期缩短,有时伴心律失常。肾受损可有继发性高血压。

四、辅助检查

(一)血液检查

血清总钙多次超过 2.75 mmol/L(正常值高限)或血游离钙超过 1.28 mmol/L 应明确诊断。如同时伴有维生素 D 缺乏、肾衰竭或低白蛋白血症,血游离钙测定较血清总钙测定对诊断更为敏感和准确。血磷水平一般降低,但在肾衰竭时血清磷可不低。血清碱性磷酸酶水平常增高,在骨骼病变比较显著的患者中尤为明显。骨转换指标血清 1 型胶原交联 C-末端肽(serum C-terminal telopeptide of type 1 collagen,S-CTX)和血清 1 型原胶原 N 端前肽(procollagen type 1 N-peptide,P1NP)水平均升高,血氯水平常升高,血碳酸氢盐水平常降低,可出现代谢性酸中毒。

(二)尿液检查

尿钙常增加,24 h 尿钙水平超过 300 mg 或 4 mg/kg

体重。尿磷常增高,但由于受饮食等因素的影响,故诊断价值不如尿钙增多。尿 cAMP 增加,但注射外源性 PTH 后,尿 cAMP 不再进一步增加。

(三)血清 PTH 测定

采用免疫放射分析(immunoradiometric assay,IRMA)或免疫化学发光分析(immunochemiluminometry,ICM)所测定的"完整(intact)"PTH 是 PHPT 的主要诊断依据。正常范围 12~65 pg/mL(1.3~6.8 pmol/L)。本病患者血 PTH 升高。结合血钙一起分析,有利于鉴别原发性和继发性甲旁亢。

(四)其他

1. 磷清除率测定及肾小管磷重吸收率测定 正常钙、磷饮食的情况下,健康人磷清除率平均为(10.8±2.7)mL/min。甲旁亢患者常增加 50% 以上。健康人肾小管磷清除率平均为 90.7%±3.4%。甲旁亢患者可降至 79% 以下。

2. 影像学检查 超声检查是甲旁亢术前定位的有效手段。超声声像图表现为:①甲状旁腺腺瘤:多为椭圆形,边界清晰,内部多为均匀低回声,可有囊性变,但钙化少见。彩色多普勒血流显像示瘤体内部血供丰富,周边可见绕行血管及多条动脉分支进入。腺瘤囊性变性时超声可表现为单纯囊肿、多房囊肿、囊实性。②甲状旁腺增生:常多发,增生较腺瘤相对小,声像图上两者难以鉴别,必须结合临床考虑。③甲状旁腺癌:肿瘤体积大,多超过 2 cm,分叶状,低回声,内部回声不均,可有囊性变、钙化。侵犯周围血管是其特异性表现。锝$^{-99m}$-甲氧基异丁基异腈(^{99m}Tc-MIBI)扫描、锝$^{-99m}$(^{99m}Tc)和铊$^{-201}$(^{201}Tl)双重放射性核素减影扫描等,可发现 90% 以上的甲状旁腺腺瘤。CT、MRI、超声等虽敏感性低于放射性核素扫描,但均有助于病灶的定位。

五、诊断与鉴别诊断

(一)诊断

1. 甲旁亢的疑诊对象 包括具有以下情况者:①复发性、活动性尿路结石或肾钙沉着症者。②原因未明的骨质疏松,尤其伴有骨膜下骨皮质吸收和(或)牙槽骨板吸收及骨囊肿形成者。③长骨骨干、肋骨、颌骨或锁骨骨巨细胞瘤,特别是多发性者。④原因未明的恶心、呕吐,久治不愈的消化性溃疡,顽固性便秘和复发性胰腺炎者。⑤无法解释的精神神经症状,尤其是伴有口渴、多尿和骨痛者。⑥阳性家族史的个体或新生儿手足抽搐症患儿的母亲。⑦长期应用抗惊厥药或噻嗪类利尿药而发生较明显的高钙血症者。⑧高尿钙伴或不伴高钙血症者。

2. 甲旁亢的定性诊断 凡具有骨骼病变、尿路结石和高钙血症的临床表现，单独存在或2~3个征象复合存在，血钙、碱性磷酸酶和PTH增高，血磷降低、尿钙排量增多，骨X线有骨吸收增加的特征性表现，均需考虑甲旁亢的诊断。

3. 甲旁亢的定位诊断 颈部超声检查、放射性核素检查如 $^{99m}Tc-MIBI$、颈部和纵隔CT扫描等可以定位诊断。

（二）鉴别诊断

甲旁亢应与下列两类疾病相鉴别。

1. 高钙血症

（1）恶性肿瘤 主要通过以下3种机制引起高钙血症：①局部溶骨性高钙血症，最常见为多发性骨髓瘤，亦可见于淋巴瘤和乳腺癌。②恶性肿瘤体液性高钙血症，主要是由于肿瘤释放甲状旁腺激素相关肽（PTHrP）入血，作用于PTH/PTHrP受体所致，多见于鳞癌、腺癌和内分泌肿瘤等。③肿瘤产生过量 $1,25-(OH)_2D_3$，如淋巴瘤。

（2）结节病及其他肉芽肿性疾病 有高钙血症、高尿钙、低磷血症和血碱性磷酸酶增高，但PTH正常或降低，无普遍性脱钙，有血浆球蛋白升高。行胸部X线检查有鉴别意义。

（3）维生素A、D过量 有明确的病史，多伴轻度碱中毒，皮质醇抑制试验可帮助鉴别诊断。

2. 代谢性骨病

（1）骨质疏松症 血清钙、磷和碱性磷酸酶通常在正常范围，PTH无升高，骨X线示普遍性骨质稀疏。

（2）骨质软化症 血清钙、磷正常或降低，血碱性磷酸酶增高，尿钙水平低。骨X线有骨质模糊、椎体双凹变形、假骨折等特征性表现。

（3）肾性骨营养不良 骨骼改变有纤维性囊性骨炎、骨硬化、骨软化、骨质疏松4种。血钙水平降低或正常，血磷增高，尿钙排量减少或正常，有明显的肾功能不全的其他表现。

六、治疗

（一）手术治疗

手术为PHPT首选的治疗方法。手术指征包括如下。

（1）有症状的PHPT患者。

（2）无症状的PHPT患者合并以下任一情况：①高钙血症，血钙高于正常上限0.25 mmol/L（1 mg/dL）；②肾损害，

肌酐清除率低于60 mL/min；③任何部位骨密度值低于峰值骨量2.5个标准差（T值 <-2.5）和（或）出现脆性骨折；④年龄 <50岁；⑤患者不能接受常规随访。

（3）无手术禁忌证，病变定位明确者。

（二）药物治疗

血清钙 <3 mmol/L、肾功能正常的无症状性甲旁亢患者，可定期随访。可以长期使用双膦酸盐、地舒单抗等骨吸收抑制剂，或使用钙模拟剂西那卡塞抑制PTH的分泌。

（三）高钙危象的处理

高钙危象可能威胁生命，应予以紧急处理。方法为：①大量静脉滴注生理盐水进行水化，根据失水情况每天给予4~6 L，促使钙从尿中排出。②呋塞米40~60 mg静脉注射，促使尿钙排出，但同时可导致镁与钾的丢失，应适当补充。③双膦酸盐，如唑来膦酸。④降钙素如鲑鱼降钙素，可抑制骨质吸收，2~8 U/（kg·d）皮下或肌内注射。⑤糖皮质激素（氢化可的松或地塞米松）静脉注射或滴注。⑥血液透析或腹膜透析降低血钙。血清钙降至 3.25 mmol/L以下时较安全。

第二节

甲状旁腺功能减退症

甲状旁腺功能减退症（hypoparathyroidism，简称甲旁减）是指PTH分泌过少或效应不足而引起的一组临床综合征。临床表现为手足搐搦、癫痫样发作、低钙血症和高磷血症。常见类型有特发性甲旁减（idiopathic hypoparathyroidism）、继发性甲旁减（secondary hypoparathyroidism）、低镁血症性甲旁减和以对PTH抵抗为特征的假性甲旁减（pseudohypoparathyroidism，PHP）等。

一、病因与发病机制

PTH合成、释放、与靶器官受体结合的任一环节的障碍均可引起甲旁减，其中包括：①PTH生成减少：包括特发性甲旁减，可能与自身免疫有关；另一类为手术损伤相关的，称为获得性甲旁减。②PTH分泌受抑制：见于严重低镁血症，可暂时性抑制PTH分泌。③PTH作用障碍：是由遗传性因素导致PTH受体或受体后缺陷，使PTH对其靶器官（骨、肾）组织细胞的作用受阻，从而导致PTH抵抗。缺陷可存在于PTH受体、腺苷酸环化酶、G蛋白，基因突变呈母系印记遗传模式。

二、病理生理

甲旁减的主要病理生理改变是低钙血症和高磷血症。由于 PTH 缺乏，破骨作用减弱，骨吸收降低；同时因 $1,25-(OH)_2D_3$ 形成减少而肠道钙吸收减少，肾小管重吸收降低而尿钙排出增加，从而引起血钙降低。但当血清钙降至约 1.75 mmol/L 以下时，尿钙浓度显著降低甚至不可测得。PTH 缺乏导致肾排磷减少，血清磷随即增高。PTH 缺乏亦导致尿 cAMP 降低，但注射外源性 PTH 后，尿 cAMP 立即上升。

三、临床表现

(一)神经肌肉应激性增加

神经肌肉症状取决于低钙血症的程度和持续时间、血钙下降的速率。血钙下降迅速者(如甲状旁腺切除术后 1~2 d，血钙下降急剧)，多首先出现指端或口周麻木和刺痛，手足和面部肌肉痉挛伴疼痛，随后出现手足搐搦(血钙多 <2.2 mmol/L)，甚至喉痉挛、喘鸣、癫痫大发作等，严重者窒息。手足搐搦典型的临床表现为：双侧拇指强烈内收，掌指关节屈曲，指间关节伸展，腕肘关节屈曲成鹰爪状。有时双足也呈强直性伸展，膝、髋关节屈曲。患者常惊恐，因过度通气而导致碱中毒，血钙与白蛋白结合增加，血清游离钙进一步降低，加重手足搐搦。有些轻症或久病患者可仅表现为低钙击面征(Chvostek sign)阳性、低钙束臂征(Trousseau sign)阳性，称为隐性搐搦。

(二)神经、精神症状

儿童可出现惊厥或癫痫样全身抽搐，如不伴有手足搐搦，常被误诊为癫痫大发作。长期慢性低钙血症还可引起锥体外系神经症状，包括典型的帕金森综合征表现，纠正低钙血症可使症状改善。低钙血症患者还可出现精神症状，如易激惹、抑郁、烦躁等。

(三)外胚层组织营养变性

白内障多见，可严重影响视力；牙齿发育障碍，牙齿钙化不全，牙釉质发育障碍，出现黄点、横纹、小孔等改变。慢性低钙血症者皮肤干燥、脱屑，指甲出现纵嵴，毛发枯干易脱落，易合并念珠菌感染。

(四)其他

心电图检查可发现 QT 时间延长，主要为 ST 段延长，伴异常 T 波。脑电图可出现癫痫样脑电波，纠正低钙血症后，心电图、脑电波异常可消失。

四、辅助检查

(一)血液检查

多次测定血清钙 <2.2 mmol/L 者，即存在低钙血症。有症状者，血清总钙一般 ≤1.88 mmol/L，血清游离钙 ≤0.95 mmol/L。多数患者血清磷增高，儿童血清磷升高更明显，部分患者血清磷正常。血清碱性磷酸酶正常或稍低。血 PTH 多数低于正常，偶可在正常范围，因低钙血症对甲状旁腺是一强烈刺激，血清总钙 ≤1.88 mmol/L 时，血 PTH 值应增加 5~10 倍，故低钙血症时，即使血 PTH 在正常范围，仍属甲旁减。因此，测定血 PTH 时应同时测血钙，两者一并分析。低镁血症性甲旁减患者常有严重低镁血症。

(二)尿液检查

尿钙、尿磷和尿 cAMP 排出量减少。滴注外源性 PTH 可使上述指标显著增加。

(三)其他检查

头颅 X 线或 CT 检查可见颅内基底核钙化或颅内广泛钙化，骨质也较正常骨致密，骨密度增高。心电图可见 QT 间期延长、T 波低平、传导阻滞等。

五、诊断与鉴别诊断

(一)功能诊断

本病常有手足搐搦反复发作史，低钙击面征与低钙束臂征阳性。实验室检查如有低钙血症(常 <2 mmol/L)、高磷血症，且能排除肾衰竭者，基本可以确诊。如血清 PTH 测定结果明显降低或不能测得，或滴注外源性 PTH 后尿磷与尿 cAMP 明显增加，也有助于确诊。

(二)病因诊断

1. 特发性甲旁减　临床上常无明显病因，但可有家族史。

2. 获得性甲旁减　有明确的颈部手术或放射史，不难诊断。

3. 假性甲旁减　是一种具有以低钙血症和高磷血症为特征的显性或隐性遗传性疾病，典型患者可伴有发育异常、智力发育迟缓、体态矮胖，可见掌骨(跖骨)缩短，特别是对称性第 4 与第 5 掌骨缩短。由于 PTH 受体或受体后缺陷，周围器官对 PTH 无反应(PTH 抵抗)，PTH 分泌增加，且注射外源性 PTH 后，尿 cAMP 增加但尿磷排出不增加，易与特发性甲旁减鉴别。

4. 严重低镁血症(血清镁 <0.4 mmol/L)　患者也可出现低钙血症和手足搐搦，血清 PTH 可降低或不能测

得,但低镁血症纠正后,低钙血症迅即恢复,血清 PTH 也随之正常。

5. 其他　如代谢性或呼吸性碱中毒、维生素 D 缺乏、肾衰竭、慢性腹泻、钙吸收不良等,应加以鉴别。

六、治疗

治疗目的:①控制症状,终止手足搐搦发作,使血清钙正常或接近正常。②减少甲旁减晚期并发症的发生。③避免维生素 D 中毒。

(一) 急性低钙血症的治疗

当发生手足搐搦、喉痉挛、哮喘、惊厥或癫痫样大发作时,即刻静脉注射 10% 葡萄糖酸钙 10~20 mL,注射速率宜缓慢,必要时 4~6 h 后重复注射,或持续葡萄糖酸钙静脉滴注。若症状严重可短期内辅以地西泮或苯妥英钠肌内注射,以迅速控制搐搦和痉挛。应避免使用吩噻嗪类药物,以免诱发严重的运动障碍。

(二) 长期处理

1. 饮食　宜进食高钙、低磷食物。

2. 钙剂　长期口服钙剂,每日服用含钙元素 1~1.5 g 的药物钙(供给 1 g 元素钙需乳酸钙 7.7 g,葡萄糖酸钙 11 g,氯化钙 3.7 g,或碳酸钙 2.5 g),维持血钙接近正常水平为宜。孕妇、乳母、小儿酌加。

3. 维生素 D 及其类似物

(1) 轻症患者　经补充钙与限制磷的治疗后,血清钙可基本保持正常,症状得以控制。

(2) 症状较重的患者　须加用维生素 D 制剂,常用剂量为:维生素 D 3万~10万 U /d;或 1α-(OH)D_3 1~4 μg/d;1,25-(OH)$_2D_3$ 0.75~1.5 μg/d。用药期间应定期复查血、尿钙水平,及时调整剂量。避免维生素 D 过量中毒、高钙血症的发生。甲旁减时应服用活性维生素 D,其疗效迅速且较稳定,口服较方便,停药后 3~6 d 作用即消失,但价格较贵。

宜将血清钙保持在 2.0~2.25 mmol/L,以防止手足搐搦发作;同时使尿钙不致过高,以避免尿路结石、肾钙沉着症、肾功能减退,并防止维生素 D 中毒。维生素 D 与钙剂的剂量可相互调节。增加维生素 D 剂量可加速肠道钙吸收,钙剂可相应减少;增加钙剂也可增加肠道钙吸收,可相应减少维生素 D 的补充。

4. 补镁　对伴有低镁血症者,应立即补充镁。严重低镁血症者可用 25% 的硫酸镁 10~20 mL 加入 5% 葡萄糖盐水 100 mL 中静脉滴注,10~15 min 滴完,之后缓慢输液维持。长期低镁血症者可口服钙镁片。低镁血症纠正后,低钙血症也随之好转。

(夏维波)

数字课程学习……

▶ 章节摘要　　💻 教学 PPT　　📋 拓展阅读　　📝 自测题

第二部分

代谢性疾病

第一章　概述

新陈代谢(metabolism)是人体生命活动的基本形式,包括物质的合成代谢和分解代谢两个过程。通过新陈代谢,使机体与环境之间不断进行物质交换和转化,同时体内物质又不断进行分解、利用及更新,为人体生长、发育、生殖及维持内环境稳定提供物质和能量。

代谢性疾病(metabolic diseases)是指因各种中间代谢环节异常、物质代谢过程紊乱所致的疾病,包括代谢减低和代谢旺盛等。临床上主要分为遗传性代谢病和获得性代谢病。营养性疾病(nutritional diseases)是指由于营养物质不足、过多或比例不当所致的疾病。

代谢性疾病与营养性疾病的关系密切,往往共存,彼此又相互影响。临床上需要分清两者的因果关系或者主次关系。

一、营养物质的代谢过程

(一)营养素的供应和摄取

来自外界以食物形式摄入的物质称为营养素。营养素分类如下:①宏量营养素:包括糖类(即碳水化合物)、蛋白质、脂质。②微量营养素:指矿物质,包括宏量元素和微量元素。③维生素:包括水溶性维生素和脂溶性维生素。④纤维素和水。人体每日所需能量是基础能量消耗、特殊机能活动、体力活动等所消耗能量的总和。基础能量消耗可因年龄、性别、身高及体重不同而异。特殊机能活动除消化、吸收所消耗的能量外,还可因特殊生理需要(如生长、发育、妊娠、哺乳等情况)而增加所需的能量。体力活动所需的能量因强度不同而异。

(二)营养素的消化、吸收、代谢及排泄

食物进入胃肠道,在消化液、酶、激素等作用下转化为单糖、氨基酸、中短链脂肪酸、甘油,与水、矿物质、维生素等一同被吸收入血,中性脂肪酸和多数长链脂肪酸则经淋巴入血,到达肝和周围组织进行利用,以合成体内物质或提供能量。各种营养素中间代谢的一系列生化反应受基因调控,从酶、激素、神经、内分泌等各个水平进行调节。中间代谢所产生的物质除被机体储存或重新利用外,最后以水、二氧化碳、含氮物质或其他代谢产物的形式经肺、肾、肠道、皮肤黏膜等排出体外。

任何环节的功能障碍,底物不足或过剩,调节代谢的酶、激素或其他因素的异常,进行代谢的组织结构或功能异常,均可导致代谢性疾病。例如,糖类吸收不良可由于肠道炎症、消化道缺陷、葡萄糖转运蛋白异常等引起。

二、代谢性疾病的分类

(一)遗传性代谢病

遗传性代谢病是指因某些正常机体代谢所需的多肽或蛋白质组成的酶、受体、载体、膜泵等生物构件的编码基因发生突变而导致的疾病。多为单基因遗传病,属于常染色体隐性遗传,少数为性连锁隐性遗传。此类疾病主要涉及多种生化小分子(如糖、氨基酸、脂肪酸)的合成、代谢、转运、储存等方面的先天缺陷。例如,葡萄糖-6-磷酸脱氢酶缺乏症、糖原贮积症、苯丙酮尿症、半乳糖血症、家族性高胆固醇血症等。

(二)获得性代谢病

获得性代谢病(或称后天性代谢病)是指由于组织、器官的病理变化和功能障碍及某些外界因素(如药物、食物)所造成的各种代谢性疾病。包括:①糖代谢障碍:如各种原因所致的糖尿病、糖耐量异常、低血糖症等。②蛋白质代谢障碍:如严重肝病所致的低蛋白血症、淀粉样变性引起的免疫球蛋白代谢障碍、蛋白质-能量营养不良症等。③脂质代谢障碍:主要表现为血脂或脂蛋白异常,既

可为原发性紊乱,又可继发于糖尿病、甲状腺功能减退症等疾病。④水、电解质代谢障碍:如继发于先天性肾上腺皮质增生症的低钠血症等。⑤其他代谢障碍:如维生素 C 缺乏症(坏血病)、维生素 D 缺乏症、嘌呤代谢障碍所致的高尿酸血症或痛风等。

三、代谢性疾病的病因与发病机制

(一)先天性代谢缺陷和遗传因素

由于细胞内酶系缺陷或膜转运异常,或酶系的编码基因的体细胞性突变,使代谢途径的流向改变和(或)合成途径的反馈调节紊乱,导致代谢产物缺失或过多,中间产物堆积,或转变为毒性代谢物,从而产生相应的病理生理改变和临床表现,如半乳糖血症。特定功能的膜载体蛋白缺陷导致膜转运异常,如胱氨酸尿症、肾性糖尿、家族性高胆固醇血症等。

(二)环境因素

由环境因素或环境因素与遗传因素相互作用所致。不适当的食物、药物、理化因素、创伤、感染、器官疾患、精神疾患等是造成代谢障碍的常见原因。如大手术后的氮代谢负平衡,慢性肾衰竭时的钙磷代谢障碍,常见的水、电解质紊乱和酸碱平衡失调,糖尿病及肥胖等。

先天性代谢缺陷和环境因素与多个代谢性疾病的发病关系密切,环境因素常为其发病的诱因。例如,苯丙酮尿症是由苯丙氨酸羟化酶缺乏引起,食物中如富含苯丙氨酸可导致高苯丙氨酸血症,使特异组织或器官受损,出现智能障碍。如在出生后 3 周内确诊而限制苯丙氨酸的摄入量,可防止智能障碍的发生。

四、代谢性疾病的临床表现

(一)症状和体征

代谢性疾病的临床症状和体征多种多样,常累及全身各系统,并随年龄、性别不同而有所差异,且大多呈非特异性,与内分泌系统其他疾病类似,可表现为:饮食习惯异常、多饮与多尿、骨痛与自发性骨折、肥胖与消瘦、生长异常、皮肤及毛发改变、高血压和血钾异常等。

遗传性代谢病临床表现的主要特点如下。

1. 神经系统表现 可表现为吸吮和喂养困难、呼吸异常、呃逆、心率慢、体温降低、昏迷、惊厥、肌力和肌张力异常、共济失调、进行性神经运动发育迟缓、感觉障碍、交流障碍等。

2. 消化系统表现 包括食欲不佳、喂养困难、拒食、慢性呕吐、腹泻、生长迟缓、肝大伴低血糖和惊厥,严重者

可有黄疸、出血、氨基转移酶增高、腹水等肝衰竭表现。

3. 循环系统表现 常见有心力衰竭、心脏畸形、心律失常等表现。部分患者存在无症状期,或延迟发病,亦可在受到感染、发热、饥饿、摄食大量蛋白质食物、手术应激等因素刺激后发病。

(二)并发症

1. 重要器官功能障碍和内环境紊乱 由于营养素代谢和利用的异常,从而累及其他物质的正常代谢和利用,引起重要器官功能障碍和人体内环境紊乱。

2. 全身各系统功能衰竭,甚至死亡 由于必需代谢产物和中间产物的缺乏、营养素利用障碍和代谢异常及中间产物在排泄器官(如肝、肾等)和受累组织(如心脏、脑等)沉积,导致器官功能受损,甚至死亡。

五、代谢性疾病的辅助检查

(一)血、尿、便及其他生化检查

如血浆蛋白成分、糖、脂蛋白、无机元素、维生素、激素、酶、免疫球蛋白、补体、血容量和血气分析,物质代谢的正常或异常产物(如酮体、血氨、乳酸等)分析,尿液分析(如尿的色泽与气味)等。对怀疑有先天性代谢异常的患者,应行进一步检查。

(二)溶血和凝血检查

如血红蛋白电泳、凝血因子检查等,主要用于遗传性血液病的鉴别诊断。

(三)代谢试验

如葡萄糖耐量试验,水、钠、钾、钙、磷平衡试验等。

(四)血、尿氨基酸分析

用氨基酸分析方法或代谢组学方法检测血、尿中某种氨基酸水平的变化,有助于诊断特定氨基酸异常相关的先天性代谢缺陷。

(五)组织病理和细胞学检查及细胞染色体、酶系检查、基因诊断等

用组织化学、免疫组织化学等方法通过光学显微镜和电子显微镜观察来判断组织和器官病变。染色体、酶系检查可用来诊断遗传性代谢病。许多遗传性代谢病的分子病因已经查明,可用传统分子生物学方法进行致病基因突变分析或用高通量分子生物学新技术(如基因芯片、二代测序、单细胞测序等)查找分子病因。此外,这些技术还可用于产前诊断和优生优育指导,通过早期发现病例,进行早防早治。

(六)影像学检查

骨密度、超声、X 线、CT 及 MRI 检查有助于评估骨

骼和器官的器质性或功能性改变。

六、代谢性疾病的诊断

代谢性疾病可能有其特殊的症状和体征,是提供诊断的首要线索,拟诊者须进行详细的病史询问和体格检查。实验室检查是确诊代谢性疾病的依据,对于发现临床前期患者尤为重要。对不明原因的症状和体征,还应进行必要的随访和观察。

代谢性疾病常与种族、遗传等因素有关。对拟诊单基因糖尿病和某些遗传性代谢病的患者,应对患者及其家系成员进行筛查,可在出现生化异常和(或)临床症状之前发现其基因变异。

七、代谢性疾病的治疗

(一)病因和诱因的防治

以先天性代谢缺陷为主的代谢性疾病,一般只能针对诱因和发病机制进行治疗。然而,随着细胞生物学和分子遗传学的进展,近年来已可将外源性基因导入到患者的 DNA 中或者通过基因编辑,以代替或修复突变的基因,可能具有针对病因实现根治性治疗的应用前景。

(二)临床前和早期的防治

早期诊断并尽早采取防治措施,可避免不可逆的形态和功能改变,使病情不致恶化,甚或终身不出现症状,如苯丙酮尿症、半乳糖血症;糖尿病若能在早期使病情得到良好控制,可避免出现严重的并发症。

(三)针对发病机制的治疗

1. 避开和限制环境因素 例如,葡萄糖 -6- 磷酸脱氢酶缺乏症患者,不进食蚕豆,不服用对乙酰氨基酚、阿司匹林、磺胺、伯氨喹等药物;苯丙酮尿症患者,限制进食含苯丙氨酸的食物等。

2. 减少底物蓄积、补充不足的反应产物 例如,消除能够引起半乳糖血症和苯丙酮尿症的饮食成分,在糖原贮积症患者中给予葡萄糖治疗,在丙酮酸脱氢酶缺乏症患者中给予更多的脂质摄入,用苯甲酸钠和苯乙酸钠治疗高氨血症等。

3. 替代治疗 例如,蛋白缺乏症补充蛋白质。某些代谢性疾病是由于作为酶反应辅助因子的维生素合成不足,或由于酶缺陷导致其与维生素辅酶因子的亲和力降低,因此补充相应的维生素可纠正代谢异常。如胱硫醚 β- 合成酶缺乏所致的高胱氨酸尿症,除给予低蛋氨酸饮食外,对维生素 B_6 有反应的患者,可用大剂量维生素 B_6 和叶酸进行治疗。

4. 调整治疗 例如,用别嘌醇抑制尿酸生成可以治疗高尿酸血症和痛风,用青霉胺可以促进肝豆状核变性患者铜的排出等。

(四)防治原发病

获得性代谢病必须注重原发病的防治。一般在原发病好转或治愈后,继发性代谢紊乱亦可缓解。例如,甲减患者经过充分的左甲状腺素替代治疗后,血脂异常一般可恢复正常或明显好转。

(五)遗传咨询和生育指导

在已生育过遗传性代谢病患儿、具有 X 连锁隐性遗传病家族史或某些遗传性代谢病高发区的孕妇中进行产前羊水或绒毛检查,对于防治遗传性代谢病具有重要价值。

(洪天配　田　勃)

第二章　糖代谢紊乱

第一节
糖尿病

糖尿病(diabetes mellitus,DM)是一组由胰岛素分泌和(或)作用缺陷所导致的,以慢性高血糖为特征的代谢性疾病,并可导致各种靶器官的长期损害、功能障碍和衰竭。其发病与遗传、自身免疫和环境因素有关。有多种因素能引发胰岛功能减退和(或)胰岛素抵抗(IR),从而导致糖、蛋白质、脂质、水和电解质等一系列代谢紊乱,长期高血糖状态可引发慢性并发症,累及微血管、大血管和神经系统,在终末期可导致靶器官衰竭;病情严重或应激时可发生急性并发症,如糖尿病酮症酸中毒(diabetic ketoacidosis,DKA)和高渗性高血糖状态(hyperosmolar hyperglycemic status,HHS)等。

糖尿病是常见病、多发病。2008 年我国糖尿病调查显示,在 20 岁以上成人中,年龄标化的糖尿病患病率为 9.7%,而糖尿病前期的比例更高,达 15.5%。2015—2017 年我国糖尿病调查显示,我国 18 岁及以上人群中,糖尿病患病率为 11.2%。据此计算,我国现有糖尿病患者 1.164 亿,已成为世界第一位的糖尿病大国。

糖尿病目前尚不能根治,其治疗目的是,长期全面控制高血糖和其他代谢紊乱因素,如高血压、肥胖症、高脂血症等,防治各种急慢性并发症,以减少糖尿病并发症的发生、发展及死亡的风险。

一、病因与发病机制

糖尿病是一种高度异质性的疾病,其病因与发病机制迄今尚未阐明,遗传及环境因素共同参与其发生和发展。

(一)病因

流行病学调查发现,城市化、老龄化、生活方式改变、肥胖和超重的比例增加及国人的易感性等可能是我国糖尿病患病率急剧增加的因素。病因分类见表 7-2-1。

目前国际上通用 WHO 1999 年的分型标准。

(二)发病机制

1. 1 型糖尿病(type 1 diabetes mellitus,T1DM) 以胰岛 B 细胞破坏和(或)严重胰岛素分泌障碍为特点,胰岛

表 7-2-1 糖尿病的病因分类表

分类	常见病因
1 型糖尿病(B 细胞破坏,通常导致胰岛素绝对缺乏)	免疫介导性 特发性
2 型糖尿病	从胰岛素抵抗为主伴随胰岛素进行性分泌不足,到胰岛素进行性分泌不足为主伴随胰岛素抵抗
其他类型的糖尿病	遗传性 B 细胞功能受损,单基因缺陷 胰岛素作用遗传缺陷 外分泌胰腺疾病 内分泌疾病 药物或化学品所致糖尿病 感染:①先天性风疹;②巨细胞病毒;③其他 罕见类型的自身免疫介导糖尿病 与糖尿病相关的其他遗传综合征:①唐氏综合征;②克兰费尔特综合征;③特纳综合征;④Wolfram 综合征;⑤弗里德赖希综合征;⑥亨廷顿病;⑦劳－穆－比综合征;⑧强直性肌营养不良综合征;⑨卟啉病;⑩普拉德－威利综合征;⑪其他
妊娠糖尿病	

素和 C 肽水平明显降低,易于出现酮症。T1DM 有两种亚型。

(1)免疫介导 T1DM

1)多基因遗传:其遗传易感性约 1/3 由基因因素决定,为多基因遗传疾病。因此,该型糖尿病又称为 1A 型糖尿病。

2)环境因素:某些能引起 B 细胞病理或自身免疫损伤的病毒(如腮腺炎病毒、柯萨奇病毒 B4、宫内风疹病毒、巨细胞病毒及 EB 病毒)是 1A 型糖尿病的主要诱发因素,其他因素还包括疫苗接种和饮食因素等。

3)自身免疫:有 85%~90% 的病例可检出自身免疫标志物,如胰岛细胞抗体(islet cell antibody,ICA)、胰岛素自身抗体(IAA)、谷氨酸脱羧酶抗体(GADA)和胰岛细胞抗原 2 抗体(IA-2A)。此 T1DM 可合并其他自身免疫病,如格雷夫斯病、桥本甲状腺炎、艾迪生病、白癜风、恶性贫血等。其中有一种缓慢进展的亚型,在病程早期与 T2DM 的临床表现类似,但可检出 GADA 等胰岛自身抗体,称为成人晚发自身免疫性糖尿病(latent autoimmune diabetes in adults,LADA)。

(2)特发性 T1DM 又称为 1B 型糖尿病,即有 1 型糖尿病的特征但无免疫学证据,大多数胰岛相关自身抗体阴性,主要出现在非洲和亚洲的某些种族,遗传特性明显,但与 HLA 无关联。

2. 2 型糖尿病(type 2 diabetes mellitus,T2DM) 曾被称为"非胰岛素依赖性糖尿病",它是糖尿病中最主要的类型,占糖尿病总体的 85%~90%。其主要病理生理特征为胰岛素作用异常和 B 细胞分泌缺陷,可从胰岛素抵抗为主伴相对胰岛素缺乏到胰岛素分泌缺陷为主伴胰岛素抵抗。T2DM 的发病机制尚不清楚,目前认为与遗传及环境因素均密切相关。

(1)遗传因素 在 T2DM 的发病中起重要作用。单卵双胎的研究显示,T2DM 的一致率接近 100%。通过对 T2DM 遗传方式的研究发现,胰岛素受体基因、胰岛素受体底物 1 基因、磷脂酰肌醇 3 激酶基因、葡萄糖转运子 4 基因、糖原合成酶基因等均与 T2DM 相关。另外,肥胖相关的基因也可能涉及 T2DM 的发病。不同基因、同一基因不同位点之间的相互作用构成了 T2DM 复杂的遗传背景。

(2)环境因素 为 T2DM 发病的外因,可促进和加速 T2DM 的发生发展。环境因素包括:年龄、营养因素、肥胖、缺乏体力锻炼、应激、吸烟、酗酒和子宫内胎儿发育不良。

（3）胰岛素抵抗　为 T2DM 发病及病情发展的中心环节。胰岛素抵抗是指机体对一定量胰岛素的生物学反应低于正常水平的一种现象，包括胰岛素对内源性葡萄糖生成的抑制，胰岛素对外周组织（主要是骨骼肌和肝）葡萄糖摄取、糖原合成的刺激及脂肪组织分解的抑制效应的降低。胰岛素抵抗不仅与 T2DM 有关，还造成中心性肥胖、脂代谢紊乱、冠心病及高血压的共同代谢紊乱表现，因此被称为"胰岛素抵抗综合征"或"代谢综合征"。

（4）胰岛 B 细胞功能衰退　随着病程的延长，胰岛 B 细胞功能逐渐衰退。其可能机制包括葡萄糖毒性、脂毒性、内质网应激增加、胰岛淀粉样蛋白沉积和胰岛 A 细胞功能异常等多种因素。糖尿病病程越长，B 细胞的损失越严重。B 细胞缺陷表现为以下几个方面：①胰岛素量的缺陷：表现为 B 细胞再生减少，凋亡增加，结构异常，分泌胰岛素量减少。②胰岛素分泌模式的缺陷：即葡萄糖刺激的第一相胰岛素分泌缺失或减弱，第二相胰岛素分泌高峰延迟。③胰岛素质的缺陷：胰岛素原/胰岛素比值的增加。此时，B 细胞分泌的胰岛素不能维持血糖的正常水平，开始出现糖耐量减低，进而发展到糖尿病。

（5）其他　胰岛素抵抗使脂肪细胞的脂解作用增强，游离脂肪酸释放入血增多，肠促胰素作用减弱，胰高血糖素分泌增加及敏感性增强，肾对滤过葡萄糖的重吸收增加，中枢神经递质功能障碍等情况，也会导致高血糖的发生。

总之，T2DM 的发病病因包括遗传倾向和环境因素。胰岛素抵抗使组织中的胰岛素作用下降，从而导致肌肉和脂肪组织葡萄糖摄取下降及肝葡萄糖生成过多，继而导致代偿性的胰岛素分泌增多，此后 B 细胞功能缺陷，及其他因素综合作用，最终导致高血糖的发生。

3. 其他特殊类型糖尿病　是迄今已知病因的糖尿病，发病机制包括如下。

（1）遗传性胰岛 B 细胞功能受损　青年发生的成年型糖尿病（maturity onset diabetes of the young，MODY）和线粒体基因突变糖尿病等。

（2）胰岛素作用的遗传缺陷　A 型胰岛素抵抗、矮妖精貌综合征、脂肪萎缩型糖尿病等。

（3）外分泌胰腺疾病　胰腺炎、胰腺切除术、肿瘤、纤维化、纤维钙化胰腺病等。

（4）内分泌疾病　如肢端肥大症、库欣综合征、胰高糖素瘤、嗜铬细胞瘤等。

（5）其他原因　某些药物或化学品导致的糖尿病，感染性疾病导致的糖尿病，一些糖尿病相关的遗传性综合征。

二、临床表现

（一）共同表现

各型糖尿病的典型表现为多尿（polyuria）、多饮（polydipsia）、多食、消瘦，称为糖尿病的"三多一少"症状。高血糖的渗透性利尿作用引起口渴、多尿症状；由于患者体内胰岛素相对或绝对缺乏，导致葡萄糖利用障碍，进而引起脂肪、蛋白质的合成代谢减弱而分解代谢加强，导致体重下降。非特异性表现可有皮肤及外阴瘙痒、乏力、机体抵抗力下降，眼房及晶状体渗透压变化引起的视物模糊等。

（二）不同类型糖尿病的典型表现

1. T1DM　发病急，多见于年轻人，"三多一少"症状更为典型，一般多以明显消瘦前来就诊。如未能及时诊断和治疗，病情常急剧进展。主要特点为临床症状中至重度，体型多消瘦，空腹或餐后血清 C 肽水平低下，自身免疫标志物为 GADA、ICA、IAA，依赖胰岛素治疗，有酮尿或酮症酸中毒倾向。

由于此型糖尿病患者体内胰岛素水平明显不足，在出现诸如感染、创伤、手术及其他应激时而发生糖尿病酮症酸中毒（DKA）或 HHS，是糖尿病常见的一种危急并发症，部分患者以酮症酸中毒并发昏迷而首次发现糖尿病。临床上尚有一种 T1DM 患者，病情进展较为缓慢，甚至在相当长一段时间内不需要接受胰岛素治疗，称为成人晚发自身免疫性糖尿病（LADA）。一部分患者可表现为自身免疫标志物阳性（IAA、ICA、GADA），此类患者多需要胰岛素替代治疗。LADA 开始发病时类似于 T2DM 表现，但很快过渡到 T1DM 的表现。

2. T2DM

（1）成人 T2DM　是临床上最为常见的一种类型，多数患者 40 岁后起病，多有家族史。该型发病隐匿，进展缓慢，症状稍轻，多在出现并发症或体检时发现。较少自发 DKA 倾向，但在感染等诱因下可发展为 DKA 或 HHS。通常患者不需要胰岛素治疗，但随着病情的进展及并发症的出现，多数患者最终需要胰岛素治疗。患者多半合并肥胖、脂代谢紊乱、高血压、冠心病等。

（2）儿童和青少年 T2DM　近年来，T2DM 在儿童和青少年中发病率迅速增加。儿童和青少年 T1DM 与 T2DM 的比较见 表 7-2-2。

表 7-2-2　青少年 T1DM 和 T2DM 的比较

要点	T1DM	T2DM
起病	急性起病,症状明显	缓慢起病,症状不明显
临床特点	体重下降、多尿、烦渴、多饮	肥胖,2 型糖尿病家族史,高发病率族群,多囊卵巢综合征
酮症	常见	不常见
C 肽	低或缺乏	正常或升高
抗体	ICA、GADA、IAA、IA-2 可阳性	多为阴性
治疗	胰岛素	生活方式、药物、胰岛素
相关自身免疫病	有	无

3. 特殊类型糖尿病　除了具有 T1DM 和 T2DM 的临床特点,多数存在遗传基因的突变或变异,如 MODY、线粒体基因突变糖尿病。

(1) MODY　是一种异质性单基因遗传病,属常染色体显性遗传病。目前国际上已发现 14 种 MODY 类型,其一般临床特征为:①累及 3 代以上家族成员,呈常染色体显性遗传。②多在 25 岁之前发病。③病情进展缓慢,一般无酮症酸中毒,5 年内可不需要胰岛素治疗。

(2) 线粒体基因突变型糖尿病　最早发现的是线粒体 tRNA 亮氨酸基因发生 A-G 点突变,引起胰岛 B 细胞氧化磷酸化障碍,抑制胰岛素的分泌。本病临床特点为:①母系遗传。②常伴神经性耳聋。③糖尿病起病年龄较早,多于 45 岁前发病,家系内后代发病有提前倾向。④非肥胖者多,体重多正常或消瘦。⑤胰岛素分泌功能呈进行性减退,病程中或病初需用胰岛素治疗。⑥胰岛自身抗体 IAA 等检测多为阴性。

4. 妊娠糖尿病(gestational diabetes mellitus,GDM)是指妊娠期间发生的糖代谢异常,但血糖没有达到显性糖尿病的水平。妊娠期显性糖尿病(ODM):也称妊娠期间的糖尿病,指妊娠期任何时间被发现且达到非孕人群糖尿病诊断标准。GDM 的诊断标准为:妊娠期任何时期行 75 g 口服葡萄糖耐量试验(oral glucose tolerance test,OGTT),5.1 mmol/L≤空腹血糖 <7 mmol/L,OGTT 1 h 血糖≥10.0 mmol/L,8.5 mmol/L≤OGTT 2 h 血糖 <11.1 mmol/L,以上任 1 个点血糖达到上述标准即可诊断 GDM。妊娠期间高血糖的主要危害包括:母亲发展为 T2DM、围生期死亡率、胎儿宫内发育异常、新生儿畸形、巨大儿和新生儿低血糖发生的危险性增高。因此,GDM 患者需要有效控制血糖,降低围生期母婴并发症及病死率。GDM 患者分

娩后血糖正常者,应在产后 6 周行 75 g 口服葡萄糖耐量试验,重新评估糖代谢情况并进行终身随访。

(三) 糖尿病相关并发症

1. 急性并发症　DKA、HHS、乳酸酸中毒及低血糖症是糖尿病的急性并发症,可见于各型糖尿病的不同阶段。急性并发症较为危重,如处理不当可导致患者死亡或致残。

2. 慢性并发症　遍及全身各组织、器官,在疾病的不同发展阶段有不同的病理变化。慢性并发症可分为血管相关并发症及神经相关并发症,血管并发症又可分为大血管及微血管并发症两大类,某一种器官功能的损害往往是大血管、微血管及神经并发症的共同参与。

(1) 大血管并发症　主要特点为发病年龄提前和进展加速,是糖尿病患者发生心肌梗死、脑卒中、肾动脉硬化、足坏疽的主要原因。具体机制尚不十分清楚,可能与高血糖引起的氧化应激损伤,血管壁、血小板及凝血纤溶系统功能异常有关。另外,有证据表明血脂代谢紊乱、高血压、吸烟等因素在此过程中都起着重要的作用。

(2) 微血管并发症　是糖尿病的特异并发症,主要表现为微循环障碍和微血管基膜的增厚,发病机制较为复杂。主要累及视网膜、肾、神经和心肌组织等。

1) 糖尿病肾病(DN):是糖尿病主要的微血管并发症之一,在糖尿病患者中发病率为 20%~40%,是导致终末期肾病发生的重要原因。糖尿病肾病的发病可能与遗传易感性、糖脂代谢紊乱及肾小球血流动力学改变等因素有关。DN 的病理改变表现为:结节样病变、弥漫性病变、渗出性病变。

目前尿微量白蛋白是国内外公认的诊断 DN 的早期指标。检测尿液微量白蛋白最简单的方法是测定尿中白蛋白与肌酐的比值(UACR),只需收集单次随机尿标本即可检测。糖尿病肾病常常是根据持续存在的 UACR 增高和(或)eGFR 下降,同时排除其他慢性肾病(CKD)而做出的临床诊断。病理诊断为糖尿病肾病的金标准,病因难以鉴别时可行肾穿刺病理检查,但不推荐糖尿病患者常规行肾穿刺活检。

对于糖尿病肾病,应根据 eGFR 判断 CKD 的严重程度。肾病改善全球预后指南(KDIGO)建议,联合 CKD 分期和白蛋白尿分期评估糖尿病肾病的进展风险及复查频率(表 7-2-3)。例如,糖尿病患者 eGFR 为 70 mL/(min·1.73 m^2)、UACR 为 80 mg/g,则为糖尿病肾病 G2A2,CKD 进展风险为中风险,应每年复查 1 次。

2) 糖尿病视网膜病变(diabetic retinopathy,DR):糖尿

表 7-2-3 按 eGFR 和 UACR 分类的 CKD 进展风险及就诊频率

CKD 分期	肾损害程度	eGFR [mL/(min·1.73 m²)]	白蛋白尿分期		
			A1 (UACR<30 mg/g)	A2 (UACR 30~300 mg/g)	A3 (UACR>300 mg/g)
1 期(G1)	肾损伤伴 eGFR 正常	≥90	1(如有 CKD)ᵃ	1ᵇ	2ᶜ
2 期(G2)	肾损伤伴 eGFR 轻度下降	60~89	1(如有 CKD)ᵃ	1ᵇ	2ᶜ
3a 期(G3a)	eGFR 轻中度下降	45~59	1ᵇ	2ᶜ	3ᵈ
3b 期(G3b)	eGFR 中重度下降	30~44	2ᶜ	3ᵈ	3ᵈ
4 期(G4)	eGFR 重度下降	15~29	3ᵈ	3ᵈ	4ᵈ
5 期(G5)	肾衰竭	< 15 或透析	4ᵈ	4ᵈ	4ᵈ

注:eGFR,估算的肾小球滤过率;UACR,尿白蛋白/肌酐比值;CKD,慢性肾病;表中数字为建议每年复查的次数。
ᵃ⁻ᵈ,代表 CKD 进展的风险,a 为低风险,b 为中风险,c 为高风险,d 为极高风险。

病病程 10 年后,几乎所有 T1DM 患者及 60% 以上 T2DM 患者都会发生视网膜病变,是成人后天致盲的主要原因。可分为:①背景性视网膜病变:微血管瘤、出血、水肿、软性及硬性渗出。②增殖性视网膜病变:新生血管形成、玻璃体积血,纤维血管增殖、玻璃体机化,视网膜脱离、失明。糖尿病还可引起白内障、虹膜睫状体炎等。

3) 神经系统并发症:糖尿病诊断后 10 年常有明显的临床糖尿病神经病变的发生,神经功能检查发现 60%~90% 的患者有不同程度的神经病变。在吸烟、年龄超过 40 岁以及血糖控制差的糖尿病患者中,神经病变患病率更高。

可累及神经系统的任何部分。常见分型:①远端对称性多发性神经病变,是糖尿病周围神经病变最常见的类型。②局灶性单神经病变,可累及单支脑神经或脊神经。③非对称性的多发局灶性神经病变。④自主神经病变,可影响到内脏功能,临床上有直立性低血压、静息时心动过速、心血管系统对 Valsalva 呼吸的反应低下、胃轻瘫、便秘与腹泻交替、排尿困难、尿潴留及勃起障碍。

4) 糖尿病足:是糖尿病最严重和治疗费用最高的慢性并发症之一,严重者可以导致截肢。糖尿病患者下肢截肢的相对风险是非糖尿病患者的 40 倍。

糖尿病足的发生与下列因素密切相关:①神经病变,周围感觉神经病变使糖尿病患者多有袜套样感觉异常,感觉减退甚至消失;自主神经病变使皮肤出汗和温度调节异常,皮肤干燥、皲裂且容易并发感染;神经营养作用减弱。②血管病变,血管的狭窄或堵塞可引起足部溃疡或坏疽。③个人卫生习惯,足部护理意识欠缺,早期伤口处理不当。

因此,预防糖尿病足的关键点在于:定期检查患者是否存在糖尿病足的危险因素;教育患者及其家属进行足的防护,穿着合适的鞋袜,避免和去除容易引起溃疡的因素。

三、实验室检查

(一) 血糖和口服葡萄糖耐量试验

血糖是诊断糖尿病、判断病情、观察疗效的主要指标。常用葡萄糖氧化酶法测定静脉血浆血糖诊断糖尿病。糖尿病患者可以用便携式血糖仪监测血糖控制情况。

口服葡萄糖耐量试验(OGTT)可用于糖尿病的诊断,也可用于胰岛 B 细胞功能的评估。OGTT 应在清晨空腹状态进行(至少 8 h 无热量摄入),试验前 3 日不应限制糖类摄入量。试验当日将 75 g 无水葡萄糖溶于 250~300 mL 水中,5 min 内饮完,2 h 后测定血浆葡萄糖;儿童按每千克体重 1.75 g 计算,总量不超过 75 g。

(二) 尿液检查

(1) 尿糖 由于受肾糖阈及其他因素的影响,尿糖阳性仅作为诊断线索,尿糖阴性不能排除糖尿病。

(2) 尿酮体 DKA 时尿酮阳性,长期饥饿或者高强度运动、反复呕吐者也可呈阳性。

(三) 糖化血红蛋白和糖化血浆白蛋白测定

糖化血红蛋白(glycosylated hemoglobin,GHb)是葡萄糖或其他糖与血红蛋白的氨基发生反应的产物,是一种不需要酶参与的直接反应,称为蛋白糖化或非酶性蛋白糖化。GHb 中最重要、含量最多且最稳定的是 HbA1c,可以很好地反映前 8~12 周期间血糖浓度的总体情况,这与红细胞的平均寿命为 120 d 有关。目前国际上采用标准化检测方法。临床检测 HbA1c 的意义为:①糖尿病患者血糖长期控制的重要指标。②用于判断糖尿病相关并发症的风险。③用于糖尿病的诊断。美国 2010 年 ADA 糖尿病防治指南已明确采用 HbA1c≥6.5% 作为糖尿病诊断的指标之一。中国 2 型糖尿病防治指南(2020 版)推荐,在采用标准化检测方法且有严格质量控制(中国糖化血红蛋白一致性研究计划等)的医疗机构,可以将 HbA1c≥6.5% 作为糖尿病的补充诊断标准。④急性感染、创伤或其他应激情况下可出现暂时性血糖升高,此时检测 HbA1c 有助于鉴别应激性高血糖和糖尿病。

一般情况下,糖尿病患者 HbA1c 的控制目标应 <7%。但血糖控制目标应个体化,病程短、预期寿命长、没有并发症、未合并心血管疾病和严重急慢性并发症的患者,在不增加低血糖发生率的前提下,应使 HbA1c 控制接近正常水平。儿童、老年人、频发低血糖、预期寿命短及合并心血管疾病和严重急慢性并发症的患者,HbA1c 控制应适当放宽。

血浆白蛋白可与葡萄糖发生非酶催化的糖化反应,形成果糖胺,其形成的量也与血糖浓度和持续时间相关。白蛋白在血中半衰期为 19 d,因此果糖胺可反映糖尿病患者近 2~3 周平均血糖水平。

(四)胰岛 B 细胞功能检测及胰岛素敏感性指标检测

胰岛素及 C 肽释放试验:胰岛 B 细胞在分泌胰岛素的过程中伴随着等摩尔量的 C 肽的生成。健康人空腹基础胰岛素水平为 5~20 mU/L,葡萄糖负荷后应在 30~60 min 出现高峰,为空腹基础值的 5~10 倍。C 肽的正常值约≥0.4 ng/mL,糖负荷后升高达基础值的 5~6 倍。由于 C 肽代谢率低,肝摄取率低,并且不受外源注射胰岛素影响,故能较准确地反映胰岛 B 细胞功能。

T1DM 患者无论基础还是糖负荷后的胰岛素及 C 肽水平均明显低于正常,呈低平曲线。多数肥胖的 T2DM 患者基础胰岛素或 C 肽水平在患病初期往往正常甚至高于正常,但糖负荷后胰岛素或 C 肽反应的倍数降低并且高峰延迟。因此,有些 T2DM 患者可表现为餐后低血糖。胰岛素和 C 肽测定仅供评价胰岛 B 细胞功能,不能以此确立诊断,但可作为糖尿病分型的主要依据之一。

(五)糖尿病自身免疫指标

T1DM 的发病机制中有自身免疫机制的参与,包括细胞免疫和体液免疫,患者血清中可检测到针对胰岛素及胰岛细胞的自身抗体。临床上常用的自身抗体检查为:ICA、IAA、谷氨酸脱羧酶抗体(GADA)和胰岛细胞抗原 2 抗体(IA-2A)。T1DM 患者血清 GADA、ICA 和 IAA 的阳性率显著高于 T2DM 患者和正常对照人群,可作为鉴别 T1DM 和 T2DM 的重要指标。T1DM 组中 GADA 阳性率显著高于 ICA 和 IAA,可作为 T1DM 的标志物,用于 T1DM 的诊断。有 67% 的初诊为 T2DM 而 GADA 阳性的患者,经过 10 年的随访后,患者出现胰岛素的绝对缺乏被明确诊断为 T1DM,表明 GADA 可作为筛选初诊为 T2DM 患者但可能是 LADA 患者的指标之一。GADA、ICA、IAA、IA-2A 联合检测具有互补性,可以显著增加对 T1DM 的预测价值。

四、诊断与鉴别诊断

(一)诊断

目前我国糖代谢状分类采用 WHO 1999 年标准。

(1)糖代谢状态的分类 见表 7-2-4。

(2)糖尿病的诊断标准 见表 7-2-5。

(二)鉴别诊断

本病与其他引起血糖升高及尿糖阳性的情况鉴别。

1. 应激 各种生理性应激(过度兴奋、剧烈运动)及

表 7-2-4 糖代谢状态的分类(WHO 1999)

糖代谢状态的分类	FBG(mmol/L)	2hPBG(mmol/L)
正常血糖(NGR)	<6.1	<7.8
空腹血糖受损(IFG)	6.1~7.0	<7.8
糖耐量减低(IGT)	<7.0	7.8~11.1
糖尿病(DM)	≥7.0	≥11.1

注:FBG 为空腹血糖,2hPBG 为餐后 2 h 血糖,IFG 或 IGT 统称为糖调节受损。

表 7-2-5 糖尿病的诊断标准

诊断标准	静脉血浆葡萄糖或 HbA1c 水平
典型糖尿病症状	
加上随机血糖	≥11.1 mmol/L
或加上空腹血糖	≥7.0 mmol/L
或加上 OGTT 2 h 血糖	≥11.1 mmol/L
或加上 HbA1c	≥6.5%
无糖尿病典型症状者,需改日复查确认	

注:OGTT 为口服葡萄糖耐量试验,HbA1c 为糖化血红蛋白。典型糖尿病症状包括烦渴多饮、多尿、多食、不明原因体重下降;随机血糖指不考虑上次用餐时间,一天中任意时间的血糖,不能用来诊断空腹血糖受损或糖耐量异常;空腹状态指至少 8 h 没有进食热量。

病理性应激(发热、感染、大出血、手术、创伤等)均会影响到血糖,因此,应激时不宜进行糖耐量试验。

2. 生理因素　妊娠时可有 IR,对糖耐量有影响,老年人易出现糖耐量减低。

3. 药物相关的糖代谢异常　口服避孕药、烟酸、β 受体阻滞剂等可使糖耐量减低。

4. 某些疾病引起的糖代谢异常　肝病、肾病、胰腺疾病、急性代谢紊乱、内分泌疾病(甲亢、肾上腺皮质疾病、多囊卵巢综合征)可伴有糖耐量的异常。

五、治疗

糖尿病是一种可治但仍逐渐进展的终身性疾病。而在不同的临床阶段,患者可能需要不同的治疗方案及制订不同的控制目标。因此,进行糖尿病治疗之前,要对患者进行全面的病情评估,包括明确糖尿病的类型、有无 IR、胰岛细胞功能状态、有无并发症等。

糖尿病治疗的目的是长期全面控制高血糖和其他代谢紊乱因素,如高血压、肥胖症、脂类代谢紊乱、不良生活习惯等,保护胰岛细胞功能,防治各种急慢性并发症的发生和发展。在糖尿病的管理过程中,提高糖尿病患者的生活质量和保持良好的心理状态也是糖尿病治疗的重要目标。糖尿病的治疗包括饮食控制、运动、血糖监测、糖尿病自我管理教育和药物治疗。

(一)糖尿病控制目标及循证医学证据

循证医学证据显示,在糖尿病早期阶段的患者,强化血糖控制较常规降糖可使糖尿病各种微血管并发症显著下降。一般人群采用 HbA1c<7% 作为血糖控制目标可以减少糖尿病微血管病变,而进一步降低 HbA1c 可轻度延缓蛋白尿的发生发展。对于没有心血管疾病(CVD)基础的糖尿病患者,严格控制血糖可能会获得更多的心血管益处,并强调血糖控制目标应该个体化。对非危重高血糖患者推荐将餐前血糖控制于 7.8 mmol/L 以下,随机血糖控制于 10 mmol/L 以下。对于大部分院内重症患者,则建议血糖控制目标为 7.8~10 mmol/L,有益于降低重症患者的病死率及低血糖发生率。2 型糖尿病的综合控制目标详见表 7-2-6。

(二)T2DM 高血糖治疗

生活方式干预是 T2DM 治疗的基石,应贯穿于糖尿病治疗的全过程。T2DM 药物治疗的首选药物是二甲双胍。在生活方式干预及二甲双胍治疗血糖仍未能达标的患者,要根据患者的 HbA1c 及个体化情况,及时联合其他降血糖药或胰岛素进行治疗。

表 7-2-6　2 型糖尿病的综合控制目标

指标	目标值
毛细血管血糖(mmol/L)	
空腹	4.4~7.0
非空腹	<10.0
糖化血红蛋白(%)	<7.0
血压(mmHg)	<130/80
体重指数(kg/m^2)	<24
总胆固醇(mmol/L)	<4.5
低密度脂蛋白胆固醇(mmol/L)	
未合并动脉粥样硬化性心血管疾病	<2.6
合并动脉粥样硬化性心血管疾病	<1.8
三酰甘油(mmol/L)	<1.7
高密度脂蛋白胆固醇(mmol/L)	
男性	>1.0
女性	>1.3

注:参考 2020 年中国糖尿病防治指南。

(三)一般治疗

1. 糖尿病健康教育

(1) 教育管理的形式　包括培训糖尿病教育护士,将执业医师、糖尿病教育者、营养师、运动康复师、患者及家属作为一个团队管理,对患者定期随访和评估。

(2) 教育的内容　包括糖尿病急慢性并发症的防治;个体化的生活方式干预措施和饮食计划及运动方案;饮食、运动与其他治疗(如药物)之间的相互影响,规范化的胰岛素注射技术;自我血糖监测;紧急情况时(如疾病、低血糖、应激等)的应对措施;糖尿病妇女的受孕计划及监护。

2. 医学营养治疗

(1) 营养治疗的总则及目的　在营养师的指导下,根据患者的年龄、性别、体力、病情及并发症等情况,给予合适的总能量,并合理均衡分配各种营养物质,维持合理体重,达到合理控制血糖的目的。

(2) 医学营养治疗主要内容

1) 控制总热量:根据标准体重及活动量计算每日所需总热量。标准体重(千克) = 成人身高(cm) −105。成人每天每千克标准体重总热量估计:休息状态 25~30 kcal(1 kcal=4.184 kJ),轻度体力活动 30~35 kcal,中度体力活动 35~40 kcal,重度体力活动 40 kcal 以上。儿童、孕妇、老年人及合并并发症的患者酌情增加。肥胖者酌减,使体重恢复至理想体重的 ±5%。所需总热量可按每日三餐分配为 1/3、1/3、1/3 或 1/5、2/5、2/5。

2）合理分配营养成分比例：①脂肪占膳食总热量的 20%~30%，其中少于 1/3 的热量来自于饱和脂肪。食物中的胆固醇含量应 <300 mg/d。②糖类应占总热量的50%~60%，低血糖指数食物有利于控制血糖。每日定时三餐，糖类均匀分配。③蛋白质不多于总热量的 10%~15%。有微量白蛋白尿的患者，蛋白质的摄入量应限制在 0.8 g/(kg·d) 之内。有显性蛋白尿的患者，蛋白质的摄入量应限制在低于 0.6 g/(kg·d)，并同时补充复方 α-酮酸制剂。④限制饮酒。酒精可使应用促胰岛素分泌剂或胰岛素治疗的患者出现低血糖，饮酒的同时应摄入适量的糖类。⑤可用无热量非营养性甜味剂。⑥食盐限量在 6 g/d 以内，尤其是高血压患者。⑦GDM 患者应注意叶酸的补充，以防止新生儿缺陷。钙的摄入量应保证 1 000~1 500 mg/d，以降低发生骨质疏松的危险。

3. 运动管理　规律性的运动有益于血糖的控制，可降低心血管疾病发生的相关危险因素，改善胰岛素的敏感性，改善血压和血脂。对于糖尿病前期患者，规律性运动可以预防 T2DM 的发生。运动应遵循适量、经常性和个体化的原则，预防运动可能导致的血糖波动。

4. 病情监测

（1）糖化血红蛋白（HbA1c）监测　是评估过去 8~12 周血糖控制情况的最重要指标。在治疗之初至少每 3 个月检测一次，一旦达到治疗目标可每 6 个月检查一次。对血红蛋白异常性疾病患者，HbA1c 的检测结果是不可靠的，应以空腹和（或）餐后静脉血浆血糖为准。

（2）自我血糖监测　指尖毛细血管血糖检测适用于所有糖尿病患者，是指导血糖控制达标的重要措施，也是减少低血糖风险的重要手段。血糖控制差的患者或病情危重者应每天监测 4~7 次，直到病情稳定。当病情稳定或已达血糖控制目标时，可每周监测 1~2 d。

糖尿病患者应该每年进行体检和复查，了解血脂、重要器官功能及糖尿病并发症情况，尽早发现糖尿病相关并发症并给予治疗。

（四）药物治疗

1. 口服药物治疗

（1）促胰岛素分泌剂

1）磺脲类药物（sulfonylureas，SUs）：有三代产品，第一代 SUs 甲苯磺丁脲、氯磺丙脲现已很少应用。第二代 SUs 格列本脲、格列齐特、格列吡嗪、格列喹酮等临床上应用广泛。第三代 SU 有格列美脲。目前常用的磺脲类药物见表 7-2-7。

表 7-2-7　目前常用磺脲类药物的主要特点及应用

名称	片剂量 (mg)	剂量范围 (mg/d)	服药次数 (/d)	作用时间 (h)	肾排泄 (%)
格列本脲	2.5	2.5~15	1~2	16~24	50
格列吡嗪	5	2.5~30	1~2	8~12	89
格列吡嗪控释片	5	5~20	1	6~12	
格列齐特	80	80~320	1~2	10~20	80
格列齐特缓释片	30	30~120	1	12~20	
格列喹酮	30	30~180	1~2	8	5
格列美脲	1、2	1~8	1	24	60

A. 作用机制：刺激胰岛素分泌。SUs 降血糖作用的前提条件是机体尚有一定数量有功能的胰岛 B 细胞。

第二代 SUs 应用较为广泛。格列本脲的降糖作用较强，持续时间较长，易发生蓄积作用。格列齐特、格列吡嗪属于中长效制剂，降糖作用较强，其各自缓释剂型或控释剂型作用时间长达 24 h，每日 1 次服药即可。大部分 SUs 均由肝代谢后从肾排泄，仅格列喹酮主要经胆道排泄，仅约 5% 经肾排泄，故可用于轻、中度肾衰竭的患者，但应密切监测肾功能。

B. 适应证：SUs 适用于新诊断的 T2DM 非肥胖患者，单纯饮食及运动和（或）二甲双胍治疗不达标时选用。随着病情进展，需与其他不同作用机制的口服降血糖药联合治疗。

C. 禁忌证：①T1DM；②T2DM 胰岛 B 细胞功能衰竭；③T2DM 合并急性代谢紊乱；④儿童、妊娠及哺乳期妇女；⑤应激状态、围手术期、全胰腺切除术后；⑥对 SUs 过敏者或有严重不良反应者。

D. 不良反应：主要有低血糖反应、体重增加、消化道反应及肝功能受损、皮肤超敏反应、酒精不耐受、白细胞减少、再生障碍性贫血等。

2）格列奈类：为非磺脲类促胰岛素分泌剂，作用机制与 SUs 相似。能改善胰岛 B 细胞的早期相胰岛素分泌，降低餐后血糖高峰。格列奈类具有起效快、作用时间短、低血糖发生率低等特点，适合于以餐后血糖升高为主的老年糖尿病患者。

适应证、禁忌证及不良反应与 SUs 相似。临床上主要有两种制剂：①瑞格列奈：为苯甲酸衍生物，剂量范围 0.5~4 mg，每日 3 次。②那格列奈：为 D-苯丙氨酸衍生物，剂量范围 60~120 mg，每日 3 次。

（2）双胍类　主要有苯乙双胍和二甲双胍。苯乙双胍由于其乳酸酸中毒发生率较高，已被淘汰，临床上主要应用二甲双胍,500~2 000 mg/d,分 2~3 次口服。

1) 主要作用机制:①抑制肝糖产生和肝糖输出。②促进外周组织对葡萄糖的摄取和利用。③抑制脂肪分解,降低游离脂肪酸水平,减轻脂毒性。④增加胰岛素受体的数量和亲和力,改善外周组织对胰岛素的敏感性。

2) 适应证和禁忌证

A. 适应证:①T2DM 患者经饮食及运动治疗后仍不能控制血糖。②与磺脲类或其他降血糖药联合治疗。③胰岛素使用量较大的患者或存在胰岛素抵抗者。④IFG 或 IGT 患者可防止和延缓进展为糖尿病。

B. 禁忌证:①T1DM 患者的单药治疗。②糖尿病急性并发症及感染、手术、应激时期。③肝、肾衰竭者。④妊娠及哺乳期妇女。⑤血管造影当天。

3) 不良反应:①消化道反应:最常见,如恶心、呕吐、纳差、腹泻等,小剂量开始或餐时或餐后服用可减轻胃肠道不良反应。②乳酸酸中毒:多发于老年人合并缺氧,心、肝、肾、肺功能不全的患者,苯乙双胍常见,二甲双胍少见。③低血糖反应:一般单用不发生低血糖反应,与其他降血糖药合用可增加低血糖风险。

(3) 糖苷酶抑制剂

1) 作用机制:糖苷酶抑制剂(AGI)抑制小肠黏膜刷状缘的糖苷酶(包括多糖、寡糖、双糖的消化酶)活性,使淀粉、麦芽糖、蔗糖分解为葡萄糖的速率减慢,葡萄糖的吸收速率也减慢,从而使餐后血糖平稳上升,但不减少总的葡萄糖的吸收。这种抑制作用是不完全的、可逆的,不影响电解质及其他营养物质的吸收。

2) 适应证及禁忌证

A. 适应证:①T2DM 的单药治疗或联合药物治疗。②T1DM 胰岛素治疗餐后血糖仍控制不佳者。③治疗 IGT,预防或延缓糖尿病的发生。

B. 禁忌证:①不能单独用于 T1DM 或 T2DM 合并严重代谢紊乱时。②慢性腹泻、肝硬化、严重胃肠功能紊乱者。③妊娠及儿童患者。④糖尿病急性并发症及外伤、应激、围手术期。⑤严重肾衰竭。

3) 不良反应:肠鸣、腹胀、恶心、呕吐、食欲不振等,治疗一段时间后或减少药物剂量可使症状减轻。与其他口服降血糖药联合应用时有低血糖风险。

4) 常用药物:阿卡波糖:主要抑制 α- 淀粉酶;伏格列波糖:主要抑制麦芽糖酶和蔗糖酶。使用此类药物需食物成分中有一定量的糖类才能发挥作用。

(4) 噻唑烷二酮类(thiazolidinedione,TZD)

1) 作用机制与主要作用:高度选择性激活过氧化物酶体增殖物激活受体 γ,增加靶细胞对胰岛素的敏感性,可使中央脂肪细胞(肝、肌肉)转向外周脂肪组织,改善肝及肌肉的胰岛素抵抗,降低血糖。

2) 适应证及禁忌证

A. 适应证:肥胖的 T2DM 患者或严重胰岛素抵抗的患者。单药治疗或联合其他降血糖药治疗。

B. 禁忌证:①不宜用于 T1DM 或 T2DM 合并严重代谢紊乱时。②主要经肝代谢,肝病者慎用。③过敏者。④心血管疾病患者及心功能欠佳者。⑤儿童及妊娠、哺乳期妇女。

3) 不良反应:水肿、体重增加,增加心力衰竭的风险。近几年研究报道,罗格列酮有增加心血管死亡风险的可能。欧洲已停止使用罗格列酮用于糖尿病患者的血糖控制,而在美国及我国其使用受到了较严格的限制。

4) 常用药物:吡格列酮、罗格列酮。

(5) 钠 - 葡萄糖耦联转运体 -2 抑制剂(SGLT2i) 是一类新型口服降血糖药,近年来一系列研究显示,SGLT2i 可降低心血管不良事件(心血管死亡、非致死性心肌梗死、非致死性卒中)、心力衰竭住院风险,降低肾主要终点事件(终末期肾病、血清肌酐倍增、肾或心血管死亡)风险,因此受到高度重视。

1) 作用机制:可特异性抑制葡萄糖在肾小管的重吸收,降低肾糖阈,从而促进尿糖的排出。

2) 适应证和禁忌证

A. 适应证:T2DM 的单药治疗或联合治疗。

B. 禁忌证:①不能单独用于 T1DM。②青少年及儿童。③妊娠及哺乳期妇女。④重度肾损害、晚期肾病患者(ESRD)或正在接受透析的患者。⑤重度肝功能损害(Child-Pugh C 级)

3) 不良反应:泌尿系统和生殖系统感染,及与血容量不足相关的不良反应,此外可能有糖尿病酮症酸中毒等罕见不良反应。

4) 常用药物:达格列净、恩格列净和卡格列净(表 7-2-8)。

2. 胰岛素及胰岛素类似物治疗

(1) 胰岛素及类似物治疗的适应证 ①T1DM。②T2DM 经饮食和口服药物控制不佳。③急性并发症、围手术期,妊娠期和分娩后妇女,严重慢性并发症及合并重症疾病。④营养不良,消瘦合并结核、肿瘤等消耗性疾病。⑤胰腺切除或重症胰腺炎所致的继发性糖尿病。

(2) 胰岛素的分类

1) 按照胰岛素来源:①动物胰岛素,常为猪或牛的胰

表 7-2-8 我国上市的 SGLT2i 的主要特点及应用

通用名	英文名	作用时间(h)	半衰期(h)	每片剂量(mg)	用量(mg/d)
达格列净	dapagliflozin	24	12.9	10	10
恩格列净	empagliflozin	1.3~3.0(达峰时间)	5.6~13.1	10	10~25
卡格列净	canagliozin	1~2(达峰时间)	10.6~13.1	100/300	100~300

岛素,长期使用会产生针对胰岛素的抗体。②人胰岛素,利用基因工程或重组 DNA 技术,通过细菌和酵母菌发酵,获得人胰岛素,并加以提纯。③胰岛素类似物:是一类经过个别氨基酸修饰,而分子基本结构、生物活性、免疫原性与人胰岛素相似的胰岛素类似物。

2)按照起效时间和作用时间:①超短效胰岛素类似物,有谷赖胰岛素、赖脯胰岛素和门冬胰岛素,皮下注射后起效快,达峰快,作用时间短,更符合进餐时的生理需要。②短效胰岛素,也称普通胰岛素或常规胰岛素(regular insulin,RI),皮下注射后起效快、作用时间短,可通过静脉用于酮症酸中毒的抢救。③中效胰岛素,有低精蛋白胰岛素(NPH,中性精蛋白胰岛素)和慢胰岛素锌混悬液。④长效胰岛素,有精蛋白锌胰岛素注射液(PZI,鱼精蛋白锌胰岛素)和特慢胰岛素锌混悬液。⑤超长效胰岛素类似物,有甘精胰岛素 U100、地特胰岛素、甘精胰岛素 U300

和德谷胰岛素,长效胰岛素类似物提供的基础胰岛素水平比较稳定,血糖控制平稳,低血糖发生率低。各类胰岛素制剂种类及其特点详见表 7-2-9。

(3)胰岛素的注射途径 ①皮下注射:常用部位有上臂、大腿、腹部、臀部皮下脂肪较多处。不同部位吸收速率不同,腹部吸收速率最快,上臂和大腿吸收速率中等,臀部的吸收速率最慢。②静脉途径:主要用于糖尿病合并急性并发症且高血糖者。

(4)胰岛素治疗的方法及方案

1)胰岛素的补充治疗及方案:主要适用于经饮食治疗和口服降血糖药治疗后血糖仍不能达标的 T2DM 患者,以及口服降血糖药继发性失效的 T2DM 患者。胰岛素起始剂量的计算为 0.2 U/kg,需根据血糖结果不断调整剂量。

2)胰岛素替代治疗:主要适用于 T1DM、胰岛功能较差或药物禁忌的 T2DM 患者。常采用多次的胰岛素注射

表 7-2-9 常用胰岛素及其作用特点

胰岛素制剂	起效时间 /h	达峰时间 /h	维持时间 /h
短效人胰岛素(RI)	0.25~1.00	2~4	5~8
赖脯胰岛素	0.17~0.25	1.0~1.5	4~5
门冬胰岛素	0.17~0.25	1~2	4~6
谷赖胰岛素	0.17~0.25	1~2	4~6
中效人胰岛素	2.5~3.0	5~7	13~16
长效胰岛素	3~4	8~10	20
甘精胰岛素 U100	2~3	无峰	30
甘精胰岛素 U300	6	无峰	36
地特胰岛素	3~4	3~14	24
德谷胰岛素	1	无峰	42
诺和灵(30R、70/30)	0.5	2~12	12~24
预混人胰岛素(40R)	0.5	2~8	24
预混人胰岛素(50R)	0.5	2~3	10~24
预混门冬胰岛素 30	0.17~0.33	1~4	14~24
预混门冬胰岛素 50	0.25	0.50~1.17	16~24
预混赖脯胰岛素 25	0.25	0.50~1.17	16~24
预混赖脯胰岛素 50	0.25	0.50~1.17	16~24
双胰岛素类似物 (德谷门冬双胰岛素 70/30)	0.17~0.25	1.2	超过 24

或连续皮下胰岛素输注,以模拟体内生理的胰岛素分泌方式,更好地控制血糖。

3)胰岛素强化治疗:包括多次皮下注射超短效或短效胰岛素及长效胰岛素,以及应用胰岛素泵持续皮下胰岛素输注(continuous subcutaneous insulin infusion, CSII)治疗。

4)胰岛素治疗的注意事项:①监测血糖,严防低血糖的发生。②做好患者教育工作,使患者掌握正确的胰岛素注射技术,了解低血糖的相关防治知识。

5)胰岛素不良反应:①低血糖反应最常见,与剂量过大和饮食失调有关。②水肿、体重增加。③过敏。

6)胰岛素治疗后患者早上空腹血糖仍然较高:原因分析:①夜间胰岛素作用不足。②黎明现象,指夜间血糖控制较好,也无低血糖发生,黎明时候出现高血糖,主要与早上人体内皮质醇、生长激素等分泌有关。③Somogyi现象,指夜间曾有低血糖发作,患者未有觉察,体内拮抗胰岛素激素分泌增多,继而引起血糖升高。

3. GLP-1受体激动剂及二肽基肽酶4抑制剂 GLP-1是回肠末端L细胞分泌的一种激素,通过组织间隙进入循环到达局部靶器官而发挥作用。GLP-1的分泌与进食有关。

其主要作用机制为:①通过肠促胰素效应促进胰岛素的分泌。②抑制胰高血糖素的分泌,减少肝糖输出。③延缓胃排空。④改善胰岛素敏感性。⑤抑制食欲和体重的增加。⑥促进胰岛B细胞增殖,减少凋亡。

GLP-1在血液循环中容易被二肽基肽酶4(DPP-4)降解而失去生物活性。目前,临床上使用GLP-1受体激动剂(GLP-1RA)或DPP-4抑制剂提高内源性GLP-1的水平而达到控制血糖的目的。

GLP-1RA除能有效降低血糖之外,还能部分恢复胰岛B细胞功能,降低体重,改善血脂谱及降低血压。GLP-1RA适合伴动脉粥样硬化性心血管疾病(ASCVD)或高危心血管疾病风险的T2DM患者,并且低血糖风险较小。

常用GLP-1受体激动剂包括短效的艾塞那肽、利拉鲁肽、贝那鲁肽、利司那肽等日制剂和长效的度拉糖肽、洛塞那肽、艾塞那肽周制剂、司美格鲁肽等(表7-2-10)。DPP-4抑制剂有磷酸西格列汀、沙格列汀、维格列汀、阿格列汀和利格列汀等。

(五)妊娠糖尿病的处理

1. 妊娠糖尿病的筛查

(1)有高度糖尿病危险的妊娠妇女,如曾经有GDM、巨大儿分娩史、肥胖、多囊卵巢综合征、糖尿病家族史及妊娠早期空腹尿糖阳性,无明显诱因的多次自然流产史、胎儿畸形史及死胎史、新生儿呼吸窘迫综合征分娩史等,应尽早监测血糖,以早期发现GDM。

(2)所有妊娠妇女应在24~28周采取75 g无水葡萄糖法OGTT测定血糖。

2. 妊娠糖尿病的管理

(1)及早干预 早期诊断GDM,定期复诊。

(2)糖尿病教育、饮食管理 保证孕妇和胎儿能量需要的同时,维持血糖在正常范围,避免发生饥饿性酮症。

(3)自我血糖监测 饮食及运动不能控制血糖时,采用人胰岛素治疗。控制目标为餐前血糖3.3~5.3 mmol/L,餐后1 h血糖<7.8 mmol/L,或餐后2 h血糖<6.7 mmol/L;HbA1c尽可能控制在6%以下。

(4)控制血压 保持血压在130/80 mmHg以下。每3个月进行肾功能、眼底和血脂的检查。

(5)加强妊娠期间胎儿发育情况的监护 常规超声检查了解胎儿发育。选择合适的分娩方式。分娩时和产后加强血糖监测,保持良好的血糖控制。

表7-2-10 我国上市的GLP-1RA的主要特点及应用

通用名	英文名	作用时间(h)	半衰期(h)	每支剂量(mg)	用量
艾塞那肽	exenatide	10	2.4	0.3/1.2 mL、0.6/2.4 mL	0.01~0.02 mg/d
利拉鲁肽	liraglutide	24	13	18/3 mL	0.6~1.8 mg/d
贝那鲁肽	benaglutide	2	0.25	2.1 mL/4.2 mg	0.3~0.6 mg/d
利司那肽	lixisenatide	1~2(达峰时间)	2~4	0.15/3 mL、0.30/3 mL	0.01~0.02 mg/d
艾塞那肽周制剂	exenatide once-weekly	2个高峰ᵃ	2.4 h 每次释放	2/瓶	2 mg, 每周1次
度拉糖肽	dulaglutide	48(达峰时间)	108~112	0.75/0.5 mL、1.50/0.5 mL	0.75~1.50 mg, 每周1次
洛塞那肽	loxenatide	67~118(达峰时间)	104~121	0.1/0.5 mL、0.2/0.5 mL	0.1~0.2 mg, 每周1次
司美格鲁肽	semaglutide	24~72(达峰时间)	126~189	2.01/1.5 mL、4.02/3.0 mL	0.5~1 mg, 每周1次

注:ᵃ艾塞那肽周制剂作用时间的两个高峰,分别为2周微球表面结合的艾塞那肽释放及6~7周微球内的艾塞那肽释放。

3. 分娩后糖尿病的管理

(1) 糖尿病合并妊娠者　分娩后胰岛素的需要量会明显减少,应注意血糖监测,适当减少胰岛素用量,避免低血糖。糖尿病的管理与一般糖尿病患者相同。

(2) GDM 使用胰岛素者　多数在分娩后可以停用胰岛素,继续监测血糖。分娩后血糖正常者应在产后 6 周行 75 g OGTT,重新评估糖代谢情况并进行终身随访。

(六) 手术治疗糖尿病

1. 手术的适应证　主要为肥胖症合并 T2DM,并符合以下条件:①BMI≥35 kg/m²,伴 T2DM。②BMI 在 32~34.9 kg/m²,伴 T2DM,经口服药物联合胰岛素治疗 6 个月以上 HbA1c≥7%。③年龄 18~60 岁。④T2DM 病程 <5 年。⑤IAA 测定阴性,C 肽水平不低于 0.3 mg/L。⑥无其他腹部手术的禁忌证。

2. 手术方式与疗效　多在腹腔镜下操作,可减少并发症。

(1) 可调节胃束带术(adjustable gastric banding,AGB) 术后 2 年,T2DM 缓解率 60%。

(2) 胃袖状切除术(sleeve gastrectomy)　切除约 80% 的胃,留下“袖管”样的长管状胃通道,食物摄取受限。术后 2 年 T2DM 平均缓解率为 70%。目前认为,此手术是中重度肥胖伴 T2MD 的首选术式。

(3) 胃旁路术(Roux-en-Y gastric bypass,RYGBP)　手术旷置了远端胃大部、十二指肠和部分空肠。随访 5 年,T2DM 缓解率 83%。

此外,胰腺移植、胰岛细胞移植及胰岛干细胞移植有可能是糖尿病治疗或治愈的有效途径。但目前仍在试验阶段,有许多问题尚待解决。

(七) 糖尿病慢性并发症的预防及治疗原则

糖尿病慢性并发症是患者致死、致残的主要原因。应定期进行各种慢性并发症的筛查,以早发现、早治疗。防治原则首先是全面控制各种危险因素,如控制血糖、血压,纠正血脂代谢紊乱,抗血小板治疗,控制体重、戒烟,改善 IR 等。糖尿病肾病的早期治疗目前多强调大剂量 ACEI 或 ARB 的保护作用,具体防治措施见慢性肾病部分。糖尿病视网膜病变患者要定期检查眼底,必要时激光治疗。糖尿病神经病变目前尚无非常有效的治疗措施,通常在综合治疗的基础上给予营养神经药物治疗。糖尿病足重在预防和早期糖尿病专科干预。

(八) 糖尿病的一级预防

T2DM 的一级预防是预防高危人群或糖尿病前期患者发展成 T2DM。在重点人群中加强糖尿病筛查,以尽早发现糖尿病。重点人群为:①有糖尿病家族史者或糖调节受损史。②年龄≥40 岁。③超重、肥胖(BMI≥24 kg/m²),男性腰围≥90 cm,女性腰围≥85 cm。④T2DM 的一级亲属。⑤高危种族。⑥有巨大胎儿(出生体重≥4 kg)生产史,GDM 病史。⑦高血压(成人血压≥140/90 mmHg)或正在接受降压治疗。⑧HDL-C≤0.91 mmol/L(35 mg/dL)及 TG≥2.22 mmol/L(200 mg/dL)或正在接受调脂治疗。⑨长期使用一些特殊药物者,如糖皮质激素、噻嗪类利尿药等。⑩严重精神疾病和长期接受抗抑郁药治疗的患者。筛查方法可采用 FBG 或 OGTT。通过生活方式干预可使糖尿病发病危险降低 30%~50%。高危人群如 IGT 患者,使用二甲双胍、阿卡波糖、噻唑烷二酮类药物和减重药奥利司他等,可以降低糖尿病前期人群发生糖尿病的危险性。但目前尚无药物干预长期有效性的数据。

第二节
糖尿病酮症酸中毒

糖尿病酮症酸中毒(diabetic ketoacidosis,DKA)是由于胰岛素绝对或相对缺乏,在感染、应激、胰岛素治疗中断及饮食失调等诱因下体内酮体产生过多而引起的一种急性并发症。其中酮体包括 β- 羟丁酸、乙酰乙酸和丙酮。

一、病因与发病机制

(一) 病因及诱因

T1DM 并发酮症酸中毒为胰岛素绝对缺乏,此型患者如胰岛素治疗中断或不适当的减量,加上诱发因素则可发生 DKA;严重患者可在无任何诱因下出现 DKA。而 T2DM 并发 DKA 者为胰岛素相对不足,多在一定的诱因下发生。常见诱因为感染;其次为各种应激情况,如严重外伤、手术、卒中、心肌梗死、器官移植和血液透析等;另外,一些拮抗胰岛素的药物,如糖皮质激素、生长激素等也可诱发 DKA。

(二) 发病机制

DKA 的发生机制主要有两个方面:一方面是胰岛素分泌相对或绝对不足,另一方面是拮抗胰岛素的升糖激素分泌过多。高血糖不能抑制过多分泌的升糖激素,结果造成血糖进一步升高,并表现出酮症或 DKA。升糖激素包括胰高血糖素、肾上腺素、糖皮质激素和生长激素,其中胰高血糖素的作用最强。血糖的升高引起渗透性利尿,导致机体水分及电解质的大量丢失,严重脱水可导致血容量显著减少,引起休克或急性肾衰竭,失水使肾血流量减少,使酮体从尿中排出减少而加重酮症。同时由于脂肪代谢紊乱,游离脂肪酸水平增高,β-氧化后导致酮体的大量产生,最终形成了 DKA。一些含产酮氨基酸的蛋白质分解增多而增加了酮体的生成。当酮体在体内堆积过多超过机体缓冲系统的作用时,则出现酸中毒。

二、病理生理改变

DKA 时机体的病理生理改变主要包括以下几个方面。

(一) 高血糖

患者高血糖的原因包括胰岛素分泌能力下降,机体对胰岛素反应性降低,升糖激素分泌增多,脱水及血液浓缩等因素。

(二) 酮症

酮体包括乙酰乙酸、β-羟丁酸和丙酮。健康人血酮体不超过 10 mg/dL,血酮体升高则称为酮症。酮症酸中毒时血酮体可升高 50~100 倍,尿酮阳性。

(三) 水、电解质紊乱及酸碱平衡失调

由于酮体等有机酸在体内蓄积,脱水和循环衰竭可使肾排出酸性代谢产物减少,导致酸中毒,称为酮症酸中毒。合并缺氧性疾病时,乳酸产生过多,而加重酸中毒。

血酮升高、高血糖和各种酸性代谢产物均可引起渗透性利尿,加上呼吸深快失水和可能伴有的呕吐、腹泻引起的消化道失水等因素,均可导致脱水的发生。

渗透性利尿的同时可使钠、钾、氯、磷酸根等大量丢失,消化道症状如恶心、呕吐可使电解质摄入减少,引起电解质紊乱。胰岛素作用不足,物质分解增加,酸中毒时 K$^+$ 从细胞内逸出细胞外,导致细胞内缺钾。由于血液浓缩、肾功能减退时钾排泄减少及 K$^+$ 逸出,酮症酸中毒时血钾浓度可升高或正常,而掩盖体内缺钾。随着酮症酸中毒的纠正及血容量的恢复,尿量增加,尿钾排出增多,K$^+$ 重新由细胞外转向细胞内,可发生严重低钾血症而诱发心律失常,甚至心搏骤停。

(四) 携带氧系统失常

酮症酸中毒时,血氧解离曲线右移,血红蛋白与氧气的结合力降低,有利于组织供氧,起代偿作用。若酸中毒纠正太快,将失去这一代偿作用;同时酸中毒的纠正使氧解离曲线左移,氧气与血红蛋白结合力增加,会加重组织缺氧。

(五) 周围循环衰竭、肾衰竭及中枢神经系统功能障碍

严重脱水、血容量减少和微循环障碍如未能及时纠正,可导致低血容量性休克。肾灌注减少可引起少尿,甚至急性肾衰竭。

脱水、缺氧、酸中毒及微循环障碍可导致脑细胞代谢能力障碍,引起脑细胞水肿、颅内压增高,出现中枢神经系统功能障碍。

三、临床表现

患者多饮、多尿和体重减轻的症状在 DKA 后加重;一旦酸中毒失代偿后病情可迅速恶化,患者出现食欲减退、恶心呕吐、口干、头痛、嗜睡,呼吸深快,呼气中有烂苹果气味;后期可出现严重血容量不足表现,如脱水、眼眶下陷、皮肤黏膜干燥、尿量减少,血压下降、心率增快、四肢发冷等。如此时代谢紊乱及酸中毒仍不能及时纠正,则出现休克、不同程度的意识障碍,反射迟钝、消失甚至昏迷。需注意的是,少数患者可以消化道症状(如腹痛、腹泻)为主要早期表现。

四、辅助检查

(一) 血糖

血糖明显升高,多在 16.7 mmol/L 以上。

(二) 血酮体和尿酮体

血酮体多升高,其正常值 <0.6 mmol/L,血酮 >1.0 mmol/L 提示高血酮,超过 3.0 mmol/L 提示酸中毒。血液中 β-羟丁酸升高,临床上常用 β-羟丁酸的水平来反映酮体生成的多少。尿酮多为阳性,但不如血酮定量可靠。

(三) 血气分析

血实际 HCO$_3^-$ 和标准 HCO$_3^-$ 降低,CO$_2$ 结合力降低,酸中毒失代偿后血 pH 下降,碱剩余负值加大。

(四) 电解质

血钠、血氯、血钾等离子浓度可正常或偏低或偏高。但电解质总量不足,特别是血钾,不论有无感染存在,由于存在应激、酸中毒和脱水等因素,DKA 治疗后若未能及时补钾,可有严重低钾血症。

(五) 血白细胞

DKA 患者外周血白细胞常升高,如无明确感染存在,一般于酮症酸中毒纠正后可恢复。

五、诊断与鉴别诊断

(一) 诊断

早期诊断是决定治疗成败的关键,当糖尿病患者出现下列情况时要注意 DKA 的可能:①胰岛素的突然减量、停用。②合并感染、应激。③消化道症状,如食欲减退、恶心、

呕吐、腹痛、腹泻。④呼吸加深、加快,呼气中带有烂苹果气味。⑤头痛、头晕、烦躁、表情淡漠、嗜睡或昏迷。⑥明显脱水体征,血压下降,甚至休克。⑦酸中毒。

诊断依据:①糖尿病病史,但以酮症酸中毒为首发表现者多无糖尿病病史。②血糖、血酮、β-羟丁酸和尿酮测定。③动脉血气分析检查提示酸中毒。④呼吸深快,呼气中带有烂苹果气味。⑤明显脱水体征,血压下降,甚至休克。

(二)鉴别诊断

DKA 需注意与饥饿性酮症、高血糖高渗状态、乳酸酸中毒等相鉴别。

六、治疗

治疗原则为:迅速补液恢复血容量,维持电解质和酸碱平衡,降低血糖,消除诱因,防治并发症,降低病死率。

(一)补液

DKA 患者失水量可达体重的 10% 以上,根据患者体重和失水程度估计补液量。一般遵循先盐后糖、先晶体后胶体、见尿补钾的原则。开始时输液速率要快,在 1~2 h 输入等渗氯化钠 1 000~2 000 mL,前 4 h 输入总补液量的 1/3。如治疗前已合并低血压甚至休克,快速补液不能纠正休克时,要输入胶体溶液并采取其他抗休克措施。以后根据患者血压、心率、尿量、末梢循环及有无发热、吐泻等,调整输液量和速率。24 h 输液量应包括已失水量和继续失水量,第一天补液总量为 4 000~6 000 mL。对于有心肺疾病及高龄患者,输液速率不宜过快,有条件的可监测中心静脉压指导输液量,防治心力衰竭和肺水肿。

(二)胰岛素治疗

目前多采用小剂量胰岛素持续静脉滴注,剂量按照每小时每千克体重 0.1 U 计算,加入到生理盐水中。在补充胰岛素的过程中,应密切监测血糖,血糖下降速率不宜太快,每小时下降 3.9~6.1 mmol/L 为宜,否则易发生脑水肿。血糖下降至 13.9 mmol/L 时开始输注 5% 葡萄糖注射液,并按比例[糖与胰岛素(2 ~ 3):1]加入胰岛素。病情稳定后可改为胰岛素皮下注射。

(三)维持电解质及酸碱平衡

DKA 患者酸中毒主要为酮体酸性代谢产物引起,经输液和胰岛素治疗后可自行纠正,一般不必补碱。只有当动脉血 pH<6.9,HCO_3^-<5 mmol/L 时,才需适当补碱。补碱不宜过快,给予等渗碳酸氢钠(1.25%~1.4%)溶液,即将 5% 碳酸氢钠溶液 84 mL 加注射用水至 300 mL 配成 1.4% 等渗溶液,一般仅给予 1~2 次。在血容量补充及胰岛素使用前,过快补碱可产生不利影响,如脑脊液反常性酸中毒

加重、组织缺氧加重、血钾下降和反跳性碱中毒等。

DKA 患者体内多伴有严重的缺钾,但治疗前血钾的水平并不能反映体内真实的缺钾程度。补钾可根据血钾和尿量,治疗前血钾低于正常可立即开始补钾;血钾正常,尿量 >40 mL/h,也可立即补钾;血钾高于正常或尿量 <30 mL/h 则暂缓补钾。补钾过程中,注意密切观察血钾水平,病情恢复后应继续口服补钾数日。

(四)去除诱因

感染是 DKA 最常见的诱因,因此,抗感染是 DKA 治疗的重要组成部分;还要积极处理其他应激因素,如外伤、手术、卒中等,同时避免有可能诱发 DKA 的一些药物。

(五)对症治疗与并发症的防治

DKA 合并缺氧性疾病时给予供氧,如并发休克、肾衰竭或脑水肿,应积极处理。合并胃肠功能素乱者,予对症处理。治疗过程中严密监测血糖、血钾、心电图及神志变化,预防低血糖、低钾血症、脑水肿等情况的发生。

(六)加强护理与监测

良好的护理是 DKA 抢救成功的重要环节,昏迷者注意监测生命体征、神志变化,注意口腔护理、预防压疮和继发性感染。准确记录患者神志状态、瞳孔大小和反应、出入量等,定时监测血糖、血酮、血钾、动脉血气分析等生化指标,以便及时调整治疗措施。

第三节

高血糖高渗性状态 🍃

第四节

低血糖症

低血糖症(hypoglycemia)是一种由于某些生理性、病理性或医源性因素导致血浆葡萄糖(简称血糖)低于 2.8 mmol/L(50 mg/dL)而引起的以交感神经兴奋和中枢神经异常及精神异常为主要表现的临床综合征。低血糖症最常见于正在接受治疗的糖尿病患者,血糖水平≤3.9 mmol/L(70 mg/dL)。本节主要就糖尿病之外其他疾病导致的低血糖症进行阐述,包括胰岛素瘤、内分泌功能减退、肝肾衰竭及餐后反应性低血糖等。

一、病因与发病机制

(一)病因

低血糖症的分类方法很多,临床上常采用按病因分

类,可分为器质性低血糖症、功能性低血糖和外源性低血糖症(表 7-2-11)。器质性病变引起的低血糖常表现为反复出现的空腹低血糖,而功能性疾病引起的低血糖常表现为餐后低血糖。

表 7-2-11 低血糖的病因分类

分类	常见病因
器质性低血糖症(空腹低血糖症)	胰岛素/胰岛素样物质过多:胰岛 B 细胞瘤(增生、瘤或癌),胰外肿瘤尤其是腹腔内巨大肿瘤(如肉瘤、纤维肉瘤、网状细胞肉瘤、黏液瘤、肾胚胎瘤、间皮瘤等),胰腺炎 拮抗胰岛素的内分泌激素的缺乏:垂体功能减退、生长激素缺乏症、艾迪生病、甲状腺功能减退症 肝源性:糖原贮积症、糖异生过程所需酶缺乏及严重肝细胞损害(如肝癌、肝硬化、肝淤血、肝炎) 营养物质供应不足:妊娠空腹低血糖、婴儿酮症低血糖、晚期尿毒症、心力衰竭、脓毒血症、慢性吸收不良综合征、严重营养不良等 胰岛素自身免疫性低血糖
功能性低血糖症(餐后低血糖症)	反应性低血糖 胃肠道术后消化性低血糖(倾倒综合征) T2DM 早期
外源性低血糖症	口服降血糖药或胰岛素过量 摄入某些物质:如亮氨酸、精氨酸、果糖、半乳糖、大量饮酒等 其他药物:水杨酸、保泰松、普萘洛尔、喷他脒、奎宁、抗组胺药等

(二) 发病机制

生理情况下,血糖水平维持在一个相对狭小的范围内,血糖浓度空腹为 3.3~6.1 mmol/L(60~110 mg/dL),餐后高峰值不超过 10 mmol/L(180 mg/dL),餐后 2 h 低于 7.8 mmol/L(140 mg/dL)。在肝、神经、内分泌系统的调节下,体内血糖的分解与合成保持动态平衡(图 7-2-1)。

中枢神经系统感知低血糖后,刺激下丘脑和垂体释放生长激素及促肾上腺皮质激素。而肾上腺皮质释放皮质醇,肾上腺髓质释放儿茶酚胺。胰腺胰岛素分泌减少,胰升糖素分泌增加。在 4 种反馈调节激素中,胰升糖素、儿茶酚胺是调节血糖的快速反应激素。胰升糖素能够促进糖原分解和糖异生,抑制肝糖原生成。儿茶酚胺促进肝糖原分解,使肝糖输出增加,并可激活肌细胞上的 β 受体,促进肌糖原分解,还可促进脂肪组织中三酰甘油的分解而产生游离脂肪酸,游离脂肪酸能抑制肌细胞对葡萄糖的摄取。生长激素和皮质醇对低血糖有延迟反应(2~3 h 后),皮质醇可协同各种其他升糖激素增强脂肪分解及蛋白质的分解和糖异生;生长激素分泌增多,能对抗胰岛素的作用,抑制肌肉组织对葡萄糖的摄取,并直接促进脂肪组织中脂肪的分解(表 7-2-12)。

一旦上述某个环节失调,如升血糖激素缺乏、降血糖激素过多或肝不能分解糖原,则可导致血糖下降。低血糖

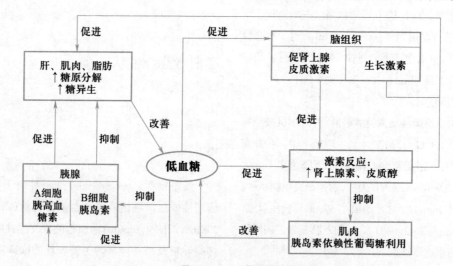

图 7-2-1 正常血糖的调节

表 7-2-12 低血糖时内分泌激素的生理反应

激素种类	激素	反应	调节血糖的供应	相对重要性
升血糖激素	胰升糖素	↑	增加糖原分解,增加糖异生,拮抗胰岛素的肝中作用	主要
	儿茶酚胺	↑	增加糖原分解,增加糖异生,拮抗胰岛素的外周作用	次要
	生长激素	↑	拮抗胰岛素的所有作用	次要
	皮质醇	↑	增加糖异生,减少糖利用,拮抗胰岛素作用	次要
降血糖激素	胰岛素	↓	糖异生增加,糖原分解增加,糖利用减少	主要

症对机体的影响以神经系统为主，大量释放儿茶酚胺可引起心动过速、烦躁不安、面色苍白、大汗等交感神经兴奋症状。血糖为脑组织的主要能源，脑组织的储糖量仅够供给几分钟使用，低血糖历时较久或反复发作，可以引起脑组织病理生理改变。

二、临床表现

由于不同个体对低血糖反应阈值不同，患者的症状差异较大。典型的低血糖症具有 Whipple 三联征特点，即：①低血糖典型的临床表现。②血糖水平低于 2.8 mmol/L（50 mg/dL）。③服糖后症状减轻或消失。

1. 交感神经兴奋症状　见于血糖迅速下降的患者。表现为饥饿感、出汗、心悸、乏力、四肢震颤、面色苍白、焦虑、情绪激动等。

2. 中枢神经、精神异常症状　多见于胰岛素瘤、注射长效胰岛素及酒精中毒后肝代谢障碍等患者。由于血糖下降速率缓慢，血糖下降到低于正常水平时，多出现注意力不集中、思维和言语迟钝、焦虑不安、视物不清、步态不稳、躁动易怒、幻觉、行为怪异、肌肉痉挛、癫痫样抽搐、瘫痪、昏迷等神经精神症状。

3. 无知觉性低血糖症　指一些糖尿病患者，由于病史较长影响了感觉神经或自主神经，或长期服用肾上腺受体阻滞剂，其反应性会逐渐变得迟钝，出现血糖水平下降而无明显症状。

三、辅助检查

（一）血糖

血糖低于 2.8 mmol/L 可确定为低血糖症。因低血糖症常为发作性的，一两次血糖正常不能除外此症，故应多次检查空腹、发作时的血糖水平来确定低血糖症。此外需要注意，低血糖的阈值是可变的，在临床上应根据患者实际情况进行判别。

（二）血浆胰岛素

1. 血浆胰岛素　是病因诊断的重要依据，在低血糖发作时应同时抽血检测胰岛素水平，在血糖低而胰岛素水平高时有临床意义。

测定血浆（或血清）胰岛素，当血糖 <3.0 mmol/L 时，免疫化学发光分析（ICM）测得血浆胰岛素浓度 ≥ 3 μU/mL，即提示胰岛素过量，符合内源性高胰岛素血症（如胰岛素瘤）。但是有些健康人血糖可低于 2.8 mmol/L，而少数胰岛素瘤患者血糖会保持在 2.8 mmol/L 以上，在判断时应加以注意。

2. 血浆 C 肽、胰岛素原及胰岛素原 / 总胰岛素原　测定血浆 C 肽和胰岛素原，可进一步确定内源性或外源性高胰岛素血症。血糖 <3.0 mmol/L 的患者，如血浆 C 肽为 0.6 ng/mL（0.2 nmol/L），胰岛素原至少 5.0 pmol/L，即可确定为内源性高胰岛素血症。

健康人胰岛素原 / 总胰岛素 <15%，胰岛素瘤患者由于胰岛素原合成增多，较多的胰岛素原来不及分解成胰岛素就被释放入血，故此值升高，常 >20%。

（三）低血糖症的功能试验

1. 禁食评估　一些患者在短期禁食后即可出现低血糖症状，可在禁食观察期间，重复测定血糖。如果出现低血糖症状且证实存在低血糖的证据（血糖 <3 mmol/L），应进行相应激素测定和影像学定位诊断。如果此方法未能诱发症状和低血糖，应进行 72 h 禁食试验。

2. 72 h 禁食试验　目的是在缺乏食物的状态下激发出低血糖。健康人或功能性低血糖者能耐受此试验，而 90% 以上胰岛素瘤患者在禁食 24 h 后或终止前 2 h 增加运动，可激发低血糖，少数需要延迟到 48~72 h 才发作，是诊断胰岛素瘤的标准检查。

（1）方案　该实验通常在晚餐后开始，整个过程中应仔细、准确记录出现的症状和体征，并进行相应的实验室检测。应仔细标记血液样本和实验室检查单，并在流程表中记录标签信息。应准确记录禁食开始时间；停用所有非必需的药物；允许患者饮水；每 6 h 采集 1 次血样用于检测血糖，直至血糖 <3.3 mmol/L，采样频率应增加到 1~2 h 1 次。务必根据静脉血糖值而不是手指血糖值，做出终止禁食试验的决定，并对血糖 <3.3 mmol/L 的血样测定胰岛素、C 肽和胰岛素原。

（2）试验终点和持续时间　当血糖 ≤2.5 mmol/L，患者出现低血糖的症状和体征时，禁食已 72 h；或血糖 <3.3 mmol/L 且之前已证实 Whipple 三联征时，可终止禁食试验，并嘱患者进食。

如果 72 h 禁食期间无低血糖症状和体征，且未检出低血糖浓度，则表明 72 h 禁食试验结果正常，但不能排除存在仅导致餐后症状的低血糖疾病。目前认为，胰岛素 / 葡萄糖比值或葡萄糖 / 胰岛素比值无助于确诊高胰岛素血症，而胰岛素绝对值更有价值。

（四）影像学检查

对于可能为内源性胰岛素介导的低血糖，需要进行定位检查。首先可选择经腹超声检查、双期增强薄层重建 CT 及 MRI 检查。如果以上影像学检查未能发现胰岛素瘤，可进一步选择超声内镜或选择性动脉钙刺激试验，放射性核素标记的生长抑素受体显像对于定位诊断也有一定帮助。

四、诊断与鉴别诊断

（一）诊断

典型病例根据 Whipple 三联征可以诊断。对于无明显低血糖发作的可疑患者，可行饥饿试验或刺激试验来诱发低血糖。

（二）鉴别诊断

1. 神经、精神系统疾病 当低血糖主要表现为中枢神经系统症状，如癫痫样发作、意识障碍、精神错乱、行为异常时，易误诊为神经、精神系统疾病。如能及时查血糖，发现血糖水平低则有助于低血糖的诊断。

2. 其他原因引起的昏迷 低血糖昏迷可与其他原因引起的昏迷，如糖尿病酮症酸中毒或高渗性昏迷、脑血管意外、肝性脑病等混淆，检查血糖水平对鉴别诊断很重要。

3. 神经性无力症 此症有焦虑、不安、乏力、神经质等表现，但症状出现与血糖水平高低无关。

4. 非低血糖综合征 患者可有疲惫、淡漠、迟钝、痉挛、心悸等类似低血糖的表现，但查血糖不低，服糖后症状改善不明显。

五、治疗

（一）低血糖发作时处理

1. 意识清楚者 口服糖类食物，如饼干、糖块、水果或含糖饮料等可很快缓解症状。对口服降血糖药阿卡波糖引起的低血糖，由于此药抑制多糖分解为单糖，用淀粉类食物对缓解低血糖效果不显著，须服用糖水。

2. 意识障碍者 立刻静脉注射 50% 葡萄糖注射液 20 mL，每 15 min 监测血糖一次，如血糖仍≤3.0 mmol/L，继续给予 50% 葡萄糖注射液 60 mL 静脉滴注。症状不能改善者可重复注射，直至患者清醒，清醒后常需要静脉滴注 10% 葡萄糖注射液，保持血糖浓度正常，并密切观察 24~48 h，以利脑细胞的恢复和防止再度昏迷。

3. 紧急而严重低血糖状态 可加用氢化可的松 100 mg 和（或）高血糖素 0.5~1 mg 肌内或静脉注射。

（二）病因治疗

寻找导致低血糖的病因，如糖尿病患者是否使用降血糖药过量，是否存在进食减少或剧烈运动，是否存在肝病等，消除致病因素能减轻和防止低血糖症的发作。不同病因的低血糖有不同的特殊处理。

1. 胰岛素瘤 确诊后应尽早手术切除，对不能手术者可试用：①链脲霉素及氟尿嘧啶，有效率达 60% 以上。②二氮嗪、氢氯噻嗪，直接作用于胰岛 B 细胞，抑制胰岛素的分泌和释放而起作用。③糖皮质激素和高血糖素合用以提高血糖。

2. 胰外肿瘤 切除肿瘤为主。

3. 肝源性低血糖 保肝治疗，多进食高蛋白质、高糖类饮食，必要时睡前加餐。

4. 内分泌功能减退 相应的激素替代治疗。

5. 反应性低血糖 采用少量多餐，饮食中严格控制糖类入量，增加蛋白质入量，对于精神紧张、易激动、易焦患者可适当应用安神或镇静药，也可应用阿托品或溴丙胺太林（普鲁本辛）以减轻迷走神经张力。

（余学锋　刘喆隆）

第三章　脂代谢紊乱和肥胖症

第一节

血脂异常和异常脂蛋白血症

血脂是血浆中的中性脂肪（三酰甘油和胆固醇）和类脂（磷脂、糖脂、固醇、类固醇）的总称，循环血中脂质的质和量的异常被称为血脂异常（dyslipidemia）。由于脂质不溶或微溶于水，在血中必须与蛋白质结合为脂蛋白的形式存在，因此，血脂异常实际上表现为异常脂蛋白血症（dyslipoproteinemia）。

一、血脂、脂蛋白、载脂蛋白及脂质的代谢及转运

（一）血脂、脂蛋白、载脂蛋白

脂蛋白（lipoprotein）由脂质和蛋白质两部分组成，主要负责机体胆固醇、三酰甘油及脂溶性维生素的转运。脂蛋白存在于体液中（血浆为主，组织液和淋巴液中量少），

并通过体液完成组织中疏水性脂质(三酰甘油、胆固醇和脂溶性维生素)的转入与转出。脂蛋白结构中包含一个疏水性脂质核心(三酰甘油、胆固醇酯)。外围亲水性的脂质(磷脂、游离脂肪酸)和蛋白质。血浆脂蛋白按照其相对密度分为 5 类：乳糜微粒(CM)、极低密度脂蛋白(VLDL)、中间密度脂蛋白(IDL)、低密度脂蛋白(LDL)和高密度脂蛋白(HDL)。脂蛋白的密度取决于每个微粒中脂质的含量。其中，HDL 是体积最小、密度最大的脂蛋白，而 CM 和 VLDL 则是体积最大、密度最小的脂蛋白。血浆中三酰甘油主要由 CM 和 VLDL 转运，大部分的胆固醇则以胆固醇酯的形式由 LDL 及 HDL 转运。

脂蛋白中的蛋白质部分称为载脂蛋白(apolipoprotein)，它在结合、转运脂质及稳定脂蛋白结构中发挥重要作用。载脂蛋白还可以活化脂蛋白代谢的关键酶类，并作为配体参与细胞膜脂蛋白受体的识别。目前已发现了 20 多种载脂蛋白，按其组成及氨基酸的差异又分为 A、B、C 等型和若干亚型，如 ApoA1、ApoA2、ApoB 48 和 ApoB 100 等。

(二) 脂质的代谢及转运

1. 食物源性脂质的转运　食物中的三酰甘油经肠道表面的脂肪酶水解后，再经胆汁酸乳化形成微粒，与胆固醇、脂肪酸和脂溶性维生素一起在近端小肠被吸收形成 CM，并通过转运系统被运送至体循环，被周围组织广泛利用。最终，乳糜残粒由肝细胞摄取并迅速清除。

2. 肝源性脂质的转运　肝源性脂质的转运是指肝合成 VLDL 经代谢转化为 IDL 最后形成 LDL，分泌含 ApoB 的脂蛋白等代谢过程。

3. 胆固醇的逆向转运　机体有核细胞合成的胆固醇,在由肝和肠道合成的 HDL 介导下，从肝外组织运输到肝,肝细胞可以经胆汁直接排泄胆固醇，也可以将胆固醇转化为胆汁酸后予以排泄。肠上皮细胞则直接将胆固醇经肠腔排泄出去，此过程称为"胆固醇逆向转运"。

二、病因与发病机制

脂蛋白代谢是一个极其复杂的过程,任何可能引起脂质代谢和转运异常的因素,包括合成的增多或清除的减少,都可以导致血脂异常的发生。高脂饮食、增重、增龄、雌激素水平降低、基因缺陷和系统性疾病均可导致血脂异常。

三、血脂异常分型

(一) 表型分类

表型分类由 Frederickson 提出,是国际上通用的分类系统。主要根据血浆脂蛋白升高的程度不同分为 I ~ V 型(表 7-2-13)。该分类法不是基于病因学,故称表型分类。

上述表型过于复杂,临床上常将高脂血症分为高胆固醇血症、高三酰甘油血症和混合型高脂血症。

(二) 遗传分类

已知部分原发性血脂异常患者存在一个或多个遗传基因缺陷,多具有家族聚集性,有明显的遗传倾向。已知的单基因突变所致的原发性血脂异常包括:家族性高胆固醇血症、家族性 ApoB 缺陷、家族性异常 β 脂蛋白血症、常染色体隐性遗传性高胆固醇血症、常染色体显性遗传性高

表 7-2-13　Frederickson 高脂蛋白血症表型分类

	I	IIa	IIb	III	IV	V
升高的脂蛋白种类	CM	LDL	LDL,VLDL	CM,VLDL残粒	VLDL	CM,VLDL
三酰甘油	++++	−	++	++ → +++	++	++++
胆固醇	+ → ++	+++	++ → +++	++ → +++	− → +	++ → +++
LDL C	↓	↑	↑	↓	↓	↓
HDL-C	+++	+	++	++	++	+++
血浆表现	乳白	清亮	清亮	混浊	混浊	乳白
黄色瘤	丘疹样	好发于肌腱,结节状	无	好发于掌部,结节状,丘疹样	无	丘疹样
胰腺炎	+++	−	−	−	−	+++
冠状动脉粥样硬化	−	+++	+++	+++	+/−	+/−
周围动脉粥样硬化	−	+	+	++	+/−	+/−
遗传分型	FCS	FH,FDB,ARH,ADH	FCHL	FDBL	FHTG	FHTG

注:FCS,家族性高乳糜微粒血症综合征;FH,家族性高胆固醇血症;FDB,家族性 ApoB 缺陷;ARH,常染色体隐性遗传性高胆固醇血症;ADH,常染色体显性遗传性高胆固醇血症;FCHL,家族性混合性高脂血症;FDBL,家族性异常 β 脂蛋白血症;FHTG,家族性高三酰甘油血症。

胆固醇血症等。

(三) 按是否继发于全身性疾病分类

继发性血脂异常由全身系统性疾病，如肥胖、糖尿病、甲减、肾病等所引起，也可由某些药物所引起。在排除了继发性血脂异常后，就可以诊断为原发性血脂异常。原发性和继发性血脂异常也可同时存在。

1. 肥胖　常伴有血脂异常，其与胰岛素抵抗密切相关。主要表现为血三酰甘油、VLDL 和（或）LDL 的增加，HDL- 胆固醇（HDL-C）降低。

2. 糖尿病　1 型糖尿病患者如果血糖控制良好并没有血脂异常。糖尿病酮症酸中毒时，外周脂肪组织释放大量游离脂肪酸涌入肝，常常会引起高三酰甘油血症。2 型糖尿病患者即使血糖控制良好也常常伴有血脂异常，主要表现为高三酰甘油、高 VLDL 及低 HDL-C。

3. 甲状腺疾病　甲减代谢率下降常常伴有血总胆固醇、LDL-C 升高。相反，甲亢患者的血总胆固醇、LDL-C 降低。一些甲减患者还有轻微的高三酰甘油血症。

4. 肝病及肾病　感染、药物或酒精性肝炎常引起 VLDL 合成增加和轻到中度高三酰甘油血症。重型肝炎或肝衰竭由于脂蛋白生物合成能力明显降低，血总胆固醇和三酰甘油水平急剧下降。胆道阻塞也可导致胆固醇增加。肾病综合征低蛋白血症，导致肝代偿性合成加速，常伴有严重的血脂异常，主要表现为混合性，也可为高总胆固醇和高三酰甘油血症。

5. 酒精及药物　经常饮酒常引起三酰甘油升高，主要表现为Ⅳ型血脂异常，但是如果患者有基础的血脂紊乱，则可能发展为严重的高三酰甘油血症（Ⅴ型）。

雌激素可以增加 VLDL 和 HDL 的合成，引起血三酰甘油和 HDL-C 水平升高。

四、临床表现

血脂异常一般无临床症状，但严重病例可有黄色瘤发生，同时由于脂质在血管壁沉积引起动脉粥样硬化，可表现为冠心病、缺血性脑卒中、周围动脉疾病、腹主动脉瘤及症状性颈动脉病（如短暂性脑缺血）等心血管疾病的相关症状与体征。血脂异常作为代谢综合征的一部分，常与超重/肥胖、血压增高和糖代谢异常等同时存在或先后发生。严重的高三酰甘油血症可引起急性胰腺炎。因此这些代谢疾病患者，应该常规、定期了解有无血脂异常。

五、实验室检查

测定血 TC、TG、LDL-C 和 HDL-C 需在空腹状态下（禁食 12~14 h）。TC 是血中所有脂蛋白中胆固醇的总和，TG 是所有脂蛋白中三酰甘油的总和。LDL-C 和 HDL-C 分别指 LDL 和 HDL 中的胆固醇含量。在大多数临床实验室，TC 和 TG 是由酶法测定的。沉降含 ApoB 的脂蛋白后，测定上清液中胆固醇的含量反映 HDL-C。LDL-C 可由下面公式估算：LDL-C(mg/dL)=TC-(TG/5)-HDL-C 或 LDL-C(mmol/L)=TC-(TG/2.2)-HDL-C。VLDL-C 为血 TG 的 1/5，反映 VLDL 颗粒中 TC 和 TG 的比例。当 TG 超过 4.5 mmol/L（400 mg/dL）时，这个公式就不适用了，此时，应采用免疫法直接测定 LDL-C。

六、诊断

了解患者是哪种或哪几种脂蛋白代谢紊乱是治疗的第一步。血脂异常 Frederickson 分类标准对临床仍然有一定实用价值。

确定血脂异常的可能病因：①肥胖症、糖尿病、肝病、原发性甲减、肾病等的诊断或排除。②查找原发性血脂异常的原因，包括遗传基因的确定。

病因的确定有助于判断患者的心血管疾病风险及对药物治疗的反应。详细了解家族史有助于做出正确诊断，必要时对家族成员进行血脂分析。根据 2016 年《中国成人血脂异常防治指南》，我国人群血脂合适水平见表 7-2-14。

七、治疗

血脂异常与动脉粥样硬化密切相关。纠正血脂异常

表 7-2-14　中国 ASCVD 一级预防人群血脂水平异常分层标准

分层	TC [mmol/L（mg/dL）]	LDL-C [mmol/L（mg/dL）]	HDL-C [mmol/L（mg/dL）]	TG [mmol/L（mg/dL）]
合适范围	<5.2（200）	<3.4（130）	≥1.04（40）	<1.70（150）
边缘升高	5.2~6.2（200~240）	3.4~4.1（130~160）		1.70~2.3（150~200）
升高	≥6.2（240）	≥4.1（160）		≥2.3（200）
降低			<1.04（40）	

注：ASCVD，动脉粥样硬化性心血管病。

的目的在于预防和降低缺血性心血管病的患病率和死亡率。治疗措施应是综合性的、长期的。生活方式改变为首要的基本治疗措施,根据危险因素、血脂水平等决定是否或何时开始药物治疗。继发性血脂异常应以治疗原发病为主。

(一)治疗目标

2016 年中国成人血脂异常防治指南制定联合委员会制定了"血脂异常防治建议"(简称《建议》),提出如下血脂异常危险分层和防治目标。

1. 血脂异常危险分层 根据心血管疾病发病的综合危险大小来决定干预的强度。《建议》按照有无 ASCVD、有无高血压及其他心血管危险因素的多少,结合血脂水平来综合评估心血管疾病的发病危险,将人群进行危险性高低分层(表 7-2-15)。危险性越高,则调脂治疗应该更加积极。

(1) 极高危人群 ASCVD 包括急性冠脉综合征(不稳定型心绞痛和急性心肌梗死)、稳定型心绞痛、陈旧性心肌梗死、有客观证据的心肌缺血、冠状动脉介入治疗及旁路移植术后、缺血性脑卒中、短暂性脑缺血发作和外周动脉粥样硬化病等。

(2) 高危人群 包括如下。

1) LDL-C≥4.9 mmol/L,或 TC≥7.2 mmol/L。

表 7-2-15 血脂异常危险分层方案

符合下列任意条件者,可直接列为高危或极高危人群
极高危:ASCVD 患者
高危:(1) LDL-C ≥ 4.9 mmol/L 或 TC ≥ 7.2 mmol/L
　　　(2) 糖尿病患者 1.8 mmol/L≤LDL-C< 4.9 mmol/L 和(或)3.1 mmol/L ≤TC<7.2 mmol/L 且年龄≥ 40 岁

↓

不符合者,评估 10 年 ASCVD

危险因素个数	血清胆固醇水平分层(mmol/L)		
	3.1 ≤TC <4.1 和(或) 1.8≤LDL-C<2.6	4.1≤TC<5.2 和(或) 2.6≤LDL-C<3.4	5.2≤TC<7.2 和(或) 3.4≤LDL-C<4.9
无高血压 0~1 个	低危(<5%)	低危(<5%)	低危(<5%)
2 个	低危(<5%)	低危(<5%)	中危(5%~9%)
3 个	低危(<5%)	中危(5%~9%)	中危(5%~9%)
有高血压 0 个	低危(<5%)	低危(<5%)	低危(<5%)
1 个	低危(<5%)	中危(5%~9%)	中危(5%~9%)
2 个	中危(5%~9%)	高危(≥10%)	高危(≥10%)
3 个	高危(≥10%)	高危(≥10%)	高危(≥10%)

↓

ASCVD 10 年发病危险为中危且年龄< 55 岁者,评估余生危险

具有以下任意 2 项及以上危险因素者,定义为高危:

1. 收缩压≥160 mmHg 或舒张压≥100 mmHg

2. 非 HDL-C≥5.2 mmol/L(200 mg/dL)

3. HDL-C<1.0 mmol/L(40 mg/dL)

4. BMI≥28 kg/m²

5. 吸烟

注:包括吸烟、低 HDL-C 及男性≥ 45 岁或女性≥ 55 岁。慢性肾病患者的危险评估及治疗请参与特殊人群血脂异常的治疗。ASCVD:动脉粥样硬化性心血管疾病,TC:总胆固醇,LDL-C:低密度脂蛋白胆固醇,HDL-C:高密度脂蛋白胆固醇,非 HDL-C:非高密度脂蛋白胆固醇,BMI:体重指数。1 mmHg=0.133 kPa。

2) 糖尿病患者年龄超过 40 岁同时 LDL-C≥1.8 mmol/L。

3) 表 7-2-16 中中危具有两个以上危险因素，包括：①高血压（血压≥160/100 mmHg）；②吸烟；③低 HDL-C 血症［HDL-C<1.0 mmol/L(40 mg/dL)］；④肥胖（BMI≥28 kg/m²）；⑤非 HDL-C 血症［HDL-C≥5.2 mmol/L(200 mg/dL)］。高 HDL-C 是能够降低心血管疾病危险的因素，具有保护性作用。

2. 防治目标　根据 2016 年《中国成人血脂异常防治指南》的指导意见，我国人群血脂异常治疗的 LDL-C 和非 HDL-C 值目标水平见表 7-2-16。

表 7-2-16　血脂异常患者调脂治疗的 LDL-C 和非 LDL-C 目标值

危险分层	LDL-C	非 HDL-C
低危或中危	<3.4 mmol/L	<4.1 mmol/L
高危	<2.6 mmol/L	<3.4 mmol/L
极高危	<1.8 mmol/L	<2.6 mmol/L

（二）非药物治疗

1. 饮食治疗　饮食治疗是控制血脂异常的基本措施。在保证每日营养要素的基础上，控制总的热量；合理选择要素构成比；控制体重。对于 ASCVD 高危的患者，应控制饮食中饱和脂肪酸、反式脂肪酸及胆固醇的摄入量。脂肪的摄入应该控制在能量的 30% 以内，饱和脂肪酸在 10% 以内；反式脂肪酸在 1% 以内，总胆固醇每日控制在 300 mg 以内。高三酰甘油血症的患者，应减少糖类的摄入；严重的高三酰甘油血症患者（TG>22.6 mmol/L），应严格控制脂肪的总摄入量。

2. 规律的有氧运动　规律的有氧运动有适度升高 HDL-C 的作用，但其对心血管的益处则远超对血脂的影响。

3. 其他健康生活方式　如戒烟、限盐、限制饮酒等，对改善血脂异常也有良好作用。

（三）药物治疗

1. HMG-CoA 还原酶抑制剂（他汀类）

（1）主要作用　抑制 HMG-CoA 还原酶，减少胆固醇的合成，反馈性上调细胞表面的 LDL 受体的表达，增加肝 LDL 受体活性，从而加速血液循环中 LDL 的清除，也在一定程度上降低 TG 和 VLDL，轻度升高 HDL-C 水平。他汀类药物降低 LDL 效应呈剂量依赖性。他汀类药物是目前临床上应用最广的调脂药。

（2）适应证　为高胆固醇血症和以胆固醇升高为主的混合性高脂血症。

（3）主要制剂及其用法用量　洛伐他汀(lovastatin) 10~80 mg，辛伐他汀(simvastatin)5~40 mg，普伐他汀(pravastatin) 10~40 mg，氟伐他汀(fluvastatin)10~40 mg，阿托伐他汀(atorvastatin)10~80 mg，瑞舒伐他汀(rosuvastatin) 10~20 mg。可在任何时间服药，但在晚上服用作用更好。如能耐受，不要停药，坚持长期使用。

（4）一般不良反应　消化不良、头痛、疲劳、肌痛及关节痛，肝氨基转移酶(谷内转氨酶和谷草转氨酶)升高。在开始治疗前、治疗开始后 8~12 周及以后每年都应行氨基转移酶的检测。有意义的氨基转移酶的升高（大于正常值上限的 3 倍）相对罕见，轻到中度氨基转移酶升高但没有症状者，不应中断治疗。严重的他汀类药物相关性肝炎在临床上罕见。

（5）严重不良反应　严重的肌病甚至横纹肌溶解症。他汀类药物治疗中极少发生，但他汀类药物相关性肌病的风险性在下列情况下有所提高：老年、体弱、肾衰竭及同时服用影响他汀类药物代谢的其他药物，如红霉素、抗真菌药、免疫抑制剂、吉非罗齐。若出现肌溶解症状，则血浆肌酸激酶水平明显升高。但对于服用他汀类药物的患者，血浆肌酸激酶水平的检测并不作为常规检查，因为无肌溶解症状患者的肌酸激酶升高，并不能预测肌病的发生，也不是中止药物治疗的指征。

2. 纤维酸衍生物（贝特类）

（1）主要作用　贝特类药物能激活脂蛋白酯酶的活性（提高三酰甘油清除率），减少 ApoC3 的合成（提高残留脂蛋白清除率），还能减少 VLDL 的产生。贝特类能在降低 TG 的同时适当升高 HDL。

（2）适应证　为高三酰甘油血症和以三酰甘油升高为主的混合性高脂血症。

（3）主要制剂及用法用量　非诺贝特(fenofibrate)0.1 g，每天 3 次，或微粒型 0.2 g，每天 1 次；苯扎贝特(bezafibrate) 0.2 g，每天 3 次，或缓释型 0.4 g，每晚 1 次。

（4）不良反应及禁忌证　胃肠道反应、皮疹、血白细胞减少。少数患者服药后出现一过性肝氨基转移酶和肌酸激酶升高，若上述指标明显异常，应及时停药。贝特类药物能增强抗凝血药作用，两药合用时需调整抗凝血药剂量，禁用于肝肾衰竭者及儿童、妊娠和哺乳期妇女。

3. 胆固醇吸收抑制剂　依折麦布(ezetimibe)是一种胆固醇吸收抑制剂，其直接结合在 NPC1L1 蛋白上，抑制胆固醇的肠吸收。在人体，10 mg 依折麦布即能减少几乎 60% 的胆固醇的吸收。依折麦布 10 mg 平均可降低 18% 的血 LDL-C，在与他汀类药物的联合应用中，其药效还可以得到叠加。但它对于 TG 及 HDL-C 水平的影响微乎其微，也没有其改善心血管疾病进程的相关报道。依折麦布在与他汀类药物联合应用时，应监测肝氨基转移酶的变化。如今，依折麦布已经成为在服用他汀类药物基础上，需进一步降低 LDL-C 患者的首选药物，同时也在他汀类药物不耐受的患者中得到应用。

4. 胆酸螯合剂（树脂类）可将胆汁酸绑定在肠腔内，以加速其随粪便的排泄。为了保持胆汁酸平衡，肝转移胆固醇以合成胆汁酸。肝细胞内胆固醇容量的减少导致 LDL 受体数量上调，同时也增加了血液循环 LDL 的清除率。包括考来烯胺（cholestyramine，消胆胺）、考来替泊（colestipol，降胆宁）。

5. 烟酸（尼克酸）是一类复合维生素 B。烟酸可减少肝三酰甘油的合成及 LDL 的分泌，但其作用机制不明。烟酸还能升高血中 HDL-C 的浓度，它也是目前唯一能显著升高 ApoA 的降血脂药。包括烟酸（nicotinic acid 或 niacin），阿昔莫司（acipimox，氧甲吡嗪）。

6. ω-3 脂肪酸（鱼油）ω-3 多不饱和脂肪酸（ω-3 PUFA）是鱼油中的两种活性分子：二十碳五烯酸（EPA）和二十二碳六烯酸（DHA）。鱼油添加剂可与贝特类、烟酸或他汀类等联合治疗高三酰甘油血症。ω-3 PUFAs 已浓缩为片剂，需每日服用 3~4 g。部分患者在服用鱼油后可引起血 LDL-C 的升高。一般情况下，鱼油的耐受性及安全性较好。

7. 前蛋白转化酶枯草溶菌素 9/kexin9 型（PCSK9）抑制剂 PCSK9 是肝合成的分泌性丝氨酸蛋白酶，可与 LDL 受体结合并使其降解，从而减少 LDL 受体对血 LDL-C 的清除。通过抑制 PCSK9，可以抑制 LDL 的降解，增加 LDL-C 的清除。PCSK9 的单克隆抗体已上市，用于包括家族性高胆固醇血症的治疗，可降低 LDL-C 40%~70%，减少 ASCVD 事件，安全性较好。

（四）其他方法

对他汀类药物过敏或不能耐受的严重难治性高胆固醇血症者，可以考虑血浆净化疗法。该法是将患者的血浆通过一个柱状装置，选择性地去除 LDL，后再将血浆重新输回到患者体内。

第二节
肥胖症

（肖建中 赵文惠）

第四章 高尿酸血症和痛风

核酸是维持细胞功能和增殖的重要物质基础，正常情况下嘌呤（purine）和嘧啶（pyrimidine）能达到合成和分解代谢的平衡，当其中任何一个环节出现障碍并引起代谢不平衡时，统称为核酸代谢紊乱。尿酸（uric acid）是人类嘌呤代谢的终末产物，生成过多或排泄减少时可引起高尿酸血症（hyperuricemia）和（或）痛风（gout）。

高尿酸血症和痛风见于世界各地区，以中老年男性和绝经后女性为主。不同种族高尿酸血症的患病率为 2.6%~36%，痛风为 0.03%~15.3%，但近年来患病率上升和年轻化趋势明显，可能与我国经济发展、生活方式和饮食习惯改变等有关。

一、定义

正常嘌呤饮食情况下，无论性别，非同日两次空腹血尿酸水平超过 420 μmol/L（7 mg/dL），称为高尿酸血症。

痛风是由嘌呤代谢紊乱和（或）尿酸排泄障碍所致的一组临床综合征，主要临床表现为反复发作性关节炎、痛风石形成和关节畸形，严重者可导致骨关节病变、关节活动障碍与畸形，累及肾可引起慢性尿酸盐肾病和尿酸性肾石病，严重者可出现肾衰竭。

二、病因与发病机制

（一）高尿酸血症的病因与发病机制

尿酸是人类嘌呤代谢的终产物，主要由细胞代谢分解的核酸和其他嘌呤类化合物及饮食中的嘌呤经酶分解而来，其中 80% 属于内源性代谢生成，而从富含嘌呤或核酸蛋白食物而来的仅占 20%。尿酸主要在富含黄嘌呤氧化酶的肝和小肠组织中产生。尿酸合成途径中酶的缺陷是导致内源性尿酸生成增多的原因，为遗传性疾病。已证实酶缺陷可引起高尿酸血症和痛风。当细胞转换加速、增殖性疾病、细胞死亡(如白血病、恶性肿瘤细胞毒性药物化疗后、溶血和横纹肌溶解)等状态下嘌呤代谢增强。高尿酸血症还可以来自骨骼肌 ATP 大量分解,见于剧烈运动或严重癫痫持续状态发作后,或Ⅲ型、V型和Ⅶ型糖原贮积症。另外,心肌梗死、急性呼吸衰竭亦可以引起 ATP 分解加速,产生大量嘌呤,引起高尿酸血症。尿酸排泄减少。约 2/3 的尿酸通过肾排泄,其余 1/3 通过肠道、胆道等肾外途径排泄。肾小球滤过减少、近端小管重吸收增加和肾小管分泌减少等均可引起高尿酸血症。

(二)痛风的病因与发病机制

痛风是遗传因素和环境因素相互作用及共同作用的结果。高尿酸血症患者中 15%~20% 发展为痛风。高尿酸血症是痛风最重要的危险因素和生化基础。急性关节炎是由尿酸盐结晶沉积引起的炎症反应。血尿酸长期处于过饱和状态,在关节内脱水,细胞外基质蛋白减少,局部 pH 和温度降低时,尿酸盐结晶析出于关节液中,导致痛风性关节炎。长期尿酸盐结晶沉积诱导单核细胞、上皮细胞和巨噬细胞浸润,形成异物结节即痛风石。血尿酸水平越低,痛风发生率和复发率越低。例如,血尿酸水平长期 < 360 μmol/L 时,痛风年复发率 <14%;血尿酸 >480 μmol/L 时,年复发率超过 50%。

三、分类

(一)高尿酸血症的分型

高尿酸血症分型多采用尿酸排泄分数(fractional excretion of urate,FEUA)或 24 h 尿尿酸排泄量(urine urate excretion,UUE)作为分型工具,包括肾排泄不良型、肾负荷过多型、混合型和其他型。

(二)痛风的分类

根据导致痛风的病因是否明确,临床上分为原发性和继发性两大类。原发性痛风绝大多数病因不明,继发性痛风则由系统性疾病或药物引起。

1. 原发性痛风 已明确性连锁先天性嘌呤代谢异常症有次黄嘌呤鸟嘌呤磷酸核糖基转移酶(hypoxanthineguanine phosphoribosyltransferase,HGPRT)缺乏症和磷酸核糖基焦磷酸(phosphoribosyl pyrophosphate,PRPP)缺乏症等。绝大多数病因不清,有家族聚集性,系多基因遗传缺陷所致,与增龄、性别及生活方式有关,常伴有肥胖、血脂异常、高血压、糖代谢异常、动脉粥样硬化性心脑血管疾病和慢性肾病等。

2. 继发性痛风 酗酒、剧烈运动、手术、心肌梗死、急性呼吸衰竭等危重患者由于消耗大量 ATP 引起高尿酸血症。骨髓增生性疾病、溶血性贫血、横纹肌溶解症、银屑病可加速细胞转化、增殖和死亡,促进核酸分解,使尿酸来源增加。肾病致尿酸排泄减少,乳酸、酮酸和某些药物(如烟酸、氢氯噻嗪、吡嗪酰胺、小剂量阿司匹林)可通过竞争有机阴离子转运子降低尿酸排泄。上述情况均可以导致高尿酸血症和继发性痛风。而葡萄糖 -6- 磷酸脱氢酶缺乏症和果糖 -1- 醛缩酶缺乏症可因上述尿酸生成增多和排泄减少双重机制导致高尿酸血症和痛风。

四、临床表现

(一)无症状期及亚临床痛风

从尿酸增高至临床痛风症状出现的时间可长达数年至数十年,有些患者可终身不出现症状,仅有波动性或持续性高尿酸血症。中华医学会内分泌学分会提出了"亚临床痛风"的概念,并将无症状高尿酸血症患者经关节超声、双能 CT 或 X 线发现的尿酸钠晶体沉积和(或)痛风性骨侵蚀作为亚临床痛风的诊断依据。

(二)急性关节炎期

发病过程包括下列 3 个阶段:①尿酸钠结晶在关节腔内外组织中析出、沉积;②位于关节腔内的巨噬细胞和由血液中单核细胞分化来的巨噬细胞吞噬尿酸钠晶体,分泌 IL-6、IL-1β 等炎性因子;③中性粒细胞在上述炎性因子的趋化下,透过毛细血管基膜,到达炎症部位吞噬尿酸钠晶体,释放大量炎症因子,致使痛风发作。

痛风性关节炎以中青年男性多见,常首发于第一跖趾关节,或踝、膝等关节,起病急骤,24 h 内发展至高峰。常有以下特点:①常以饮酒、受寒、劳累、高嘌呤饮食、手术、关节局部损伤、心肌梗死、脑卒中等为诱因。②急性单关节炎常为首发症状,尤以第一跖趾关节多见,足弓、踝、膝、腕和肘关节亦常受累。表现为夜间或清晨突然起病,多呈剧痛,触痛明显,受累关节出现红、肿、热、痛和功能障碍。初次发病常累及单个关节,持续数天至数周可完全自然缓解,反复发作则受累关节逐渐增多,症状持续时间延长,两次关节炎发作间歇期缩短。③可伴有发热、畏寒、心悸、头痛等全身症状。④发作间隙期长短不一,几乎无残余症状,可有发作部位皮肤色素加深、脱屑。

(三)痛风石及慢性关节炎期

多次急性单关节或寡关节发作后,可表现为每年发作次数增多,症状持续时间延长,逐渐发展为慢性非对称性关节炎,甚至累及肌腱、腱鞘等关节周围组织。痛风石为此期特征性的临床表现,约 70% 未经治疗的患者在首发症状发作 20 年后可出现痛风石,常见于耳部、第一跖趾关节、指关节、肘关节等部位。痛风石隆起于皮下，外观如芝麻至鸡蛋大小不等，常呈多关节受累，且多见于关节远端，受累关节可表现为以骨质缺损为中心的关节肿胀、僵硬及畸形，严重时痛风石处皮肤发亮、菲薄，破溃后排出豆渣样白色物质，瘘管周围组织呈慢性肉芽肿，不易愈合，但较少继发感染。

(四) 肾病变

(1) 慢性尿酸盐肾病　又称尿酸盐肾硬化症，是痛风特征性病理变化之一，无痛风性关节炎发作者不易诊断。临床上呈隐匿起病，早期表现为间歇性蛋白尿，进而发展为持续性蛋白尿，伴肾浓缩功能下降时夜尿可增多，晚期可发生肾衰竭。

(2) 尿酸性尿路结石　痛风患者中总发生率可达 20%以上。细小泥沙样结石可随尿液排出而无症状，较大者可梗阻尿路，引起血尿、肾绞痛、肾积水及尿路感染等。肾结石症状可早于关节炎发作。纯尿酸结石能被 X 线透过不显影，混合钙盐较多者可显影。

(3) 急性尿酸性肾病　多见于继发性高尿酸血症，主要见于骨髓增生性疾病放化疗后、癫痫发作后和劳力性热射病，患者血、尿尿酸浓度突然增高，大量尿酸结晶沉积于集合小管、肾盂、肾盏及输尿管，导致尿路梗阻和远端肾血管床闭塞，而引起急性肾损伤。临床表现为少尿、无尿或急性肾衰竭，尿中可见大量尿酸结晶和红细胞。

五、辅助检查

(一) 血尿酸测定

血清标本，尿酸酶法。

(二) 24 h 尿尿酸测定

限制嘌呤饮食 5 d 后，每日尿酸排出量超过 3.57 mmol (600 mg)，可认为尿酸生成增多。此外，可计算尿酸排泄分数 (FEUA)，FEUA=(尿酸浓度 × 血肌酐浓度 / 尿肌酐浓度 × 血尿酸浓度)×100%。FEUA >10%~12% 为尿酸生成增多型，<5.5%~7% 为尿酸排泄减少型，介于两者之间为混合型。

(三) 滑囊液或痛风石内容物检查

偏振光显微镜下可见双折光的针形尿酸钠结晶，具有确诊价值。

(四) 关节 B 超检查

关节腔内可见典型的"暴雪征"和"双轨征"，具有诊断价值。关节内点状强回声及强回声团伴声影是痛风石的常见表现。

(五) X 线检查

早期急性关节炎发作仅见非特征性软组织肿胀，慢性期或反复发作后可见软骨缘破坏，关节面不规则，特征性改变为穿凿样、虫蚀样圆形或弧形的骨质透亮缺损，如同时合并软组织包块则为慢性痛风石的特征性 X 线改变。

(六) 双能 CT 与 MRI 检查

双能 CT 可特异性区分组织与关节周围尿酸盐结晶，具有诊断价值。MRI 的 T_1 和 T_2 加权图像上，痛风石呈斑点状低信号。

六、诊断与鉴别诊断

(一) 诊断

1. 血尿酸水平　正常嘌呤饮食情况下，无论性别，非同日两次空腹血尿酸水平超过 420 μmol/L(7 mg/dL) 可诊断为高尿酸血症。

2. 病史及临床表现　中老年男性，病程中出现特征性关节炎发作或尿酸性结石引发肾绞痛表现，且伴有高尿酸血症者应考虑痛风。急性关节炎期，秋水仙碱治疗迅速显效，对本病诊断有重要价值。

3. 尿酸盐结晶　关节穿刺滑囊液或痛风石内容物检查证实为尿酸盐结晶即可确立诊断。

完整的痛风诊断应包括病因(原发或继发)、分期(急性期、间歇期、慢性期、慢性基础上急性加重)、生化特征(尿酸生成增多型、尿酸排泄障碍型、混合型)、并发症(痛风石、肾病变等)和合并症(代谢综合征及其组分、心脑血管疾病等)。2015 年 ACR/EULAR 共同推出新版痛风分类标准，将"至少发生一次关节肿胀、疼痛或触痛"作为诊断流程准入的必要条件。"在关节或滑膜液中发现尿酸钠结晶，或出现痛风石"作为确诊的充分条件。若不符合此项充分条件，则依据临床症状、体征、实验室及影像学检查结果累计赋分，≥8 分可临床诊断痛风。因此，血生化、尿酸排泄分数和影像学等检查对完善诊断有重要价值。

(二) 鉴别诊断

由于本病表现多样化，非典型病例需与类风湿关节炎、化脓性关节炎和创伤性关节炎及假性痛风相鉴别。

七、治疗

(一) 一般治疗

所有高尿酸血症与痛风患者应保持健康的生活方式，包括控制体重，规律运动，避免高嘌呤饮食(主要包括动物内脏，沙丁鱼、蛤、虾类等海鲜，浓肉汤等)，限制高果糖饮食，鼓励奶制品和新鲜蔬菜的摄入及适量饮水(每日 2 000 mL以上)；不推荐也不限制豆制品(如豆腐)的摄入，严格限制各种酒类，慎用影响尿酸排泄的药物(如小剂量阿司匹林、利尿药等),避免诱发因素。患者应知晓并终身关注血尿酸的影响因素,始终将血尿酸水平控制在理想范围。

尿 pH<6 是尿酸性肾结石形成的重要原因。服用碱化尿液药物如碳酸氢钠和枸橼酸制剂,使晨尿 pH 维持在 6.2~6.9,可降低尿酸性肾结石的发生风险和促进肾结石的溶解。碳酸氢钠适用于慢性肾功能不全合并代谢性酸中毒患者,剂量 0.5~1.0 g 口服,3 次/d。枸橼酸盐制剂主要用于尿酸性肾结石、胱氨酸结石及低枸橼酸尿的患者,使用剂量主要根据尿 pH 决定,一般用量 9~10 g/d,疗程 2~3 个月。

(二)无症状高尿酸血症及亚临床痛风的治疗

对于无症状高尿酸血症者,应积极寻找病因,去除继发因素,避免急性发作的诱因,密切随访。如伴发代谢综合征或其组分,应高度重视治疗性生活方式干预,可在治疗伴发病的同时,适当降低尿酸水平,尤其应选用兼有降尿酸作用的降压、降糖和调脂药物。《中国高尿酸血症与痛风诊疗指南(2019)》建议,无症状高尿酸血症患者出现下列情况时应考虑起始降尿酸药物治疗:血尿酸水平≥540 μmol/L 或血尿酸水平≥480 μmol/L 且有下列合并症之一:高血压、脂代谢异常、糖尿病、肥胖、脑卒中、冠心病、心功能不全、尿酸性肾石病、肾功能损害(≥CKD2 期)。无合并症者,建议血尿酸控制在 <420 μmol/L;伴合并症时,建议控制在 <360 μmol/L。对于无症状高尿酸血症患者,如影像学检查发现尿酸钠晶体沉积和(或)痛风性骨侵蚀且血尿酸水平≥480 μmol/L 时,启动相应降尿酸和预防痛风发作治疗,建议血尿酸控制在 <360 μmol/L。肿瘤患者化疗或放疗时,为避免急性尿酸性肾病的发生,使用降尿酸治疗是合理的,可试用拉布立酶或聚乙二醇尿酸酶等促进尿酸分解的药物。

(三)急性痛风性关节炎的治疗

卧床休息,抬高患肢,冰敷患处,避免负重,尽早使用药物缓解症状。既往未服降尿酸药物者应暂缓使用降尿酸药物,以免引起血尿酸波动,延长发作时间或诱发转移性痛风。已用者,可继续使用。

1. 秋水仙碱 急性痛风发作时,秋水仙碱首剂 1 mg,1 h 后追加 0.5 mg,12 h 后改为 0.5 mg 1~2 次/d。应注意秋水仙碱治疗剂量和中毒剂量十分接近,除胃肠道反应外,可致白细胞减少、再生障碍性贫血、肝细胞损伤及脱发等。有肝肾功能损害者慎用。

2. 非甾体抗炎药 具有消炎镇痛作用,通常开始足量使用,症状缓解后减量。痛风急性发作时,选择性 COX-2 抑制剂(依托考昔 120 mg/d,最长不超过 8 d)治疗 2~5 d 时疼痛缓解程度与非选择性 NSAID(吲哚美辛和双氯芬酸)相当,但胃肠道不良反应和头晕的发生率明显减低。其他常用药物另有布洛芬缓释剂型、塞来昔布等。NSAID 最常见不良反应是胃肠道症状,亦可加重肾衰竭,影响血小板功能。活动性消化道溃疡者禁用,长期使用需注意心血管安全性。

3. 糖皮质激素 通常上述药物治疗无效或不能耐受秋水仙碱和 NSAID 者,可考虑使用糖皮质激素。该类药物的特点是起效快,缓解率高,但停药后容易出现症状"反跳"。泼尼松,起始剂量 0.5~1 mg/(kg·d),3~7 d 后迅速减量或停用,疗程不超过 2 周。可同时口服秋水仙碱 1~2 mg/d,以防止症状"反跳"。

(四)发作间歇期和慢性期的处理

血尿酸应控制在 360 μmol/L(6 mg/dL)以下并长期维持,以预防痛风反复发作,促进痛风石的消退。为防止痛风急性发作,可在开始降尿酸的同时,预防性使用小剂量秋水仙碱、NSAID 或糖皮质激素。

1. 促尿酸排泄药 常用药物有苯溴马隆(benzbromarone)、丙磺舒(probenecid)。用药期间应多饮水,服枸橼酸钾或碳酸氢钠等碱性药物。约 5% 的患者可出现皮疹、发热、胃肠道刺激等不良反应。当内生肌酐清除率 <30 mL/min 时无效。已有尿酸结石或单纯尿酸排泄增多型者不宜使用。

2. 抑制尿酸生成的药物

别嘌醇(allopurinol)适用于尿酸生成过多者或不适合使用促尿酸排泄药物者。每次 100 mg,每日 1 次,渐增至 300~400 mg,每日 1 次。2 周内达最大作用,最大用量每日可至 800 mg。与促尿酸排泄药合用效果更好。不良反应有胃肠道反应、皮疹、药物热、骨髓抑制、肝肾功能损害等,多发生在肾衰竭患者。

非布司他(febuxostat)是特异性黄嘌呤氧化酶抑制剂,有良好的降尿酸效果,是痛风患者一线降尿酸药物,尤其适用于慢性肾功能不全患者。起始剂量为 20 mg/d,2~4 周后血尿酸水平仍未达标,可增加至 40 mg/d,最大剂量为 80 mg/d。在合并心脑血管疾病的老年人中应谨慎使用,并密切关注心血管事件,肝衰竭者禁用。

3. 痛风患者降尿酸药物治疗 初期预防痛风发作措施:建议小剂量起始降尿酸药物,缓慢加量。降尿酸治疗初期,应给予小剂量(0.5~1 mg/d)秋水仙碱预防痛风发作,至少维持 3~6 个月;对于肾功不全患者,需根据 eGFR 调整秋水仙碱用量,eGFR<10 mL/(min·1.73 m²) 时禁用秋水仙碱。不能耐受秋水仙碱的患者,建议小剂量 NSAID 或糖皮质激素预防发作,至少维持 3~6 个月。

4. 其他 关节活动障碍者可进行理疗和体疗。痛风石较大或经皮破溃,可用手术将痛风石剔除。

(五) 处理伴发疾病

高尿酸血症和痛风常与代谢综合征伴发,应积极进行降压、降糖、调脂、减重和改善胰岛素抵抗治疗。兼有降尿酸作用的药物可优先使用。

(吕朝辉)

第五章 骨质疏松症

骨质疏松症(osteoporosis,OP)是一类以骨量(bone mass)低下、骨组织微结构破坏,导致骨强度降低、骨折危险性增高为特征的全身性疾病。OP 根据病因可分为原发性和继发性两大类。原发性 OP 已成为中老年最常见的疾病之一,是 OP 最常见的类型(80% 以上),可分为 I 型:绝经后骨质疏松症(postmenopausal osteoporosis,PMOP),一般发生于女性绝经后 5~10 年内;II 型:老年性骨质疏松症,见于 70 岁以上的老年人。继发性 OP 有明确的病因,主要由内分泌性疾病、血液病、肿瘤等各种不同的原发病或药物所致。特发性骨质疏松主要发生在青少年,病因尚不明。本章重点介绍 PMOP。

一、病因与发病机制

OP 的病因与发病机制极为复杂,至今未完全阐明。原发性 OP 的发病原因主要包括:①遗传因素,OP 为多基因遗传性疾病;②性激素、活性维生素 D、甲状旁腺激素、降钙素等钙调激素水平紊乱;③参与骨重建过程的细胞因子(如巨噬细胞集落刺激因子、胰岛素样生长因子 1 和 2、转化生长因子等)表达紊乱;④钙、热量、蛋白质和其他矿物质等营养的摄入不足,运动不足、高咖啡因、高盐摄入、饮酒、吸烟和低体重(体重指数 <19 kg/m²)等不良生活因素;⑤药物因素,长期服用糖皮质激素、肝素、抗惊厥药可使 OP 及 OP 骨折风险增加。

二、临床表现

(一) 症状

OP 起病缓慢,典型症状为疼痛、脊柱变形和易发生脆性骨折,许多患者早期常无症状或仅有轻微症状。

1. 疼痛 患者可有腰背疼痛或周身骨痛,骨痛为弥漫性,无固定压痛点,负荷增加时疼痛加重或活动受限,严重时翻身、起坐及行走困难。

2. 脊柱变形 OP 严重者可有身高缩短和驼背等脊柱畸形。椎体压缩性骨折会导致胸廓畸形、腹部受压,影响心肺功能等。

3. 骨折 低能量或非暴力(如轻微跌倒或因其他日常活动)导致的骨折为脆性骨折。发生脆性骨折的常见部位为脊柱(胸、腰椎)、髋部(股骨近端)、前臂远端和肱骨近端。发生过一次脆性骨折后,再次发生骨折的风险明显增高。

(二) 体征

OP 一般无特殊阳性体征,当发生脊柱、髋部和手臂骨折时可有相应表现。

(三) 并发症

骨折可造成生活质量严重下降。髋部骨折者因长期卧床,常因合并坠积性肺炎、压疮、心血管疾病或慢性衰竭而死亡;驼背和胸廓畸形者常伴心肺功能下降,极易并发上呼吸道和肺部感染。

三、辅助检查

(一) 生化检查

1. 一般检查 包括血、尿常规和肝肾功能、血糖、尿钙、血钙和血磷及碱性磷酸酶、性激素、$1,25-(OH)_2 D_3$ 和 PTH 等。

2. 骨转换生化标志物 是由成骨细胞和破骨细胞活动而释放至血和尿中的骨基质成分,分为骨形成指标和骨吸收指标(表 7-2-17),它们及时并动态地反映整体骨转换率,对诊断代谢性骨病及分型、预测骨丢失和骨折的危险性、监测药物疗效等均有重要的意义。

表 7-2-17 骨转换生化标志物

骨形成指标	骨吸收指标
血清碱性磷酸酶(ALP)	空腹 2 h 的尿钙 / 肌酐比值
骨钙素(OC)	血浆抗酒石酸酸性磷酸酶(TPACP)
骨源性碱性磷酸酶(BALP)	血 I 型胶原 C 端肽(S-CTX)
I 型前胶原 C 端肽(P1CP)	尿吡啶啉(Pyr)
I 型前胶原 N 端前肽(P1NP)	尿脱氧吡啶啉(D-Pyr)
	尿 I 型胶原 C 端肽(U-CTX)
	尿 I 型胶原 N 端肽(U-NTX)

(二) 影像学检查

1. X线检查　可对 OP 所致各种骨折进行定性和定位诊断,但诊断 OP 的敏感性和准确性较低。胸、腰椎侧位 X 线检查可作为判定骨质疏松性椎体压缩性骨折的首选检查方法。

2. 骨密度测定　骨密度即骨矿密度,是目前诊断 OP、预测骨质疏松性骨折风险、监测自然病程及评价药物疗效的最佳定量指标。双能 X 射线吸收法(dual energy X-ray absorptiometry,DXA)是目前国际学术界公认的骨密度检查方法,其测定值是 OP 的诊断金标准。临床上常用的推荐测量部位是腰椎 1~4、股骨颈或全髋,对绝经后女性及 ≥50 岁男性,使用 T 值作为判断标准,T 值 =(实测值－同种族同性别正常青年人峰值骨密度)/ 同种族同性别正常青年人峰值骨密度的标准差,T 值 ≤-2.5 可诊断为骨质疏松。对儿童、绝经前女性和 <50 岁男性,使用 Z 值作为判断标准,Z 值 =(骨密度测定值－同种族同性别同龄人骨密度均值)/ 同种族同性别同龄人骨密度的标准差。Z 值 ≤-2.0 为"低于同年龄段预期范围"或低骨量。

四、诊断与鉴别诊断

(一) 诊断

参照 WHO 推荐的诊断标准,T 值 ≥-1.0 属正常;-2.5<T 值 <-1.0 为骨量低下(骨量减少);T 值 ≤-2.5 为 OP;骨密度降低程度符合 OP 诊断标准同时伴有一处或多处骨折时,为严重 OP(表 7-2-18)。

表 7-2-18　骨质疏松症诊断标准

严重程度分级	与同种族、性别健康成人骨峰值比较	T 值
正常	BMD ≥ -1SD	≥ -1.0
骨量低下	-2.5SD<BMD<-1SD	-2.5~-1
骨质疏松症	BMD ≤ 2.5SD	≤-2.5
严重骨质疏松症	骨质疏松症+脆性骨折	

(二) 评估骨折风险

美国国家骨质疏松症基金会(National Osteoporosis Foundation,NOF)联合 WHO 推荐的骨折危险预测系统(Fracture Risk Algorithm,FRAX)适用于未治疗的绝经后妇女和 40~90 岁的男性,可快速评估未来 10 年内骨折风险,确定进行预防骨折和再骨折治疗的时机。其验证入选的危险因素包括目前年龄、性别、低体重、脆性骨折史、口服糖皮质激素史、双亲髋部骨折史、目前吸烟、嗜酒、继发性 OP 及类风湿关节炎。

(三) 鉴别诊断

1. 老年性 OP 与 PMOP 的鉴别　在排除继发性 OP 后,老年女性患者要考虑 PMOP、老年性 OP 或两者合并存在等可能,可根据既往病史、BMD 和骨代谢生化指标测定结果予以鉴别。

2. 内分泌性 OP　临床上怀疑为甲亢或库欣综合征时,应该测定促甲状腺激素或尿游离皮质醇水平;甲旁亢患者的骨骼改变主要为纤维囊性骨炎,早期可仅表现为低骨量或 OP,可测定血 PTH、血钙和血磷及特殊影像学检查或动态试验排除。其他的内分泌疾病导致的 OP 根据需要,选择必要的生化或特殊检查逐一排除。

3. 血液系统疾病及血液系统肿瘤　多发性骨髓瘤的骨损害可表现为骨痛及全身性 OP,血清蛋白电泳、尿液中的轻链检查、X 线特征性的"凿孔样"病变及骨髓细胞学检查可予以鉴别。骨髓细胞学检查还可用于白血病等骨髓浸润性疾病的鉴别。

4. 原发性或转移性骨肿瘤　转移性骨肿瘤(如肺癌、前列腺癌、胃肠癌等)或原发性骨肿瘤(如骨肉瘤和软骨肉瘤等)的早期表现可酷似 OP。当临床高度怀疑为骨肿瘤时,可借助骨扫描或 MRI 明确诊断。

5. 结缔组织疾病成骨不全　该病骨损害的特征是骨脆性增加,多数是由 I 型胶原基因突变所致。临床表现依缺陷的类型和程度而异,轻者可仅表现为 OP 而无明显骨折,必要时可借助特殊影像学检查或 I 型胶原基因突变分析予以鉴别。

6. 肠病,吸收不良或营养不良　应检查血清白蛋白、胆固醇、血常规等。

五、治疗

原发性 OP 强调早期防治,长期个体化、综合性治疗。治疗目的为缓解疼痛,提高骨密度,防止初次骨折及再次骨折,提高生活质量。OP 治疗分为一般治疗及药物治疗。

(一) 一般治疗

1. 调整生活方式　如进食富含钙、低盐和适量蛋白质的均衡膳食;注意适当户外活动,充足日照;进行可负担且能够长期坚持的负重锻炼;避免嗜烟、酗酒;慎用影响骨代谢的药物等。老年人应采取防止跌倒的各种措施。

2. 对症治疗　疼痛者可给予适量非甾体抗炎药。骨畸形者应采取局部固定或矫形措施防止畸形加剧。骨折者应给予牵引、固定、复位或手术治疗,同时辅以理疗,尽早恢复运动功能。

3. 补充钙剂和维生素 D

（1）钙剂　摄入可减缓骨的丢失，改善骨矿化。我国营养学会制定成人每日钙摄入推荐量 800 mg（元素钙量）是获得理想骨峰值、维护骨骼健康的适宜剂量；绝经后妇女和老年人每日钙摄入推荐量为 1 000~1 200 mg，每日除食物摄入的 400 mg 钙以外，应补充的元素钙量为 500~600 mg。

（2）维生素 D　有利于钙在胃肠道的吸收，防止继发性甲旁亢及增加老年人肌肉力量和平衡能力。成人推荐剂量为 400 U（10 μg）/d，老年人推荐剂量为 400~800 U（10~20 μg）/d。维生素 D 用于 OP 防治时，剂量为 800~1 200 U（20~30 μg）/d。临床应用时应注意定期监测血钙和尿钙，酌情调整剂量。不推荐使用活性维生素 D 纠正维生素 D 缺乏。

（二）药物治疗

药物治疗适应证为已有 OP 或已发生脆性骨折，或已有骨量减少并伴有 OP 高危因素的患者。目前根据药物作用机制主要分为抗骨吸收、促进骨形成、双向调节药物等。

1. 抗骨吸收药物

（1）双膦酸盐类　如阿屈膦酸盐、唑来膦酸钠、利塞膦酸钠、伊班膦酸钠、依替膦酸二钠和氯屈膦酸二钠等，选择性结合在骨吸收的活跃部位，抑制破骨细胞活性、降低骨转换，长期应用可明显提高腰椎和髋部骨密度，显著降低椎体及髋部等部位骨折发生的危险。可用于高转换型原发性 OP 和骨吸收明显增强的继发性 OP（如甲旁亢、肿瘤性高钙血症及糖皮质激素性 OP。其不良反应有胃肠道反应、一过性"流感样"症状、肾毒性（肌酐清除率 <35mL/min 时禁用）、下颌骨坏死（有严重口腔疾病或需要接受牙科手术的患者慎用）、非典型股骨骨折（出现大腿或腹股沟处疼痛时，应行股骨 X 线检查，一旦确诊应立即停用）等。

（2）降钙素类　为骨吸收的抑制剂，对高转换型 OP 效果较好，对骨质疏松性骨折或骨骼变形所致的慢性疼痛及骨肿瘤等疾病引起的骨痛均有效。常用制剂为鲑鱼降钙素和鳗鱼降钙素类似物。少数患者用药后可出现面部潮红、恶心等不良反应，偶有过敏现象，孕妇禁用。

（3）选择性雌激素受体调节剂（selective estrogen receptor modulator，SERM）　作用机制为在某些组织内（如骨骼）增加雌激素受体介导的细胞内活性，在另一些组织（如乳腺和子宫内膜）起拮抗雌激素的作用，从而改善绝经后妇女雌激素下降引起的骨丢失，降低乳腺癌和子宫内膜癌的危险性，不造成乳腺肿胀、疼痛或阴道出血。常用药物为盐酸雷洛昔芬、拉索昔芬和巴多昔芬。有静脉栓塞史患者禁用。

（4）雌激素补充治疗（estrogen replacement therapy，ERT）　雌激素类药物能抑制骨转换、阻止骨丢失。雌激素或雌孕激素补充疗法（ERT 或 HRT）能降低骨质疏松性骨折的发生危险，是防治绝经后 OP 的有效措施。由于雌激素有引起或诱发雌激素依赖性肿瘤的风险及其他严重不良反应，应该严格掌握适应证和禁忌证，激素治疗的方案、剂量、制剂选择及治疗期限等应根据患者情况个体化，应用最低有效剂量，坚持定期随访和安全性监测，是否继续用药应每年进行利弊评估。常用药物有结合雌激素、17β - 雌二醇、戊酸雌二醇、替勃龙、尼尔雌醇等。

2. 促骨形成药物

（1）氟化物　小剂量氟化物能刺激成骨细胞生长，增多骨量，促进骨质形成，对骨形成有很强的刺激作用；还可以增加骨密度，缓解骨质疏松的症状。临床应用中最好合用维生素 D，因单用氟化物制剂可导致骨软化。

（2）甲状旁腺激素（PTH）　是近年来临床验证能促进骨形成、抑制骨吸收的药物，对骨细胞的代谢发挥重要作用，可增加骨骼的强度，常用药物有特立帕肽。

（3）雄激素　用于男性骨质疏松症治疗，一般选用雄酮类似物苯丙酸诺龙或司坦唑醇。其机制是抑制骨转换，阻止骨丢失。

（4）其他　有双向调节药物锶盐、生长激素和胰岛素样生长因子、活性维生素 D 及其类似物等，其中活性维生素 D 及其类似物如 $1\alpha - (OH) D_3$（阿法骨化醇）和 $1,25-(OH)_2D_3$（骨化三醇）适用于老年人、肾功能减退及 $1\alpha -$ 羟化酶缺乏的患者，用药期间定期检测患者的血钙和尿钙水平。

（三）骨质疏松性骨折的治疗

骨质疏松性骨折的治疗原则包括复位、固定、功能锻炼和抗 OP 治疗。

（曾龙驿　江　玮）

数字课程学习……

▶ 章节摘要　　💻 教学 PPT　　📄 拓展阅读　　📝 自测题

第一章　概述

风湿性疾病是一组以累及肌肉、骨骼及其附属器官和周围组织为主的慢性炎症性疾病,可以是全身性的,也可以仅累及局部的某一组织或器官,如果不及时得到诊治,这些疾病大多数都可致残。因此,对于风湿病患者及时做出正确的诊断和鉴别诊断是精准治疗的基础。对于这些患者进行详细的病史询问和体格检查,并合理应用相应的实验室和影像学检查,明确可能的诊断和鉴别诊断,是做出正确的诊疗计划所必不可少的。本章就风湿性疾病患者的病史采集、体格检查、常用实验室检查和影像学检查等方面进行阐述。

一、病史采集

与其他疾病一样,详细的病史采集是了解疾病的发生和发展,做出正确的诊断和鉴别诊断的基础。医师必须了解患者所述说的症状的确切含义,了解症状的发生情况、出现部位、发展情况、严重程度、加重或缓解因素及伴发的症状。除此之外,还应该了解症状与心理社会因素之间的关系及症状对患者全身状况的影响。了解患者既往治疗和正在接受的治疗,对理解患者目前的症状是有帮助的。

二、体格检查

由于肌肉骨骼系统是风湿病最常累及的器官,因此,体格检查对于风湿病的诊断和鉴别诊断尤其重要。对于风湿病患者来说,常规的体格检查并不能满足做出正确诊断的需要,还需对其肌肉骨骼系统进行全面、详细的检查。检查内容包括关节、关节周围组织、肌腱、韧带和滑囊,检查顺序为从上肢到躯干,然后到下肢,检查的目的是发现关节结构和功能异常。

(一) 关节检查

关节疾病的重要体征包括肿胀、压痛、活动受限、骨擦音(感)、畸形和关节结构不稳。检查关节是否有肿胀、压痛,而肿胀和压痛的存在提示出现关节炎症;关节活动范围是否受限也是判断病变对患者功能带来的影响中的重要环节;出现在趾关节或指间关节周围的结晶样结节提示为痛风性关节炎;触诊时在远指间关节触摸到的骨性结节(Heberden 结节),在近指间关节触摸到的骨性结节(Bouchard 结节)则提示为骨关节炎。此外,还要检查关节的解剖结构是否发生了异常,如脱位和半脱位。检查关节是否存在畸形也非常重要,因为一些特征性的畸形可帮助明确诊断,如天鹅颈样畸形和钮扣花样畸形多见于类风湿关节炎。

(二) 肌肉检查

肌肉体积情况对鉴别原发于肌肉的疾病和神经系统疾病所致的肌肉病变非常重要。体格检查时应观察是否出现肌肉的不对称性萎缩或肥大,远端肌肉萎缩和肌肉张力升高多见于神经系统疾病,肌肉压痛可能是感染性肌病的表现之一;肌力异常及其分布对鉴别诊断也很重要,近端肌力异常多见于炎性疾病和代谢性疾病,而远端肌力异常多见于神经系统疾病。

(三) 皮肤检查

许多风湿性疾病都会出现特征性的皮肤改变,应该检查皮疹的形状、大小、色泽、出现的部位及分布情况。一些特征性的皮疹可以为诊断提供证据。如蝶形红斑提示 SLE,眶周紫红色斑疹提示皮肌炎等。

三、常见症状和体征

风湿病患者会出现一些有别于其他疾病的症状和体征,对于风湿病的诊断和鉴别诊断十分重要。常见的主要症状和体征包括:

(一) 疼痛

疼痛为风湿病患者最常见的症状,也是患者就医的主要原因。疼痛可以为急性发作的剧痛,如痛风急性发作时的疼痛;也可为隐匿发作的慢性疼痛,如类风湿关节炎的疼痛。了解疼痛的程度、加重和缓解的因素及对患者的生活带来的影响和心理影响,对做出正确的治疗策略十分重要。

(二) 僵硬

僵硬为经过一段时间的静止后,活动时出现关节不适和活动受限。晨僵是指患者晨起时出现的关节僵硬感,活动后减轻,是炎性关节病的早期特征。

(三) 口干、眼干

口干是风湿病患者的常见症状,见于原发性和继发性干燥综合征的患者,常伴有牙齿的片状脱落和眼干。但需排除其他因素所致,如口干时需排除糖尿病、服用药物所致等,眼干时需排除泪腺疾病。

(四) 口腔溃疡

口腔溃疡为发生于面颊部、唇、软腭或舌部的溃疡,通常伴有疼痛。

（五）皮疹

1. **颧部蝶形红斑** 分布在面颊部的蝶形水肿性红斑，但不累及鼻唇沟，经日光或紫外线照射后可诱发或加重，是系统性红斑狼疮的特征性皮疹。

2. **盘状红斑** 常见于面部、颈部、头皮及耳郭，典型者为扁平或稍隆起的紫红色斑疹或斑丘疹，皮疹边缘水肿或伴有色素沉着，中央多为色素脱失，可伴有局部皮肤瘢痕形成和萎缩，有时还伴有毛细血管扩张。25%的系统性红斑狼疮（SLE）患者出现这种皮疹。

3. **向阳疹** 眶周紫红色皮疹，常伴水肿和近睑缘处毛细血管扩张，见于一侧或双侧眼眶，还可见于前额、颧部、鼻梁及颈前、胸上部和上背部，为皮肌炎的特征性皮疹。

4. **戈特隆征** 是稍突出皮面的粉红色或暗红色斑丘疹，通常出现在掌指关节或指间关节的伸侧，也可见于腕、肘和膝关节伸侧，是皮肌炎的特异性皮疹。

5. **结节红斑** 为风湿病患者常见的体征，多见于小腿部位的皮下结节，多为对称性分布，铜钱大小，也可以更大，表面皮肤为红色，伴疼痛或触痛，可以自行消退，遗留色素沉积。

（六）其他

光过敏、网状青斑、技工手、类风湿结节、雷诺现象和皮下软组织钙化等。

四、辅助检查

（一）实验室检查

风湿病患者的实验室检查可以分为两大类，一类为反映机体炎症的生化指标，如红细胞沉降率（ESR）、C反应蛋白（CRP）等；另一类为在风湿病中最常见，且与风湿病的诊断和鉴别诊断最相关的血清生物学标志物，其中绝大部分为自身抗体。

与风湿病相关自身抗体很多，本章对常见的自身抗体，如抗核抗体谱、抗磷脂抗体谱、抗中性粒细胞胞质抗体谱与类风湿关节炎相关的一些自身抗体进行简介。

1. **抗核抗体谱** ANA是一组针对细胞内抗原的异质性自身抗体，其靶抗原包括核酸、组蛋白、抗非组蛋白及各种蛋白酶等多种物质，除细胞核以外，也可在胞质及细胞器中存在。根据细胞内靶抗原分子的理化特性和分布部位，可将ANA分为以下五大类，即抗DNA抗体、抗组蛋白抗体、抗非组蛋白抗体、抗核仁抗体和抗其他细胞成分的抗体；每一大类又根据不同的抗原特性再分为许多亚类。其中抗非组蛋白抗体中包含一组可提取性核抗原（extractable nuclear antigen，ENA）抗体，对风湿病的鉴别诊断尤为重要，但与疾病的严重程度及活动度无关。临床上常用间接免疫荧光方法检测ANA，常见的荧光染色核型见表8-0-1。

可检测到ANA阳性的疾病很多，最常见的是弥漫性结缔组织病，但某些非结缔组织病也可阳性（如慢性活动性肝炎、重症肌无力、慢性淋巴细胞性甲状腺炎等），正常老年人也可出现低滴度的ANA。ANA检测在临床上是一个极重要的筛选试验，它对风湿性疾病的诊断和鉴别诊断具有重要意义。ANA阳性（高滴度）提示可能患有自身免疫病（表8-0-2）。

2. **其他自身抗体谱** 详见表8-0-3。

（二）影像学检查

影像学检查是评估风湿病患者肌肉、关节和骨骼受累情况的必不可少的辅助检查手段。近些年来，影像学技术的发展突飞猛进，在骨骼肌肉系统病变评估中发挥了重要作用。除了传统的X线片外，CT、MRI和超声技术在风湿病诊断和治疗随诊中的应用也越来越广泛。

1. **X线检查** 是有关节症状患者的常见的影像学检查。X线片可观察关节的破坏和关节间隙的狭窄情况及治疗后关节病变的进展情况，而且具有价格低廉和普及性广的优点。但由于传统的X线不能分辨关节滑膜的炎症

表8-0-1 用间接免疫荧光方法检测ANA的常见核型

常见核型	与ANAs的关系
均质型（homogeneous pattern，H）	与抗脱氧核糖核蛋白（DNP）抗体、抗dsDNA抗体、抗组蛋白抗体和抗核小体抗体有关
斑点型（speckled pattern，S）	与抗可提取性核抗原（ENA）抗体有关：抗Sm、抗RNP、抗SSA、抗SSB抗体
核仁型（nucleolar pattern，N）	与硬皮病相关自身抗体有关：抗RNA聚合酶、抗Scl-70、抗PM-Scl抗体
核膜型（membranous pattern，M）	抗dsDNA、抗板层素抗体、抗gp210抗体
着丝粒型（centromere pattern）	抗CENP，ACA
胞质型（cytoplasmic pattern）	AMA线粒体，抗Jo-1，抗rRNP核糖体

表 8-0-2　抗核抗体谱常见自身抗体

名称	靶抗原特异性抗体	临床意义
抗 DNA 抗体	抗 dsDNA 抗体	抗 dsDNA 抗体常被作为 SLE 活动的指标,可用于监测 SLE 病情变化、疾病活动期判断及药物治疗效果观察等
	抗 ssDNA 抗体	临床上实用价值不大,一般不用于临床常规检测
抗组蛋白抗体	抗组蛋白抗体(AHA)	可以在多种结缔组织病中出现,不具有诊断特异性,但 AHA 检测对结缔组织病尤其是药物性狼疮的诊断与鉴别诊断有重要临床价值
抗 DNA 组蛋白复合物抗体	抗核小体抗体	多见于活动性狼疮特别是狼疮肾炎,与抗 dsDNA 抗体和抗 Sm 抗体等 SLE 的其他特异性抗体同时检测,可明显提高 SLE 临床诊断的敏感性和特异性
抗非组蛋白抗体	抗 Sm 抗体	对 SLE 的诊断具有较高特异性,是目前公认的 SLE 的血清标记抗体
	抗 U1RNP 抗体	对结缔组织病的诊断与鉴别诊断具有重要临床意义
	抗 SSA 抗体	主要见于原发性干燥综合征(pSS),阳性率达 40%~95%;也可见于 SLE(20%~60%)、类风湿关节炎、系统性硬化病(24%)
	抗 SSB 抗体	对诊断 pSS 具有高度特异性,是 pSS 的血清相关性抗体,pSS 阳性率为 65%~85%。除用于临床疾病的诊断与鉴别诊断外,还可作为 pSS 的预后参考
	抗核糖体抗体(抗 rRNP 抗体)	为 SLE 特异性自身抗体,阳性率为 10%~40%。SLE 患者出现抗 rRNP 抗体与中枢神经系统受累相关
	抗 Scl-70 抗体	为系统性硬化病的血清标记性抗体,对系统性硬化病的诊断与鉴别诊断有重要临床价值
	抗 Jo-1 抗体及抗合成酶抗体	为多发性肌炎/皮肌炎(PM/DM)的血清标记性抗体,在 PM/DM 中的阳性率为 20%~30%,且多数抗体阳性患者伴有间质性肺部疾病(ILD)和多关节炎或关节痛等
	抗着丝粒抗体(ACA)	该自身抗体阳性与雷诺现象有密切关系;ACA 是系统性硬化病的亚型 CREST 综合征的特异性抗体,阳性率可达 80%~98%
抗核仁抗体	抗核仁抗体	20%~40% 的系统性硬化病患者抗核仁抗体阳性

表 8-0-3　其他常见抗体谱

名称	靶抗原特异性抗体	临床意义
抗磷脂抗体谱	狼疮抗凝物(LA)	可与 β₂ 糖蛋白(β₂GP1)、凝血酶原或其他带负电荷的磷脂结合,而使磷脂依赖性的凝血时间延长
	抗心磷脂抗体(aCL)	可作为原发性抗磷脂综合征(APS)的筛选指标之一。中等和高滴度的 aCL IgG 和 IgM 抗体是临床诊断 APS 的重要指标
	抗 β₂GP1 抗体	与血栓形成有强烈的相关性,其次是血小板减少、APTT 延长、深静脉血栓和流产等
抗中性粒细胞胞质抗体谱	胞质型 ANCA(cytoplasmic ANCA, cANCA)靶抗原主要是抗蛋白酶 3(proteinase 3, PR3)	诊断肉芽肿性多血管炎(GPA)的特异性 >90%,且该自身抗体滴度与病情活动一致
	外周型 ANCA(pANCA)靶抗原主要是髓过氧化物酶(MPO)	主要与显微镜下多血管炎(MPA)、嗜酸性肉芽肿性多血管炎(EGPA)相关
类风湿关节炎相关自身抗体	类风湿因子(rheumatoid factor, RF)	在类风湿关节炎(RA)中的阳性率为 80% 左右,是诊断 RA 的重要血清学标准之一,但是 5% 的正常老年人 RF 可阳性,其阳性率随年龄的增长而增高
	抗环瓜氨酸肽抗体(抗 CCP 抗体)	可以更好地预测 RA 的疾病进展和关节的影像学改变。抗 CCP 抗体在早期 RA 时即可出现
	抗角蛋白抗体(AKA)	与 RA 疾病严重程度和活动性相关,是早期诊断 RA 和判断预后的指标之一
	抗核周因子(APF)	与 RA 的多关节痛、晨僵及 X 线骨破坏明显相关,可弥补检测 RF 的不足

情况,对关节周围软组织肿胀情况的分辨能力低,因此不利于观察关节病变的活动情况。

2. CT 检查　与传统的 X 线检查相比,CT 检查分辨率高,可以显示器官的横断面影像,并能利用一些计算机技术在多个层面重新成像,更有利于观察解剖结构复杂、组织重叠程度高的关节。如骶髂关节,普通 X 线片很难观察到其关节间隙的变化情况,而 CT 扫描可以清楚看到关节是否出现破坏;肺部高分辨螺旋 CT 检查对发现肺间质病变也非常有效。CT 技术与造影剂的结合,可以观察风湿病中的血管情况,目前对一些大的血管病变(如大动脉炎的血管病变)非常有帮助。双能 CT 有助于检查痛风性关节炎的尿酸盐结晶。但 CT 检查对关节软组织病变的分辨率低,不能观察到关节滑膜的病变,这也限制了它在风湿病中的应用。

3. MRI 是唯一能够同时显示骨、软骨和软组织的影像学技术,因此近年来 MRI 在关节和软组织病变诊治中的应用发展迅速。与传统的影像学技术相比,MRI 能够显示滑膜炎症,可在 X 线无法分辨骨破坏时分辨出骨侵蚀性病变,同时还可以看到关节炎症时周围骨的骨髓水肿,这对判断关节病变的活动性十分重要。因此,MRI 可以用来提高关节病变的早期诊断、监测疗效的准确性。

4. 超声技术 近年来,在风湿病诊疗中的应用越来越广泛。现代超声技术可以清楚地观察到肌腱、韧带、肌肉和血管,三维成像技术可以看到以前难以观察的部位。超声技术的优点在于它是一种无创技术,价格低廉,患者不需接触射线而且普及性好;缺点是它不能穿透骨皮质,因此无法观察骨下方结构的病变。但超声检查可以观察到滑膜的厚度、水肿情况,是否存在关节积液和肌腱病变,而且可以观察滑膜内新生血管情况,这些都对判断关节病变的活动情况和侵袭性提供了很好的证据,有助于制订相应的治疗方案。此外,超声技术还可以用于指导关节穿刺、滑膜活检及指导关节腔内药物注射治疗。

五、患者宣传教育

(一) 告知疾病,解释病情

因为风湿病多为少见疾病,通常患者对风湿病的了解甚少,一般来说,当被告知患了某种风湿病后,大多数患者都会感到恐惧,非常想了解所患疾病的一些知识。因此,对已经明确患有某种风湿病者,应向其耐心解释所患疾病的名称、有关疾病的一般知识(如病程)、可能累及的器官等,包括所患疾病的可能的病因、对生活的影响和大致的预后情况。由于大多数风湿病,尤其是系统性疾病,都有复发、缓解的病程特点,因此告知患者所患风湿病属于慢性疾病,需要在相当长的一段时间内服用药物以控制疾病,达到缓解病情,减少器官损害,对争取最佳预后是十分重要的。这一方面可以使患者对自己所患

疾病有一个大致的了解,另一方面也可以使患者做好长期配合医师进行诊治的思想准备,这对将来患者配合治疗、提高治疗的依从性和改善医患沟通都是十分重要的。

在允许的情况下,应该将根据患者病史、体格检查和实验室及影像学检查所收集到的证据做出的病情严重程度的判断,告知患者;同时为了减少患者的恐惧,告知患者将会采取的达到控制和缓解病情为目的的治疗措施,及在治疗过程中患者应该如何配合治疗,以增加患者战胜疾病的信心,提高治疗的依从性。

(二) 生活指导

1. 饮食、生活起居 应根据所掌握的疾病知识,告知患者饮食、生活起居对其病情的影响,以及一些与其病情密切相关的注意事项。如对系统性红斑狼疮伴有皮疹患者,要告诉患者在今后的生活中要严格避光,避免皮肤直接接触紫外线,以防疾病复发,同时要少进食辛辣和刺激性的食物;对有雷诺现象的患者,告知注意保暖,避免精神紧张以减少发作;对痛风患者,要告知他们尽量避免摄入含嘌呤高的食物(如动物内脏、海鲜等),以及一些注意事项(如戒酒、戒烟,规律生活等),以减少急性发作。

2. 体育锻炼 由于肌肉关节系统是风湿病中最常受累的器官,因此对出现肌肉、关节症状的患者来说,锻炼对保存肌肉和关节功能是至关重要的,应该作为整个风湿病治疗的一部分。例如对类风湿关节炎患者,由于疾病的自然病程就会造成关节破坏和畸形,因此在治疗过程中疼痛缓解、关节肿胀减轻后,就应该鼓励患者进行关节功能锻炼;对于已经有关节畸形的患者,应该进行关节活动范围的锻炼,这对保存残留关节的功能,使患者尽可能做到生活自理都是十分重要的,必要时可以请物理治疗专家和运动医学专业人员指导患者进行功能锻炼。

另外,对于一些特殊疾病应该进行具有针对性的锻炼。如患有强直性脊柱炎会发生脊柱的畸形,最终会影响患者的心、肺功能,造成患者残疾。因此,在患者诊断后就要开始进行相关的保持脊柱功能的锻炼,一般的运动(如跑步)虽然对患者的整个身体素质是有益的,但并不能达到减轻疾病本身所造成的影响的目的。指导这些患者进行一系列具有针对性的锻炼,是每一位医务工作者义不容辞的责任和义务。

(三) 加强随访

由于大部分风湿病都是慢性进展性疾病,而且每位患

者对治疗的反应也不尽相同,因此对这些患者应该进行密切随诊,根据患者对治疗的反应和并发症的发生情况,及时调整治疗,控制疾病的进展,尽可能避免器官的损伤,真正做到个体化治疗。例如对类风湿关节炎来说,要对疾病"严格控制"使病情达到缓解,至少每3个月对患者进行随诊,对于治疗初期和对治疗反应不满意的患者,应该至少每月随诊1次。

(四) 关注心理问题

由于大多数风湿病属于慢性疾病,在长期的病痛折磨下,一些患者会产生各种各样的心理问题,其中抑郁是最常见的心理健康障碍,不仅会影响治疗的依从性,还会影响患者的社会功能和生活质量。因此,在对风湿病患者的诊治过程中,要对患者的心理状况保持一定的敏感性,在对患者进行随访时,不仅要询问患者的症状,还要询问患者的心理状况,以早期发现可能存在的心理问题,进行积极的治疗和心理指导,必要时请精神健康专家一起参与患者的治疗。

(曾小峰 冷晓梅)

第二章 类风湿关节炎

类风湿关节炎(rheumatoid arthritis,RA)是一类以慢性、对称性、多关节炎症为主要表现的系统性自身免疫病,其侵犯的靶器官主要是关节滑膜,也可侵犯浆膜、肺、心脏、血管、神经、眼等组织器官。RA是最常见的一种自身免疫病,也是导致关节残疾的主要原因之一。流行病学调查显示,我国RA的患病率在0.32%~0.36%,RA可发生于任何年龄,80%发病于35~50岁,女性发病2~3倍于男性。

一、病因与发病机制

RA的病因迄今尚无定论,在遗传、感染、环境等多因素的共同作用下,自身免疫反应导致的免疫损伤和修复是RA发生和发展的基础。

(一) 遗传易感性

多年的研究已证明,RA的发病与遗传因素密切相关。在许多地区和国家进行的研究都发现,HLA-DR4单倍型与RA的发病相关。该易感性抗原决定簇还可能影响疾病的严重程度,与疾病的关节外损害及侵蚀性病变相关。

(二) 环境因素

未证实有导致本病的直接感染因子,但目前认为某些感染因素的刺激可能与RA发生有一定相关性,目前认为与RA相关的感染因素包括细菌、支原体、病毒(如EB病毒)等。

(三) 免疫紊乱

免疫紊乱是RA的主要发病机制,活化的$CD4^+$ T细胞和MHC-Ⅱ型阳性的抗原提呈细胞(APC)浸润关节滑膜。关节滑膜组织的某些特殊成分或体内产生的内源性物质也可能作为自身抗原被APC提呈递给活化的$CD4^+$ T细胞,启动特异性免疫应答,导致相应的关节炎症状。此外,活化的B细胞、巨噬细胞及滑膜成纤维细胞等作为抗原提呈及自身抗体来源细胞,在RA滑膜炎性病变发生及演化中发挥了重要作用。

二、临床表现

RA的临床表现多样,多数为慢性起病,以对称性双手、腕、足等多关节肿痛为首发表现,从持续数周、数月的关节不适,到随后出现的关节功能障碍,以及关节外的多系统表现。

(一) 关节症状

关节炎常表现为对称性、持续性肿胀和疼痛,常常伴有晨僵。受累关节以近指间关节(proximal interphalangeal joint,PIP)、掌指关节(metacarpophalangeal joint,MCP)、腕、肘、肩、膝和足趾关节最为多见(图8-0-1),伴活动受限。最为常见的关节畸形是手指向尺侧偏斜、腕和肘关节强直、掌指关节的半脱位和"鹅颈(swan neck)"样及"钮扣(boutonniere)"状畸形(图8-0-2)。需细致检查的关节如图8-0-1所示,检查内容应包括关节肿胀、压痛和关节活动情况。

(二) 关节外表现

约有40%的RA患者会出现关节外表现。关节外表现的出现常提示患者预后不佳,其致死率较无关节外表现者高,尤其是合并血管炎、胸膜炎、淀粉样变和Felty综合征者。

1. 类风湿结节 是本病较常见的关节外表现,可见

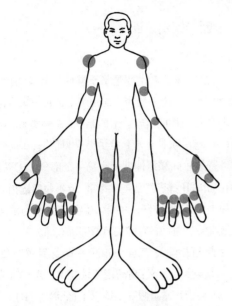

图 8-0-1　RA 患者 28 个常用检查关节示意图

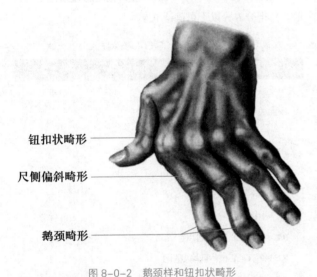

钮扣状畸形

尺侧偏斜畸形

鹅颈畸形

图 8-0-2　鹅颈样和钮扣状畸形

鹅颈畸形常由 MCP 弯曲、PIP 过伸和远指间关节（distal interphalangeal joint,DIP）弯曲引起。这些关节可能可移动、弹响或者是固定不能活动。钮扣状畸形由 PIP 弯曲和 DIP 过伸引起。

于 30%~40% 的患者,往往 RF 阳性且病情活动,男性多见,多有长期大量吸烟史;RF 阴性的类风湿结节需要进行仔细的鉴别诊断。类风湿结节可发生于任何部位,但多位于关节隆突部及受压部位的皮下,如前臂伸面、尺骨鹰嘴下方、跟腱、滑囊等处。结节大小不一,直径由数毫米至数厘米不等,质硬、无压痛,对称性分布。此外,几乎所有器官如心、肺、胸膜、眼等均可累及。其存在提示有 RA 病情活动。

2. 血液系统异常　正细胞正色素性贫血是最常见的血液系统表现,贫血程度与关节的炎症程度相关,在患者的炎症得以控制后,贫血也可得以改善。如出现小细胞

低色素性贫血时,应考虑为病变本身所致,或因服用非甾体抗炎药而造成胃肠道长期少量出血所致。在病情活动的 RA 患者常伴有血小板增多,与疾病活动度相关,病情缓解后可下降。Felty 综合征是指 RA 患者伴有脾大、中性粒细胞减少,有的甚至有贫血和血小板减少。RA 患者出现 Felty 综合征时关节炎并非都处于活动期,但关节外表现非常突出,很多患者合并下肢溃疡、色素沉着,皮下结节,关节畸形,以及发热、乏力、食欲减退和体重下降等全身表现。

3. 肺部受累　很常见,男性多于女性,有时可为首发症状。可出现胸膜炎、肺间质病变及肺实质疾病。肺实质结节通常无临床症状,多见于 RF 阳性、滑膜炎较为广泛的 RA 患者。RA 患者出现的类似肺尘埃沉着病样表现,称为类风湿尘肺（Caplan 综合征）。肺间质病变为 RA 患者最常见的肺部病变,主要表现为活动后气短,可进展为肺纤维化。

4. 心脏受累　以心包炎最常见,常随原发病的缓解而好转。其他还可出现心脏瓣膜病变、冠状动脉血管炎。同时 RA 本身也是发生心血管事件的独立危险因素。

5. 眼部病变　可出现干燥性角结膜炎（keratoconjunctivitis sicca）和巩膜外层炎。其他少见的眼部疾病包括葡萄膜炎外层角膜溃疡。

6. 神经系统　神经受压是 RA 患者出现神经系统病变的常见原因,最常受累的神经有正中神经、尺神经及桡神经。RA 继发血管炎可导致手足麻木或多发性单神经炎,均提示需要更积极的治疗。C_1~C_2 颈椎受累可出现脊髓病变。

7. 肾　RA 很少累及肾,偶有轻微膜性肾病、肾小球肾炎、肾内小血管炎及肾淀粉样变等报道。

三、辅助检查

（一）血常规检查

一般是正细胞正色素性贫血,与 RA 的慢性病过程及药物治疗有关,其程度与 RA 的病情活动度相关。

（二）炎性标志物

ESR 和 CRP 常升高,并且与疾病活动度相关。

（三）滑液检查

滑液中白细胞计数为 $(5~50)\times 10^9/L$,以中性粒细胞为主,占 60%~80%。其葡萄糖浓度较血清低。

（四）自身抗体

1. 类风湿因子（RF）　是 RA 患者血清中针对 IgG Fc

片段上抗原表位的一类自身抗体,可分为 IgM、IgG 和 IgA 亚型。临床常规检测的主要为 IgM 型 RF,在 RA 患者中的阳性率为 75%~80%。但 RF 并非 RA 的特异性抗体,其他自身免疫病、慢性感染及 1%~5% 的健康人也可出现 RF 阳性,RF 阴性亦不能排除 RA 的诊断。

2. 抗瓜氨酸化蛋白抗体(ACPA) 是一类针对含有瓜氨酸化表位自身抗原的抗体统称,包括抗核周因子(APF)抗体、抗角蛋白抗体(AKA)、抗聚丝蛋白抗体(AFA)、抗环状瓜氨酸(CCP)抗体和抗突变型瓜氨酸化波形蛋白(MCV)抗体。其中抗 CCP 抗体敏感性和特异性均很高,约 75% 的 RA 患者出现,且具有很高的特异性(93%~98%),亦可在疾病早期出现,与疾病预后相关。

约 15% 的 RA 患者 RF 和 ACPA 均阴性,称为血清学阴性 RA。

(五)影像学检查

X 线、CT、MRI 等检查对明确本病的诊断、病期和发展情况具有重要意义。在病初至少应摄包括双腕关节在内的双手像和(或)双足 X 线像,以及其他受累关节的 X 线。RA 的 X 线早期表现为关节周围软组织肿胀,关节附近轻度骨质疏松,继之出现关节间隙狭窄、关节破坏、关节脱位或融合(图 8-0-3)。MRI 对 RA 早期病变的诊断意义已逐渐被公认。

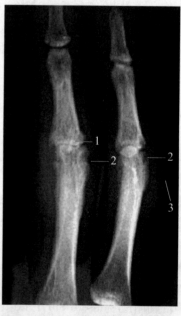

图 8-0-3 RA 患者指间关节 X 线表现
指间关节受累(箭头 1:关节间隙变窄;箭头 2:骨侵蚀),并可见软组织梭形肿胀(箭头 3)

四、诊断与鉴别诊断

(一)诊断

RA 的临床诊断主要是基于慢性关节炎的症状和体征、实验室及影像学检查。2010 年,ACR 和欧洲抗风湿病联盟(EULAR)联合提出了新的 RA 分类标准和评分系统(表 8-0-4),该标准包括关节受累情况、血清学指标、滑膜炎持续时间和急性期反应物 4 个部分。①受累关节数:指评价时压痛和肿胀的关节数,但不包括远指间关节、第一腕掌关节、第一跖趾关节。②关节大小的定义:中大关节指肩关节、肘关节、髋关节、膝关节、踝关节,小关节指掌指关节、近指间关节、第一指间关节、跖趾关节(2~5)、腕关节。③滴度的定义:高滴度阳性指 RF 或 CCP 抗体中至少一项高于正常上限 3 倍或以上;低滴度阳性指 RF 或 CCP 抗体中至少一项高于正常上限,但不超过正常上限 3 倍。总得分 6 分以上可确诊 RA。

表 8-0-4 2010 年 ACR/EULAR 的 RA 分类标准

项目		评分
关节受累情况		(0~5 分)
中大关节	1 个	0
	2~10 个	1
小关节	1~3 个	2
	4~10 个	3
至少一个为小关节	>10 个	5
血清学指标		(0~3 分)
RF 和抗 CCP 抗体均阴性		0
RF 或抗 CCP 抗体低滴度阳性		2
RF 或抗 CCP 抗体高滴度阳性(正常上限 3 倍)		3
滑膜炎持续时间		(0~1 分)
<6 周		0
≥6 周		1
急性期反应物		(0~1 分)
CRP 和 ESR 均正常		0
CRP 或 ESR 异常		1

注:以上 4 项累计最高评分 6 分或以上可以诊断 RA。

(二)鉴别诊断

RA 应注意与骨关节炎、痛风、反应性关节炎、银屑病关节炎和其他结缔组织病(SLE、干燥综合征、硬皮病等)所致的关节炎相鉴别,尤其是年轻女性出现双手多关节疼痛,即使 RF 阳性也需明确有无 SLE。

五、治疗

（一）治疗总则

目前 RA 不能根治，最佳的治疗方案需要临床医生与患者之间协商制订，应按照早期、达标、个体化方案的治疗原则，密切监测病情，减少致残。治疗的主要目标是达到临床缓解或低疾病活动度，临床缓解的定义是没有明显的炎症活动症状和体征，如果使用目前常用的 28 个关节疾病活动度评分（DAS28）来量化，则疾病缓解为 DAS28 <2.6。

RA 的治疗措施包括一般性治疗、药物治疗、外科手术等，药物治疗最为重要。

（二）药物治疗

治疗 RA 的常用药物分为 6 类，即非甾体抗炎药（NSAID）、传统合成缓解病情抗风湿药（DMARD）、生物制剂 DMARD、合成靶向 DMARD、糖皮质激素（glucocorticoid，GC）和植物药等。初始治疗必须应用一种 DMARD。

1. NSAID　具有镇痛抗炎作用，是缓解关节炎症状的常用药，但控制病情方面作用有限，应与 DMARD 同服。选择药物需注意胃肠道反应等不良反应，避免两种或两种以上 NSAID 同时服用。

2. 传统合成 DMARD　包括甲氨蝶呤、来氟米特、柳氮磺吡啶和羟氯喹等。该类药物较 NSAID 发挥作用慢，需 1~3 个月，不具备明显的镇痛和抗炎作用，但可延缓和控制病情进展。RA 一经确诊，应尽早开始使用传统合成 DMARD，推荐首选甲氨蝶呤单药治疗。后续药物的选择和应用方案要根据患者病情活动性、严重性、有无预后不良因素和疾病进展而定，视病情也可采用两种及以上 DMARD 药物联合使用。各个 DMARD 有其不同的作用机制及不良反应，在应用时需谨慎监测。

3. 生物制剂 DMARD　是近 20 年来 RA 治疗的一个革命性进展，其治疗靶点主要针对在 RA 发病中起重要作用的细胞因子和细胞表面分子。TNF-α 抑制剂是首

个获批治疗 RA 的生物制剂，其他生物制剂包括 IL-1 拮抗剂、IL-6 拮抗剂、CD20 单克隆抗体、细胞毒性 T 细胞活化抗原 4（cytotoxic T lymphocyte activation antigen-4，CTLA-4）融合蛋白。目前使用最普遍的是 TNF-α 拮抗剂、IL-6 拮抗剂。如最初的传统合成 DMARD 治疗未能达标，或存在有预后不良因素时应考虑加用生物制剂。为增加疗效和减少不良反应，生物制剂宜与 MTX 联合应用。由于 TNF-α 抑制剂有增加一些特殊感染如结核、肝炎病毒感染复燃的风险，因此在使用前应进行是否存在结核和肝炎病毒感染的筛查。生物制剂主要的不良反应包括注射部位反应和输液反应，可能增加感染，如呼吸道感染、带状疱疹病毒感染等的发生风险；有些生物制剂长期使用会使发生肿瘤的风险增加，用药前应除外肿瘤。

4. 合成靶向 DMARD　是一类具有新作用机制的抗风湿药，通过阻断由 JAK 激酶（Janus kinase）介导的炎症通路来抑制滑膜炎症，目前临床上使用的 JAK 抑制剂包括托法替布、巴瑞替尼等。对传统合成 DMARD 反应不足的 RA 患者，可以联合 JAK 抑制剂进行治疗。

5. 糖皮质激素　有强大的抗炎作用，能迅速缓解关节肿痛症状和全身炎症。GC 治疗 RA 的原则是小剂量、短疗程，仅作为 DMARD 的"桥梁治疗"，在疾病复发或调整 DMARD 时使用。因此 GC 必须同时联合应用传统 DMARD，当病情得到控制后应尽快递减 GC 用量至停用。有关节外表现，如伴有心、肺、眼和神经系统等器官受累，特别是继发血管炎的 RA 患者，应予以中到大量 GC 治疗。使用 GC 者均应注意补充钙剂和维生素 D，避免骨质疏松。

6. 植物药　已有多种治疗 RA 的植物制剂，如雷公藤多苷、白芍总苷、青藤碱等，最常用者为雷公藤多苷，对缓解关节症状有较好作用。在使用雷公藤多苷期间，应注意其性腺抑制、胃肠道不适、肝损伤和骨髓抑制等不良反应。

（田新平）

第三章 系统性红斑狼疮

系统性红斑狼疮(systemic lupus erythematosus, SLE)是致病性自身抗体及免疫复合物产生失调,作用于靶器官,以免疫复合物介导的血管炎为突出表现的弥漫性结缔组织病。血清中出现以抗核抗体为代表的多种自身抗体及多系统、多器官受累是 SLE 的两个主要临床特征。SLE 的患病率地域差异较大,目前全球 SLE 的患病率为(0~241)/10 万,我国(未包括港、澳、台)的患病率为(30~70)/10 万,男女患病比为 1:(10~12)。随着 SLE 诊治水平的不断提高,SLE 患者的生存率显著改善,5 年生存率从 20 世纪 50 年代的 50%~60% 到 90 年代超过 90%。

一、病因与发病机制

SLE 的病因不清,发病机制非常复杂,其发病与遗传、雌激素水平、紫外线照射、感染及某些药物等多种因素有关。

(一)遗传与免疫因素

SLE 同卵双胎共患率为 24%~57%,一级亲属的 SLE 患病风险比一般人群高 17 倍,SLE 患者的子女的发病率约 5%,这提示 SLE 存在遗传易感性。全基因组关联研究已经发现,超过 50 个基因位点的多态性与 SLE 易感性相关,SLE 的发病是多基因相互作用的结果。SLE 免疫反应在多个环节存在异常,在含 DNA/RNA 的抗原(可能来自感染性病原体)作用下,免疫系统异常激活,抗原提呈细胞处理抗原数量增加,T 细胞功能异常、B 细胞高度活化,产生大量自身抗体。这些自身抗体与体内相应的自身抗原结合形成免疫复合物,沉积在不同的组织或器官,引起炎症和组织坏死;或可与组织细胞抗原直接作用,引起细胞破坏,致机体多系统损伤。

(二)神经内分泌因素

育龄期女性的 SLE 发病率绝对高于同年龄段的男性,也高于青春期以前的儿童和老年女性。SLE 患者体内雌性激素水平增高,雄性激素降低及催乳素水平增高可能对 SLE 的病情有影响,妊娠后期和产后哺乳期常出现病情加重,可能与体内的雌激素和催乳素水平有关。研究表明,雌激素对 SLE 的致病作用与其刺激胸腺细胞及多种免疫细胞活化相关,从而更倾向于产生自身抗体,最终导致临床上 SLE 的发生。

(三)环境因素

日光照射可以诱发 SLE 皮疹,并引起疾病复发或恶化,被称为光敏感现象。其机制与紫外线致上皮细胞核的 DNA 解聚为胸腺嘧啶二聚体相关,后者具有很强的抗原性,可进一步刺激机体的免疫系统产生大量自身抗体。含有芳香族胺基团或联胺基团的药物(如肼屈嗪、普鲁卡因胺等)可以诱发药物性狼疮。许多间接的依据提示,SLE 可能与某些感染因素有关,尤其是病毒感染,可能通过分子模拟或超抗原作用,破坏自身耐受性。另外,任何过敏均可能使 SLE 病情复发或加重。

二、临床表现

SLE 临床表现复杂多样,自然病程多表现为病情的缓解与加重交替。多数 SLE 患者呈隐匿起病,开始仅表现轻度的关节炎、皮疹、血细胞减少、隐匿性肾炎等,部分长期稳定在亚临床状态或轻型狼疮,部分则可由轻型突然变为重症狼疮,更多的则由轻型逐渐出现多系统损害;少数患者起病就累及多个器官,甚至表现为狼疮危象。

(一)SLE 常见临床症状

SLE 常见临床症状见表 8-0-5。

(二)狼疮肾炎临床与病理分型

肾是 SLE 主要受累器官之一,50%~70% 的 SLE 病程中会出现临床肾受累,即狼疮肾炎(lupus nephritis, LN),肾活检显示几乎所有 SLE 均有肾的病理学改变。LN 病理分型(表 8-0-6)对于评估预后和指导治疗有重要的意义,通常 I/II 型和 V 型预后较好,III/IV 型预后较差,VI 型为终末期肾病。但 LN 的病理类型是可以转换的,I/II 型者有可能转变为预后较差的类型,III/IV 型经过免疫抑制剂的治疗,也可以有良好的预后。肾的病理还可提供 LN 活动性的指标(表 8-0-7),活动性指标越高,肾损害进展越快,但积极治疗可以逆转;慢性指标提示肾不可逆的损伤程度,治疗只能延缓而不能逆转慢性指标的持续升高。

三、辅助检查

(一)一般检查

SLE 不同系统受累可出现相应的血常规、尿常规、肝肾功能、影像学等检查异常。血细胞三系中可有一系或多系减少(需除外药物所致的骨髓抑制),尿常规中尿蛋白(包括尿蛋白肌酐比、24 h 尿蛋白定量)、红细胞、管型尿等为

表 8-0-5　SLE 常见临床症状

临床症状		
1. 全身症状	发热、乏力等	
2. 皮肤黏膜	狼疮特异性皮疹	急性皮疹:如鼻梁和双颧颊部呈蝶形分布的颊部红斑
		亚急性皮疹:如亚急性皮肤型红斑狼疮
		慢性皮疹:如盘状红斑,狼疮性脂膜炎,黏膜狼疮,肿胀性狼疮,冻疮样狼疮等
	非特异性皮疹	光敏感、脱发、甲周红斑、网状青斑、雷诺现象等
3. 关节肌肉	多关节炎或关节肿痛、肌痛、肌无力等	
4. 浆膜炎	双侧或单侧胸膜炎、心包炎、胸腔积液、心包积液、腹水等	
5. 泌尿系统	蛋白尿、血尿、管型尿,乃至肾衰竭。有平滑肌受累者可出现输尿管扩张和肾积水	
6. 神经系统	中枢神经系统	无菌性脑膜炎,脑血管病,脱髓鞘综合征,头痛,运动障碍,脊髓病,癫痫发作,急性精神错乱,焦虑,认知障碍,情绪失调,精神障碍
	周围神经系统	吉兰-巴雷综合征,自主神经系统功能紊乱,单神经病变,重症肌无力,脑神经病变,神经丛病变,多发性神经病变
7. 血液系统	贫血	慢性病贫血、肾性贫血、自身免疫性溶血等,后者多有网织红细胞升高,库姆斯试验阳性
	白细胞减少	与血清中存在抑制粒细胞生成的因子相关
	血小板减少	与血清中存在抗血小板抗体、抗磷脂抗体及骨髓巨核细胞成熟障碍有关
	淋巴结和脾大	主要见于起病初期或疾病活动期
8. 呼吸系统	活动后气促、干咳、低氧血症、咯血等,肺功能检查常显示弥散功能下降。合并肺动脉高压、弥漫性出血性肺泡炎者,提示预后不佳	
9. 心血管系统	心脏各部位均可受累,可有心肌炎、心律失常、疣状心内膜炎(Libman-Sack 心内膜炎)、冠状动脉病变、继发性高血压等	
10. 消化系统	胃肠道病变	可有胃肠炎、腹膜炎、肠系膜血管炎、肠梗阻等;伴有蛋白丢失性肠病,可引起低蛋白血症
	狼疮性腹膜炎	腹部压痛、反跳痛和腹水等
	胰腺炎	活动期可并发急性胰腺炎,或单纯胰酶升高
	肝病变	肝酶增高常见,仅少数出现严重肝损害和黄疸
11. 眼部	结膜炎、葡萄膜炎、眼底改变、视神经病变等,眼底改变包括出血、视神经盘水肿、视网膜渗出等,视神经病变可以导致突然失明	
12. 其他	常继发干燥综合征,有外分泌腺受累,表现为口干、眼干、反复腮腺肿大等	
	可继发抗磷脂综合征,表现为动脉和(或)静脉血栓形成、妊娠中期习惯性流产、血小板减少等,血清中抗磷脂抗体阳性	

表 8-0-6　狼疮肾炎的病理分型(国际肾病学会和肾病理学会 2003 年标准)

分型	病理分型	病理表现
I 型	轻微系膜病变 LN	肾小球形态学正常,免疫荧光系膜区可见免疫复合物沉积,不伴肾损伤的临床症状
II 型	系膜增生性 LN	系膜细胞增生或基质增生,伴系膜区免疫沉积物;电镜或免疫荧光可见孤立性上皮下或内皮下沉积物
III 型	局灶增生性 LN	50% 以下肾小球表现为毛细血管内或血管外节段或球性细胞增生,通常伴节段内皮下,伴或不伴系膜区免疫沉积物
IV 型	弥漫增生性 LN	50% 以上肾小球表现为毛细血管内或血管外节段或球性细胞增生,伴弥漫内皮下,伴或不伴系膜区免疫沉积物
V 型	膜性 LN	光镜和免疫荧光或电镜检查显示球性或节段上皮下免疫沉积物,伴或不伴系膜病变
VI 型	晚期硬化性 LN	90% 以上肾小球球性硬化,残余肾小球无活动性病变

　　注:LN:狼疮肾炎;III型或IV型 LN,如果光镜、免疫荧光或电镜提示肾小球上皮侧有广泛(>50% 血管袢)免疫沉积物,诊断为III+V型或IV+V型 LN。

表 8-0-7 狼疮肾炎病理改变活动性指标

病变部位	活动性指标	慢性指标
肾小球	细胞增殖性改变	肾小球硬化
	纤维素样坏死	纤维性新月体
	核碎裂	陈旧性球囊粘连
	细胞性新月体	
	透明栓子	
	白金耳样改变	
	炎细胞浸润	
	苏木素小体	
肾小管间质	肾小管间质炎症	肾小管萎缩
	肾小管水肿	间质纤维化
	肾小管坏死	
血管	纤维素样坏死	血管硬化

提示 LN 的指标。血清补体 C3、C4 水平与 SLE 活动度呈负相关,常作为病情活动性和治疗反应的监测指标之一;反映 SLE 体内炎症水平的指标包括红细胞沉降率、C 反应蛋白和免疫球蛋白等。影像检查包括胸部 X 线片或 CT、心脏多普勒超声、肾超声等,考虑神经精神狼疮的患者需完善头颅磁共振成像检查及脑脊液检查。

(二)自身抗体

血清中存在多种自身抗体是 SLE 的标志性特征,它们有助于确定 SLE 的诊断,提示疾病活动性,预测器官受累。常见的自身抗体依次为抗核抗体谱、抗磷脂抗体和抗组织细胞抗体等。

1. 抗核抗体谱

(1)抗核抗体(ANA) 对 SLE 的诊断敏感性为 95%,特异性为 10%~40%。可作为 SLE 的初筛指标,与病情活动无关。其荧光染色类型有斑点型(S)、核仁型(N)、均质型(H)、核膜型(M)和着丝粒型(C)等。

(2)抗双链 DNA(dsDNA)抗体 对诊断 SLE 的特异性高达 98%,阳性率约为 70%,且与 SLE 活动性相关。

(3)抗可提取性核抗原(ENA)抗体 包括一组临床意义不同的抗体。抗 Sm 抗体是 SLE 的标记性抗体之一,特异性达 99%,但其阳性率仅 30%,与病情活动性无关;抗 RNP 抗体对 SLE 诊断特异性不高,与雷诺现象、肺动脉高压、肌炎等相关;抗 SSA(Ro)抗体与 SLE 出现光过敏、血管炎、皮损、白细胞减低、平滑肌受累、新生儿狼疮等相关;抗 SSB(La)抗体与抗 SSA 抗体相关联,与继发性干燥综合征有关;抗 rRNP 抗体多出现于狼疮活动期,且多与神经精神狼疮症状相关。

2. 抗磷脂抗体 包括一组针对自身不同磷脂成分和磷脂结合蛋白的抗体,包括抗心磷脂抗体、抗 β_2 糖蛋白 I(β_2GP I)抗体、狼疮抗凝物等,且可出现梅毒血清试验假阳性,与继发抗磷脂综合征相关。临床可表现为动静脉血栓栓塞、习惯性流产、血小板减少、心瓣膜无菌性赘生物、网状青斑等。

3. 抗组织细胞抗体 与溶血性贫血有关的抗红细胞抗体,库姆斯试验检测阳性;与血小板减少有关的抗血小板抗体;与神经精神狼疮有关的抗神经元抗体等。

四、诊断与鉴别诊断

(一)诊断

目前国际上通常采用 2012 年系统性红斑狼疮国际协作组(SLICC)对 ACR 分类标准的修订版(表 8-0-8),其敏感性和特异性分别为 97% 和 84%。为进一步提高 SLE 分类标准的敏感性和特异性,2019 年,EULAR 和 ACR 基于 1997 年 ACR 制定的 SLE 分类标准,共同推出了 2019 年 EULAR/ACR SLE 分类标准(表 8-0-9),该标准包括 1 条入围标准、10 个方面、18 条标准,每条标准均需排除感染、恶性肿瘤、药物等原因所致,既往符合某条标准者亦可计分,在每个方面取最高权重得分计入总分,总分 ≥10 可分类为 SLE。

(二)鉴别诊断

SLE 存在多系统受累,每种临床表现均须与相应各系统的疾病相鉴别,除外其他原因所导致的类似表现。在确诊的 SLE 患者中,病情活动常与感染疑似或混杂,是鉴别诊断中首先需要考虑同时又是临床非常棘手的问题。SLE 可出现多种自身抗体及不典型临床表现,尚须与其他结缔组织病和系统性血管炎等鉴别。另外,一些药物(如异烟肼、肼屈嗪等)也可引起狼疮样表现及 ANA 阳性,需注意鉴别。

(三)病情评估

SLE 确诊后需进行疾病活动性评估和确定病情严重程度的评估,这是拟订达标治疗及方案的先决条件。

1. 疾病活动性评估 国际上通用的几个 SLE 活动性判断标准包括 SLEDAI(Systemic Lupus Erythematosus Disease Activity Index)、SLAM(Systemic Lupus Activity Measure)、BILAG(the British Isles Lupus Assessment Group)量表等。其中以 SLEDAI 2000 最为常用,其理论总积分为 105 分,但实际绝大多数患者积分 <45。对 SLE 患者 10 d 内的病情进行评估,可将疾病活动分为轻度活动(≤6 分)、

表 8-0-8　系统性红斑狼疮国际协作组 (SLICC)2012 年修订的 SLE 分类标准

临床标准 11 条	
1. 急性皮肤狼疮	
2. 慢性皮肤狼疮	
3. 口腔溃疡	包括上腭、颊、舌、鼻咽溃疡
4. 非瘢痕性脱发	弥漫性稀疏或头发脆弱,可见断发
5. 滑膜炎	医师观察到的 2 个或以上肿胀关节,或者伴有晨僵的压痛关节
6. 浆膜炎	胸膜炎或心包炎
7. 肾	尿蛋白 / 肌酐异常 (或 24 h 尿蛋白 >500 mg),或红细胞管型
8. 神经病学	癫痫发作,精神异常,多发性单神经炎,脊髓炎,外周或脑神经病,急性精神错乱状态
9. 溶血性贫血	
10. 白细胞减少症 (<4×10⁹/L 至少 1 次)	
或淋巴细胞减少症 (<1×10⁹/L 至少 1 次)	
11. 血小板减少症 (<100×10⁹/L) 至少 1 次	
免疫学标准 6 条	
1. ANA 高于实验室正常参考值范围	
2. 抗 dsDNA 抗体高于实验室正常参考值范围 (ELISA 方法则要两次均高于实验室正常参考值范围)	
3. 抗 Sm 抗体	
4. 抗磷脂抗体的任何 1 种:狼疮抗凝物,梅毒血清试验假阳性,中高滴度抗心磷脂抗体,抗 β₂- 蛋白 I	
5. 低补体,包括低 C3、低 C4 或低 CH50	
6. 直接库姆斯试验阳性 (不存在溶血性贫血状态)	

注:确定 SLE 需符合肾活检证实为狼疮肾炎且 ANA 阳性或抗 dsDNA 阳性;满足 4 条标准,包括至少 1 条临床标准和至少 1 条免疫学标准。

表 8-0-9　2019 年 EULAR/ACR SLE 分类评分标准

临床领域或标准	定义	权重
全身状况	发热 >38.3 ℃	2 分
血液系统	白细胞减少症 <4×10⁹/L	3 分
	血小板减少症 <100×10⁹/L	4 分
	溶血性贫血	4 分
神经系统	谵妄 (意识改变或唤醒水平下降,和症状发展时间数小时至 2 d 内,和 1 d 内症状起伏波动,和认知力急性或亚急性改变,或习惯、情绪改变)	2 分
	精神异常 (无洞察力的妄想或幻觉,但没有精神错乱)	3 分
	癫痫 (癫痫大发作或部分 / 局灶性发作)	5 分
皮肤黏膜	非瘢痕性脱发	2 分
	口腔溃疡	2 分
	亚急性皮肤狼疮	4 分
	急性皮肤狼疮	6 分
浆膜	胸腔积液或心包积液	5 分
	急性心包炎	6 分
肌肉骨骼	关节受累 (≥2 个关节滑膜炎或 ≥2 个关节压痛 +≥30 min 的晨僵)	6 分

临床领域或标准	定义	权重
肾	蛋白尿 >0.5 g/24 h	4分
	肾活检：Ⅱ或Ⅴ型 LN	8分
	肾活检：Ⅲ或Ⅳ型 LN	10分
抗磷脂抗体	抗心磷脂抗体 IgG>40 GPL 单位或抗 β_2 GP1 IgG>40 U 或狼疮抗凝物阳性	2分
补体	低 C3 或低 C4	3分
	低 C3 和低 C4	4分
特异抗体	抗 dsDNA 阳性或抗 Sm 阳性	6分

注：①进入标准：ANA≥1∶80（HEp-2 细胞方法）。②如果计分标准可以被其他比 SLE 更符合的疾病解释，该计分标准不计分；标准至少一次出现就足够；SLE 分类标准要求至少包括 1 条临床分类标准及总分≥10 分可诊断；所有的标准，不需要同时发生；在每个记分项，只计算最高分。

中度活动（7~12 分）和重度活动（>12 分）。

2. 病情严重程度评估

（1）轻型 SLE 诊断明确或高度怀疑者，但临床稳定，所累及的靶器官功能正常或稳定，呈非致命性。

（2）重型 SLE

1）心脏：冠状动脉血管受累，Libman-Sacks 心内膜炎，心肌炎，心脏压塞，恶性高血压。

2）肺：肺动脉高压，肺出血，肺炎，肺梗死，肺萎缩，肺间质纤维化。

3）消化系统：肠系膜血管炎，急性胰腺炎。

4）血液系统：溶血性贫血，粒细胞减少（WBC<1× 10^9/L），血小板减少（<50× 10^9/L），血栓性血小板减少性紫癜，动静脉血栓形成。

5）肾：肾小球肾炎持续不缓解，急进性肾小球肾炎，肾病综合征。

6）神经系统：抽搐，急性意识障碍，昏迷，脑卒中，横贯性脊髓炎，单神经炎/多神经炎，精神性发作，脱髓鞘综合征。

7）其他：包括皮肤血管炎，弥漫性严重的皮损、溃疡、大疱，肌炎，非感染性高热并有衰竭表现等。

（3）狼疮危象 急性进展危及生命的重型 SLE。包括急进性狼疮肾炎，严重的中枢神经系统损害，严重的溶血性贫血、血小板减少性紫癜或粒细胞缺乏症，严重心脏损害，严重狼疮性肺炎，严重狼疮性肝炎，严重的血管炎等。

五、治疗

SLE 的治疗原则为早期、个体化治疗，最大限度地延缓疾病进展，降低器官损伤，改善预后。短期治疗目标为控制 SLE 疾病活动，改善临床症状，达到临床缓解或低疾病活动的目标，即达标治疗；长期目标为预防和减少复发，减少药物不良反应，实现 SLE 长期持续达标，防止器官损伤，降低病死率，提高患者生活质量。

（一）一般治疗

需对患者进行宣教，使其正确认识疾病，消除恐惧心理。SLE 患者应长期配合诊治，学会自我认识疾病活动的征象，规律用药，定期随诊。注意防晒、戒烟，避免接触常见的危险物质（如染发剂），适度运动，避免过度疲劳，避免感染，同时注意补充维生素 D。

（二）药物治疗

目前 SLE 没有根治方法，主要药物治疗是合理应用糖皮质激素、免疫抑制剂和生物制剂，抑制炎症和异常免疫反应，控制疾病活动度，减少器官损伤，使 SLE 长期达标。应根据 SLE 病情的严重程度，掌握好治疗的风险与效益之比，合理选用药物，在达到控制病情的同时尽可能减少药物相关并发症。

1. 糖皮质激素（简称激素） 具有强大的抗炎作用和免疫抑制作用，是治疗 SLE 的基础药。由于不同激素剂量的药理作用有所侧重，病情和患者间对激素的敏感性亦有差异，因此临床用药要个体化。重型 SLE 的激素标准剂量是泼尼松 1 mg/（kg·d），通常晨起 1 次服用，病情稳定后 2 周或疗程 8 周内，开始以每 1~2 周减 10% 的速度缓慢减量，减至泼尼松 0.5 mg/（kg·d）后，减药速度按病情适当调慢。如果病情允许，维持治疗的激素剂量尽量小于泼尼松 10 mg/d。对有重要器官受累，乃至出现狼疮危象的患者，可以使用较大剂量泼尼松≥2 mg/（kg·d）甚至甲泼尼龙（methylprednisolone, MP）冲击治疗，MP 可用至 500~1 000 mg，每天 1 次，连续 3 d 为 1 个疗程，疗程间隔期 10~30 d，间隔期和冲击后需口服泼尼松 0.5~1 mg/（kg·d），疗程和间隔期长短视具体病情而定。需强调的是，在大剂量冲击治疗前或治疗中应密切观察有无感染发生。如有感染应及时给予相应的抗感染治疗。SLE 的激素疗程较漫长,激素治疗不良反应较多,需合理用药,避免长期使用较大剂量激素导致的严重不良反应。对于病情稳定的 SLE 患者,应掌握减、停药时机,尽早开始激素减量,减量过程必须逐步而缓慢,防止疾病复发。

2. 羟氯喹　对于无禁忌证的 SLE 患者,推荐长期使用羟氯喹作为基础治疗,可降低疾病活动度,降低发生器官损伤和血栓的风险,改善血脂情况,提高生存率;同时在妊娠期对 SLE 孕产妇和胎儿的疗效和安全得到广泛认可。服用羟氯喹的 SLE 患者,建议对其眼部进行相关风险评估:高风险的患者建议每年进行 1 次眼科检查,低风险的患者建议服药第 5 年起每年进行 1 次眼科检查,注意羟氯喹导致视网膜病变的可能。

3. 免疫抑制剂　由于长期应用糖皮质激素的不良反应较多,在大多数 SLE 患者中多需选用免疫抑制剂联合治疗,联合应用可更快地诱导病情缓解和巩固疗效,减少激素用量,减少复发。常用免疫抑制剂的适用患者、用法及不良反应具体见表 8-0-10。

4. 生物制剂　在难治性(经常规治疗效果不佳)或复发性 SLE 患者,使用生物制剂,能够较为显著地增加患者的完全和部分缓解率,降低疾病活动性、疾病复发率和糖皮质激素的使用量。虽然有多种生物制剂已经尝试用于 SLE 的治疗且取得一定的临床疗效,但目前仅有贝利尤单抗、泰它西普获批用于治疗 SLE。然而,生物制剂在我

国 SLE 患者中的有效性和安全性还有待进一步的研究来验证。

5. 其他治疗　在有器官受累的 SLE 患者中,在控制 SLE 的基础药物上强调对症治疗,加强针对受累器官的对症治疗和支持治疗,以帮助患者渡过危象、减少器官损伤。如急进性肾小球肾炎的治疗,需包括纠正水电解质紊乱酸碱平衡失调、低蛋白血症,防治感染,纠正高血压、心力衰竭等合并症,为保护重要器官,必要时需要透析支持治疗。神经精神狼疮的治疗包括抗精神病药(与精神科医生配合),癫痫大发作或癫痫持续状态时需积极抗癫痫治疗,注意加强护理。中枢神经系统狼疮包括横贯性脊髓炎在内,在除外感染的情况下,可试用地塞米松 10 mg,或地塞米松 10 mg 加 MTX 鞘内注射 10 mg/ 周,共 2~3 次。静脉输注大剂量人静脉用免疫球蛋白(IVIG)对重症血小板减少性紫癜有效,其他药物包括长春新碱、达那唑、他莫昔芬、维生素 C 等,内科保守治疗无效,可考虑脾切除。血浆置换等治疗不宜列入常规治疗,应视患者具体情况选择应用。

(三) 妊娠生育

一般来说,在无重要器官损伤、病情稳定 1 年或 1 年以上,细胞毒免疫抑制剂(环磷酰胺、甲氨蝶呤等)停药半年,口服泼尼松 10 mg/d 以下者方可怀孕。非缓解期的 SLE 妊娠生育,存在流产、早产、死胎和诱发母体病情恶化

表 8-0-10　常用免疫抑制剂用法及不良反应

免疫抑制剂	适用患者	用法	不良反应
环磷酰胺(CTX)	中重度狼疮肾炎患者诱导期和维持期治疗均有效,是对神经系统和血液系统受累 SLE 的有效免疫抑制剂	0.2 g 隔日 1 次;或 0.4 g 每周 1 次;或 0.5~1.0 g/m² 体表面积每 3~4 周 1 次	胃肠道反应、脱发、骨髓抑制、诱发感染、肝功能损害、性腺抑制、致畸、出血性膀胱炎、远期致癌性
吗替麦考酚酯(MMF)	中重度狼疮肾炎患者,MMF 为诱导期和维持期的有效治疗,能降低复发率	1.0~1.5 g/d	胃肠道反应、骨髓抑制、感染、致畸
硫唑嘌呤(AZA)	SLE 的维持期治疗,妊娠期安全性较高	1~2.5 mg/(kg·d),常用剂量 50~100 mg/d	骨髓抑制、胃肠道反应、肝功能损害
环孢素(CsA)	CsA 及其他免疫抑制剂联合可用于治疗对标准治疗无效的狼疮性肾炎,可以缓解血液系统损害	3~5 mg/(kg·d)	胃肠道反应、多毛、肝肾功损伤、高血压、高尿酸血症、高钾血症
他克莫司(TAC)	狼疮肾炎的诱导期和维持期治疗均有效,降低复发率;可用于治疗难治性狼疮肾炎,尤其是大量蛋白尿患者	0.2~0.4 mg/(kg·d)	常见不良反应为胃肠道不适,可有肾、肝损害,高血糖、高血压
甲氨蝶呤(MTX)	在改善 SLE 患者皮肤、关节炎症和整体情况方面具有较好的疗效	10~15 mg,每周 1 次	胃肠道反应、口腔黏膜糜烂、肝功能损害、骨髓抑制,偶见肺纤维化
来氟米特(LEF)	对一些增殖性狼疮肾炎治疗有效,耐受性较好	20 mg/d	腹泻、肝功能损害、皮疹、WBC 下降、脱发、致畸
雷公藤多苷(TII)	控制 SLE 患者皮肤、关节炎症,以及降低狼疮肾炎患者尿蛋白	20 mg,每日 2~3 次	生殖系统异常、胃肠道反应、骨髓抑制、肝肾功能损伤、皮损

的危险。SLE患者妊娠后,需要产科和风湿科医生双方共同随访诊治。妊娠期间如病情活动,应根据具体情况决定是否终止妊娠。

(李梦涛)

第四章　干燥综合征

干燥综合征(Sjögren syndrome,SS)是由于泪腺和唾液腺等外分泌腺的淋巴细胞浸润和炎症,从而出现干燥症状的一种慢性自身免疫病,血清中可存在多种自身抗体。SS自身免疫炎症可以影响各种器官(如肝和肾)的腺泡上皮与导管上皮,又称为"自身免疫性上皮炎"。另外,SS还可以出现皮肤、关节肌肉、肺、肾、神经系统和血液系统等多系统受累表现。本病根据病因分为原发性和继发性两类,后者指与某一种确诊的弥漫性结缔组织病(如类风湿关节炎、系统性红斑狼疮、系统性硬化病等)并存的干燥综合征,而前者则无并发其他结缔组织病。本章主要叙述原发性干燥综合征(primary SS,pSS)。pSS患病率为0.1%~0.6%,女性多见,男女比例为1:(9~20),任何年龄均可发病,好发于40~50岁。

一、病因与发病机制

(一)病因

pSS的病因至今不清,一般认为是感染因素、遗传背景和性别因素等多种病因相互作用的结果。某些病毒(如EB病毒、丙型肝炎病毒、HIV和人类嗜T淋巴细胞病毒等)可能与本病的发生和延续有一定关系。研究显示,部分HLA基因、固有/适应性免疫相关基因和表观遗传因素等参与了pSS发病。SS患者多为女性,目前认为其性别优势与X染色体的剂量效应有关,且这种效应并不依赖于性激素水平,可能与X染色体上存在的大量免疫相关基因有关。

(二)发病机制

pSS是遗传易感因素和非遗传因素相互作用下缓慢发病的自身免疫病。目前观点是在遗传易感因素的影响下,环境因素(如病毒感染)可激活腺泡/导管上皮细胞和树突状细胞等固有免疫细胞,引起干扰素(IFN)通路活化,促使B细胞活化因子(BAFF)及IL-12等因子过度表达,B细胞及T细胞增殖活化。固有免疫及适应性免疫共同作用,介导自身抗体产生慢性炎症反应,导致组织损伤。

其他外分泌腺病变(如间质性肾炎、胆管炎)的发病机制与唾液腺病变相似。腺外表现与免疫复合物沉积(如冷球蛋白血管炎)、细胞或组织特异性自身免疫(如血小板减少症、共济失调感觉神经节病、视神经脊髓炎)及结外淋巴组织增生(如淋巴细胞性肺炎)等有关。B细胞的增殖及慢性刺激产生高球蛋白血症并促进淋巴瘤的形成。

二、临床表现

pSS多起病缓慢、隐匿,临床表现多种多样,但最终均会出现外分泌腺损伤和功能障碍。

(一)局部表现

1. 口干燥症　因唾液腺病变而引起下述症状。

(1)唾液减少,口干　常频繁喝水,难以进食面包、饼干等干燥食物,进食干燥固体食物时常需用水送服,半夜醒来喝水,讲话难以持续数分钟,食渣常黏附在口腔黏膜表面,可出现味觉变化,食用辛辣刺激食物可伴口腔疼痛。

(2)猖獗龋　即出现多个难以控制的进展的龋齿,表现为牙齿逐渐变黑,继而小片脱落,最终只留残根。见于约50%的患者,是本病特征之一。

(3)舌　可表现为舌痛,舌面干、裂,舌乳头萎缩而光滑,口腔可出现溃疡或继发感染。

2. 干燥性角膜结膜炎　泪液分泌减少导致眼干,主要表现为眼干涩感、灼烧感、"沙砾"感或异物感,内眦见黏稠分泌物,晨起醒来时内眦积聚粗黏液丝,常感眼易疲劳,严重者哭时无泪,可出现视物模糊。泪液减少导致角膜上皮缺损,出现丝状角膜炎或干燥性角膜结膜炎。

3. 唾液腺肿大　约1/4的pSS患者在病程中曾出现腮腺、颌下腺肿大,多为弥漫无痛性,质地偏硬,常单侧起病,可累及双侧,亦可反复出现,数周内常可缓解。对部分有腮腺持续性肿大者,应警惕有恶性淋巴瘤的可能。

4. 其他浅表部位　还可出现皮肤干燥及瘙痒,鼻腔黏膜干燥出血,干燥性咽喉炎,气道干燥出现干咳。膀胱受累可引起间质性膀胱炎。女性还可出现阴道干燥及性交痛等症状。

(二) 系统表现

除口眼干燥表现外，患者还可出现全身症状，如乏力、低热。部分患者可合并纤维肌痛综合征。可有睡眠障碍，常与口腔干燥引起的多饮导致夜间多尿有关。约有 2/3 的患者出现外分泌腺外的系统损害(表 8-0-11)。

三、辅助检查

(一) 血清学检查

1. 自身抗体　85% 的 pSS 患者 ANA 阳性，免疫荧光核型多为均质型或斑点型。抗 SSA/Ro 阳性率一般为 60%~80%，抗 SSB/La 阳性率约为 50%。约有 50% 可有类风湿因子阳性。少数(<5%) pSS 患者抗着丝粒抗体阳性。

2. 高球蛋白血症　36%~62% 的 pSS 患者伴有高球蛋白血症，可为单克隆或多克隆。高球蛋白血症是 pSS 患者红细胞沉降率升高的重要原因之一。部分患者可出现冷球蛋白血症，常与皮肤小血管炎、低补体血症和丙型肝炎病毒感染有关。

(二) 口腔科检查

1. 唾液流率　作为评价口干燥症的客观指标之一，包括非刺激基础唾液流率和动态唾液流率测定两种。前者指测定非刺激情况下，在一定时间内受检者舌下口底唾液积聚的总量，即非刺激性全唾液(unstimulated whole saliva, UWS)。SS 的阳性标准为 UWS≤0.1 mL/min。

2. 腮腺造影或核素显像　腮腺造影是探查腮腺导管口，逆行插管注入造影剂进行腮腺造影，然后进行 X 线检查。SS 腮腺造影的典型表现为末梢导管扩张(呈点状、球状或腔洞状)，而无主导管阻塞。腮腺核素显像是静脉注射放射性核素锝(^{99m}Tc)后，观察腮腺、颌下腺显影。SS 患者存在唾液腺摄取及分泌的功能障碍，因而出现异常的显像。由于 pSS 患者腮腺导管狭窄可能导致碘油排空障碍，进一步损伤腮腺功能，故 2012 年和 2016 年的 pSS 分类诊断标准已不再包括该项检查。国内许多医院进行唾液腺放射性核素检查，该检查对 SS 腮腺功能的特异性有待进一步确定。

3. 唇腺活检　是诊断 SS 的金标准。在详尽的临床及实验室评估后还不能确定 SS 诊断时应考虑活检。SS 病理特征为局灶性淋巴细胞性唾液腺炎。至少 50 个淋巴细胞紧密成簇聚集成为一个淋巴细胞灶(常位于导管周围，与正常黏液腺泡相邻，而不是在纤维化或导管扩张区域)。每 4 mm^2 腺体切面积中的淋巴细胞灶数量被称为"灶性指数"，灶性指数≥1 为阳性，是 SS 组织病理诊断标准。此外，腺体萎缩、间质纤维化、散在(非灶性)淋巴细胞浸润

表 8-0-11　干燥综合征的系统表现

常累及的组织及系统	临床表现
皮肤	可有多种皮肤表现，常见的有紫癜、雷诺现象、环状红斑。病理基础是血管炎，累及小血管为主，主要表现为可触及的紫癜，累及下肢为主，也可表现为荨麻疹样皮疹、丘疹和小溃疡。累及稍大血管可出现网状青斑或肢体溃疡
骨骼肌肉	70%~80% 的患者有关节痛，10% 发生关节炎。SS 的关节炎类似于轻度的类风湿关节炎，对称性、多个关节受累，但无关节破坏。可出现肌无力或亚临床肌炎，明显肌无力和肌酶升高少见
肾	10%~15% 的患者有肾受累，主要是间质性肾炎和远端肾小管酸中毒(Ⅰ型肾小管酸中毒)，表现为低钾血症、肾性尿崩症、肾小管酸中毒、肾性骨病、尿路结石或肾钙化。肾小球损害亦有报道，但少见，以系膜毛细血管性肾炎和膜性肾病居多，可能与免疫复合物局部沉积有关，部分与冷球蛋白血症相关
呼吸系统	10%~20% 的患者有呼吸系统受累。呼吸道各部位均可受累，主要表现为气道黏膜分泌减少和气道干燥。肺病变最常见为非特异性间质性肺炎(NSIP)和淋巴细胞性间质性肺炎(LIP)，亦有寻常性间质性肺炎(UIP)、毛细支气管炎和肺淋巴瘤。早期可无临床症状，可有干咳和活动后气促；随着疾病进展，呼吸困难可逐渐加重。肺功能检查和高分辨率 CT 有助于早期诊断及病情评估
消化系统	患者可因咽部、食管干燥或食管运动异常引起吞咽困难、恶心、烧心及上腹部不适。慢性萎缩性胃炎、胃酸分泌减少、消化不良症状亦常见。pSS 患者常合并肝损害，可出现原发性胆汁性胆管炎和自身免疫性肝炎。胰腺可受累，多为亚临床病变，可出现胰管系统结构异常或胰腺分泌功能下降，有自身免疫性胰腺炎的报道
神经系统	有 10%~60% 可出现周围神经病变，10% 会出现明显症状，多表现为对称性多发性神经病变。感觉性神经病变更突出，表现为四肢对称性手套袜套样感觉减退，伴有麻木针刺感。脑神经中以三叉神经受累多见并具有特征性，可出现三叉神经痛及面部麻痹感。中枢神经系统受累少见(1%~2%)
血液系统	三系均可受累，患者可出现贫血、白细胞减少及血小板减少。红细胞沉降率升高常见，CRP 多正常。常伴有高丙种球蛋白血症。可出现冷球蛋白血症，常与皮肤小血管炎、低补体血症和丙型肝炎病毒感染有关。pSS 患者淋巴瘤发生率高于普通人群，以非霍奇金淋巴瘤为主，最常见类型为黏膜相关淋巴组织(MALT)淋巴瘤

等非特异性病理表现也可见于 SS 患者,但通常认为与老龄有关而非免疫介导的炎症。

(三)眼科检查

1. 泪液分泌试验(Schirmer test) 主要反映泪液分泌功能,具体做法是将折叠的标准无菌滤纸条放置在下睑边缘外 1/3 和中 1/3 交界处,或颞侧边缘。在患者眼轻轻闭合的情况下,测量 5 min 滤纸条润湿长度。在没有局部麻醉的情况下,润湿长度 <5 mm 表明泪液缺乏。

2. 泪膜破裂时间(break up time of tear film,BUT) 反映的是泪膜稳定性。做法是向患者结膜囊内滴入一滴荧光素钠溶液,嘱患者眨眼数次,然后向前平视,用裂隙灯(钴蓝滤光片,宽光线)扫视角膜,记录泪膜出现第一个黑斑即泪膜出现破裂时间。BUT≤10 s 为阳性,提示泪膜稳定性下降。

3. 角膜结膜染色 由于泪液存在质或量方面的异常,角膜和结膜容易损伤,用染色剂可检测到这些损伤。SS 国际临床合作联盟(SICCA)研究提出的角膜结膜染色评分(OSS),采用荧光素钠和丽丝胺绿对角膜和结膜分别染色。根据染色点数量、形态和分布进行评分。角膜结膜染色达到一定严重程度时可提示 SS 的诊断。

(四)其他检查

常用于唾液腺评估的还有超声和 MRI 检查。SS 患者常合并间质性肺炎,可通过肺功能和高分辨率 CT 进行评估,LIP 具有比较特征性的 CT 表现。超声心动图有助于肺动脉高压的筛查和心脏形态、功能的评估。SS 患者发生淋巴瘤风险增加,全身 PET/CT 和病理活检有助于淋巴瘤的诊断。

四、诊断与鉴别诊断

(一)诊断

对于 pSS 的诊断,从早期的哥本哈根标准,到目前已经有十几个 SS 诊断标准问世。2016 年美国风湿病学会(American College of Rheumatology,ACR)和欧洲抗风湿病联盟(European League Against Rheumatism,EULAR)发布了新的 pSS 分类标准(表 8-0-12)。患者首先应符合入选标准,即包括至少一项干燥症状:①每日感到不能忍受的眼干持续 3 个月以上;②有反复的砂子进眼或磨砂感觉;③每日需用人工泪液 3 次或 3 次以上;④每日感觉口干持续 3 个月以上;⑤吞咽干性食物时需要用水帮助,或者至少 1 条 EULAR 干燥综合征疾病活动指数问卷(European League Against Rheumatism SS disease activity index,ESSDAI)条目阳性。符合入选标准后进行评分,总分≥4 分符合分类诊断标准。

表 8-0-12 2016 年 ACR/EULAR 原发性干燥综合征分类标准

项目	得分
1. 唇腺活检病理提示灶性淋巴细胞性唾液腺炎且灶性指数≥1 个灶 /4 mm²	3
2. 抗 SSA(Ro)抗体阳性	3
3. 全少一只眼角膜结膜染色评分(OSS)≥5 分或 van Bijsterveld 染色评分≥4 分 #	1
4. 至少一只眼 Schirmer 试验≤5 mm/5 min#	1
5. 非刺激唾液流率≤0.1 mL/min#	1

诊断需要排除:头颈部放疗史、活动性丙型肝炎病毒感染(PCR 证实)、HIV 感染、结节病、淀粉样变、移植物抗宿主病、IgG4 相关性疾病。

\# 服用抗胆碱药的患者注意停药足够时间后再评估口干及眼干情况。

与之前的标准相比较,2016 ACR/EULAR 标准将至少 1 个干燥症状或 1 条 ESSDAI 条目阳性作为入选标准,5 条诊断条目均为客观检查,每个条目根据权重进行计分,总分≥4 为符合诊断标准。新标准中,抗 SSB 抗体、RF 和 ANA 阳性不再作为诊断标准,OSS 评分标准从 3 分提高到 5 分,增加了泪液分泌试验和非刺激唾液流率检测,新增眼部 VBS 评分可作为 OSS 评分的替代(考虑到部分医疗机构无法进行 OSS 评分)。另外,新标准将 ESSDAI 条目也作为纳入标准之一,让早期缺乏干燥症状,而以系统症状为主要表现的 SS 患者能早期诊断。

(二)鉴别诊断

干燥综合征临床表现多样,患者可因某些突出症状就诊相应科室,特别是以某些腺体外症状为首发或突出表现时,如皮疹、关节痛、间质性肺炎、低钾肌无力、肾小管酸中毒、胆汁性胆管炎、外周神经炎等,要考虑到 SS 的可能。以外分泌腺受累为主要表现时需要与其他引起干燥症状和(或)腺体肿大的情况相鉴别,如药物(抗胆碱药)、年龄相关的干燥症、IgG4 相关性疾病、结节病、慢性移植物抗宿主病、唾液腺肿瘤、丙型肝炎病毒及 HIV 感染、未控制的糖尿病和情绪焦虑等。通常这些情况可以通过详细的病史询问、体格检查及缺乏自身免疫特征来与 SS 相鉴别,必要时行唇腺活检明确诊断。

(三)病情评估

ESSDAI 和欧洲抗风湿病联盟干燥综合征患者报告指数(European League Against Rheumatism Sjögrens Syndrome Patient Reported Index,ESSPRI)是目前应用最广泛的用于评估 SS 患者病情的评分系统。ESSDAI 通过计算 12 项

(全身症状、淋巴结病、腺体病变、关节病变、皮肤病变、肺部病变、肾病变、肌肉病变、外周神经病变、中枢神经病变、血液系统病变、血清学改变)评分来评估整体疾病活动程度。各项活动度评分 0~3 分，权重 1~6，各项积分 = 活动度评分 × 权重，最终评分为各项积分之和，总分 0~123 分。ESSPRI 是评估患者症状严重程度的自我报告，包括干燥、疼痛和乏力三方面症状的视觉模拟量表评分，ESSPRI 最终评分为 3 个症状积分的平均值，范围为 0~10 分。这些评估指标比较烦琐，主要用于临床研究，在常规临床实践中没有广泛应用。

五、治疗

目前本病尚无根治方法，主要是替代和对症治疗。治疗目标是缓解口、眼干燥症状，防止干燥并发症(如龋齿、角膜溃疡及口腔念珠菌感染等)，评估器官损害情况并采取相应治疗。

(一) 口干、眼干的治疗

1. 一般治疗　口干者少进干食，餐后清除牙缝中的食物残渣，注意漱口和刷牙，预防龋齿和口腔感染。口眼干燥患者应避免风吹及干燥的室内外环境，避免吸烟、饮酒，并尽可能避免使用抗胆碱药。

2. 人工唾液及人工泪液　人工唾液有多种制剂，含羧甲基纤维素、黏液素、聚丙烯酸、黄胶原或亚麻仁聚多糖等成分。人工唾液作用时间短，口感较差，没有人工泪液那样应用广泛。长效口腔滋润胶是胶状物，作用时间较长，一般在夜间使用。眼干使用人工泪液，可以缓解眼干症状，预防角膜损伤，减少眼部并发症。夜间患者还可以使用润滑眼膏，以保护角膜、结膜。局部使用环孢素或他克莫司滴眼液，可抑制眼表炎症，促进泪液分泌，改善中重度眼干患者症状。

3. 刺激唾液和泪腺的功能　当使用唾液或泪液替代治疗效果不满意时可使用 M 型胆碱受体激动剂，以促进外分泌腺的分泌，对于缓解口干及部分眼干症状有一定疗效。

(1) 毛果芸香碱(pilocarpine)　为乙酰胆碱类似物，可刺激胆碱能受体，剂量为 5 mg，每日 3~4 次。不良反应为出汗、尿频、肠激惹等。消化道溃疡、哮喘和闭角性青光眼的患者禁用。为减少不良反应可从小剂量开始，逐渐加量。

(2) 西维美林(cevimeline)　作用于外分泌腺的 M3 受体，特异性更好，30 mg，每日 3 次。但是对已经造成外分泌腺严重损伤的 pSS 患者此类治疗效果不佳。

(二) 免疫抑制治疗

对于有中、重度器受累者，则常需要免疫抑制治疗，包括激素、免疫调节剂 / 抑制剂和生物制剂等。

1. 糖皮质激素　合并球蛋白明显升高及器官受累时要考虑糖皮质激素治疗。根据病情决定激素用量，泼尼松使用量为 10~60 mg/d 或 1 mg/(kg·d)，病情危重时可能需要冲击治疗，同时也可联合用免疫抑制剂。

2. 免疫调节剂 / 抑制剂　①羟氯喹(HCQ)：对治疗 SS 关节肌肉疼痛、乏力、皮疹、高丙种球蛋白血症及腺体炎有效，常用 200~400 mg/d。②其他免疫抑制剂：包括甲氨蝶呤(MTX)、来氟米特(LEF)、硫唑嘌呤(AZA)、环孢素(CsA)、吗替麦考酚酯(MMF)和环磷酰胺(CTX)，药物剂量和用法类似其他系统性结缔组织病。

3. 生物制剂　当出现严重的器官受累，尤其是严重的冷球蛋白血管炎时，可尝试利妥昔单抗(rituximab，抗 CD20 单克隆抗体)。贝利尤单抗(belimumab，BAFF 抑制剂)对治疗 pSS 也有一定疗效。TNF-α 抑制剂(英利昔单抗、依那西普)的 RCT 研究表明其在 SS 的治疗中无效。尚有其他生物制剂仍在临床试验中，包括靶向 B 细胞的伊利尤单抗(ianalumab，VAY736，BAFF 受体抗体)、阻断共刺激分子的阿巴西普(CTLA-4 抑制剂)和伊卡利单抗(iscalimab CFZ533，抗 CD40 抗体)等。

(三) 其他治疗

非甾体抗炎药(NSAID)可用于治疗 pSS 患者的关节肌肉疼痛。丙种球蛋白静脉滴注(IVIG)，0.4 g/(kg·d)，连用 3~5 d，对部分神经系统受累及严重的免疫性血小板减少有效。α2-δ 钙通道配体(加巴喷丁、普瑞巴林)有助于缓解神经痛症状。5- 羟色胺 - 去甲肾上腺素再摄取抑制剂(如文拉法辛，度洛西汀)对感觉性周围神经病变也有效，特别适用于并存抑郁症的患者。合并肾小管性酸中毒时需要补碱及补钾(必要时)治疗。合并或进展为恶性淋巴瘤者宜积极、及时地进行化疗。

(杨念生　王　双)

第六章　系统性硬化症

　　系统性硬化症(systemic sclerosis, SSc)又称系统性硬皮病,是一种原因不明的全身性结缔组织病,临床上以胶原纤维沉积、硬化,导致局限性或弥漫性皮肤增厚和内脏器官纤维化及血管病为特征。系统性硬化症是一组疾病,包括弥漫性皮肤型系统性硬化症(diffuse cutaneous systemic sclerosis, DSSc)、局限性皮肤型系统性硬化症(limited cutaneous systemic sclerosis, LSSc)、无皮肤硬化的系统性硬化症(sine scleroderma)和重叠综合征(overlap syndrome)4种类型。该病在我国的发病率不详,目前的全球患病率约为 1/10 000,女性多见,许多病例呈散发性。

一、病因与发病机制

　　SSc 目前病因尚不明确,认为本病可能是在一定遗传背景基础上,由慢性感染和(或)环境因素所诱发。可能涉及以下因素:

(一)病因

　　1. 遗传因素　研究表明,HLA-A1、B8、DR3 单体型或 DR3/DR52 与疾病相关;主要组织相容性复合体(MHC),C4AQ0 和 DQA2 与疾病强相关;同卵双胎共患率为 5.9%,是机会概率的 300 倍;患有 SSc 的父母,其子女患 SSc 的风险明显增高,部分患者有家族史。提示本病的发生与遗传因素有关。

　　2. 感染因素　不少患者发病前有咽峡炎、扁桃体炎、肺炎等。近年来有学者提出,伯氏疏螺旋体感染、巨细胞病毒隐性感染和细小病毒 B19 感染及幽门螺杆菌感染可能与 SSc 发病有关。

　　3. 环境因素　硅尘是可能的诱发因素。长期暴露于氯乙烯、甲苯、甲醛、博来霉素、二氧化硅及生物源性氨基酸的人群患病危险性增高。钆元素(MRI 增强剂)可能诱发肾纤维化。

　　4. 免疫因素　患者体液免疫和细胞免疫异常,循环免疫复合物(CIC)阳性率明显增高,细胞因子尤其是活化皮肤成纤维细胞的转化生长因子 β(TGF-β)明显增加,黏附分子和整合素的表达也增加。

(二)发病机制

　　本病与结缔组织在损伤修复中的功能异常有关。主要包括免疫异常、血管内皮细胞激活和(或)损伤,以及成纤维细胞活化导致胶原过度产生,三者相互作用造成了 SSc 的发病。此外,微嵌合状态也与 SSc 发病可能有关。

　　1. 免疫异常　免疫细胞和黏附分子、细胞介导的免疫反应在纤维化中起主导作用,CD4$^+$T 细胞是病变处的主要浸润细胞,皮肤中的肥大细胞、中性粒细胞和嗜酸性、嗜碱性粒细胞数量增加促进了免疫系统的活化。同时,淋巴细胞、血管内皮细胞和成纤维细胞上黏附分子[内皮细胞白细胞黏附分子 -1(ELAM-1)]、细胞间黏附分子 -1(ICAM-1)、整合素(β1 和 β2 亚单位)及淋巴细胞功能抗原(LFA)表达增加,增强了 T 细胞的归巢和与成纤维细胞的结合。

　　2. 自身抗体　患者血清中可检测出多种自身抗体,如抗核抗体(ANA)、抗着丝粒抗体(ACA)、抗拓扑异构酶Ⅰ(Scl-70)抗体、抗 RNA 聚合酶Ⅲ、抗单链 DNA 抗体(ss-DNA)、抗内皮细胞抗体(AECA)及抗Ⅰ、Ⅳ型胶原抗体等。患者血清中的抗体能结合在内皮细胞和成纤维细胞上,促进抗体依赖的细胞毒反应。

　　细胞因子 TNF-α 和 IL-1α、IL-1β、IL-2、IL-4、IL-6、IL-8、IL-10 都对发病至关重要。TGF-β 可刺激纤维变性和血管增生,并能影响其他细胞因子的分泌;纤连蛋白在病变部位增多,它也是成纤维细胞的趋化因子和促有丝分裂原。

　　3. 血管内皮细胞损伤　受损的血管内皮细胞产生前列环素减少,而前列环素是重要的血管扩张剂和血小板聚集抑制物。血小板与受损内皮细胞结合,活化并释放强力血管收缩物质血栓素,而血栓素是平滑肌细胞和成纤维细胞的趋化因子和促有丝分裂原。活化的血小板释放 TGF-β,刺激成纤维细胞合成胶原。同时,患者血清中含有溶酶体颗粒酶(granzyme)-1、白三烯 β4、内皮素 -1 等,这些因子进一步改变或损伤小血管的功能。感觉神经系统损害造成的血管扩展性神经肽缺乏可引起血管收缩,导致缺氧性内皮损伤后,再灌注可使氧化自由基释放,进一步造成组织损伤。

　　4. 成纤维细胞的异常　SSc 患者的成纤维细胞引起

纤维化的两种主要途径为：①细胞因子刺激后产生细胞外基质增加。②成纤维细胞本身的多克隆造成细胞外基质的过量合成。细胞因子如 TGF-β、IL-1、TNF-α 等刺激内膜纤维化，穿透受损内皮细胞，导致外膜和血管周围纤维化。TGF-β 能刺激成纤维细胞增殖，合成细胞外基质蛋白和分泌促纤维化的细胞因子——结缔组织生长因子（connective tissue growth factor, CTGF），CTGF 进一步刺激成纤维细胞增殖和合成胶原等细胞外基质蛋白。SSc 患者的成纤维细胞似乎处于一种过度激活状态，部分是受自分泌和旁分泌的 TGF-β 和 CTGF 的影响。也有研究表明，对纤维化起作用，这是一群先天性特定亚群的成纤维细胞高度表达基质基因的成纤维细胞亚群，其产生的胶原量是同一组织其他细胞的 2~3 倍。

5. 微嵌合状态　最新研究表明，微嵌合状态可能参与 SSc 的发病，SSc 与同种异体骨髓移植后的移植物抗宿主病（GVHD）的临床表现非常相似。此外，女性妊娠时发生双向细胞转移，胎儿祖细胞可在母亲血液里存活多年，故育龄期女性的发病率增加与此有关。但微嵌合状态参与的发病机制目前尚不清楚。

二、临床表现

SSc 临床表现多样，既有特异性组织和内脏受累的表现，也有慢性消耗性疾病的表现（表 8-0-13），以及非特异性表现有发热、疲劳和体重下降等。

三、辅助检查

（一）一般检查

血常规可有白细胞减少，血小板增多，嗜酸性粒细胞增多等；尿常规可有尿蛋白阳性或镜下血尿、管型尿。肾受累者可有尿素氮、肌酐升高。心脏受累者心肌酶升高，NT-proBNP 升高。炎症状态可有红细胞沉降率、CRP 升高。

（二）免疫学检查

ANA 阳性率可达 90% 以上，抗核仁型抗体对 SSc 的诊断相对特异；抗 Scl-70 抗体阳性率为 15%~20%，是 SSc 的特异性抗体，与弥漫性皮肤硬化、肺纤维化、指（趾）关节畸形、远端骨质溶解相关；ACA 阳性率为 15%~20%，是局限性皮肤型 SSc 的亚型 CREST 综合征较特异的抗体，常与雷诺现象、指端缺血、肺动脉高压相关；部分患者血清中抗 I 和 IV 型胶原抗体、类风湿因子（rheumatoid factor, RF）、抗 U1RNP 抗体等均可出现阳性。抗 RNA 聚合酶 III 抗体阳性患者通常病情较重。

（三）甲襞微循环显微镜检查

甲襞微循环显微镜可观测到 SSc 患者特征性的微循

表 8-0-13　系统性硬化症的临床表现

	部位	表现
特异性组织和内脏	雷诺现象	常隐匿起病，首发症状多为雷诺现象（95% 的病例）及隐袭性肢端和面部肿胀
	皮肤病变表现	分为 3 期：水肿期、硬化期和萎缩期。部分患者见面部、颈部、肢体毛细血管扩张
	消化道表现	胃肠道受累是仅次于皮肤改变和雷诺现象的第三大主要表现，从口腔到直肠均可受累，但以食管受累最为常见（90%），肛门、直肠次之（50%~70%），小肠和结肠较少（40% 和 10%~50%）
	肺部表现	肺部受累是目前 SSc 最主要的致死原因，2/3 以上的患者有肺部受累。渐进性劳力性呼吸困难、活动耐量受限和干咳是典型的临床表现，肺部的病变可见血管闭塞、纤维化和炎症同时存在
	心脏表现	主要心脏病变为心包炎，伴或不伴有心包积液、心力衰竭和不同程度的传导阻滞或心律失常 10%~15% 的患者发生肺动脉高压，表现为心悸、气短、劳力性呼吸困难
	肾表现	肾衰竭是 SSc 的主要死因之一。严重肾病变多发生于弥漫性 SSc 患者。组织学显示肾病变以叶间动脉、弓形动脉及小动脉的病理改变最为显著，血管内膜增生性病变伴中层纤维素样坏死；血管平滑肌细胞发生透明变性
	肌肉骨骼表现	非特异性多关节疼痛和晨僵是 SSc 的典型症状。约 40% 病程较长的局限性 SSc 患者出现皮下钙化，这些沉积可引起间歇性炎症反应，常可自发性穿破皮肤，并发感染。由于肠道吸收不良及血流灌注减少，常伴有骨质疏松
其他部位		20%~30% 的患者伴有咽干和（或）口干症状，小唾液腺显示纤维化改变；14% 的病例有甲状腺纤维化的组织学证据，50% 的患者血清中有抗甲状腺抗体；血清睾酮和促性腺激素水平正常的部分男性患者有阳痿，可能为血管损害所致；女性患者中阴道干燥也是一种常见的并发症，与腺体的纤维化改变有关；在重症病例中常有月经失调和闭经，女性受孕困难，有胎儿宫内发育迟缓和低体重儿的报道；可发生卡压性神经病变，如腕管综合征、感觉异常性股痛、三叉神经病变和面神经麻痹，亦可发生亚临床型自主神经功能失调

环结构异常,表现为快速进展型的微循环毛细血管床结构紊乱,血管袢环丢失、减少。缓慢进展型的毛细血管环微动脉、微静脉血管支明显扩张迂曲,少量毛细血管袢环丢失。

(四)组织病理

水肿期可见真皮间质水肿,小血管周围轻度淋巴细胞浸润;硬化期可见真皮及皮下组织胶原纤维增生,胶原肿胀、透明样变和均质化,血管内膜增生,血管壁水肿、增厚,管腔狭窄;萎缩期见表皮及附属器官萎缩,真皮深层及皮下组织钙盐沉积。

(五)影像学检查

X 线片可见皮下钙化,末端指骨吸收溶解变细甚至消失,关节间隙狭窄、骨侵蚀和关节面骨硬化。食管钡餐检查可见食管运动异常。X 线、CT 检查可示肺间质纤维化样影像学变化,早期可出现呈磨玻璃样的间质性肺部改变,高分辨率 CT 用于分辨肺纤维化和间质性炎症。

(六)其他

肺功能检测用于累及肺 SSc 的临床诊断和连续功能评价。肺功能表现为肺活量下降和肺顺应性降低;气体交换障碍表现为弥散率降低和活动后氧分压降低;肌电图显示多相电位增加,波幅和时限降低;超声心动图和动态心电图显示约 50% 的病例有心包肥厚或积液、心律失常和传导阻滞;超声心动图示三尖瓣反流可发现肺动脉高压。病理检查 80% 的患者有片状心肌纤维化,肌活检呈间质性纤维化和肌纤维萎缩。

四、诊断与鉴别诊断

(一)诊断

目前以 2013 年美国风湿病学会(ACR)和欧洲抗风湿病联盟(EULAR)提出的分类标准为主(表 8-0-14)。

诊断 SSc 后,可根据皮损分布和其他临床情况,进一步分为以下 4 种类型。

1. 弥漫性 SSc(DSSc)

(1)雷诺现象发生 1~2 年出现皮肤改变。

(2)除肢体远端与近端、面部皮肤受累外,躯干皮肤亦受累。

(3)早期即出现明显的肺间质病变、肾衰竭、弥漫性胃肠病变和心肌受累、腱鞘摩擦音。

(4)抗 Scl-70 抗体阳性。

(5)甲襞毛细血管环扩张和缺失。

表 8-0-14　2013 年 ACR 和 EULAR 共同提出的 SSc 分类评分标准

项目	评分
近端皮肤受累	
双手手指皮肤增厚并延伸至掌指关节	9 分
手指皮肤增厚(仅计算最高分数)	
手指肿胀	2 分
手指硬化	4 分
指端损伤(仅计算最高分数)	
指尖溃疡	2 分
指尖凹陷性瘢痕	3 分
毛细血管扩张	2 分
甲襞微血管异常	2 分
肺动脉高压/间质性肺疾病	
肺动脉高压	2 分
间质性肺疾病	2 分
雷诺现象	3 分
SSc 相关的自身抗体	
抗着丝粒抗体(ACA)	3 分
抗拓扑异构酶 I 抗体(抗 Scl-70 抗体)	3 分
抗 RNA 聚合酶III抗体	3 分

注:总分≥9 分可以分类为 SSc。

2. 局限性 SSc(LSSc)

(1)雷诺现象发生数年(偶有数十年)后出现皮肤改变。

(2)皮肤病变局限于双手、双足、肘、膝关节远端肢体、面颈部。

(3)后期发生 PAH,伴或不伴肺间质纤维化、皮肤钙化、毛细血管扩张、三叉神经痛。

(4)ACA 阳性。

(5)甲襞毛细血管环扩张,常无毛细血管环的缺失。

3. 无皮肤表现的系统性硬化症　具有特征性内脏器官受累表现及特征性血管、血清学异常,但无明显临床皮肤变化。

4. 重叠综合征　以上 3 种 SSc 亚型之一,同时伴有符合诊断标准的系统性红斑狼疮、多发性肌炎或皮肌炎、类风湿关节炎等 1~3 种自身免疫性风湿系统疾病,称为重叠综合征。

此分型根据皮肤硬化程度、范围、内脏受累情况、甲襞毛细血管病变、血清学特点,进一步阐明了 SSc 的亚型,有助于判断预后。

(二)鉴别诊断

本病早期的关节疼痛和肿胀应与早期类风湿关节炎

鉴别;指(趾)端出现的皮肤硬化和萎缩应与糖尿病性肢端硬化、淀粉样变、蕈样真菌病、震动病、慢性反射性交感萎缩、慢性萎缩性肢端皮炎、糖尿病引起的硬手综合征等疾病鉴别;全身躯体硬化但手指和双手未受累者,应与成人硬肿病、黏液性水肿、嗜酸性筋膜炎、嗜酸性粒细胞增多-肌痛综合征、卟啉病、移植物抗宿主病、类癌综合征等疾病鉴别。

五、治疗

本病尚无明确的有效治疗方法和药物。目前治疗以"改善病情"为主,提高存活率、降低致残率和减少并发症的发生。治疗的目标包括:预防内脏器官受累,阻止或减慢已受累器官功能的恶化,改善已受累器官(包括皮肤)的功能。

(一) 一般治疗

患者应戒烟,改变不良的生活方式;避免情绪激动;手足和全身均应保暖,以预防因受寒刺激而引起的反射性效应;雷诺现象严重的患者应减少因寒冷诱发血管痉挛发作的频率和严重性,预防指端缺血性溃疡的发生;注重皮肤护理,应用富含水分的乳剂,对感染性溃疡及时治疗;注重对患者的健康教育,给予患者积极的心理支持和鼓励。

(二) 针对靶器官的治疗

需充分考虑到疾病的分型、病程和内脏受累情况,针对 SSc 患者不同的临床情况进行治疗。

1. 皮肤或肌肉骨关节病变 对于早期弥漫性皮肤硬化的 SSc 患者,首先推荐的药物为甲氨蝶呤或吗替麦考酚酯,也可考虑应用小剂量激素,泼尼松 10~15 mg/d;对于更严重病变的患者也可考虑应用口服环磷酰胺。近期的研究结果表明,托珠单抗可能有助于改善 SSc 患者的皮肤硬化评分。甲氨蝶呤和生物制剂可用于治疗炎症性关节炎。

2. 间质性肺疾病 早期确诊是关键,治疗的最终目标是患者肺功能的稳定。口服或静脉使用环磷酰胺仍然是 SSc 患者合并肺间质病变治疗的首选。近年来,随着临床研究 SLS-II 结果的发表,吗替麦考酚酯愈来愈多用于该类患者的一线治疗。此外,也可以考虑应用硫唑嘌呤。近年来有报道显示,抗纤维化药物(如吡非尼酮、尼达尼布)可延缓 SSc 肺纤维化的进程。对于免疫抑制剂治疗失败、快速进展、有器官衰竭风险的患者,可考虑在有资质的临床中心进行造血干细胞移植。

3. 肢端血管病 对于 SSc 相关的雷诺现象首先推荐二氢吡啶类的钙通道拮抗剂,如硝苯地平。氟西汀和 ARB 类药物也可考虑。磷酸二酯酶 V 型抑制剂也有助于减少雷诺现象的发生。对于严重雷诺现象,还可以考虑应用静脉前列环素类药物。对于指端溃疡患者,首先推荐静脉前列环素类药物。磷酸二酯酶 V 型抑制剂及内皮素受体拮抗剂也有助于减少新发溃疡。

4. 肺动脉高压 SSc 肺动脉高压的治疗药物主要包括:磷酸二酯酶 V 型抑制剂(如西地那非、他达拉非),内皮素受体拮抗剂(如波生坦、安立生坦、马昔腾坦),以及前列环素类似物如持续静脉依前列醇、口服司来帕格。对于病情严重者可考虑联合药物治疗。

5. 硬皮病肾危象 血管紧张素转换酶抑制药(ACEI)仍然为目前硬皮病肾危象治疗的首选。当临床疑诊肾危象时,建议应立刻应用 ACEI,并尽快将患者血压降至正常,同时避免低血压。对于病情严重患者,必要时需考虑透析支持。鉴于多项研究证明糖皮质激素的应用会增加肾危象的风险,因此,SSc 患者在应用糖皮质激素时应密切监测患者的血压和肾功能。

6. 胃肠道病变 对于 SSc 合并胃食管反流或者食管溃疡的患者,推荐应用质子泵抑制剂。而对于合并胃肠动力障碍的患者,推荐应用胃肠促动药。在合并小肠细菌过度生长的患者中可考虑间断、轮换使用口服抗生素。此外,在营养不良患者中需考虑积极营养支持。

7. 心脏病变 对于 SSc 合并心脏收缩功能障碍的患者,推荐应用 ACEI 类药物;合并心脏舒张功能障碍的患者,应予以利尿治疗;有明确心肌炎证据的患者应考虑应用免疫抑制剂;对于射血分数降低伴有室性心律失常的患者,应考虑植入型心律转复除颤器(ICD)治疗。

8. 其他改变 皮下钙化治疗可考虑应用双膦酸盐类药物、螯合剂,严重者可考虑手术切除。色素变化(包括毛细血管扩张)可考虑激光治疗。

(杨婷婷　吴春玲)

第七章　抗磷脂综合征

第八章 脊柱关节炎

第一节
概述

脊柱关节炎(spondyloarthritis,SpA),又称血清阴性脊柱关节病(seronegative spondyloarthropathies)或脊柱关节病(spondyloarthropathy),是一组主要累及脊柱、外周关节及关节周围组织的慢性炎症性疾病,同时可伴发眼部、皮肤、肠道等多器官/系统损害,以强直性脊柱炎(ankylosing spondylitis,AS)为典型代表和原型。这组疾病中还包括反应性关节炎(reactive arthritis,ReA)、赖特综合征(Reiter syndrome,RS)炎性肠病性关节炎(inflammatory bowel disease arthritis,IBDA)、银屑病关节炎(psoriatic arthritis,PsA)、未分化脊柱关节炎(undifferentiated spondyloarthritis,uSpA)和幼年脊柱关节炎(juvenile-onset spondyloarthritis,JSpA)等(图8-0-4)。

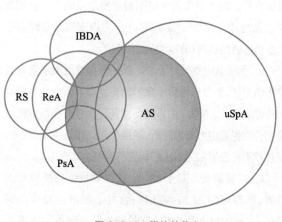

图 8-0-4 脊柱关节炎

本组疾病的共同特征主要包括:①有家族聚集患病倾向;②与人白细胞相关抗原 B27(HLA-B27)不同程度相关;③常累及中轴关节,表现为不同程度骶髂关节炎的基础上,伴或不伴脊柱炎;④可累及外周关节,多表现为下肢非对称性关节炎;⑤附着点炎(肌腱端炎)表现;⑥类风湿因子(rheumatoid factor,RF)阴性;⑦不同亚型的 SpA 患者之间临床表现常常相互重叠。

全球范围内,SpA 的患病率约为1%,具有较大的地域及人种差异。在这组疾病的发生、发展过程中,炎症起到了至关重要的作用。自20世纪90年代中期开始,国际上部分专家学者提出用"脊柱关节炎"的概念替代"脊柱关

节病",两个概念虽然只有一字之差,所代表的含义却有很大不同。在具有相似发病机制、特定临床特征和遗传相关性的基础上,"脊柱关节病"这一概念侧重于强调本组疾病不同亚型间临床表现和预后的异质性和"个性化";而"脊柱关节炎"的概念更侧重于反映炎症性质在本组疾病中的一致性,体现疾病本质的同时,也为早期抗炎治疗提供依据。

依照目前学界共识,SpA 又分为中轴型和外周型两大亚型。在中轴型 SpA 中,除了被广泛认知的强直性脊柱炎(即以 X 线骶髂关节炎为特征性表现的"放射学阳性中轴型 SpA")以外,2009 年国际脊柱关节炎协会(ASAS)率先提出"放射学阴性中轴型 SpA"的概念,其中"放射学阴性"定义为骶髂关节 X 线无阳性发现,但 MRI 显示确切骶髂关节炎。值得注意的是,"放射学阴性"概念并非指所有影像学检查均无骶髂关节炎征象。部分学者认为,放射学阴性中轴型 SpA 与 AS 具有相似的临床表现和疾病负担,其本质是早期 AS。然而,临床实际情况并非完全如此。相较于 AS,放射学阴性中轴型 SpA 临床表现及预后异质性很强,部分患者病程中可"自发缓解(spontaneous remission)",还有部分患者长期处于"临床静止状态(clinical quiescent disease activity)"。即使发展为 AS,仍有较大部分患者长期处于"不进展状态(non-progressing state)"。国外多项临床研究结果也证实,放射学阴性中轴型 SpA 与 AS 虽有重叠,但两者的临床表现、人群分布、基因表型、HLA-B27 阳性率及疾病预后均不尽相同。

反应性关节炎、炎性肠病关节炎、银屑病关节炎主要累及外周关节,常归类于外周型 SpA,但均可同时出现不同程度的中轴关节损害。uSpA 也常同时累及外周及中轴关节。故简单地以中轴型和外周型进行 SpA 分型并不完全符合疾病特征。更能反映疾病本质,更能体现不同危险因素和预后差别的分型方法尚有待进一步探索。

一、脊柱关节炎的病因与发病机制

SpA 的病因与发病机制尚不完全清楚,在不同亚型的 SpA 中虽有共性也不尽相同。目前认为,该组疾病的发病普遍与遗传、环境等多因素相关。虽然大量循证医学证据显示,SpA 的发病机制由免疫介导,但少有直接抗原特异性自身免疫的证据,近年更多研究提示了"自身炎症(autoinflammation)"在其发病中占据的核心位置。

在遗传因素中,易感基因 HLA-B27 对 SpA 的发病至关重要。HLA-B27 阳性率在 AS 患者中高达 90%~95%,在 ReA 患者中为 60%~80%,伴脊柱炎的 PsA 或 IBDA 患者为 50%,而健康人群仅为 4%~8%。迄今,已有超过 140 个 HLA-B27 等位基因亚型被报道,部分亚型在不同人种 SpA 的发病中起重要作用。其中 HLA-B*27:05 是白种人和其他非亚裔人群中存在的主要亚型,与强直性脊柱炎有极强的相关性,同时也与炎性肠病关节炎、银屑病关节炎、反应性关节炎和 uSpA 相关。HLA-B*27:04 和 HLA-B*27:07 分别在远东和南亚人群中与强直性脊柱炎的发病相关。需要注意的是,其中也有诸多亚型与 SpA 并无显著相关性,这也正是人群中 SpA 患病率远低于 HLA-B27 阳性率的原因。HLA-B27 是由主要组织相容性复合体 B 基因座编码的 I 类表面抗原,它是一个由多态的 HLA I 类分子的重链、单形的轻链(β2 微球蛋白)和一个高度可变肽组成的三分子复合物。HLA-B27 在分子层面的确切作用机制尚不明确,有多个假设处于验证阶段。"致关节炎假说"认为,由于针对自身某些肽类的免疫耐受被打破,HLA-B27 介导的将自身抗原提呈活化 CD8+T 细胞的免疫应答导致了 SpA 的发病。但是一方面,目前尚没有 HLA-B27 提呈关节源性自身多肽的证据;另一方面,有研究发现 HLA-B27 转基因大鼠出现关节炎和脊椎炎不受 CD8+T 细胞缺失的影响。故目前难以单独用该假说解释关节炎的发生。另一假说基于 HLA-B27 比其他 I 类分子更容易错误折叠,认为其引发的包括 IL-23、IL-17、TNF-α 在内的多种细胞因子参与的自身炎症,对该病的发生和进展更为重要。但该假说不能完全解释不同亚型的 HLA-B27 与 SpA 相关性的不同。还有一假说提出,游离于细胞表面的 HLA-B27 分子的重链通过直接与 T 细胞、NK 细胞的特异性受体结合,从而诱导关节炎的发生。上述假说均有待进一步证实。总的来说,HLA-B27 阳性者罹患 SpA 的绝对风险为 2%~10%,若一级亲属中有 SpA 患者,则该风险更高。另外,已有多个非 MHC 区的易感基因被报道,包括 IL-23R、ERAP1 等,它们与经典的 HLA-B27 一并构成了 SpA 十分复杂而又宏大的遗传背景。其中,HLA-B27 至今仍被认为占据绝对的主导地位,其人群归因危险度占 90%。

感染被认为是 SpA 发病中最重要的环境因素。既往大量研究表明,在肠道、泌尿生殖道、眼部等黏膜部位,出现的包括衣原体、支原体、沙门菌、志贺菌、耶尔森菌在内的各种病原微生物感染与本组疾病相关。但截至目前,尚未阐明任何一种病原体的确切致病机制。既往提出的"分子模拟学说",即致病菌与机体存在共同抗原而导致持续的自身免疫反应,并不足以完全解释感染与 SpA 的复杂关系。

二、脊柱关节炎的诊断与分类

SpA 的诊断由临床症状、体征和影像学依据作为基础,其分类诊断标准的演变经历了数个阶段,反映了几代风湿科医生在临床实践中所做的不断探索和努力(图 8-0-5)。如何做到既早期发现、早期干预,又准确诊断、正确治疗,至今仍是摆在专科医生面前的难题。目前,临床常用的 SpA 分类诊断标准包括:1991 年欧洲脊柱关节病研究组(ESSG)提出的脊柱关节病分类标准(表 8-0-25),国际脊柱关节炎评价学会(ASAS)在 2009 年和 2011 年先后提出的中轴型脊柱关节炎(表 8-0-26)和外周型脊柱关节炎(表 8-0-27)分类标准。

表 8-0-25　欧洲脊柱关节病研究组(ESSG)脊柱关节病分类标准

项目
阳性家族史
银屑病
炎性肠病
交替性臀部痛
韧带附着点炎
骶髂关节炎
在关节炎发生前 1 个月内的尿道炎、宫颈炎、急性腹泻

注:炎性脊柱痛或滑膜炎(非对称性,以下肢关节受累为主)伴以上一项或多项考虑诊断。

表 8-0-26　ASAS 推荐的中轴型脊柱关节炎分类标准

项目
影像学提示骶髂关节炎:
(1) MRI 提示骶髂关节活动性(急性)炎症,即明确骨髓水肿及骨炎,高度提示与 SpA 相关的骶髂关节炎
和(或)
(2) X 线提示双侧 2~3 级或单侧 3~4 级骶髂关节炎
SpA 临床特征:
(1) 炎性腰背痛
(2) 关节炎
(3) 肌腱附着点炎(足跟)
(4) 虹膜睫状体炎
(5) 指(趾)炎
(6) 银屑病
(7) 炎性肠病
(8) NSAID 疗效好
(9) HLA-B27 阳性
(10) CRP 升高
(11) SpA 家族史

注:起病年龄 <45 岁,腰背痛 >3 个月的患者,影像学提示骶髂关节炎伴 1 个或多个临床特征,或者 HLA-B27 阳性伴 2 个或 2 个以上临床特征,考虑诊断中轴型 SpA。

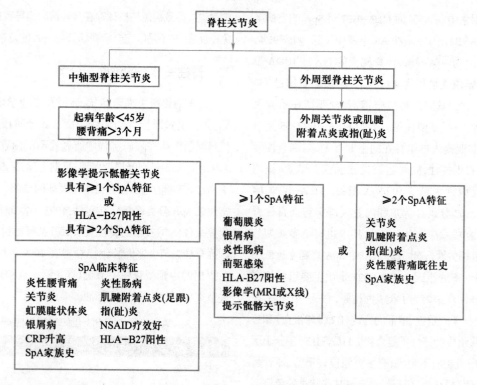

图 8-0-5 脊柱关节炎诊治流程图

项目
患者无炎性腰背痛,有:
(1) 外周关节炎
或
(2) 肌腱附着点炎
或
(3) 指(趾)炎
加上以下任何一项 SpA 临床特征:
(1) 葡萄膜炎
(2) 银屑病
(3) 炎性肠病
(4) 前驱感染
(5) HLA-B27 阳性
(6) 影像学提示骶髂关节炎(MRI 或 X 线)
或加上以下至少两项 SpA 临床特征:
(1) 关节炎
(2) 肌腱附着点炎
(3) 指(趾)炎
(4) 炎性腰背痛既往史
(5) SpA 家族史

SpA 多发生于青壮年,发病率较高且有严重的致残性,给国家和社会造成巨大的医疗负担,是不容忽视的健康问题。要进一步提高 SpA 诊治的水平、改善患者预后,就要求临床医生仔细问诊查体,加强影像学阅片能力,更深入和严格地掌握分类标准的精髓,提高鉴别诊断的能力,做到早期诊断的同时,进一步减少误诊。

三、脊柱关节炎的治疗

在确诊脊柱关节炎后推荐先使用足量足疗程的非甾体抗炎药,只有在无效或出现严重不良反应并严重影响患者生活质量时才有条件推荐使用生物制剂,避免误治和过度治疗。除了药物治疗,临床医生应重点关注患者的依从性、家庭经济状况、心理因素等,拟定个体化治疗方案,提供包括病因及预后、正确对待药物的不良反应、运动和饮食指导等患者教育。通过更规范的慢病管理来使疾病最大限度持续性得到控制的同时,减轻患者的心理和经济负担,实现更好的"带病生存"。以此实现进一步改善脊柱关节炎患者整体预后的目标。

(刘 毅 杨 航)

第二节

强直性脊柱炎

强直性脊柱炎(ankylosing spondylitis, AS)是脊柱关节炎中最常见的一种亚型,是一种与人类白细胞抗原(human leukocyte antigen, HLA-B27)密切相关、病因不明的慢性炎症性疾病。主要侵犯骶髂关节、脊柱、脊柱旁软组织及外周关节，可伴眼炎等关节外表现，严重者可发生脊柱畸形和关节强直。近年来，有逐渐由更宽泛的诊断分类"中轴型脊柱关节炎"取代的趋势。按照 2009 年 ASAS 的分类标准，中轴型 SpA 可分为放射学阴性 SpA（non-radiographic spondyloarthritis）和放射学 SpA（radiographic spondyloarthritis），前者特指仅具有 MRI 下可检测出骶髂关节炎改变，而 X 线下无阳性改变。鉴于这一较为宽泛的定义所包含的患者中女性比例较多和 HLA-B27 阳性率下降，有学者质疑可能增加了疾病的异质性。因此，本节仍然以 AS 的疾病分类进行叙述。目前认为，如何进一步促进对该病的基本认知、减少诊断延误和误诊误治仍是学界面临的重要临床问题。

一、病因与发病机制

AS 的病因目前尚未完全明了，一般认为发病与遗传、感染、环境及免疫等多种因素相关（SpA 共性病因与发病机制请见 SpA 概论章节）。

1. 遗传因素　AS 的发病与 HLA-B27 密切相关，较多的循证医学依据发现其中 HLA-B2704 和 B2705 亚型与疾病风险相关性较高。健康人群的 HLA-B27 阳性率因种族和地区不同差别很大，如欧洲的白种人为 4%~13%，我国为 2%~7%，但是只有 1%~5% 的 HLA-B27 阳性个体会发生 AS，AS 患者的 HLA-B27 阳性率在我国患者中高达 90% 左右。

AS 具有明显的家族聚集倾向，家系分析研究发现，HLA-B27 阳性 AS 患者的一级亲属中约有 31.3% 其抗原为阳性。HLA-B27 阳性的同卵双生子发病一致率高达 63%~75%，而 HLA-B27 阳性的异卵双生子发病一致率为 12.5%~23%。

此外，肿瘤坏死因子（tumor necrosis factor，TNF）相关的基因：TNFRSF1A 基因、LTBR 基因和 TBKBP1 基因；白细胞介素（IL）-23/IL-17 细胞因子相关基因：IL23R、PTER4、IL12B、CARD9 和 TYK2 基因；MHC I 类肽库的 ERAP1 基因和 ERAP2 基因与 AS 发病的相关机制值得进一步探索。

2. 感染因素　近年来，感染在 AS 发病中的作用愈发受到重视，且被认为是重要的诱发因素。研究显示，肠道寄生革兰氏阴性菌（如沙门菌、志贺菌、耶尔森菌、大肠埃希菌、变形杆菌等），肺炎克雷伯菌，幽门螺杆菌，肺炎衣原体及泌尿生殖系统的沙眼支原体等病原体可能参与 AS 发病。推测其中部分病原体因与 HLA-B27 分子存在共

同的抗原决定簇，免疫系统在抗击外来抗原时不能识别自我而导致持续免疫反应，即"分子模拟学说"，可能参与 AS 发病，但具体机制仍待进一步研究。此外，越来越多的证据表明，肠道菌群紊乱诱导持续黏膜炎症进而促进炎症因子释放是 AS 发病的重要原因之一。

3. 免疫炎症因子　AS 的发病机制可能是自身炎症过程，多种细胞因子、趋化因子和免疫细胞参与 AS 的炎症级联反应，其中 TNF-α、IL-23、IL-17、IL-6）等均在炎症发生和发展中发挥作用。研究发现，在疾病早期发生炎症的骶髂关节出现 CD4$^+$T 细胞、CD8$^+$T 细胞和巨噬细胞浸润；外周滑膜炎中可见中性粒细胞、巨噬细胞、CD4$^+$T 细胞和 CD8$^+$T 细胞和 B 细胞浸润；外周血可检测到高水平的 IL-23 受体阳性和分泌 IL-17 的 γδT 细胞；高表达 IL-23 的小鼠出现附着点炎症，且伴随 IL-23 受体阳性和产生 IL-17 和 IL-22 的 CD3$^+$ CD4$^-$CD8$^-$ 细胞浸润。目前，抗 TNF-α、抗 IL-17 治疗可以较好地改善 AS 症状及预后。

4. 骨代谢变化　"新骨形成"是骨代谢变化的主要表现。新骨形成常发生在肌腱端，即韧带附着骨质的部分，后期可出现脊柱"骨桥"及脊柱、骶髂关节和髋关节的强直，但具体机制尚不明确。疾病炎症引起致炎细胞因子释放而抑制成骨细胞并增强破骨细胞活性，导致早期 AS 即可出现骨质疏松。此外，患者因疼痛导致活动量下降及长期口服药物干扰骨代谢，可进一步加重骨质疏松。

二、临床表现

本病起病隐匿，发展缓慢。全身表现多数轻微，少数重症患者可出现发热、贫血、乏力、消瘦、厌食或其他器官受累症状。

1. 关节表现

（1）中轴病变　炎性下腰背痛是 AS 腰背痛的典型特点，表现为：①40 岁之前发病；②隐匿起病；③持续至少 3 个月；④晨僵；⑤运动后改善。患者早期出现下腰背部或骶髂部疼痛和（或）晨僵，多表现为半夜疼痛明显、惊觉及翻身困难，晨起或久坐后起立时腰部晨僵明显，但热水浴或活动后减轻。部分患者有臀部钝痛或骶髂部剧痛，也可表现为腹股沟酸痛或不适，偶尔向周边放射。少数患者以颈、胸痛为首发表现。咳嗽、打喷嚏、突然扭动腰部疼痛可加重。疾病早期臀部疼痛多为一侧呈间断性或交替性疼痛，持续时间常大于 3 个月，病情进展疼痛发展为双侧持续性，对非甾体抗炎药反应良好（用药 24~48 h 显著改善）。

多数患者随病情进展由腰椎向胸、颈部脊椎发展,出现腰椎、颈椎各方向活动受限和胸廓活动度减少,最终多数患者出现全脊柱自下而上逐渐强直,表现为腰椎前凸消失、驼背畸形、扩胸受限。

(2) 外周关节炎 下肢大关节非对称性关节炎为AS外周关节炎的特征之一,常只累及少数关节或单关节。24%~75%的AS患者在病初或病程中出现髋关节和外周关节病变,其中膝、踝和肩关节居多,肘及手足小关节、颞颌关节偶有受累,表现为关节肿胀、疼痛、晨僵或间断关节积液。髋关节炎发生率为25%~35%,表现为臀部、腹股沟或大腿内侧疼痛,继而出现活动受限、屈曲挛缩及关节强直,其中大多数为双侧,是影响疾病预后的关键因素。髋关节受累多发生于发病的最初5年内,治疗不及时可能致残。发病年龄较小及以外周关节起病者易发生髋关节病变。然而,膝关节和其他关节出现的关节炎或关节痛多为暂时性,极少或几乎不引起关节破坏和残疾。

(3) 肌腱端炎 是本病的特征之一,常见于肋胸关节、棘突、髂嵴、大转子、坐骨结节、胫骨结节、足跟(跟腱炎或跖底筋膜炎)等部位,可引起局部肿痛。X线检测可发现该部位有骨质增生、"骨刺"形成。当肋胸关节出现附着点病变时,患者在咳嗽、深吸气或打喷嚏时感胸痛,伴随胸椎或胸肋关节连接处触痛。足跟肌腱端炎表现为足跟痛、足底痛。手指或足趾的肌腱端炎常称为腊肠样指(趾)。

2. 关节外表现

(1) 眼部病变 AS患者可出现结膜炎、虹膜炎、葡萄膜炎(即色素膜炎),其中以急性虹膜睫状体炎最为常见。30%左右的患者在病程中出现眼部病变,可先于脊柱症状发生,表现为眼痛、红肿、畏光、流泪、视力损害,呈急性发作,单侧或双侧交替,有自限性,4~8周后缓解,易复发,严重者可引起继发性青光眼和白内障。

(2) 心血管病变 2%~10%的患者可合并心血管病变,表现为升主动脉炎、主动脉瓣关闭不全、传导障碍、心脏扩张,偶伴心肌炎及心包炎。主动脉瓣关闭不全和心脏传导阻滞的发病率随着AS病程而增加,且易发生在外周关节受累的AS患者人群中。主动脉瓣关闭不全,少数患者可出现充血性心力衰竭。部分患者可出现三度心脏传导阻滞,也可同时合并主动脉供血不足。

(3) 神经系统病变 神经系统症状来自椎骨骨折、脊椎不全脱位、受压或炎症所致,引起压迫性脊神经炎、坐骨神经痛及马尾综合征。马尾综合征可影响腰骶神经根,导致疼痛及感觉减退、阳痿、夜间尿失禁、膀胱和直肠感觉迟钝、踝反射消失。

(4) 胃肠道病变 部分AS患者可合并溃疡性结肠炎、克罗恩病或肠镜下肠道炎症。合并肠镜下肠道炎症患者仅27%出现消化道症状,肠道炎症活跃的AS患者关节炎较重。此外,长期服用非甾体抗炎药(NSAID)可能会加重肠道炎症及引起NSAID相关性溃疡。AS胃肠道病变的临床表现为恶心、呕吐、腹泻、便血、腹痛及食欲减退等。

(5) 骨质疏松及骨折 AS患者早期就可出现骨量减少,表现为脊柱和髋部骨密度下降和骨丢失。后期可在无外伤或轻微外伤情况下引起骨折,又称为骨质疏松性骨折。骨质疏松所致骨痛表现为腰背酸软,负荷增加时疼痛加重或活动受限。椎体骨折可引起局部疼痛、脊柱变形、胸廓畸形,骨折部分移位引起相关的神经功能障碍等。

(6) 肺部病变 疾病晚期可出现肺部病变,表现为缓慢进展的肺上叶纤维化,有时伴空洞形成,后期可进展为囊状病灶及实质破坏。其中以肺上叶纤维化伴空洞形成为主要表现时易被误诊为结核,空洞并发真菌感染可使病情加剧。患者可表现为胸闷、胸痛、气短,偶伴咳嗽、呼吸困难、咯血。

(7) 肾病变 AS可合并肾病变,主要是IgA肾病和淀粉样变性,可引起血尿、蛋白尿、肾病综合征或肾功能不全等。

(8) 皮肤黏膜病变 AS患者皮肤黏膜受累相对较少,表现为溢脓性皮肤角化病、漩涡状龟头炎、结节红斑、口腔溃疡等。

3. 体格检查及典型体征 AS的常见体征包括骶髂关节、脊柱和胸廓活动度下降,肌腱端压痛等。骶髂关节和椎旁肌肉压痛为本病早期的阳性体征。随病情进展可见腰椎前凸变平。脊柱各个方向活动受限,胸廓扩展范围缩小,颈椎后凸。以下几种方法常用于检查骶髂关节压痛或脊柱病变进展情况。

(1) 枕壁距 患者直立,足跟、臀、背贴墙,收颌,眼平视,测量枕骨结节与墙之间的水平距离,正常为0 cm,颈僵直和(或)胸椎段畸形后凸者该距离增加至几厘米以上,枕部不能贴壁。同一姿势可测定耳郭与墙的水平距离为耳壁距。

(2) 胸廓活动度 在第4肋间隙水平(女性乳房下缘)测量深吸气和深呼气之胸围差,<2.5 cm为异常,而有肋骨和脊椎广泛受累者则胸廓扩展减少。

(3) 改良 Schober 试验　主要用于测量腰椎前屈活动度。患者直立，双足跟并拢，于双髂后上棘连线中点上方垂直距离 10 cm 处做出标记，然后嘱患者最大限度弯腰，使膝关节最大限度伸直，测量两个标记点之间的距离。如果该距离增加≥5 cm，说明腰椎前屈活动度良好；如果 <4 cm，则说明活动度降低。

(4) 骨盆按压　患者侧卧，从另一侧按压骨盆可引起骶髂关节疼痛。

(5) Patrick(4 字)试验　患者仰卧，一侧膝关节屈曲并将足跟置于伸直的另一膝上(双腿呈"4"字状)。检查者一手压伸直腿侧髂嵴，另一手压屈曲的膝。如屈腿侧骶髂部出现疼痛，提示存在骶髂关节病变。有膝或髋关节病变者也不能完成"4"字试验。

(6) 指地距　患者双膝直伸，弯腰至脊柱最大前屈度，测量指尖到地面的距离，正常值为 0 cm。应注意此试验不能完全评估脊柱活动度，因为良好的髋关节功能可以代偿腰椎运动的明显受限。

(7) 脊柱侧弯　检查脊柱侧弯活动度时，患者做最大限度的侧弯动作，测量中指沿腿向下滑动的距离，正常为 >10 cm。

三、辅助检查

1. 实验室检查

(1) HLA-B27　90% 的 AS 患者 HLA-B27 阳性。虽然 AS 患者 HLA-B27 阳性率高，但无诊断特异性，因为健康人也有呈 HLA-B27 阳性。HLA-B27 阴性患者只要临床表现和影像学检查符合诊断标准，也不能排除 AS 可能。

(2) 红细胞沉降率(ESR)和 C 反应蛋白(CRP)　75% 以上的患者活动期可有 ESR 增快，CRP 升高，轻至中度免疫球蛋白升高。TNF-α、IL-6 等多种血清炎症因子常升高。

(3) 自身抗体　类风湿因子(RF)、抗环瓜氨酸肽(CCP)抗体和抗核抗体(ANA)多为阴性。

2. 影像学检查

(1) X 线　具有确诊意义。骨盆正位片仍是 AS 基本的放射学检查手段，除观察骶髂关节外，还可以观察双侧髋关节及耻骨联合等部位。AS 最早的变化多发生于骶髂关节。X 线显示病变双侧对称性骶髂关节软骨下骨缘模糊，骨质糜烂。侵蚀病变不断进展导致关节间隙出现"假性增宽征"；随着纤维化和骨性强直，关节间隙模糊，骨密度增高，关节融合消失。通常按 X 线片骶髂关节炎的病变程度分为 5 级:0 级:正常；Ⅰ级:可疑；Ⅱ级:有轻度异常，可见局限性侵蚀、硬化，但关节间隙正常；Ⅲ级:有明显异常，存在侵蚀、硬化，关节间隙增宽或狭窄、部分强直等 1 项或 1 项以上改变；Ⅳ级:严重异常，表现为完全性关节融合强直。

(2) 磁共振成像(MRI)　因 X 线对于 AS 疾病早期诊断不敏感，MRI 被越来越多地用于 AS 的诊断。活动性骶髂关节炎最好通过动态 MRI 抑脂像来观察。T_2 加权序列、高分辨率短时恢复序列(STIR)或强化的 T_1 加权序列像均可敏感地发现早期骶髂关节内炎症、软骨变化和潜在的骨髓水肿。MRI 用于评价急性和(或)慢性脊柱病变也十分敏感，包括软骨下骨髓水肿和关节囊、附着点炎为特点的急性炎症反应，和以骨质侵蚀性破坏、黄骨髓堆积、关节间隙变窄乃至强直为特点的慢性损害。

2009 年 ASAS 中轴型脊柱关节炎分类标准中引入的 MRI 下骶髂关节炎定义为:STIR 序列间隔 0.4~0.6 mm 扫描，每个层面厚度 3~4 mm 下，出现一个层面多个部位或连续两个层面的骨髓水肿，且水肿信号主要侵犯骶髂关节周围，可伴有结构损伤。若炎症范围超出骶髂关节解剖结构，则需要注意除外其他疾病。对临床医生而言，准确判读上述定义通常存在困难，故因影像学误读导致疾病误诊的情况并不少见。MRI 下"骶髂关节炎"有可能并非 SpA 所特指，还包括感染、肿瘤、代谢性疾病所引起的炎症表现。严格掌握分类标准中关于骶髂关节炎的准确定义，不断提高阅片能力，将 MRI 表现与临床表征密切结合，谨慎除外其他疾病，对提高诊断准确率至关重要。

(3) 计算机体层摄影(CT)　较 X 线检测分辨率高，对骶髂关节炎骨结构改变的诊断较敏感。

四、诊断、鉴别诊断及疾病评估

(一) 诊断

AS 的诊断依据包括家族史、症状、关节和关节外体征及骶髂关节的影像学表现等方面。目前广泛使用的仍然是改良纽约标准(1984 年)。该标准是基于存在明确的影像学骶髂关节炎，因此对早期或轻症病例不敏感。2009 年脊柱关节炎国际协会(ASAS)提出的"中轴型 SpA"的新标准适用于腰背痛≥3 个月且发病年龄 <45 岁的个体，但符合该标准的患者并不能完全等同于强直性脊柱炎。

1. 1984 年修订的 AS 纽约标准　包括:①下腰背痛持续至少 3 个月，疼痛随活动改善，但休息不减轻；②腰椎在前后和侧屈方向活动受限；③胸廓扩展范围小于同年龄和性别的正常值；④双侧骶髂关节炎Ⅱ~Ⅳ级，或单侧骶髂关节炎Ⅲ~Ⅳ级。如患者具备④并分别附加①~③条中的任何 1 条可确诊为 AS。

2. 2009 年 ASAS 推荐的中轴型 SpA 的分类标准　起病年龄 <45 岁和腰背痛≥3 个月的患者，加上符合下述中 1 种标准：①影像学提示骶髂关节炎加上≥1 个下述的 SpA 特征；②HLA-B27 阳性加上≥2 个下述的其他 SpA 特征。其中影像学提示骶髂关节炎指的是：①MRI 提示骶髂关节活动性（急性）炎症，高度提示与 SpA 相关的骶髂关节炎；或②明确的骶髂关节炎影像学改变（根据 1984 年修订的纽约标准）。

SpA 特征包括：①炎性背痛；②关节炎；③起止点炎（跟腱）；④眼葡萄膜炎；⑤指（趾）炎；⑥银屑病；⑦克罗恩病，溃疡性结肠炎；⑧对非甾体抗炎药（NSAID）反应良好；⑨SpA 家族史；⑩HLA-B27 阳性；⑪CRP 升高。

（二）鉴别诊断

1. 类风湿关节炎　多见于女性，以对称性、小关节受累为主，实验室检查 RF 和（或）抗 CCP 抗体阳性，部分患者可见类风湿结节，很少合并骶髂关节病变，脊柱受累多数侵犯颈椎。

2. 椎间盘突出症　该病是引起腰背痛的常见原因之一。该病限于脊柱，无疲劳感、消瘦、发热等全身表现，多为急性发病，多只限于腰部疼痛。活动后加重，休息后缓解；站立时常有侧曲。实验室检查无异常。它与 AS 的主要区别可通过 CT、MRI 或椎管造影检查得到确诊。

3. 骶髂关节感染　对于单侧骶髂关节病变，注意与结核或其他感染性关节炎相鉴别。

4. 弥漫性特发性骨肥厚（DISH）　多在 50 岁以上男性发病，有脊椎痛、僵硬感及逐渐加重的脊柱运动受限。其临床表现和 X 线所见常与 AS 相似。X 线可见的韧带钙化可形成巨大的韧带骨赘。常累及颈椎和低位胸椎，经常可见连接至少 4 节椎体前外侧的流注形钙化与骨化，而骶髂关节和脊椎骨突关节无侵蚀。晨起僵硬感不明显，ESR 正常，HLA-B27 阴性。

5. 髂骨致密性骨炎　多见于中、青年女性，尤其是有多次妊娠、分娩史或从事长期站立职业的女性。主要表现为慢性腰骶部疼痛，劳累后加重，有自限性。临床检查除腰部肌肉紧张外无其他异常。诊断主要依靠后前位 X 线片，典型表现为在髂骨沿骶髂关节之中下 2/3 部位有明显的骨硬化区，呈三角形者尖端向上，密度均匀，不侵犯骶髂关节面，无关节狭窄或糜烂，界线清楚。骶骨侧骨质及关节间隙正常。

6. 其他　AS 是 SpA 的原型，在诊断时必须与骶髂关节炎相关的其他 SpA（如银屑病关节炎、炎性肠病性关节炎或赖特综合征等）相鉴别。此外，少见的代谢性、原发性或转移性肿瘤合并的腰背部疼痛也须与 AS 相鉴别。

（三）疾病评估

AS 活动度可通过脊柱疼痛，晨僵，患者总体评价，躯体功能，脊柱活动度，炎症指标，肌腱端炎、外周关节和疲劳等进行评估。评估疾病活动度可采用：强直性脊柱炎病情活动度指数（BASDAI），涉及 5 个临床症状的 6 个问题：疲劳、脊柱疼痛、外周关节疼痛、局部压痛或触痛、晨僵程度及晨僵持续时间（0=0 h, 2=0.5 h, 4=1 h, 6=1.5 h, 8=2 h, 10=2.5 h），前 5 个问题均可采用 10 cm 视觉模拟评分尺（VAS 评分）（0 分代表完全没有，10 分代表非常严重）表示；Bath 强直性脊柱炎功能指数（BASFI），采用 VAS 标尺评估过去 1 周患者的脊柱活动情况；Bath 强直性脊柱炎测量指数（BASMI），评估耳壁距，腰椎活动度，颈部旋转，腰椎侧弯及踝间距；强直性脊柱炎疾病活动性评分（ASDAS），包括腰背痛、晨僵持续时间、疲倦、患者总体评价及外周关节疼痛／肿胀、ESR 和 CRP。评价脊柱疼痛、晨僵程度、患者总体评价均可采用 VAS 评分表示。急性时相反应包括 ESR 和 CRP，两者反映炎症活动，但与 AS 病情活动性关系尚无定论。ASDAS<1.3 为病情稳定，1.3≤ASDAS<2.1 为中度疾病活动，2.1≤ASDAS≤3.5 为高度病情活动，ASDAS>3.5 为极高度病情活动。肌腱端炎评估常用 Mander 指数和 MASES 评分系统。生活质量的评价常用 ASQoL、PGI-AS 和 EASi-QoL 量表。

五、治疗

2010 年脊柱关节炎专家评估协会（ASAS）/欧洲抗风湿病联盟（EULAR）制定的 AS 治疗原则为：① AS 是一种严重的异质性炎性疾病，须由风湿科医生协调多学科联合综合治疗；②治疗目标通过控制症状及炎症以达到疾病的长期缓解，防止骨质破坏，保持生理及社会功能，提高生活质量；③风湿科医师与患者充分沟通后制订治疗方案；④非药物治疗联合药物治疗。

达标治疗的概念逐渐引入至 AS 的治疗。当前的主要治疗目标是尽可能提高患者的长期健康相关的生活质量，控制症状，预防结构性破坏，恢复或保留关节功能，避免药物的毒性及尽可能减少合并症，最终使 AS 达到临床缓解／疾病非活动状态。临床缓解／疾病非活动状态的定义为：无明显炎症性疾病活动的临床和实验室证据。在不能达到临床缓解时，低／最小疾病活动度或可作为一个替代的治疗目标。

1. 非药物治疗　AS 的非药物治疗包括健康教育及功能锻炼。健康教育包括对患者及家属进行疾病知识的教育,用药指导,饮食指导,心理指导,自我护理等。功能锻炼包括:家庭锻炼(游泳、散步、太极等有氧运动),避免过度负重和剧烈的运动;保持良好的站姿及坐姿,要求:站立时挺胸、收腹,双眼平视前方;坐位也应保持胸部直立;睡硬板床,多取仰卧位,避免促进屈曲畸形的体位;严格戒烟;对疼痛或炎性关节或软组织给予必要的物理治疗。

2. 药物治疗

(1) NSAID　可迅速改善患者腰背部疼痛和晨僵,减轻关节肿胀、疼痛及增加活动范围,对早期或晚期 AS 患者的治疗都是首选的。NSAID 使用要注意个体化,不联合使用,高危人群慎用。NSAID 不良反应中较多见的是胃肠不适,少数可引起溃疡。对于高胃肠道风险的患者,可选用非选择性 COX-2 抑制剂类 NSAID 加用胃黏膜保护剂,或选择性 COX-2 抑制剂类 NSAID。不管使用何种 NSAID,为达到改善症状,延缓或控制病情进展的目的,通常建议较长时间持续在相应的药物治疗剂量下使用。要评估某个特定 NSAID 是否有效,应持续规则使用同样剂量至少 2 周。如 1 种药物治疗 2~4 周疗效不明显,应改用其他不同类别的 NSAID,避免同时使用两种 NSAID。在用药过程中应监测药物不良反应并及时调整。对 NSAID 效果不好、有禁忌证或不能耐受的患者,可尝试使用阿片类镇痛药。

(2) 生物制剂　抗肿瘤坏死因子 α(TNF-α),如英利昔单抗、赛妥珠单抗,依那西普、阿达木单抗或戈利木单抗在治疗 AS 的临床和实验室检查中呈现出快速、显著、持续的疗效。TNF-α 治疗应答的患者,可迅速缓解疾病活动度,改善晨僵、疼痛、脊柱活动度、外周关节肿胀、CRP 和 ESR,并可缓解骨髓水肿、附着点炎及关节积液。约 50% 的患者 BASDAI 改善≥50%,开始治疗后 24 周出现骨密度增加。

2019 年美国风湿病学会(ACR)、美国脊柱关节炎协会(SAA)及脊柱关节炎研究和治疗网(SRARTAN)推荐中指出:①使用 NSAID 后疾病仍活跃的 AS 患者,建议使用 TNF-α 抑制剂;②对合并炎性肠病或复发性虹膜炎的 AS 患者,推荐使用抗体类 TNF-α 抑制剂(英利昔单抗或阿达木单抗);③接受第 1 种 TNF-α 抑制剂治疗后仍处于活动期的 AS 成年患者,换用 IL-17A 抑制剂、IL-12/23 抑制剂、托法替布或更换为另一种 TNF-α 抑制剂;④使用 TNF-α 抑制剂联合 NSAID 或病情缓解抗风湿药治疗的稳定期 AS 成年患者,可考虑 TNF-α 抑制剂单药维持治疗。

英利昔单抗(嵌合性单克隆抗体生物制剂)静脉给药,3~5 mg/kg,2 周后重复用药,6 周后再次用药,再间隔 8 周;依那西普(重组 TNF 受体 p75Fc 融合蛋白,其竞争性地抑制 TNF 细胞表面受体结合)皮下注射,50 mg/ 次,每周 1 次;阿达木单抗(完全人单克隆抗体,与 TNF 亲和力较高)皮下注射,40 mg/ 次,2 周 1 次;戈利木单抗(TNF 的人源化单克隆受体)皮下注射,50 mg/ 次或 100 mg/ 次,每 4 周 1 次;赛妥珠单抗(聚乙二醇化抗 TNF-α)皮下注射,初始 400 mg,第 2、4 周重复给药,接着每隔周 200 mg,维持给药可以考虑每 4 周 400 mg。

TNF-α 抑制剂最主要的不良反应为输液反应或注射点反应,恶心、头痛、瘙痒、眩晕到低血压、呼吸困难、胸痛均可见。其他的不良反应有感染机会增加,包括常见的呼吸道感染和机会感染(如结核),但与安慰剂对比差异无统计学意义。治疗前筛查结核、乙肝现已成为常规。脱髓鞘病、狼疮样综合征及充血性心力衰竭的加重也有报道,但发生率很低。用药期间要定期复查血常规、尿常规、肝功能、肾功能等。

临床试验显示乌司奴单抗(ustekinumab,抗 IL-12/23)和司库奇尤单抗(secukinumab,抗 IL-17)有效。司库奇尤单抗是首个获批的选择性 IL-17A 的人类单克隆抗体,Ⅲ期临床试验结果表明,无论静脉还是皮下使用司库奇尤单抗 150 mg 均可阻断活动性 AS 的骨质破坏影像学进展过程及降低改良的 Stoke 强直性脊柱炎脊柱评分法(mSASSS 评分)。司库奇尤单抗每次 150 mg,在第 0、1、2、3 和 4 周皮下注射初始给药,随后维持该剂量每 4 周给药 1 次。目前在我国已批准用于治疗活跃期 AS 患者。

生物制剂的有效性和安全性已获得大量循证医学证据,目前影响患者生物制剂使用的重要因素是其昂贵的价格。因此,近年来 WHO 鼓励生物仿制药的研制,显著减少了 AS 患者的经济负担。

(3) 缓解病情抗风湿药(DMARD)　对于单纯的中轴关节病变,没有证据证实 DMARD 有效。柳氮磺吡啶可用于合并外周关节炎的 AS 患者,以外周关节炎为主的患者试验性使用柳氮磺吡啶应先于任何抗 TNF-α 抑制剂。通常推荐用量为每日 2.0 g,分 2~3 次口服。剂量可增加至 3.0 g/d,疗效虽可增加,但不良反应也明显增多。本品起效较慢,通常在用药后 4~6 周起效。为了增加患者的耐受性,一般以 0.25 g,每日 3 次开始,以后每周递增 0.25 g,

直至 1.0 g，每日 2 次，也可根据病情或患者对治疗的反应调整剂量和疗程，维持 1~3 年。活动性 AS 患者经柳氮磺吡啶和 NSAID 治疗无效时，可尝试使用甲氨蝶呤。研究发现，甲氨蝶呤仅对外周关节炎、腰背痛、晨僵和虹膜炎、CRP 和红细胞沉降率有改善作用。通常以甲氨蝶呤 7.5~15 mg，每周 1 次，疗程 0.5~3 年不等。沙利度胺可能通过抑制 TNF-α 起治疗作用，初始剂量 50 mg/d，主要不良反应为嗜睡、眩晕、便秘等，用药后不宜立即驾驶车辆和操作机械，孕妇禁用。

(4) 糖皮质激素　一般不主张口服或静脉全身应用糖皮质激素治疗 AS；虹膜睫状体炎可通过扩瞳和激素滴眼得到较好控制；难治性虹膜炎可能需要全身用激素或免疫抑制剂治疗；对顽固性肌腱端炎、顽固性外周关节炎（如膝）和关节积液、顽固性骶髂关节痛患者，可进行局部关节内注射治疗。

(5) 其他　上述治疗不能改善病情时，可考虑使用雷公藤类植物来源药物，但具体疗效尚不明确；对中轴骨骨质疏松症的治疗与原发性骨质疏松症类似；合并的心脏疾病可能需要植入起搏器和（或）行主动脉瓣置换术等。

3. 减、停药建议及评估标准　AS 患者在疾病持续缓解≥6 个月（即疼痛有效缓解，炎症指标正常，放射学评估无明显进展，ASDAS<1.3 分），可以考虑减量治疗，但不建议停药。建议在减量过程中应每 12 周评估 1 次疗效，如疾病复发，则应恢复原始治疗剂量。

4. 外科手术治疗　髋关节受累引起的关节间隙狭窄、强直和畸形是本病致残的主要原因。无论年龄大小，对于难治性髋关节疼痛、关节间隙狭窄、强直和畸形，人工全髋关节置换术是最佳选择；对于出现严重脊柱畸形的患者应考虑脊柱矫形术；对于椎体内骨折的 AS 患者，尤其是不稳定性骨折，应考虑手术。

六、预后

AS 的临床表现轻重程度差异较大，部分患者长期处于相对稳定状态，部分患者病情反复持续进展并随着病程增加功能受限程度加重，进而出现脊柱和关节畸形，影响生活和工作，甚至致残。预后不良因素包括：髋关节受累，腊肠样指 / 趾，NSAID 疗效差，炎症指标升高，腰椎活动度受限，发病年龄 <16 岁，吸烟，放射学改变呈进行性加重，受教育程度较低，男性，葡萄膜炎病史，从事身体震动的职业活动（如驾驶卡车或操作重型设备），诊断延迟，治疗不及时和不合理及不坚持长期功能锻炼者。因此，应强调 AS 患者在专科医师指导下早诊早治并坚持临床长期随诊，通过更规范的慢病管理来使疾病最大限度持续性得到控制的同时，减轻患者的心理和经济负担，实现更好的"带病生存"。以此实现进一步改善 AS 患者整体预后的目标。

（刘　毅）

第三节
反应性关节炎

反应性关节炎（ReA）是一种继发于身体其他部位感染的急性非化脓性关节炎，主要致病微生物有福氏志贺菌、肠道沙门菌、伤寒沙门菌。本病多见于青年人群，以 18~40 岁多见，20~29 岁为高峰期。由于缺乏精确的疾病定义和特定的诊断标准，难以统计确切发病率。

一、临床表现

本病常急性起病，发病 1~6 周前常有泌尿生殖道或肠道感染史，多数患者在前驱感染 2 周内发病。全身症状可表现为发热、倦怠、体重下降、多汗。首发症状以尿道炎居多，其次是结膜炎、关节炎。

（一）尿道炎

尿道炎是所有 ReA 患者都具备的临床症状，多在感染后 2~6 周急性发作。可表现为尿频、尿急、尿痛、尿不尽，尿道口可见脓性或稀薄样分泌物，培养常可发现病原菌。漩涡状龟头炎是本病泌尿生殖道损伤的典型临床表现，为分布于尿道口周围的无痛性浅表潮湿的溃疡，可逐渐累及全龟头、阴茎甚至阴囊。

（二）结膜炎、虹膜炎和角膜溃疡

结膜炎、虹膜炎和角膜溃疡是眼部受损常见表现。单侧多见，也可双侧交替发作，少数患者可累及视神经，甚至引起全眼炎致失明。

（三）关节炎和肌腱端炎

关节炎大多数为非对称性少关节炎，好发于下肢承重关节。关节局部皮温升高、红肿积液、疼痛，触痛明显，可伴皮肤红斑，常在数周内缓解，少数持续数月至数年。肌腱端炎也是本病常见的表现之一，跟腱、足底肌腱、髌腱附着点、脊柱旁最易受累。临床常为下背疼痛、足跟疼痛，重症患者可出现相应部位肌肉萎缩。

（四）溢脓性皮肤角化症

手掌和足底的溢脓性皮肤角化症为 ReA 最具特征的表现，可出现指甲粗糙、过度角化、脓疱样皮疹等类似于银屑病样改变。其他皮肤表现包括银屑病、环形红斑等。

（五）其他

个别患者可出现心脏传导阻滞、瓣膜病变、蛋白尿、血尿、渗出性胸膜炎。

二、辅助检查

1. 血液检查 急性时相反应物 ESR 和 CRP 增高；70%~80% 的患者 HLA-B27 阳性，抗核抗体、类风湿因子（RF）等均为阴性。

2. 滑液检查 尽可能抽取滑液进行检测，细胞计数、病原培养、偏振光下晶体检查可排除感染性关节炎或晶体性关节炎。

3. 影像学检查 包括超声、MRI、核素显像。累及脊柱和骶髂关节，影像学可见椎体非对称骨质增生或骨赘形成。MRI 对于肌腱端炎和早期骶髂关节损伤具有一定诊断意义。

三、治疗

本病治疗强调个体化、规范化。NSAID 为首选药物，最好是长效制剂。一般不主张使用糖皮质激素，在 NSAID 治疗无明显效果，且关节炎症状严重时，可给予 10~20 mg/d 泼尼松短期应用，缓解后尽快减量。柳氮磺吡啶对本病有较好治疗作用，多为 2~3 g/d，分 2~3 次服用。甲氨蝶呤 7.5~10 mg/ 周对黏膜损伤有效，但须避免用于 HIV 感染者。对于难治性 ReA，可考虑生物治疗，目前有研究的生物制剂包括 TNF-α 抑制剂、IL-6 抑制剂、IL-17a 抑制剂及 IL-23 抑制剂。若培养出病原菌，需根据病原菌药敏试验结果给予积极有效且充分的抗生素治疗，但疗程仍存在争议。

四、预后

本病呈自限性，及时有效治疗可使关节、皮肤黏膜症状完全缓解。但是易复发，反复发作致慢性关节炎可导致关节畸形。

（冷晓梅）

第四节

银屑病关节炎

银屑病关节炎（psoriatic arthritis, PsA）是与银屑病相关的慢性炎性关节炎，临床表现多种多样，缺乏特异的自身抗体，可造成躯体功能及精神心理受损和生活质量下降。

一、病因与发病机制

PsA 的病因与发病机制尚不清楚，包括遗传因素、环境因素及免疫因素。与 PsA 相关的基因包括 *HLA-Cw06*、*HLA-B08*、*HLA-B27* 等及参与免疫激活和炎症的非 HLA 基因。环境风险因素包括肥胖、重度银屑病、头皮和生殖器银屑病及创伤。免疫因素方面，T 细胞在 PsA 发病中扮演了重要的角色，IL-23/IL-17 通路和肿瘤坏死因子（TNF）等炎症通路也共同参与了疾病的发生与发展。

二、临床表现

PsA 的异质性很强，同一患者可表现为包括皮肤、甲、骨关节等多个区域受累。约 80% 的 PsA 患者银屑病皮损先于关节症状出现，斑块型银屑病（或称普通型银屑病）是 PsA 患者中最常见的皮损类型。根据受累关节的多少可分为寡关节炎型（≤4 个）、多关节炎型（≥5 个），但有别于类风湿关节炎（RA），PsA 常出现远指间关节受累，以及不对称关节受累，严重者可出现关节毁损。中轴型 PsA 主要累及骶髂关节及脊柱，典型的临床表现为炎性背痛和（或）臀区痛。PsA 患者中最常见的附着点炎位于跟腱和足底筋膜，患者常主诉病变部位的疼痛，如足跟疼痛。指 / 趾炎为 PsA 的重要临床特征之一，表现为整个手指或足趾的肿胀。

三、辅助检查

目前缺乏针对 PsA 特异性的实验室检查，仅 40% 的 PsA 患者可出现 CRP、ESR 升高，且无特异性自身抗体，20%~35% 的 PsA 患者可检测到 HLA-B27 阳性。影像学检查方面，骨、软骨破坏及病理性新骨形成是 PsA 最显著的影像学特征。外周关节的 X 线常常显示骨丢失的征象，如偏心性骨侵蚀及关节间隙变窄；骶髂关节炎和韧带骨赘形成可在中轴型 PsA 患者中发现。MRI 及超声也有助于疾病的诊断与病情评估。

四、诊断

目前 PsA 最广为接受的分类标准是 2006 年提出的 CASPAR 分类标准：当患者存在炎性关节炎（关节、脊柱或附着点炎症）并伴有下叙条目（银屑病证据、银屑病甲改变、RF 阴性、指 / 趾炎、影像学证实的关节周围新骨形成）积分 ≥ 3 分，诊断 PsA。

五、治疗

(一)非药物治疗

针对 PsA 的非药物治疗方法很多,包括锻炼、理疗、按摩、作业治疗等。所有的 PsA 患者都应戒烟。

(二)非甾体抗炎药

NSAID 可用于缓解关节肌肉的症状,常与其他药物联用。其中选择性 COX-2 抑制剂因为胃肠道等不良反应较少在临床上使用。

(三)糖皮质激素

局部糖皮质激素治疗如关节腔内注射可用于联合治疗。

(四)缓解病情的抗风湿药

甲氨蝶呤、柳氮磺吡啶、来氟米特等是临床常用的传统 DMARD 类药物,甲氨蝶呤为其中的首选药物。JAK 激酶抑制剂是新型的靶向合成 DMARD 类药物,在相对于传统 DMARD 药物更少的不良反应的同时表现出了良好的疗效。

(五)生物制剂

随着生物制剂的研发,PsA 的治疗发生了很大的变化。肿瘤坏死因子抑制剂、IL-12/23 抑制剂、抗 IL-17 单克隆抗体均表现出良好的疗效。

(冷晓梅)

第五节
炎性肠病性关节炎

克罗恩病和溃疡性结肠炎是两种发病机制不同的炎性肠病,除肠道病变相似外,肠道外损伤也具有共性。常累及外周关节、中轴关节,引起炎性肠病性关节炎。遗传、肠道通透性增加等因素可能参与发病。

一、临床表现

(一)外周关节受累

5%~15% 的炎性肠病性关节炎患者会发生外周关节炎,且在克罗恩病中出现的频率多于溃疡性结肠炎,关节炎多为可逆性和非破坏性,但也可发生侵蚀性病变,常累及足趾关节、近端趾间关节、膝、踝关节。少于 5 个关节受累称为寡关节炎(Ⅰ型关节炎),5 个以上关节受累称为多关节炎(Ⅱ型关节炎)。多数Ⅰ型关节炎为急性发作,6 周内可缓解;而Ⅱ型关节炎则多为持续性。

(二)中轴关节受累

脊柱相关症状起病隐匿,10%~20% 的患者出现骶髂关节炎或脊柱受累,HLA-B27 阳性率为 50%~70%,易与无并发症的 AS 混淆。脊柱症状与肠道症状无关。

(三)关节和肠外表现

皮肤病变最常见,如结节红斑、坏疽性脓皮病、网状青斑、小腿溃疡等。黏膜、浆膜和眼病变在本病也常见,葡萄膜炎常为双侧发生,多为一过性,易复发。杵状指、血管炎、原发性硬化性胆管炎、肾结石、淀粉样变是少见并发改变。

二、诊断

确诊溃疡性结肠炎或克罗恩病后,根据其所伴有脊柱关节和外周关节症状可诊断本病。需与 AS、ReA 等鉴别。

三、治疗

肠道病变治疗可使用柳氮磺吡啶 3~6 g/d,分 3 次服用;中重度炎性肠病可短期全身使用糖皮质激素 1~2 mg/(kg·d);硫唑嘌呤和甲氨蝶呤是常用的免疫抑制剂,使用剂量硫唑嘌呤 50 mg,每日 1~2 次,MTX 7.5~15 mg/ 周。TNF-α 抑制剂可有效缓解肠道和关节症状,推荐使用英利昔单抗和阿达木单抗;依那西普有诱发 IBD 的风险,应避免使用。

四、预后

Ⅰ型外周关节炎的预后与炎性肠病活动度有关,通常预后良好。Ⅱ型外周关节炎常具有侵蚀性,并与肠道疾病活动无关。炎性肠病性关节炎相关脊柱关节炎的预后与 SpA 相似。

(冷晓梅)

第六节
未分化脊柱关节炎 🄔

第九章 骨关节炎

骨关节炎(osteoarthritis,OA)又称退行性关节病、骨质增生、骨关节病,是一种以关节软骨损害为主,并累及整个关节组织的最常见的关节疾病。国际骨关节炎研究学会(OARSI)对 OA 的定义是:OA 是一种涉及运动关节的疾病,以由微观或宏观损伤引发的细胞应激及细胞外基质降解为特征,其激活适应不良性修复反应,包括固有免疫的促炎通路。该疾病首先表现为分子紊乱(异常的关节组织代谢),继而出现解剖学或生理学异常(以关节软骨退变、骨重建、骨赘形成、关节炎症及关节功能丧失为特征),最终导致临床症状。典型的临床表现为受累关节疼痛及僵硬,严重者可导致关节变形及功能障碍。随着人口老龄化进程的加深和肥胖患病率的增加,OA 的患病率越来越高。OA 不仅给患者造成身体功能、生活质量和社会参与度的下降,还给社会带来巨大负担。

一、病因与发病机制

OA 的发生与多种因素有关。主要的风险因素包括增龄、肥胖或超重、遗传易感性、女性、生活方式、关节力线紊乱、代谢综合征、创伤等。OA 是一种高度异质性疾病,根据对 OA 分类因素的分析和专家讨论,结合发病风险等相关的证据支持,国内学者将 OA 患者分为 5 种类型:负荷为主型、结构为主型、炎症为主型、代谢为主型和系统因素型。

OA 的发病机制尚不完全清楚。OA 曾被认为是单纯机械软骨磨损导致的疾病,但现已知它是一种累及全关节的复杂疾病,是固有免疫参与的一种慢性低度炎症性疾病。OA 的炎症在分子水平最为明显,其特征为存在大量促炎症介质,包括细胞因子和趋化因子,它们都参与关节损伤的固有免疫反应。多种危险因素通过共同的终末途径引起 OA。软骨、软骨下骨和滑膜可能都在疾病发生中起关键作用,并且还与全身性炎症有关。促炎症因子促进蛋白水解酶的产生,而后者会降解细胞外基质,造成关节组织破坏。OA 的进展速度存在个体差异,并非所有存在早期疾病的患者都会发生更严重的 OA。遗憾的是,目前很难预测哪些患者会进展至终末阶段。

二、临床表现

(一) 症状、体征及并发症

一般起病隐匿,进展缓慢。主要临床表现是受累关节及其周围疼痛、僵硬及病情进展后出现的关节骨性肥大、功能障碍等。本病好发于膝、髋、手(远指间关节、近指间关节、第一腕掌关节)、足(第一跖趾关节、足跟)、脊柱(颈椎及腰椎)等负重关节或活动较多的关节。

1. 关节疼痛及压痛 是本病最常见的临床表现,也是导致功能障碍的主要原因。一般早期为轻度或中度间断性隐痛,休息时好转,活动后加重。随着病情进展,负重时疼痛加重,甚至休息时也可发生疼痛,夜间可痛醒。由于软骨无神经支配,疼痛主要由关节其他结构如滑膜、骨膜、软骨下骨及关节周围的肌肉韧带等受累引起。关节局部可有压痛,在伴有关节肿胀时尤为明显。有时虽无压痛,但被动运动时可发生疼痛。疼痛在阴冷、潮湿和雨天会加重。部分患者有疼痛外周敏化和中枢敏化的表现,疼痛严重而持续,常伴发焦虑和抑郁。

2. 关节肿胀 多因局部骨性肥大或渗出性滑膜炎引起。早期为关节周围的局限性肿胀,可伴局部温度增高,随病情进展可有关节弥漫性肿胀、滑囊增厚或伴关节积液。严重者可见关节畸形、半脱位等。

3. 晨僵和黏着感 患者可出现晨起或关节静止一段时间后僵硬感或黏着感,活动后可缓解,提示滑膜炎的存在,多见于老年人下肢关节。与类风湿关节炎不同,本病的晨僵时间一般数分钟至十几分钟,一般不超过 30 min。

4. 关节摩擦音(感) 多见于膝关节。检查方法为:患者坐位,检查者一手活动膝关节,另一手按在所查关节上,关节活动时可感到"咔嚓"声。可能为软骨破坏、关节表面粗糙所致。

5. 关节活动受限 由于关节肿痛、关节表面吻合性差、肌肉萎缩、软组织挛缩等引起关节无力,活动受限。早期表现为关节活动不灵,以后关节活动范围减小。还可因关节内的游离体或软骨碎片出现活动时的"绞锁"现象。

(二) 常见受累部位及其临床特点

1. 手 手 OA 多见于中、老年女性,以远指间关节受累最为常见,也可见于近指间关节和第一腕掌关节。特征性表现为关节伸侧面的两侧骨性膨大,位于远指间关节者称赫伯登(Heberden)结节,位于近指间关节者则称为布夏尔(Bouchard)结节,可伴有结节局部的轻度红肿、疼痛和压痛。具有遗传倾向,常母女均罹患。第一腕掌关节受累后,其基底部的骨质增生可出现方形手畸形,而手指关节增生及侧向半脱位可致蛇样畸形。

2. 膝　膝 OA 在临床上最为常见。早期以疼痛和僵硬为主,单侧或双侧交替,活动后加重,下楼梯更明显,休息后缓解。严重者可出现膝内翻或膝外翻畸形。关节局部有肿胀、压痛、屈伸运动受限,多数有骨摩擦感。少数患者关节周围肌肉萎缩,多为失用性。髌股关节骨关节炎也称髌骨软化,主要发生在青年人,与创伤有关。

3. 髋　髋 OA 多见于年长者,男性多于女性,单侧多于双侧。多表现为髋部间断性钝痛,随病情发展可呈持续性疼痛。部分患者的疼痛可以放射到腹股沟、大腿内侧及臀部。髋关节运动障碍多在内旋和外展位,随后可出现内收、外旋和伸展受限。体格检查可见不同程度的活动受限和跛行。

4. 足　第一跖趾关节常受累,可出现局部疼痛、压痛和骨性肥大,还可以出现双足蹞外翻畸形。足底可出现骨刺,导致行走困难。跗骨关节也可累及。

5. 脊柱　包括骨突关节 OA 和椎间盘退行性变,这是两个不同的病理过程。骨突关节 OA 与其他关节 OA 相同,椎间盘退行性变多伴有椎体唇样骨赘,两者密切相关,以颈、腰段多见。表现为局部疼痛、僵硬,久坐或久站后加重,疼痛可向臀部或下肢放射。伸展时疼痛加重多提示骨突关节病变,屈曲时加重多提示椎间盘病。

6. 其他部位　肩锁关节、颞下颌关节、肘关节有时也可累及。

(三) 特殊类型的骨关节炎

1. 全身性 OA　多见于中年以上女性,典型表现为累及多个指间关节,有赫伯登结节和布夏尔结节,还同时存在至少 3 个部位如膝、髋、脊柱的累及,预后良好。有研究认为,结节性 OA 与第 2 号染色体短臂 2q23-32 及 2q33-35 基因突变有关。

2. 侵蚀性炎症性 OA　主要累及指间关节,有疼痛和压痛,可发生冻胶样囊肿,有明显的炎症表现。放射学检查可见明显的骨侵蚀。

3. 弥漫性特发性骨肥厚(diffuse idiopathic skeletal hyperostosis,DISH)　以脊椎边缘骨桥形成及外周关节骨赘形成为特征,多见于老年人。与 HLA-B27 不相关。

4. 快速进展性 OA　发病机制不清。多见于髋关节,其他关节也可发生,疼痛剧烈,关节间隙于短期内明显变窄,故称快速进展性 OA。6 个月内关节间隙减少 2 mm

或以上者即可诊断。

三、辅助检查

(一) 实验室检查

OA 无特异的实验室指标,红细胞沉降率和 C 反应蛋白大多正常或轻度增高。有关节积液的患者,滑液分析有助于排除其他关节疾病,关节液一般透明、淡黄色,黏稠度正常,凝固试验正常,白细胞数低于 $2 \times 10^6/L$,葡萄糖含量很少低于血糖水平的 1/2。

(二) 影像学检查

影像学检查不仅可以帮助确诊 OA,而且有助于评估关节损伤的严重程度,评价疾病的进展和治疗反应,常用的影像学检查包括 X 线、MRI、CT 和关节超声。

X 线片是常规检查。其特征性表现为:关节间隙不对称狭窄、软骨下囊性变、软骨下骨质硬化、边缘性骨赘形成和骨桥、关节腔游离体等,严重时关节变形及半脱位。这些变化是 OA 诊断的重要依据。值得注意的是,X 线表现的严重程度与临床症状的严重程度和功能状态并没有严格的相关性,许多患者关节有明显影像学改变但并无典型症状;而有的有典型症状的患者,关节仅发生轻微的影像学改变。

MRI 检查可直接显示关节软骨、滑膜、半月板、关节内及关节周围韧带和骨髓水肿等,能直接反映软骨的厚度,甚至软骨及骨质损害状态,有利于早期诊断,还可排除肿瘤和缺血性骨坏死等。

CT 检查用于检测多层组织重叠的病变部位,对椎间盘病变的诊断明显优于 X 线。

超声有助于检测关节少量渗出、滑膜增生、骨赘、腘窝囊肿、炎症反应,也有助于鉴别手的侵蚀性和非侵蚀性 OA。

四、诊断与鉴别诊断

(一) 诊断

OA 依据关节活动时疼痛、短暂的晨僵和关节功能障碍等症状和骨擦感、关节压痛、骨性肥大等体征和 X 线检查,并排除其他炎性关节炎,一般诊断不难。1986—1995 年美国风湿病学会(ACR)发布了膝、髋、手 OA 的分类标准(表 8-0-28 ~ 表 8-0-30),对 OA 的诊断具有较高的灵敏度和特异度,可结合患者的具体情况进行参考。

(二) 鉴别诊断

OA 需与以下疾病相鉴别。

1. 类风湿关节炎　好发于中老年女性,多为对称性小关节炎,以近指间关节、掌指关节及腕关节受累为主,晨僵

表 8-0-28　ACR 手 OA 分类标准(1990 年)

标准	内容
临床标准	具有手疼痛、酸痛和晨僵并具备以下 4 项中至少 3 项可诊断手 OA： (1) 10 个指定关节中骨性肥大 ≥2 个 (2) 远指间关节骨性肥大 ≥2 个 (3) 掌指关节肿胀 <3 个 (4) 10 个指定的指关节中关节畸形 ≥1 个

注:10 个指定关节是指双侧第 2、3 指远指间关节和近指间关节及第 1 腕掌关节。

表 8-0-29　ACR 膝 OA 分类标准(1986 年)

标准	内容
临床标准	具有膝痛并具备以下 6 项中至少 3 项可诊断膝 OA： (1) 年龄 ≥50 岁 (2) 晨僵 <30 min (3) 骨摩擦感 (4) 骨压痛 (5) 骨性肥大 (6) 膝触之不热
临床加放射学标准	具有膝痛和 X 线片示骨赘并具备以下 3 项中至少 1 项可诊断膝 OA： (1) 年龄 ≥40 岁 (2) 晨僵 <30 min (3) 骨摩擦感

表 8-0-30　ACR 髋 OA 分类标准(1991 年)

标准	内容
临床加放射学标准	具有髋痛并具备以下 3 项中至少 2 项可诊断髋 OA： (1) 红细胞沉降率 ≤20 mm/h (2) X 线示股骨头和(或)髋臼骨赘 (3) X 线示髋关节间隙狭窄[上部、轴向和(或)内侧]

时间更长,可有皮下结节,常伴有类风湿因子和抗 CCP 抗体阳性,X 线以关节侵蚀性改变为主。

2. 强直性脊柱炎　好发于青年男性,主要累及骶髂关节和脊柱,也可累及膝、髋、踝关节,常伴有肌腱端炎,晨僵明显,患者常同时有炎性下腰痛。影像学检查显示骶髂关节炎,常有 HLA-B27 阳性。

3. 银屑病关节炎　好发于中年人,起病较缓慢,以远端指(趾)间关节、掌指关节、跖趾关节及膝和腕关节等四肢关节受累为主,关节病变常不对称,可有关节畸形。病程中可出现银屑病的皮肤和指(趾)甲改变。

4. 痛风　多发于中年以上男性,常表现为反复发作的急性关节炎,最常累及第一跖趾关节和跗骨关节,也可侵犯膝、踝、肘、腕及手关节,表现为关节红、肿、热和剧烈疼痛,血尿酸水平多升高,滑液中可查到尿酸盐结晶。慢性者可出现肾损害,在关节周围和耳郭等部位可出现痛风石。

五、治疗

目前尚无能确切改善骨关节炎病程的药物。治疗目的在于缓解疼痛,延缓疾病的进展,保护关节功能,改善生活质量。科学有效地管理 OA 疼痛对缓解症状、降低疾病负担、提高生活质量至关重要。应尽可能根据患者的临床亚型及综合病情评估的结果制订个体化治疗方案,治疗包括一般治疗、药物治疗和外科手术治疗。

(一) 一般治疗

包括患者教育、运动疗法、体重管理、物理治疗等,这些治疗措施是 OA 治疗的核心措施,应贯穿 OA 治疗始终。

1. 患者教育　对 OA 治疗十分重要、不可或缺,是优化 OA 管理的重要手段。对每一位患者要询问易患因素,考虑可能的病因,以便针对导致疼痛的可改变因素进行管理,如是否存在关节对线不良、肌肉无力、超重和肥胖及同时合并焦虑抑郁情绪等。OA 患者应减少长久的站位、跪位和蹲位,以及上下楼梯、不良姿势等。还应与患者详细讨论现有的治疗选择及其获益和风险。医生对患者生活方式改变的意义和重要性往往强调不足,导致患者治疗依从性差。应使治疗以患者为中心,并鼓励患者主动参与自身疾病的管理。

2. 运动疗法　是 OA 治疗的基石。OA 患者无论年龄、并发症、疼痛严重程度还是功能障碍程度,均应将运动锻炼作为核心治疗方案。关于运动方式、强度、持续时间和频率何种最佳,目前尚无有力证据。在临床实践中,通常根据患者的具体表现个性化地确定其运动方案。建议进行低强度有氧运动(如步行、骑自行车或固定脚踏车、太极拳、八段锦、低冲撞的有氧舞蹈等),以及进行关节周围肌肉力量训练,还应注重关节活动度及平衡(本体感觉)的训练。对患者的锻炼建议应该侧重于患者的偏好及可获得性和可负担性。

3. 体重管理　是 OA 治疗的重要内容,超重和肥胖是膝 OA 公认的发病危险因素。国内外多部 OA 管理共识及指南均推荐体重管理作为髋、膝关节 OA 的核心治疗方案。体重管理是一项系统工程,患者的依从性差是主要问题。肥胖的患者减重方法建议为限制膳食热量联合体育锻炼。

4. 物理治疗及辅助器具　物理治疗对 OA 有一定作用。物理治疗主要通过促进局部血液循环、减轻炎症反应,达到减轻关节疼痛的目的。常用方法包括水疗、热疗、冷疗、按摩、针灸脉冲超声疗法和干扰电流电刺激疗法等,可能有效。另外,患者必要时应在医生指导下选择合适的行动辅助器具,如手杖(拐杖)、助行器、关节支具等,助行器和膝部支具可能有助改善力线不良患者(胫股 OA 或髌股 OA)的疼痛,因此可作为辅助性治疗。

（二）药物治疗

若非药物干预措施后没有获得满意的疼痛缓解,可同时或在之后给予药物治疗。

1. 缓解疼痛的药物

（1）非甾体抗炎药(NSAID) 既有止痛作用又有抗炎作用,是最常用的一类控制 OA 症状的药物。其主要不良反应有胃肠道症状、肾或肝功能损害、影响血小板功能、增加心血管不良事件发生的风险等。NSAID 应使用最低有效剂量,尽可能短疗程;有胃肠道风险者应用选择性环氧化酶 -2(COX-2) 抑制剂。有发生心血管不良事件风险的患者则应慎用 NSAID。总之,药物种类及剂量的选择应个体化,充分考虑患者的基础情况,对老年患者应注意心血管和胃肠道的双重风险。局部用 NSAID 全身吸收少,因此出现不良反应的风险远低于口服制剂。对于病变仅限于膝关节或同时累及手部的轻度 OA 患者,考虑到关节的位置较表浅,建议局部用 NSAID。在外用药物剂型选择方面,外用软膏只 10%~20% 的药物能透过皮肤进入体内;而经皮贴剂可以通过添加促渗剂的方式提高生物利用度,还具有更好的患者依从性。外用药物无法缓解的患者可以口服 NSAID。常用 NSAID 的用法及用量见表 8-0-31。

（2）辣椒碱 是一种从红辣椒中提取的物质,它可能通过下调疼痛感觉神经元上的 TRPV1 受体活性及消耗 P 物质来缓解疼痛。局部应用辣椒碱最常见的不良反应为局部烧灼感,发生率超过 50%。

（3）对乙酰氨基酚 因疗效有限,不良反应多,已不推荐作为 OA 止痛的首选药物。必要时可短期用于对症治疗。

（4）阿片类药物 对于急性疼痛发作的患者,当 NSAID 不能充分缓解疼痛或有用药禁忌时,可考虑用弱阿片类药物(如曲马多),这类药物耐受性较好而成瘾性小,不良反应可有恶心、眩晕、困倦和便秘等。强阿片类药物仅短期用于等待关节置换的重度疼痛患者。

（5）度洛西汀 对部分常规药物治疗效果不好,疼痛具有神经病理性疼痛特点的患者可给予抗抑郁药如度洛西汀等。

（6）糖皮质激素 具有较强的抗炎和止痛作用,但可使蛋白聚糖和透明质酸下降,阻碍软骨修复过程,故不用于 OA 的全身治疗。关节腔注射长效糖皮质激素可缓解疼痛、减少渗出,疗效持续数周至数月,但在同一关节每年不超过 3 次,两次之间的间隔至少 3 个月,否则可能导致软骨损伤。

2. 改善病情的药物及软骨保护剂 目前尚未有公认的保护关节软骨,延缓 OA 进展的理想药物。临床上常用的药物如硫酸氨基葡萄糖、硫酸软骨素、双醋瑞因和关节内注射透明质酸等,循证医学证据不一致,可能有一定的作用。硫酸氨基葡萄糖和硫酸软骨素作为关节的营养补充剂,对轻中度的 OA 患者可能有缓解疼痛和改善功能的作用。双醋瑞因是白细胞介素 -1 抑制剂,能有效减轻疼

表 8-0-31 常用非甾体抗炎药的用法与用量

药物	半衰期(h)	起效时间(h)	分类	常用推荐剂量
依托考昔	约 22	1	COX-2 选择性抑制剂	60 mg,1 次 /d
艾瑞昔布	约 20	2	COX-2 选择性抑制剂	100 mg,2 次 /d
塞来昔布	8~12	2~3	COX-2 选择性抑制剂	200 mg,1 次 /d
双氯芬酸	约 2	0.3~1	非选择性 COX 抑制剂	50 mg,3 次 /d
醋氯芬酸	约 4	1.5~3	非选择性 COX 抑制剂	100 mg,2 次 /d
布洛芬	1.8~3.5	1~2	非选择性 COX 抑制剂	200 mg,3 次 /d
吲哚美辛	约 2	0.5~2	非选择性 COX 抑制剂	50 mg,3 次 /d
酮洛芬	1.5~2.5	0.5~2	非选择性 COX 抑制剂	50 mg,3 次 /d
萘普生	10~18	2~4	非选择性 COX 抑制剂	250 mg,3 次 /d
洛索洛芬	1~1.5	0.5	非选择性 COX 抑制剂	60 mg,3 次 /d
美洛昔康	约 20	4.9~6	非选择性 COX 抑制剂	7.5 mg,2 次 /d
吡罗昔康	30~60	3~5	非选择性 COX 抑制剂	10 mg,2 次 /d

痛,改善关节功能,还有研究认为其可能具有结构调节作用。对于轻中度的 OA 患者,关节腔注射透明质酸,每次 2~3 mL,每周 1 次,连续 3~5 次,称为黏弹性物补充疗法,可减轻疼痛,减少渗出,增加滑液黏弹性,抑制软骨基质分解,诱导内源性透明质酸生成,激活软骨组织自身修复过程等。用于早、中期的轻度软骨损伤病例,或可较长时间地缓解症状和改善功能。但关节腔内注射透明质酸对 OA 患者的治疗效果亦存在争议。

（三）外科手术治疗

已较广泛用于治疗 OA 但不被国内外 OA 指南推荐

的外科手术操作包括:关节腔灌洗、关节镜下关节清理术、关节镜下磨削性关节成形术和滑膜切除术等,临床疗效有待进一步验证。

全关节置换术是保守治疗无效或疼痛严重影响生活质量的终末期 OA 患者成熟且有效的治疗方法,能显著缓解疼痛和改善功能。主要针对膝 OA 和髋 OA。其他保膝手术操作包括自体软骨细胞移植、关节表面置换、截骨术和单间室置换术等。

（张志毅　赵彦萍）

第十章　系统疾病的风湿性表现 🅔

第十一章　炎性肌病 🅔

第十二章　晶体性关节炎 🅔

数字课程学习……

▶ 章节摘要　　💻 教学 PPT　　📋 拓展阅读　　📝 自测题

第一章　中毒概述

中毒（poisoning）是指化学物质进入人体，在效应部位蓄积到中毒量后引起机体的一系列病理生理改变，进而产生全身性损害的疾病。引起中毒的物质称为毒物（poison），任何物质都可能是毒物，其毒性的产生取决于接触时间的长短与剂量大小。根据毒物来源和用途分为工业性毒物、药物、农药和有毒动植物。根据所接触毒物的毒性、剂量和时间，通常将中毒分为：①急性中毒（acute poisoning）：短时间内大量毒物进入体内引起，发病急、病情重、变化快，处理不及时会危及生命。②慢性中毒（chronic poisoning）：小量毒物持续缓慢或多次进入体内蓄积引起，发病慢、病程长、缺乏特异性诊断指标，易误诊和漏诊。

一、病因与发病机制

（一）病因

1. 职业中毒　在生产过程中不注意劳动保护，接触有毒原料、中间产物或成品，可发生中毒。在保管、使用和运输有毒物品时，违反安全防护制度也可发生中毒。

2. 生活中毒　误食、意外接触毒物、用药过量、自杀或故意投毒谋害等原因，过量毒物进入人体内可引起中毒。

（二）毒物的吸收、代谢和排出

毒物可经消化道、呼吸道、皮肤黏膜、创口或皮下注入、直接入血等途径进入机体，其中最常见的途径是经口摄入。一部分毒物可被胃酸和肠道细菌消化破坏；另一部分亲脂性较高的毒物入血后分布于全身，主要在肝代谢。多数毒物代谢后毒性降低（解毒）；但也有少数毒物代谢后毒性反而增强，如对硫磷氧化为对氧磷后，毒性较原来增加约 300 倍。体内毒物主要由肾排出，气体和易挥发毒物还可以原型经呼吸道排出，某些重金属（如铅、汞、锰、砷等）可由消化道和乳汁排出。

（三）中毒机制

1. 局部刺激、腐蚀　强酸、强碱可吸收组织中的水分，与蛋白质和脂肪结合，使细胞变性、坏死。

2. 阻碍氧的吸收、输送和利用　毒物通过阻碍氧的吸收、运输或利用，造成机体组织和器官缺氧，如一氧化碳、硫化氢、氰化物中毒等。

3. 中枢神经抑制　亲脂性强的麻醉药和有机溶剂可经血脑屏障进入脑组织，抑制脑功能。

4. 影响酶活性及受体竞争　有些毒物通过抑制体内

酶的活性损伤机体，如有机磷杀虫药抑制胆碱酯酶，氰化物抑制细胞色素氧化酶，重金属抑制含巯基酶等。此外，药物与体内一些递质竞争相同的受体，阻止正常递质与受体的结合，如阿托品过量时可阻断毒蕈碱受体产生毒性作用。

5. 干扰细胞或细胞器功能　四氯化碳代谢生成的三氯甲烷自由基作用于肝细胞中的不饱和脂肪酸，引起脂质过氧化，使线粒体和内质网变性、肝细胞坏死。酚类可使线粒体内氧化磷酸化作用解偶联，阻碍三磷酸腺苷的生成和贮存。

（四）影响毒物作用的因素

各种毒物的毒性大小、中毒临床表现受许多因素的影响，详见表 9-0-1。

二、临床表现

中毒可以累及全身各个系统，不同毒物所累及系统不同而出现相应的临床表现（表 9-0-2）。

三、辅助检查

（一）尿液检查

尿液颜色、性状等发生改变：血尿见于影响凝血、肾损害的毒物中毒；特殊颜色尿，如蓝色尿见于含亚甲蓝的药物中毒，绿色尿见于麝香草酚中毒；结晶尿见于扑米酮、磺胺等中毒。

（二）血液检查

1. 外观　褐色见于高铁血红蛋白生成性毒物中毒；粉红色见于溶血性毒物中毒。

2. 生化检查　肝肾功能异常见于四氯化碳、对乙酰氨基酚、蛇毒、生鱼胆、重金属等中毒，低钾血症见于可溶性钡盐、排钾利尿药、氨茶碱等中毒。

3. 凝血功能异常　凝血功能异常多见于抗凝类灭鼠药、蛇毒、毒蕈等中毒。

4. 异常血红蛋白检测　碳氧血红蛋白增高见于一氧化碳中毒，高铁血红蛋白血症见于亚硝酸盐、苯胺、硝基苯中毒。

5. 酶学检查　全血胆碱酯酶（ChE）活力下降见于有机磷杀虫药、氨基甲酸酯类杀虫剂中毒。

（三）毒物检测

毒物检测是最为客观的方法，但敏感性较低，受技术

表 9-0-1　影响毒物作用的因素

影响因素	原理
毒物本身的特性	毒物的化学结构决定毒物在体内可能参与和干扰的生理生化过程,对毒物的毒性大小和毒性作用特点有很大影响
	毒物的溶解度、分散度、挥发度等物理特性与毒性也有密切关系
毒物的浓度、剂量与接触时间	毒物的毒性与其剂量密切相关,毒物浓度高、接触时间长,发生中毒的概率高
毒物的联合作用	两种或两种以上毒物对机体可以产生协同、独立、相加、拮抗 4 种作用,称为联合作用
机体状态	接触同一剂量的毒物,不同个体可出现不同的反应

表 9-0-2　各类毒物所致系统损害及临床表现

受损系统	临床表现	毒物种类
皮肤及黏膜	灼伤	强酸、强碱、苯酚、百草枯等腐蚀性毒物
	发绀	亚硝酸盐、苯胺、硝基苯、毒蕈
	黄染	鱼胆、四氯化碳
眼	瞳孔缩小	有机磷类、氨基甲酸酯类杀虫药、阿片类
	瞳孔扩大	镇静催眠药阿托品、莨菪碱、甲醇、大麻
	视神经炎	甲醇
消化系统	腹痛、恶心、呕吐	大多数口服毒物
	特殊气味	臭蛋味:硫化氢;大蒜味:有机磷杀虫药
	黄疸	百草枯、毒蕈、氰化物、蛇毒
呼吸系统	呼吸加快或深大	刺激性气体、水杨酸类、甲醇
	呼吸减慢	催眠药、吗啡
	喘息、呼吸困难	有机磷杀虫药、百草枯
循环系统	心动过缓	洋地黄类、毒蕈
	心动过速	阿托品、颠茄
	心搏骤停	洋地黄、奎尼丁、氨茶碱
泌尿系统	急性肾衰竭	毒蕈、蛇毒、生鱼胆、砷化氢、百草枯
血液系统	贫血/出血	氯霉素、抗肿瘤药、肝素、敌鼠钠盐、蛇毒
	黄疸	砷化氢、苯胺
	白细胞减少	氯霉素、苯、抗肿瘤药
神经系统	昏迷/肌纤维颤动谵妄	麻醉药、镇静催眠药、一氧化碳阿托品、酒精、抗组胺药
	惊厥	毒鼠强、窒息性毒物
	精神异常	一氧化碳、酒精
	瘫痪	可溶性钡盐、一氧化碳、蛇毒
运动系统	横纹肌溶解	他汀类药物、苯内胺、β_2 受体激动剂
内分泌系统	糖代谢异常	降血糖药、喹诺酮类药物、β 受体阻滞剂

条件限制。尽量留取剩余的毒物或可能含毒的标本,如呕吐物、胃内容物、尿、便和血标本等,进行毒物或其分解产物分析。对于慢性中毒,检查环境中及人体内有无毒物存在,有助于确定诊断。

四、诊断与鉴别诊断

中毒症状、体征多无特异性,根据接触史、临床表现、实验室毒物检测及解毒药疗效进行判断,并与症状相似的疾病进行鉴别后再进行诊断。急性中毒患者需要迅速诊断。慢性中毒如不注意病史和病因,容易误诊和漏诊。诊断职业性中毒必须慎重。对于有明确接触史的患者诊断

很容易;对于无明确接触史的患者,如果出现不明原因的抽搐、昏迷、休克、呼吸困难等,通过既往病史不能解释的情况,在排除一些可能引起类似症状器质性疾病后,都应想到中毒的可能。

(一)病史

应注意以下几点:①毒物接触的外因,如职业、工种、防护条件、水源或食物污染等。②接触毒物情况,如种类、途径、量、群发性等,尽可能收集毒物的直接证据。③一般情况,如近期生活习惯、情绪行为改变、经济情况。④初步治疗经过,用过何种解毒药。⑤既往健康状况,是否患慢性病和长期用药种类等。

（二）临床表现

对不明原因的突发意识障碍、呕吐、抽搐、呼吸与循环功能障碍的患者，原因不明的发绀、周围神经功能障碍、三系血细胞减少及肝功能障碍患者均要考虑中毒可能，详见表 9-0-2。

对有明确毒物接触史的急性中毒患者，首先从时间先后顺序上综合分析，临床表现山的规律是否符合特定毒物的中毒表现；然后尽快进行有针对性的体格检查，在排除其他疾病后，可得出急性中毒诊断。

五、治疗

治疗原则包括：立即脱离中毒现场，清除体内已被吸收或尚未吸收的毒物，应用解毒药，对症支持治疗等。

（一）脱离中毒现场

毒物由呼吸道侵入时，应立即将患者撤离中毒现场，转到空气新鲜的地方；脱去污染衣服，用清水反复冲洗污染的皮肤和毛发；清洁口腔；用清水彻底冲洗清除眼内或伤口中的毒物，局部一般不用解毒药。

（二）评估生命体征

若患者出现呼吸循环功能不稳定，如休克、严重低氧血症和呼吸心搏骤停，应立即采取有效急救措施，稳定生命体征。

（三）清除体内尚未吸收的毒物

清除体内尚未吸收的毒物对口服者尤为重要。毒物清除越早、越彻底，病情改善越明显，预后越好。

1. 催吐 因易引起误吸和延迟药用炭（活性炭）的应用，目前临床上已不常规应用。

2. 洗胃

（1）适应证 口服毒物 6 h 以内者洗胃效果好，口服致命量毒物应争取在 1 h 以内洗胃。吸收缓慢、胃肠蠕动功能减弱者，服毒 6 h 后仍可洗胃。

（2）禁忌证 ①摄入腐蚀性较强毒物。②有消化道出血或穿孔危险。③严重食管静脉曲张。④休克状态。⑤昏迷不能进行气道保护措施者。

（3）选择洗胃液或注入物 ①胃黏膜保护剂：如牛奶、蛋清或米汤等用于吞服腐蚀性毒物者。②溶剂：脂溶性毒物（如汽油或煤油等），向胃内注入液状石蜡 150~200 mL，使其溶解不被吸收，然后洗胃。③解毒药：与胃内毒物起中和、氧化或沉淀等化学作用，使毒物失去毒性。④中和剂：吞服强酸时用弱碱（如镁乳、氢氧化铝凝胶等）中和，勿用碳酸氢钠，因其遇酸易生成过多二氧化碳，使胃肠充气膨胀，有造成穿孔的危险；吞服强碱时用弱酸（如食醋、果汁等）中和。⑤沉淀剂：有些化学物与毒物作用，生成溶解度低、毒性小的物质。如乳酸钙与氟化物生成氟化钙沉淀，2%~5% 硫酸钠与钡盐生成硫酸钡，生理盐水与硝酸银生成氯化银。1%~3% 鞣酸能沉淀吗啡、辛可芬、铅和银盐等。常用洗胃液配制见表 9-0-3。

（4）洗胃并发症 胃穿孔或出血，吸入性肺炎或窒

表 9-0-3 常用洗胃液配制

洗胃液配制	毒物种类	注意要点
清水或生理盐水	不明原因中毒	
牛奶、蛋清、米汤	腐蚀性毒物	
1：5 000 高锰酸钾	镇静催眠药、有机磷杀虫药、氰化物、生物碱、毒蕈碱类毒物	对硫磷中毒禁用
液状石蜡	汽油、煤油、甲醇、硫黄	口服液状石蜡后再用清水洗胃
10% 药用炭悬液	河豚、生物碱及其他多种毒物	
5%~10% 硫代硫酸钠	氯化物、丙烯腈、碘、汞、铬、砷	
2% 碳酸氢钠	有机磷杀虫药、百草枯、氨基甲酸酯类杀虫药、拟除虫菊酯类农药、苯、铊、汞、硫、铬、硫酸亚铁	美曲膦酯或强酸（硫酸、硝酸或盐酸）中毒禁用
10% 氢氧化镁悬液	硝酸、盐酸、硫酸	
3%~5% 醋酸（食醋）	氢氧化钠、氢氧化钾	
乳酸钙、葡萄糖酸钙或氯化钙	氟化钠、氟硅酸钠、氟乙酰胺	
0.3% 氧化镁	阿司匹林、草酸	
1%~3% 鞣酸	吗啡类、辛可芬、洋地黄、阿托品、颠茄、毒蕈	
5% 硫酸钠	氯化钡、碳酸钡	
0.3% 过氧化氢	阿片类、氰化物、高锰酸钾	
10% 面糊	碘或碘化物	

息等。

3. 药用炭吸附　口服药用炭能吸附多种毒物,增强洗胃效果。药用炭的效用有时间依赖性,服毒 1 h 内给予能获得最大疗效。药用炭结合是一种饱和过程,需要应用超过毒物量的足量药用炭。在洗胃后,首次药用炭 1~2 g/kg,加水 200 mL 制成药用炭混悬液经胃管注入。严重中毒者,2~4 h 重复用 0.5~1 g/kg,直到症状改善。药用炭不能吸附乙醇、氰化物、锂、铁、铅、马拉硫磷和腐蚀性物质(如强酸和强碱)。

4. 导泻　①洗胃后,灌入泻药以清除进入肠道内的毒物。②一般不用油类泻药,以免促进脂溶性毒物吸收。③导泻常用盐类泻药,如硫酸钠或硫酸镁 15 g 溶于水内,口服或由胃管注入。镁离子吸收过多对中枢神经系统有抑制作用。肾衰竭、呼吸抑制或昏迷患者及磷化锌、有机磷中毒者都不宜使用。

5. 灌肠　除腐蚀性毒物中毒外,适用于导泻无效,或抑制肠蠕动(如巴比妥类、阿片类及锂、钾等)毒物中毒者。常用全肠道灌洗法:是一种快速清除肠道毒物的方法,可在 4~6 h 清空肠道,应用聚乙二醇等渗电解质溶液连续灌洗,速率为 2 L/h。

(四) 促进已吸收毒物排出

1. 强化利尿和改变尿液 pH　用于以原型从肾排出的毒物中毒。

具体方法如下。

(1) 快速大量静脉补液和利尿　根据血电解质和渗透压情况补充液体。每小时静脉补液 500~1 000 mL,静脉注射呋塞米 20~80 mg。

(2) 碱化尿液　弱酸性毒物(如苯巴比妥或水杨酸类)中毒,应用碳酸氢钠碱化尿液(pH≥8.0)能加速排毒。

(3) 酸化尿液　弱碱性毒物(苯丙胺、士的宁、苯环利啶)中毒时,静脉输注维生素 C 使尿液 pH<5.0,肾衰竭者禁用。

2. 血液净化　用于血液中毒物浓度明显增高、中毒严重、昏迷时间长、有并发症和经积极支持疗法病情仍日趋恶化者。

(1) 血液灌流(hemoperfusion,HP)　指血液流过装有药用炭或树脂的灌流柱,毒物被吸附,之后再将血液输回患者体内。能吸附相对分子质量为 500~40 000 的脂溶性或与蛋白质结合的化学物,可清除血液中巴比妥类(短效、长效)和百草枯等,常作为急性中毒的首选血液净化方式。HP 治疗应在毒物还未从血液分布到组织之前就开始,一般认为,中毒后 6~8 h 进行 HP 治疗可取得较好的疗效。

(2) 血液透析(hemodialysis,HD)　适用于相对分子质量小(<500),水溶性的毒物,如对乙酰氨基酚、水杨酸盐、二醋吗啡、甲醛等。氯酸盐、重铬酸盐等中毒致急性肾衰竭,应首选此法。一般中毒 12 h 内进行 HD 效果好。HD 可快速、有效清除肾衰竭所产生的小分子物质,纠正水电解质紊乱、酸碱平衡失调。将 HD 与 HP 联合应用,可有效地清除毒物,维持内环境稳定。

(3) 血浆置换(plasmapheresis)　用于清除游离或与蛋白质结合的毒物,对蛇毒、蕈中毒、砷化氢等溶血毒物中毒疗效更佳。

3. 供氧　一氧化碳中毒时,吸氧可促使碳氧血红蛋白解离,加速一氧化碳排出。高压氧治疗是一氧化碳中毒的特效疗法,还能降低迟发性脑病的发生。

(五) 特殊解毒药的应用

1. 金属中毒解毒药　常用的螯合剂有氨羧螯合剂和巯基螯合剂,可与多种金属形成稳定而可溶的金属螯合物排出体外。此外,还能夺取已与酶结合的重金属,使酶恢复活力。具体用药见表 9-0-4。

2. 高铁血红蛋白血症解毒药　常用亚甲蓝(美蓝)。小剂量亚甲蓝(1~2 mg/kg)可使高铁血红蛋白还原为正常血红蛋白,是亚硝酸盐、苯胺、硝基苯等高铁血红蛋白生成性毒物中毒的特效解毒药;大剂量(10 mg/kg)亚甲蓝的效果相反,可引起高铁血红蛋白血症,适用于氰化物中毒的治疗。

3. 氰化物中毒解毒药　采用亚硝酸盐 - 硫代硫酸钠疗法。中毒后立即给予亚硝酸盐,适量亚硝酸盐可使血红蛋白氧化,产生一定量的高铁血红蛋白。高铁血红蛋白一方面能与血中氰化物结合,另一方面还能夺取已与氧化性细胞色素氧化酶结合的氰离子,形成氰化高铁

表 9-0-4　金属中毒解毒药的应用

毒物	解毒药	用法
铅	依地酸钙钠	1 g/d,稀释后静脉滴注,3 d 为 1 个疗程,间隔 3~4 d 可再用
砷、汞	二巯丙醇	2~3 mg/kg 肌内注射,第 1~2 日每 4~6 h 1 次,第 3 日及以后每日 2 次,10~14 d 为 1 个疗程
汞、砷、铜、锑	二巯丙磺钠	5% 二巯丙磺钠 5 mL 肌内注射,每日 1 次,3 d 为 1 个疗程,间隔 4 d 可再用
锑、铅、汞、砷、铜	二巯丁二钠	首次 2.0 g,注射用水 10~20 mL 稀释后缓慢静脉注射,此后每小时 1 次,每次 1.0 g,连用 4~5 次

血红蛋白。后者与硫代硫酸钠作用,可转化为毒性较低的硫氰酸盐排出体外,从而达到解毒目的。方法:立即吸入亚硝酸异戊酯,3% 亚硝酸钠溶液 10~15 mL 缓慢静脉注射,随即用 50% 硫代硫酸钠 20~40 mL 缓慢静脉注射。

4. 有机磷杀虫药中毒解毒药　主要有阿托品、盐酸戊乙奎醚(长托宁)、碘解磷定等。药物解毒机制及应用方法详见本篇第二章。

5. 其他中毒解毒药　暴露于甲醇和乙二醇后未出现中毒表现前给予甲吡唑,可预防其毒性;出现中毒症状后给予可阻滞病情进展。纳洛酮为阿片受体拮抗剂,对麻醉性镇痛药所致的呼吸抑制有特异性拮抗作用,对急性酒精中毒和镇静催眠药中毒引起的意识障碍亦有较好疗效;氟马西尼为苯二氮䓬类中毒的解毒药;高血糖素能诱导释放儿茶酚胺,是 β 受体阻滞剂和钙通道阻滞剂中毒的解毒药,也可用于普鲁卡因、奎尼丁和三环抗抑郁

药过量。

(六) 对症支持治疗

大部分中毒无特殊解毒疗法。对症支持治疗很重要,可帮助危重患者渡过难关,重点在于保护重要器官,使其恢复功能。

1. 急性中毒患者　应卧床休息,保暖;密切观察生命体征与病情变化。

2. 昏迷患者　须保持呼吸道通畅,维持呼吸和循环功能;定时翻身以免发生坠积性肺炎和压疮;输液或鼻饲以维持营养。

3. 惊厥时　应保护患者避免受伤。用抗惊厥药如苯巴比妥钠、异戊巴比妥、地西泮等。

4. 抢救　有脑水肿、肺水肿、呼吸衰竭、休克、心律失常、心搏骤停、水电解质紊乱及酸碱平衡失调、急性肾衰竭等情况应积极进行抢救。

(邢吉红)

第二章　农药中毒

第一节

有机磷杀虫药中毒

有机磷杀虫药(organophosphorus insecticides,OPI)中毒是有机磷进入体内抑制乙酰胆碱酯酶(acetylcholinesterase,AChE),使其失去分解乙酰胆碱(acetylcholine,ACh)的能力,引起 ACh 蓄积,使胆碱能神经持续过度兴奋,表现出毒蕈碱样、烟碱样和中枢神经系统等中毒症状和体征,常因呼吸衰竭而死亡。

OPI 大多呈油状或结晶状,色泽由淡黄色至棕色,稍有挥发性,有大蒜臭味,脂溶性,除美曲膦酯外,一般难溶于水,不易溶于有机溶剂,在酸性环境中稳定,在碱性环境中易分解失效。甲拌磷和三硫磷耐碱,美曲膦酯遇碱能变成敌敌畏。常用剂型有乳剂、油剂和粉剂等。OPI 结构不同毒性差异较大,其毒性与剂量呈对数关系。OPI 的毒性按大鼠经口和皮肤进入体内的半数致死量(LD_{50})分为 4 类(表 9-0-5)。①剧毒类:如甲拌磷(thimet)、对硫磷(parathion)、内吸磷(demeton)等。②高毒类:如甲

表 9-0-5　世界卫生组织(WHO)有机磷毒性分类

| 分类 | LD$_{50}$(mg/kg) | | | |
| | 口服 | | 皮肤 | |
	固体	液体	固体	液体
Ⅰa 剧毒类	≤5	≤20	≤10	≤40
Ⅰb 高毒类	5~50	20~200	10~100	40~400
Ⅱ中度毒类	50~500	200~2 000	10~1 000	400~4 000
Ⅲ低毒类	>500	>2 000	>1 000	>2 000

基对硫磷(methylparathion)、氧乐果(omethoate)、甲胺磷(methamidophos)、敌敌畏(dichlorvos)等。③中度毒类:如乐果(dimethoate,rogor)、乙酰甲胺磷(acephate)、倍硫磷(fenthion)、美曲膦酯(metrifonate,disperex)等。④低毒类:如马拉硫磷(malathion)、肟硫磷(辛硫磷,phoxim)等。

一、病因与发病机制

(一)病因

生活中因误服、自服或污染食物的摄入而引起急性中毒,由于生产、运输或使用不当,或防护不周;可发生急、慢性中毒。

(二)发病机制

1. 吸收途径 当吸入、口服、局部接触时,可经过呼吸道、消化道、皮肤黏膜、结膜而吸收。

2. OPI 代谢过程 OPI 分布容积广,进入机体后很快分布到细胞和脂肪,在肝进行生物转化和代谢。一般氧化后毒性增强,如对硫磷氧化成对氧磷,后者比前者毒力强 3 000 倍;内吸磷氧化成亚砜,其毒力强 5 倍。美曲膦酯氧化成敌敌畏,毒性增强。OPI 排泄较快,24 h 内通过肾排泄,故体内无蓄积。

3. 中毒机制 OPI 是羧酸酯水解酶,包括乙酰胆碱酯酶、丁酰胆碱酯酶、血浆和肝的羧酸酯酶、对氧磷酶(A 酯酶)、糜蛋白酶和一些非特异性蛋白酶的抑制剂。

(1) 乙酰胆碱酯酶 也称真性胆碱酯酶(ChE),主要分布在神经组织、骨骼肌运动终板中、红细胞,水解 ACh 效果强。

(2) 丁酰胆碱酯酶 也称假性胆碱酯酶(ChE)。主要分布在脑白质、血浆、肝、心脏和胰腺,基本上不能水解 ACh。

OPI 的毒性作用是与真性 ChE 酯解部位结合成磷酰化 ChE,使其丧失分解 ACh 的能力,体内大量蓄积 ACh,引起胆碱能神经功能障碍,而出现中毒症状。

磷酰化 ChE 有自动活化、老化、药物重活化 3 种转归。自动活化很少,也很慢,需要数小时至数天。老化即 OPI 与 ChE 结合 24~48 h 后呈不可逆状态,称"ChE 老化",此时用 ChE 复活剂治疗无效。重活化:当磷酰化酶的磷酰基尚未自动脱落活化,又未进一步脱烷基老化时,应用复能剂促进脱磷酰基反应速率。只有当磷酰化酶的磷酰基脱落重新恢复为自由酶后,又可继续恢复水解 ACh 的功能。因此,在救治 OP 中毒时,应在酶老化之前尽早给予复能剂。重活化过程越慢,失活的 AChE 老化的量越大。

长期接触 OPI 时,ChE 活力明显下降,临床症状往往较轻,可能是由于人体对积聚的 ACh 耐受性增强。

二、临床表现

(一)急性中毒

经皮肤吸收中毒,一般在接触后 2~4 h 发病;口服中毒常在 5~30 min 发病。一旦中毒症状出现,病情可迅速发展。

1. 胆碱能危象 是急性有机磷农药中毒的典型表现,包括症状有:

(1) 毒蕈碱样症状(muscarinic symptom) 又称 M 样症状。副交感神经末梢兴奋,引起平滑肌痉挛、外分泌腺分泌增强,产生毒蕈碱样作用。出现最早,表现为瞳孔缩小、胸闷、气短、呼吸困难、恶心、呕吐、腹痛、腹泻、大小便失禁;大汗、流泪和流涎;咳嗽、气促、呼吸道分泌物增多、双肺有干啰音或湿啰音,严重者肺水肿。有时 Oddi 括约肌痉挛促发急性胰腺炎。

(2) 烟碱样症状(nicotinic symptoms) 又称 N 样症状。因横纹肌神经肌肉接头(neuromuscular junction,NMJ)处 ACh 蓄积过多引起。眼睑、面部、舌肌、四肢或全身肌纤维颤动或强制性痉挛,呼吸肌麻痹致呼吸衰竭,血压升高和心律失常。

(3) 中枢神经系统症状 表现为头晕、头痛、烦躁不安、谵妄、共济失调或昏迷。特别严重者可因呼吸循环衰竭而死亡。

2. 中间综合征(intermediate syndrome) 多发生在经过抢救治疗胆碱能危象消失后 1~4 d,个别发生在中毒后 1 周以上;临床上出现以近端肌肉、脑神经支配的肌肉(尤其是屈颈肌)及呼吸肌无力和麻痹为突出表现的综合征。因其发生在胆碱能危象之后、迟发性神经病之前,故称为"中间综合征"。临床表现为意识清晰,不能抬头,肩外展和睁眼无力,眼球活动受限、复视、声嘶和吞咽困难。部分患者出现呼吸肌无力和麻痹,致呼吸衰竭,表现为呼吸浅快及由于缺氧导致的口唇面部发绀、烦躁,如不及时进行有效人工呼吸,很快死亡。

中间综合征的确切发病机制不清。由于患者神志清楚,提示呼吸中枢没有受累,可能是过度刺激引起 NMJ 突触功能受损所致,由于 NMJ 紊乱导致膈肌和肋间肌无力引起呼吸衰竭。有人认为可能是中毒早期神经肌肉麻痹的后续表现,也有人认为与复能剂应用不足有关。

3. 迟发性神经病(delayed neuropathy) 于中度和重度急性 OPI 中毒患者症状消失后 2~4 周发病,发生率近

5%。出现肢体末端神经炎、下肢瘫痪、四肢肌肉萎缩等神经系统症状，有感觉障碍、站立不稳和拿物困难等。可见足下垂、腕下垂、肌肉塌陷、痛觉消失。而全血或红细胞ChE活性正常。主因OPI使神经组织中的神经靶酯酶（neuropathy target esterase，NTE）磷酸化受抑。NTE主要使内质网膜上的磷脂酰胆碱加速分解，破坏膜磷脂的自稳态、轴突传递、胶质和轴突的交互作用，从而破坏能量代谢和损害轴索结构，引起脱髓鞘所致。

4. 反跳与猝死　中毒者经积极抢救治疗，在症状明显缓解的恢复期，病情突然反复，再次出现急性胆碱能危象，称为"反跳"。严重者也可突发心搏、呼吸停止而猝死。乐果、马拉硫磷易发生反跳，大多病情凶险。

反跳通常与解毒药（特别是复能剂）减量过快、停药过早；毒物清除不彻底，皮肤、毛发、胃肠及黏膜残留的毒物继续吸收等因素有关。

5. 局部损害　可引起过敏性皮炎，并可出现皮肤水疱和剥脱性皮炎。

（二）慢性中毒

慢性接触者，血ChE可明显抑制，但症状、体征不明显，脱离后ChE可缓慢恢复。

三、辅助检查

（一）血或血浆中ChE活性测定

血ChE活力是诊断OPI中毒的特异性指标，临床上用来判断中毒程度、疗效和预后。以健康人血ChE活性作为100%，急性OPI中毒分为轻度、中度、重度中毒（表9-0-6）。对长期OPI接触者，血ChE活性测定可作为生化监测指标。

临床检测的ChE通常为丁酰胆碱酯酶和AChE两种。

丁酰胆碱酯酶活性首先下降，恢复也快，几天之内恢复正常。由肝产生释放入血。丁酰胆碱酯酶活性特异性不高，在先天酶缺乏、营养不良、肝实质性疾病、慢性消耗性疾病、缺铁性贫血时也降低。

红细胞的AChE活性较丁酰胆碱酯酶下降晚些，恢复

也慢。但它能真实地反映神经组织中的AChE活性。

（二）毒物检测

患者血、尿、便和胃内容物中可检测到OPI或其特异性代谢产物。对硫磷和甲基对硫磷代谢产物为对硝基酚，美曲膦酯代谢为三氯乙醇。尿中可检测到。

四、诊断与鉴别诊断

（一）诊断

本病的诊断标准包括：①有OPI接触史。②呼出气大蒜味、瞳孔缩小、多汗、呼吸困难。③血ChE活力降低。

具备3条可确诊；无明确接触史，具备第2、3条者，也要考虑到中毒。

（二）鉴别诊断

本病应与脑炎、中暑或食物中毒、急性胃肠炎等鉴别，尚需与氨基甲酸酯类中毒、甲脒类中毒及拟除虫菊酯类中毒鉴别。氨基甲酸酯类中毒表现与OP类似，临床表现相对轻，ChE恢复快，4 h内基本恢复正常，禁用复能剂。甲脒类中毒以嗜睡、发绀、出血性膀胱炎为主要表现，无瞳孔缩小和腺体分泌增加等表现；拟除虫菊酯类中毒血ChE活力正常。

五、治疗

OPI中毒救治的原则为：紧急处理，清除毒物，应用特效解毒药及对症治疗。轻度中毒者去除污染毒物，监测24 h，观察病情有无发展；重度中毒者待症状消失后方可停药，并至少观察3~7 d。

（一）紧急复苏

呼吸抑制者进行气管内插管，清除气道内分泌物，保持气道通畅，吸氧或根据病情应用机械通气。肺水肿应用阿托品。心搏、呼吸骤停时，行心肺复苏。脑水肿昏迷时，静脉输注甘露醇和糖皮质激素。

（二）清除毒物

立即离开现场，脱去污染的衣物。用清水或肥皂水清洗污染皮肤、毛发和指甲。口服中毒者，用清水、2%碳酸氢钠溶液（美曲膦酯忌用）或1∶5 000高锰酸钾溶

表9-0-6　急性OPI中毒的分级

分级	症状	ChE活性
轻度中毒	M样症状	50%~70%
中度中毒	M、N样症状	30%~50%
重度中毒	M、N样症状，并伴有肺水肿、抽搐、昏迷，呼吸肌麻痹和脑水肿	<30%

液(对硫磷忌用)反复洗胃,即首次洗胃后保留胃管,间隔3~4 h重复洗胃,直至洗出液清澈无味为止。然后用硫酸钠20~40 g溶于20 mL水中,或50%硫酸钠60~100 mL注入导泻。不具备洗胃条件时可先行催吐,用筷子等钝物刺激咽后壁或舌根诱发呕吐(昏迷、惊厥时不应催吐,严防误吸)。

(三)特效解毒药

在清除毒物过程中,同时应用ChE复能药和胆碱受体阻断药治疗。

1. ChE复能药 肟类化合物能使被抑制的ChE复活。其原理是肟类化合物吡啶环中的季氨氮带正电荷,能被磷酰化ChE的阴离子部位吸引,形成结合物,使其与ChE酯解部位分离,恢复AChE活性。

此类药物能解除N样症状,但对M样症状和呼吸中枢的症状效果差。目前常用的有碘解磷定和氯解磷定,还有双复磷。

(1)用药原则 早期、足量、全程、联合。

(2)解毒药物的应用

1)氯解磷定(pralidoxime chloride,氯磷定):为首选药物,作用强,起效快,水溶性好,可肌内注射和静脉注射。

首次需足量给药,用量取决于病情轻重,足量的判定标准为肌颤消失,血ChE活力在正常值的50%以上。如口服大量乐果中毒、昏迷时间长、对ChE复能药疗效差及血ChE活性低者,解毒药维持剂量应适度加大,时间延长至5~7 d。

2)碘解磷定(pralidoxime iodide,解磷定):重活化效能较差,水溶性差,只能静脉注射,但其毒性小,可作为次选药。

3)双复磷(obidoxime,DMO4):复能作用强,水溶性大,能静脉或肌内注射;但其毒性较大,限制了临床使用。

ChE复能药使用中需注意以下事项:①对甲拌磷、对硫磷、内吸磷、乙硫磷、甲胺磷和肟硫磷等疗效好。②对美曲膦酯、敌敌畏中毒疗效差。③乐果和马拉硫磷中毒疗效不

明显。④双复磷对美曲膦酯及敌敌畏中毒疗效较碘解磷定好。⑤对中毒24~48 h后已老化的ChE无复活作用。⑥对ChE复能药疗效不佳者,以胆碱受体阻断药治疗为主。⑦注意防范严重不良反应,如眩晕、视物不清、血压升高、癫痫样发作、呼吸抑制及心律失常等。

2. 抗胆碱药 通过阻断ACh的M样作用,减轻或消除毒物所致的M样症状,对抗OPI所致的呼吸中枢抑制、肺水肿、循环衰竭,挽救生命,而起到治"标"的作用。

(1)使用原则 早期,适量,反复,高度个体化,直至M样症状明显好转或达到阿托品化。

(2)常用药物及作用机制

1)M胆碱受体阻断药:又称外周性抗胆碱药,如阿托品、山莨菪碱。主要作用于节后胆碱酯能神经支配的M受体,对抗ACh毒蕈碱样作用,对N受体影响少,因而对烟碱样症状无作用。阿托品使用量要尽快达到"足量",然后减量或停用。"足量"的判定主要指标为:①M样症状消失;或②"阿托品化",瞳孔较前扩大,颜面潮红,口干,皮肤干燥,心率增快(90~100次/min)和肺啰音消失。

当抢救治疗过程中患者出现下列表现时应考虑阿托品中毒:①瞳孔明显扩大。②原意识清楚的患者出现意识模糊、躁狂不安、抽搐或昏迷。③尿潴留。须立即停用阿托品。

2)N胆碱受体阻断药:又称中枢性抗胆碱药,常用药有东莨菪碱、苯扎托品等,主要作用于中枢M和N受体,对外周M受体作用弱。

3)盐酸戊乙奎醚(penehyclidine,长托宁):作用广泛,对外周M受体和中枢M、N受体均有作用。

根据OPI中毒程度,可采用ChE复能药与阿托品联合用药。轻度中毒可单用ChE复能药。中度或重度中毒者,两药合用时应减少阿托品用量,以免发生阿托品中毒。有机磷中毒常用解毒药的剂量和用法见表9-0-7。

3. 复方制剂 解磷注射液(每支含阿托品3 mg,苯

表9-0-7 有机磷中毒常用解毒药的剂量和用法

药品	轻度中毒	中度中毒	重度中毒
阿托品	1~2 mg肌内注射,必要时1~2 h后0.5~1.0 mg	2~4 mg肌内注射或静脉滴注,10~20 min后重复1次	5~10 mg肌内注射或静脉滴注,以后每5~10 min 3~5 mg
盐酸戊乙奎醚	2 mg肌内注射,隔0.5~12 h后给予首剂的1/4~1/2量	4 mg肌内注射,隔0.5~12 h后给予首剂的1/4~1/2量	6 mg肌内注射,隔0.5~12 h后给予首剂的1/4~1/2量
氯解磷定	0.25~0.5 g肌内注射,必要时2 h后重复1次	0.5~0.75 g肌内注射或静脉注射,1~2 h后重复1次,以后每2 h重复1次,0.5~1 g肌内注射或静脉注射,1 h重复1次	0.75~1.0 g肌内注射或静脉注射,0.5 h后重复1次,以后每2 h重复1次

那辛 3 mg 和氯解磷定 400 mg）。首剂：轻度中毒 1/2~1 支肌内注射，中度中毒 1~2 支，重度中毒 2~3 支。但需额外加氯解磷定：轻度中毒 0.5 g，中度中毒 0.5~1 g，重度中毒 1~1.5 g。对于重度患者，当主要中毒症状基本消失，ChE 活力达到 60% 以上时停药观察，3~7 d 后可以出院。

（四）血液灌流

由于 OPI 大多有较高的脂溶性，血液灌流清除率高、效果好。应在中毒 24 h 之内进行。在血液灌流时因解毒药可同时被吸附，应注意继续应用阿托品及 ChE 复能药，以维持阿托品化，行血液灌流后，因毒物的清除，须调整解毒药的用量。

（五）对症治疗

重度 OPI 患者的主要死因是肺水肿、呼吸肌麻痹、呼吸中枢衰竭、休克、急性脑水肿、中毒性心肌炎、心搏骤停等。因此，应注意保护心、脑、肺等重要器官功能，在洗胃和应用有效解毒药的同时，应给予吸氧、输液、维持电解质酸碱平衡、保肝、预防感染、抗休克，必要时输新鲜血等内科治疗。如出现中间综合征应立即给予机械通气，同时应用氯解磷定，酌情选择给药间隔时间，连用 2~3 d。积极对症治疗。

第二节
氨基甲酸酯类杀虫剂中毒🔗

第三节
杀鼠剂中毒🔗

第四节
百草枯中毒🔗

（赵　敏）

第三章　镇静催眠药中毒

镇静催眠药（sedative-hypnotics）是中枢神经系统抑制药，具有镇静、催眠等作用。镇静催眠药中毒（sedative-hypnotic poisoning）是指由于该类药物过量进入体内而导致一系列中枢神经系统过度抑制的病症。短期内大量使用该类药物可造成急性中毒，长期应用此类药物可产生对药物的耐受性和依赖性而导致慢性中毒。人体对药物产生耐受性和依赖性后，突然停药或减量，会出现不同程度的药物戒断症状，称为戒断综合征（withdrawal syndrome）。

一、病因与发病机制

（一）药物种类

1. 巴比妥类　包括超短效类（美索比妥、硫喷妥钠等，静脉注射立即起效，持续数分钟）、短效类（戊巴比妥、他布比妥等，口服 10~15 min 起效，持续 6~8 h）、中效类（异戊巴比妥、阿普比妥等，45~60 min 起效，持续 10~12 h）、长效类（巴比妥、苯巴比妥等，60 min 起效，持续 10~12 h）。

2. 苯二氮䓬类　包括短效类（三唑仑、咪达唑仑等）、中效类（阿普唑仑、劳拉西泮等）、长效类（地西泮、氯硝西泮等）。经肝代谢，老年人或肝功能受损或服用抑制细胞色素 P450 药物的患者，清除时间延长。

3. 非巴比妥非苯二氮䓬类　包括水合氯醛、格鲁米特、甲喹酮和甲丙氨酯等。

（二）病因

镇静催眠药大多通过消化道途径进入体内，过量后可致急性中毒，常见于误服或蓄意吞服，极少数由肌内注射或静脉注射过量药物引起。慢性中毒见于长期过量服用该类药物者。

（三）发病机制

镇静催眠药为脂溶性，易在消化道吸收，起效快，可透过血脑屏障，主要通过增强 γ- 氨基丁酸（GABA）的神经传递功能及对突触的抑制而产生中枢抑制作用。

1. 苯二氮䓬类　能迅速经血脑屏障进入脑组织。中枢神经系统内分布有特异性苯二氮䓬受体，大脑皮质最密，边缘系统、中脑、脑干和脊髓依次减少。这种分布与 γ- 氨基丁酸 A（GABAA）受体的分布基本一致。苯二氮䓬类药物与苯二氮䓬受体结合后，可加强 GABA 与 GABAA 受体结合的亲和力，使与 GABAA 受体偶联的氯通道开放频率增加，大量氯离子内流引起神经细胞超极化，增强 GABA 对突触的抑制功能。苯二氮䓬类主要选择性作用于边缘系统，对脑干功能影响较小，故深昏迷、呼吸和循环抑制出现较少，但与药物剂量相关。

新型苯二氮䓬类选择性作用于单一受体亚型,不良反应明显减少。

2. 巴比妥类 对中枢神经系统呈非特异性抑制,其作用与苯二氮䓬类相似。通过延长神经细胞膜氯通道开放时间,使大量氯离子内流,增强 GABA 对突触后的抑制功能。其抑制程度呈剂量 - 效应关系,随剂量的增加,从抑制大脑皮质、丘脑水平的网状结构上行激活系统,直至延髓呼吸和血管运动中枢,由镇静、催眠到麻醉,最终造成呼吸循环衰竭。脂溶性强的巴比妥类药物(如短效类)因作用快而强,使患者很快就进入呼吸循环衰竭状态,往往来不及抢救。摄入巴比妥类常用量 2~3 倍即可出现呼吸抑制,10 倍以上可因呼吸抑制致死,短效类中毒致死量为 3 g,长效类中毒致死量为 5~10 g。

3. 非巴比妥非苯二氮䓬类 对中枢神经系统的作用与巴比妥类相似。水合氯醛摄入过多可致深昏迷、呼吸和循环抑制,引起心律失常、肝肾损害,中毒量 4~5 g,致死量 10 g;格鲁米特中毒时,血清浓度 >30 mg/L 出现周期性意识障碍、瞳孔散大;甲喹酮中毒致死量为 20 g 左右,血清浓度 >20 mg/L 出现中毒症状,>40 mg/L 致死;摄入甲丙氨酯 20~40 g 可致严重中毒,血清浓度 >60 mg/L 出现昏迷、低血压,>200 mg/L 致死。唑吡坦、佐匹克隆的药物过量资料有限,也有导致呼吸衰竭、心室颤动或者死亡的报道。

二、临床表现

(一)急性中毒

1. 巴比妥类中毒 患者的临床表现程度与药物进入体内的剂量有关。临床表现多在用药后 1 h 内出现。

(1)轻度中毒 表现为头痛、头晕、嗜睡、情绪紊乱、注意力不集中、记忆力减退、共济失调、语言迟缓、眼球震颤,认知力下降,早期肌张力可表现为增高、反射亢进。

(2)重度中毒 呈进行性意识障碍,躁狂、谵妄、幻觉,由嗜睡至深昏迷,肌张力松弛、腱反射减弱或消失,也可表现为去皮质或去皮质状态;巴氏征常呈阳性,早期瞳孔缩小、光反射迟钝或消失,晚期可出现缺氧性麻痹、低体温。药物直接抑制延髓中枢引起呼吸、循环异常,出现呼吸浅慢、潮式呼吸或呼吸停止,脉搏细弱、皮肤湿冷、血压下降,由于血容量下降、肾缺血,可出现少尿甚至无尿。脑电图可出现异常波型。致死原因主要为呼吸衰竭、循环衰竭、肾衰竭及脑、肺部严重并发症等。

2. 苯二氮䓬类中毒 中枢神经系统抑制较巴比妥类为轻,症状:单独该类药物很少引起明显的呼吸抑制或心功能抑制。轻者表现为头晕、嗜睡,言语不清,共济失调,呼吸变慢但节律规则;重者昏迷,呼吸浅慢而不规则,甚至呼吸衰竭。心血管系统抑制可出现四肢冰冷、脉细速、血压下降等,早期瞳孔缩小、肌张力增高,晚期瞳孔散大、肌张力低、腱反射消失。如有深昏迷、血压下降、呼吸抑制等,要警惕患者是否同时服用了其他镇静催眠药或酒精等,其中酒精较为常见。若合并呼吸衰竭或呼吸明显抑制,应警惕存在阿片类物质的可能。

3. 非巴比妥非苯二氮䓬类中毒 症状与巴比妥类中毒相似,但又各有些特点。

(1)水合氯醛中毒 可有嗜睡、共济失调等,严重时深昏迷、呼吸和循环抑制;常出现心律失常、肝肾损害。

(2)格鲁米特中毒 意识障碍呈周期性波动,共济失调,严重者可有抽搐、昏迷;呼吸循环抑制作用突出,多表现为肺水肿、低血压、休克;常出现抗胆碱综合征,如眼球震颤、瞳孔散大、口干、便秘、尿潴留等。

(3)甲喹酮中毒 头晕、心悸、嗜睡,严重者昏迷;四肢麻木;明显的呼吸抑制;出现锥体束征,如肌张力增强、腱反射亢进、抽搐等。可使凝血酶原及其他凝血因子减少而导致广泛出血。

(4)甲丙氨酯中毒 与巴比妥类药物中毒表现相似,常伴肌阵挛、反射亢进,心动过速、低血压、呼吸抑制,严重者导致死亡。

(二)慢性中毒

慢性中毒见于长期服用大量催眠药者,表现为:意识障碍和轻躁狂状态,如一过性躁动不安或意识朦胧状态;言语兴奋、欣快、易疲乏,伴有震颤、咬字不清、步态不稳等。智能障碍,如记忆力、计算力、理解力均明显下降等。

(三)戒断综合征

戒断综合征见于长期服用大剂量镇静催眠药者突然停药或迅速减量时,主要表现为自主神经兴奋性增高和神经精神症状。停用巴比妥类者较多见,出现早,症状重,多表现为躁动和癫痫样发作;停用苯二氮䓬类者发病较晚,症状较轻,以焦虑、失眠为主,原因可能与中间代谢产物排出较慢有关。

三、辅助检查

(一)毒(药)物浓度测定

尽早取血液、尿液、呕吐物等标本检测毒(药)物浓度,对诊断具有重要价值。由于苯二氮䓬类的代谢物与原药物具有相似的活性,且存在药物排出速率的个体差异,因此必要时可以检测其代谢产物。药物浓度与临床表现不一定平行。

(二) 其他检查

其他检查主要包括动脉血气分析、血糖、电解质、肝肾功能等,必要时行心电图、心脏超声、胸腹部影像检查。

四、诊断与鉴别诊断

(一) 诊断

镇静催眠药急性中毒的早发现、早诊断和早治疗对预后有极其重要的意义。根据患者用药史、症状及体征可以做出初步诊断,要确定具体是哪种或哪些毒(药)物的最终诊断需依靠对体液(血、尿、胃液等)中毒(药)物的分析鉴定。

(二) 鉴别诊断

镇静催眠药中毒需与其他引起昏迷的疾病鉴别,包括脑血管意外、癫痫、糖尿病酮症酸中毒昏迷、高渗性非酮症昏迷、癔症性昏迷等。慢性中毒需与躁狂抑郁症鉴别,戒断综合征与神经精神疾病鉴别。

五、治疗

(一) 急性中毒的治疗

保护呼吸、循环系统等重要器官功能是急救的基本原则,立即中止毒物对机体的继续侵害、加快排出毒物是治疗的关键。

1. 维持生命体征　保护气道,保持气道通畅,深昏迷伴有呼吸衰竭者应立即建立人工气道并机械通气。积极补充血容量,维持组织灌注,必要时应用升压药物。积极保护脑功能并促进意识恢复。严密监护生命体征,关注病情变化。

2. 清除毒物

(1) 洗胃　对口服者应尽早进行,在服毒 6 h 内洗胃效果好,即使超过 6 h 有可能胃内仍有部分药物,仍有必要洗胃;洗胃后可予导泻或灌肠,促进肠道内毒物排出。

(2) 药用炭　对吸附巴比妥类药物有效,对苯二氮䓬类效果不佳。20~40 g/次,必要时 2~4 h 重复给予。也可使用全胃肠灌洗的方法(如聚乙二醇电解质溶液)。

(3) 强化利尿　在充分补充血容量的前提下加强利尿,可用呋塞米和 20% 甘露醇,后者对合并颅内压增高者尤为适合。碱化尿液能促进长效巴比妥类药物离子化,减少肾小管重吸收,从而加速排泄;对短效巴比妥类药物

则无效。方法为:碳酸氢钠 1~2 mmol/kg 静脉滴注,然后 5% 葡萄糖液 1 000 mL 加入 5% 碳酸氢钠 100~150 mL,以 200~300 mL/h 输注,维持尿液 pH 7~8 或血液 pH 7.5~7.55。

(4) 血液净化　是清除已进入血液循环内毒物的最好方法,有下列指征之一即可实施:①摄入药量近致死量,且估计已被吸收或洗胃不彻底。②中毒症状严重,中枢抑制症状逐渐加深。③伴有严重水、电解质紊乱和酸碱平衡失调。④肝、肾衰竭及血流动力学不稳定。

常用血液净化技术主要有:血液灌流、血液透析和腹膜透析。一般首选血液灌流。由于各种药物进入血液循环后,有些可能与白蛋白结合或迅速与组织结合而影响清除率,因而清除效果不尽相同。临床实践表明,血液灌流对所有苯巴比妥类中毒均有较好效果;对绝大部分的非巴比妥非苯二氮䓬类有效;除地西泮外,对苯二氮䓬类效果差。大多数药物口服进入人体后,血药浓度高峰在 3~6 h,故在中毒 6 h 内清除毒物效果好。

3. 特效解毒疗法

(1) 氟马西尼　是苯二氮䓬类非特异性拮抗剂,能通过竞争性结合受体逆转苯二氮䓬类药物对中枢神经系统的抑制作用,具有催醒疗效好、见效快、不良反应少等特点。但长期使用或者滥用苯二氮䓬类药物的患者,氟马西尼可能会诱发戒断性癫痫发作,且氟马西尼不一定能够逆转苯二氮䓬类药物的呼吸抑制作用,也有诱发心律失常的报道。一般仅用于经过筛选的病例,不用于习惯性长期苯二氮䓬类用药患者或联合用药控制癫痫发作的患者等。

(2) 纳洛酮　是阿片受休拮抗剂,有解除 β-内啡肽对中枢神经系统的抑制作用,迅速解除地西泮中毒时呼吸抑制和昏迷状态,有促苏醒和抗休克作用;也是急性巴比妥类药物中毒的抢救药物之一。

4. 并发症防治　包括水、电解质紊乱和酸碱平衡失调,以及吸入性肺炎、肝肾功能损伤、心律失常、急性肾衰竭、横纹肌溶解等。

(二) 慢性中毒的治疗原则

逐步缓慢减少药量,停用镇静催眠药,并由心理治疗专科医师进行心理治疗。

(三) 戒断综合征的治疗原则

先用足量镇静催眠药控制戒断症状,将原用短效药换成长效药,待稳定后,根据患者药物剂量和依赖程度在数月内逐渐减量以至停药。

(陈旭岩)

第四章　急性一氧化碳中毒

一氧化碳(carbon monoxide, CO)是一种无色、无臭、无味的气体,不溶于水,是含碳物质燃烧不完全时的产物。急性一氧化碳中毒是指机体在短时间内吸入高浓度、过量的 CO 引发的中毒。可导致组织缺氧、意识障碍甚至死亡等不良后果。

一、病因与发病机制

(一) 病因

CO 是最常见的窒息性气体,是含碳物质燃烧不完全时的产物。在日常生产及生活中均可发生中毒。根据常见病因可分为职业性、生活性、意外中毒。

1. 职业性中毒　炼钢、炼焦、烧窑、采矿爆破、机器制造等工业生产过程中炉门或窑门关闭不严,煤气管道漏气,都可逸出大量 CO。化学工业合成氨、甲醇、丙酮等都要接触 CO,容易引发 CO 中毒。

2. 生活性中毒　在日常生活中,家庭使用煤气排烟通道不畅,室内未熄灭的煤炉产生大量 CO,以及在通风不良的浴室内使用燃气加热器淋浴都可发生 CO 中毒。

3. 意外中毒　煤气泄漏、天然气爆炸、在封闭的汽车内开空调睡觉均可发生中毒;失火现场空气中 CO 浓度可高达 10%,也可发生 CO 中毒。

(二) 发病机制

1. 使 Hb 失去携氧能力　CO 经呼吸道吸入,通过肺泡进入血液循环,立即与血红蛋白(Hb)结合,形成碳氧血红蛋白(COHb),使 Hb 失去携带氧气的能力。CO 与 Hb 的亲和力比氧与 Hb 的亲和力高 200~300 倍,而 COHb 又比氧合血红蛋白(O_2Hb)的解离慢约 3 600 倍,所以 CO 极易与 Hb 结合,形成 COHb,使 Hb 丧失携氧的能力和作用,造成组织缺氧。

2. CO 直接引起细胞缺氧　这是由于 CO 与肌球蛋白结合影响细胞内氧弥散,损害线粒体功能;CO 与细胞色素氧化酶的铁结合,使细胞呼吸抑制,氧化磷酸化过程减慢,导致细胞内缺氧。而超氧化物会随电子传输链中其他复合物的传递而产生,加重组织和器官损伤。

二、临床表现

(一) 临床症状及体征

CO 中毒根据血液中 COHb 浓度分为轻、中、重度 3 种临床类型。

1. 轻度　血液中 COHb 为 10%~20%。表现为头痛、眩晕、心悸、恶心、呕吐、四肢无力,轻度至中度意识障碍。

2. 中度　血液中 COHb 占 20%~30%。在轻度中毒症状的基础上,可出现运动失调、幻觉、视力减退或浅昏迷。皮肤和黏膜可呈现 CO 中毒特有的"樱桃红色"。

3. 重度　血液中 COHb 浓度常在 30% 以上,迅速出现抽搐、低血压、心律失常、呼吸衰竭,可出现深度昏迷,各种反射消失,严重者很快死亡。

4. 迟发型脑病　CO 中毒患者经抢救,在急性中毒症状恢复后经过 2~60 d 表现正常或接近正常的"假愈期"后,再次出现一系列神经精神症状。发病率为 3%~40%。其中约 25% 的患者可遗留永久性的神经功能障碍。主要临床表现为:

(1) 认知障碍　表现为不同程度的记忆力、计算力、理解力、定向力减退或丧失,注意力涣散,反应迟钝,不认识亲人,迷路,严重者大小便失禁,生活不能自理甚至呈木僵状态。

(2) 精神症状　包括行为怪异、躁狂易怒、幻觉错觉、言语错乱,或表现为淡漠、抑郁等。

(3) 锥体外系症状　表现为运动迟缓、表情减少、四肢肌张力增高、静止性震颤、姿势步态异常等。少数患者可出现舞蹈症。

(4) 锥体系症状　主要是一侧或两侧肢体的瘫痪,肌张力增高,腱反射亢进,病理征阳性;也可出现假性延髓麻痹。

(5) 大脑皮质局灶性功能障碍　皮质性失明、癫痫发作、顶叶综合征(失认、失用、失写、失算)、运动性失语等。

(二) 并发症

1. 吸入性肺炎　常由意识障碍后胃内容物误吸所致。

2. 皮肤水疱　多见于昏迷时受压的部位。

3. 急性肾衰竭　坏死肌肉释放的肌红蛋白可引起急性肾小管坏死。

4. 消化道出血　由脑缺氧诱发应激性溃疡所致。

三、辅助检查

(一) 血液相关检查

1. 血常规　周围血红细胞总数、白细胞总数及中性粒细胞增高,重度中毒时白细胞高于 18×10^9/L 者则预后差。

2. 血液生化检查　血清 ALT、AST 活性一过性升高。乳酸盐及乳酸脱氢酶活性于急性中毒后即增高。血气检查可见血氧分压降低，血氧饱和度可正常，血 pH 降低或正常，血中二氧化碳分压常有代偿性下降。

3. 血中碳氧血红蛋白测定　必须在中毒 8 h 以内采血。健康人血液中 COHb 含量可达 5%~10%。

（二）尿液检查

尿常规检查，20% 的患者可出现尿糖阳性，40% 的患者尿蛋白阳性。

（三）脑脊液检查

脑脊液压力及常规多数正常。

（四）心电图及脑电图

心电图可出现 ST-T 改变，亦可见到室性期前收缩、传导阻滞或窦性心动过速。多数急性 CO 中毒患者可以出现异常脑电图，表现为低波幅慢波增多，一般以额部及颞部的 θ 波及 δ 波多见。

此外，CO 中毒的急性期及迟发型脑病者大脑诱发电位检查可见视觉诱发电位（VEP）100 潜伏期延长，异常率分别为 50% 和 68%。

（五）影像学检查

CT 检查发现主要异常为双侧大脑皮质下白质及苍白球或内囊出现大致对称的密度减低区，后期可见脑室扩大或脑沟增宽。但迟发型脑病早期并无 CT 改变，上述 CT 异常一般在迟发型脑病症状出现 2 周后方可查见，故不如脑诱发电位及脑电图敏感。MRI 常表现为 T_2WI 白质高信号和海马萎缩。在显示 CO 中毒脑部病变方面 MRI 优于 CT，两者皆有利于与脑部其他疾病的鉴别诊断。

四、诊断与鉴别诊断

（一）诊断

诊断标准：①中毒史，有发生中毒的环境和条件；②临床表现；③实验室检查测定血液 COHb 阳性。

（二）鉴别诊断

1. 急性脑血管意外　如脑出血、脑梗死、脑炎、脑膜炎等疾病，通过病史追问及头部 CT 检查有助于鉴别诊断。

2. 糖尿病酮症酸中毒、糖尿病非酮症高渗性昏迷　追问病史、血气分析等检查有助于鉴别诊断。

3. 催眠药及其他药物所致中毒者，通过追问病史及 COHb 等检查可协助鉴别诊断。

五、治疗

脱离中毒环境，积极纠正缺氧，防治脑水肿，对症支持治疗。

（一）脱离中毒环境

应立即将患者移至通风、空气新鲜处，解开领扣，清除呼吸道分泌物，保持呼吸道通畅。必要时行口对口人工呼吸或气管插管，或行气管切开。

（二）氧疗

氧疗能加速 COHb 的解离和 CO 排出，是最有效的治疗办法。针对中、重度患者可行高压氧治疗。高压氧治疗能增加血液中溶解氧，提高动脉血氧分压，使毛细血管内的氧容易向细胞内弥散，可迅速纠正组织缺氧。

呼吸停止者立即予人工呼吸，加压给氧，必要时气管插管。重症缺氧、深昏迷 24 h 以上者可行气管切开，用呼吸机维持呼吸。危重患者可考虑血浆置换。

（三）防治脑水肿

严重中毒后，脑水肿可在 24~48 h 发展到高峰。

1. 脱水疗法　最常用的是 20% 甘露醇静脉快速滴注，静脉注射呋塞米。

2. 糖皮质激素　如地塞米松有助于缓解脑水肿。

3. 治疗抽搐　首选药是地西泮静脉注射，抽搐停止后再静脉滴注苯妥英钠，可在 4~6 h 重复应用。

4. 促进脑神经细胞功能恢复　推荐药物有吡拉西坦、胞磷胆碱、依达拉奉、鼠神经生长因子和艾地苯醌等。

（四）降温

昏迷时间较长并伴有高热者，可采用物理降温方法，如头部用冰帽、体表用冰袋，使体温保持在 32℃ 左右。如降温过程中出现寒战或体温下降困难，可用冬眠药物。

（五）防治并发症和后发症

昏迷期间保持呼吸道通畅，气管切开，及时吸痰。定时翻身以防发生压疮和肺炎。予以抗生素预防感染。注意营养，必要时鼻饲。急性 CO 中毒患者从昏迷中苏醒后，应尽可能休息观察 2 周，以防神经系统和心脏后发症的发生。

（郭树彬）

第五章 急性酒精中毒

酒精(alcohol)化学名称为乙醇(ethanol),急性酒精中毒是指一次摄入过量酒精或含酒精饮料后所引起的中枢神经系统的兴奋继而抑制状态。重者可引起呼吸、循环衰竭。急性酒精中毒已经成为急诊科最常见的中毒之一。

一、病因与发病机制

(一) 病因

酒精是重要的工业溶剂。酒是含酒精的饮品,但一次大量饮用含酒精高的烈性酒易引起中毒。

(二) 发病机制

酒精摄入后主要吸收部位是在十二指肠(约80%),以及胃(约20%)。空腹饮酒5 min后血液中即可出现酒精,30~60 min吸收达到高峰,1.5 h内约90%被人体吸收。过量饮酒时,大量酒精由胃肠道吸收经门静脉系统入血后分布至靶器官及组织,主要在肝代谢,其代谢的两个限速酶为乙醇脱氢酶和乙醛脱氢酶。

1. 消化道　大量高浓度酒精可损伤胃肠道黏膜,甚至引起应激性溃疡导致上消化道出血。还可造成肝损伤,诱发急性胰腺炎。

2. 中枢神经系统　酒精具有脂溶性,可迅速透过大脑神经细胞膜,并作用于膜上的某些酶而影响细胞功能。极高浓度酒精则抑制延髓中枢引起呼吸或循环衰竭。

3. 心脏　高浓度酒精可导致心肌细胞损伤,致心律失常,大量饮酒还可导致心电图出现缺血改变甚至急性心肌梗死。

4. 代谢异常　酒精在肝内代谢生成大量还原型烟酸腺嘌呤二核苷酸(NADH),导致细胞内 NADH/ 烟酸腺嘌呤二核苷酸(NAD)升高,可高达正常值的2~3倍,使糖代谢发生异常,乳酸、酮体蓄积导致酸中毒,糖异生受阻,致低血糖。

二、临床表现

(一) 中枢神经系统

1. 兴奋期　血清酒精浓度达到750 mg/L时,会出现情绪不稳定等;达到1 000 mg/L时,则驾车易发生危险。

2. 共济失调期　血清酒精浓度达到1 500 mg/L时,表现为语无伦次、步态不稳等;达到2 000 mg/L时,出现恶心、呕吐、困倦。

3. 昏迷期　血清酒精浓度达到2 500 mg/L时,表现为昏睡、昏迷、瞳孔散大;达到4 000 mg/L时,出现深昏迷、血压下降,可因呼吸和循环衰竭导致死亡。

(二) 其他表现

对重症者还需关注其他表现:心律失常、心肌缺血性改变,肺炎,水电解质紊乱,酸中毒,消化性溃疡和(或)出血、急性胰腺炎、肝炎等,以及同服其他药品或继发性损伤(包括头颅损伤)等。

三、辅助检查

(一) 血清酒精浓度测定及动脉血气分析

1. 测定血清酒精浓度　是确定患者酒精水平的最准确方法。急性酒精中毒时,呼出气中酒精浓度与血清酒精浓度相当。

2. 动脉血气分析　可见轻度代谢性酸中毒,但不引起阴离子间隙增大,如离子间隙增大或出现严重代谢性酸中毒,应注意甲醇或乙二醇中毒。

(二) 其他检查

血清 β- 内啡肽水平常明显升高。必要时送血液、体液标本行毒物检测,以除外复合中毒(混合性酒精 - 药物过量)。

(三) 生化检查

昏迷者常见低血糖及肝功能异常。可见电解质紊乱。

(四) 心电图检查及心肌酶谱

酒精中毒性心肌病可见心律失常、肌酸激酶同工酶(CK-MB)增高,心电图呈 ST-T 改变甚至急性心肌梗死。

(五) 头颅 CT 检查

昏迷者应进行头颅 CT 检查,以除外颅脑创伤或病变。

四、诊断与鉴别诊断

(一) 诊断

有接触大量酒精或酗酒史,出现神经、精神症状等临床表现,必要时可以进行酒精浓度测定(呕吐物、血液、尿液中均可测出酒精)。

（二）鉴别诊断

急性酒精中毒是一个排他性诊断，诊断前应考虑到与镇静催眠药中毒、低血糖、肝性脑病、脑血管意外、颅脑外伤、复合中毒及双硫仑反应等鉴别。

五、治疗

（一）一般处理

单纯急性轻度酒精中毒不需治疗，卧床休息，注意保暖。对烦躁不安、共济失调者应限制活动，防止受伤。昏迷患者应防止误吸，保持呼吸道通畅。慎用镇静药。

（二）洗胃建议

由于酒精吸收迅速，洗胃不用于单纯酒精中毒患者。洗胃应评估病情，建议可用于有下述情况之一者：①饮酒后 2 h 内无呕吐，病情潜在恶化的昏迷患者；②同时存在或高度怀疑其他药物或毒物中毒；③已经留置胃管特别是昏迷合并休克的患者。

（三）促进酒精代谢和排出

1. 补充液体和维生素　患者常存在有效血容量不足，需及时补充液体，在血容量充足前提下适当利尿促进酒精的排出。补充葡萄糖、维生素 B_1、维生素 B_6 和烟酸等可能有利于酒精代谢。

2. 促酒精代谢药物　美他多辛是乙醛脱氢酶激活剂，可加速酒精及其代谢产物乙醛和酮体经尿液排泄。用于中、重度中毒的患者。每次 0.9 g 静脉滴注。哺乳期、支气管哮喘患者禁用。

3. 促醒药物　纳洛酮为阿片类受体拮抗剂，能拮抗内源性 β- 内啡肽对神经系统和心血管系统的抑制作用，起到拮抗中枢抑制和缩短昏迷时间的作用。可静脉注射纳洛酮 0.4~2 mg，必要时 5~10 min 后重复给予或加入葡萄糖注射液中静脉滴注，直至苏醒、呼吸平稳。谷胱甘肽可清除自由基，促进酒精清除。轻度中毒 1.2 g，中度及重度中毒 2.4 g，加入 0.9% 氯化钠溶液 100 mL 中静脉滴注。

4. 血液净化　若患者血清酒精浓度超过 4 000 mg/L，深昏迷持续时间较长或伴有生命体征不稳定，可疑同时服用甲醇或其他药物，可行血液净化治疗。

（四）中药治疗

1. 醒脑静

用法：成人每日 10~20 mL，加入 5% 葡萄糖或 0.9% 氯化钠注射液 100~250 mL 中静脉滴注。

2. 复方麝香注射液

用法：成人每日 10~20 mL，加入 5%~10% 葡萄糖或 0.9% 氯化钠注射液 250~500 mL 中静脉滴注。

（四）对症支持治疗

补液抗休克，维持水及电解质、酸碱平衡。预防急性上消化道出血。保持呼吸道通畅，纠正缺氧，呼吸衰竭者必要时行机械通气。伴有脑水肿者应采取降低颅内压治疗。

（熊　辉）

第六章　毒蛇咬伤中毒

毒蛇咬伤（venomous snake bite）中毒是指毒蛇咬伤后蛇毒进入机体内引起局部及循环、神经等全身多系统损害的中毒类疾病。据报道，全球每年有 540 万人罹患蛇咬伤，造成 40 万患者存留后遗症或残疾，约 13.8 万患者死亡，因此蛇咬伤是一个重要的公共卫生问题。每年 4—10 月份是毒蛇咬伤的发病高峰，好发于农民、渔民、伐木工人、儿童等人群，其中儿童毒蛇咬伤患者往往病情严重。

一、病因与发病机制

世界上有蛇类近 3 340 多种，其中毒蛇超过 660 种。我国有毒蛇超过 60 种，常见的包括眼镜蛇科、蝰蛇科、海蛇科等。蛇毒成分复杂，主要由酶、多肽、糖蛋白和金属离子组成，可对机体神经系统、肌肉组织、循环系统、泌尿系统、内分泌系统、消化系统等产生损害作用。根据蛇毒对机体的主要毒性效应，分为神经毒素（neurotoxin）、血液毒素（blood toxin）和细胞毒素（cytotoxin）等，后者又包含心脏毒素和肌肉毒素等。

1. 神经毒素作用　神经毒素主要为 β 神经毒素和 α 神经毒素，作用于神经突触与终板，分别抑制胆碱酯酶释放和胆碱受体，阻断神经肌肉接头传导，引起横纹肌弛缓性瘫痪、呼吸肌麻痹，是毒蛇咬伤患者的主要死亡原因。

神经毒素主要存在于眼镜蛇科(眼镜蛇、银环蛇、金环蛇)的毒液中,海蛇科亦含有此毒素。

2. 血液毒素作用　血液毒素种类很多,可作用于血液系统各个环节,引起凝血、出血、溶血、DIC、休克等。蛇毒蛋白酶可损伤血管壁,诱导缓激肽、5-羟色胺释放,损伤血管内皮,抑制血小板聚集,引起出血。蛇毒溶血因子直接作用于红细胞,使红细胞脆性增加,引起溶血。蛇毒促凝因子使血液凝集,微血管血栓形成,引起DIC。血液毒素主要存在于五步蛇、蝰蛇、竹叶青蛇等,眼镜蛇、蝮蛇亦含有此毒素。

3. 细胞毒素作用　作用机制尚不完全明确,可引起细胞膜通透性改变、细胞肿胀、组织坏死,大量横纹肌溶解、坏死,可引起急性肾衰竭。

4. 超敏反应　大多数蝰蛇和蝮蛇蛇毒中的缓激肽原能释放变为缓激肽,引起致命性超敏反应。

二、临床表现

毒蛇咬伤的临床表现可概括为局部表现和全身表现。中毒后病情轻重与毒蛇种类、暴露的蛇毒量,是否及时接受医疗处理及患者基础情况等因素相关。

(一) 局部表现

局部创口表现是鉴别毒蛇咬伤的重要线索。毒蛇咬伤局部可见两颗较大呈"··"分布的毒牙咬痕,亦有呈"::"形,除毒牙痕外,还可出现副毒牙痕迹的分布形状;而有两排整齐深浅一致的牙痕多属无毒蛇咬伤。神经毒类毒蛇咬伤局部表现轻微,仅有微痒和轻微麻木,无明显红肿、疼痛,出血少,牙痕一般2个,为针尖样,牙距较小,常在1 cm以内。血液毒类毒蛇咬伤,伤口深大,局部肿胀、出血,严重者流血不止。肿胀迅速向肢体近端蔓延,可引起淋巴管炎或淋巴结炎,周围淋巴结肿痛,伤口不易愈合。细胞毒类毒蛇咬伤局部表现为剧痛、红肿、起水疱、坏死和溃烂等。

(二) 全身表现

1. 神经毒类损害　蛇毒吸收快,局部表现轻,而全身症状进展迅速。在咬伤后1~3 h开始出现肢体无力、吞咽困难、言语不清、复视,瞳孔对光反射与调节消失,呼吸麻痹、昏迷等,严重者出现呼吸和循环衰竭。病程较短,危险期在1~2 d,幸存者常无后遗症。骨骼肌麻痹以头颈部肌肉为先,然后是胸部,最后到膈肌,好转时则以反方向恢复。

2. 血液毒类损害　临床特点是局部和全身症状均明显。在咬伤后0.5~3 h出现畏寒、发热、头晕、呕吐、胸闷、心悸、口干、出汗等症状,重者可有皮肤黏膜及内脏广泛出血,如便血、尿血、肺出血、颅内出血等。合并DIC时除全身出血外,出现血压下降、休克;血管内溶血时有黄疸、酱油样尿、急性肾衰竭。由于病程较持久,危险期较长,器官出血、循环衰竭是主要致死原因,幸存者常留有局部及相关系统后遗症。

3. 细胞毒类损害　在咬伤后15 min~8 h,出现全身肌肉酸痛、无力或瘫痪,大量肌红蛋白沉积在肾小管造成少尿和无尿、肌红蛋白尿、急性肾衰竭,可合并心肌损伤和心力衰竭。高钾血症可致严重心律失常。幸存者肌力恢复较慢。

4. 混合毒素损害　眼镜蛇、眼镜王蛇、蝮蛇等咬伤常可同时出现神经毒、血液毒与心脏毒的临床表现。临床特点为发病急,局部与全身症状均较明显。

三、辅助检查

(一) 蛇毒抗原测定

采用对流免疫电泳法、酶联免疫吸附试验(ELISA)双抗体夹心法等方法测定伤口渗液、血清、脑脊液、尿液中的特异蛇毒抗原。

(二) 其他检查

其他检查包括血常规、尿常规、血液生化、DIC全套检查,以及心电图检查等,根据器官受累情况可出现不同程度的异常改变。胸部X线或CT检查可发现肺部受损情况,尤其是肺水肿、肺出血和胸腔积液等。头颅CT和MRI对判断颅内出血或脑梗死颇有用。超声有助于探查心包积液、心功能障碍、胸腔积液、腹水或其他潜在病变等。

四、诊断与鉴别诊断

(一) 判断是否为蛇咬伤

首先必须排除其他动物咬伤的可能性,如蜈蚣咬伤、黄蜂蜇伤、蝎子蜇伤等。

(二) 鉴别是否为毒蛇咬伤

毒蛇一般头部呈三角形,身上花纹色彩鲜艳,咬伤伤口局部常留有一对或3~4个大而深的毒牙痕迹。无毒的蛇咬伤局部可留2行或4行锯齿形牙痕,仅有局部牙痕处刺痛,一般无全身症状。

(三) 分析是何种毒蛇咬伤

准确判断何种毒蛇致伤比较困难。应根据当地毒蛇咬伤的流行病学特点、牙痕特征,以及患者的临床表现等,分析判断蛇种并指导治疗。

五、治疗

对毒蛇咬伤救治的原则包括:阻止或减缓毒素的继续吸收,尽快使用相应抗蛇毒血清拮抗或中和已吸收的毒素,防治各种并发症。

(一) 阻止减缓毒素吸收

1. 早期敷扎　目前仅推荐对神经毒类毒蛇咬伤给予咬伤处近心端加压敷扎,注意肢体肿胀及缺血可能,对于止血带应每隔 15 min 放松 1 min,以防肢端坏死。注射抗蛇毒素、胰蛋白酶或服用有效蛇药后,结扎方可解除。对于血液毒类、细胞毒类或混合毒类毒蛇咬伤肢体不主张近心端敷扎。

2. 扩创排毒　使用吸奶器或拔火罐吸吮毒素;在紧急情况下可用口吸吮(口腔破溃或龋齿应避免),边吸边吐,再以清水漱口。如咬伤 24 h 内,可沿牙痕做"一"字形切开再吸吮排毒。如创口有毒牙残留,应立即清除。创口用 1:5 000 高锰酸钾或生理盐水冲洗。将患肢置 4~7 ℃冰水中或 2% 冷盐水中,自上而下以手挤压排毒 20~30 min,利于毒素排出。

3. 局部抗毒　创口周围用胰蛋白酶 2 000~5 000 U,加 0.25%~0.5% 普鲁卡因 10~60 mL 做浸润注射,并在创口上部或肿胀上方做环状封闭,必要时重复。如无胰蛋白酶,可用 α 糜蛋白酶 5~20 mg,加生理盐水 10~60 mL,或用 0.25%~0.5% 普鲁卡因 20~60 mL 加地塞米松 2~5 mg,在创口周围与肿胀上方做深部皮下环封。也可用 0.1 mol/L 依地酸二钠 20~100 mL 做创口周围注射,以破坏蛇毒、减轻组织坏死。

(二) 抗蛇毒血清

抗蛇毒血清是目前治疗毒蛇咬伤唯一确切有效药物。目前国内抗毒素血清有单价和多价两种,单价只能中和同种毒蛇的毒素,多价者可治疗多种毒蛇的毒素,但效果不如单价。应用指征为:明确毒蛇咬伤或疑诊毒蛇咬伤伴明显全身中毒表现者。抗蛇毒血清治疗应遵循早期应用、同种专一、异种联合的原则。使用前须做内过敏试验。如遇过敏试验阳性,必须应用时可按常规脱敏,同时予抗组胺药或糖皮质激素等防治超敏反应。抗蛇毒血清用量目前无统一标准,通常国内单价抗蛇毒血清初始剂量给予 2~4支,根据中毒严重程度决定是否增量。不应盲目加大剂量,可能增加过敏或血清病风险。用法:溶于生理盐水或 10% 葡萄糖注射液 100 mL,先慢后快,1 h 内静脉滴注。

(三) 中医中药

可采用口服和局部外敷相结合的方法。例如广东蛇药、南通蛇药(季得胜蛇药)和上海蛇药等中成药,以选择当地蛇药为好。

(四) 对症支持治疗

对症支持治疗包括液体治疗、防治感染、保护多器官功能等。

(卢中秋)

第七章　毒品与中毒 🅒

第八章　常见理化因素所致急症急救 🅒

数字课程学习……

▶ 章节摘要　　🖥 教学 PPT　　📋 拓展阅读　　📝 自测题

主要参考文献

[1] 葛均波,徐永健.内科学.9版.北京:人民卫生出版,2018.

[2] 林果为,王吉耀,葛均波.实用内科学.15版.北京:人民卫生出版社2017.

[3] 王海燕,赵明辉.肾脏病学.4版.北京:人民卫生出版社,2020.

[4] 邹万忠.肾活检病理学.4版.北京:北京大学医学出版社,2017.

[5] 日本胃癌學會.胃癌治療ガイドライン.5版.東京:金原出版株式会社,2018.

[6] 陈灏珠,钟南山,陆再英.内科学.8版.北京:人民卫生出版社,2013.

[7] 王建祥,肖志坚,沈志祥,等.邓家栋临床血液学.2版.上海:上海科学技术出版社,2020.

[8] Zipes DP,Libby P,Bonow RO. Braunwarld's Heart Disease:A Textbook of Cardiovascular Medicine. 9th ed.Philadelphia:Elsevier Saunders,2012.

[9] Feldman M,Friedman LS,Brandt LJ. Sleisenger and Fordtran's Gastrointestinal and Liver Disease. 9th ed.Philadelphia:Elsevier Saunders,2010.

[10] Fauci A,Langford C. Harrison's Rheumatology,3th ed. NewYork:McGraw-Hill,2018.

[11] Firestein GS,Budd RC,Gabriel SE,et al. Kelley and Firestein's textbook of rheumatology. 11th ed. Philadelphia:Elsevier Saunders,2020.

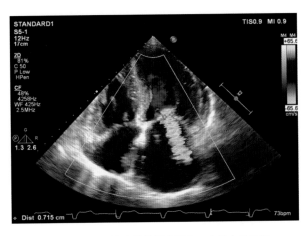

彩图 1　应用彩色多普勒超声评价二尖瓣大量反流

四腔心切面缩流颈是反流口最窄的部位,由白色 + 号表示,反流束尾部扩大充满左心房,提示存在二尖瓣大量反流。

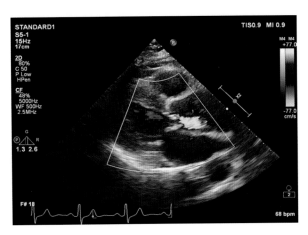

彩图 2　应用彩色血流多普勒评价主动脉瓣狭窄

左心室长轴切面。

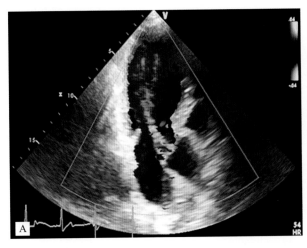

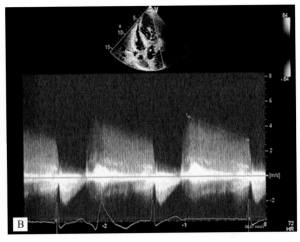

彩图 3　彩色血流多普勒诊断重度 AI

A. 三腔心切面,反流血液(红色)充满大部分左心室流出道,并延伸入左心室腔内　B. 反流束的快速下降

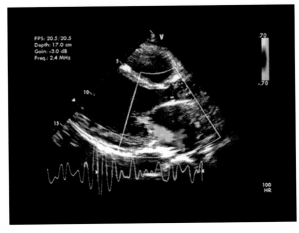

彩图 4　扩张型心肌病彩色血流多普勒表现

较大蓝色反流束为血液反流入左心房。

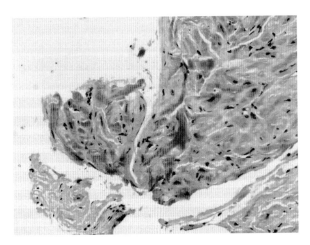

彩图 5　心肌淀粉样变的心肌刚果红染色

光镜下可以看见心肌细胞间质内有较多的无定型、均匀、淡染的红色物质(箭头),即淀粉样物质。

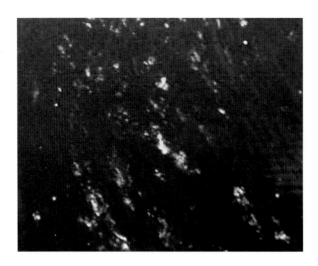

彩图 6　偏光显微镜下的彩图 5 中淀粉样物质
呈典型的苹果绿色。

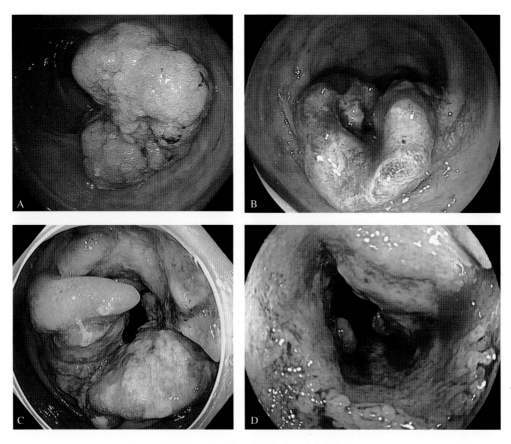

彩图 7　不同形态的进展期大肠癌内镜表现
A. Borrmann Ⅰ型　B. Borrmann Ⅱ型　C. Borrmann Ⅲ型　D. Borrmann Ⅳ型